中医类别全科医师岗位培训规划教材（第2版）

社区临床常见病证及处理

主　编　余小萍（上海中医药大学附属曙光医院）
罗颂平（广州中医药大学第一附属医院）
刘清泉（首都医科大学附属北京中医医院）

副主编　（以姓氏笔画为序）
汪　悦（南京中医药大学附属医院）
张　君（辽宁中医药大学附属医院）
周永坤（山东中医药大学附属医院）
庞德湘（浙江中医药大学附属第二医院）

编　委　（以姓氏笔画为序）
王爱梅（山西中医药大学附属医院）
孙治安（安阳职业技术学院）
苏衍进（陕西中医药大学）
杨　巍（上海中医药大学附属曙光医院）
沈若冰（上海中医药大学附属曙光医院）
张　杰（黑龙江中医药大学附属第二医院）
张少卿（辽宁中医药大学附属医院）
罗　翌（香港大学中医药学院）
罗　辉（首都医科大学附属北京中医医院）
娄彦妮（中日友好医院）
高文仓（浙江中医药大学附属第二医院）
唐　红（上海中医药大学附属龙华医院）
崔晓萍（陕西中医药大学）
魏丽娟（长春中医药大学附属医院）

全国百佳图书出版单位
中国中医药出版社
·北　京·

图书在版编目（CIP）数据

社区临床常见病证及处理 / 余小萍，罗颂平，刘清泉主编．—2 版．—北京：
中国中医药出版社，2023.3
中医类别全科医师岗位培训规划教材
ISBN 978－7－5132－7922－2

Ⅰ．①社…　Ⅱ．①余…②罗…③刘…　Ⅲ．①中医学临床—教材
Ⅳ．① R24

中国版本图书馆 CIP 数据核字（2022）第 218545 号

免费使用本书数字资源步骤说明

本书为融合出版物，相关数字化资源（如图片、视频等）在全国中医药行业教育云平台“医开讲”发布。

资源访问说明

扫描二维码下载“医开讲”APP 或到“医开讲网站”（www.e-lesson.cn）注册登录，在搜索框内输入书名，点击“立即购买”，选择“全部”，点击“选择支付”（0.00 元），显示支付成功。

点击 APP 首页下方“书架”－“我的订单”，找到本书，即可阅读并使用数字资源。

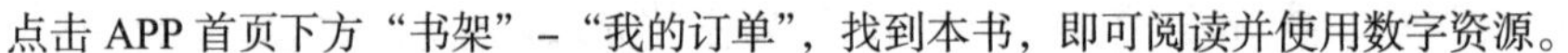

中国中医药出版社出版
北京经济技术开发区科创十三街 31 号院二区 8 号楼
邮政编码　100176
传真　010-64405721
廊坊市祥丰印刷有限公司印刷
各地新华书店经销

开本 787×1092　1/16　印张 59.25　字数 1123 千字
2023 年 3 月第 2 版　2023 年 3 月第 1 次印刷
书号　ISBN 978－7－5132－7922－2

定价　239.00 元
网址　www.cptcm.com

服务热线　010-64405510　　微信服务号　zgzyycbs
购书热线　010-89535836　　微商城网址　https://kdt.im/LIdUGr
维权打假　010-64405753　　天猫旗舰店网址　https://zgzyycbs.tmall.com
官方微博　http://e.weibo.com/cptcm

如有印装质量问题请与本社出版部联系（010-64405510）

编审委员会

前 言

社区卫生服务是城市卫生工作的重要组成部分，大力发展社区卫生服务具有重要的历史意义和现实意义。2006年《国务院关于发展城市社区卫生服务的指导意见》，以及同年人事部、卫生部、教育部、财政部、国家中医药管理局联合下发的《关于加强城市社区卫生人才队伍建设的指导意见》提出了“全国地级以上城市和有条件的县级市要建立比较完善的城市社区卫生服务体系”，并实现“所有社区卫生专业技术人员达到相应的岗位职业要求”的目标。为落实国务院关于发展城市社区卫生服务的要求，国家中医药管理局、卫生部先后颁布了《中医类别全科医师岗位培训管理办法（试行）》和《中医类别全科医师岗位培训大纲（试行）》。

2008年，中国中医药出版社积极落实国家政策，推出了《国家中医药管理局中医类别全科医师岗位培训规划教材》共8种，不仅贯彻了国家政策，而且取得了广泛的社会效益和良好的经济效益。

2019年，中共中央、国务院《关于促进中医药传承创新发展的意见》指出：要“筑牢基层中医药服务阵地……健全全科医生和乡村医生中医药知识与技能培训机制”。2020年，国务院办公厅《关于加快医学教育创新发展的指导意见》又指出：“加快培养‘小病善治、大病善识、重病善转、慢病善管’的防治结合全科医学人才。系统规划全科医学教学体系……加强面向全体医学生的全科医学教育。”所以实施中医类别全科医师岗位培训，不仅是培养中医类别全科医师的重要环节，也是加强城市社区卫生人才队伍建设的重要举措，更是落实国家“实施健康中国战略”的必要手段。为此，中国医师协会全科医师分会、中国中医药出版社组织人员对原版教材进行了修订。《中医类别全科医师岗位培训规划教材》（第2版）共8种，本教材与时俱进，最大的特点是对于有需要的教材做了纸媒融合。本次修订得到了相关中医药院校的大力支持和专家学者的积极配合，在此深表谢意！愿本教材修订再版后早日问世，为全科医师的培训发挥更大的作用。

胡鸿毅　宋春生

2021年12月

编写说明

《社区临床常见病证及处理》是为了贯彻《国务院关于发展城市社区卫生服务的指导意见》《关于加强城市社区卫生人才队伍建设的指导意见》等指示精神，按照国家中医药管理局和国家卫生健康委员会已经下发的《中医类别全科医师岗位培训管理办法（试行）》及《中医类别全科医师岗位培训大纲（试行）》要求进行编写的中医类别全科医师岗位培训规划教材。鉴于本教材第一版已出版 10 余年，国家对社区全科医师的转岗培训已完成，正在转为中医类别全科医师规范化培训，为此有必要对本教材进行修订。

本教材的使用对象是从事社区卫生服务工作的中医全科类别规培医师及中医全科执业医师。针对社区卫生服务的特点和需求，教材内容涵盖了适合社区诊治的内、外、妇、儿、肛肠、骨伤、皮肤、眼耳鼻喉等各科常见病和多发病，以及相关的急诊与急救、传染病等。其重点在于指导社区临床常见病和多发病的预防、诊断、鉴别诊断、治疗、转诊，以及养生保健、康复指导和健康教育，并介绍临床各科常用的基本检查、操作和治疗方法。本教材的特点是简明、实用、规范，突出中医辨证论治，发扬中医“验”“便”“安”“廉”的特色和综合治疗优势。本教材符合特定对象、特定要求和特定限制的原则，着眼于提高社区中医全科医师的临床综合能力，满足中医全科医师规范化培养及岗位培训考核所需。在第一版的基础上，结合使用者的变化，本教材对部分内容做了适当的增删和修订。再版的重点是增加了纸媒融合内容，增加章前、章后二维码，包含每章重点介绍、相关文献或网站链接介绍、图片及视频等资料，以及模拟题库及答案。

全书共分九篇，第一篇内科，第二篇急诊与急救，第三篇传染病，第四篇外科，第五篇皮肤病与性病，第六篇妇科，第七篇儿科，第八篇骨伤科，第九篇眼科与耳鼻咽喉科。最后附常用方剂索引。

本教材由全国 15 所中医药院校的各科专家参加编写：内科篇由余小萍、汪悦、唐红、王爱梅、沈若冰、苏衍进、庞德湘、高文仓、娄彦妮编写；急诊与急救篇由刘清泉编写；传染病篇由罗翌编写；外科篇由周永坤、杨巍编写；皮肤病与性病篇由孙治安编写；妇科篇由罗颂平和崔晓萍编写；儿科篇由张君和张少卿编写；骨伤科篇由张杰编写；眼科与耳鼻咽喉科篇由魏丽娟和罗辉编写。最后由余小萍负责统编定稿。

由于本教材编写任务重、时间紧，难免会有疏漏、错误或不当之处，敬请各位同道提出宝贵意见，并请各位教材使用者及时反馈沟通，以利本教材再版时修订提高。

《社区临床常见病证及处理》编委会

2022 年 6 月

目　录

第一篇　内科

第二篇　急诊与急救

第三篇　传染病

第四篇　外科

第五篇　皮肤病与性病

第六篇　妇科

第七篇　儿科

第八篇　骨伤科

第九篇　眼科与耳鼻咽喉科

第一篇　内科

【学习提要】

本篇共分两章。第一章内科常见病证，第二章肿瘤。全科医师应掌握社区常见内科病证的概念、病因病机、类证鉴别、鉴别诊断、辨证论治、基本用药、针灸推拿等中医适宜技术在内科疾病中的应用、转诊原则、养生与康复、健康教育；掌握常见肿瘤的临床特征及其发病征兆；了解肿瘤的发病趋势、分布规律及预后；了解肿瘤综合治疗的概念及各种治疗手段的特点；熟悉常见肿瘤影像学表现及肿瘤标志物的临床意义。掌握常见肿瘤的中医病因病机，中医肿瘤治则、手段以及常用抗肿瘤中药；熟悉常见肿瘤的证候表现、并发症、现代肿瘤治疗所致的常见不良反应和中西医治疗原则；掌握疾病终末期患者临终关怀的基本技能。

第一章　内科常见病证

第一节　感冒

【概述】

感冒是感受触冒风邪，引起肺卫功能失调，出现鼻塞、流涕、喷嚏、咳嗽、头痛、恶寒、发热、全身不适等主要临床表现的外感疾病。当劳逸失当、寒热失宜，卫外功能减弱时易于发病。若体质虚弱，易于反复感邪，称为虚人感冒。若感受时行疫毒，病情较重，在一个时期内广泛流行，称为时行感冒，易于变生他病。西医学中的普通感冒、流感及其他上呼吸道感染等表现为感冒特征者可参照本节内容辨证论治。

【类证鉴别】

1. 感冒与风温。

2. 普通感冒与时行感冒。

【鉴别诊断】

见“急性上呼吸道感染”的鉴别诊断。

【治疗】

1. 辨治要点

感冒首辨风寒与风热，还需注意患者有无脏腑虚损。感冒的治则是因势利导，解表达邪、宣通肺气。

2. 证治分类

（1）风寒束表证

证候：恶寒发热，无汗，头痛身疼，鼻塞流清涕，喷嚏。舌淡，苔薄白，脉浮紧。

治法：辛温解表，宣肺散寒。

主方：荆防败毒散加减。

常用中成药：九味羌活丸（颗粒）、感冒清热颗粒、荆防颗粒。

（2）风热犯表证

证候：发热恶风，头胀痛，鼻塞流浊涕，咽红肿痛，咳嗽。舌边尖红，苔白或微黄，脉浮数。

治法：辛凉解表，宣肺清热。

主方：银翘散加减。

常用中成药：银翘解毒片（丸、颗粒）、感冒退热冲剂。

（3）暑湿袭表证

证候：暑季发热，汗出不解，鼻塞流浊涕，头昏胀痛，身重倦怠，心烦口渴，胸闷欲呕。苔黄腻，脉濡数。

治法：清暑祛湿解表。

主方：新加香薷饮加减。

常用中成药：藿香正气（软胶囊、口服液）。伴腹泻用葛根芩连片（丸）。

（4）气虚感冒

证候：反复感冒，恶寒较甚，发热，无汗或自汗，身楚倦怠，咳嗽，咳痰无力。舌淡，苔白，脉浮无力。

治法：益气解表。

主方：参苏饮加减。

常用中成药：参苏丸，平时可服玉屏风冲剂。

（5）阴虚感冒

证候：反复感冒，身热，微恶风寒，少汗，头昏，心烦口干，干咳痰少。舌红，苔少，脉细数。

治法：滋阴解表。

主方：加减葳蕤汤加减。

常用中成药：平时可服生脉饮口服液。

3. 其他疗法

（1）验方

①豆豉 9g，白芷 9g，生甘草 3g，生姜 3 片，葱白 3 根，红枣 3 枚，水 2 碗，煎服。此方发散风寒，解毒止痛。用于风寒束表证，服后发汗最佳，无汗可再服。

②蒲公英 15g，羌活 9g，大青叶 15g，水煎服。用于风热表证，汗出热退。

（2）刮痧

将边缘光滑的小瓷碗、小汤匙或硬币洗净，蘸盐水（风热感冒）或姜汁（风寒感冒），在前额、太阳穴、脊柱两侧、肘窝、腘窝等处，沿同一方向轻轻向下或向内、向外反复刮动，至出现紫红斑点或斑块为度，一般持续约 20 分钟。有发汗解表，退热止痛，辟秽祛浊之功。危重患者及局部皮肤溃疡、损伤者不宜。

（3）涂擦法

取鲜薄荷叶适量，将其揉成团，在迎香、合谷穴各擦 1 ～ 2 分钟，每日 4 次，三日为 1 个疗程。适用于感冒鼻塞者。

（4）金银花豆豉粥

金银花 9g，豆豉 9g，桑叶 9g，水煎去渣，加入粳米 60g，白糖适量，煮粥食。适用于风热或暑热感冒。

【转诊原则】

感冒经治疗症状未控制或反加重者，或出现高热不退，或合并其他疾病等，需及时转诊至上级医院。

【养生与康复】

易患感冒者，可坚持每天按摩迎香穴，用手掌揉搓颈后风池、风府穴，皆可预防感冒。

【健康教育】

1. 加强锻炼，增强体质，以御外邪。生活饮食规律、改善营养。避免受凉和过度劳累，有助于降低易感性。特别是年老体弱易感者，应注意防护。

2. 感冒时要注意休息，保暖，多饮水，宜食清淡，忌盲目服补品。

3. 在流行季节，外出应戴口罩，避免去人多的公共场合。室内可用食醋熏蒸，做空气消毒。以预防感染。

4. 在时行感冒流行期间，可用贯众、板蓝根、生甘草煎服。

附：急性上呼吸道感染

【概述】

急性上呼吸道感染，简称上感，是鼻腔、咽或喉部急性炎症的概称。常见病原体是病毒，少数是细菌、真菌、螺旋体等。发病没有年龄、性别、职业和地区的差异，全年均可发病，但多发于寒冷季节或季节突变时。受凉、淋雨、过度疲劳等可诱发。本病发病率高，具有一定的传染性，通过飞沫或接触传染。本病一般病情较轻，病程较短，预后良好，但有时可引起严重并发症，需要积极治疗。

【临床表现】

有普通感冒、病毒性咽炎和喉炎、急性疱疹性咽峡炎、急性咽结膜炎、急性咽扁桃体炎等不同表现，而以普通感冒最常见。

（感冒不同的临床表现）

普通感冒俗称“伤风”，又称急性鼻炎或上呼吸道卡他。起病急，初期表现为咽干、咽痒，随后出现打喷嚏、流涕，可伴有咽痛、咳嗽。通常不发热或低热，轻度畏寒、头痛、乏力等。体检可见鼻腔黏膜充血、水肿、有分泌物，咽部充血。若无并发症，5 ～ 7 天可痊愈。

【诊断】

根据病史、流行情况、鼻咽部临床表现，结合血常规和胸部 X 线检查可做出临床诊断。一般无须病原学检查，特殊情况下可进行细菌培养和病毒分离，或病毒血清学检查等确定病原体。

【鉴别诊断】

1. 过敏性鼻炎

临床与“伤风”相似，但本病多由于接触过敏原如螨虫、灰尘、动物毛皮、低温等刺激引起。起病急骤，常表现为突发的鼻痒、喷嚏、流清涕。数分钟至数小时内症状可消失。

2. 流行性感冒

有明显的流行病学特征。起病急，但全身中毒症状重，可有高热、全身酸痛、乏力等，而鼻咽部症状较轻。病原学检查有助于鉴别。

3. 急性气管－支气管炎

表现为咳嗽咳痰，鼻部症状较轻，血白细胞可升高，X线胸片常可见肺纹理增强。

4. 急性传染病前驱症状

如麻疹、脊髓灰质炎、脑炎等在病初期可有上呼吸道感染的症状，根据这些病的流行季节和流行区域要密切观察，并予必要的实验室检查等以鉴别。

【转诊原则】

见“感冒”。

【治疗】

1. 对症治疗

对鼻塞严重者应给予1%麻黄素滴鼻；咳嗽痰多予以祛痰止咳药；发热予物理降温，必要时给予解热镇痛剂。

2. 抗病毒治疗

目前抗病毒疗效尚不确定。对于免疫缺陷患者，可早期常规使用。利巴韦林和奥司他韦有较广的抗病毒谱，对流感病毒、副流感病毒和呼吸道合胞病毒等有较强的抑制作用，可缩短病程。

3. 抗菌药物治疗

如有细菌感染，可选用敏感抗生素，如青霉素、头孢菌素、大环内酯类或喹诺酮类等。

第二节　咳嗽

【概述】

咳嗽是肺系疾病的主要症状之一，六淫外邪犯肺，或脏腑功能失调，肺气失于宣肃，均可出现咳嗽。咳嗽的病因有外感、内伤两大类，外感咳嗽为六淫外邪侵袭肺系；内伤咳嗽为脏腑功能失调，痰浊阻肺、气火逆肺及肺虚气逆。无论邪从外入，或是自内而发，均可引起肺失宣肃，肺气上逆作咳。西医学中的上呼吸道感染、急慢性支气管炎、肺炎、支气管扩张等以咳嗽为主要表现者可参照本节内容辨证论治。

【类证鉴别】

1. 咳嗽与喘证、哮证。

2. 咳嗽与肺痨。

【鉴别诊断】

咳嗽既是独立的病证，又是肺系多种疾病的一个症状。

1. 病程短的咳嗽，多因外感而诱发，常见于急性支气管炎、上呼吸道感染、肺炎、花粉等异物过敏、慢性支气管炎急性发作等疾病。

2. 慢性咳嗽者，常可反复迁延发作，多见于慢性支气管炎、慢性咽炎；也见于部分感染后咳嗽及咳嗽变异性哮喘等疾病。

3. 咳嗽见痰血、胸痛者，多见于支气管扩张、肺结核、肺癌等疾病。

因此，对于咳嗽患者，临证可结合病史、体检及胸部 X 线、血液常规、血沉、生化、痰液等相关检查，必要时建议转入上级医院做进一步检查，如胸部 CT、支气管镜、肺功能、变应原等检测，以明确诊断，防止耽误病情。

【治疗】

1. 辨治要点

对于咳嗽，首先要辨外感与内伤，根据发病的时间、咳嗽的特点、痰的性质来综合辨证。外感咳嗽治宜宣通肺气、疏散外邪，不可早用收涩之剂，以免闭门留寇；内伤咳嗽注意扶正祛邪，除治肺外，注意脾、肝、肾等相关脏腑的整体治疗，要根据不同症状及疾病发展的不同阶段进行辨证施治。

2. 证治分类

（1）外感咳嗽

①风寒袭肺证

证候：咳嗽声重，气急咽痒，咳痰稀薄色白，常伴鼻塞、流清涕，恶寒、发热、无汗。舌苔薄白，脉浮紧。

治法：疏风散寒，宣肺止咳。

主方：三拗汤合止嗽散加减。

常用中成药：三拗片、通宣理肺丸（胶囊、口服液）。

②风热犯肺证

证候：咳嗽频剧，气粗或声音哑，痰黏或稠黄，常伴咽痛、鼻塞涕黄、头痛、恶风、发热、口渴。舌质红，苔薄黄，脉浮数。

治法：疏风清热，宣肺止咳。

主方：桑菊饮加减。

常用中成药：银翘解毒片、急支糖浆、复方双花片。

③燥邪伤肺证

证候：干咳少痰，或痰中带血丝，常伴喉痒，口干鼻燥。苔薄少津，脉浮数。

治法：疏风清肺，润燥止咳。

主方：桑杏汤加减。

常用中成药：川贝枇杷露、养阴清肺丸、强力枇杷露（膏）。

（2）内伤咳嗽

①痰湿蕴肺证

证候：咳嗽痰多，咳声重浊，痰白黏腻或稀薄，清晨尤甚，胸闷，脘腹胀满，纳差。舌苔白腻，脉濡滑。

治法：燥湿健脾，理气止咳。

主方：二陈汤合三子养亲汤加减。

常用中成药：祛痰止咳冲剂、桂龙咳喘宁胶囊，病情平稳后可常服六君子丸。

②痰热郁肺证

证候：咳嗽气粗，痰黄黏稠，胸闷口干，大便秘结。舌苔黄腻，脉滑数。

治法：清热化痰肃肺。

主方：清金化痰汤加减。

常用中成药：二母宁嗽丸。

③肝火犯肺证

证候：咳嗽阵作，面红目赤，胸胁胀痛，性急易怒。舌红，苔薄黄，脉弦数。

治法：清肺平肝，顺气降火。

主方：黛蛤散合泻白散加减。

常用中成药：清肺抑火丸、贝羚胶囊。

④肺阴亏耗证

证候：干咳少痰，痰中夹血，夜寐盗汗，消瘦乏力。舌红少苔，脉细数。

治法：滋阴润肺，止咳化痰。

主方：沙参麦冬汤加减。

常用中成药：养阴清肺丸、百合固金丸。

⑤肺气虚弱证

证候：病久咳声低微，咳痰清稀色白，或伴气喘，乏力，自汗畏寒。舌淡苔白，脉弱。

治法：补肺益气，止咳化痰。

主方：甘草干姜汤合补肺汤加减。

常用中成药：固本咳喘丸、百令胶囊。自汗畏寒易感冒者，可选用玉屏风颗粒。

3. 其他疗法

（1）验方

人参 50g，五味子 15g，蛤蚧 1 对，共为细末，每次 2g，每日 2 次。适用于肺肾气虚咳嗽。

（2）药茶

①金银花 9g，胖大海 3 枚，用沸水冲泡 15 分钟，代茶饮。治疗风热咳嗽。

②菊花 10g，白茅根 30g，绿茶 10g，水煎后代茶饮。治疗肝火犯肺咳嗽。

（3）食疗

①生梨 1 只，去核，加冰糖适量，隔水蒸 15 分钟，食用，每日 1 次，适用于风燥咳嗽。

②鲜萝卜 1 个，蜂蜜 30g，水煎服，适用于风寒咳嗽。

③生梨 1 只，去核，百合 30g，川贝母 6g，加冰糖适量，炖汤服食，适用于阴虚咳嗽。

④白果 5 ～ 7 粒 / 日，用猪肉蒸食，治疗久咳不愈。

（4）针灸

风寒：太渊、列缺、中府、肺俞、偏历穴，用毫针，行泻法，留针 30 分钟，每日 1 次。另可拔罐：肺俞、风门、膏肓穴。用闪火法，留罐 10 ～ 15 分钟，每日 1 次。

风热：太渊、尺泽、鱼际、中府、肺俞、合谷穴，用毫针，行泻法，留针 30 分钟，每日 1 次。

燥邪：鱼际、尺泽、太溪、照海、肺俞穴，用毫针，行泻法，留针 30 分钟，每日 1 次。

痰湿：肺俞、脾俞、丰隆、足三里穴，用毫针，行平补平泻法，留针 30 分钟，隔日 1 次。或可针灸并用。

痰热：尺泽、丰隆、膻中、曲池穴，用毫针，行泻法，留针 30 分钟，隔日 1 次。

肝火：列缺、太冲、天突穴，用毫针，行泻法，留针 30 分钟，每日 1 次。

阴虚：太渊、太溪、定喘穴，用毫针，行平补平泻法，留针 30 分钟，隔日 1 次。

肺虚：肺俞、脾俞、肾俞、足三里、阴陵泉穴，艾炷灸，每穴 3 壮，隔日 1 次。

（5）推拿

患者取坐位，用手掌横擦患者前胸部，往返3次；一指禅推肺经太渊至尺泽穴段；掐按列缺，拿合谷，最后按揉天突、中府、膻中、丰隆。

（6）穴位敷贴

取温阳散寒药物敷贴于背俞穴，此法适用于虚寒证患者。

【转诊原则】

1. 诊断不明，需到上级医院行进一步检查者。

2. 咳嗽伴发热，长期吸烟伴明显消瘦者。

3. 常规治疗无效或病情加重者。

【养生与康复】

对慢性咳嗽者，在缓解期应坚持补虚固本的综合治疗方法，以防发作；对急性加重者，应规范用药，不可滥用抗生素、激素等药物，以免加重病情。

【健康教育】

1. 注意气候变化，防寒保暖；避免吸入花粉、烟尘等，以防过敏；戒烟。

2. 注意参加适当的体育锻炼，增强体质，提高机体抗病能力。

3. 外感咳嗽伴有发热时要注意休息，多饮水，饮食宜清淡。

4. 内伤咳嗽反复迁延时，要注意饮食起居的调护。

5. 对于老年体弱者，可注射流感疫苗、肺炎疫苗以预防呼吸道感染。

附一：急性气管－支气管炎

【概述】

急性气管－支气管炎是由感染、理化刺激或过敏等因素引起的气管－支气管黏膜的急性炎症。临床主要症状为咳嗽和咳痰。常见于寒冷季节或气温突变时。也可由急性上呼吸道感染迁延而来。多为散发，无流行倾向。

【临床表现】

起病较急，常先有急性上呼吸道感染症状。全身症状较轻，可有发热。咳嗽、咳痰是主要表现，开始为干咳或少量黏液痰，随后痰量增多，有时痰中带血，咳嗽咳痰可延续2～3周才消失。如支气管痉挛，可出现程度不等的胸闷、气急。

体征：可无明显体征，两肺呼吸音粗，也可闻及散在的干、湿啰音，部位不固定，咳嗽后可减少或消失。

实验室和其他检查：白细胞计数和分类多无明显改变。细菌感染较重时，白细胞总数和中性粒细胞增高。X线胸片检查多为肺纹理增粗，少数无异常发现。痰涂片和培养可以发现致病菌。

【诊断】

根据病史、症状、体征，结合血常规和胸部影像学结果做出临床诊断。

【鉴别诊断】

1. 流行性感冒

呼吸道症状较轻，全身中毒症状较重，如高热、全身肌肉酸痛、头痛、乏力等，常有流行病史，根据病毒分离及血清学检查确诊。

2. 急性上呼吸道感染

鼻咽部症状较为突出，咳嗽、咳痰一般不明显，肺部无异常体征。

3. 其他

还应与支气管肺炎、肺结核、肺癌、肺脓肿等多种疾病相鉴别。

【转诊原则】

1. 诊断不明，需到上级医院行进一步检查者。

2. 常规治疗无效或病情加重者。

【治疗】

1. 一般治疗

一般无须住院治疗。注意休息、保暖、多饮水、补充足够的热量。

2. 对症治疗

①镇咳：咳嗽无痰者，可用氢溴酸右美沙芬等镇咳剂。痰稠不易咳出时可用复方甘草合剂等。

②化痰：常用化痰药有溴乙新、N–乙酰–L–半胱氨酸、盐酸氨溴索等。

③解痉、抗过敏：伴有胸闷、喘息等支气管痉挛者，可用氨茶碱、沙丁胺醇、马来酸氯苯拉明等。

3. 抗菌治疗

一般选用青霉素类、大环内酯类、头孢菌素类和喹诺酮类等药物。多数患者口服抗生素即可，症状较重者可用肌内注射或静脉滴注。

附二：慢性支气管炎

【概述】

慢性支气管炎（简称慢支）是指气管、支气管黏膜及其周围组织的慢性非特异性炎症。临床上以慢性反复发作的咳嗽、咳痰或伴有喘息为特征。本病是我国的常见病、多发病，吸烟者患病率高达 10% ～ 20%，远高于不吸烟者，北方患病率高于南方，大气污染严重的工矿地区患病率高于一般城市。

【临床表现】

本病起病缓慢，病程较长，病情逐渐加重。起初常在寒冷季节发病，出现咳嗽、咳痰，尤以晨起为著，夏天自然缓解，以后可以终年发病。咳嗽的特征是白天较轻，早晨较重，临睡前出现阵发性咳嗽和排痰。痰呈白色黏液泡沫状，量不多。在伴有急性呼吸道感染时，症状迅速加重，痰量增多，黏稠度增加，或为黄色脓性，偶有痰中带血。部分患者有喘息。本病早期无气促现象，随着病情发展，可以伴有不同程度的气短或呼吸困难，并逐渐加重。

本病早期多无异常体征，急性发作期可在肺底闻及散在干、湿啰音。喘息性支气管炎在咳嗽或深吸气后可以闻及哮鸣音。

分型：分为单纯型和喘息型，单纯型主要表现为咳嗽、咳痰，不伴喘息。喘息型除有咳嗽、咳痰外还伴有喘息和哮鸣音。

分期：根据病情进展分为 3 期。急性发作期：指在 1 周内出现脓性或黏液脓性痰，痰量明显增加，或伴有发热等炎症表现，或“咳”“痰”“喘”等症状任何 1 项明显加剧；慢性迁延期：指有不同程度的“咳”“痰”“喘”等症状，迁延 1 个月以上者；临床缓解期：指经过治疗和临床缓解，症状基本消失或偶有轻微咳嗽，少量咳痰，保持 2 个月以上者。

【诊断要点】

本病主要根据病史和症状进行。反复发作的咳嗽、咳痰或伴喘息，每年发病至少持续 3 个月，并连续两年或以上者，排除其他心、肺疾病（例如肺结核、尘肺、支气管哮喘、支气管扩张症、肺癌、肺脓肿、心脏病等），诊断即可成立。如每年发病持续不足 3 个月，而有明确的客观检查依据（如 X 线、肺功能）亦可诊断。

【鉴别诊断】

1. 咳嗽变异性哮喘

以刺激性咳嗽为特征，灰尘、油漆、冷空气等容易诱发咳嗽，常有家庭或个人过敏疾病史。对抗生素治疗无效，支气管激发试验阳性可鉴别。

2. 支气管哮喘

起病年龄较轻，常有个人或家族过敏性疾病史，一般无慢性咳嗽、咳痰史。临床以发作性喘息为特征。发作时两肺布满哮鸣音。

3. 支气管扩张症

多继发于儿童或青年期麻疹、肺炎或百日咳后，有反复咳嗽、大量脓痰和咯血。肺部可听到部位固定的湿啰音。并可见杵状指（趾）。胸部 X 线检查常见病变部位纹理粗乱，严重者呈卷发状阴影。CT 检查可显示扩张的支气管。

4. 肺结核

活动性肺结核患者多有发热、乏力、盗汗及消瘦、咯血等症状。经痰结核菌检查及胸部 X 线检查可明确诊断。

5. 肺癌

多见于 40 岁以上长期吸烟者，出现刺激性干咳，持续性痰中带血。胸部 X 线检查发现有块状阴影或阻塞性肺炎，结节状阴影，经正规抗菌治疗未能完全消失，应考虑肺癌可能。CT、纤支镜、痰脱落细胞学等检查一般可以明确诊断。

6. 特发性肺纤维化

临床经过缓慢，开始仅有咳嗽、咳痰，偶感气短。听诊在肺部下后侧可闻及爆裂音（Velcro 啰音），血气分析示动脉血氧分压降低，而二氧化碳分压不高。

【转诊原则】

1. 需到上一级医院行 CT 等其他检查以协助诊断者。
2. 经抗感染治疗症情未见明显好转，或症情加重者。
3. 出现呼吸衰竭者。

【治疗】

1. 急性发作期和慢性迁延期

（1）控制感染

抗生素选择应根据感染的主要致病菌以及感染的严重程度，必要时可进行药物敏感试验。常用抗生素有氨苄西林、阿莫西林、头孢菌素类、喹诺酮类和新大环内酯类等，病情严重者需静脉或联合用药。

（2）祛痰、止咳

可用氨溴索、溴己新、棕色合剂等。除少数刺激性干咳外，一般不单纯用镇咳药。

（3）解痉、平喘

气喘者常选用解痉平喘药，如氨茶碱、特布他林、沙丁胺醇等。若效果不明显，气道持续有阻塞，必要时可用糖皮质激素。

（4）气雾疗法

可选用生理盐水或祛痰药进行雾化吸入治疗，或用超声雾化吸入。常用吸入型支气管扩张剂有特布他林、沙丁胺醇或异丙托溴铵。

2. 缓解期

免疫调节剂如卡介菌多糖核酸注射液、胸腺素等对预防感染、减少发作可能有一定效果。

第三节　哮证

【概述】

哮证是一种发作性的痰鸣气喘疾患，以反复发作的喉中哮鸣有声、呼吸气促困难，甚则喘息不能平卧为主要表现。西医学中的支气管哮喘、喘息型支气管炎及嗜酸性粒细胞增多症等以哮喘为主时可参照本节内容辨证论治。

【病因病机】

哮证的发生，以痰为主因，每因外感、饮食、情志、劳倦等引动而触发，以致痰壅气道，肺气宣降失常。而肺脾肾虚损，功能失常，气不化津，痰饮内生是哮证反复发作的“夙根”。

【类证鉴别】

哮证与喘证

喘证以气息喘急迫促为主要表现，喘不必兼哮，多并发于多种急慢性疾病过程中。而哮证是一个独立的疾病，除了气息喘促外，以反复发作，发作时喉中有哮鸣声为其特点。“喘以气息言，哮以声响言”，两者以此为辨。

【鉴别诊断】

见“支气管哮喘”。

【治疗】

1. 辨治要点

首辨发作期与缓解期，发则治标。痰浊为本病之夙根，故发时以宣肺豁痰为重点，并辨证候之寒热属性，或宣肺散寒，或宣肺清热。缓解期以正虚为主，审阴阳之偏。阳虚者予以温补，阴虚者予以滋养，并区别肺脾肾之轻重主次，分别采用补肺、健脾、益肾等法。

2. 证治分类

（1）发作期

①冷哮证

证候：喉中哮鸣有声，胸膈满闷，咳痰色白，面色晦滞，或有恶寒、发热、身痛。舌质淡，苔白滑，脉浮紧。

治法：温肺散寒，化痰利气。

主方：射干麻黄汤加减。

常用中成药：小青龙口服液（胶囊、颗粒、合剂）。

②热哮证

证候：喉中哮鸣如吼，气粗息涌，胸膈烦闷，呛咳阵作，痰黄黏稠，面红，可伴有发热，心烦口渴。舌质红，苔黄腻，脉滑数或弦滑。

治法：清热宣肺，化痰降逆。

主方：麻杏石甘汤加减。

常用中成药：咳喘宁口服液、清肺消炎丸。

（2）缓解期

①肺脾两虚证

证候：平素自汗，怕风，常易感冒，每因天气变化而诱发。或倦怠乏力，食少便溏，每因饮食不当而诱发。发前喷嚏频作，鼻塞流清涕。舌苔薄白，脉濡。

治法：益气固卫。

主方：玉屏风散合六君子汤加减。

常用中成药：玉屏风散冲剂、香砂六君子丸。

②肺肾气虚证

证候：平素气短，动则为甚，腰酸腿软，脑转耳鸣，不耐劳累；下肢欠温，小便清长。舌淡，脉沉细。

治法：调补肺肾。

主方：金匮肾气丸或七味都气丸加减。

常用中成药：参蛤散、百令胶囊、金匮肾气丸、六味地黄丸。

3. 其他疗法

（1）验方

①杏仁、胡桃仁各120g，研成细末，炼蜜为丸，每丸重3g。每服3g，姜汤送下。可用于缓解期，发作期也有一定的效果。

②地龙焙干，研粉，装胶囊，每服3g，1日2次，用于热哮。

③皂角15g，煎水，浸白芥子30g，12小时后焙干，研粉，1次1～1.5g，1日

3次。用于痰壅气逆者。

（2）针灸

①体针：发作期，主穴定喘、天突、内关。冷哮加尺泽、风门；热哮加合谷、孔最。用毫针，行泻法，留针30分钟，一日1次。缓解期，主穴大椎、肺俞、足三里。肾虚加肾俞、脾俞、中脘。每次选2～3穴，用较轻刺激，隔日治疗1次。

②耳针：缓解期取脾、肾、内分泌、肝、皮质下、交感，王不留行贴压。

③穴位敷贴：白芥子敷贴，炒白芥子20g，延胡索20g，细辛10g，甘遂10g，冰片1g，共研细末，以生姜汁调为膏状。在夏季三伏中分3次贴于肺俞、心俞、膈俞、大椎等穴，外盖纱布，胶布固定，每次2小时，每10日1次。也可不拘三伏，随时贴用。

【转诊原则】

见“支气管哮喘”。

【养生与康复】

茯苓大枣粥：茯苓（粉）80g，红枣10枚，粳米150g。将红枣、粳米洗净，加入茯苓粉，同煮成粥，适量加调料，常服。具有健脾化痰功能。适用于脾虚者。

【健康教育】

1. 加强体育锻炼，增强体质。

2. 哮喘发作与特应性体质有关，应让患者了解哮喘的治疗是一个长期过程，通过正规治疗完全可以有效控制其发作。

3. 注意保暖，避免吸入花粉、尘螨、动物毛屑、油漆异味等，保持良好适宜的生活环境。

①室内不铺地毯，被褥经常晒，减少尘土、螨、真菌等致敏物，室内不养花草，不饲养动物。

②哮喘患者对寒冷的敏感性很高，在气温骤变和换季时要特别注意保暖。

③不吸烟，或避免被动吸烟（吸烟是哮喘久治不愈的原因之一）。

④新装修的房间应待甲醛等有害物质挥发后才能入住。

⑤有条件的家庭可建造无烟厨房，防止油烟刺激而诱发哮喘。

4. 嘱患者进食清淡易消化的食物，若已查明引起过敏的食物要避免食用，如果无法查明，就尽量避免食用易引起致敏的食物，如牛奶、蛋类、核果、腰果、鱼虾、豆类、花生、贝类等。

5. 患者及家属应学会自我监测病情变化：①患者应随身携带一些应急的平喘药物，最好是气雾剂（如β_2受体激动剂），若出现哮喘先兆症状，可立即吸入气雾剂，并脱离致病环境。②如果出现睡眠不良、活动能力下降、支气管扩张剂治疗效果下降和需要量增加等信号时，及时就医。

附：支气管哮喘

【概述】

支气管哮喘（简称哮喘）以慢性气道炎症为特征，这种慢性炎症导致了气道高反应性的发生和发展。临床上表现为反复发作的喘息、气急、胸闷、咳嗽等症状，常在夜间和 / 或清晨发作、加剧，同时伴有可变的气流受限。哮喘是一种异质性疾病。哮喘患病率在全球范围内有逐年增长的趋势。目前，全球哮喘患者至少有 3 亿人，我国 14 岁以上人群哮喘患病率为 1.24%。有研究表明中国轻度哮喘占全部哮喘患者的 75% 左右，轻度哮喘同样会影响患者生命质量，导致活动受限、误工。

【诊断】

1. 诊断标准

（1）反复发作喘息、气急，伴或不伴胸闷或咳嗽，夜间及晨间多发，常与接触过敏原、冷空气、物理性刺激、化学性刺激以及上呼吸道感染、运动等有关。

（2）发作时双肺可闻及散在或弥漫性哮鸣音，呼气相延长。

（3）上述症状和体征可经治疗缓解或自行缓解。

（4）除外其他疾病引起的喘息、胸闷、气急和咳嗽。

（5）临床表现不典型者（如无明显喘息和体征）可根据条件做以下检查，如任一结果阳性，可以辅助诊断为哮喘。

①简易峰流速仪测定最大呼气流量（日内变异率≥ 20%）。

②支气管舒张试验阳性（吸入支气管扩张剂后，FEV_1 增加＞ 12%，且 FEV_1 绝对值增加＞ 200mL）。

符合（1）～（4）条或（4）、（5）条者，可以诊断为支气管哮喘。

2. 分期

（1）哮喘急性发作

指喘息、气急、咳嗽、胸闷等症状突然发生，或原有症状加重，并以呼气流量降低为其特征，常因接触过敏原、刺激物或呼吸道感染诱发。

（2）慢性持续期

指每周均不同频度和 / 或不同程度地出现喘息、气急、胸闷、咳嗽等症状。

（3）临床缓解期

指患者无喘息、气急、胸闷、咳嗽等症状，并维持 1 年以上。

3. 分级

（1）控制水平的分级

分为控制、部分控制、未控制（表 1–1–3–1）。

表 1–1–3–1　哮喘控制水平的分级

指标	控制 （满足以下所有条件）	部分控制 （在任何一周内出现以下 1 ～ 2 项特征）	未控制 （在任何一周内出现≥ 3 项特征）
日间症状	无（或≤ 2 次 / 周）	＞ 2 次 / 周	＞ 2 次 / 周
活动受限	无	有	有
夜间症状或憋醒	无	有	有
需要使用缓解药物	无（或≤ 2 次 / 周）	＞ 2 次 / 周	＞ 2 次 / 周
肺功能 （PEF 或 FEV_1）	正常或≥正常预计值或本人最佳值 80%	＜正常预计值或本人最佳值 80%	＜正常预计值或本人最佳值 80%
急性发作	无	≥ 1 次	在任何一周内出现＞ 1 次

（2）哮喘急性发作时病情严重程度的分级

哮喘急性发作时轻重程度不一，病情可以在数小时或数天内逐渐出现，偶尔也可在数分钟内危及生命，故应对病情做出正确评估，以便给予及时有效的紧急治疗（表 1–1–3–2）。

表 1–1–3–2　哮喘急性发作时病情严重程度的分级

临床特点	轻度	中度	重度	危重
气短	步行、上楼时	稍事活动	休息时	–
体位	可平卧	喜坐位	端坐呼吸	–
讲话方式	连续成句	单句	单词	不能讲话
精神状态	可有焦虑，尚安静	时有焦虑或烦躁常有焦虑	烦躁	嗜睡或意识模糊
出汗	无	有	大汗淋漓	–
呼吸频率	轻度增加	增加	常＞ 30 次 / 分	–
辅助呼吸肌活动及三凹征	常无	可有	常有	胸腹矛盾呼吸
哮鸣音	散在，呼吸末期	响亮、弥散	响亮、弥散	减弱乃至无

【鉴别诊断】

需与心源性哮喘、慢性阻塞性肺疾病、上气道阻塞病变等常见疾病相鉴别（表1-1-3-3），还应与支气管扩张、变应性肉芽肿性血管炎（CSS）、变应性支气管肺曲霉菌病（ABPA）等疾病相鉴别。

表 1-1-3-3　支气管哮喘与其他疾病鉴别要点

鉴别要点	支气管哮喘	左心功能不全	慢性阻塞性肺疾病	上气道阻塞病变
呼吸困难特点	发作性、呼气性、阵发性	阵发性、端坐	喘息和劳力性	吸气性
其他症状	干咳、胸闷等	心悸、粉红色泡沫痰	慢性咳嗽、咳痰	根据阻塞原因不同而不同
体征	哮鸣音为主	哮鸣音、广泛湿啰音	干、湿啰音并存	吸气性喘鸣
病史	过敏原接触，部分有家族史	高血压病或心脏病病史	长期吸烟、有害气体接触等	可有异物吸入史
影像学	无特殊	肺淤血、肺水肿、心影扩大	肺纹理增多、粗乱；肺气肿征	上气道异物、肿瘤表现
支气管扩张剂治疗反应	可迅速缓解	可暂时或无明显缓解	有一定缓解	无明显缓解
其他	无	无	无	气管镜下可见异物或肿瘤

【转诊原则】

1. 轻、中度急性发作，治疗 24 小时后效果不佳或病情加重者。

2. 虽属中度发作，但来势急，尤其具有哮喘相关死亡高危因素者。

3. 初次病情评估属重度和危重度急性发作者。

对于 2 和 3 两种情况，患者必须经过急救处理，待病情稍稳定即可做转院处理。转院途中应保证氧供，做好气管插管等急救准备。

【治疗】

1. 治疗药物

可分为控制药物和缓解药物两大类。

（1）控制药物

通过抑制气道炎症，预防哮喘发作，需要长期每天使用。首选吸入性糖皮质激素（ICS），还包括白三烯调节剂（LTRA）、长效 β_2 受体激动剂（LABA）（需与 ICS

联合应用）、缓释茶碱、色甘酸钠等。

（2）缓解药物

能迅速缓解支气管平滑肌痉挛、缓解气喘症状，通常按需使用。首选速效吸入 β_2 受体激动剂（SABA），还包括全身用糖皮质激素、吸入性短效抗胆碱药物（SAMA）、茶碱类药物及口服 β_2 受体激动剂等。

（3）其他药物

①抗组胺、抗过敏药物：口服酮替芬、氯雷他定、曲尼司特。

②中医中药辨证论治。

2. 长期维持治疗

（1）治疗目标及治疗方案的选择

达到并维持症状控制；维持正常活动能力（包括运动）；尽可能维持肺功能接近正常；防止哮喘急性发作；防治哮喘药物治疗的不良反应；避免哮喘死亡。

（2）长期维持治疗方案的选择

应以患者病情的严重程度为基础，根据其控制水平选择适当的治疗方案。哮喘药物的选择既要考虑药物的疗效及安全性，又要考虑患者的实际情况，如经济情况和当地医疗资源等。要为每个初诊患者制订哮喘治疗和随访计划，定期随访、监测，改善患者的依从性，并根据患者病情变化及时调整治疗方案。

（3）调整治疗方案策略

主要是根据症状控制水平和风险因素水平（主要包括肺功能受损的程度和哮喘急性发作史）等，按照哮喘阶梯式治疗方案进行升级或降级调整，以获得良好的症状控制并减少急性发作的风险。各治疗级别方案中都应该按需使用缓解药物以迅速缓减症状，规律使用控制药物以维持症状的控制。

3. 急性发作的处理

（1）目标：尽快解除气流受限，缓解症状，改善缺氧。

（2）原则：去除诱因，解痉平喘，纠正缺氧，适时、足量全身使用糖皮质激素。

（3）急性发作的处理流程参见《支气管哮喘基层诊疗指南（2018 年）》。

第四节　肺热病

【概述】

肺热病是由风热犯肺或风寒郁而化热，邪壅肺气，肺失清肃所致，以骤起发热、咳嗽、胸痛为主要表现。因机体正气不足，抗病能力低下，暴感风热之邪而发，病机关键为痰、热、毒互结于肺。病位在肺，与心、肝、肾关系密切。因“温邪上受，首先犯肺”；若邪热内陷，即现“逆传心包”；或邪热羁留不解，深入下焦，则劫灼真阴，下竭肝肾。西医学的急性肺炎、支气管周围炎和急性支气管炎等急性肺部感染疾患，均可参照本节内容辨证论治。

【类证鉴别】

1. 肺热病与风热感冒。

2. 肺热病与麻疹。

【鉴别诊断】

见“社区获得性肺炎”。

【治疗】

1. 辨治要点

首辨病邪所在：邪在卫分、气分，病位多在上焦肺经。邪在营分、血分，病位多涉及三焦心包或肝肾二脏。再审虚实转化：初病为阳、热、实证，后期则虚实夹杂或以虚为主。治疗原则为宣肺透邪，顾护阴液。

2. 证治分类

（1）风热犯肺证

证候：身热无汗或少汗，微恶风寒，咳嗽痰少，头痛，口微苦。舌边尖红，舌苔薄白，脉浮数。

治法：疏风清热，宣肺化痰。

主方：桑菊饮加减。

常用中成药：急支糖浆、复方双花片、双黄连口服液。

（2）痰热壅肺证

证候：身热烦渴，汗出，咳嗽气粗，或痰黄带血，胸闷胸痛，口渴。舌质红，舌苔黄，脉洪数或脉滑数。

治法：清热宣肺。

主方：麻杏石甘汤加减。

常用中成药：急支糖浆、蛇胆川贝胶囊、肺力咳合剂、清肺消炎丸、清咳平喘颗粒。

（3）胃肺热盛证

证候：身热，午后为甚，心烦懊侬，口渴多饮，咳嗽痰黄，腹满便秘。舌苔黄或灰黑而燥，脉滑数。

治法：清肺透邪，清胃通腑。

主方：栀子豉汤合麻杏石甘汤、承气汤类加减。

常用中成药：蛇胆川贝胶囊、清肺消炎丸、羚羊清肺丸、黄连上清丸。

（4）热闭心包证

证候：壮热，烦躁不安，口渴不欲饮，甚则神昏谵语、痉厥或四肢厥冷。舌绛少津，脉弦数或沉数。

治法：清营泄热，清心开窍。

主方：清营汤加减或用清营汤送服安宫牛黄丸。

常用中成药：安脑丸、牛黄醒脑丸。

（5）气阴两虚证

证候：身热渐退，干咳痰少而黏，自汗神倦，纳少口干。舌质红少苔，脉细或细数。

治法：益气养阴，润肺化痰。

主方：竹叶石膏汤加减。

常用中成药：养阴清肺丸、补肺丸、润肺膏。

3. 其他疗法

（1）针灸治疗

①风热犯肺证：取合谷、曲池、外关、大椎，用泻法，热甚加外关；咽痛加少商。

②痰热壅肺证：取合谷、曲池、尺泽、少商、肺俞，用泻法。

③胃肺热盛证：取丰隆、天枢、上巨虚，用泻法。

④热闭心包证：取郄门、神门、曲泽、膈俞、血海，用泻法。若邪甚蒙闭心包，神昏者加水沟，也可针刺十宣、曲池、委中放血。

⑤气阴两虚证：取肺俞、膏肓俞、太渊、太溪、三阴交，用平补平泻法。

（2）灌肠治疗

肺炎灌肠液：石膏、鱼腥草各40g，生地黄、金银花各20g，黄芩、连翘、牡丹皮、赤芍各15g，桔梗10g，荆芥12g，大黄10g，水煎取汁灌肠，每日1次。

【转诊原则】

肺热病经治疗症状未控制或反加重者，或出现高热不退，或合并、并发其他疾病等，需及时转诊至上级医院。

【养生与康复】

1. 避风寒，多休息，服药后避风覆被取汗，或喝热稀粥以助药力。

2. 高热不退之时，宜多饮清凉饮料如西瓜汁、梨汁等。

3. 对老年、婴幼儿、体弱患者，必须加以重视，注意有无特殊情况，或同时夹杂其他疾病，防止发生传变。

【健康教育】

1. 加强体育锻炼，注重摄生调养，增强机体抗病能力。

2. 平时饮食宜清淡，少吃油腻肥甘，戒烟酒。

3. 注意保暖，避免劳役过度，减少受邪机会。

4. 对年老体弱，有心血管疾病、糖尿病、免疫抑制、器官移植等病史者，可以注射肺炎疫苗预防。

附：社区获得性肺炎

【概述】

肺炎是指终末气道、肺泡和肺间质的炎症，可由包括细菌、病毒、真菌、寄生虫等在内的病原微生物、理化因素、免疫损伤、过敏及药物所致。细菌性肺炎是常见的肺炎，常见的类型有肺炎链球菌肺炎、葡萄球菌肺炎、流感嗜血杆菌肺炎、支原体肺炎及病毒性肺炎。在儿童、老年人群及免疫抑制患者中病死率较高。目前多将肺炎分为社区获得性肺炎（CAP）、医院获得性肺炎（HAP）。本节论述的CAP是指在医院外社区环境中罹患的肺炎。

【临床表现】

通常起病急，常有淋雨、受凉、劳累等诱因，约1/3患者有上呼吸道感染史。常见症状为发热、咳嗽、咳痰、胸痛。同时可以出现肺外症状，发生率10%～30%，如头痛、乏力、腹胀、恶心、呕吐、食欲差等。重症肺炎患者可有呼吸困难、休克、少尿甚至肾衰竭等。

【诊断】

CAP的诊断标准：①新近出现咳嗽、咳痰或原有呼吸道疾病症状加重，并出现脓性痰，伴或不伴胸痛。②发热。③肺实变体征和/或闻及湿啰音。④ WBC＞10×10^9/L 或＜4×10^9/L，伴或不伴细胞核左移。⑤新出现或进展性肺部浸润性病变。

以上①～④项中任何 1 项加第⑤项，并除外肺结核、肺部肿瘤、非感染性肺间质性疾病、肺水肿、肺不张、肺栓塞、肺嗜酸性粒细胞浸润症及肺血管炎等后，可建立临床诊断。

【鉴别诊断】

1. 干酪性肺炎

急性结核性肺炎临床表现与肺炎球菌肺炎相似，X 线亦有肺实变，但结核病常有低热乏力，痰中易找到结核菌。X 线显示病变多在肺尖或锁骨上下，密度不均，历久不消散，且可形成空洞和肺内播散。而肺炎球菌肺炎经青霉素治疗 3 ～ 5 天，体温多可恢复正常，肺内炎症也较快吸收。

2. 急性肺脓肿

早期临床表现与肺炎球菌肺炎相似，但随着病程的发展，大量脓臭痰为肺脓肿的特征，致病菌有金黄色葡萄球菌、克雷白杆菌及其他革兰阴性杆菌和厌氧菌。X 线显示脓腔和液平。

3. 肺癌

一般为中老年，起病缓，多有长期吸烟史，表现为刺激性咳嗽、少量咯血，无明显全身中毒症状，血白细胞计数不高，若痰中发现癌细胞可以确诊。肺癌可以伴发阻塞性肺炎，若经有效抗生素治疗后肺部炎症迟迟不消散，或暂时消散后又复出现者，应密切随访，必要时进一步做 CT、纤支镜及痰脱落细胞检查等，以免贻误诊断。

4. 支气管扩张

有反复发作咳嗽、咳痰特点，常反复咯血。合并感染时有多量脓性痰。查体常有肺部固定性湿啰音。部分胸部 X 片显示肺纹理粗乱或呈卷发状，高分辨 CT 可见支气管扩张改变。

【转诊原则】

见“肺热病”。

【治疗】

1. 抗生素治疗

门诊患者，既往体健、无耐药风险的肺炎链球菌感染，推荐新大环内酯类抗生素（阿奇霉素、克拉霉素等）、多西环素；有心肺合并症、免疫抑制、糖尿病等，或之前3个月内用过抗生素，推荐使用喹诺酮、β-类酰胺类，联合大环内酯类，对于大环内酯类耐药的肺炎链球菌，可用多西环素替代。

2. 支持治疗

注意卧床休息；给予足够的蛋白质、热量和维生素。呼吸困难和发绀者需氧疗。

第五节　肺胀

【概述】

肺胀是多种慢性肺系疾病反复发作，迁延不愈，导致肺气胀满，不能敛降的一种病证。临床表现以胸部膨满，憋闷如塞，喘息上气，咳嗽痰多，烦躁，心悸，面色晦暗，或唇甲发绀，脘腹胀满，肢体浮肿等为其特征。本病多因久病肺虚，痰浊潴留，复感外邪，诱使病情反复发作或加剧。病变首先在肺，继则累及脾肾，后期及心。病性多属本虚标实，多由气虚、气阴两虚，发展为阳虚，在疾病过程中可形成痰浊、水饮、瘀血等病理产物。病久因邪盛正虚，可发生痰迷心窍、气不摄血、正虚喘脱等危象。西医学中的慢性阻塞性肺疾病、肺源性心脏病等表现为肺胀特征者均可参照本节内容辨证论治。

【类证鉴别】

1. 肺胀与哮证。

2. 肺胀与喘证。

【鉴别诊断】

见“慢性阻塞性肺疾病”。

【治疗】

1. 辨治要点

先辨标本虚实：肺胀为本虚标实之证，一般感邪发作时偏于标实，平时偏于本虚。再辨脏腑阴阳：肺胀以肺、脾、肾虚损为本，早期以气虚或气阴两虚为主，后期气虚及阳，或可出现阴阳两虚，或阴竭阳脱之证。肺胀的治疗原则为扶正祛邪兼顾，分别缓急，有所侧重。

2. 证治分类

（1）痰浊壅肺证

证候：胸膺满闷，短气喘息，稍劳即著，咳嗽痰多，色白黏腻或呈泡沫，畏风易汗，脘痞纳少，倦怠乏力，舌暗，苔薄腻或浊腻，脉小滑。

治法：化痰降气，健脾益肺。

主方：苏子降气汤、三子养亲汤、六君子汤加减。

常用中成药：桂龙咳喘宁胶囊、苏子降气丸。

（2）痰热郁肺证

证候：咳逆喘息气粗，胸满，烦躁，目胀睛突，痰黄或白，黏稠难咳。或伴有身热，微恶寒，有汗不多，口渴欲饮，溲赤，便干，舌边尖红，苔黄或黄腻，脉数或滑数。

治法：清肺化痰，降逆平喘。

主方：越婢加半夏汤、桑白皮汤加减。

常用中成药：急支糖浆、蛇胆川贝液、肺力咳合剂、清肺消炎丸、清咳平喘颗粒。

（3）阳虚水泛证

证候：心悸，喘咳，咳痰清稀，面浮，下肢浮肿，甚则一身悉肿，腹部胀满有水，脘痞，纳差，尿少，怕冷，面唇青紫，苔白滑，舌胖质黯，脉沉细。

治法：温肾健脾，化饮利水。

主方：真武汤合五苓散加减。

常用中成药：济生肾气丸、芪苈强心胶囊、参附注射液。

（4）肺肾气虚证

证候：呼吸浅短难续，声低气怯，甚则张口抬肩，倚息不能平卧，咳嗽，痰白如沫，咳吐不利，胸闷心慌，形寒汗出，或腰膝酸软，小便清长，或尿有余沥，舌淡或黯紫，脉沉细数无力，或有结代。

治法：补肺纳肾，降气平喘。

主方：平喘固本汤、补肺汤加减。

常用中成药：百令胶囊、固本咳喘胶囊、补肾定喘丸、蛤蚧定喘胶囊。

3. 其他疗法

（1）验方

①紫河车 1 具，焙干研末，1 次 3g，1 日 3 次，适用于肺肾阳虚之肺胀。

②葶苈子粉 3 ～ 6g，装胶囊，1 日 3 次，食后分服，用于咳喘痰多。

（2）针刺

喘息难以控制时，取穴肺俞、列缺、心俞、内关、气海、足三里；痰多不易咳出者，取穴足三里、丰隆、天突。针用平补平泻法。

（3）灸法

平时宜常艾灸大椎、肺俞、肾俞、命门、足三里、三阴交。适用于外寒内饮及阳虚水泛之证。

【转诊原则】

1. 诊断不明，需进一步到上级医院行胸片、肺部CT、肺功能、痰培养等检查者。

2. 如血压、脉搏等发生变化，有喘脱危象前驱症状者。

3. 常规治疗无效或病情加重者。

【养生与康复】

本病痰黏稠者给予鲜竹沥水口服以化痰平喘，痰量多而无力咳出者应帮助排痰，可揉按天突、丰隆等穴，以豁痰利气。

【健康教育】

1. 防止感冒、咳嗽酿成慢性咳喘，是预防本病的关键。

2. 饮食以清淡为宜，忌食生冷及油腻之品；有水肿者应注意休息，进低盐饮食；忌饮酒吸烟及接触刺激性气体；注意冷暖适宜，秋冬季节气候骤变时，尤需避免感受外邪。

3. 加强锻炼，增强体质：常服扶正固本药物，提高机体抗病能力，防止病情发展。

附：慢性阻塞性肺疾病

【概述】

慢性阻塞性肺疾病（COPD）是一种常见的以持续性呼吸道症状和气流受限为特征的可以预防和治疗的疾病，呼吸道症状和气流受限是由有毒颗粒或气体导致的气道和（或）肺泡异常引起的。肺功能检查对确定气流受限有重要意义。COPD患者病死率高，严重影响患者的劳动能力和生活质量。

【临床表现】

1. 症状

（1）慢性咳嗽常为最早出现的症状，随病程发展可终身不愈，常晨间咳嗽明显，夜间有阵咳或排痰。当气道严重阻塞，通常仅有呼吸困难而不表现出咳嗽。

（2）咳痰一般为白色黏液或浆液性泡沫痰，偶可带血丝，清晨排痰较多。急性发作期痰量增多，可有脓性痰。

（3）气短或呼吸困难是慢性阻塞性肺疾病的主要症状，早期在劳力时出现，后逐渐加重，以至于在日常生活甚至休息时也感到气短。但由于个体差异，部分人可耐受。

（4）喘息和胸闷是部分患者特别是重度患者或急性加重时出现的。

（5）其他如疲乏、消瘦、焦虑等常在慢性阻塞性肺疾病病情严重时出现，但并非慢性阻塞性肺疾病的典型表现。

2. 体征

（1）视诊胸廓前后径增大，肋间隙增宽，剑突下胸骨下角增宽，称为桶状胸，部分患者呼吸变浅，频率增快，严重者可有缩唇呼吸等。

（2）触诊双侧语颤减弱。

（3）叩诊肺部过清音，心浊音界缩小，肺下界和肝浊音界下降。

（4）听诊双肺呼吸音减弱，呼气延长，部分患者可闻及湿啰音和（或）干啰音。

【诊断】

COPD 诊断应根据病史、危险因素接触史（尤其是吸烟史）、症状、体征及实验室检查等资料，综合分析确定。肺功能检查证实有不完全可逆性气流受限是 COPD 诊断的必备条件。当吸入支气管舒张剂后 $FEV_1/FVC < 70\%$ 即可诊断。有少数患者并无咳嗽、咳痰症状，仅在肺功能检查时发现 $FEV_1/FVC < 70\%$，而 FEV_1 预计值低于正常值下限，在除外其他疾病后，亦可诊断为 COPD。

COPD 分期诊断：根据 COPD 疾病过程的临床特点，可以分为急性加重期和稳定期。

根据患者临床症状、急性加重风险、肺功能异常的严重程度及并发症等进行综合评估，可分为 A、B、C、D 4 个风险级别。

【鉴别诊断】

1. 支气管哮喘

早年发病（通常在儿童期），症状变化快，夜间和清晨症状明显；也可有过敏性鼻炎和（或）湿疹史及哮喘家族史；气流受限大多可逆。

2. 充血性心力衰竭

听诊肺基底部可闻细湿啰音；胸部 X 线片示心脏扩大、肺水肿；肺功能测定示限制性通气障碍（而非气流受限）。

3. 支气管扩张症

大量脓痰；常伴有细菌感染；粗湿啰音、杵状指；X 线胸片或 CT 示支气管扩张、管壁增厚。

4. 结核病

所有年龄均可发病；X 线胸片示肺浸润性病灶或结节状空洞样改变；细菌学检查可确诊。

5. 闭塞性细支气管炎

发病年龄较轻，且不吸烟；可能有类风湿关节炎病史或烟雾接触史，CT 片在呼气相显示低密度影。

【转诊原则】

见：“肺胀”。

【治疗】

1. 稳定期的治疗

（1）戒烟：对吸烟者应首先劝导患者戒烟，这是减慢肺功能损害最有效的措施。

（2）支气管舒张药：包括抗胆碱药、β_2 肾上腺素受体激动剂、茶碱类。

（3）祛痰药：可使用溴己新或盐酸氨溴索等。

（4）长期家庭氧疗（LTOT）：对 COPD 并发慢性呼吸衰竭患者可提高生活质量和生存率，对血流动力学、运动能力和精神状态均会有有益的影响。

（5）长期吸入糖皮质激素：长期联合吸入糖皮质激素和长效 β_2 肾上腺素受体激动剂效果更好。

（6）康复治疗。

（7）免疫调节治疗。

2. 急性加重期治疗

（1）支气管舒张药（药物同稳定期）

有严重喘息症状者可给予较大剂量雾化吸入治疗，如应用沙丁胺醇或异丙托溴铵，或沙丁胺醇加异丙托溴铵通过小型雾化器给患者吸入治疗以缓解症状。

（2）低流量吸氧

发生低氧血症者可鼻导管吸氧，或通过 Venturi 面罩吸氧。

（3）抗生素

当患者呼吸困难加重，咳嗽伴痰量增加、有脓性痰时，应根据患者所在地常见病原菌类型及药物敏感情况积极选用抗生素治疗。

（4）糖皮质激素

对需住院治疗的急性加重期患者可考虑口服泼尼松龙，也可静脉给予甲泼尼龙。

（5）祛痰剂

可使用溴己新或盐酸氨溴索等。

第六节　心悸

【概述】

心悸是指由于体虚劳倦、七情所伤、感受外邪和药食不当等，以致气血阴阳亏损，心神失养，心主不安，或痰、饮、火、瘀阻滞心脉，扰乱心神，表现为患者自觉心中悸动，惊惕不安，甚至不能自主的一种病证。病情较轻者为惊悸，病情较重者为怔忡。西医学中各种原因引起的心律失常、心功能不全、心肌炎、一部分神经官能症等，如表现以心悸为主症者，均可参照本节内容辨证论治，同时结合辨病处理。

【类证鉴别】

1. 心悸与奔豚。

2. 惊悸与怔忡。

【鉴别诊断】

1. 各种器质性或功能性心血管疾病

如：冠状动脉粥样硬化性心脏病、风湿性心脏病、病毒性心肌炎、先天性心脏病、心肌病、高血压性心脏病、肺源性心脏病、心脏神经官能症等。

2. 心外因素

如运动、甲状腺功能亢进或减退、电解质紊乱、药物不良反应等。

【治疗】

1. 辨治要点

心悸首辨虚实，虚者系指脏腑气血阴阳亏虚，实者多指痰饮、瘀血、火邪上扰。心悸应分虚实论治，虚证分别予以补气、养血、滋阴、温阳；实证则应祛痰、化饮、清火、行瘀。心悸的特点是心神不宁，故用药时无论虚实，均可酌情加用宁心安神药物。

2. 证治分类

（1）心虚胆怯证

证候：心悸不宁，善惊易恐，坐卧不安，不寐多梦而易惊醒，恶闻声响，食少纳呆；苔薄白，脉细数或细弦。

治法：镇惊定志，养心安神。

主方：安神定志丸加减。

（2）心血不足证

证候：心悸气短，头晕目眩，失眠健忘，面色无华，倦怠乏力，纳呆食少；舌淡红，脉细弱。

治法：补血养心，益气安神。

主方：归脾汤加减。

常用中成药：归脾丸。

（3）阴虚火旺证

证候：心悸易惊，心烦失眠，五心烦热，口干，盗汗，思虑劳心则症状加重，伴耳鸣腰酸，头晕目眩，急躁易怒；舌红少津，苔少或无，脉细数。

治法：滋阴清火，养心安神。

主方：天王补心丹合朱砂安神丸加减。

常用中成药：天王补心丹。

（4）心阳不振证

证候：心悸不安，胸闷气短，动则尤甚，面色苍白，形寒肢冷；舌淡苔白，脉虚弱或沉细无力。

治法：温补心阳，安神定悸。

主方：桂枝甘草龙骨牡蛎汤合参附汤加减。

（5）水饮凌心证

证候：心悸眩晕，胸闷痞满，渴不欲饮，小便短少，或下肢浮肿，形寒肢冷，伴恶心，欲吐，流涎；舌淡胖，苔白滑，脉弦滑或沉细而滑。

治法：振奋心阳，化气行水，宁心安神。

主方：苓桂术甘汤加减。

（6）瘀阻心脉证

证候：心悸不安，胸闷不舒，心痛时作，痛如针刺，唇甲青紫；舌质紫暗或有瘀斑，脉涩或结或代。

治法：活血化瘀，理气通络。

主方：桃仁红花煎加减。

常用中成药：通心络胶囊。

（7）痰火扰心证

证候：心悸时发时止，受惊易作，胸闷烦躁，失眠多梦，口干苦，大便秘结，小便短赤；舌红，苔黄腻，脉弦滑。

治法：清热化痰，宁心安神。

主方：黄连温胆汤加减。

3. 其他疗法

（1）针灸

治以益气宁神，定悸镇惊。取手少阴、厥阴经穴、俞募穴为主。取穴郄门、神门、心俞、巨阙。心血不足加膈俞、脾俞、足三里；痰火内动加尺泽、内关、丰隆；水饮内停加脾俞、胃俞、三焦俞。

（2）推拿

治以益气安神，定悸镇惊。取穴郄门、心俞、厥阴俞、神门、内关。主要手法：按法、揉法、一指禅推法。

【转诊原则】

1. 对不明原因的心悸，社区医院不能明确诊断的当转上一级医院做进一步检查，以明确诊断。

2. 经常规处理心悸仍无缓解者。

3. 心悸持续存在，或稍劳即发作，病势较重，全身情况较差者。

【养生与康复】

可服用人参等补气药，改善心气虚症状；可打太极拳，增强抗病能力。

【健康教育】

1. 保持心情愉快，性格开朗，劳逸结合。

2. 饮食起居有节，不可过度劳累或过食肥甘厚味及烟酒等刺激性食物。若伴有水肿者，当限制水和盐的摄入量。

3. 一般心悸患者宜适当参加运动，有利于调畅气机，怡神养心。但久病心阳虚弱者以休息为主，避免过劳以耗损心气。

第七节　胸痹

【概述】

胸痹是指因寒邪内侵、饮食失调、情志失节、劳倦内伤、年迈体虚，导致心肝脾肾功能失调，心脉痹阻，从而表现为胸部闷痛，甚则心痛彻背，喘息不得卧为主症的一种病证。轻者仅感胸闷如窒，呼吸欠畅，重者则有胸痛，严重者胸痛彻背，背痛彻心。真心痛，是胸痹进一步发展的严重病证，其特点为剧烈而持久的胸骨后疼痛，伴心悸、水肿、肢冷、喘促、汗出、面色苍白等症状，甚至危及生命。西医学中冠状动脉粥样硬化性心脏病（心绞痛、心肌梗死）、高血压性心脏病、心肌病、心包炎等心脏疾病，如以胸痹为主要表现时，均可参照本节内容辨证论治。

【类证鉴别】

1. 胸痹与悬饮。

2. 胸痹与胃痛。

【鉴别诊断】

胸部闷痛大多来自心血管疾病。但临床上除了心血管疾病外，胸壁疾病、呼吸系统与纵隔疾病、消化系统疾病等同样可引起胸部闷痛，应与胸痹相鉴别。

【治疗】

1. 辨治要点

胸痹总属本虚标实之证，辨证首先辨别虚实，分清标本。标实应区别气滞、痰浊、血瘀、寒凝的不同，本虚又应区别阴阳气血亏虚的不同。此外还应辨别病情轻重。必要时根据虚实标本的主次，兼顾同治。治标以通利心脉为主，针对气滞、血瘀、寒凝、痰浊而疏理气机、活血化瘀、辛温通阳、泻浊豁痰，尤重活血通脉治法。治本宜补，常用补气温阳、益气养阴、滋阴益肾，尤其重视补益心气之不足。

2. 证治分类

（1）心血瘀阻证

证候：心胸疼痛，如刺如绞，痛有定处，入夜为甚，甚则心痛彻背，背痛彻心，或痛引肩背，伴有胸闷，日久不愈，可因暴怒、劳累而加重；舌质紫暗，有瘀斑，苔薄，脉弦涩。

治法：活血化瘀，通脉止痛。

主方：血府逐瘀汤加减。

常用中成药：复方丹参滴丸、复方丹参片、血府逐瘀胶囊。

（2）气滞心胸证

证候：心胸满闷，隐痛阵发，痛无定处，时欲太息，遇情志不遂时容易诱发或加重，或兼有胸部胀闷，得嗳气或矢气则舒；苔薄或薄腻，脉细弦。

治法：疏肝理气，活血通络。

主方：柴胡疏肝散加减。

常用中成药：逍遥丸。

(3）痰浊闭阻证

证候：胸闷重而心痛微，痰多气短，肢体沉重，形体肥胖，遇阴雨天而易发作或加重，伴有倦怠乏力，纳呆便溏，咳吐痰涎；舌体胖大且边有齿痕，苔浊腻或白滑，脉滑。

治法：通阳泻浊，豁痰宣痹。

主方：栝楼薤白半夏汤合涤痰汤加减。

常用中成药：丹蒌片。

(4）寒凝心脉证

证候：猝然心痛如绞，心痛彻背，喘不得卧，多因气候骤冷或骤感风寒而发病或加重，伴形寒，甚则手足不温，冷汗自出，胸闷气短，心悸，面色苍白；苔薄白，脉沉紧或沉细。

治法：辛温散寒，宣通心阳。

主方：枳实薤白桂枝汤合当归四逆汤加减。

常用中成药：麝香保心丸、冠心苏合丸。

(5）气阴两虚证

证候：胸闷隐痛，时作时止，心悸气短，动则益甚，伴倦怠乏力，声音低微，面色㿠白，易汗出；舌质淡红，舌体胖且边有齿痕，苔薄白，脉虚细缓或结代。

治法：益气养阴，活血通脉。

主方：生脉散合人参养荣汤加减。

常用中成药：生脉饮口服液、参松养心胶囊、益心舒胶囊。

(6）心肾阴虚证

证候：心痛憋闷，心悸盗汗，虚烦不寐，腰膝酸软，头晕耳鸣，口干便秘；舌红少津，苔薄或剥，脉细数或促代。

治法：滋阴清火，养心和络。

主方：天王补心丹合炙甘草汤加减。

常用中成药：左归丸、心元胶囊。

(7）心肾阳虚证

证候：心悸而痛，胸闷气短，动则更甚，自汗，面色㿠白，神倦怯寒，四肢欠温或肿胀；舌质淡胖，边有齿痕，苔白或腻，脉沉细迟。

治法：温补阳气，振奋心阳。

主方：参附汤合右归饮加减。

常用中成药：右归丸、芪苈强心胶囊。

（8）正虚阳脱证

证候：心胸绞痛，胸中憋闷或有窒息感，喘促不宁，心慌，面色苍白，大汗淋漓，烦躁不安或表情淡漠，重则神识昏迷，四肢厥冷，口开目合，手撒尿遗；脉疾数无力或脉微欲绝。

治法：回阳救逆，益气固脱。

主方：四逆加人参汤加减。

常用中成药：右归丸、芪苈强心胶囊、参附注射液。

3. 其他疗法

（1）针灸

治以温阳散寒，活血化瘀，通络止痛。取手厥阴、手少阴经穴及背俞穴为主。毫针刺，补虚泻实，可灸。取穴内关、通里、心俞、厥阴俞、巨阙。

（2）推拿

治以温阳通络，行气止痛。取穴肺俞、心俞、厥阴俞、内关。以按、揉、擦等法。患者坐位，施按揉法于肺俞、心俞、厥阴俞穴，手法宜轻柔缓慢，每穴2分钟。按揉内关穴，约1分钟。施擦法于背部膀胱经，重点在肺俞、心俞、厥阴俞穴，以透热为度。

【转诊原则】

1. 对于不明原因的胸痹，社区医院不能明确诊断的当转上一级医院做进一步检查，以明确诊断。

2. 经常规处理胸痹仍无缓解者。

3. 胸痹进一步发展，疼痛剧烈，如榨如绞，自觉有濒死感，并伴有汗出、肢冷、面青、唇紫、喘促不得卧、脉微细或结代等危候者。

（冠心病临床分型）

【养生与康复】

敷贴：檀香、细辛研成细粉，加黄酒适量调成糊状，敷在胸背疼痛处，胶布固定，每日换药。

【健康教育】

1. 注意调摄精神，避免情绪波动；注意生活起居规律，寒温适宜，避免受寒。

2. 注意饮食调节，饮食宜清淡低盐低脂，食勿过饱，不可过食肥甘厚味及烟酒等刺激性食物。

3. 预防便秘，饮食中可增加蔬菜、水果，并养成定时排便习惯，保持大便通畅。

4. 注意劳逸结合，坚持适当活动。发作期患者应立即卧床休息，缓解期要注意适当休息，保证充足的睡眠，坚持力所能及的活动，做到动中有静。

5. 对于反复发作的患者，宜随身携带一些能迅速缓解症状的药物，如麝香保心丸、复方丹参滴丸、硝酸甘油等，对防止胸痹发作时病情向真心痛发展或发生猝死有利。

附：冠状动脉粥样硬化性心脏病

【概述】

冠状动脉粥样硬化性心脏病是指冠状动脉粥样硬化使管腔狭窄或阻塞，或（和）因冠状动脉功能性改变（痉挛）导致心肌缺血缺氧或坏死而引起的心脏病，统称为冠状动脉性心脏病，简称冠心病，亦称缺血性心脏病。可分为急性冠脉综合征（acute coronary syndrome，ACS）和慢性冠脉病（chronic coronary artery disease，CAD）两大类。ACS 是一组综合征，包括不稳定型心绞痛、非 ST 段抬高型心肌梗死和 ST 段抬高型心肌梗死，冠心病猝死也属于此范畴。CAD 则包括稳定型心绞痛、无症状性心肌缺血（隐匿性冠心病）、冠脉正常的心绞痛（如 X 综合征）、缺血性心肌病（缺血性心力衰竭）。现仅述心绞痛和急性心肌梗死。

【临床表现】

1. 心绞痛

多表现为胸骨体上段或中段之后压榨样疼痛，常放射至左肩背或左臂内侧，多由体力劳动或情绪激动诱发，休息后多在 3 ～ 5 分钟内缓解或含用硝酸甘油后缓解。

①典型心绞痛：

诱因：体力劳动、情绪激动、饱食、寒冷、吸烟、心动过速、休克等可诱发。

部位：在胸骨体上段或中段后方，可波及心前区，范围有手掌大小，常放射至左肩、左臂内侧达无名指和小指，或至咽、颈及下颌部。

性质：常为压迫、憋闷、紧缩感。

持续时间：历时短暂，一般为 3 ～ 5 分钟，很少超过 15 分钟。

缓解方式：去除诱因和（或）舌下含服硝酸甘油可迅速缓解。

②不典型心绞痛：不典型心绞痛是指典型心绞痛的 5 个特点中某些表现不典型，如胸痛部位不在胸骨后，而在胸骨下段、上腹部、左或右胸、颈、下颌及牙齿等；性质不典型，表现为烧灼感、闷胀感或仅有左前胸不适等；疼痛持续时限仅数秒钟或不适感（多为闷感）持续整天或数天等。

2. 急性心肌梗死

心绞痛较以往发作频繁、程度更剧烈、持续时间更长、范围较广、休息和含用硝酸甘油不能缓解、诱发因素不明显，疼痛剧烈时伴有恶心、呕吐、大汗和各种类型心律失常，甚则出现低血压和休克。

【诊断】

1. 心绞痛

根据典型心绞痛的发作特点，结合实验室检查及冠心病危险因素，除外其他原因所致的心绞痛，一般可建立诊断。①心绞痛发作时心电图：可见 ST 段移位或 T 波改变。②未记录到症状发作时心电图者，可行心电图负荷试验或动态心电图监测，如负荷试验出现心电图阳性变化或诱发心绞痛时亦有助于诊断：ST 段水平型或下斜形压低≥ 0.1mV 持续 2 分钟，可判断为阳性。③冠状动脉造影：发现冠状动脉存在不同程度狭窄。

2. 急性心肌梗死

根据典型的临床表现、特征性的心电图改变及实验室检查发现，诊断本病并不困难。理化检查：①心电图：特征性心电图改变（ST 段弓背样抬高、T 波倒置、病理性 Q 波）。②心肌酶谱：肌酸激酶（CK）、肌酸激酶同工酶（CK–MB）、乳酸脱氢酶（LDH）、天门冬酸氨基转移酶（GOT）等不同程度异常升高，肌钙蛋白（TNT）阳性。

【鉴别诊断】

1. 心脏神经症

胸痛为短暂（几秒钟）的刺痛或持续（几小时）的隐痛，部位多在左胸乳房下或常有变动，多出现于劳累过后而不在当时，轻体力活动反觉舒服，有时可耐受较重劳动而不发生胸痛或胸闷。常伴有叹息性呼吸，发作时无心电图改变，含硝酸甘油不能缓解。常伴有心悸、乏力、失眠等其他神经症症状。

2. 肋间神经痛和肋软骨炎

疼痛常沿肋间分布，不一定局限在前胸，为刺痛或灼痛，多为持续性，用力呼吸、咳嗽、转动身体可加重疼痛，沿神经行径处有压痛，手臂上举活动时局部有牵拉疼痛；后者则在肋软骨处有压痛。

3. 呼吸系统与纵隔疾病

肺炎、支气管炎、肺肿瘤、肺梗死、肺脓肿、纵隔炎、纵隔肿瘤等。

4. 心血管系统疾病

心绞痛、心肌梗死、心包炎、心包积液、主动脉夹层等。

5. 消化系统疾病

反流性食管炎、食管癌、膈疝、消化性溃疡、肠道疾病等。

6. 主动脉夹层

胸痛一开始即达到高峰，常放射到背、肋、腹、腰和下肢，两上肢的血压和脉搏可有明显差别，可有主动脉瓣关闭不全的表现，偶有意识模糊和偏瘫等神经系统受损症状，但无血清心肌坏死标记物升高。

7. 急性肺动脉栓塞

可发生胸痛、咯血、呼吸困难和休克。但有右心负荷急剧增加的表现，如发绀、肺动脉瓣区第二心音亢进、颈动脉充盈、肝大、下肢水肿等。常有低氧血症，核素肺通气－灌注扫描异常，肺动脉 CTA 可检出肺动脉大分支血管的栓塞。

【转诊原则】

1. 对于不明原因的胸痛，社区医院不能明确诊断时当转上一级医院进一步检查以明确诊断。

2. 经常规治疗胸痛不能缓解或缓解不明显者。

3. 对于心绞痛较以往发作频繁、程度较剧、持续较久、休息和含用硝酸甘油不能缓解、诱发因素不明显，疼痛时伴有恶心、呕吐、大汗和各种类型心律失常，特征性心电图改变（病理性 Q 波、ST 段弓背样抬高和 T 波倒置）及心肌酶谱异常升高者，需立即转上一级医院抢救。

【治疗】

1. 发作时

目的为迅速终止发作。

（1）*休息*　立即停止活动，去除诱因。

（2）*药物治疗*　主要使用硝酸酯制剂。常用制剂：硝酸甘油舌下含化；硝酸异山梨酯舌下含化。

2. 缓解期

目的为防止复发，改善冠脉循环。

（1）*硝酸酯制剂*　常用的有硝酸异山梨酯、5- 单硝酸异山梨酯。

（2）*β 受体阻滞剂*　常用的有普萘洛尔、美托洛尔、比索洛尔。

（3）*钙拮抗剂*　常用制剂有维拉帕米、硝苯地平、地尔硫䓬。

（4）*抗血小板聚集药物*　阿司匹林、氯吡格雷、替格瑞洛。

（5）*他汀类药物*　应尽早（24 小时内）开始使用他汀类药物。

（6）*ACEI 或 ARB*　应该在第一个 24 小时内给予口服 ACEI，不能耐受者可用 ARB 代替。

（7）*其他*　①直接 PCI 患者：静脉推注普通肝素（70 ～ 100IU/kg）。②静脉溶栓患者：应至少接受48小时抗凝治疗。建议静脉推注普通肝素4000IU，继以1000IU/h静脉滴注，维持APTT1.5～2倍；或根据年龄、体重、肌酐清除率给予低分子肝素。

第八节　呕吐

【概述】

呕吐是指胃失和降，气逆于上，迫使胃中之物从口中吐出的一种病证。临床表现为恶心呕吐，可吐出食物、清水痰涎，严重时吐出胆汁或带血。呕吐的发生主要由于外感时邪、饮食不节、情志失调、病后胃弱等因素而致胃失和降，胃气上逆。其病机有虚实之分：实证病机总由胃气壅阻，和降失司，气逆于上而发生呕吐；虚证总由胃失濡养，不得润降或无力和降而发生呕吐。西医学的急慢性胃炎、幽门痉挛或梗阻、神经性呕吐、急性胰腺炎、胆囊炎等，如以呕吐为主要表现时，均可参照本节内容辨证论治。

【类证鉴别】

1. 呕吐与反胃。

2. 呕吐与噎膈。

【鉴别诊断】

临床上多种疾病都可以出现呕吐，反射性呕吐和中枢性呕吐皆可发生。注意掌握各自特点进行鉴别。

1. 细菌性食物中毒的呕吐常有不洁饮食史，发病急骤，呕吐较重。

2. 晨间呕吐多见于妊娠呕吐，以干呕为主，有停经史及早孕证据。

3. 呕吐呈喷射状，不伴有恶心，与饮食无关，吐后头痛可暂时缓解，常见于颅内肿瘤。

4. 呕吐量大、呈喷射状者，常见于幽门梗阻合并胃扩张与胃潴留。

5. 呕吐物含大量胆汁者，可见于高位小肠梗阻、胆囊炎、胆石症、晕动病等。

6. 呕吐物带有粪臭气味者，常提示小肠下段的肠梗阻。

7. 吐泻交作并很快出现脱水征象者，常见于急性胃肠炎或霍乱。

8. 呕吐伴耳鸣、眩晕者，常见于内耳性眩晕、晕动病等。

9. 呕吐频繁发生，与情绪及精神因素有关者，在排除器质性疾病的基础上，可考虑神经性呕吐。

临床上出现呕吐症状时，应通过仔细询问病史，并结合体格检查和必要的实验室检查，以明确诊断。如胃镜、上消化道钡餐造影等检查可鉴别急慢性胃炎、幽门梗阻等疾病。B 超、CT 等检查可与肝、胆、胰疾病做鉴别，CT 对颅内肿瘤的诊断意义较大。另外，一些生化检查对上述疾病亦有一定的鉴别意义。

【治疗】

1. 辨治要点

实证：发病急，病程短，呕吐物量多，呕物多酸腐，可伴寒热表证及实证表现，脉实有力。

虚证：发病缓慢，病程长，呕吐时作时止，吐出物少，酸臭不甚，伴虚证表现，脉弱。

呕吐的治则：降逆止呕。实证宜祛邪为主，虚证宜扶正为主，根据胃气以和降为顺的特点，用药宜通宜降，不宜敛涩呆补。

2. 证治分类

（1）外邪犯胃证

证候：突然呕吐，胸脘满闷；伴发热恶寒，头身疼痛等表证。舌苔白腻，脉濡缓。

治法：祛邪解表，和胃降逆。

主方：藿香正气散加减。

常用中成药：藿香正气水、藿香正气丸。

（2）食滞内停证

证候：呕吐酸腐，嗳气厌食，脘腹胀满，大便或溏或结，或泻下不爽。舌苔厚腻，脉滑实。

治法：消食化滞，和胃降逆。

主方：保和丸加减。

常用中成药：保和丸、健胃消食片、大山楂丸。

（3）痰饮内阻证

证候：呕吐清水痰涎，胃中辘辘有声，心悸头眩。舌苔白腻，脉滑。

治法：温化痰饮，和胃降逆。

主方：小半夏汤合苓桂术甘汤加减。

（4）肝气犯胃证

证候：呕吐吞酸，嗳气频繁，胸胁胀痛，每因情志不畅而呕吐吞酸更甚。舌苔薄腻，脉弦。

治法：疏肝理气，降逆和胃。

主方：四七汤加减。

（5）脾胃气虚证

证候：饮食稍有不慎即易恶心呕吐，食欲不振，脘部痞闷，面色少华，倦怠乏力。舌苔薄，脉虚弦。

治法：健脾益气，和胃降逆。

主方：香砂六君子汤加减。

常用中成药：人参健脾丸、香砂六君子丸。

（6）脾胃阳虚证

证候：饮食稍多即呕吐，胃脘发凉，喜温暖，面色苍白，倦怠乏力，大便溏薄，畏寒喜暖，四肢不温。舌淡，脉濡。

治法：温中健脾，和胃降逆。

主方：理中汤加减。

常用中成药：附子理中丸、香砂养胃丸。

（7）胃阴不足证

证候：呕吐反复发作，或时作干呕，呕吐量少，胃脘嘈杂，似饥而不欲食，口干。舌红少津，脉细数。

治法：滋养胃阴，降逆止呕。

主方：麦门冬汤加减。

3. 其他疗法

（1）验方

苏叶 10g，藿香 10g，良姜 6g，水泡代茶，频频服之。治疗外感寒邪，呕吐不止者。

（2）针灸

①体针：中脘、内关、足三里等。

②耳针：取穴胃、贲门、食道、交感等。毫针刺，每日 1 次，留针 30 分钟。或用揿针埋藏或王不留行贴压，每 3 ～ 5 日更换 1 次。

（3）穴位注射

选穴参照针刺穴位。用维生素 B_1 或维生素 B_{12} 注射液，每穴注射 0.5mL，每日 1 次，各穴交替应用。

【转诊原则】

1. 诊断不明，需进一步到上级医院行钡餐、胃镜、CT 等检查者。

2. 若呕吐频繁而出现脱水等重症表现者应及时转诊。

3. 常规治疗无效或病情加重者。

【养生与康复】

1. 食疗：脾胃阳虚者，平时可食用羊肉、肉桂、桂圆、姜茶等温性食品以温中和胃；胃阴不足者，可用枸杞子、石斛泡茶，或新鲜芦根粥益胃养阴；食后饱胀疼痛者，可食用山楂消食和胃。

2. 穴位敷贴：足三里、中脘、内关等穴位用王不留行或绿豆压在穴位上，然后用伤湿止痛膏或胶布固定。此法对于晕车晕船的呕吐还有预防作用。

3. 服用汤剂，以浓煎为宜，并少量多次频服，以防吐出。对食入即吐者，可于药液中放入少许姜汁，或根据病情采用冷服或热服，以防病邪与药物格拒，汤液难下。

【健康教育】

1. 重视精神调摄，保持心情愉快，劳逸结合。

2. 饮食要有规律，切忌暴饮暴食或饥饱无常，尤其是节假日；避免各种刺激性食物，如烈性酒、浓咖啡、烧烤等。同时避免吃过硬、过酸、过辣、过咸、过热、过冷及过分粗糙的食物。

第九节　胃痛

【概述】

胃痛又称胃脘痛，是以上腹部近心窝处经常发生的疼痛为主症的病证。常伴有脘痞、食少、泛酸、嘈杂、恶心呕吐等症状。胃痛的发生主要是由于外感寒邪、饮食不节、七情失和、久病体虚等因素，影响胃气和降，导致胃气郁滞，不通则痛。其病机可分虚实两类：实者主要是胃气郁滞，不通则痛；虚者是胃络失养，不荣则痛。其病理性质有寒热、虚实、在气、在血的区别，须注意辨析。西医学中的急性胃炎、慢性胃炎、消化性溃疡、功能性消化不良、胃黏膜脱垂症、胃癌、胃神经官能症等以胃痛为主要表现时均可参照本节内容辨证论治。

【类证鉴别】

1. 胃痛与真心痛。

2. 胃痛与胁痛。

3. 胃痛与腹痛。

【鉴别诊断】

胃脘部的疼痛大多来自胃及十二指肠疾病。但临床上除了胃及十二指肠外，胆囊、胰腺、肝左叶、胆总管，以及心脏等器官都紧贴或邻近心窝部，这些脏器出现病变同样可引起中上腹部疼痛，应与胃痛相鉴别。

1. 中上腹部疼痛伴泛酸、嗳气，常见于慢性胃炎或消化性溃疡。

2. 中上腹部疼痛伴呕吐，常见于腹腔脏器炎症（如急性胃炎、胆囊炎）、幽门梗阻、胆道梗阻等。

3. 中上腹部疼痛伴黑便或呕血，常见于胃炎、消化性溃疡、胃癌等引起的上消化道出血。

4. 中上腹部疼痛伴黄疸，常见于肝胆炎症、胆石症、胰腺炎、胰头癌等。

应该通过仔细询问病史，并结合体格检查和必要的实验室检查，以明确中上腹部疼痛发生的原因。如胃镜、上消化道钡餐造影等检查可鉴别急慢性胃炎、胃十二指肠溃疡、胃黏膜脱垂、胃癌等疾病。血常规、胆红素、转氨酶、淀粉酶化验和B超、CT等检查可与肝、胆、胰疾病做鉴别。心肌酶谱、肌钙蛋白、心电图等检查可与冠心病、心绞痛、心肌梗死等做鉴别。

【治疗】

1. 辨治要点

（1）辨虚实

实证多为新病，起病急，病程短，有明显诱因，疼痛拒按，食后痛甚。虚证多为久病，起病缓，病程长，无明显诱因，痛徐而缓，喜按，空腹痛甚。

（2）辨寒热

寒证为胃脘冷痛，饮冷受寒引发或加重，得热则减。热证为胃脘灼热疼痛，食辛辣燥热引发或加重，口渴喜冷饮。

（3）辨气血

气滞者多为初病，胀痛伴嗳气，攻窜不定，每因情绪波动诱发或加重。血瘀者多为久病，痛如针刺或刀割，固定不移，入夜更甚。

胃痛以理气和胃止痛为基本治疗法则。

2. 证治分类

（1）寒邪客胃证

证候：胃痛暴作，恶寒喜暖，得温痛减，遇寒加剧。苔白，脉弦紧。

治法：温中散寒，行气止痛。

主方：良附丸合香苏散加减。

常用中成药：良附丸、附子理中丸。

（2）饮食伤胃证

证候：食后胃痛胀满拒按，嗳腐吞酸，呕吐不消化食物，其味腐臭，吐后痛减，不饥不食。苔厚腻，脉滑。

治法：消食导滞，和胃止痛。

主方：保和丸加减。

常用中成药：保和丸。

（3）肝气犯胃证

证候：胃脘胀痛连及两胁，攻窜不定，嗳气频频，每因情志不遂而加重。苔薄白，脉弦。

治法：疏肝理气，和胃止痛。

主方：柴胡疏肝散加减。

常用中成药：木香顺气丸、气滞胃痛冲剂、快胃片、摩罗丹。

（4）瘀血停胃证

证候：久病，胃痛如针刺或刀割样，痛有定处，拒按，入夜尤甚。舌质紫暗或有瘀斑，脉涩。

治法：活血化瘀，理气止痛。

主方：失笑散合丹参饮加减。

常用中成药：胃安颗粒、活血丹。

（5）湿热中阻证

证候：胃脘灼热疼痛，胀满痞塞，嘈杂泛恶，口干口苦，身困。苔黄腻，脉滑数。

治法：清热化湿，和胃止痛。

主方：清中汤加减。

常用中成药：葛根芩连丸、三九胃泰。

（6）胃阴亏虚证

证候：胃痛隐隐，口燥咽干，五心烦热，消瘦乏力，大便干结。舌红少津，脉细数。

治法：滋阴益胃，和中止痛。

主方：一贯煎合芍药甘草汤加减。

常用中成药：养胃舒胶囊。

（7）脾胃虚寒证

证候：胃中隐痛，喜温喜按，神疲倦怠，手足不温，大便溏薄。舌淡苔白，脉虚弱。

治法：温中健脾，和胃止痛。

主方：黄芪建中汤加减。

常用中成药：香砂养胃丸、温胃舒、香砂六君子丸、附子理中丸。

3. 其他疗法

（1）验方

①苍术 60g，吴茱萸 6g，炒研末，每次用开水冲服 6g，每日 2 次。治疗寒湿胃痛。

②乌贝散：乌贼骨 30g，浙贝母 12g，白及 30g，共为细粉，每次 6g，每日 3 ～ 4 次。适用于十二指肠溃疡胃酸过多者。

③干姜 30g，白蔻仁 10g，共研细粉，每次 3g，每日 3 次。治寒凝气滞胃痛。

（2）针灸

取穴中脘、内关、足三里、大椎、脾俞、神阙。寒证和脾胃虚寒证用补法与温灸结合，热证和肝气犯胃证用泻法。

（3）穴位敷贴

将盐炒热外敷于中脘处，适用于虚寒证患者。

【转诊原则】

1. 诊断不明，需进一步到上级医院行钡餐、胃镜、CT 等检查者。

2. 有吐血、黑便等并发症或伴明显消瘦者。

3. 常规治疗无效或病情加重者。

【养生与康复】

1. 食疗：脾胃虚寒者，平时可食用羊肉、姜茶等温性食品以温中和胃；胃阴不足者，可用石斛泡茶，或新鲜芦根粥益胃养阴；湿热中阻者，可食用薏苡仁粥、马兰菜或荠菜清热利湿；食后饱胀疼痛者，可食用山楂消食和胃。

2. 对于脾胃虚寒者可用热水袋敷胃脘部以温中散寒。

【健康教育】

1. 重视精神调摄，保持心情愉快，劳逸结合。对于情志因素导致胃痛者，需加心理疏导，解除影响因素，尤其是城市职工对于工作压力过大而引发胃痛者，应设法释放压力，改变生活习惯。

2. 饮食要有规律，切忌暴饮暴食或饥饱无常，避免各种刺激性食物，如烈性酒、浓咖啡、烧烤等，同时避免吃过硬、过酸、过辣、过咸、过热、过冷及过分粗糙的饮食。

3. 慎用损伤胃黏膜的药物，如非甾体消炎药阿司匹林、糖皮质激素等。

附一：慢性胃炎

【概述】

慢性胃炎是胃黏膜呈非糜烂的炎性改变，如黏膜色泽不均、颗粒状增殖及黏膜皱襞异常等；组织学以显著炎症细胞浸润、上皮增殖异常、胃腺萎缩及瘢痕形成等为特点。病变轻者不需治疗，当有上皮增殖异常、胃腺萎缩时应积极治疗。幽门螺杆菌（HP）感染是最常见的病因。

【临床表现】

大多数患者无明显症状。可表现为中上腹不适、饱胀、钝痛、烧灼痛等，也可呈食欲不振、嗳气、泛酸、恶心等消化不良症状。体征多不明显，有时上腹轻压痛。恶性贫血者常有全身衰弱、疲软，可出现明显的厌食、体重减轻、贫血，一般消化道症状较少。

【诊断】

胃镜及组织学检查是慢性胃炎诊断的关键。临床症状程度和慢性胃炎组织学之间没有明显联系。病因诊断除通过了解病史外，还可进行 HP 检测，血清抗壁细胞抗体、内因子抗体及维生素 B_{12} 水平检测。

【鉴别诊断】

1. 急性阑尾炎

急性阑尾炎早期可突发上腹痛、恶心、吐逆，转移性右下腹痛，且有固定的压痛及反跳痛，多伴有发热、白细胞增高、中性粒细胞增多。

2. 胆囊炎、胆石症

胆囊炎、胆石症有屡次产生的腹痛，常因进食油腻之品，以右上腹为主，可放射至右肩、背部。查体时有巩膜、皮肤黄疸，右上腹压痛，墨非征阳性，或可触到肿大的胆囊。上腹部 B 超有助于诊断。

3. 大叶性肺炎、心肌梗死

大叶性肺炎、心肌梗死等发病初期可有不同程度的腹痛、恶心、吐逆。

【转诊原则】

见“胃痛”。

【治疗】

大多数成人胃黏膜均有非活动性、轻度慢性浅表性胃炎，可被视为生理性黏膜免疫反应，不需要药物治疗。如慢性胃炎波及黏膜全层或呈活动性，出现癌前状态如肠上皮化生、假幽门腺化生、萎缩及不典型增生可予短期或长期间隙治疗。

1. 对因治疗

（1）去除病因：停用损害胃黏膜药物、戒酒等。

（2）治疗原发病。

（3）预防用药：抑酸剂及黏膜保护剂。

2. 对症治疗

（1）上腹疼痛

解痉止痛。

（2）恶心呕吐

甲氧氯普胺、多潘立酮。

（3）脱水

补充水和电解质。

（4）细菌感染者

抗生素治疗。

（5）胃黏膜糜烂出血者

抑酸剂、黏膜保护剂。

附二：消化性溃疡

【概述】

消化性溃疡（peptic ulcer，PU）主要指发生在胃和十二指肠的胃肠道黏膜被自身消化而形成的溃疡，可发生于食管、胃、十二指肠、胃－空肠吻合口附近以及含有胃黏膜的 Meckel 憩室。胃、十二指肠球部溃疡最为常见。

【临床表现】

1. 症状

上腹痛或不适为主要症状，性质可有钝痛、胀痛、剧痛、饥饿样不适感，可能与胃酸刺激溃疡壁的神经末梢有关，常具有下列特点：①慢性病程，病史可达数年或十余年。②周期性发作，发作期可为数周或数月，缓解期亦长短不一，发作有季节性，多在秋冬和冬春之交发病。③部分患者有与进餐相关的节律性上腹痛，如饥饿痛或餐后痛。④腹痛可被抑酸药物或抗酸药物缓解。部分病例无上述典型的疼痛，仅表现为腹胀、厌食、嗳气、反酸等消化不良症状。

2. 体征

发作时剑突下可有局限性压痛，缓解后无明显体征。

3. 特殊类型的消化性溃疡

（1）无症状型溃疡

15% ～ 35%，以出血、穿孔等并发症为首发症状。可见于任何年龄，以老年人较多见；非甾体抗炎药引起的溃疡近半数无症状。

（2）老年人消化性溃疡

临床表现多不典型，无症状者多见，胃溃疡多位于胃体上部或胃底部，溃疡常较大（大于 2cm），易误诊为胃癌。症状多为无规律的上腹部钝痛、呕血及黑便、消瘦。

（3）复合性溃疡

幽门梗阻发生率较高。

（4）球后溃疡

夜间痛，右上腹及背部放射痛多见，可穿透入胰腺。疗效差、易并发出血。

（5）幽门管溃疡

症状常不典型，餐后痛多见，易出现呕吐（呕吐后疼痛缓解）、幽门梗阻及并发出血、穿孔。症状特点为腹痛、呕吐、饮食减少、消瘦。

【诊断】

1. 病史与主要症状可做出初步诊断。

2. X 线钡餐检查：适用于胃镜检查有禁忌证者，发现溃疡龛影可确诊，80% ～ 90% 有阳性发现。

3. 内镜检查和黏膜活检：这是确诊消化性溃疡的首选方法。

4. 幽门螺杆菌检测：感染与否决定了治疗方案的选择。

【鉴别诊断】

1. 功能性消化不良

有消化不良的症状，无器质性病变；病情明显受精神因素影响，常伴有消化道以外的神经官能症，心理治疗、安定剂、对症处理常能收效；X 线、内镜检查为阴性结果。

2. 慢性胆囊炎和胆石症

疼痛与进食油腻食物有关，疼痛位于右上腹，墨菲征（+），可伴有发热、黄疸、肝功损害，B 超、内镜或 ERCP 检查有助鉴别。

3. 胃癌

病情呈进行性、持续性发展，上腹部包块，体重下降，内科药物疗效不佳，内镜检查加活检可以确诊；当怀疑恶性溃疡而一次活检阴性者，短期内复查胃镜并再次活检；强力抑酸剂治疗后，溃疡缩小或愈合不能排除恶性溃疡。

4. 胃泌素瘤（卓艾氏综合征）

胰腺非β细胞分泌大量胃泌素，刺激壁细胞增生，分泌大量胃酸，促进溃疡形成。其特点是在非典型部位发生，易并发出血穿孔，血清胃泌素升高（$>$ 200pg/mL）。

【转诊原则】

见“胃痛”。

【治疗】

治疗目的：消除病因、解除症状、愈合溃疡、防止复发、避免并发症。

1. 一般治疗

生活规律，工作劳逸结合，避免过劳和精神紧张，改变不良的生活习惯，合理饮食，避免对胃有刺激的食物和药物，戒烟酒，停服 NSAID。

2. 药物治疗

（1）抑制胃酸药物

H_2受体拮抗剂，如：西咪替丁、雷尼替丁、法莫替丁等；质子泵抑制剂（PPI），如：奥美拉唑、兰索拉唑、泮托拉唑、雷贝拉唑、埃索拉唑等。

（2）保护胃黏膜治疗

胶体铋（果胶铋）：胶体酒石酸铋（比特诺尔），长期服用铋剂可引起神经毒性。连续用药不超过 3 个月。用药后可引起舌苔变黑和粪便呈灰黑色。

（3）常用抗酸药物

达喜片（铝镁二甲硅油片）、复方铝酸铋、胃得乐、复方氢氧化铝。

3. 方案选择

（1）三联疗法

质子泵抑制剂 + 两种抗生素、铋剂 + 两种抗生素。

（2）四联疗法

PPI+ 铋剂 + 两种抗生素。用于初次治疗失败者或 HP 强阳性者。

（3）手术治疗适应证

上消化道大出血经内科紧急处理无效者；急性穿孔；疤痕性幽门梗阻；内科治疗无效的顽固性溃疡；胃溃疡疑有癌变。

第十节　胁痛

【概述】

胁痛是指以一侧或两侧胁肋部疼痛为主要表现的病证，是临床上比较多见的一种自觉症状。胁：指侧胸部，为腋以下至第十二肋骨部的总称。情志不遂、跌仆损伤、饮食所伤、外感湿热、劳欲久病等因素导致肝气郁滞、胁络不畅时，皆可导致胁痛。西医学的多种疾病，如急慢性肝炎、胆囊炎、胆结石、胆道蛔虫病、肋间神经痛等，凡以胁痛为主要表现者，均可参考本节内容辨证论治。

【类证鉴别】

胁痛与悬饮。

【鉴别诊断】

（胁痛不同的临床表现）

多种疾病都可以出现胁痛症状。因此临床上必须中西医合参，详加鉴别。

1. 两胁疼痛，且伴有全身乏力、厌油腻、恶心、腹胀、失眠、低热。体征：颜面灰暗，巩膜黄染，蜘蛛痣及肝掌，肝大、质地中等或充实感、有压痛及叩击痛，可有脾大，严重者可有腹水、下肢浮肿，肝功能异常。多见于病毒性肝炎、肝硬化。

2. 右胁隐痛不适、饱胀，伴嗳气、呃逆等，尤其是进食之后，疼痛呈绞痛，向肩胛部和背部放射，墨菲征阳性。多见于胆囊结石、胆囊炎。

3. 突发性右胁或剑突下阵发性钻顶样剧烈疼痛，且向右肩背放射；疼痛发作使患者辗转不安，呻吟不止，大汗淋漓，可伴有恶心、呕吐或呕吐蛔虫；疼痛可突然缓解，间歇期一如常人。多见于胆道蛔虫病。

4. 因用力不当，或暴力扭转、闪挫，或外力击打等引起的胁肋疼痛。多属于肋间软组织损伤。

应该通过仔细询问病史，并结合体格检查和必要的实验室检查，以明确诊断。B 超、CT 等检查可与肝、胆、胰疾病做鉴别。另外，一些生化检查对上述疾病亦有一定的鉴别意义，如乙肝系列检查等。

【治疗】

1. 辨治要点

胁痛首辨虚实，还需注意病程长短，辨气滞、血瘀、湿热。胁痛之治疗当根据“通则不痛”的理论，以疏肝和络止痛为基本治则。实证宜用理气、活血、清利湿热之法；虚证宜补中寓通，采用滋阴、养血、柔肝之法。

2. 证治分类

（1）肝郁气滞证

证候：胁肋胀痛，走窜不定，胸闷嗳气，纳少口苦，病情随情绪变化增减。舌苔薄白，脉弦。

治法：疏肝理气。

主方：柴胡疏肝散加减。

常用中成药：金佛止痛丸、舒肝丸。

（2）肝胆湿热证

证候：胁肋胀痛，口苦口黏，厌油腻，恶心，纳呆，身目发黄，困重乏力，小便短赤。舌红苔黄腻，脉弦滑数。

治法：清热利湿。

主方：龙胆泻肝汤加减。

常用中成药：龙胆泻肝丸。

（3）瘀血阻络证

证候：胁肋刺痛，痛有定处，拒按，入夜为甚，可有外伤史，或久病不愈转瘀的过程。舌质紫暗，脉沉弦。

治法：祛瘀通络。

主方：血府逐瘀汤加减。

常用中成药：三七片、云南白药。

（4）肝络失养证

证候：胁肋隐痛，悠悠不休，遇劳加重，口干咽燥，心中烦热，头晕目眩。舌红少苔，脉细弦而数。

治法：养阴柔肝。

主方：一贯煎加减。

常用中成药：六味地黄丸、左归丸。

3. 其他疗法

（1）验方

①金钱草 60g，水煎服，每日 1 剂，治疗胆囊炎、胆囊结石所致胁痛。

②瓜蒌1个，没药或红花3g，甘草6g，水煎服。

③香附根60g，白酒250mL，以酒水各半浸4天去渣，频饮之。

（2）针灸

①体针：取穴内关、阳陵泉。针刺内关以针感向上臂掌内侧传导为佳。采用平补平泻手法，用2寸毫针刺入阳陵泉，针感向下肢放射。

②皮肤针：用皮肤针轻轻叩刺胁肋部痛点及胸7～10夹脊穴，并加拔火罐。适用于瘀血疼痛。

③耳针：取肝、胆、胸、神门。毫针浅刺；也可用王不留行贴压。

（3）刮痧

背部取膀胱经双侧肝俞、胆俞、脾俞；胆经患侧京门；胸部取肝经患侧期门；胆经患侧日月；阿是穴（胁肋部疼痛处）。采取由内向外、由上向下的次序轻刮。

（4）穴位注射

用10%葡萄糖注射液10mL，或加维生素B_{12}注射液1mL，在相应节段的夹脊穴行常规穴位封闭。

【转诊原则】

1. 诊断不明，需进一步到上级医院行CT等检查者。

2. 若疼痛剧烈无休止，出现胆绞痛等重症表现者应及时转诊。

3. 胁痛并发黄疸、积聚、鼓胀者，需专科诊治并采取特殊措施（如隔离）时。

4. 常规治疗无效或病情加重者。

【养生与康复】

1. 百合30g，莲子肉15g，煮汤；或熬粥时加入食用。

2. 胆囊炎、胆结石患者宜低脂、低蛋白饮食，忌食油炸食品。

【健康教育】

1. 平素保持情绪稳定，心情舒畅，避免过怒、过悲及过度紧张。

2. 注意饮食清淡，切忌过度饮酒或嗜食辛辣肥甘，以防湿热内生。

3. 注意起居有常，防止劳逸失度。

第十一节 泄泻

【概述】

泄泻是由于脾胃功能障碍，造成水谷停滞、清浊混杂而下，以排便次数增多、粪质稀溏或完谷不化，甚至泻出如水样为主要表现的病证。感受外邪、饮食所伤、情志失调、脾胃虚弱、命门火衰等因素导致泄泻发生。西医学中的急慢性肠炎、肠结核、过敏性结肠炎、慢性胰腺炎、肠易激综合征、肠道肿瘤、吸收不良综合征等以泄泻为主要表现时，均可参照本节内容辨证论治。

（泄泻不同的临床表现）

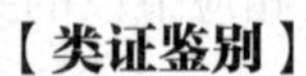
【类证鉴别】

1. 泄泻与痢疾。

2. 泄泻与霍乱。

【鉴别诊断】

泄泻是消化系统疾病的常见症状，急性腹泻和慢性腹泻所见疾病各有不同。

1. 多因饮食不当，或食入生冷腐馊、秽浊不洁的食品。有呈暴发性流行的特点，多表现为恶心、呕吐在先，继以腹泻，大便呈水样，深黄色或带绿色，恶臭，可伴有腹部绞痛、发热、全身酸痛等症状。大便常规检查及粪便培养、血白细胞计数可正常或异常，考虑急性肠炎。

2. 间断性腹部隐痛、腹胀、腹泻。遇冷、进油腻之物，或遇情绪波动，或劳累后容易发作，表现为大便次数增加，肛门下坠，大便不爽。长期腹部不适或少腹部隐隐作痛，查体可见腹部、脐周或少腹部为主，有轻度压痛、肠鸣音亢进、脱肛。可考虑慢性肠炎。

3. 泻下次数多，多在餐后发作，粪便呈糊样或水样，无黏液、脓血，可伴有发热、盗汗、消瘦，或腹泻与便秘交替发作，考虑溃疡型肠结核。

4. 腹部不适或长期反复发作腹痛，腹痛部位多在左下腹，一般为持续性钝痛，可持续数分钟到数日不等。在排便、排气后可暂时得到缓解。还可有些头痛、乏力、失眠、心悸、出汗等神经血管不稳定症状以及嗳气症。X线和内窥镜检查下未有器质性病变。可考虑过敏性结肠炎。

5. 胰腺外分泌不足或缺乏，而引起小肠消化和吸收不良所致的腹泻，大便特点常表现为脂肪泻，胰腺消化功能试验证明对脂肪、肌肉与淀粉的消化均有障碍，可考虑为慢性胰腺炎。

6. 持续或间歇发作，以腹痛、腹胀、排便习惯和（或）大便性状改变为临床表现，而缺乏胃肠道结构和生化异常的肠道功能紊乱，可考虑为肠易激综合征。

7. 中年以上（甚至较年轻的）患者，慢性腹泻如出现血性粪便，应考虑结肠癌的可能性。

8. 排便次数多为经常性或间歇性，粪便呈灰白色油脂样或泡沫样，浮于水面，量多而臭，贫血，恶病质，可见于原发性吸收不良综合征。

应该通过仔细询问病史，并结合体格检查和必要的实验室检查，以明确泄泻原发病的诊断。如大便常规检查与培养对急、慢性肠炎诊断意义较大。胃镜、消化道钡餐造影、肠镜对慢性胃炎、结肠炎诊断意义较大。X 线、CT 对肠结核、肠道肿瘤等疾病意义较大。

【治疗】

1. 辨治要点

泄泻的治疗应以运脾化湿为治则。暴泻以湿热为主，重用化湿，佐以分利。同时根据寒湿和湿热的不同，分别采用温化寒湿与清化湿热之法。久泻以脾虚为主，当予健脾。暴泻不可骤用补涩，以免关门留寇；久泻不可分利太过，以防劫其阴液。

2. 证治分类

（1）寒湿证

证候：泄泻清稀，甚如水样，腹痛肠鸣，恶寒，发热，头痛，肢体酸痛。苔白腻，脉濡缓。

治法：散寒化湿。

主方：藿香正气散加减。

常用中成药：藿香正气水、藿香正气丸。

（2）湿热证

证候：泻下急迫，势如水注，泻而不爽，粪色黄褐，气味臭秽，肛门灼热。舌质红，苔黄腻，脉滑数或濡数。

治法：清热利湿。

主方：葛根芩连汤加减。

常用中成药：葛根芩连丸、复方苦参肠炎片。

（3）食滞肠胃证

证候：腹痛肠鸣，脘腹胀满，粪便臭如败卵，伴有不消化食物，泻后痛减。舌苔垢浊或厚腻，脉滑。

治法：消食导滞。

主方：保和丸加减。

常用中成药：六味安消散、加味保和丸。

（4）脾胃虚弱证

证候：大便时溏时泻，完谷不化，迁延反复，饮食稍有不慎即泄泻，食少，神疲倦怠，面黄，消瘦。舌质淡，苔薄白，脉细弱。

治法：健脾益气，化湿止泻。

主方：参苓白术散加减。

常用中成药：附子理中丸、固肠止泻丸。

（5）肾阳虚衰证

证候：黎明之前腹痛，肠鸣即泻，完谷不化，腹部喜温，形寒肢冷，腰膝酸软。舌淡苔白，脉沉细。

治法：温肾健脾，固涩止泻。

主方：四神丸加减。

常用中成药：四神丸。

（6）肝气乘脾证

证候：平素多有胸胁胀闷，每因抑郁恼怒而肠鸣攻痛，腹痛即泻，泻后痛减。舌淡红，脉弦。

治法：抑肝扶脾。

主方：痛泻要方加减。

常用中成药：舒肝和胃丸。

3. 其他疗法

（1）验方

①五味子60g，吴茱萸15g。将吴茱萸用水泡7天，晾干后同五味子炒，研细末，每次6g，每日3次，温开水冲服。治疗五更泻。

②石榴皮1个，红糖30g，水煎温服，每日1次。治疗脾虚久泻。

（2）针灸

①体针：急性泄泻，取穴天枢、上巨虚、阴陵泉、水分，毫针泻法。慢性泄泻，取穴神阙、天枢、足三里、公孙。神阙用灸法，天枢用平补平泻法，足三里、公孙用补法。

②耳针：取穴大肠、胃、脾、肝、肾、交感。每次3～4穴，毫针刺，中等刺激。

（3）穴位注射

取穴天枢、上巨虚。用小檗碱注射液或维生素B_1、维生素B_{12}注射液，每穴每次注射 0.5 ～ 1mL，每日或隔日 1 次。

【转诊原则】

1. 诊断不明，需进一步到上级医院行钡餐、胃镜、CT 等检查者。

2. 若泄泻频繁，来势迅猛，出现脱水等危重表现者应及时转诊。

3. 常规治疗无效或病情加重者。

【养生与康复】

1. 食疗：

①山药薏苡仁粥：山药 30g，炒薏苡仁 20g，熬粥食用，每日 1 次。

②锅巴粉：民间做米饭或熬粥时产生的锅巴，焙干研粉，每次 10 ～ 20g，口服，每日 2 次。

2. 脾虚泄泻者配合腹部热敷、按摩等方法，有利于脾运恢复。

3. 肾阳虚五更泻者宜多食生姜、羊肉，做菜时适当多放花椒、高良美、小茴香等温中散寒类调料。

【健康教育】

1. 起居有常，注意调畅情志，保持乐观心态，慎防风寒湿邪侵袭。

2. 饮食有节，宜清淡、富营养、易消化食物为主。避免进食生冷不洁及忌食难消化或清肠润滑食物。

3. 急性泄泻患者要给予流质或半流质饮食，忌食辛辣厚味油腻食物。有些对牛奶、面筋等不耐受者宜禁食。若泄泻而耗伤胃气，可给予淡盐汤、米粥以养胃气。若虚寒泄泻，可给予淡姜汤饮用，以振奋脾阳。

第十二节　便秘

【概述】

便秘是指因大肠传导功能失常而致大便秘结不通，排便时间延长，粪质干燥坚硬，或大便虽软但排便艰涩不畅的一种病证。若肠胃受病，或因燥热内结，或因气滞不行，或因气虚传送无力，血虚肠道干涩，以及阴寒凝结等，皆能导致各种不同性质的便秘。西医学的功能性便秘、肠易激综合征、肠炎恢复期肠蠕动减弱等引起的便秘，直肠及肛门疾患引起的便秘，药物性便秘，内分泌及代谢性疾病引起的便秘，以及肌力减退所致的排便困难等，均可参照本节内容辨证论治。

【类证鉴别】

便秘与肠结。

【鉴别诊断】

便秘可由诸多原因导致，如动力因素、梗阻因素、内分泌因素、肛门疾病、精神因素等。下列情况在鉴别时可供参考。

（便秘不同的临床表现）

1. 便秘反复加重及缓解，可见于肠易激综合征。

2. 急性便秘伴有剧烈腹痛，多见于肠梗阻、肠套叠、铅中毒、急性腹膜炎等。

3. 便秘伴有便血、疼痛或可触及痣核者，多与肛肠疾患有关。

4. 中老年人近期发生便秘，而且呈进行性加重时，应考虑结肠癌的可能。

5. 便秘伴有贫血，多见于结肠癌、肠套叠。

对于便秘的诊断，直肠指诊检查可以诊断痔、肛裂、肛管狭窄及外来压迫、肛门括约肌痉挛；腹部平片是诊断肠梗阻的依据；结肠钡灌肠检查对巨结肠症、结肠肿瘤诊断价值较大；直肠镜、结肠镜对黏膜病变诊断价值较大，如炎症、溃疡、出血、息肉等。

【治疗】

1. 辨治要点

便秘的治疗以通下为治则，并根据不同病因病机选取相应的治疗方法。实证以祛邪为主，虚证以养正为先。

2. 证治分类

（1）热秘

证候：大便干结，腹胀按之疼痛，小便短赤，面红身热，口舌生疮，口干口臭，口渴心烦。舌质红，苔黄燥，脉滑数。

治法：清热润肠。

主方：麻子仁丸加减。

常用中成药：麻仁丸、芦荟胶囊。

（2）气秘

证候：大便秘结，欲便不得，嗳气频作，胸胁痞满，腹胀，纳呆。苔薄腻，脉弦。

治法：顺气导滞。

主方：六磨汤加减。

常用中成药：槟榔四消丸、木香理气片。

（3）气虚便秘

证候：大便不干硬或先干后溏；虽有便意，但临厕努挣乏力，难以排出。易出汗，气短，乏力。舌淡，苔白，脉虚。

治法：补气健脾。

主方：黄芪汤加减。

常用中成药：补中益气丸、启脾丸。

（4）血虚便秘

证候：大便干结如栗，头晕目眩，面黄少华。舌淡苔少，脉细涩。

治法：养血润燥。

主方：润肠丸加减。

常用中成药：八珍丸、归脾丸。

（5）阳虚便秘

证候：大便艰涩不畅，腹中冷痛，小便清长，四肢欠温。舌淡苔白，脉沉迟。

治法：温阳通便。

主方：济川煎加减。

常用中成药：苁蓉通便口服液。

3. 其他疗法

（1）验方

①当归 15g，火麻仁 20g，水煎服。适用于老年津亏血虚便秘。

②莱菔子 6g，皂角末 1.5g，共研细末，开水冲服，每日 1 次。适用于气滞痰浊之便秘。

③番泻叶 10 ～ 30g，泡茶服。

（2）针刺

针刺足三里、天枢、支沟等穴，每日 1 次；或针刺承山（双），每日 1 次。

（3）外用

开塞露纳入肛门，使大便容易排出。

【转诊原则】

1. 诊断不明，需进一步到上级医院行钡餐、肠镜、CT 等检查。

2. 常规治疗无效或病情加重者。

【养生与康复】

1. 食疗

平时适当多食有利于润肠通便的食物，如核桃仁、黑芝麻、蔬菜、水果、粗粮、蜂蜜等，但要因人、因地制宜。

2. 运动

增强腹肌锻炼能达到胃肠按摩的效果，有利于改善便秘。其他如提肛运动、跳跃运动、登山跑步等对改善便秘都有益处。

【健康教育】

1. 重视精神调摄，保持心情愉快，劳逸结合。
2. 饮食要有规律，多吃蔬菜，尤其是纤维丰富的食物。
3. 适当运动，定时登厕；避免久坐少动。

第十三节　淋证

【概述】

淋证是指小便频数短涩，淋沥刺痛，小腹拘急引痛为主症的病证。淋证是由于外感湿热、饮食不节、情志失调、禀赋不足或劳伤久病等导致。为湿热蕴结下焦，肾与膀胱气化不利。西医学的急慢性尿路感染、泌尿道结核、尿路结石、急慢性前列腺炎、化学性膀胱炎、乳糜尿及尿道综合征等具有淋证特征者，均可参照本节内容辨证论治。

【类证鉴别】

淋证与癃闭。

【鉴别诊断】

1. 急性泌尿系感染

有发热、尿路刺激等全身及局部感染症状，尿中大量白细胞，甚至白细胞管型，尿细菌培养阳性。抗感染治疗有效。

2. 慢性肾盂肾炎

多见于女性。有反复发作的尿路感染病史，多次尿沉渣试验或尿细菌培养阳性，肾功能损害以肾小管为主。可有高氯酸中毒，低磷性肾性骨病。氮质血症和尿毒症较轻，且进展缓慢。静脉肾盂造影和核素检查有助于诊断。

3. 肾结核

慢性膀胱刺激征，经抗生素治疗无效，尤其呈进行性加重；脓尿、酸性尿，普通细菌学检查阴性；有肾外结核，尿检查有红细胞尿者；附睾、精索或前列腺结核；尿路感染经有效的抗菌治疗，细菌转阴，脓尿持续存在者。

【治疗】

1. 辨治要点

六淋除小便频涩、滴沥刺痛、小腹拘急引痛的共同症状外，各具特征。热淋以小便灼热刺痛为主，血淋表现为尿中夹血或夹血丝、血块，石淋多尿中有细小砂石排出，膏淋为尿液浑浊乳白或夹凝块，气淋表现为少腹坠胀，尿出不畅，或尿有余沥，劳淋则小便淋沥不尽，遇劳即发。淋证辨治主要分虚实，实证病程较短，小便涩痛不利，苔黄舌红，脉实数。虚证病程长，小便频急，痛涩不甚，苔薄舌淡，脉细软。实证治予清热利湿通淋；虚证宜培补脾肾。并根据六淋的不同，配用止血、排石、行气、活血、泻浊等法。

2. 证治分类

（1）热淋

证候：小便频数短涩，灼热刺痛，尿色黄赤，少腹拘急胀痛，或有寒热，或有腰痛。舌质红，苔黄腻，脉滑数。

治法：清热利湿通淋。

主方：八正散加减。

常用中成药：三妙丸、三金片。

（2）石淋

证候：尿中夹砂石，排尿涩痛，或排尿时突然中断，尿道窘迫疼痛，腰腹绞痛难忍，甚则牵及外阴，尿中带血。舌红，苔薄黄，脉弦或带数。

治法：清热利湿，排石通淋。

主方：石韦散加减。

常用中成药：排石冲剂、复方金钱草冲剂。

（3）血淋

证候：小便热涩刺痛，尿色深红，或夹有血块，小腹或尿道疼痛加剧，或见心烦，口干。舌尖红，苔黄，脉滑数。

治法：清热通淋，凉血止血。

主方：小蓟饮子加减。

常用中成药：十灰散、知柏地黄丸。

（4）气淋

证候：郁怒之后，小便涩滞，淋沥不畅，少腹胀满疼痛，心烦易怒。舌苔薄白，脉弦。

治法：理气疏郁，通淋利尿。

主方：沉香散加减。

常用中成药：逍遥丸。

（5）膏淋

证候：小便浑浊乳白或如米泔水，上有浮油，置之沉淀，或伴有絮状凝块物，或混有血液、血块，尿道热涩疼痛。舌质红，苔黄腻，脉濡数。

治法：清热利湿，分清泻浊。

主方：程氏革薢分清饮加减。

常用中成药：水蜈蚣颗粒。

（6）劳淋

证候：小便不甚赤涩，尿痛不甚，但淋沥不已，时作时止，遇劳即发，腰膝酸软，神疲乏力。舌质淡，脉细弱。

治法：补脾益肾。

主方：无比山药丸加减。

常用中成药：补中益气丸、六味地黄丸。

3. 其他疗法

（1）验方

①地锦草、车前子、蒲公英、紫花地丁、白花蛇舌草、薏苡仁、栀子，任选1～2种，每种30～60g，水煎服，每日1剂。适用于热淋。

②乌蔹莓、血见愁、仙鹤草、白茅根等，任选1～2种，每种30g，水煎服，每日1剂。适用于血淋。

③猫须草全草（干燥品）60g，水煎服，每日1剂。用于尿路结石。

④鸡内金、芒硝等量，共研极细末，每次取药粉6g，用金钱草60g煎汤送服，每日1～2次。用于泌尿系统结石难以排出者。

⑤飞廉、荠菜花、糯稻根、芹菜根、水蜈蚣、向日葵茎（取中心梗子）、玉米须，任选1～2种，每种30～60g，水煎服，每日1剂。适用于膏淋。

⑥菟丝子10g，水煎服，每日3次。适用于劳淋。

（2）针灸

取穴膀胱俞、中极、阴陵泉、行间、太溪、曲泉，针刺，或加灸法，隔日1次。适用于气淋。

（3）按摩

取腰部、背部阿是穴，以右手拇指按压敏感点，由轻到重，一般揉按3～5分钟；再用拳或手掌叩击背部华佗夹脊穴 2 ～ 3 次，然后再以掌按摩敏感点。用于淋证小便不畅者。

【转诊原则】

1. 反复泌尿系感染不易控制者。

2. 尿路结石引起肾绞痛而不能缓解者。

3. 尿血量多难止者。

4. 小便量少甚至无尿者。

5. 西医疾病不清楚，需要进一步检查明确诊断者。

【养生与康复】

1. 食疗：

（1）黄芪茅根饮：生黄芪 30g，白茅根 30g，肉苁蓉 20g，西瓜皮 60g。上四味洗净放在砂锅中，加水适量煎煮成浓汁，加适量白糖调味。每日 1 剂，分 2 次服用。用于淋证属脾肾两虚者。

（2）藕节冬瓜汤：藕节 100g，带皮冬瓜 200g。冬瓜切块，与藕节共放锅内加水适量，煎煮 20 分钟，取汁即可。每日 1 剂，分 3 次服完。用于淋证小便有血者。

（3）猕猴桃 250g，白酒 500mL。猕猴桃去皮洗净，装入酒坛或罐头瓶中，将酒倒入，盖严密，每三天搅拌 1 次，浸泡 20 ～ 30 天即成。每日 2 次，每次 3 ～ 15mL，口服。用于泌尿系结石。

2. 淋证患者应禁房事，注意休息，保持心情舒畅。饮食宜清淡，忌肥腻辛辣、酒醇之品，妇女在月经期、妊娠期、产后更应注意外阴卫生，以免虚体受邪。

【健康教育】

1. 淋证患者应多饮水，不憋尿，每 2 ～ 3 小时排尿 1 次，保持尿液对泌尿道的冲洗。特别是房事后即行排尿。

2. 注意外阴清洁，提倡淋浴，防止秽浊之邪从下阴上犯膀胱。

3. 积极治疗消渴、肺痨等肾虚疾患，以减少淋证发生。

4. 尽量避免使用尿路器械，如导尿、膀胱镜、膀胱逆行造影，以防外邪带入膀胱。

附：泌尿系感染

【概述】

泌尿系感染是常见的感染性疾病，指病原体在尿中生长繁殖并侵犯泌尿道黏膜或组织而引起的炎症。临床分为上泌尿道感染（输尿管炎和肾盂肾炎）和下泌尿道感染（膀胱炎和尿道炎）。下泌尿道感染可单独存在，上泌尿道感染则多伴发下泌尿道炎性症状，临床上不易严格区分。临床发病以女性为多，男女之比为1 ∶ 10。肾盂肾炎又分为急性和慢性两期，大多由下泌尿道感染引起。慢性肾盂肾炎是导致慢性肾功能不全的一个重要原因。

【诊断】

1. 临床表现

本病急性期主要表现为尿频、尿急、尿痛，腰痛或向阴部下传的腹痛，常伴寒战、发热、头痛、乏力、食欲不振、恶心等全身症状。慢性期患者平日也常有尿频、尿急、尿痛、腰痛等不适症状。慢性期急性发作时，全身症状可与急性期一样剧烈。

2. 体征

主要有脊肋点（腰大肌外缘与十二肋交叉点）压痛，肾区叩击痛阳性。

3. 尿常规检查

可见脓尿，高倍镜下每视野白细胞数常在5个以上，并常出现白细胞管型。尿细菌培养（清洁中段尿培养），菌落计数＞105/mL。

【鉴别诊断】

见“淋证”。

【转诊原则】

1. 感染控制不理想，病情反复发作者。

2. 需进一步明确病菌和做药物敏感试验者。

3. 恶寒、发热、腰痛等全身症状突出者。

4. 其他疾病合并尿路感染者。

【基本用药】

1. 急性尿路感染

①复方磺胺甲噁唑（SMZ-TMP）、诺氟沙星。

②根据尿培养结果选用敏感药物，如头孢哌酮、阿米卡星霉素对葡萄球菌、克雷伯菌、变形杆菌、绿脓杆菌、大肠杆菌的敏感率均在90%以上。喹诺酮类药物对变形杆菌、枸橼酸杆菌及克雷伯菌敏感。

2. 慢性肾盂肾炎

急性发作者按急性尿路感染治疗，反复发作者应通过尿细菌培养并确定菌株，明确此次再发是复发还是重新感染。可按药敏选择用药，治疗4周。一年内如尿路感染发作在3次或3次以上者可考虑长程低剂量治疗，一般选毒性低的抗菌药物，如复方磺胺甲噁唑，每晚 1 粒，服用半年到 1 年。

第十四节　水肿

【概述】

水肿是指体内水液潴留，泛溢肌肤，引起眼睑、头面、四肢、腹背，甚至全身浮肿为特征的一类病证。水肿的形成是因风邪袭表、疮毒内犯、外感水湿、饮食不节及禀赋不足、久病劳倦等导致肺失通调，脾失转输，肾失开阖，三焦气化不利，水液潴留，泛溢肌肤。西医学的急慢性肾小球肾炎、肾病综合征、继发性肾小球疾病引起的水肿，以及心源性水肿、营养不良性水肿、功能性水肿、内分泌失调引起的水肿等，均可参考本节内容进行辨证论治。

【类证鉴别】

水肿与鼓胀。

【鉴别诊断】

1. 急性肾小球肾炎

发病前 1 ～ 3 周有上呼吸道或皮肤感染史，突然出现血尿或水肿，晨起眼睑水肿，重者水肿波及全身。部分患者有头晕、食欲减退、疲乏、恶心、呕吐及腰部钝痛。尿检有蛋白、红细胞。

2. 慢性肾小球肾炎

起病缓慢，病情迁延，时轻时重，肾功能逐步减退，后期可出现贫血、视网膜病变及尿毒症。有不同程度的蛋白尿、血尿、水肿及高血压等表现，轻重不一。病程中可因呼吸道感染等原因诱发，出现类似急性肾炎的表现。部分病例有自动缓解期。

3. 肾病综合征

主要表现是大量蛋白尿、高度水肿、低蛋白血症和高脂血症。

4. 狼疮性肾炎

女性好发，伴有发热、皮疹、关节炎等。血细胞下降，免疫球蛋白增加，并有狼疮细胞和抗核抗体。血清补体水平下降。

5. 原发性高血压继发肾损害

先有较长期高血压，其后再出现肾损害，远曲小管功能损伤较肾小球功能损伤早，如尿浓缩功能减退、夜尿增多。尿改变轻微，微量至轻度蛋白尿，常有高血压的其他靶器官并发症。

6. 心源性水肿

多有心脏病病史，水肿首先发生于身体的下垂部位，从下肢逐渐遍及全身，严重时可出现腹水或胸腔积液。水肿常在午后加重，平卧后或晨起时可减轻。伴有心脏病的征象，如心脏瓣膜杂音等。

7. 营养不良性水肿

有缺乏蛋白质的病史和营养不良症，同时心脏、肝脏方面并无病态，尿检查正常，血浆白蛋白减少，且在高蛋白饮食治疗后迅速生效。

8. 特发性水肿

这是因内分泌、血管、神经等诸多系统失调而导致的一种水盐代谢紊乱综合征。多见于 20 ～ 50 岁生育期伴肥胖的妇女，以水肿与月经周期及体重增加密切相关为主要临床特征。

9. 黏液性水肿

全身性浮肿，用指头按压不出现凹陷性改变，水肿处皮肤苍白或蜡黄色，伴见表情淡漠、呆板，鼻宽唇厚，发音不清，言语缓慢费力。

【治疗】

1. 辨治要点

水肿主要辨阳水和阴水，阳水病因多为风邪、疮毒、水湿。肿多由面目开始，自上而下，继及全身，肿处皮肤绷急光亮，按之凹陷即起，兼有寒热等表证。阴水病因多为饮食劳倦，先天或后天因素所致的脏腑亏损。发病缓慢，病程较长，属里、属虚或虚实夹杂。肿多由足踝开始，自下而上，继及全身，肿处皮肤松弛，按之凹陷不易恢复，甚则按之如泥。治疗以发汗、利尿、泻下逐水为基本原则。阳水应以祛邪为主，发汗、利水、解毒或攻逐，同时配合清热化湿，健脾理气等法。攻逐当慎用。阴水当扶正祛邪，以扶正为主，温肾健脾，同时配以利水、养阴、活血、祛瘀等法。

2. 证治分类

（1）风水泛滥证

证候：水肿突然发作或加重，恶寒发热，肢体酸痛，咳嗽气粗，尿少，咽部发红或疼痛。舌苔薄黄，舌质偏红，脉浮数。

治法：疏风解表，宣肺利水。

主方：越婢加术汤合麻黄连翘赤小豆汤加减。

常用中成药：通宣理肺丸。

（2）湿热壅盛证

证候：全身水肿，皮肤绷急光亮，胸脘痞闷，呼吸气粗，烦热口干，小便短赤，大便干结。舌质红，苔黄腻，脉沉数。

治法：清热利湿，疏理气机。

主方：疏凿饮子加减。

常用中成药：蒲黄丸、四妙丸。

（3）水湿浸渍证

证候：四肢或全身水肿，以下肢为明显，按之凹陷，小便短少，身重困倦，胸闷，纳谷减少，腹胀，泛恶。舌苔薄白，脉濡缓。

治法：化湿健脾，通阳利水。

主方：五皮饮合胃苓汤加减。

（4）脾虚湿阻证

证候：肌肤水肿持续较久，身重肢沉，倦怠乏力，纳呆腹胀，尿少，面色萎黄。舌淡胖，苔薄白，脉濡。

治法：益气健脾利水。

主方：五苓散合防己黄芪汤加减。

常用中成药：参苓白术丸。

（5）脾肾阳虚证

证候：面色发白或萎黄或灰暗，怯寒肢冷，食欲不振，大便稀溏，腰膝酸软，小便量少，周身浮肿，尤以两足跗为甚，按之凹陷，久久不起。舌质淡胖，苔薄白或白腻而滑，脉沉细。

治法：温补脾肾。

主方：实脾饮合肾气丸加减。

常用中成药：金匮肾气丸、水陆二仙丹。

（6）肾阴亏虚证

证候：水肿日久，肿势不甚，腰膝酸软，手足心热，口咽干燥，头晕耳鸣。舌红少苔，脉沉细或弦细。

治法：滋养肾阴。

主方：六味地黄丸合大补阴丸加减。

常用中成药：六味地黄丸。

（7）瘀血内阻证

证候：水肿日久不退，腰痛固定不移。舌质紫暗或有瘀点，脉细涩。

治法：活血化瘀。

主方：桃红四物汤加减。

常用中成药：丹参片、脉络宁。

3. 其他疗法

（1）蟋蟀、蝼蛄各 3 只，研末；用蝉蜕 10g，浮萍 9g，煎汤冲服。适用于水肿、尿少者。

（2）黄芪 30g，山药 30g，炙龟板 30g。先煎龟板 1 小时后，加入黄芪、山药，再煎 40 分钟，每日 1 剂，分 2 次口服。适用于脾肾两虚水肿者。

（3）玉米须 60g，洗净，水煎服，连服 6 个月。适用于慢性肾炎之水肿、蛋白尿。

（4）大黄 10g（后下），牡蛎 30g，蒲公英 30g，水煎取汁 200mL 左右，保留灌肠，每日 1 次。主治慢性肾炎、肾衰竭。

（5）田螺肉 4 个，大蒜（去皮）5 瓣，车前子 10g，共捣如泥，做饼敷脐。每日 1 次。主治慢性肾炎水肿明显者。

【转诊原则】

1. 水肿病因不明，需要进一步做有关检查以明确诊断者。

2. 全身水肿明显，并有胸腔积液、腹水者。

3. 肾功能不全致水肿者。

4. 阴虚水肿，治疗较困难者。

5. 水肿顽固不退者。

【养生与康复】

1. 食疗：

（1）芹菜煲淡菜

淡菜 15g，鲜芹菜 60g。淡菜加少量水先煮熟，然后加入芹菜共煲，食时加入调味即可。佐餐食用。用于水肿患者血压升高者。

（2）泥鳅炖大蒜

泥鳅、大蒜适量，炖食。用于营养不良性水肿。

（3）花生蚕豆红糖汤

花生、蚕豆、红糖适量，煮汤。用于慢性肾炎水肿。

2. 患者应注意保暖，参加体育锻炼，常服玉屏风散等，提高机体抗病能力。

3. 居处潮湿者，宜迁居高处；应避免阴雨及潮湿天气外出，避免冒雨涉水、汗出遇水，或穿潮湿衣服等。

4. 水肿明显、尿量减少者，应限制蛋白质摄入。当肾功能受损，呈氮质血症时，饮食中的蛋白质应限制在每日 0.5g/kg。蛋白质以乳类、蛋类等优质蛋白为好。

【健康教育】

1. 水肿急性期应注意休息，慢性期应避免剧烈活动。

2. 保持皮肤清洁，避免抓破皮肤，在洗澡时防止擦伤皮肤。对长期卧床者，皮肤外涂滑石粉，经常保持干燥，并定时翻身，以免褥疮发生，加重病情。

3. 水肿期间，应严格记录水液的出入量，每日测量体重，以了解水肿的进退消长。若每日尿量少于 500mL 时，要警惕癃闭的发生。

4. 水肿患者应忌盐，肿势重者应予无盐饮食，轻者予低盐饮食（每日食盐量 3 ～ 4g），肿退之后，亦应注意饮食不可过咸。若因营养障碍而致水肿者，不必过于忌盐。

5. 水肿消退后，要注意调摄，防止复发。要坚持治疗，定期随访。保持心情舒畅，调畅情志。避免过度劳累，节制房事。

6. 尿少尿闭时，应限制食用含钾高的食物，如土豆、花生、红薯、油菜、蘑菇、海带、橘子、大枣、香蕉等。

附一：急性肾小球肾炎

【概述】

急性肾小球肾炎，简称急性肾炎，是一组由不同病因感染所致的免疫反应引起的急性弥漫性肾小球炎性病变，临床以急性起病、血尿、少尿、浮肿、高血压为主要表现。本病多见于 3 ～ 12 岁儿童，特别是早期学龄儿童。

【诊断要点】

1. 发病前 1 ～ 3 周常有呼吸道或皮肤的链球菌感染史，如猩红热、扁桃体炎、中耳炎、脓疱疮等。

2. 典型病例表现为急性起病，以浮肿、少尿、血尿、高血压为特点。浮肿表现为晨起眼睑浮肿，数日内发展至下肢及全身水肿，呈紧张性水肿。同时伴有头晕、乏力等全身症状。重症可并发高血压脑病、急性充血性心力衰竭、急性肾衰竭等合并症。经 2 ～ 4 周后进入恢复期，尿量增加，浮肿消退，血压下降，血尿减少，转为镜下血尿。非典型病例可无水肿、高血压及肉眼血尿，仅发现镜下血尿。

3. 血尿为急性肾炎的重要表现，呈肉眼血尿或镜下血尿；有时可见尿蛋白，也可见透明管型和颗粒管型。抗链球菌溶血素“O”抗体、抗链激酶、抗透明质酸酶升高；血清总补体及 C_3 下降，多在 6 ～ 8 周恢复正常。纤维蛋白降解产物可增多。

【鉴别诊断】

1. 急性全身性感染发热疾病

感染、高热时可出现一过性蛋白尿及镜下血尿，热退后尿检查恢复正常；不伴水肿、高血压等表现。

2. IgA 肾病

可呈急性肾病综合征，前驱感染至发病潜伏期短（数小时至数天）；血清补体正常，血 IgA 可升高；病程易反复发作。

3. 急进性肾炎

呈进行性少尿、无尿；急骤发展的肾衰竭，终至尿毒症；血清抗肾小球基膜抗体阳性，或中性粒细胞胞浆抗体阳性。

【转诊原则】

1. 病情较重，持续性高血压，大量蛋白尿者。

2. 合并心力衰竭者。

3. 合并急性肾衰竭者。

4. 感染病灶不能有效控制，需进行病灶细菌培养，调整抗生素者。

【基本用药】

1. 对有咽部、皮肤感染灶者应给予青霉素或其他敏感药物治疗 7 ～ 10 天。

2. 凡经控制水、盐而仍尿少、水肿、血压高者，均应给予利尿剂。可用氢氯噻嗪片或速尿片。

3. 经休息、限水盐、利尿而血压仍高者应给予降压药。可用硝苯地平片或贝那普利片。

附二：慢性肾小球肾炎

【概述】

慢性肾小球肾炎简称慢性肾炎，是由多种原因引起的原发于肾小球的一组免疫性炎症性疾病。临床特点为病程长，多为缓慢进行性；尿常规检查有程度不等的蛋白尿、血尿和管型尿；大多数患者有不同程度的浮肿、高血压及肾功能损害。

【诊断要点】

1. 起病缓慢，病情迁延，时轻时重，肾功能逐步减退，后期可出现贫血、视网膜病变及尿毒症。

2. 有不同程度的蛋白尿、血尿、水肿及高血压等表现，轻重不一。

3. 病程中可因呼吸道感染等原因诱发，出现类似急性肾炎的表现。部分病例有自动缓解期。

4. 慢性肾炎普通型是慢性肾炎常见的一种类型。有慢性肾炎的多种症状，但无突出表现，一般均不严重。病程进展缓慢，可持续多年，后期可有肾功能损害。

5. 肾病型主要表现为大量蛋白尿、低蛋白血症、明显水肿和高脂血症。常伴有高血压、血尿或肾功能不全。

6. 高血压型除一般慢性肾炎症状外，突出表现为持续性中度以上的高血压及心血管损害，常引起眼底病变。肾功能恶化较快，预后不良。

【鉴别诊断】

1. 原发性高血压继发肾损害

见“水肿”。

2. 慢性肾盂肾炎

见“淋证”。

3. 狼疮性肾炎

见“水肿”。

【转诊原则】

1. 持续存在大量蛋白尿和持续出现血尿者。

2. 血压较高而且控制不理想者。

3. 出现肾性贫血、夜尿增多、肾性失钠、血钙降低、酸中毒等征象者。

4. 呼吸道或全身感染、劳累等因素影响，短期内出现类似急性肾小球肾炎的临床表现者。

5. 病情无变化或恶化，需进一步明确诊断者。

【基本用药】

1. 利尿药

氢氯噻嗪、呋塞米。

2. 降压药

美托洛尔、硝苯地平、非洛地平、氨氯地平、卡托普利、贝那普利。

3. 抗凝和血小板解聚药物

双嘧达莫、阿司匹林。

4. 激素

泼尼松。

第十五节　痹证

【概述】

痹证是因感受风寒湿热之邪引起的以肢体关节疼痛、酸楚、麻木、重着及活动障碍为主要症状的病证。痹证的发生是由于风寒湿热之邪，侵袭肢体经络，引起气血运行不畅，经络阻滞所致。西医学的风湿性关节炎、类风湿关节炎、骨关节炎、痛风、坐骨神经痛、肩关节周围炎等病变以关节疼痛为主要表现者，均可参考本节内容进行辨证论治。

【类证鉴别】

痹证与痿证。

【鉴别诊断】

1. 风湿性关节炎

主要累及肘、腕、膝等大关节，呈多发性和游走性，关节局部红肿热痛。实验室检查血沉加快、C 反应蛋白阳性。

2. 类风湿关节炎

以对称性小关节肿痛、晨僵、功能受限为主要特征，晚期关节畸形。实验室检查血沉加快、类风湿因子阳性，X 线检查有助于诊断。

3. 痛风性关节炎

常因暴食、酗酒后夜间突然发作，足趾的距趾关节常为首发，局部红肿热痛。血尿酸升高。X 线摄片可见受累关节骨质有虫蚀样、穿凿样透亮缺损。

4. 骨关节炎

起病缓慢，多见于老年人。以膝、髋等负重关节肿胀、疼痛为主，活动时疼痛加重，休息时缓解。X 线检查可提示骨质增生等退行性变。

【治疗】

1. 辨治要点

痹证辨证首先要辨寒热，以关节有无红肿热痛为辨证要点。其次辨病邪偏盛，痹痛游走不定者，为风邪偏盛；痛势较甚，痛有定处，遇寒加重者，为寒邪偏盛；关节酸痛、重着、漫肿者，为湿邪偏盛；关节肿胀，肌肤焮红，灼热疼痛者，为热邪偏盛。最后辨证候虚实，一般而言，新病多实，久病多虚。治疗应以祛邪通络为基本原则，并根据邪气的偏盛，分别予以祛风、散寒、胜湿、清热、祛痰、化瘀。

2. 证治分类

（1）风寒湿痹

证候：肢体关节、肌肉酸楚疼痛，遇寒则痛甚，得热则痛缓，阴雨天加重，怕冷。舌苔薄白，脉浮或浮缓。

治法：祛风散寒，除湿通络。

主方：薏苡仁汤加减。

常用中成药：祖师麻片、风湿骨痛胶囊。

（2）风湿热痹

证候：关节疼痛，局部灼热红肿，痛不可触，得冷则舒。舌质红，舌苔黄或黄腻，脉滑数或浮数。

治法：清热通络，祛风除湿。

主方：白虎加桂枝汤合宣痹汤加减。

常用中成药：正清风痛宁片、三妙丸。

（3）痰瘀痹阻证

证候：关节肿大、僵硬、变形、刺痛。舌质紫暗或有瘀斑，舌苔白腻，脉弦涩。

治法：化痰行瘀，蠲痹通络。

主方：桃红饮加减。

常用中成药：小活络丹。

（4）正虚邪恋证

证候：痹证日久不愈，肌肉瘦削，腰膝酸软。舌质淡红，舌苔薄白或少津，脉沉细弱或细数。

治法：培补肝肾，舒筋止痛。

主方：独活寄生汤加减。

常用中成药：尪痹片。

3. 其他疗法

（1）验方

①徐长卿根 24 ～ 30g，瘦猪肉 200g，白酒 60mL，水煎服，每日 2 次。适用于风寒湿痹。

②桑枝 30 ～ 60g，虎杖根 15g，金雀根 30g，臭梧桐根 30g，红枣 10 枚，每日 1 剂，水煎 2 次分服。适用于风湿热痹。

③风湿酒：制川乌、制草乌、金银花、乌梅、甘草、大青盐各6g。将上药浸于白酒250mL内，密封48小时，过滤备用。每次5mL，每日3次。适用于风寒湿痹。

（2）针灸

根据发病部位局部取穴。肩部：肩髃、肩髎；肘部：曲池、天井；腕部：外关、阳池；背腰部：身柱、腰阳关；股部：承扶、风市；膝部：犊鼻、鹤顶；踝部：丘墟、申脉。毫针刺，用平补平泻法。风寒湿痹，可配合艾灸；热痹针用泻法，或点刺出血。

（3）熏洗

樟树枝、桑树枝、柳树枝、艾叶各120g。上药加水5000mL，放入大锅内煎煮10分钟，倒入大缸内。患者赤身入缸，以厚布将患者颈部以下和缸周围覆盖熏之。主治周身风湿痛。

【转诊原则】

1. 病因不明，需要做进一步检查以明确诊断者。

2. 关节肿痛明显，经常规中西药处理效果不好者。

3. 有发热等全身症状者。

4. 有内脏损害者。

【养生与康复】

1. 注意防寒保暖，关节可使用手套、护膝及药物衣裤等防护工具，以加强局部保暖。寒冷时尽量不用冷水洗涤衣物。出汗过多时，须用毛巾擦汗，衣服汗湿后应及时更换。

2. 本病患者宜适当多食具有祛风湿功用的食物，如蛇肉、鳝鱼、鳗鱼、薏苡仁、樱桃、菱角等。如寒邪偏盛者，尚可选用羊肉、生姜、茴香、辣椒、花椒等；热邪偏盛者，可常食荸荠、芹菜、马兰头、菊花脑、梨、苹果等；湿盛脾虚者，可选薏苡仁、扁豆、山药、赤小豆、莲子等。若为痛风性关节炎则应少食豆制品、动物内脏、海鲜、啤酒等，宜多饮水。

3. 本病稳定期可根据受累关节的不同，选用适合的运动疗法。如手捏核桃或弹力健身圈以锻炼手指活动功能；两手握转环旋转，锻炼手腕关节功能；脚踏自行车，锻炼膝关节；滚圆木、踏空缝纫机，锻炼踝关节等。

【健康教育】

1. 本病急性期、活动期应以肢体休息为主，受累关节不宜过度活动；缓解期可做关节功能锻炼，维持肌肉张力，防止肌肉萎缩。

2. 注意劳逸适度，促进机体康复。一等疼痛肿胀明显缓解，即可适量活动，防止关节致残。

3. 注意有无药物的毒副反应。非甾体类药和部分中药可引起胃肠道的反应，附子、乌头过量可出现心动过缓，雷公藤可引起肝功能异常、闭经等副作用。要定期复查血常规、肝肾功能。

4. 本病多为慢性难治性疾病，后期常有关节变形。一定要尽早在医生指导下正规治疗，不可擅自服药和停药。

第十六节　汗证

【概述】

汗证是以汗液外泄失常为主症的一类病证。不因外界环境因素的影响，而白昼时时汗出，动辄益甚者称为自汗；寐中汗出，醒来即止者称为盗汗。汗证的病因主要有体虚久病、情志失调、饮食不节。基本病机是阴阳失调，腠理不固而致汗液外泄失常。西医学中的甲状腺功能亢进症、自主神经功能紊乱、风湿热、低血糖、虚脱、休克及结核病、肝病、黄疸等所致的以自汗、盗汗为主要表现者，均属本病范畴，可参照本节内容辨证论治。

【类证鉴别】

1. 脱汗。

2. 战汗。

3. 黄汗。

【鉴别诊断】

1. 甲状腺功能亢进症

常有多汗、心悸、失眠、情绪易激动、进食和便次增多、体重减少等症，多数患者同时还有突眼等症状。甲状腺分泌的 T_3、T_4、FT_3、FT_4 明显升高，TSH 常常降低。

2. 风湿热

活动期可有发热，肘、腕、膝等大关节红肿热痛，呈多发性和游走性，实验室检查血沉加快、C 反应蛋白阳性、抗链球菌抗体滴度升高。

3. 自主神经功能紊乱

常有阵发汗出、胸闷、心慌、胃胀、头痛、头晕、失眠、健忘、皮肤发麻、手脚心发热等，常伴随焦虑、紧张、抑郁等情绪变化。

【治疗】

1. 辨治要点

应着重辨别阴阳虚实。自汗多属气虚不固，然实证也或有之；盗汗多属阴虚内热，然气虚、阳虚、湿热也或有之。治疗应区别阴阳虚实的不同，虚证应益气养阴，固表敛汗；实证当清肝泄热，化湿和营；虚实夹杂者，则根据虚实的主次而适当兼顾。此外，由于自汗、盗汗均以腠理不固，津液外泄为共同病变，故可酌加麻黄根、浮小麦、糯稻根、五味子、瘪桃干、牡蛎等固涩敛汗之品。

2. 证治分类

（1）肺卫不固证

证候：汗出恶风，稍劳尤甚，易于感冒，体倦乏力，面色少华。脉细弱，苔薄白。

治法：益气固表。

主方：玉屏风散加减。

常用中成药：玉屏风口服液、黄芪口服液。

（2）阴虚火旺证

证候：夜寐盗汗，或有自汗，五心烦热，或兼午后潮热，两颧色红，口渴。舌红少苔，脉细数。

治法：滋阴降火。

主方：当归六黄汤加减。

常用中成药：六味地黄丸、知柏地黄丸。

（3）心血不足证

证候：睡则汗出，醒则自止，心悸怔忡，失眠多梦，神疲气短，面色少华。舌质淡，苔白，脉细。

治法：补养心血。

主方：归脾汤加减。

常用中成药：归脾丸。

（4）邪热郁蒸证

证候：蒸蒸汗出，汗黏或易使衣服黄染，面赤烘热，烦躁，口苦，小便色黄。舌苔薄黄，脉弦数。

治法：清肝泄热，化湿和营。

主方：龙胆泻肝汤加减。

常用中成药：龙胆泻肝丸。

3. 其他疗法

（1）验方

①黄芪、浮小麦各 15g，红枣 5 枚，煎服。用于自汗、盗汗因气虚所致者。

②乌梅 10 个，浮小麦 15g，红枣 10 枚，桑叶 10g，煎服。用于阴虚盗汗。

③瘪桃干 15 粒，红枣 15 枚，煎服。适用于自汗、盗汗各证型。

④仙鹤草 30g，红枣 5 枚，煎服。用于盗汗。

（2）外治法

①川芎、白芷、藁本各 30g，米粉 90g，上药为末，用绵包裹，扑于身上。

②麻黄根、煅牡蛎各 30g，赤石脂、龙骨各 15g，上药为末，以绢袋盛贮，如扑粉用之。用于自汗、脱汗。

③五倍子为末，取少许加水搅拌成膏糊状，填脐中，外用纱布固定之。用于盗汗。

④白矾 20g，葛根 20g，煎水洗手足，每日数次。治手足汗多。

【转诊原则】

汗证是临床杂病中较为常见的一个病证，也可作为结核病、甲状腺功能亢进症、糖尿病等病证中的一个常见症状出现。而对于后者的诊治，应在止汗的同时转上级医院检查以明确导致汗多的原发性疾病。

【养生与康复】

1. 加强体育锻炼，注意劳逸结合，避免思虑烦劳过度，保持精神愉快，少食辛辣厚味。

2. 汗出之时，腠理空虚，易于感受外邪，故当避风寒，以防感冒。

3. 汗出之后，应及时擦拭。出汗较多者，应经常更换内衣，并注意保持清洁。

【健康教育】

1. 本病患者，应注意避免过度劳倦，生活起居要有规律。

2. 应保持情志舒畅，切勿忧思恼怒。

3. 对气候寒温应注意调摄，衣被不可过暖。

4. 凡辛辣刺激动火之物，如姜、葱、蒜、韭菜、辣椒、烟酒之类应尽少食用。

5. 如汗出衣被沾湿，应及时用干毛巾擦拭，更换衣服。

第十七节　不寐

【概述】

不寐是以连续3周以上不能获得正常睡眠为特征的一类病证，主要表现为入寐困难或寐而易醒，醒后不寐，甚者彻夜难眠，常伴有头痛、头昏、心悸、健忘、神疲乏力、心神不宁、多梦等症，经各系统及实验室检查，未发现有碍睡眠的其他器质性病变。每因饮食不洁、情志失常、思虑过度、久病体弱、年迈体虚等因素，导致心神不安，魂不守舍。其病理变化总属阳盛阴衰，阴阳失交。西医学中的神经官能症、更年期综合征、动脉粥样硬化症、贫血、慢性消化不良等以不寐为主症时，均可参考本节的辨治。

【类证鉴别】

1. 生理性少寐。

2. 因其他疾病痛苦引起失眠。

【鉴别诊断】

1. 神经官能症

大多缓慢起病，可找到长期精神紧张、疲劳的应激因素，常伴有精力不足、注意力不集中、易激动等症状。

2. 更年期综合征

多见于中老年女性，伴有月经改变，潮热，出汗及其他自主神经功能紊乱症状，有性激素水平的改变。

【治疗】

1. 辨治要点

本病治疗应首辨虚实，再辨脏腑。原则为补虚泻实，调整脏腑气血阴阳。

2. 证治分类

（1）肝火扰心证

证候：不寐多梦，甚则彻夜不眠，急躁易怒，伴头晕头胀，目赤耳鸣，口干而苦，不思饮食，便秘溲赤，舌红苔黄，脉弦而数。

治法：疏肝泻火，镇心安神。

主方：龙胆泻肝汤加减。

常用中成药：龙胆泻肝丸。

（2）痰热扰心证

证候：心烦不寐，胸闷脘痞，泛恶嗳气，伴口苦，头重，目眩，舌偏红，苔黄腻，脉滑数。

治法：清化痰热，和中安神。

主方：黄连温胆汤加减。

常用中成药：礞石滚痰丸。

（3）心脾两虚证

证候：不易入睡，多梦易醒，心悸健忘，神疲食少，面色少华，舌淡苔薄，脉细无力。

治法：补养心脾，养血安神。

主方：归脾汤加减。

常用中成药：柏子养心丸、归脾丸。

（4）心肾不交证

证候：心烦不寐，入睡困难，心悸多梦，伴头晕耳鸣，腰膝酸软，潮热盗汗，五心烦热，咽干少津，男子遗精，女子月经不调，舌红少苔，脉细数。

治法：滋阴降火，交通心肾。

主方：六味地黄丸合交泰丸加减。

常用中成药：天王补心丹。

（5）心胆气虚证

证候：虚烦不寐，触事易惊，终日惕惕，胆怯心悸，伴气短自汗，倦怠乏力，舌淡，脉弦细。

治法：益气镇惊，安神定志。

主方：安神定志丸合酸枣仁汤加减。

常用中成药：酸枣仁合剂。

3. 其他疗法

（1）针刺

主穴神门、内关、三阴交、足三里、安眠、心俞，每次取 2 ～ 3 穴，捻转中、强刺激，留针 20 分钟。

（2）单验方

①炒酸枣仁 10 ～ 15g，炒香，捣碎，晚上临睡前温开水调服。

②核桃仁、黑芝麻、桑椹各 30g，共捣为泥，做成丸，每丸 3g，每服 9g，一日

3次。

（3）推拿

每晚临睡前，温水泡脚30分钟，揉两足涌泉穴各30次。

（4）食疗

龙眼肉500g，白糖50g。将龙眼肉放碗中加白糖，反复蒸、晾3次，使色泽变黑，将龙眼肉再拌入少许白糖，装瓶备用。每天服2次，每次4～5颗。连服7～8天。上法适用于心脾亏虚之失眠。

【转诊原则】

1. 睡眠严重不足，显著影响生活质量。
2. 不寐伴有焦虑、抑郁等较严重的精神症状。
3. 不寐伴有神经系统症状体征，需排除脑器质性病变者。

【养生与康复】

1. 注意精神方面的调摄，由于不寐为心脑神志的病变，故应调摄精神，喜怒有节，舒畅心情，避免脑力劳动过度，精神紧张。保持良好的精神状态。

2. 注意居处环境的安静。要居室或周围环境安静，设法尽量避免和消除周围的噪声，睡前不宜过多吸烟或过饮浓茶及听喜乐，以免引起兴奋而难以入睡。

3. 要生活规律，按时作息，养成良好的睡眠习惯。

4. 要节制房事，以免房劳过度损伤肾精，使脑海空虚，导致失眠。

【健康教育】

1. 调畅情志，保持良好的心态，避免精神刺激。
2. 养成良好的生活习惯，定时休息，睡前不饮浓茶、咖啡。
3. 注意锻炼身体，参加体育活动。

第十八节　头痛

【概述】

头痛是指以患者自觉头部疼痛为主要症状的一种病证，可发生于多种急慢性疾病过程中。头痛多因六淫外邪上犯清空或情志不畅，劳倦体虚，饮食不节，跌仆损伤等，导致肝阳上扰，痰瘀痹阻脑络；或精气亏虚，经脉失养所致。头痛的一种特殊重症为真头痛。头痛可单独出现，亦见于多种疾病的过程中，若头痛属某一疾病过程中所出现的兼症，不属本节讨论范围。西医学中的高血压性头痛、偏头痛、紧张型头痛、丛集性头痛以及感染发热性疾病引起的头痛等，均可参照本节内容辨证施治。真头痛常见于西医学中因颅内压升高而导致的以头痛为主要表现的各类危重病症，如高血压危象、蛛网膜下腔出血、硬膜下出血等。

【类证鉴别】

头痛与眩晕。

【鉴别诊断】

1. 颅脑病变

①脑血管病：突发性头痛伴神经系统局灶体征是急性脑血管病的特点之一，见于脑出血、脑梗死；伴脑膜刺激征见于蛛网膜下腔出血；在此基础上出现头痛急性进行性加剧伴恶心、呕吐、意识障碍，是急性颅内压增高的症状。

②感染：急性头痛伴发热、脑膜刺激征多见于脑膜炎、脑炎、脑脓肿等。

③占位性病变：常见慢性进行性头痛伴神经系统症状和颅内压增高征。

④偏头痛、紧张型头痛：典型偏头痛为局限于一侧或双侧的反复发作性头痛，呈搏动性，发作前多有视觉先兆，如闪光性暗点和偏盲等，可伴畏声、畏光、恶心、呕吐；紧张型头痛是最常见的慢性头痛，通常为双侧枕颈部、额颞部持续性钝痛，压迫感、沉重感，无先兆症状，可持续数周至数月。

⑤颅脑损伤：有明确颅脑外伤史。

2. 颅外病变

①三叉神经痛：为三叉神经分布区突然发作、突然停止的电击样、刀割样剧痛，为时短暂，数秒至 1 ～ 2 分钟，多为单侧性。

②颞动脉炎多见于老年人，为一侧额颞部搏动性剧痛。

③头面部器官引起的头痛。

3. 全身性疾病

高血压患者约 80% 不同程度的头痛，多为全头痛，可为间歇性或持续性；全身性急性感染、中毒（一氧化碳、酒精、药物等）、中暑、低血糖、尿毒症等均可引起头痛。

4. 精神性疾病

神经衰弱、癔症、抑郁症等常引起头痛，通常为钝痛或胀痛，头痛与情绪因素、脑力活动、睡眠等因素密切相关。

【治疗】

1. 辨治原则

头痛当首辨外感与内伤，再辨头痛部位与所属经络。外感头痛治以疏风祛邪为主，兼以散寒、祛湿、清热。内伤头痛虚证当益气升清，滋阴补血；实证当平肝、化痰、化瘀；虚实夹杂者，酌情兼顾。

2. 证治分类

（1）外感头痛

①风寒头痛

证候：头痛连及项背，痛势较剧烈，常伴有拘急收紧感，或伴恶风畏寒，遇风尤剧，口不渴。苔薄白，脉浮紧。

治法：疏风散寒止痛。

主方：川芎茶调散加减。

常用中成药：川芎茶调散、丸。

②风热头痛

证候：头痛而胀，甚则头胀如裂，发热或恶风，面红耳赤，口渴喜饮。舌尖红，苔薄黄，脉浮数。

治法：疏风清热和络。

主方：芎芷石膏汤加减。

常用中成药：银翘解毒片、丸。

③风湿头痛

证候：头痛如裹，肢体困重，胸闷纳呆，大便溏薄，小便不利。苔白腻，脉濡滑。

治法：祛风胜湿通窍。

主方：羌活胜湿汤加减。

常用中成药：正天丸。

（2）内伤头痛

①肝阳头痛

证候：头昏胀痛，或抽掣而痛，两侧为重，头晕目眩，心烦易怒，夜寐不宁，口苦胁痛，面红耳赤。舌红，苔黄，脉弦数。

治法：平肝潜阳，息风止痛。

主方：天麻钩藤饮加减。

常用中成药：全天麻胶囊、镇脑宁胶囊。

②气血亏虚头痛

证候：头痛绵绵，两目畏光，午后更甚，神疲乏力，面色㿠白，心悸少寐。舌淡，苔薄，脉弱。

治法：益气养血，活络止痛。

主方：八珍汤加减。

常用中成药：八珍丸、养血清脑颗粒、阿胶补血膏。

③痰浊头痛

证候：头痛昏蒙，胸脘满闷，纳呆呕恶，倦怠无力。舌淡，苔白腻，脉滑或弦滑。

治法：健脾燥湿，化痰降逆。

主方：半夏白术天麻汤加减。

常用中成药：头痛宁胶囊、半夏天麻丸。

④肾虚头痛

证候：头痛且空，眩晕耳鸣，腰膝酸软，神疲乏力，滑精带下。舌淡苔滑，脉沉细无力。

治法：养阴补肾，填精生髓。

主方：大补元煎加减。

常用中成药：补肾益脑丸、左归丸、右归丸。

⑤瘀血头痛

证候：头痛经久不愈，痛处固定不移，痛如锥刺，日轻夜重，或有头部外伤史。舌紫黯，或有瘀斑、瘀点，苔薄白，脉细或细涩。

治法：活血化瘀，通窍止痛。

主方：通窍活血汤加减。

常用中成药：血府逐瘀胶囊、元胡止痛片。

3. 其他疗法

（1）针灸

①外感头痛：泻风池、太阳、合谷、外关等穴。按部分经取穴：前额痛（阳明经）：近取印堂、攒竹；远取合谷、内庭。侧头痛（少阳经）：近取太阳、悬颅；远取外关、足临泣。后头痛（太阳经）：近取天柱；远取后溪、申脉。头顶痛（厥阴经）：近取百会；远取太冲、内关、涌泉。

②内伤头痛：肝阳头痛：毫针刺泻悬颅、颔厌、太冲、太溪、行间、率谷、风池。血虚头痛：补血海、足三里、肝俞、脾俞、肾俞。痰浊头痛：取内关、合谷、中脘、攒竹、列缺、丰隆、气海、大椎。瘀血头痛：取合谷、三阴交、阿是穴。

（2）耳针

选枕、额、脑、神门。每次取 2 ～ 3 穴，留针 20 ～ 30 分钟，间隔 5 分钟捻转一次，或埋针 3 ～ 7 天，顽固性头痛可用耳背静脉放血法。

（3）按摩

选印堂、头维、太阳、鱼腰、百会、风池、风府、天柱、合谷、风门等穴用推、拿、按、拳等手法，每天 1 次，5 ～ 7 次为 1 个疗程。

（4）磁疗

用小块磁片贴在曲池、足三里等穴，治肝阳头痛。

【转诊原则】

1. 诊断不明，需进一步到上级医院行 CT、MRI 等检查者。

2. 急性头痛伴神经系统局灶损害的症状体征、脑膜刺激征。

3. 慢性进行性头痛伴颅内压增高的表现。

【养生与康复】

1. 宜在空气新鲜、环境幽静的地方散步，慢跑，打太极拳，增强体质，抵御外邪侵袭。

2. 应保持情绪舒畅，避免精神刺激。

【健康教育】

1. 头痛可因多种疾病引起，也可无特殊意义。常见病因有神经系统、眼、耳、鼻、牙或某些全身性疾病。

2. 头痛患者要及早就医，寻找病因，病因一时未查明时，可观察其变化，若头痛明显加重，或出现眩晕、发热、癫痫，或精神、意识、视力障碍，应及早就医。

3. 一旦查出病因，应积极治疗原发疾病。

4. 避免受凉感冒，戒除烟酒。

5. 保持心情开朗，避免情绪激动。

6. 注意劳逸结合，保持生活规律。

第十九节　眩晕

【概述】

眩是指眼花或眼前发黑，晕是指头晕甚或感觉自身或外界景物旋转。两者常并见，故统称为“眩晕”。轻者闭目即止；重者如坐车船，旋转不定，不能站立，常伴有耳鸣、耳聋、恶心、呕吐、汗出、肢体震颤等症状。眩晕的发生，多有情志不遂、年高体虚、饮食不节、跌仆损伤等诱因。其病变脏腑以肝为主，涉及脾、肾。以风、火、痰、瘀、虚等病理因素多见。前人所谓“诸风掉眩，皆属于肝”“无痰则不作眩”“无虚不能作眩”，从多方面揭示了该病的发病特点。西医学中的梅尼埃病、高血压病、低血压、脑动脉硬化、贫血、神经衰弱等以眩晕为主症时，可参照本节内容进行辨证论治。

【类证鉴别】

1. 眩晕与中风。

2. 眩晕与厥证。

【鉴别诊断】

1. 梅尼埃病

反复发作至少 2 次的眩晕伴波动性的耳鸣、耳闷胀感或耳聋，至少 1 次纯音测听为低到中频感音性聋，常伴恶心、呕吐、面色苍白等自主神经症状。持续时间为 20 分钟～ 12 小时，发作时无意识丧失，不伴其他中枢神经系统症状和体征。

2. 良性位置性眩晕

短暂的视物旋转或不稳感，多发生在起卧翻身或抬头、低头时，一般无听力障碍，行 Dix–Hallpike 或 Roll 试验可见相应眼球震颤。

3. 前庭神经炎

急性或亚急性起病，可能的前驱病毒感染史，剧烈的眩晕持续 1 ～ 3 天，部分可达 1 周，眩晕消失后，多数患者有步态不稳感，持续数天到数周，一般无听力障碍。可见眼震水平略带旋转，朝向健侧，行甩头试验、冷热试验等前庭功能检查可鉴别。

4. 急性脑血管病

眩晕持续数分钟到数小时多见于 TIA，持续数小时到数天多见于脑梗死、脑出血等，多伴有中枢神经损害的其他表现，如一过性黑蒙、偏瘫、偏深感觉障碍、共济失调等，行神经影像检查可诊断，尤其伴有脑血管病危险因素，高度提示急性脑卒中，应尽快救治。

【治疗】

1. 辨治原则

眩晕应辨虚实脏腑，治疗总应以补虚泻实、调整阴阳为纲。实证者为风、火、痰、瘀扰乱清空，往往病程短，或突然发作，眩晕重，视物旋转，伴呕恶痰涎，头痛，面赤，形体壮实。治当平肝潜阳、清肝泻火、化痰行瘀。虚证者为髓海不足或气血亏虚致清窍失养，往往病程较长，反复发作，遇劳即发，伴腰膝酸软，神疲乏力，脉细或弱。治当滋补肝肾、补益气血、填精生髓。

2. 证治分类

（1）肝阳上亢证

证候：眩晕，耳鸣，头目胀痛，口苦，失眠多梦，遇烦劳郁怒而加重，甚则仆倒，颜面潮红，急躁易怒，肢麻震颤，舌红苔黄，脉弦或数。

治法：平肝潜阳，清火息风。

主方：天麻钩藤饮加减。

常用中成药：天麻首乌片。

（2）气血亏虚证

证候：眩晕动则加剧，劳累即发，面色㿠白，神疲乏力，倦怠懒言，唇甲不华，发色不泽，心悸少寐，纳少腹胀，舌淡苔薄白，脉细弱。

治法：补益气血，调养心脾。

主方：归脾汤加减。

常用中成药：归脾丸。

（3）肾精不足证

证候：眩晕日久不愈，精神萎靡，腰酸膝软，少寐多梦，健忘，两目干涩，视力减退；或遗精滑泄，耳鸣齿摇；或颧红咽干，五心烦热，舌红少苔，脉细数；或面色㿠白，形寒肢冷，舌淡嫩，苔白，脉弱尺甚。

治法：滋养肝肾，益精填髓。

主方：左归丸加减。

常用中成药：杞菊地黄丸。

（4）痰湿中阻证

证候：眩晕，头重昏蒙，或伴视物旋转，胸闷恶心，呕吐痰涎，食少多寐，舌苔白腻，脉濡滑。

治法：化痰祛湿，健脾和胃。

主方：半夏白术天麻汤加减。

常用中成药：眩晕宁冲剂。

（5）瘀血阻窍证

证候：眩晕，头痛，兼见健忘，失眠，心悸，精神不振，耳鸣耳聋，面唇紫暗，舌暗有瘀斑，脉涩或细涩。

治法：祛瘀生新，活血通窍。

主方：通窍活血汤加减。

常用中成药：晕痛定片。

3. 其他疗法

（1）针灸

①肝阳上亢型：泻风池、太冲、侠溪、肝俞，补肾俞、太溪。

②气血亏虚型：补百会、足三里、气海、脾俞、肾俞。

③肾精不足型：补肾俞、太溪、命门、肝俞、足三里。

④痰湿中阻型：补中脘、内关、脾俞、足三里，泻丰隆、头维。

⑤瘀血阻窍型：泻头维、上星、膈俞、血海。

（2）耳针

选取肾、神门、枕、内耳、皮质下、脑。每次任选 2 ～ 3 穴，留针 15 ～ 30 分钟，每天 1 次。或埋针 5 ～ 10 天为 1 个疗程。

（3）按摩

①眩晕实证：取穴涌泉、大椎、囟会。用泻法：涌泉穴掐（用手指在空处用力掐压）、擦（用手指或手掌在皮肤穴位处摩擦，其方向是从太溪到涌泉）各 100 次。大椎穴（从大椎向胸道方向）、囟会穴（从上星向囟会方向）分别掐、擦各 60 次。

②眩晕虚证：取穴百会、囟会。用补法：百会穴（从哑门到大椎方向）掐、擦各 100 次；囟会穴（从囟会到上星方向）掐、擦各 60 次。

（4）单验方

①夏枯草 30g，水煎服，每日 2 次。适用于肝阳上亢眩晕。

②草决明 30g，海带 2 尺，水煎服。适用于肝阳上亢眩晕。

③芹菜根不拘多少，洗净捣取汁，每次服 3 ～ 4 匙，每日服 3 次。适用于肝阳上亢眩晕。

【转诊原则】

1. 进行性眩晕伴有平衡障碍、共济失调、复视、言语不清或意识障碍等神经系统表现。

2. 有脑血管病危险因素的中老年人，突发持续性眩晕或频繁发作的短暂性眩晕，伴或不伴新出现的神经系统症状体征，均是脑卒中的危险信号，即刻转诊。

3. 眩晕病因复杂多样，诊断不明确时，转上级医院诊治。

【养生与康复】

1. 应嘱患者注意锻炼颈肩部肌肉，避免突然、剧烈地改变头部体位。避免高空作业。

2. 适当锻炼，增强体质，劳逸结合，太极拳、气功、慢跑、散步对预防眩晕的发生较佳，并且避免体力和脑力的过度劳累。

3. 注意节制房事，防止精伤髓亏，脑海失养。

4. 调畅情志，保持心情乐观，忌暴怒、惊恐等刺激，以防七情内伤而发眩晕。

5. 饮食忌暴饮、暴食及过食肥甘，以免脾胃虚弱，气血不足，或酿生痰浊，而发眩晕。

【健康教育】

1. 生活有规律，不可过劳过虑，锻炼适当，保证充足睡眠时间。

2. 膳食合理，低脂低盐低糖，多食蔬菜、水果，保持二便通畅，避免用力排便。

3. 注意劳逸结合，不要过度疲劳，避免情绪波动。

4. 避免高空作业及在机器转动较快的场合工作。

5. 在发作期间应卧床休息。

6. 如有耳部疾病应积极治疗。

7. 如有高血压，应坚持服用降压药。

8. 从事久坐低头的工作者要经常适时活动头颈部，预防颈椎病。

附：高血压病

【概述】

高血压是以体循环动脉血压增高为主要特点的临床综合征，分为原发性高血压和继发性高血压两大类。原发性高血压占高血压的 95% 以上，通常称为高血压病，病因尚不清楚，一般认为是遗传易感性和环境因素（包括高盐膳食、中度以上饮酒、超重、精神应激、吸烟以及血脂异常等）相互作用的结果；继发性高血压是某些疾病的一种临床表现，有明确的病因，占高血压 5% 以下。

高血压具有发病率高、起病隐蔽、危害严重等特点，是多种心、脑血管病的重要病因和危险因素，持续高血压可导致靶器官如心、脑、肾、视网膜等器官的结构和功能损害，最终导致这些器官的功能衰竭，是心血管疾病死亡的主要原因之一。

【临床表现】

本病大多数起病隐匿，进展缓慢，病程长，初期少有明显症状，多在测量血压时发现。常见症状有头晕、头痛、颈项板紧、疲劳、鼻出血等。后期常因发生并发症被检出，如累及心脏导致心悸、呼吸困难、胸痛等，累及肾脏发生多尿、蛋白尿、血尿等，累及眼底发生视力模糊、眼底出血等症状。

【诊断】

目前，我国成年人高血压的诊断标准：在未使用降压药物的情况下，非同日3次测量诊室血压，收缩压≥140mmHg，和（或）舒张压≥90mmHg。患者既往有高血压史，目前正在使用降压药物，血压虽然低于140/90mmHg，仍应诊断为高血压。根据血压升高水平，又进一步将高血压分为1级、2级和3级（表1-1-19-1）。

表1-1-19-1　血压的定义和分类（WHO/ISH）

类别	收缩压（mmHg）	舒张压（mmHg）
正常血压	＜120和	＜80
正常高值	120～139和（或）	80～89
高血压	≥140和（或）	≥90
1级高血压（轻度）	140～159和（或）	90～99
2级高血压（中度）	160～179和（或）	100～109
3级高血压（重度）	≥180和（或）	≥110
单纯收缩期高血压	≥140和	＜90

当收缩压和舒张压分属于不同分级时，以较高的级别作为标准。

以安静休息、非药物状态下非同日3次血压测定的平均值为依据，排除继发性高血压，可做出高血压病的诊断。

【鉴别诊断】

一旦诊断为高血压，需鉴别是原发性还是继发性。常见继发性高血压的病因和临床特征有以下几种。

1. 肾实质病变

如急、慢性肾小球肾炎，糖尿病肾病，多囊肾等多种肾脏病变引起的高血压，是常见的继发性高血压。肾实质性高血压多伴有蛋白尿、血尿、贫血、浮肿，肾小球滤过功能减退，肌酐清除率下降等。

2. 肾动脉狭窄

血压突然显著增高，迅速进展，药物治疗无效。大多有舒张压中、重度升高，在上腹部或脊肋角处可闻及血管杂音。大剂量快速静脉肾盂造影、多普勒超声、放射性核素肾图有助于诊断，肾动脉造影可明确诊断。

3. 嗜铬细胞瘤

嗜铬细胞瘤90%位于肾上腺髓质。典型表现为阵发性血压增高伴心动过速、头痛、多汗、面色苍白。发作间隙血压可正常。血或尿中儿茶酚胺及其代谢产物显著增高，提示嗜铬细胞瘤。超声、放射性核素、CT、MRI 检查可显示肿瘤部位。

4. 原发性醛固酮增多症

本病是肾上腺皮质增生或肿瘤分泌过多醛固酮所致，以长期高血压伴顽固性低血钾为特征。血压大多为轻、中度增高，可有肌无力、周期性麻痹、烦渴、多尿等症状。实验室检查有低血钾、高血钠，血浆肾素活性降低，血、尿醛固酮增多。超声、放射性核素、CT、MRI 可确定病变性质和肿瘤部位。

5. 其他

如白大衣性高血压、药物性高血压等。

【转诊原则】

1. 高血压合并严重的临床情况或靶器官的损害。
2. 患病年龄小于 30 岁而血压水平已达 3 级。
3. 怀疑继发性高血压的患者。
4. 妊娠、哺乳期妇女。
5. 因诊断或调整治疗方案需要到上级医院进一步检查。
6. 按治疗方案用药 2 ～ 3 个月，血压仍不能达标。
7. 血压控制平稳的患者，再度出现血压升高并难以控制。
8. 服降压药后出现不能解释或难以处理的不良反应。

【治疗】

1. 非药物治疗

包括减少钠盐摄入、合理膳食、控制体重、不吸烟、限制饮酒、增加运动及减轻精神压力等。

2. 药物治疗

当前常用的降压药物有以下五类，即利尿剂、β- 受体阻滞剂、钙拮抗剂（CCB）、血管紧张素转换酶抑制剂（ACEI）、血管紧张素Ⅱ受体阻滞剂（ARB）。

（1）利尿剂

适用于轻、中度高血压，尤其适用于老年高血压、单纯收缩期高血压或伴心力衰竭患者，也是难治性高血压的基础药物之一。痛风患者禁用，长期应用应定期监测血钾。对高尿酸血症以及明显肾功能不全者慎用，后者如需使用利尿剂，应使用襻利尿剂，如呋塞米等。常用的有噻嗪类如氢氯噻嗪、吲达帕胺等；襻利尿剂如呋塞米、托拉塞米等；保钾利尿剂如氨苯蝶啶、阿米洛利等；醛固酮受体拮抗剂如螺内酯等。

（2）β－受体阻滞剂

适用于轻、中度高血压，尤其适用于伴快速性心律失常、冠心病、慢性心力衰竭、交感神经活性增高以及高动力状态的高血压患者。二 / 三度房室传导阻滞、哮喘患者禁用。慢性阻塞性肺疾病、运动员、周围血管病或糖耐量异常者慎用。常用的有美托洛尔、阿替洛尔、比索洛尔、普萘洛尔等。长期应用者突然停药可发生血压反跳性升高，伴头痛、焦虑等撤药综合征。

（3）钙拮抗剂

适用于中、重度高血压，尤适用于老年高血压、单纯收缩期高血压、伴稳定性心绞痛、冠状动脉或颈动脉粥样硬化及周围血管病患者。心动过速与心力衰竭患者应慎用。急性冠状动脉综合征患者一般不推荐使用短效硝苯地平。常用的有二氢吡啶类如硝苯地平、硝苯地平控释片、硝苯地平缓释片、尼群地平、氨氯地平、左旋氨氯地平等；非二氢吡啶类如维拉帕米、地尔硫卓等。

（4）血管紧张素转换酶抑制剂

用于各类型及各种程度的高血压，尤其适宜于伴慢性心力衰竭、心肌梗死后心功能不全、心房颤动预防、糖尿病肾病、非糖尿病肾病、代谢综合征、蛋白尿或微量白蛋白尿患者。妊娠高血压、肾动脉狭窄、严重肾衰竭、高血钾者禁用。常用的有卡托普利、依那普利、赖诺普利、培哚普利、贝那普利等。常见的不良反应为干咳，停药后消失。

（5）血管紧张素Ⅱ受体阻滞剂

尤其适用于伴左心室肥厚、心力衰竭、糖尿病肾病、冠心病、代谢综合征、微量白蛋白尿或蛋白尿患者以及不能耐受 ACEI 的患者，并可预防心房颤动，禁忌证同 ACEI 类。常用的有氯沙坦、缬沙坦、伊贝沙坦。本类药物降压平稳、不良反应少，不引起刺激性咳嗽，长期应用注意监测血钾、肌酐水平。

降压药物应用的原则：①常用的五大类降压药物均可作为初始治疗用药，建议根据特殊人群的类型、合并症选择针对性的药物，进行个体化治疗。②应根据血压水平和心血管风险选择初始单药或联合治疗。③一般患者采用常规剂量，老年人及高龄老年人初始治疗时通常应采用较小的有效治疗剂量。根据需要，可考虑逐渐增加至足剂量。④优先使用长效降压药物，以有效控制 24 小时血压，更有效地预防心脑血管并发症发生。⑤对血压≥ 160/100mmHg、高于目标血压 20/10mmHg 的高危患者，或单药治疗未达标的高血压患者应进行联合降压治疗，包括自由联合或单片复方制剂。⑥对血压≥ 140/90mmHg 的患者，也可起始小剂量联合治疗。

第二十节 中风

【概述】

中风是以猝然昏仆、不省人事、半身不遂、口舌㖞斜、言语不利等为主要表现的病证。轻者可不经昏仆，仅以㖞僻不遂为特征。本病多在内伤积损的基础上，复因劳逸过度、情志不遂、饮酒饱食或气候突变等原因，引起脑脉痹阻或血溢脑脉之外，导致脑髓神机受损。本病多发于45～65岁的中老年人，发病前多有眩晕、头痛病史。西医学中的急性脑卒中，包括短暂性脑缺血发作、缺血性脑梗死、脑出血等表现为中风现象时，均可参照本节的内容辨证论治。

【类证鉴别】

1. 中风与厥证。

2. 中风与痫病。

3. 中风与痉证。

4. 中风与口癖。

5. 中风与痿证。

【鉴别诊断】

1. 梅尼埃病

发病年龄较轻，表现为至少2次以上发作性眩晕、恶心、呕吐伴耳鸣，听力下降，波动性耳内胀满感，除眼球震颤外，无神经系统定位体征，症状可持续20分钟～12小时。

2. 颅内占位性病变

慢性病程，进行性颅内压增高和局灶性神经系统损害体征，头颅CT、MRI可发现占位病灶。

3. 颅内感染

常先有发热，脑脊液检查提示炎性改变，头颅CT无出血、梗死改变。

4. 颅脑外伤

多有外伤史，头颅影像学检查可发现脑损伤或血肿。

5. 全身疾病引起的昏迷

如酒精、药物及一氧化碳中毒，糖尿病、低血糖、肝性脑病及尿毒症性昏迷等，有相关疾病的病史，无神经系统缺损定位体征，相关实验室检查异常，头颅CT无出血、梗死改变。

【辨治原则】

1. 辨治要点

中风以有否神志昏蒙辨中经络、中脏腑。中经络者意识清楚，治以平肝息风，化痰祛瘀通络为主。中脏腑者昏不知人，又有闭证、脱证之不同。闭证属实，阳闭当息风清火，豁痰开窍，阴闭当化痰息风，宣郁开窍。脱证属虚，急宜救阴回阳固脱。本病根据病程长短分为三期，急性期为发病后两周以内，中脏腑可至1个月。恢复期指发病两周后或1个月至半年内。后遗症期指发病半年以上。恢复期及后遗症期，多为虚实兼夹，当扶正祛邪，标本兼顾，平肝息风、化痰祛瘀与滋养肝肾、益气养血并用。本节主要介绍中经络恢复期及后遗症期的辨治。中风后遗症治疗可配合针灸。

2. 证治分类

（1）风阳上扰证

证候：平素急躁易怒，头晕头痛，突发半身不遂，口舌㖞斜，舌强语謇，面红目赤。舌红苔黄，脉弦。

治法：清肝泻火，息风潜阳。

主方：天麻钩藤饮加减。

常用中成药：全天麻胶囊。

（2）风痰阻络证

证候：突发口舌㖞斜，言语不利，肌肤不仁，甚至半身不遂，头晕目眩。舌质暗淡，舌苔白腻，脉弦滑。

治法：息风化痰，活血通络。

主方：半夏白术天麻汤加减。

常用中成药：大、小活络丸。

（3）气虚血瘀证

证候：肢体偏枯不用，肌肤不仁，肢软无力，口舌㖞斜，口角流涎，言语不利或语言謇涩，面色无华。舌质淡暗或瘀斑，苔薄白，脉细涩或细弱。

治法：益气养血，化瘀通络。

主方：补阳还五汤加减。

常用中成药：人参再造丸。

（4）肝肾阴虚证

证候：半身不遂，患肢僵硬，拘挛变形，舌强不语，肢体肌肉萎缩。舌质红少苔，脉细。

治法：滋养肝肾。

主方：左归丸合地黄饮子加减。

常用中成药：左归丸、软脉灵口服液。

3. 其他疗法

（1）针灸

①体针：恢复期运用体针疗效较好，常用选穴肩髃、极泉、曲池、手三里、外关、合谷、环跳、阳陵泉、足三里、丰隆、解溪、昆仑、太溪等。每日1次，10～15次为1个疗程。

②头针：主要是针刺皮层功能区的相应头皮（顶颞前斜线、顶旁1线、顶旁2线），行抽气泻法、进气补法和快速捻转法。

③灸法：中风恢复期常用灸法，穴位可同体针选穴。多灸患肢，以增进血液循环。

④耳针：多选肾上腺、心、肝、脑干、皮质下、神门等部位。虚证多埋针，实证则强刺激。

（2）按摩

依据经络学说，循经取穴进行按摩。可分别运用“一指禅”拇指推法，或伸屈法、揉法、搓法等方法，主要于局部按摩，亦可配合全身按摩。

【转诊原则】

中风是临床严重的脑血管事件，当患者出现以下情况时应及时转诊，为患者赢得抢救及治疗时间。

1. 突然出现严重的头痛、呕吐伴意识水平下降。

2. 突然出现一侧肢体麻木或无力。

3. 突然出现表达困难、理解困难或言语含糊不清。

4. 突然出现眩晕、步态不稳、平衡失调。

5. 突然出现的单眼或双眼视觉障碍。

【养生与康复】

1. 加强心理调护，保持心情舒畅，避免悲观、失望、烦躁等情绪，生活要有规律，做到起居有常，不过度劳累，避免七情太过，减少性生活。

2. 膳食调理是中医治疗中不可或缺的措施之一。可选葱、大豆、乌鸡、薏苡仁等食品，对脑病均有食疗意义。平时在饮食上宜食清淡易消化之物，忌肥甘厚味、辛辣刺激之品，并禁烟酒。

3. 恢复期要加强偏瘫肢体的被动活动，进行各种功能锻炼，并配合针灸、推拿、理疗、按摩等。偏瘫严重者，防止患肢受压而发生变形。语言不利者，宜加强语言训练。长期卧床者，保护局部皮肤，防止发生褥疮。

【健康教育】

1. 要积极消除导致中风的危险因素，如高血压、糖尿病、高脂血症、心脏病（尤其是心房颤动）、动脉粥样硬化、肥胖等，应积极控制和治疗。

2. 有中风病危险因素患者，突然出现严重或持续的眩晕、头痛、一过性偏侧肢体麻木无力、言语不利、视觉障碍等，多为中风先兆，应及时就诊。

3. 戒烟，饮酒要适度。

4. 保持精神愉快，性格开朗，劳逸结合，选择适合个人的锻炼方式，如散步、打太极拳等。

5. 饮食结构要合理，提倡低盐低脂饮食。保持膳食平衡，充分的水果、蔬菜、谷类，适量蛋白质。保持大便通畅。

附：急性脑血管病

急性脑血管病是指因急性脑血循环障碍迅速导致局灶性或弥漫性神经功能缺损的一组病。依据神经功能缺失持续时间，不足 24 小时者称为短暂性脑缺血发作（TIA），超过 24 小时者称为脑卒中；依据病理性质可分为缺血性卒中和出血性卒中，前者又称为脑梗死，包括脑血栓形成和脑栓塞，后者包括脑出血和蛛网膜下腔出血。本组疾病是具高发病率、高致残率、高死亡率的严重疾病，是目前人类疾病三大死亡原因之一。

一、短暂性脑缺血发作

【概述】

短暂性脑缺血发作（TIA）是指脑或视网膜局灶性缺血所致的，未发生急性脑梗死的短暂性神经功能障碍。临床特征为突发短暂性、局灶性神经功能缺损的症状和体征。症状一般持续 10 ～ 15 分钟，通常在 1 小时内完全缓解，不遗留神经功能缺损的症状和体征，多有反复发作史。CT、MRI 检查多无异常发现。

【临床表现】

1. 常见于中老年人，多有高血压、糖尿病、心脏病、血脂异常等病史。

2. 突然起病，出现局灶性神经功能缺损的症状和体征。

3. 持续时间短暂，一般 10 ～ 15 分钟，多在 1 小时内缓解，最长不超过 24 小时。

4. 恢复完全，一般不遗留神经功能缺损。

5. 常反复刻板发作。

6. 临床表现取决于受累血管。

（1）颈内动脉系统 TIA

最常见症状为轻偏瘫，还可出现单眼一过性黑蒙，失语，偏身感觉障碍，偏盲等。

（2）椎 – 基底动脉系统 TIA

最常见症状为眩晕、平衡障碍，还可出现复视，吞咽困难和构音不良，猝倒发作，交叉性运动障碍或感觉障碍等。

【诊断】

TIA 患者就诊时临床症状大多已经消失，故诊断主要依靠病史。中老年人突然出现局限性神经功能缺失症状，如偏盲、局限性瘫痪、局限性感觉障碍、失语、共济失调、构音困难等，且符合颈内动脉系统与椎 – 基底动脉系统及其分支缺血的表现，并在短时间内症状完全缓解（多不超过 1 小时），应高度怀疑为 TIA。头颅 CT 和 MRI 正常或未显示责任病灶（神经影像学检查有明确病灶者应诊断为脑卒中），可诊断为 TIA。血压监测，血糖、血脂、凝血及纤溶功能检验，心电图，心脏及颈部血管超声，TID、DSA 及 MRA 等可协助寻找 TIA 的病因。

【鉴别诊断】

1. 可逆性缺血性神经功能缺损（RIND）

脑缺血导致神经功能缺损症状体征超过 24 小时，可在数日至 3 周内缓解。

2. 单纯部分性癫痫发作

表现为单个或一侧肢体抽搐而非瘫痪，多由脑部局灶性病变引起，脑电图可有局限性异常或痫样放电，CT 或 MRI 可发现病灶。

3. 梅尼埃病

发病年龄较轻，表现为发作性恶心、呕吐伴耳鸣，除眼球震颤外，无神经系统定位体征，症状持续多超过 24 小时。

4. 阿 – 斯（Adams–Stokes）综合征

即心源性脑缺血综合征。本组疾病可引起头晕、晕厥、抽搐，但通常缺乏局灶性神经症状体征，心电图、心脏超声等可有异常。

【转诊原则】

1. 新近发生（48 小时内）的 TIA，短期内具有发生卒中的高度风险。

2. 近期内频繁发作的 TIA，经抗血小板治疗无效。

3. 既往或近期发生的 TIA，需到上级医院进一步做病因检查。

【治疗】

1. 首选抗血小板药物

口服阿司匹林或氯吡格雷；具有高卒中复发风险的急性非心源性 TIA，应尽早给予氯吡格雷联合阿司匹林治疗 21 天（氯吡格雷首日负荷量 300mg），随后氯吡格雷单药治疗，总疗程为 90 天。此后，氯吡格雷或阿司匹林均可作为长期二级预防一线用药。

2. 抗凝药物

心源性 TIA 可选用抗凝治疗：①华法林口服，目标剂量是维持国际标准化比值（INR）在 2.0 ～ 3.0，消化性溃疡病、有出血倾向的其他疾病、严重高血压者禁用。②新型口服抗凝剂包括达比加群、利伐沙班、阿哌沙班等可作为华法林的替代药物。③低分子肝素一般作为短期治疗使用。

3. 扩容药物

血压偏低或考虑存在血流动力学病因的患者，可给予羟乙基淀粉注射液静脉滴注，注意观测血压，避免血压过高。

4. 溶栓治疗

对于新近发生的符合传统定义的 TIA 患者，神经影像学检查发现明确脑梗死责任病灶，临床再次发作时不应等待，须进入卒中诊疗流程，积极进行溶栓治疗。

5. 降纤药物

血浆纤维蛋白含量明显增高时，可考虑降纤治疗，如巴曲酶、安克洛酶和蚓激酶等，需检测血浆纤维蛋白含量。

二、脑梗死

【概述】

脑梗死（CI）是缺血性卒中的总称，是指由于脑局部供血障碍引起脑组织缺血、缺氧，导致局限性脑组织缺血性坏死或脑软化，出现相应的脑功能缺损的症状和体征。血管壁病变、血液成分和血流动力学改变是引起脑梗死的主要原因。脑梗死包括脑血栓形成、腔隙性梗死和脑栓塞，约占全部脑卒中的 70%。

【临床表现】

高发于中老年人，可有动脉粥样硬化、高血压、糖尿病、心房颤动等病史，部分病例发病前有 TIA 病史。多数在静态下急性起病，动态起病者以脑栓塞多见。病情多在几小时或 2 ～ 3 天达高峰，部分患者症状可进行性加重。局灶性神经功能缺失的症状体征决定于梗死灶的大小和部位，可表现为偏瘫、偏身感觉障碍、同向性偏盲、失语、共济失调、构音障碍或吞咽障碍、交叉性瘫痪、交叉性感觉障碍等。大面积梗死或脑干梗死时，可有头痛、呕吐、意识障碍等全脑症状。

【诊断】

1. 中老年人既往有高血压、糖尿病、心脏病等病史。

2. 急性起病，出现局灶神经功能缺损（一侧面部或肢体无力或麻木，语言障碍等），少数为全面神经功能缺损；症状或体征持续时间不限（当影像学显示有责任缺血性病灶时），或持续 24 小时以上（当缺乏影像学责任病灶时）。

3. 头颅 CT 平扫通常在起病 24 小时后逐渐可见与闭塞血管一致的低密度灶，并能显示周围水肿的程度、有无合并出血等。头颅 MRI 可清晰显示早期梗死、小脑及脑干梗死等，梗死数小时即可出现 T_1 低信号、T_2 高信号病灶；功能 MRI 弥散加权像（DWI）在发病 2 小时内即显示缺血病变，为早期治疗提供重要信息。

【鉴别诊断】

1. 脑出血

脑梗死有时与小量脑出血的临床表现极为相似，但活动中起病、病情进展快、高血压病史常提示脑出血，头颅 CT 检查可以确诊。

2. 颅内占位性病变

颅内肿瘤、硬膜下血肿和脑脓肿可呈卒中样起病，出现偏瘫等局灶体征，多伴有颅内压增高的表现，可资鉴别。如颅内压增高不明显时，须高度警惕，CT 或 MRI 检查可以确诊。

【转诊原则】

1. 对发病在 6 小时以内高度怀疑缺血性卒中的病例，应快速转入上级医院，最好转至能在到达后 1 小时内进行溶栓治疗的医院。

2. 出现下列情况者要及时转诊：突然出现严重的头痛、呕吐伴意识水平下降；突然出现一侧肢体麻木或无力；突然出现表达困难、理解困难或言语含糊不清；突然出现眩晕、步态不稳、平衡失调；突然出现的单眼或双眼视觉障碍。

【治疗】

1. 对症治疗

①合理使用降压药：病后 24 ～ 48 小时收缩压＞ 220mmHg、舒张压＞ 120mmHg 或平均动脉压＞ 130mmHg 时给予缓慢降血压治疗，可给予卡托普利含服；依那普利口服。②控制脑水肿：根据病情酌情选用 20% 甘露醇快速静脉滴注，呋塞米静脉注射，10% 白蛋白静脉注射。③随机血糖＞ 10mmol/L 宜给予胰岛素治疗，使血糖水平控制在 6 ～ 9mmol/L。④卧床患者可用低分子肝素皮下注射，防止肺栓塞和深静脉血栓形成。⑤有感染证据者，适当使用抗生素。⑥维持水、电解质及热量平衡。⑦预防和治疗消化道出血：预防出血可用西咪替丁静脉滴注，或雷尼替丁口服。发生上消化道出血可给奥美拉唑静脉注射。

2. 溶栓治疗

急性脑梗死发病 3 ～ 6 小时内，符合溶栓条件者，应立即转往有溶栓条件的医院进行溶栓治疗，目前常用 rt-PA、尿激酶。

3. 抗凝治疗

一般急性脑梗死患者不推荐使用抗凝剂，心源性梗死患者可考虑使用。长期卧床患者，为预防深部静脉血栓形成及预防肺栓塞，可选用低分子肝素皮下注射。

4. 抗血小板治疗

应尽早开始使用阿司匹林（溶栓患者在溶栓 24 小时后使用）口服，对阿司匹林不能耐受者，可选用氯吡格雷口服。

5. 降纤治疗

脑梗死早期可选用，更适用于高纤维蛋白原血症的患者。应用巴曲酶降纤治疗，用药期间监测血浆纤维蛋白水平，不低于 1.3g/L。

6. 脑保护治疗

目前常用的药物有胞磷胆碱及依达拉奉静脉滴注。

三、脑出血

【概述】

脑出血（ICH）是指非外伤性脑实质内的出血，占全部脑卒中的 10% ～ 30%。高血压是脑出血常见的病因，是高血压伴发脑小动脉深穿支微小动脉瘤形成或脂质透明样变性，在血压骤然升高时使动脉破裂所致。其他病因包括血管淀粉样变性、动静脉畸形、血液病、梗死后出血、抗凝或溶栓治疗后等。临床表现以突发头痛、呕吐、意识障碍伴局灶性神经功能障碍为特点。在脑出血中，70% 发生于大脑半球基底节区，脑叶、脑干和小脑约各占 10%。

【临床表现】

1. 多数为50岁以上高血压患者，多在活动或情绪激动时突然起病，常有头痛、呕吐、意识障碍等全脑症状，发病后血压明显增高。

2. 迅速出现局灶性神经功能缺损的症状和体征，根据出血部位可有不同的临床类型。

（1）基底节区出血

典型表现可见“三偏征”：病灶对侧偏瘫、偏身感觉障碍和同向性偏盲；优势半球可有失语；大量出血可出现意识障碍。

（2）脑叶出血

常见头痛、呕吐、脑膜刺激征和出血脑叶定位症状。顶叶出血常见，可见偏身感觉障碍、空间构象障碍；额叶出血可见偏瘫、运动性失语、摸索；颞叶出血可见感觉性失语、精神异常；枕叶出血出现对侧偏盲或皮质盲。

（3）脑桥出血

一侧小量出血，可表现为交叉瘫痪（如病侧周围性面瘫，对侧肢体中枢性瘫痪），双眼向出血对侧凝视等；大多累及两侧脑桥，迅速出现昏迷、针尖样瞳孔、去大脑强直、高热、呼吸障碍，多迅速死亡。

（4）小脑出血

突发头痛、呕吐、走路不稳、后枕部疼痛。体征可见共济失调、眼球震颤、颈项强直，重症因血肿压迫脑干，迅速出现昏迷，常因枕骨大孔疝死亡。

【诊断】

1. 50岁以上中老年患者，有长期高血压病史，在情绪激动或体力活动时突然发病，出现头痛、呕吐、意识障碍等症状，发病后血压明显增高，有偏瘫、失语等局灶性神经功能缺损的症状和体征，应高度怀疑脑出血。

2. 头颅CT是诊断脑出血最有效最迅速的方法，清楚显示血肿部位为高密度影，并可显示出血量、占位效应、是否破入脑室或蛛网膜下腔及周围脑组织受损情况。头颅MRI对急性期脑出血不如CT敏感，但能更准确地显示血肿演变过程，对瘤卒中、动静脉畸形等比CT敏感。

【鉴别诊断】

1. 脑梗死

基底节区及脑叶出血要与脑梗死后出血转化鉴别；小脑出血可酷似脑干或小脑梗死，应注意鉴别。根据病情选择CT或MRI可以明确诊断。

2. 脑肿瘤、动脉瘤、动静脉畸形引起的脑出血

常表现为慢性病程突然加重。脑淀粉样变性引起的脑出血，常见于老年人，血压多正常，以多灶性脑叶出血为特点。CT、MRI、MRA、DSA 可确诊。

3. 蛛网膜下腔出血

发病年龄较轻，起病急骤，头痛剧烈，神经系统体征以脑膜刺激征为主。头颅 CT 示脑池、脑室、蛛网膜下腔内高密度影；腰穿可见均匀一致血性脑脊液。

4. 引起昏迷的全身性及代谢性疾病

酒精、药物及 CO 中毒，糖尿病、低血糖、肝性脑病及尿毒症性昏迷，有相关疾病的病史，无神经系统缺损定位体征，相关实验室检查异常，头颅 CT 无出血灶。

【转诊原则】

1. 确诊或疑诊脑出血的患者均应及时转入上级医院，为患者赢得抢救时间：突然出现严重的头痛、呕吐伴意识水平下降。突然出现一侧肢体麻木或无力。突然出现表达困难、理解困难或言语含糊不清。突然出现眩晕、步态不稳、平衡失调。

2. 重症患者危及生命时，应紧急控制血压、降低颅内压、维持生命体征，再行转诊。

【治疗】

1. 控制脑水肿，降低颅内压

可用 20% 甘露醇、甘油果糖注射液、白蛋白静脉滴注，呋塞米静脉注射。

2. 调控血压

ICH 后的血压升高是对颅内压升高的一种反射性自我调节，应先降颅压之后，再根据血压情况决定是否降压治疗。收缩压＞180mmHg 的 ICH 患者，应在密切监测血压的情况下，使用静脉降压药物进行降压治疗，控制血压在（140～160）/90mmHg，常用静脉降压药物有尼卡地平、乌拉地尔等。收缩压＜180mmHg 的患者可口服降压药物，常用口服降压药物有血管紧张素Ⅱ受体阻滞剂、长效钙通道阻滞剂等。

3. 防治并发症

①感染：保持呼吸道通畅，定时翻身、拍背、吸痰，防止吸入性肺炎或窒息，发生呼吸道感染时，可根据经验或药物敏感试验选择抗生素。②应激性溃疡：预防出血可用西咪替丁静脉滴注或雷尼替丁口服。发生上消化道出血可给奥美拉唑静脉注射。③有癫痫发作或脑电检测有痫样放电者应给予抗癫痫药物治疗。④中枢性高热为下丘脑下部散热中枢受损所致，大多采用物理降温。⑤鼓励患者尽早活动、腿抬高。尽可能避免下肢特别是瘫痪侧肢体静脉输液，以预防深静脉血栓。

4. 外科治疗

目的在于消除血肿，降低颅压，解除脑组织受压，以挽救患者生命。常用的手术方法有开颅血肿清除术、锥孔穿刺血肿抽吸、立体定向血肿引流术、脑室引流术等。

5. 康复治疗

早期将患肢置于功能位，如病情允许，危险期过后，应及早进行肢体功能、言语障碍及心理的康复治疗。

四、蛛网膜下腔出血

【概述】

蛛网膜下腔出血（SAH）是指脑底或脑表面血管破裂后，血液直接注入蛛网膜下腔而言，又称自发性 SAH。脑实质或脑室出血、脑外伤后血液流入蛛网膜下腔称为继发性 SAH。临床表现以突发头痛、呕吐及脑膜刺激征为特点，严重病例可伴有意识障碍。SAH 约占急性脑卒中的 10%，常见病因为颅内动脉瘤，其次为脑血管畸形，还有高血压性动脉硬化、脑底异常血管网病、颅内肿瘤、脑血管炎、血液病及抗凝治疗并发症等。

【临床表现】

1. 多在情绪激动或用力等情况下急骤起病。主要表现为持续不能缓解或进行性加重的剧烈头痛；多伴有恶心呕吐；可有短暂的意识障碍及烦躁、谵妄等精神症状，少数出现癫痫发作。

2. 发病后可以出现下列并发症：再出血、脑血管痉挛、急性梗阻性脑积水和正常颅压脑积水等。①再出血：以 5 ～ 11 天为高峰，表现为经治疗病情好转的情况下，突然发生剧烈头痛、恶心呕吐、意识障碍加重，原有局灶症状和体征重新出现等。②脑血管痉挛：常发生在出血后 1 ～ 2 周，表现为病情稳定后再出现神经系统定位体征和意识障碍，腰穿或头颅 CT 检查无再出血表现。③急性梗阻性脑积水：SAH 后 1 周内脑室急性扩大，出现剧烈头痛、呕吐、意识障碍等进行性颅内压增高的表现，复查头颅 CT 可以诊断。④正常颅压脑积水：出现于 SAH 的晚期，表现为精神异常、步态异常和尿失禁。

【诊断】

1. 突发剧烈头痛伴呕吐，颈项强直等脑膜刺激征，伴或不伴意识模糊，反应迟钝。

2. 检查无局灶性神经体征，可高度提示蛛网膜下腔出血。

3. CT 证实脑池和蛛网膜下腔高密度出血征象，腰穿压力明显增高和血性脑脊液，眼底检查玻璃体下片块状出血等可临床确诊。DSA、MRA、CTA 等脑血管影像学检查有助于明确病因。

【鉴别诊断】

1. 脑出血

原发性脑室出血、小脑出血、尾状核头出血等因无明显肢体瘫痪，易与蛛网膜下腔出血混淆，头颅 CT 和 DSA 检查可以鉴别。

2. 颅内感染

结核性、真菌性、细菌性和病毒性脑膜炎等可有头痛、呕吐、脑膜刺激征，但常先有发热，脑脊液检查提示炎性改变，且头颅 CT 无出血改变。

3. 瘤卒中或颅内转移瘤

依靠详细病史，脑脊液和 CT 扫描可以鉴别。

【转诊原则】

骤然发生的剧烈头痛、呕吐伴脑膜刺激征，伴或不伴意识障碍，应疑诊 SAH，紧急转诊。

【治疗】

1. 一般处理

绝对卧床 4 ～ 6 周，避免一切可能引起血压和颅压增高的诱因。头痛、烦躁者用止痛、镇静药物，如布桂嗪、地西泮、苯巴比妥肌内注射；频繁咳嗽时应用强力止咳剂；频繁呕吐给予止吐药；保持大便通畅，可用缓泻剂，避免用力。如果平均动脉压＞ 125mmHg 或收缩压＞ 180mmHg，可以使用降压药物，保持血压稳定在正常或起病前水平，可选依那普利、卡托普利口服。

2. 降颅压治疗

可用 20% 甘露醇、甘油果糖注射液、白蛋白静脉滴注，呋塞米静脉注射。

3. 防治再出血

常用 6– 氨基己酸静脉滴注并维持。

4. 防治迟发性血管痉挛

尽早使用尼莫地平静脉滴注，静脉治疗后可以口服尼莫地平片。

第二十一节 颤证

【概述】

颤证是以头部或肢体摇动颤抖，不能自制为主要临床表现的一种病证，轻者表现为头摇动或手足微颤，重者可见头部振摇，肢体颤动不止，甚则肢节拘急，失去生活自理能力。常因年老体虚、情志过极、饮食失宜、劳逸失当或其他慢性病证而诱发。西医学中帕金森病、肝豆状核变性、小脑病变的姿位性震颤、特发性震颤、甲状腺功能亢进症等，凡具有颤证临床特征的锥体外系疾病和某些代谢性疾病，均可参照本节内容辨证论治。

【类证鉴别】

颤证与瘛疭。

【鉴别诊断】

见“帕金森病”。

【治疗】

1. 辨治原则

颤证首先要辨清标本虚实。肝肾阴虚、气血不足为病之本，属虚；风、火、痰、瘀等病理因素多为病之标，属实。但病久常标本虚实夹杂，临证需仔细辨别其主次偏重。颤证的治疗原则：初期，本虚之象并不明显，常见风火相扇、痰热壅阻之标实证，治疗当以清热、化痰、息风为主；病程较长，年老体弱，其肝肾亏虚、气血不足等本虚之象逐渐突出，治疗当滋补肝肾，益气养血，调补阴阳为主，兼以息风通络。由于本病多发于中老年人，多在本虚的基础上导致标实，因此治疗更应重视补益肝肾，治病求本。

2. 证治分类

（1）风阳内动证

证候：肢体颤动粗大，程度较重，不能自制，眩晕耳鸣，面赤烦躁，易激动，心情紧张时颤动加重，伴有肢体麻木，口苦而干，语言迟缓不清，流涎，尿赤，大便干。舌质红，苔黄，脉弦。

治法：镇肝息风，舒筋止颤。

主方：天麻钩藤饮合镇肝熄风汤加减。

常用中成药：全天麻胶囊。

（2）痰热风动证

证候：头摇不止，肢麻震颤，重则手不能持物，头晕目眩，胸脘痞闷，口苦口黏，甚则口吐痰涎。舌体胖大，有齿痕，舌质红，舌苔黄腻，脉弦滑数。

治法：清热化痰，平肝息风。

主方：导痰汤合羚角钩藤汤加减。

常用中成药：牛黄清心丸。

（3）气血亏虚证

证候：头摇肢颤，面色㿠白，表情淡漠，神疲乏力，动则气短，心悸健忘，眩晕，纳呆。舌体胖大，舌质淡红，舌苔薄白滑，脉沉濡无力或沉细弱。

治法：益气养血，濡养筋脉。

主方：人参养荣汤加减。

常用中成药：归脾丸、八珍丸。

（4）髓海不足证

证候：头摇肢颤，持物不稳，腰膝酸软，失眠心烦，头晕，耳鸣，善忘，老年患者常兼有神呆、痴傻。舌质红，舌苔薄白，或红绛无苔，脉细数。

治法：填精补髓，育阴息风。

主方：龟鹿二仙膏合大定风珠加减。

常用中成药：六味地黄丸、左归丸。

（5）阳气虚衰证

证候：头摇肢颤，筋脉拘挛，畏寒肢冷，四肢麻木，心悸懒言，动则气短，自汗，小便清长或自遗，大便溏。舌质淡，舌苔薄白，脉沉迟无力。

治法：补肾助阳，温煦筋脉。

主方：地黄饮子加减。

常用中成药：金匮肾气丸。

【转诊原则】

1. 患者出现行动迟缓、身体与四肢发僵、头部或肢体不自主颤动等症状时，应疑诊帕金森病，转诊至上级医院明确诊断。

2. 症状控制不良、疗效减退或出现严重副作用，需调整治疗方案时应转诊至上级医院。

3. 病情进展快、药物疗效差，应疑诊其他疾病所致帕金森综合征，及时转诊。

4. 出现严重并发症应及时转诊至上级医院救治。

【养生与康复】

1. 预防颤证应注意生活调摄，保持情绪稳定，心情舒畅，避免忧思郁怒等不良精神刺激。

2. 饮食宜清淡而富有营养，忌暴饮暴食及嗜食肥甘厚味，戒除烟酒等不良嗜好。

3. 避免中毒、中风、颅脑损伤对预防颤证发生有重要意义。

【健康教育】

1. 颤证患者生活要有规律，保持心情愉快和情绪稳定。

2. 平时注意加强肢体功能锻炼，适当参加力所能及的体育活动，如太极拳、八段锦、内养功等。

3. 病室应保持安静，通风好，温 / 湿度宜人。

4. 对卧床不起的患者，注意帮助患者翻身，经常进行肢体按摩，以防发生褥疮，一旦发生褥疮，要及时处理，按时换药，保持创口干燥，使褥疮早日愈合。

附：帕金森病

【概述】

帕金森病（PD），是一种常见于中老年的神经系统变性疾病，在我国 65 岁以上人群患病率为 1700/10 万，并随年龄增长而升高。该病的主要病理改变为黑质致密部多巴胺能神经元丢失和路易小体形成，临床症状包括静止性震颤、肌强直、运动迟缓和姿势平衡障碍的运动症状及嗅觉减退、快动眼动期睡眠行为异常、便秘和抑郁等非运动症状。

【临床表现】

患者发病年龄平均约 55 岁，多见于 60 岁以后，40 岁以前相对少见。男性略多于女性。隐匿起病，缓慢发展。

1. 运动症状

常始于一侧上肢，逐渐累及同侧下肢，再波及对侧上肢及下肢。

（1）运动迟缓

随意运动减少，动作缓慢、笨拙。早期以手指精细动作如解或扣纽扣、系鞋带等动作缓慢，逐渐发展成全面性随意运动减少、迟钝，晚期因合并肌张力增高，导致起床、翻身均有困难。可见面容呆板，双眼凝视，瞬目减少，酷似“面具脸”；口、咽、腭肌运动徐缓时，表现语速减慢，语声低调；书写字体越写越小，呈现“小字征”等。

（2）静止性震颤

常为首发症状，多始于一侧上肢远端，静止位时出现或明显，随意运动时减轻或停止，紧张或激动时加剧，入睡后消失。典型表现是拇指与示指呈“搓丸样”动作，频率 4 ～ 6Hz。

（3）肌强直

被动运动关节时阻力增高，且呈一致性，类似弯曲软铅管的感觉，故称“铅管样强直”；在有静止性震颤的患者中可感到在均匀的阻力中出现断续停顿，如同转动齿轮，称为“齿轮样强直”。四肢、躯干、颈部肌强直可使患者出现特殊的屈曲体姿，表现为头部前倾，躯干俯屈，肘关节屈曲，腕关节伸直，前臂内收，髋及膝关节略为弯曲。

（4）姿势障碍

在疾病早期，表现为走路时患侧上肢摆臂幅度减小或消失，下肢拖拽。随病情进展，步伐逐渐变小变慢，启动、转弯时步态障碍尤为明显，自坐位、卧位起立时困难。有时行走中全身僵住，不能动弹，称为“冻结”现象。有时迈步后以极小的步伐越走越快，不能及时止步，称为“前冲步态”或“慌张步态”。

2. 非运动症状

也是常见和重要的临床征象，而且有的可先于运动症状而发生。

（1）感觉障碍

疾病早期即可出现嗅觉减退或睡眠障碍，尤其是快速眼动期睡眠行为异常。中晚期常有肢体麻木、疼痛。有些患者可伴有不安腿综合征。

（2）自主神经功能障碍

临床常见，如便秘、多汗、脂溢性皮炎（油脂面）等。吞咽活动减少可导致流涎。疾病后期也可出现性功能减退、排尿障碍或直立性低血压。

（3）精神障碍

近半数患者伴有抑郁，并常伴有焦虑。15% ～ 30% 的患者在疾病晚期发生认知障碍乃至痴呆，以及幻觉，其中视幻觉多见。

【诊断】

1. 帕金森综合征的诊断标准

依据我国 2016 年修订的《中国帕金森病的诊断标准》，帕金森综合征诊断的确立是诊断帕金森病的先决条件。诊断帕金森综合征基于3个核心运动症状，即必备运动迟缓和至少存在静止性震颤或肌强直2项症状的1项。

（1）运动迟缓

即运动缓慢和在持续运动中运动幅度或速度的下降（或者逐渐出现迟疑、犹豫或暂停）。肢体运动迟缓是确立帕金森综合征诊断所必需的。

（2）肌强直

即当患者处于放松体位时，四肢及颈部主要关节的被动运动缓慢。

（3）静止性震颤

即肢体处于完全静止状态时出现4～6Hz震颤（运动起始后被抑制）。

2. 帕金森病的诊断

若患者符合帕金森综合征诊断，同时满足以下条件则可诊断为帕金森病。

（1）患者对多巴胺能药物的治疗明确且显著有效或出现左旋多巴诱导的异动症。

（2）既往无长期多巴胺受体阻滞剂或多巴胺耗竭剂应用史。

（3）无小脑性共济失调或小脑性眼动异常，无眼球垂直运动障碍。

（4）发病5年内至少有一项常见非运动症状，包括嗅觉减退、睡眠障碍、自主神经功能障碍、精神障碍。

3. 若出现以下情况则需慎重考虑帕金森病诊断

（1）5年内出现致残性步态障碍、延髓性麻痹症状、吸气性喘鸣、严重的直立性低血压（站立3分钟收缩压下降至少30mmHg或舒张压下降至少20mmHg）、尿潴留、尿失禁。

（2）发病后3年内由于平衡障碍导致反复（＞1次/年）跌倒。

（3）发病后10年内出现不成比例的颈部前倾或手足挛缩。

（4）出现其他原因不能解释的锥体束征。

（5）起病或病程中表现为双侧对称性的帕金森综合征症状，没有任何侧别优势，且客观体检亦未观察到明显的侧别性。

【鉴别诊断】

1. 帕金森叠加综合征

帕金森叠加综合征包括多系统萎缩（MSA）、进行性核上性麻痹（PSP）和皮质基底节变性（CBD）等。在疾病早期即出现突出的语言和步态障碍，姿势不稳，中轴肌张力明显高于四肢，无静止性震颤，突出的自主神经功能障碍，对左旋多巴无反应或疗效不持续均提示帕金森叠加综合征的可能。

2. 继发性帕金森综合征

此综合征是由药物、感染、中毒、脑卒中、外伤等明确的病因所致。通过仔细的询问病史及相应的实验室检查，此类疾病一般较易与原发性帕金森病鉴别。

3. 特发性震颤

此病隐袭起病，进展很缓慢或长期缓解。约 1/3 患者有家族史。震颤是唯一的临床症状，主要表现为姿势性震颤和动作性震颤，即身体保持某一姿势或做动作时易于出现震颤。震颤常累及双侧肢体，头部也较常受累，频率为 6 ～ 12Hz。情绪激动或紧张时可加重，静止时减轻或消失。此病与帕金森病突出的不同在于特发性震颤起病时多为双侧症状，不伴有运动迟缓，无静止性震颤，疾病进展很慢，多有家族史，有相当一部分患者生活质量几乎不受影响。

【转诊原则】

见“颤证”。

【治疗】

1. 复方左旋多巴（包括左旋多巴 / 苄丝肼和左旋多巴 / 卡比多巴）

这是治疗本病最基本最有效的药物，对震颤、强直、运动迟缓均有较好疗效。使用时应从小剂量开始，逐渐缓慢增加剂量直至获较满意疗效，不求全效。剂量增加不宜过快，用量不宜过大。餐前 1 小时或餐后一个半小时服药。

2. 抗胆碱能药物

临床常用的是盐酸苯海索。主要适用于震颤明显且年龄较轻的患者。老年患者慎用，闭角型青光眼及前列腺肥大患者禁用。

3. 金刚烷胺

对少动、僵直、震颤均有轻度改善作用，对异动症可能有效。

4. DR 激动剂

目前临床常用非麦角类 DR 激动剂。适用于早期帕金森病患者，也可与复方左旋多巴联用治疗中晚期患者。其使用剂量应从小剂量开始，逐渐加量。常用药物有普拉克索、罗匹尼罗、吡贝地尔、罗替戈汀和阿扑吗啡。

5. 单胺氧化酶 B（MAO–B）抑制剂

可单药治疗新发、年轻的帕金森病患者，也可辅助复方左旋多巴治疗中晚期患者。常用药物包括司来吉兰和雷沙吉兰。

6. 儿茶酚 –O– 甲基转移酶（COMT）抑制剂

帕金森病患者出现症状波动时可加用 COMT 抑制剂以减少“关期”。恩他卡朋需与左旋多巴同时服用才能发挥作用。托卡朋第一剂与复方左旋多巴同服，此后间隔6小时服用，可以单用。

7. 非运动症状的治疗

帕金森病患者在疾病晚期可出现精神症状，如幻觉、欣快、错觉等，可加用抗精神病药物，如氯氮平、喹硫平等；出现认知障碍的PD患者可加用胆碱酯酶抑制剂，如石杉碱甲、多奈哌齐、卡巴拉汀；便秘的患者可增加饮水量、多进食富含纤维的食物，同时也可减少抗胆碱能药物的剂量或服用通便药物；直立性低血压患者应增加盐和水的摄入量，可穿弹力袜，也可加用α-肾上腺素能激动剂米多君；帕金森病患者出现入睡困难、多梦、易醒、早醒等睡眠障碍可适当选用镇静安眠药。

第二十二节　痴呆

【概述】

痴呆是一种以记忆和认识功能进行性损害为特征的疾病。轻者可见近事遗忘，反应迟钝，寡言少语，但日常生活能部分自理；病重者常表现为远事也忘，时空混淆，不识亲友，言语重复或错乱，或终日不语，神情淡漠或烦躁，日常生活完全需他人帮助。随着人口老龄化，痴呆已经成为老年人的常见病和多发病，且致残率甚高。本病多因年老体虚、禀赋不足、后天失养、七情内伤、久病邪留等导致髓海不足、神机失用而发病。西医学中的阿尔茨海默病（老年性痴呆）、血管性痴呆、路易体痴呆、额颞叶痴呆、帕金森病痴呆、脑叶萎缩症、脑淀粉样血管病等，可参考本节内容进行辨证论治。

【类证鉴别】

1. 痴呆与郁证

郁证患者也常出现与痴呆相似的症状，但以抑郁症状为主，如心情不佳、表情淡漠、少言寡语、思维迟缓，神经心理学检查记忆和认知功能正常，也可随情绪波动而加重，用抗抑郁药物治疗有效。痴呆一般起病缓慢，进行性发展，或突然起病，阶梯样加重，临床表现以记忆和认知功能障碍为主症，抑郁情绪可有可无。神经心理学检查证实记忆和认知功能异常。神经影像学检查可资进一步鉴别。

2. 痴呆与健忘

健忘是指主诉记忆减退、遇事善忘的一种病症，一般无渐进加重。神经心理学检查提示为增龄性记忆减退或记忆正常，无视空间和人格障碍，自知力和社会活动正常。痴呆为记忆减退呈渐进加重，并经神经心理学检查证实，同时伴认知功能损害，影像学可见器质性脑改变。但健忘可以是痴呆的早期表现。明确鉴别的唯一途径是进行神经心理学检查和神经影像学检查的追踪随访。

3. 痴呆与癫病

癫病是以沉闷寡言、情感淡漠、语无伦次，或喃喃自语、静而少动等精神失常为主要表现的一种病症。痴呆则是以记忆减退，时空混淆，计算不能，不能做过去熟悉的工作等智能活动障碍为主要表现。癫病日久也有继发痴呆者，但癫病在前，而痴呆在后。

【鉴别诊断】

见“阿尔茨海默病”。

【治疗】

1. 辨治原则

本病乃本虚标实之证，临床上以虚实夹杂者多见。辨证当分轻重、明缓急、辨虚实。本病的治疗大法是补虚益损，解郁散结。脾肾不足，髓海空虚之证，宜培补先天、后天，以冀脑髓得充，化源得滋；对于气郁血瘀痰滞者，气郁应开，血瘀应散，痰滞应清，以冀气行血活，窍开神醒。

2. 证治分类

（1）平台期

①髓海不足证

证候：记忆减退，定向不能，判断力差，或失算，重者失认，失用，懒惰思卧，齿枯发焦，腰酸骨软，步行艰难。舌瘦色淡，脉沉细。

治法：滋补肝肾，生髓养脑。

主方：七福饮加减。

常用中成药：六味地黄丸、复方苁蓉益智胶囊。

②脾肾亏虚证

证候：记忆减退，失算失认、词不达意，腰膝酸软，肌肉萎缩，食少纳呆，气短懒言，口涎外溢或四肢不温，腹痛喜按，鸡鸣泄泻，或二便失禁。舌质淡白，舌体胖大，舌苔白，脉沉细弱，两尺尤甚者。

治法：温补脾肾，养元安神。

主方：还少丹加减。

常用中成药：还少丹。

③气血不足证

证候：记忆减退，行动迟缓，甚或终日寡言而不动，倦怠嗜卧，多梦易惊，神疲乏力，面唇无华，爪甲苍白，食少纳呆，大便溏薄。舌质淡胖有齿痕，脉细弱。

治法：益气健脾，养血安神。

主方：归脾汤加减。

常用中成药：归脾丸。

（2）波动期

①痰浊蒙窍证

证候：记忆减退，表情呆钝，头晕身重，晨起痰多，纳呆呕恶，脘腹胀满。重症者生活不能自理，面色㿠白或苍白无泽，气短乏力。舌体胖大有齿痕，苔腻浊，脉弦滑。

治法：化痰开窍，养心安神。

主方：洗心汤加减或涤痰汤加减。

常用中成药：礞石滚痰丸。

②瘀阻脑络证

证候：多有产伤及外伤病史，或心肌梗死史、脑卒中史，或素有血瘀之疾。记忆减退，反应迟钝，或行为怪异，或妄思离奇，或头痛难愈，面色晦暗。舌质暗紫，有瘀点瘀斑，苔薄白，脉细弦或涩。

治法：活血化瘀，通窍醒神。

主方：通窍活血汤加减。

常用中成药：银杏叶片、通心络胶囊。

③心肝火旺证

证候：健忘颠倒，认知损害，自我中心，心烦易怒，口苦目干，头晕头痛，筋惕肉瞤，或咽干口燥，口臭口疮，尿赤便干或面红微赤，口气臭秽，口中黏涎秽浊，烦躁不安甚则狂躁。舌质暗红，苔黄或黄腻，脉弦滑或弦细而数。

治法：清心平肝，安神定志。

主方：天麻钩藤饮加减。

常用中成药：龙胆泻肝丸。

（3）下滑期

毒损脑络证

证候：表情呆滞，双目无神，不识事物，面色晦暗，秽浊如蒙污垢，或兼面红微赤，口气臭秽，口中黏涎秽浊，尿赤便干或二便失禁，肢体颤动，舌强寡语或言辞颠倒，狂躁不宁。舌绛少苔或舌黯或舌有瘀斑，苔厚腻、积腐，或见秽浊，脉弦数或滑数。

治法：清热解毒，通络达邪。

主方：黄连解毒汤合安宫牛黄丸加减。

常用中成药：黄连上清丸、牛黄解毒丸。

【转诊原则】

1. 临床出现不明原因记忆和认识功能进行性损害的表现，应转上级医院诊断，明确病因。

2. 如遇病情快速进展，甚至迅速恶化的痴呆患者，应及时转诊至上级医院，积极完善相关检查以明确诊断。

【养生与康复】

1. 清淡饮食、常喝绿茶、快步行走等具有延缓或预防痴呆的作用。

2. 医护人员和亲属都要关心爱护患者，注意尊重患者的人格，避免使用呆傻、愚笨等词语。

3. 实验研究证明，音乐能改善大脑皮层的功能，增加其供血供氧，较好地调节自主神经系统的功能，从而延缓或在一定程度上预防痴呆的发生及进展。

【健康教育】

1. 帮助并引导患者维持或恢复有规律的生活习惯，饮食清淡，适度运动。

2. 帮助患者正确认识和对待疾病，保持积极乐观的生活态度，解除情志因素刺激。

3. 对轻症患者，应进行耐心细致的智能训练，鼓励患者多读书、读报，多与亲属及朋友交流，使之逐渐恢复或掌握一定的生活和工作技能。

4. 对重症患者，应进行生活照料，防止因大小便自遗及长期卧床引发褥疮、感染等，要防止患者自伤或他伤，防止跌倒而发生骨折，或外出走失等。

阿尔茨海默病

【概述】

阿尔茨海默病（AD）是一种起病隐匿的进行性发展的神经系统退行性疾病。临床上以记忆障碍、失语、失用、失认、视空间技能损害、执行功能障碍以及人格和行为改变等全面性痴呆表现为特征，病因迄今未明。65 岁以前发病者，称早老性痴呆；65 岁以后发病者称老年性痴呆。

【临床表现】

该病起病缓慢或隐匿，患者及家人常说不清何时起病。多见于70岁以上（男性平均73岁，女性为75岁）老人，少数患者在躯体疾病、骨折或精神受到刺激后症状迅速明朗化。女性较男性多（女：男为3 ：1）。主要表现为认知功能下降、精神症状和行为障碍、日常生活能力的逐渐下降。根据认知能力和身体功能的恶化程度分成三个时期。

1. 第一阶段（1～3年）

为轻度痴呆期。表现为记忆减退，对近事遗忘突出；判断能力下降，患者不能对事件进行分析、思考、判断，难以处理复杂的问题；工作或家务劳动漫不经心，不能独立进行购物、经济事务等，社交困难；尽管仍能做些已熟悉的日常工作，但对新的事物却表现出茫然难解，情感淡漠，偶尔激惹，常有多疑；出现时间定向障碍，对所处的场所和人物能做出定向，对所处地理位置定向困难，复杂结构的视空间能力差；言语词汇少，命名困难。

2. 第二阶段（2～10年）

为中度痴呆期。表现为远近记忆严重受损，简单结构的视空间能力下降，时间、地点定向障碍；在处理问题、辨别事物的相似点和差异点方面有严重损害；不能独立进行室外活动，在穿衣、个人卫生以及保持个人仪表方面需要帮助；计算不能；出现各种神经症状，可见失语、失用和失认；情感由淡漠变为急躁不安，常走动不停，可见尿失禁。

3. 第三阶段（8～12年）

为重度痴呆期。患者已经完全依赖照护者，严重记忆力丧失，仅存片段的记忆；日常生活不能自理，大小便失禁，呈现缄默、肢体僵直，查体可见锥体束征阳性，有强握、摸索和吸吮等原始反射。最终昏迷，一般死于感染等并发症。

【诊断】

依据最新2011版美国国立老化研究所和阿尔茨海默病协会提出的AD临床标准和2014年国际工作组修订的AD诊断标准进行诊断。

1. 核心临床诊断标准（下列之一）

（1）存在早期和显著的情节记忆损害：患者或知情者报告记忆功能逐渐的进行性变化超过6个月。

（2）早期出现对目标、符号、单词、面孔的进行性视觉理解障碍或视觉识别障碍。

（3）早期出现以肢体失用或忽视为特征的进行性视空间障碍。

（4）早期出现进行性单词检索障碍和句子复述障碍，语义、句法和运动言语能力保留。

（5）早期出现原发性淡漠或行为脱抑制等进行性行为改变或执行功能障碍。

2. AD 的排除标准

（1）病史

突然发病；早期出现步态紊乱、癫痫发作、主要和普遍的行为改变等症状。

（2）临床特征

局灶性神经缺损表现、早期锥体外系征、早期幻觉、认知波动等。

（3）其他医学情况严重到足以解释记忆和相关症状

非 AD 痴呆、严重抑郁、脑血管病、中毒、炎症和代谢紊乱等。

3. 有条件进行 AD 分子影像学检查和脑脊液检测时，可结合以下检测结果进行 AD 诊断（下列之一）

（1）脑脊液中 $A\beta_{1\sim42}$ 减少和 T-tau 或 P-tau 增加。

（2）PET 显示淀粉样蛋白示踪剂滞留增加。

（3）存在 AD 常染色体显示突变（早老素蛋白 1、早老素蛋白 2 或淀粉样前体蛋白）。

【鉴别诊断】

1. 血管性痴呆

急性起病，偶可亚急性甚至慢性起病，症状波动性进展或阶梯性恶化，有神经系统定位体征，既往有高血压或动脉粥样硬化或糖尿病病史，可能有多次中风史，影像学检查可发现多发的脑血管性病灶。

2. 额颞叶痴呆

早期出现人格、精神障碍，遗忘则出现较晚，影像学检查示额叶和颞叶脑萎缩，又称 Pick 病。

3. 路易体痴呆

该类痴呆患者以波动性认知功能障碍、反复发生的视幻觉和自发性锥体外系功能障碍为突出临床表现。患者回忆及再认的能力与 AD 患者相比均有优势，但语言交流流畅性、视觉感知和操作任务完成方面则更为不足。患者一般对镇静药异常敏感。

4. 帕金森病痴呆

指帕金森病患者认知水平下降到痴呆的程度。患者常合并锥体外系运动障碍症状，多巴类药物治疗有效。患者认知领域损害主要表现在执行能力的损害，此类患者的短时记忆和长时记忆均有所下降，但严重程度比 AD 轻。

【转诊原则】

见“痴呆”。

【治疗】

1. 胆碱酯酶抑制剂

这是现今治疗轻中度AD的一线药物。明确诊断阿尔茨海默病的患者可以选用胆碱酯酶抑制剂治疗，主要包括多奈哌齐、卡巴拉汀、加兰他敏和石杉碱甲。

2. 兴奋性氨基酸受体拮抗剂

这是另一类治疗AD的一线药物。明确诊断的中重度AD患者可以选用美金刚或美金刚与多奈哌齐、卡巴拉汀联合治疗，对出现明显精神行为症状的重度AD患者，尤其推荐胆碱酯酶抑制剂与美金刚联合应用。

3. 其他药物

可以适当选用银杏叶、脑活素、奥拉西坦或吡拉西坦等作为AD患者的协同辅助治疗药物。

第二十三节　面瘫病

【概述】

面瘫病中医亦名“口歪（㖞）”“口㖞僻”，俗称“吊线风”，是由面部脉络痹阻或受损所致以口眼㖞斜、口角流涎、言语不清、目不能闭为主要临床表现的疾病，多因正气不足、脉络空虚，风邪乘虚而入经络，或气血痹阻，或痰浊阻滞经络，筋脉松弛而发病。基本病机为风、虚、痰、瘀。西医学的特发性面神经麻痹，常见于贝尔麻痹，可以参考本节内容辨证论治。

【类证鉴别】

面瘫病（口僻）与中风：口僻主要症状是口眼㖞斜，常伴耳后疼痛，口角流涎，言语不清，而无中风之半身不遂或意识障碍等表现。

【鉴别诊断】

见“特发性面神经麻痹”。

【治疗】

1. 辨治原则

面瘫病应首辨虚实，实证以风、痰、瘀为主，多起病急、病情重、病程短，治以疏风化痰祛瘀；虚证多以气虚为主，起病缓、病情轻、病程长，治以益气扶正祛邪。还需结合辨病期，急性期为发病 15 天以内；恢复期为发病 16 天至 6 个月；联动期和痉挛期为发病 6 个月以上。临床常结合针灸等综合治疗。

2. 证治分类

（1）风寒袭络证

证候：突然口眼㖞斜，眼睑闭合不全，或有口角流涎，眼泪外溢，伴恶风寒，头痛鼻塞，面肌发紧，肢体酸痛，舌苔薄白，脉浮紧。

治法：祛风散寒，温经通络。

主方：小续命汤加减。

常用中成药：九味羌活丸。

（2）风热袭络证

证候：骤然起病，口眼㖞斜，眼睑闭合不全，头痛面热，或发热恶风，心烦口渴，耳后疼痛，舌质红，苔薄黄，脉浮数。

治法：疏风清热，活血通络。

主方：大秦艽汤加减。

常用中成药：银翘解毒颗粒、清热解毒软胶囊。

（3）风痰阻络证

证候：突然口眼㖞斜，眼睑闭合不全，或面部抽搐，颜面麻木发胀，伴头重如蒙、胸闷或呕吐痰涎，舌胖大，苔白腻，脉弦滑。

治法：祛风化痰，通络止痉。

主方：牵正散合导痰汤加减。

常用中成药：小活络丸。

（4）气虚血瘀证

证候：口眼㖞斜，眼睑闭合不全，日久不愈，面肌时有抽搐，舌淡紫，苔薄白，脉细涩或细弱。

治法：益气活血，通络止痉。

主方：补阳还五汤加减。

常用中成药：益气活血颗粒。

3. 其他疗法

（1）针刺

采用循经与面部局部取穴。

急性期：祛风祛邪，通经活络。

主穴：合谷、太阳、承浆、太冲、足三里、三阴交。

配穴：风寒证者，配风池；风热证者，配曲池；风痰证者，配丰隆。

操作：针刺 0.8 ～ 1 寸，百会平补平泻，风池、合谷泻法，足三里、三阴交、太冲补法，留针 30 分钟（急性期面部局部不宜针灸，恐加重面神经水肿）。

恢复期：活血化瘀，培补脾胃，荣肌养筋。

主穴：阳白、四白、地仓、颊车、下关、太阳、牵正、合谷、攒竹、迎香。

配穴：气虚者，配足三里、关元、气海、百会；血瘀者，配血海；痰瘀者，配丰隆。

操作：针刺 0.8 ～ 1 寸，面部局部穴位平补平泻，足三里、三阴交、关元、气海用补法，血海、丰隆用泻法。

（2）电针

适用于面肌痿软瘫痪者，一般选取阳白 – 太阳、下关 – 巨髎、颊车 – 地仓。阴极在外周，阳极在中心部。波形为连续波或断续波，频率 1 ～ 2Hz，输出强度以面部肌肉轻微收缩为度。约 30 分钟。

（3）灸法

适用于风寒袭络证，选取太阳、下关、翳风、承泣、阳白、鱼腰、四白、地仓、颊车、印堂、巨髎等面部穴位，采用温和灸、回旋灸、雀啄灸、温针灸或热敏灸等方法。每次施灸约 20 分钟。

（4）拔罐

适用于风寒袭络各期患者。选取患侧的阳白、下关、巨髎、地仓、颊车等穴位。采用闪火法，于每穴位区域将火罐交替吸附及拔下约 1 秒钟，不断反复，持续 5 分钟左右，以患侧面部穴位处皮肤潮红为度。每日闪罐 1 次，每周治疗 3 ～ 5 次，疗程以病情而定。

（5）穴位贴敷

马钱子粉 0.3 ～ 0.5g 撒于风湿止痛膏上，贴敷患处，或交替贴敷于下关、颊车、地仓、太阳、阳白、翳风等穴，每 2 ～ 3 日一次。或选太阳、阳白、颧髎、地仓、颊车，将白附子研细末，加冰片少许做面饼，贴敷穴位，每日一次。

（6）耳穴压豆

主穴：面颊、肝、口、眼、皮质下；配穴：肾上腺、脾、枕、额。主穴配穴各选3穴，用王不留行贴压，嘱患者每日自行压耳穴3次，3～5日换压另一侧耳穴。注意用力适度，防止损伤耳郭皮肤。

【转诊原则】

1. 面瘫病经治疗症状未控制或反加重者，或出现高热、寒战，或合并、并发其他疾病等，需及时转诊至上级医院。

2. 出现特发性面神经麻痹不典型表现，疑诊由于继发性原因导致面神经麻痹时，转上级医院查明病因，以免误诊。

【养生与康复】

1. 面部避免吹风受寒，必要时可戴口罩、眼罩防护。

2. 饮食忌生冷、辛辣、海腥发物之品。

3. 眼睑闭合不全者，每日点滴眼药水，防止灰尘侵入。

4. 可自己按摩瘫痪侧面肌，每日数次，每次5～10分钟。当神经功能开始恢复时，患者可面对镜子练习单个面肌的随意运动，促进瘫痪面肌的早日康复。

【健康教育】

1. 注重锻炼身体，增强体质，增强抵抗力。

2. 调畅情志，保持心情舒畅，避免精神紧张。

3. 劳逸结合，注意调养。

附：特发性面神经麻痹

【概述】

特发性面神经麻痹又称贝尔麻痹，由茎乳孔内面神经的非特异性炎症引起的周围性面肌瘫痪。国外报道发病率在（11.5～53.3）/10万。该病确切病因未明，目前认为与病毒感染或炎性反应等有关。临床特征为急性起病，多在3天左右达到高峰，表现为单侧周围性面瘫，无其他可识别的继发原因。该病具有自限性，但早期合理的治疗可以加快面瘫的恢复，减少并发症。

【临床表现】

1. 任何年龄、季节均可发病。

2. 急性起病，多有受寒病史，常于夜间发病，于3天左右达高峰。

3. 患侧面部闭目、鼓腮、示齿、闭唇无力，面部松弛，口角流涎，食物停留于患侧齿颊间。可伴患侧耳后乳突区、耳内及下颌角疼痛，舌前2/3味觉减退或消失，听觉过敏，流泪，眼干或口干等。

4. 查体可见患侧额纹变浅或消失，眼睑闭合不良，眼裂变大和 Bell 现象（闭眼时眼球向上外方转动，显露白色巩膜），鼻唇沟变浅，露齿时嘴角歪向健侧，蹙额、皱眉、吹口哨、鼓颊困难。

【诊断】

1. 急性起病，通常 3 天左右达高峰，常有受凉吹风史或病毒感染史。

2. 单侧周围性面瘫，伴或不伴耳后疼痛、舌前 2/3 味觉减退、听觉过敏、流泪、流涎、眼干或口干等。

3. 排除继发原因。

4. 必要时行颅脑 MRI、高分辨率 CT 检查。

【鉴别诊断】

1. 中枢性面神经麻痹

颜面上 1/3 部的肌肉并不出现瘫痪，闭眼、扬眉、皱眉均正常。面额纹与对侧深度相等，眉毛高度与睑裂大小均与对侧无异。颜面下 2/3 部肌肉出现瘫痪，即颊肌、口开大肌、口轮匝肌等麻痹，故患者该侧鼻唇沟变浅，口角下垂，示齿动作时口角歪向健侧。

2. 继发性面神经麻痹

在所有面神经麻痹的患者中，70% 左右为特发性面神经麻痹，30% 左右为其他病因所致，如吉兰 – 巴雷综合征、多发性硬化、结节病、Mobius 综合征、糖尿病周围神经病等。当出现特发性面神经麻痹不典型表现，如双侧周围性面瘫，既往有周围性面瘫史再次发生同侧面瘫，只有面神经部分分支支配的肌肉无力，伴有其他脑神经的受累或其他神经系统体征时，需要神经科、耳科等进一步检查，必要时行颅脑 MRI、高分辨率 CT 检查。

【转诊原则】

见“面瘫病”。

【治疗】

早期以改善局部血液循环，消除面神经的炎症和水肿为主，后期以促进神经功能恢复为主要治疗原则。

1. 糖皮质激素

急性期尽早使用糖皮质激素治疗，可以促进神经损伤的尽快恢复，改善预后。常口服泼尼松或泼尼松龙，连用 5 天，之后于 5 天内逐步减量至停用。

2. 抗病毒治疗

急性期尽早联合抗病毒药物。口服阿昔洛韦或伐昔洛韦，疗程 7 ～ 10 天；有疱疹者加阿昔洛韦软膏局部外用。

3. 神经营养代谢药物

通常给予 B 族维生素，如甲钴胺、维生素 B_1 肌内注射或口服等。

4. 物理疗法

急性期可在茎乳突孔附近行超短波透热疗法、红外线照射或局部热敷，以改善局部血液循环，减轻神经水肿。

5. 眼部保护

患者长期不能闭眼，使角膜暴露、干燥，容易感染，可戴眼罩防护，或用眼药水保护角膜。

6. 手术治疗

对上述反复治疗，病程超过 2 年以上仍未恢复者，可考虑面神经管减压术，疗效尚不肯定，只宜在严重病例试用。

第二十四节　消渴

【概述】

消渴是由先天禀赋不足、饮食不节、情志失调、劳倦内伤等导致阴虚内热，以多饮、多食、多尿、乏力、消瘦或尿有甜味为主要症状的病证。消渴的病变脏腑主要在肺、脾胃、肾，但以肾为本。西医学的糖尿病、尿崩症、精神性多饮等，如以消渴为主要表现时，均可参照本节内容辨证论治。

【类证鉴别】

1. 消渴与口渴症。

2. 消渴与瘿病。

【鉴别诊断】

见“糖尿病”。

【治疗】

1. 辨治要点

消渴病辨证须辨病位、辨标本、辨本症与并发症。肺燥为主，多饮为著为上消；胃热为主，多食为著为中消；肾虚为主，多尿为著为下消。本病阴虚为主，燥热为标。消渴病本症为多饮、多食、多尿和消瘦；变症为痈疽、白内障、雀目、耳聋、肺痨、水肿、胸痹、中风、厥脱等。清热润燥、养阴生津为基本治疗法则，活血化瘀，贯穿始终。

2. 证治分类

（1）上消

肺热津伤证

证候：口渴多饮，口舌干燥，尿频量多，烦热多汗；舌边尖红，苔薄黄，脉洪数。

治法：清热润肺，生津止渴。

主方：消渴方加减。

（2）中消

①胃热炽盛证

证候：多食易饥，口渴，尿多，形体消瘦，大便干燥；苔黄，脉滑实有力。

治法：清胃泻火，养阴增液。

主方：玉女煎加减。

②气阴亏虚证

证候：口渴引饮，能食与便溏并见，或饮食减少，精神不振，四肢乏力，体瘦；舌质淡红，苔白而干，脉弱。

治法：益气健脾，生津止渴。

主方：七味白术散加减。

常用中成药：香砂养胃丸、金芪降糖片。

（3）下消

①肾阴亏虚证

证候：尿频量多，浑浊如脂膏，或尿甜，腰膝酸软，乏力，头晕耳鸣，皮肤干燥，瘙痒；舌红苔少，脉细数。

治法：滋养固肾。

主方：六味地黄丸加减。

常用中成药：六味地黄丸、左归丸。

②阴阳两虚证

证候：小便频数，浑浊如膏，甚至饮一溲一，面容憔悴，耳轮干枯，腰膝酸软，四肢欠温，畏寒肢冷，阳痿或月经不调；舌苔淡白而干，脉沉细无力。

治法：滋阴温阳，补肾固涩。

主方：金匮肾气丸加减。

常用中成药：金匮肾气丸、右归丸。

3. 其他疗法

对于有肢端感觉异常，如麻木、刺痛或烧灼样痛等糖尿病周围神经病变者，可用以下方法治疗。

（1）中药熏洗

以活血化瘀中药熏洗手三里、足三里、八风、八邪等穴，并施行按摩。

（2）穴位敷贴

用活血通络中成药敷在手三里、足三里、八风、八邪等穴位上，然后用胶布固定。

【转诊原则】

1. 对于不明原因的消渴，社区医院不能明确诊断的当转上一级医院做进一步检查以明确诊断。

2. 经常规处理后，血糖仍未达标者。

3. 消渴伴胸闷胸痛、口眼㖞斜、肢体欠利、恶心呕吐、脱水表现，甚至意识障碍等。

【养生与康复】

1. 食疗

①阴虚燥热者，平时可食用玉米须、苦瓜、葛根、枸杞子、菊花等煎汤代茶以清热生津。

②气阴两虚者可选用黄芪、生晒参、枸杞子泡茶，或食用怀山药、葛根等以益气养阴。

③气虚血瘀者可选用白萝卜、陈皮、佛手、桃仁、当归等以益气活血。

④阳气亏虚者可用红参、羊肉、龙眼肉、干姜、韭菜子等以益气温阳。

⑤面浮肢肿者可食用冬瓜皮、赤小豆、玉米须以利水消肿。

2. 足浴

中药辨证处方，水煎后趁热泡脚，注意温度，避免烫伤皮肤。

【健康教育】

1. 帮助患者提高对糖尿病及其并发症的认识，如低血糖的证候和处理。

2. 重视饮食治疗的作用。在合理控制总热量的基础上，采用合理搭配，即碳水化合物、蛋白质、脂肪三大营养物质按一定比例进食，并进食富含膳食纤维和维生素的食物。其中碳水化合物所提供的热量应占总热量的55%～65%，蛋白质所提供的热量应小于总热量的15%，脂肪所提供的热量应占总热量的20%～30%。同时应戒烟酒、浓茶及咖啡等。

3. 坚持体育锻炼，本病患者可根据年龄、血糖、体质等制订适合个人的运动方式和运动量。

4. 保持情绪稳定，制定并实施有规律的生活起居制度。

附：糖尿病

【概述】

糖尿病是一组由多病因引起的以慢性高血糖为特征的代谢疾病，是由于胰岛素分泌和（或）作用缺陷所引起。久病可引起多系统损害，导致眼、肾、神经、心脏、血管等组织器官慢性进行性病变、功能减退及衰竭；病情严重或应激时可发生急性严重代谢紊乱，如糖尿病酮症酸中毒（DKA）、高渗高血糖综合征等。主要分为 1 型糖尿病、2 型糖尿病、其他特殊类型的糖尿病、妊娠糖尿病四类。

（糖尿病慢性并发症的临床表现）

【临床表现】

患者不同程度出现多尿、多饮、多食和体重减轻。

【诊断】

糖尿病症状加空腹血糖 ≥ 7.0mmol/L（ ≥ 126mg/dL）；或 OGTT 2 小时血糖 ≥ 11.1mmol/L（ ≥ 200mg/dL）；或随机血糖 * ≥ 11.1mmol/L（ ≥ 200mg/dL）。如无症状者，必须有两次血糖异常才能诊断。

* 随机血糖指不考虑上次用餐时间，一天中任意时间的血糖。

【鉴别诊断】

主要与其他原因引起的尿糖阳性、血糖增高和特殊类型糖尿病相鉴别。

1. 肾性糖尿病

因肾糖阈降低所致，虽尿糖阳性，但血糖及口服葡萄糖耐量试验（OGTT）正常。

2. 继发性糖尿病

肢端肥大症（或巨人症）、库欣综合征、嗜铬细胞瘤可分别因生长激素、皮质醇、儿茶酚胺分泌过多，对抗胰岛素而引起继发性糖尿病或糖耐量异常。

3. 药物引起高血糖

糖皮质激素、噻嗪类利尿剂、水杨酸制剂、磺胺类、利血平、β- 受体阻滞剂、口服避孕药等都可抑制胰岛素释放或对抗胰岛素的作用，引起糖耐量降低，血糖升高，尿糖阳性。

4. 其他

甲状腺功能亢进症、胃空肠吻合术后，因碳水化合物在肠道吸收快，可引起餐后 0.5 ～ 1 小时血糖过高，出现糖尿，但空腹、餐后 2 小时血糖正常；弥漫性肝病患者，葡萄糖转化为肝糖原功能减弱，肝糖原贮存减少，可在进食 0.5 ～ 1 小时后血糖高于正常，出现糖尿，但空腹、餐后 2 小时血糖正常；急性应激状态时，出现一过性血糖升高，尿糖阳性。

【转诊原则】

1. 需到上一级医院行胰岛素、C 肽释放实验、胰岛细胞自身抗体等检查以协助诊断者。

2. 出现糖尿病急性并发症，如糖尿病酮症酸中毒、高渗性非酮症性昏迷、感染等。

3. 常规治疗血糖仍未达标者。

4. 合并严重心脑血管及肾脏并发症，如急性心肌梗死、急性脑血管意外、慢性肾衰竭者。

【治疗】

1. 口服降糖药物

（1）磺脲类

主要有格列吡嗪、格列齐特、格列喹酮、格列苯脲。

（2）非磺脲类促胰岛素分泌剂（格列奈类）

主要有瑞格列奈、那格列奈。

（3）双胍类

二甲双胍。

（4）噻唑烷二酮类（格列酮类）

主要有罗格列酮、吡格列酮。

（5）α - 葡萄糖苷酶抑制剂

主要有阿卡波糖、伏格列波糖。

（6）二肽基肽酶 - Ⅳ抑制剂（DPP- Ⅳ抑制剂）

主要有西格列汀、沙格列汀、利格列汀、维格列汀。

（7）钠 - 葡萄糖共转运蛋白 2 抑制剂（SGLT2 抑制剂）

主要有达格列净、恩格列净和卡格列净。

2. 胰高血糖素样肽 -1（GLP-1）受体激动剂

主要有艾塞那肽、利拉鲁肽、利司那肽和贝那鲁肽，需皮下注射。

3. 胰岛素

根据来源和化学结构的不同，胰岛素可分为动物胰岛素、人胰岛素和胰岛素类似物。根据作用特点的差异，胰岛素又可分为超短效胰岛素类似物、常规（短效）胰岛素、中效胰岛素（NPH）、长效胰岛素、长效胰岛素类似物、预混胰岛素和预混胰岛素类似物。胰岛素类似物与人胰岛素相比控制血糖的效能相似，但在减少低血糖发生风险方面胰岛素类似物优于人胰岛素。因患者的病情及对胰岛素的敏感性不同，故胰岛素的用量、用法必须个体化。为避免低血糖反应可先从小剂量开始，需及时稳步调整剂量。可与口服降糖药联合应用，以减少胰岛素用量，减轻不良反应。

第二章　肿瘤

第一节　肿瘤概论

恶性肿瘤是一组疾病，起源于上皮的叫“癌”，起源于间叶组织的叫“肉瘤”。是一组人体在多种因素（包括机体的内在因素如遗传和外在因素如物理性、化学性、生物性等）作用下，导致机体细胞从量变到质变，并具备了过度增殖，侵袭转移等生物学行为，且对人类造成极大危害。中医医籍里的“积聚”“癥瘕”“岩”等，涵盖了西医学的良性和恶性肿瘤。中医学中“癌”字最早见于12世纪东轩居士所著述的《卫济宝书》。

一、发病趋势与预后

尽管肿瘤是一类古老的疾病，但目前已经是常见病、多发病，是居民死亡原因的第一、二位。我国癌症患病率处于全球中等偏上水平，肺癌和乳腺癌分别位居男女性发病的第1位。主要恶性肿瘤死因依次为肺癌、肝癌、胃癌、食管癌、结直肠癌。

1995年以来，美国和其他发达国家开展戒烟和改善不良生活习惯，肿瘤的发病率已经开始下降。由于早期发现、早期诊断和综合治疗，特别是术后辅助治疗和新药的开发应用，肿瘤死亡率也在下降，现在恶性肿瘤已经被定为慢性病。同时事实证实肿瘤不但可以治疗，也可以预防。

二、常见肿瘤的临床特征及发病征兆

恶性肿瘤是一种进行性发展的疾病，发病后体质状况逐渐下降，病期越晚治疗就越困难，预后极差。由于肿瘤的早期几乎没有特殊症状，就诊时大多是中晚期患者。早期发现、早期诊断、早期治疗显得十分必要。肿瘤在发生发展中，因为侵袭和压迫机体的组织器官，会引起相关的局部症状比如肿块、梗阻、浆膜腔积液、出

血、疼痛等，也会因为消耗、肿瘤坏死以及内分泌等原因出现全身症状比如发热、消瘦、恶病质、乏力、贫血、电解质紊乱等。

乳腺癌：常为无痛性肿块，肿块如累及乳腺悬韧带时可引起皮肤粘连，较大的肿块可有皮肤水肿、橘皮样变、乳头回缩或凹陷、淋巴结肿大等症状，后期可出现皮肤卫星结节甚至溃疡。其他症状还有乳头溢液。晚期可出现浅表淋巴结肿大或其他远处转移的相应症状。

肺癌：早期可以无症状，发生发展过程中临床表现很复杂，原发肿瘤引起的症状包括咳嗽、咯血、呼吸困难、胸痛、喘鸣等；肿瘤在胸内蔓延可导致声嘶、膈神经麻痹、吞咽困难、上腔静脉压迫综合征、胸腔积液、心包积液、Pancoast 综合征等；远处转移中包括脑转移、骨转移、肝转移、肾上腺转移及其他器官转移的相应临床表现；肺外表现指与肿瘤侵犯或转移不直接相关的症状和体征，即肿瘤副综合征。

食管癌：最常见的早期症状吞咽异常，有一种阻噎感，晚期可出现完全梗阻。

胃癌：早期胃癌多无明显的症状，随着病情的发展，可逐渐出现非特异性的、酷似胃炎或胃溃疡的症状，包括上腹部饱胀或隐痛、泛酸、嗳气、恶心，偶有呕吐、食欲减退、黑便等，部分患者有上腹部轻度压痛。位于幽门窦或胃体的进展期胃癌有时可扪及肿块。全身症状可出现贫血和消瘦。晚期可出现右侧锁骨上淋巴结转移、腹腔转移和肝转移等。

肝癌：早期常无任何症状，肝癌由小变大，可出现肝痛、纳差、腹胀、乏力、消瘦、腹块、发热、黄疸等表现，但这些大多已属中晚期症状。肝癌结节破裂可出现急腹痛（内出血）。常见体征如肝大伴或不伴结节、上腹肿块、黄疸、腹水、脾肿大、下肢肿等；如肝硬化明显，可有肝掌、蜘蛛痣或前胸腹部的血管痣、腹壁静脉曲张、下肢水肿等。

大肠癌：有大便规律改变、便血、腹痛等症状，可伴有贫血、消瘦等症状，便潜血实验和肠镜检查有助于早发现。

其他：如皮肤溃疡经久不愈要注意是否皮肤癌；黑痣突然发生变化都应该引起重视，排除恶性黑色素瘤的可能性；无痛血尿要警惕泌尿系肿瘤可能；绝经期妇女的阴道出血或接触性出血要注意宫颈癌和输卵管癌等妇科肿瘤。

三、肿瘤的常用诊断手段

肿瘤的诊断除了依据患者的症状、体征，更重要的还包括化学检查、物理检查及组织病理学检查等措施。

（一）影像学及内镜检查系统

在各类肿瘤疾病的诊断中，影像学越来越发挥重要的作用。特别是对肿瘤的早期发现，术前评估，术后随访等都十分重要。

肿瘤的 X 线诊治：主要是透视、拍片和体层摄影技术。如 CR、DR 的透视、拍片，是基本的常规检查，主要用于呼吸系统和肌肉骨骼系统。在骨骼肿瘤的诊断中基本能明确定性的诊断，方便、快捷。在胃肠、泌尿系统，可以用造影明确肿瘤的大小、部位、形态。

CT：常用的有平扫、增强和碘油 CT 三种。平扫主要用于骨骼、尿路结石、胆系结石和增强扫描前。增强扫描有利于鉴别血管性和非血管性病变，以显示肿瘤的病理特征和定位、定性。碘油 CT 是在动脉介入栓塞后 30 天左右的 CT 检查，特别是在肝脏肿瘤的诊断和治疗中有重要作用。

MRI 类：常用的有 MRI、MRA。MRI 造影可以明确肿瘤的有无、数目、范围，肿瘤与非肿瘤组织的鉴别，内部结构，肿瘤与水肿的区别，术后的随访等。MRA 类似于 DSA 的一种血管造影技术，主要用于肿瘤的供血，静脉引流，邻近血管的压迫、侵犯、包裹以及血管内瘤栓等的诊治。

B 型超声：能显示肿瘤的部位、大小、周围组织和器官之间的关系，以及血管、胆管等的内径、形态、走向等。彩色超声能显示血流速度、走向和肿瘤的关系，根据血流的有无和分布、类型等，对肿瘤的良恶做出判断。同时介入超声在肿瘤的诊治中有较好的价值。如超声介入细针穿刺、超声介入胆管造影、超声引导经阴道卵巢及盆腔肿块穿刺术、肝脏肿瘤无水酒精注射和抗癌药物以及放射性核素植入、手术时静脉介入栓塞肝癌等。

核医学检查：最常用于骨骼扫描，脑、肝、肾上腺、肾脏、心脏等的肿瘤和脏器的功能扫描。新型的功能成像技术是将放射性核素和 CT、MRI 相结合，利用放射性核素在恶性肿瘤所在部位的高度选择性聚集，形成与正常组织的对比来诊断和鉴别诊断的一种方法，比如 PET–CT，PET–MRI 等。

由于人工智能和光导纤维的发明和在医疗领域的广泛应用，使得一些人体的腔道可以进行一些侵袭性的检查，比如鼻咽镜、喉镜、胃镜、结肠镜、小肠镜、阴道镜、膀胱镜、纵隔镜、胸腔镜、腹腔镜、关节镜等多种诊疗设备。一方面通过光纤可以直视病灶的形态、分布等，另一方面还可以通过光纤所连接的器材进行活体组织检查，甚至进行微创外科治疗。超声和内镜相结合还衍生出了超声内镜等新型诊疗设备。

（二）肿瘤标志物及细胞组织病理技术

肿瘤标志范围非常广，根据生物特性分为生物学标志、遗传学标志、生物化学标志三大类。临床常用的肿瘤标志物如下：甲胎蛋白（AFP）对原发性肝细胞癌有较好的临床意义，癌胚抗原（CEA）正常值 0 ～ 5ng/mL，CEA 在许多种癌症中都有升高，特别是在结肠癌、乳腺癌及肺癌的诊断上发挥了作用，对复发转移的监测有重要价值；胰腺癌及胆囊癌的 CAl99、卵巢癌的 CAl25、小细胞肺癌的 NSE、绒癌的 HCG、前列腺癌的 PSA、多发性骨髓瘤的本周蛋白等都广泛应用于临床。

利用体液（如痰液、尿液、宫颈刮片、胸腹水）中寻找脱落细胞，或者利用影像或内镜引导技术获取活体组织，包括手术切除后的组织标本进行 HE 染色、免疫细胞或免疫组织化学染色、新型基因检测技术、遗传学检测技术等，使得肿瘤学迈入微观时代、基因时代、遗传学时代以及精准医学时代。

四、中医对肿瘤的认识

（一）病因病机

中医对肿瘤的发病原因可以概括为外因和内因两大类。外因是指六淫之邪，或饮食不节，邪毒蕴结于经络脏腑。内因主要指正气虚弱，阴阳失调，气血运行失常，脏腑功能失调等。

正气虚损是形成肿瘤的内在依据，而邪毒外侵是肿瘤形成的重要条件。从整体观念看，肿瘤是全身疾病在局部的表现，是一个本虚标实之证。

（二）诊治要点

中医对癌症的诊治法则首先就是借助现代科技手段准确地诊断，在规范治疗的基础上配合中医治疗。

1. 标本辨治

就全身而言，正气亏虚、阴阳失调是本，局部肿瘤是标。就肿瘤而言，肿瘤是本，由肿瘤所并发的一些症状是标。突然出现急症属标，其他症状属本。故应“急则治其标，缓则治其本”，待急症缓解再扶正抗癌、标本兼治。

2. 辨证与辨病

辨证论治是中医临床的核心，属阴、属阳，属表、属里，属寒、属热，属虚、属实是辨证之所在。临证时明确病位，明确诊断，是谓辨病。仔细辨别病证的异同之处，分别施以扶正培本、化痰、化瘀、解毒、散结，佐以通阳、理气、祛湿等法。另外，西医手术、放化疗后的毒副作用是十分明显的，用中医辨证施治疗效显著，同时可以减毒增效，如减轻胃肠道反应、骨髓抑制、神经损害、肝功能异常等，这已经得到公认。

3. 注意局部与整体

肿瘤是全身疾病的局部表现，肿瘤与人体也是对立统一的辩证关系。治疗肿瘤的同时必须重视调整全身的阴阳脏腑气血。祛邪而缩小肿瘤就可以改变全身状况，扶正同样也为祛邪缩小肿瘤创造条件。酌情调整扶正与祛邪的比例十分重要。中医治疗肿瘤主要采用扶正培本、清热解毒、软坚散结、理气化痰、以毒攻毒、温阳散寒等法。另外，临床还可以借助单方验方、外用药物（膏丹散等外敷）、针灸、导引、药膳等治疗。其他如怡情、摄生、饮食禁忌等也有十分重要的地位，不可忽略其重要性。

五、肿瘤的综合治疗

肿瘤综合治疗是根据患者的机体情况，肿瘤的病理类型、侵犯范围（病期）和发展趋向，有计划地、合理地应用现有的治疗手段，以期较大幅度地提高治愈率。重视机体和疾病两个方面，并且不排斥任何有效方法，以有效改善患者的生活质量。

制订综合治疗方案时，应充分衡量机体盛衰状况，权衡肿瘤的局限与播散，合理地、有计划地做出综合治疗方案，明确治疗给患者带来的益处与负担。同时了解治疗失败的主要原因：一是局部治疗不彻底，或者在不成功的治疗后复发；第二是远处转移播散；第三是机体免疫能力的降低给肿瘤复发播散创造了有利条件。

（一）手术

这是早期恶性肿瘤的主要治疗方法。临床根据病情不同，选择不同手术方式，常见的有根治性手术和姑息性手术两大类。

（二）放疗

这是肿瘤综合治疗的重要手段之一，也属于一种局部治疗手段。放射治疗是利用X射线、^{60}Co、电子线、质子－重离子等作为辐射源，分外放射和内放射治疗两大类。外放射治疗有普通放疗和精确放疗等；内放射治疗主要是如同位素和局部放射源插植。放射治疗有根治性放射治疗、姑息性放射治疗。姑息性放射治疗只能使得病情解除或症状缓解。放疗应该在放疗科医师和物理师规范下进行。

（三）化疗

化学药物治疗是细胞毒药物对癌症患者的全身或局部用药。主要用于某些只用化疗就可以达到完全缓解的肿瘤，如小细胞肺癌、白血病等；不能手术治疗的恶性肿瘤；手术及放射治疗的辅助治疗；复发转移的缓解治疗。化疗应该在肿瘤内科规范下进行，要求化疗根据分期、细胞类型、免疫组化、肿瘤细胞分化时间、化疗时机、药物选择和量的大小、毒副作用的预防和处理等等，包括姑息治疗。

（四）内分泌治疗

内分泌治疗的范围很广，乳腺癌的内分泌治疗是非治愈性的，但对于激素依赖性乳腺癌却可收到不同程度的疗效。癌细胞胞浆和胞核内雌激素受体（ER）含量越多，其激素依赖性也越强。闭经前或闭经后发生的乳腺癌在治疗上有所不同。如对前列腺癌的内分泌治疗，可通过不同途径发挥疗效：①去除雄激素的来源；②抑制垂体释放黄体生成激素；③抑制类固醇合成；④在靶组织内抑制雄激素作用等。常用的方法有睾丸切除术、雌激素治疗、抗雄激素治疗、肾上腺皮质激素等。

（五）靶向治疗

肿瘤分子靶向治疗是指“针对参与肿瘤发生发展过程的细胞信号传导和其他生物学途径的治疗手段”。广义的分子靶点包括参与肿瘤细胞分化、周期、凋亡、细胞迁移、浸润行为、淋巴转移、全身转移等过程的，从 DNA 到蛋白或酶水平的任何亚细胞分子。非小细胞肺癌靶向治疗目前主要包括单克隆抗体、抑制酶、蛋白活性的小分子药物、抑制蛋白翻译的反义 RNA、与细胞内分子特异性作用的药物，以及抗血管生成药物等。

（六）免疫治疗

近 5 年，以免疫检查点抑制剂、CAR-T 以及溶瘤病毒抗肿瘤疫苗为代表的新型免疫治疗已经成为非常重要的治疗手段，有着巨大的发展潜力和良好前景。

（七）中医药治疗

中医药学在我国源远流长，积累了十分丰富的经验，充分的循证医学证据显示在手术、放化疗及靶向治疗的同时配合中医，能够实现增效减毒、加速康复、预防复转的效应。晚期恶性肿瘤应用中医能够有效提高患者的生活质量、改善患者症状、延长其生存时间。

（八）其他治疗

如介入放射（射频、微波、动脉介入）、激光、冷冻、氩氦刀、高能聚焦超声、光动力、热疗等多种物理治疗手段控制肿瘤的方法。这些方法在一定阶段合理应用能够提高肿瘤的控制率。

六、肿瘤常见并发症的处理原则

（一）癌性疼痛

癌性疼痛是癌症患者特别是晚期患者常见的症状，大部分是直接由肿瘤发展侵犯所致，也包括一部分与癌症诊疗相关，如穿刺活检、手术、放疗、化疗等引起的疼痛，以及与肿瘤相关但不是直接引起的疼痛，如副肿瘤综合征、褥疮、便秘等，严重影响患者的生存质量。癌痛的治疗原则是积极止痛，减轻患者的痛苦，提高生活质量。

1. 辨证论治

（1）风寒闭阻证

治法：祛风散寒止痛。

主方：小活络丹、消风散加减。

（2）气机郁结证

治法：理气止痛。

主方：四逆汤、柴胡疏肝散加减。

（3）痰湿凝结证

治法：化痰散结止痛。

主方：葶苈大枣泻肺汤加减。

（4）热毒凝结证

治法：清热解毒止痛。

主方：如意金黄散、龙胆泻肝汤加减。

（5）瘀血阻滞证

治法：活血止痛。

主方：桃红四物汤、复元活血汤加减。

（6）阳虚寒凝证

治法：温经散寒止痛。

主方：桂枝加芍药汤或人参加芍药甘草汤加减。

2. 常用中成药

（1）延胡索止痛颗粒，用于气滞疼痛。

（2）新癀片，用于中晚期癌痛。

3. 药物外治

（1）痛块灵外用膏

将延胡索、台乌药、丹参、重楼、土鳖虫浓煎成膏剂，血竭与冰片用酒精溶化，按10%比例兑入，酌加赋形剂，总药物浓度调至每毫升1g左右。

（2）消积止痛膏

樟脑、阿魏、丁香、白重楼、藤黄等份研末，按上药顺序撒在胶布上，贴于患处，50～60℃湿毛巾热敷半小时，每日3次，5～7天换药1次。

（3）乳没止痛酊

乳香15g，没药15g，松香15g，血竭5g，冰片3g，共为细末，酒浸敷于患处，每次4～6g。治臂丛神经侵犯引起的上肢剧痛。

（4）肾癌止痛散

冰片 3g，藤黄 3g，麝香 0.3g，生南星 2g，共为细末，酒醋各半调成糊状，外敷肾区痛处。

（5）香松散

麝香 1.5g，蜈蚣 10 条，乳香 30g，没药 30g，生半夏 45g，陈皮 45g，硼砂 30g，重楼 45g，全蝎 30g，紫花地丁 45g，银朱 9g，共为细末，荞麦面调糊，1 ～ 2 日换药 1 次，外敷止肝痛。

（6）天仙子散

天仙子、冰片各 20g，研末混匀，温开水调糊摊纱布上，敷于痛处，每 1 ～ 2 日 1 次。

（7）加减黄金散

大黄 50g，姜黄 50g，黄柏 50g，皮硝 50g，芙蓉叶 50g，冰片 20g，生南星 20g，乳香、没药各 20g，雄黄 30g，天花粉 100g，研极细末，取适量水调成糊，摊油纸上，敷于痛处，隔日 1 次。

（8）软坚丹

穿山甲珠 30g，制乳香、没药各 10g，生南星 10g，白僵蚕 10g，制半夏 10g，朴硝 10g，红芽大戟 20g，甘遂 15g，蟾酥 2g，麝香 2g，蜈蚣 30g，铜绿、阿魏少量，共为细末，凡士林调糊，摊于纱布上，贴于肝癌痛处，每日一换。

（9）速效镇痛膏

生南星、生川乌、生附子、马钱子、乳香、没药各 20g，干蟾皮 20g，芦根 15g，皂角刺 15g，穿山甲 15g，雄黄 30g，姜黄 30g，山慈菇 30g，麝香 1g，冰片 4.5g，研为细末，米醋和黑狗胆汁以 4 ： 1 调糊摊油纸上，贴于痛处，2 ～ 3 日一换。

（10）加味三生散

生半夏、生南星、生川乌、冰片各等份，取上四味药总量的 1/8，加生芙蓉适量捣烂混合调糊，敷于痛处，油纸纱布固定。

（11）消肿止痛膏

制乳香 30g，制没药 30g，龙胆草 30g，铅丹 15g，冰片 15g，公丁香 15g，雄黄 15g，细辛 15g，煅寒水石 10g，密陀僧 30g，干蟾皮 30g，姜黄 50g，生南星 20g，研粉调糊，摊于纱布上，外敷肝区痛处。

（12）脐疗

将田螺肉、鲜七叶一枝花捣如泥，加冰片，敷贴肚脐，每日 1 次，治疗肝癌疼痛，疗效较好。

4. 灌肠

手拈散（延胡索、没药、香附、五灵脂各 10g）加味灌肠治疗胃癌疼痛。

5. 西医治疗

癌痛的治疗包括三个方面。

（1）抗肿瘤

对于肿瘤引起的疼痛，最积极的方法就是抗瘤治疗，按以下情况分别处理。局部放疗：对骨转移引起的疼痛、脊髓受压、脑转移等情况有良好的止痛效果。全身化疗：对化疗敏感的肿瘤如淋巴瘤、小细胞肺癌、卵巢癌、白血病等造成的压迫或浸润神经组织引起的疼痛能迅速缓解。手术：姑息性手术切除肿瘤，缓解压迫，手术固定病理性骨折等能解除疼痛。

（2）药物止痛

如果身体很差，不能耐受放化疗，或放化疗效果不好的患者，则需要使用止痛药物对症止痛治疗，以缓解疼痛。药物镇痛应遵循 WHO 的三阶梯止痛法：轻度疼痛选用非甾体类解热镇痛类止痛药物；中度疼痛用弱阿片类止痛药物；重度疼痛选用强阿片类止痛药物。

（3）其他镇痛

如背神经根切除术、神经阻滞疗法、放射性核素治疗、双膦酸盐治疗、局部封闭、心理治疗、音乐治疗等。

（二）恶性胸腔积液

恶性胸腔积液是指恶性肿瘤胸腔转移或原发性胸腔恶性肿瘤所致胸腔内液体超过正常范围，导致出现呼吸循环障碍的一系列症状。根据恶性胸腔积液的临床症状及古代医籍的描述，本病可归属为中医的“悬饮”范畴。

1. 辨治原则

中医治疗恶性胸腔积液要根据其病位、原发病灶、患者脏腑功能情况和胸腔积液病势的缓急而予辨证治疗。

2. 辨证论治

（1）饮停胸胁证

治法：逐水祛饮，降气化痰。

主方：十枣汤、葶苈大枣泻肺汤加减。

（2）阴虚内热证

治法：滋阴清热。

主方：沙参麦冬汤合泻白散加减。

3. 西医治疗

恶性胸腔积液的治疗以积极控制原发疾病为主，如果胸水量大，产生呼吸困难、咳嗽、胸痛、胸闷等呼吸及循环障碍症状，可采用胸腔穿刺引流术引流胸腔积液，以缓解症状。也可采用胸腔内灌注化疗药物、生物免疫制剂或硬化剂治疗。

（三）恶性腹腔积液

恶性腹腔积液即恶性肿瘤转移到腹膜或腹膜原发恶性肿瘤所引起的腹腔积液，前者发生率较后者高，占95%以上。恶性腹腔积液的出现提示病期已进入晚期，预后不良。

1. 辨治原则

恶性腹腔积液根据其临床表现属于中医的“鼓胀”范畴。中医学认为，鼓胀的发生与肝、脾、肾三脏的功能障碍有着密切的关系。首先是肝气郁结，气滞血瘀，导致脉络壅塞，为形成鼓胀的基本因素。其次是脾失健运，水湿停聚，肾阳不足，气化失职，不能气化水液而导致水湿停滞，为形成鼓胀的重要因素。鼓胀早期时大多属实证，而晚期时则多属虚证，在临床上往往虚实夹杂。中医学认为该病属本虚标实之证，治疗上以攻补兼施为原则。

（1）气滞血瘀证

治法：理气和血，行湿消满。

主方：木香顺气丸加减。

（2）脾虚湿困证

治法：扶正行气，化瘀利水。

主方：四君子汤合调营饮加减。

（3）湿热蕴结证

治法：清热利湿，攻下逐水。

主方：茵陈蒿汤加减。

（4）脾肾阳虚证

治法：温补脾肾。

主方：附子理中丸合济生肾气丸加减。

（5）肝肾阴虚证

治法：滋阴补肾，利水消胀。

主方：六味地黄汤合补肝汤加减。

2. 常用中成药

可选用木香顺气丸、中满分消丸、舟车丸（适用于体质尚好，能承受攻逐之力，脾肾未败者）。

3. 西医治疗

主要是针对原发癌的抗癌治疗。腹腔穿刺引流腹腔积液只是一个姑息对症的治疗方法，在患者腹腔积液量较大、压迫症状如呼吸困难较明显的时候进行。抽排腹腔积液后可根据患者的病情和体质选用化疗药如顺铂、丝裂霉素、5–FU 或生物反应调节剂如重组人白细胞介素 –2 等予腹腔内注射。

（四）癌症恶病质

癌症恶病质是指由于癌症进展而出现的体重下降、厌食及衰竭三联征。癌症恶病质的发生原因主要与病情进展、营养缺乏、蛋白质丢失、放化疗等有关，表现为糖、脂肪、蛋白质三大物质代谢异常。恶病质影响手术、化疗、放疗的实施，降低治疗敏感性，增加并发症的发生，也是导致患者死亡的主要原因之一。

1. 辨证论治

（1）气虚痰湿证

治法：健脾利湿。

主方：小半夏汤合补中益气汤加减。

（2）阴虚内热证

治法：养阴益胃，凉血清热。

主方：麦门冬汤合一贯煎加减。

（3）气阴两虚证

治法：益气养阴。

主方：人参养营汤加减。

（4）气滞血瘀证

治法：行气活血，益气养血。

主方：桃红四物汤合归脾汤加减。

2. 常用中成药

根据病情可选用康莱特注射液、参附注射液或参芪扶正注射液。

（五）癌性发热

癌性发热一般是指癌症患者出现的直接与恶性肿瘤有关的非感染性发热，广义的癌性发热尚包括针对肿瘤的特殊治疗引起的发热。癌性发热常见于肿瘤的进展期，有广泛的肿瘤坏死或明显的肿瘤破坏。

1. 辨治原则

癌性发热属内伤发热范畴，多由机体阴阳失调、气血偏虚，痰瘀湿毒内聚，蕴久化火所致，是正虚邪实亦即本虚标实的一种病理现象。采用益气养血、甘温除热、疏肝解郁、滋阴清热、活血散结、解毒清热等治法，多可获得良效。同时合理配合使用解热镇痛类药物，则退热快而作用持久，同时可改善全身情况及精神状态。

2. 证治分类

（1）虚证发热

多为癌症患者患病日久，又经手术、放疗、化疗等长期消耗，正气亏损所致。体温呈低、中度发热，多持续 2 周以上，伴有气血阴阳亏虚之症。

①气虚证

证候：头晕乏力，自汗气短，神疲。舌质淡，苔薄白，脉弱。

治法：益气健脾。

主方：补中益气汤加减。

②血虚证

证候：面色不华，心悸失眠，唇甲色淡。舌质淡红，苔薄白，脉细弱。

治法：益气养血。

主方：归脾汤加减。

③阴虚证

证候：午后或夜间热甚，或手足心热，骨蒸潮热，心烦盗汗，失眠多梦，口干咽燥，大便干结。舌干红，裂纹，脉细数。

治法：滋阴清热。

主方：青蒿鳖甲汤加减。

④阳虚证

证候：发热而形寒肢冷，面色㿠白，头晕嗜卧，腰膝酸软。舌淡胖，苔白润，脉沉细弱。

治法：益气养血。

主方：肾气丸或右归丸加减。

（2）实证发热

证候：身热稽留不退，体温多在 38℃以上，伴头痛，身痛，口苦，便秘，纳差，腹胀。舌红，苔黄，脉洪数。

治法：清热解毒。

主方：黄连解毒汤加减。

3. 西医治疗

原则上应该进行抗肿瘤治疗，如全身化疗才是彻底治疗癌性发热的办法，但有时患者不能耐受化疗或化疗效果不好的时候，姑息性退热治疗以缓解症状也必不可少。以解热镇痛药为主，常用萘普生、阿司匹林、布洛芬、吲哚美辛等非甾体类解热镇痛药。但其“汗出热退”对晚期体质虚弱、脏器功能衰竭的患者可导致虚脱及电解质紊乱而加重病情；此外，这些药物还有胃肠道刺激、干扰凝血机制等副作用。另一类常用退热药为糖皮质激素，如强的松、地塞米松等，激素退热虽有效，但不良反应也多，如出现免疫抑制、消化性溃疡、应激性出血等。

（六）出血

出血是肿瘤在临床上常见的并发症之一。出血可以是局部的，亦可以是全身性的因素。局部因素主要因为肿瘤生长相对过快，原发肿瘤坏死破溃或侵蚀主要血管引起出血。也可因肿瘤晚期，出现弥漫性血管内凝血引起全身广泛性、弥漫性出血。

1. 临床表现

（1）局部表现

①呼吸系统：肺癌，表现为血痰或咯血；鼻咽癌，常为血涕或鼻衄；胸膜间皮瘤，血性胸腔积液。②消化系统：少量出血患者常无明显症状，而大便潜血试验可呈阳性反应；上消化道出血量大患者表现为呕血，亦可便血，常见于食管癌、胃癌、胆总管癌、胰腺癌等；下消化道出血量大主要以便血为主，颜色呈柏油样，常见于小肠肿瘤、结肠癌、结肠息肉；血色趋鲜红的也可见于直肠癌。③泌尿系统：表现为血尿，常见于肾癌、输尿管癌及膀胱癌。④女性生殖器官：宫颈癌表现为接触性出血或不规则阴道出血，子宫内膜癌及绒毛膜上皮癌常为不规则阴道出血。乳腺癌及乳腺导管内乳头状瘤可以表现为乳头血性溢液。

（2）全身表现

急性出血如一次出血量大，可表现失血性休克症状，患者可见面色苍白、四肢厥冷、大汗淋漓、神志恍惚、血压下降、心率加快等。临床上常见急性大量出血的肿瘤有消化道肿瘤如胃癌、食管癌、肝癌、大肠癌、小肠平滑肌瘤及肉瘤；呼吸系统肿瘤如肺癌；泌尿系统肿瘤如肾癌、膀胱癌；女性生殖系统肿瘤如子宫内膜癌、宫颈癌。慢性失血主要表现贫血、消瘦、乏力等症状。

2. 对症治疗

（1）西药止血

①作用于血管的止血药，如卡巴克洛、酚磺乙胺、垂体后叶素等。②促进凝血的药物，如凝血因子Ⅰ、凝血酶原复合物、凝血质、维生素K类等。③抑制纤维蛋白溶解的药物，如6–氨基己酸、抗血纤溶芳酸、氨甲苯酸等。临床应用时常将几种不同机制的止血药联合使用，以便达到更好的止血效果。

（2）压迫止血

比较大的血管破裂出血，药物治疗一般无效，要采用出血部位压迫止血的方法。如肝癌晚期引起的食管下端、胃底静脉曲张出血，常采用插入三腔管进行胃底、食管气囊填塞压迫止血。宫颈癌出血，可以在局部用纱布、棉球填塞压迫止血等。

（3）冷冻、电烙、放射、手术、介入止血法

某些部位的毛细血管破裂造成出血不止时，可以用冷冻、电烙、放射线照射出血点的方法，将出血的小血管闭塞以止血；膀胱癌出血不止，可通过膀胱镜行电烙术；子宫出血可用放射线止血；食管下端出血用三腔管气囊压迫无效时，可行外科手术，进行血管结扎；肝癌破裂出血还可行动脉介入栓塞止血等。

3. 辨证论治

（1）脾不统血证

证候：出血量较大，血色淡红；伴肢倦乏力，纳差脘闷。舌淡苔白，脉细。

治法：益气健脾。

主方：归脾汤加减。

（2）血热伤络证

证候：血色鲜红或紫红；伴发热烦躁，咽干口渴。舌红苔黄，脉数。

治法：清热凉血。

主方：犀角地黄汤、黄连解毒汤加减。

（3）瘀血阻络证

证候：血色紫黑，胸腹刺痛，痛有定处。舌青紫有瘀斑，脉涩。

治法：活血止血。

主方：四物汤加减。

注意：无论出血量多少，一经发现，就需要把握病情进展，或送上级医院就诊处理，以免出现在社区处理大出血等急症。

七、肿瘤治疗相关不良反应的处理

（一）贫血

贫血是恶性肿瘤常见的症状之一，常由化学治疗或放射治疗引起骨髓造血功能的抑制，加之肿瘤病变本身感染、出血等原因而诱发或加重。

1. 预防贫血的发生

（1）应积极治疗原发恶性肿瘤。

（2）积极控制感染（感染可抑制骨髓造血功能，从而加重贫血）。

（3）补充热量、蛋白质及维生素、铁、叶酸等（长期食欲不振，食道癌引起的吞咽困难、呕吐、腹泻致进食量太少或吸收不良而导致贫血或使贫血加重）。

2. 肿瘤相关性贫血的治疗

（1）辨证论治

①脾胃虚弱证

证候：面黄无华，食欲不振，体倦乏力，或大便溏薄，形体消瘦。舌质淡，舌苔薄白，脉细弱。

治法：健脾和胃。

主方：八珍汤加减。

②气血不足证

证候：面色萎黄或苍白，头发稀黄易脱，头晕心悸，气短音低，夜寐不宁，体倦乏力，纳少，唇口色淡，指甲淡白，或有头面及下肢浮肿。舌质淡红，苔薄白，脉细软。

治法：益气生血。

主方：归脾汤、当归补血汤加减。

③脾肾虚弱证

证候：面色皖白，唇口黏膜苍白，纳呆食少，肢倦乏力，或大便溏薄，精神萎靡，发育迟缓，囟门迟闭，方颅发稀，畏寒肢冷。舌质淡，苔白，脉沉细。

治法：补脾益肾。

主方：菟丝子饮、二仙丹加减。

④气虚血瘀证

证候：面色萎黄或苍白，头晕心悸，体倦乏力。舌质暗淡或有瘀斑，舌苔薄白，脉涩或弦紧。

治法：益气活血。

主方：补阳还五汤加减。

⑤血虚毒盛证

证候：头晕乏力，面色苍白，发热，口干。舌淡苔白或黄，脉虚数。

治法：解毒清热。

主方：清瘟败毒饮加减。

（2）西医治疗

①贫血严重，可予输血。

②重组人红细胞生成素每次18000U，皮下注射，每周1次。

③注意事项：维生素 B_{12} 及叶酸对此类贫血无效。因肿瘤失血而并发缺铁性贫血时，早期铁剂治疗对贫血有效，但若原因未查明时，不应贸然进行治疗，使诊断复杂化，并忽视了肿瘤的探查，造成严重的后果。

（二）营养不良

肿瘤患者的营养不良是一个恶性循环，由于食欲不振、摄食减少，引起体力活动减少，全身衰弱，消化吸收功能下降，进一步造成厌食，最终导致体重下降，全身衰竭，影响预后。

1. 营养不良的预防

（1）日常营养支持

①肿瘤患者的营养需求包括两部分，即日常基本营养需要和因肿瘤生长、感染、贫血及治疗所需增加的营养需要，所以各种营养素的供给量要高于推荐量，特别是动物蛋白质量。②乳品类：包括各种形式的乳制品。该类食物是维生素A、B族维生素、维生素D及钙的主要来源，也可提供一定量的蛋白质。③蔬菜、水果类：主要提供维生素和矿物质，特别是柑橘类为维生素C的主要来源，深黄绿色蔬菜则可提供胡萝卜素。

（2）手术患者的营养支持

术前如果改善机体的营养状况，能增加机体的抵抗力和对手术的耐受力，减少术后并发症和感染，促进伤口愈合。术后有效的营养供给对机体早日康复有积极的作用。手术患者的营养支持是通过静脉补充能量和氨基酸等的方法。

（3）非胃肠手术患者的营养支援

手术前患者饮食以低脂肪、高蛋白质、高维生素和高矿物质为主。选择富含优质蛋白质的鱼肉、鸡肉、鸡蛋、牛奶、豆制品，以及富含维生素和矿物质的新鲜水果蔬菜。胃肠道手术的患者术前2～3天起给予少渣半流质饮食，术前一天给予流质饮食。患者术后的饮食量可根据身体情况逐渐增多，由流质逐渐过渡到半流质、软食和普食。

（4）化疗患者营养支持

所有的化疗药物几乎都会引起不同程度的食欲不振、恶心、呕吐等，从而影响患者的营养状况。合理的饮食能预防和减少因治疗带来的体重减轻和营养不良。研究发现，某些抗氧化营养素可以减轻化疗引起的不良反应，所以应该多补充，如维生素A、维生素C、维生素E等抗氧化营养素。

（5）放疗肿瘤患者的营养支持

由于放射治疗的部位不同，饮食选择亦有差异：头部放疗后，应多服滋阴生津、清热降火的食品，如苦瓜、胡萝卜、番茄、莲藕、海蜇等，主食以半流汁或软烂食物为好；如发生口腔黏膜干燥、味觉改变，要多饮水，保持黏膜湿润，忌烟、酒及一切有刺激性的食物；胸部放疗后，应多服滋阴润肺、补气养血、止咳化痰的食品，如冬瓜、丝瓜、核桃仁、白木耳、香菇、燕窝等；如有乏力、精神不振及食欲减退、恶心呕吐等症状时，可少量多餐，一般清晨反应最轻，早餐应多进食；腹部放疗后，应多服健脾和胃、养血补气的食品，如薏苡仁粥、山楂、鸡蛋、猪肝、鲜鱼等；如果出现腹泻、大便带血等症状，应吃少渣食物，不喝牛奶及奶制品，腹泻次数多的患者应注意补液，饮用糖盐水，使电解质平衡。

（6）中医药预防营养不良

该方法疗效确切，药膳在肿瘤患者的日常饮食中有较好的作用。

2. 辨证论治

（1）阴虚胃热证

证候：饥不欲食，胃中嘈杂，呕吐酸苦，口渴咽干，口有臭味，心烦不安。舌苔黄，舌质红，或红绛少苔，脉细数。

治法：养阴清胃。

主方：益胃汤加减。

（2）脾胃虚寒证

证候：胃脘不舒，得温可减，得寒则甚，四肢不温。舌苔白腻，脉迟缓。

治法：温中健脾，散寒止呕。

主方：吴茱萸汤合补中益气汤加减。

（3）痰湿壅胃证

证候：脘闷不饥，恶心欲吐，头晕目眩、心慌，身重倦怠，泛泛作恶。苔白腻，脉滑。

治法：化痰降逆止呕。

主方：平胃散合二陈汤加减。

（4）肝郁脾虚证

证候：嗳气纳呆，时叹息，胸腹胀满，心烦易怒，神疲乏力。舌质淡红，苔薄白，脉弦虚数。

治法：疏肝解郁。

主方：逍遥散加减。

（三）放射性炎症

放射治疗是治疗肿瘤的主要手段之一。在肿瘤的放射治疗中常伴发一些放射性炎症，应积极预防与治疗，以减轻放射性炎症对治疗的不利影响。

1. 放射性口腔炎

指口腔黏膜受到电离辐射超过该器官阈剂量，6个月内引起急性口腔黏膜反应。

（1）预防

主要是保持口腔卫生，可用洗必泰含漱。

（2）西医治疗

①淡水及苏打水含漱，每3～4小时1次。②含利多卡因、硫糖铝、维生素B_{12}等成分的漱口液定时漱口，以缓解疼痛，促进愈合。③并发细菌感染者，应静脉滴注抗生素；并发真菌感染者，可予制霉菌液含漱，同时全身使用氟康唑；并发病毒感染者，可局部使用抗病毒软膏。④口腔黏膜炎局部疼痛较严重，可局部或全身使用止痛剂。

（3）中医治疗

以养阴清肺、解毒利咽、清热凉血、生津润燥为主。

常用中药：玄参、生地黄、麦冬、牡丹皮、白芍、薄荷、贝母、生甘草等。每日1剂，水煎2次，早晚分服或少量含服。

2. 放射性肺炎

放射性肺炎系由肺癌、乳腺癌、食管癌、恶性淋巴瘤或胸部其他恶性肿瘤经放射治疗后，在放射野内的正常肺组织受到损伤而引起的炎症反应。轻者无症状，炎症可自行消散；重者肺脏发生广泛纤维化，导致呼吸功能损害，甚至呼吸衰竭。

（1）预防

①严格掌握放射剂量。②控制放射野，放射野越大，发生率越高。③选择适当的照射速度。一旦发现本病，应尽早开始治疗，阻断病情的进展。如已发生广泛肺纤维化，则预后不良。

（2）西医治疗

主要是对症治疗，肺部继发感染则给予抗生素。早期应用糖皮质激素有效。一般采用泼尼松40mg/d，分4次服，以后逐渐减量，3～6周为1个疗程。抗凝疗法治疗小血管栓塞无效。给予氧气吸入能改善低氧血症。

（3）中医治疗

以养阴清肺、清热解毒、凉血生津、止咳化痰为主。在放疗期间应用中药有防止和减轻放射性肺纤维化的作用。

常用中药：玄参、生地黄、麦冬、牡丹皮、桔梗、薄荷、川贝母、生甘草、胖大海、鱼腥草等。

治疗放射性肺纤维化以养阴润肺为主，佐以活血化瘀。常用丹参、赤芍、桑白皮、杏仁、川贝母、麦冬、天冬、鱼腥草、沙参、桔梗、黄芪。

3. 放射性食管炎

放射治疗引起的放射性食管炎常见于放疗开始后两周左右，表现为吞咽困难加重，进食疼痛或胸骨后疼痛，主要是因放疗引起的食管黏膜充血、水肿所致。

（1）预防

①注意饮食：进食不要过热、过硬，忌食刺激性食物，如辣、酸、麻味等，进流食，细嚼慢咽以减轻对食管的刺激。②保护食管黏膜：症状严重者可应用食管黏膜保护剂，如用氢氧化铝凝胶或得乐冲剂，于饭前半小时口服以保护黏膜，然后进食，可减轻炎症反应。也可用1%普鲁卡因加庆大霉素配生理盐水口服，消除食管局部炎症，起到黏膜麻醉作用，缓解症状。

（2）西医治疗

①解除食管平滑肌痉挛和保护食管黏膜：硝苯地平（心痛定）、硝酸异山梨酯（消心痛）、硫糖铝。②抑制胃酸，防止酸反流入食管：H_2受体阻滞药或质子泵抑制剂。③对症治疗：给予止吐、止血、镇静，预防感染。应予高热量、高蛋白质、高维生素、易消化的饮食。疑有穿孔需禁食、输液、抗感染。④皮质激素的应用：因大量照射治疗可引起肾上腺皮质功能衰竭，故使用皮质激素可减轻放射损伤，改善病情。⑤增强细胞免疫。

（3）中医治疗

以养阴清胃、清热凉血、生津润燥为主。

常用中药：瓜蒌、半夏、麦冬、玉竹、石斛、地龙、竹茹、黄连、生甘草、僵蚕、赤芍等。每日1剂，水煎2次，早晚分服或少量频服。

4. 放射性直肠炎

放射治疗引起的直肠炎性反应在放疗过程早期即可出现，但大多轻微，后期可在放射治疗后半年至2年内发生。临床上主要表现为直肠刺激症状，如里急后重、大便疼痛、腹泻、黏液血便等。直肠镜检可见黏膜充血、水肿，肠壁可有增厚或溃疡，重者可出现肠管狭窄、穿孔，或出现肠阴道瘘、直肠膀胱瘘等。

（1）预防

出现放射性直肠炎时，应避免进食纤维素多或对肠壁有刺激的食物，宜食用少渣、低脂及产气少的食物，如胡萝卜、菠菜等，既润肠又补充维生素。还应注意保持肛门及会阴部清洁卫生以减轻症状。

（2）西医治疗

可口服或经肛门应用消炎药物，如吡哌酸、庆大霉素、甲硝唑等。腹泻明显者，可用止泻药如思密达等。疼痛明显者，可用吲哚美辛栓，也可用庆大霉素、激素、0.5%～1%普鲁卡因配入生理盐水中灌肠。症状严重者，可暂停放疗，并大剂量应用维生素、输液补充各种静脉营养及应用肾上腺皮质激素、抗生素，以减轻局部炎症反应，促进恢复。

（3）中医治疗

以清热解毒、利湿止泻为主。

常用中药：葛根、黄芩、黄连、甘草、半夏、木香、白芍等水煎服，每日1剂。有出血者可用云南白药、三七粉等。

5. 放射性膀胱炎

当放射线照射到膀胱、子宫、前列腺、结肠、直肠、卵巢或子宫颈等部位的肿瘤时，膀胱不可避免地出现放疗反应。在照射3～4周或更短的时间内，常出现放射性膀胱炎症状。临床表现为尿频、尿急、尿痛或排尿困难、血尿等，可导致发热、下腹部坠胀、疼痛等。早期的放射性膀胱炎多可控制，患者能够耐受治疗，待放疗结束后可逐渐自行恢复正常。

（1）预防

发生急性炎症时，首先要多饮水，以增加尿量，起到膀胱自洁作用。

（2）西医治疗

有合并感染时应及时应用抗生素以缓解症状。出血明显者，应及时应用止血药物。

（3）中医治疗

以清热解毒、凉血利尿为主。

常用中药：金银花、半枝莲、萹蓄、瞿麦、石韦、川木通、车前子、淡竹叶、桑寄生、灯心草、小蓟、白茅根等。

（四）心、肝、肾等重要脏器损害

在肿瘤的治疗中，放化疗可引起心、肝、肾等重要脏器的损伤，及时发现并给予相应处理，其损害是可逆的；反之则可导致持久性、不可逆性的严重后果。

1. 心脏损伤

化疗药中主要为蒽环类抗肿瘤药，对心脏具有毒性作用。

治疗：可用ATP、辅酶Q_{10}、维生素B_{12}、乙酰半胱氨酸、维生素E及Ca^{2+}通道阻滞剂等对心脏可有一定的保护作用。

2. 肝脏损伤

多数抗肿瘤药物可导致不同程度的肝损害，如环磷酰胺、氨甲蝶呤、亚硝脲类（卡莫司汀、洛莫司汀、司莫司汀）、长春花生物碱（长春碱、长春新碱、长春酰胺）、鬼臼毒类（依托泊苷、威猛）等。一般发生于化疗后7～14天，多数以谷丙转氨酶升高为主。如做上腹部的放射治疗，因肝脏对射线的耐量较小，易出现肝功能的损害。

（1）预防

为减轻放化疗引起的肝损伤，治疗中应注意：①治疗前进行肝功能和肝炎病毒标志物检测，明确患者肝功能状态。②发现肝功能异常，根据肝功能损伤情况调整化疗药物剂量，同时在放化疗期间给予相应的护肝治疗。③对肝炎病毒标志物阳性者，积极给予抗病毒及护肝治疗。

（2）常用护肝药物

有葡醛内酯，易善复，甘草酸制剂：主要有强力宁、甘利欣和甘草甜素片等。

（3）中医治疗

主要以扶正为主，在辨证基础上佐以护肝之品。

常用中药：白术、党参、茯苓、五味子、垂盆草、苦参、大黄、茵陈、柴胡、大青叶等。

3. 肾脏损伤

某些抗肿瘤药物可导致肾功能的伤害，严重时可出现肾衰竭，如顺铂、氨甲蝶呤、亚硝脲类、环磷酰胺、异环磷酰胺、丝裂霉素、6- 硫鸟嘌呤等，其中以顺铂最明显，肾损伤的严重程度与药物剂量成正比；如做腹部的放射治疗，易出现肾功能的损害。

预防：①化疗前评估患者的肾功能，最好是查肾小球滤过率。②尽量避免应用有肾毒性的化疗药物。③根据患者肾功能情况计算化疗药物用量，尽量用较小的剂量。④化疗期间充分水化，保持足够的尿量。⑤必要时口服碱性药物及别嘌呤醇以防止出现高尿酸血症。另外，一旦发生化疗药物所致 ARF 应尽早行血液净化治疗。

八、临终关怀

临终关怀是指对临终的患者提供身心方面的照顾、关怀和支持。临终关怀的宗旨是安抚患者，让生命的最后阶段能安详、满意地到达生命的终点。临终关怀的内容包含通过医疗手段及精神手段，使患者本人了解死亡和接受死亡。同时也使家属能够坦然地承受亲人死亡的事实。

临终关怀的实施时间是人生的终末期，不论是不治之症的终末期或是所谓“无疾而终”的终末期，总是有个濒临死亡的时间，这个临终的时间有长有短，短者几分钟，长者数月。肿瘤患者可以几天或十几天，无论时间长短，这个死亡前的阶段也是人生的必经之路，是自然规律赋予人类无法回避的事实。

1. 减轻临终痛苦

（1）尽量应用新药、新技术以缓解癌痛，对重度疼痛应及时应用强吗啡类药物。近年来止痛药物已有迅速发展，如吗啡控释片作用时间已达 12 小时，骨磷、阿可达、博宁等磷酸盐制剂可对多发骨转移癌痛有明显疗效，这都是以往所没有的。对于可能发生依赖性的中枢性镇痛药，对于癌痛患者，其主导作用仍然是缓解疼痛、提高生存质量。对于这类药物，吸毒者追求的是欣快感，癌痛患者却只求不痛，两者有本质的不同，从临终关怀目的出发，让患者忍着剧痛离开人间是不人道的。

（2）努力减少病情突然恶化，避免遗憾死亡。晚期肿瘤患者有时病情会突然恶化，以致迅速死亡，患者来不及安排后事，家属没有精神准备，措手不及，给临终关怀工作带来遗憾。例如：肺癌大咯血窒息、消化道出血或肝癌破裂出血休克、脑转移癌或原发性脑瘤引起脑疝、瘤栓脱落引起心梗或脑梗、放疗化疗引发的全身衰竭等，这些突然变化事前多难以找到前驱症状，尽管有些会有蛛丝马迹，但是总体上说仍是难以预料。

2. 重视临终一刻的关怀

临终一刻是生命的终结，应该庄严、隆重而肃穆。病房抢救间设备应该齐全，在家属要求抢救的情况下医护人员应该积极抢救，操作应该认真而有同情心，用自己的爱心和技术把癌症患者满意地护送到生命的终点，这也是医学的成绩，这与成功地做一个大手术同样具有医疗价值。医护人员到床边送别临终者会明显增加临终关怀的气氛。

保证尸体完整和清洁是对死者尊严的维护，例如擦净体表带颜色的药物、清理口鼻及排泄物、缝合切开的伤口、放出腹水。尊重死者也是对活人心灵的安慰。尸体离开病房时，医护人员应该送到病房门口或电梯口，有的国家要求医护人员应该向尸体鞠躬告别，尸体通过医院通道时，沿途行走的医护人员应肃立默哀，这无疑是高度精神文明的表现。

第二节 肺癌

【概述】

原发性支气管癌（简称肺癌）是指原发于支气管黏膜上皮、腺体和肺泡上皮的恶性肿瘤，是世界各地最常见的恶性肿瘤之一。目前大多数国家肺癌发病率均呈上升趋势，好发年龄在 45 ～ 75 岁。在我国大城市的肺癌死亡率占恶性肿瘤的第一位。本病属中医“肺积”“肺萎”“息贲”“劳嗽”等范畴。本病因外感六淫或烟毒侵肺，内伤饮食、七情、劳倦，均可导致肺气阴不足，客邪留滞，津液输布不利，壅滞成痰，气血瘀滞，痰瘀互阻，聚痰成毒，日久形成肺积。病位在肺，常可累及脾肾。

【诊断】

1. 临床表现

（1）局部症状

①咳嗽，是常见的症状，以咳嗽为首发症状者占 35% ～ 75%。②痰中带血或咯血，以此为首发症状者约占 30%。③胸痛，以胸痛为首发症状者约占 25%。④胸闷、气急，约有 10% 的患者以此为首发症状，多见于中央型肺癌，特别是肺功能较差的患者。⑤声音嘶哑，有 5% ～ 18% 的肺癌患者以声嘶为第一主诉，通常伴随咳嗽。

（2）全身症状

①发热，以此为首发症状者占 20% ～ 30%，发热原因有两种，一为炎性发热，二为癌性发热。②消瘦和恶病质，见于肺癌晚期。

（3）肺外症状

以肺源性骨关节增生症较多见（主要表现为杵状指 / 趾，长骨远端骨膜增生，新骨形成，受累关节肿胀、疼痛和触痛）。另一类是与肿瘤有关的异位激素分泌综合征，约 10% 患者可出现此类症状，可作为首发症状出现。其他表现尚有皮肤病变、心血管系统及血液学系统相应变化。

（4）外侵和转移症状

①淋巴结转移：常见的是纵隔淋巴结和锁骨上淋巴结。②胸膜受侵和转移：可出现胸水，恶性胸水的特点为增长速度快，多呈血性。③上腔静脉综合征：头痛、颜面部浮肿、颈胸部静脉曲张、压力增高、呼吸困难、咳嗽、胸痛以及吞咽困难，亦常有弯腰时晕厥或眩晕等。属于常见的肿瘤急症。④其他器官转移，如肾上腺转移、肝转移、骨转移、中枢神经系统（脑、脑膜和脊髓）转移。

2. 辅助检查

（1）肿瘤标志物

与肺癌相关的血清肿瘤标志物检查。

（2）影像学检查

胸部 CT 对肺癌的诊断和分期有重要意义，其他还有 B 超，ECT，PET-CT 等。

（3）组织学检查

如痰细胞学检查、穿刺活组织检查、纤维支气管镜检查可获取肺癌组织细胞学诊断。

【治疗】

1. 辨治要点

肺癌以痰、瘀、毒互结为标，局部为实，全身亏虚为本，早期以气阴两虚多见，后期以肺脾肾三脏俱虚为主。

2. 证治分类

（1）肺虚痰热证

证候：咳嗽不畅，胸胁胀满，胸痛，有时痰中带血。舌有瘀点，苔白，脉沉弦或细弦。

治法：益肺化痰清热。

主方：泽漆汤加减。

（2）气阴两虚证

证候：干咳，或咳嗽少痰，气短乏力，自汗盗汗，低热，口干。舌质淡红，脉细弱。

治法：养阴益气清热。

主方：沙参麦冬汤加减。

（3）气滞血瘀证

证候：咳嗽不畅，胸胁胀满，咳痰不爽，胸痛彻背，痛有定处，有时痰中带血，气急，口干，便秘。舌有瘀斑或瘀点，脉弦或细弦。

治法：行气化瘀解毒。

主方：复元活血汤加减。

（4）脾虚痰湿证

证候：咳嗽痰多，纳少腹胀，大便溏泄。舌质淡或淡胖，可伴有齿印，苔白腻，脉滑或弦滑。

治法：健脾燥湿化痰。

主方：六君子汤合三子养亲汤加减。

（5）阴阳两虚证

证候：咳嗽气急，动则喘促，腰脊冷，夜间尿频。脉沉细弱。

治法：温阳滋阴。

主方：金匮肾气丸加减。

3. 其他疗法

（1）食疗

①薏苡仁汤：薏苡仁 60g，大枣 5 枚，煮食。具有健脾益胃，祛湿散结抗癌之功。

②薏苡仁粥：薏苡仁 100g，莲子（去心）30 枚，粳米 100g，白糖适量，煮食。具有健脾益胃，补肺益肾，养心安神之功。

③龙井鲫鱼汤：龙井茶 30g，鲫鱼 1 条。鲫鱼除去内脏，茶叶放在鱼腹中加水炖服，不加任何佐料，每日 1 次。具有益气养阴利水，补充蛋白质作用，治疗胸腔积液伴低蛋白血症者疗效佳。

④肺癌气喘、咳嗽可选择萝卜、枇杷果或生梨。

⑤肺癌咯血者可选藕、芥菜或香杏、无花果等。

（2）中药外治

足浴法治疗肢体麻木；如意金黄散外敷治疗静脉炎；甘遂外敷治疗胸腔积液；癌痛膏外敷治疗癌痛；四妙勇安汤外洗治疗靶向药相关手足皮肤反应。

（3）其他

针灸、拔罐等方法缓解相应症状。

【西医治疗原则】

1. 小细胞肺癌

化疗是基础的治疗手段，放疗也是重要的治疗方法，起到巩固治疗的作用。仅有少数早期患者可以手术治疗。

2. 非小细胞肺癌

Ⅰ期首选外科手术治疗，对于有严重的内科合并症、高龄、拒绝手术的患者可采用立体定向放射治疗（SBRT）。Ⅱ期首选外科手术治疗，术后含铂两药辅助化疗。Ⅲ期可切除的推荐手术 + 辅助化疗或根治性放化疗，并可以考虑接受新辅助治疗。不可切除的推荐首选治疗为同步化放疗。Ⅳ期患者以全身治疗为主要手段，治疗目的是提高患者生活质量、延长生存期，在开始治疗前应先获取肿瘤组织进行 EGFR、ALK 和 ROS1 基因的检测，根据以上基因状况决定相应的治疗策略（全身治疗手段包括系统化疗、靶向治疗、免疫检查点抑制剂和最佳支持治疗等）。

【转诊原则】

1. 对有可疑肺癌患者随时转送上级医院肿瘤专科进行检查，以明确诊断。做到早发现、早诊断、早治疗。

2. 放化疗后在社区康复期间，若出现白细胞低于 $3.0 \times 10^9/L$，血红蛋白低于 8g/L，血小板低于 $80 \times 10^9/L$，需转送上级医院肿瘤内科治疗。

3. 肺部出现中度以上的感染、发热在 38.5℃以上经治疗无好转、食欲明显减退、咯血、恶病质等情况者，需转送上级医院肿瘤专科治疗。

【养生与康复】

1. 情志保健

首先要调畅情志，增强信心，保持乐观向上的心态，有利于疾病的治疗和抗病能力的增强。

2. 气功保健

术后、放化疗后均应适当练习各种气功，如五禽戏、八段锦、郭林新气功、太极拳等以增强体质，缩短病程。

3. 饮食健康指导

饮食宜进丰富而易消化的高营养品，多食新鲜蔬菜，忌食辛辣、肥腻腥滑、生痰之物。生活习惯应劳逸结合，加强锻炼，呼吸新鲜空气，戒除烟酒。

【健康教育】

现代研究认为：87%的肺癌发病与吸烟有关，约6%的肺癌发病与氡相关。石棉裸露吸入、慢性肺病、结核等肺瘢痕会增加肺癌的发生。家族史与遗传基因易感性及其他化学物质和稀有元素或金属等，为肺癌发生的相关因素。

预防措施：应积极治疗肺部慢性疾病，减少或戒除吸烟，拒绝二手烟，加强劳动保护，远离辐射环境和物质，改善环境卫生，畅达情志，调节饮食，积极锻炼身体，增强防病抗病能力，定期开展肺癌的预防性检查，做到早发现，早诊断，早治疗。

第三节　食管癌

【概述】

食管癌是主要起源于食管鳞状上皮和柱状上皮的恶性肿瘤，鳞癌约占90%，腺癌约占10%。我国是食管癌的高发区，也是食管癌病死率最高的国家之一，其最典型的临床表现为进行性吞咽困难。食管癌在中医文献中多属“噎膈”范畴，又称为“膈噎”“噎塞”等。中医学认为本病以内伤饮食、情志不遂为主因，其病变脏腑关键在胃，肝脾肾功能失调，导致气血痰互结，津枯血燥而致食管狭窄、食管干涩是噎膈的基本病机。

【诊断】

1. 临床表现

（1）早期症状

一般较轻，持续时间较短，常反复出现，时轻时重，可有无症状的间歇期，持续时间可达1～2年，甚至更长。主要症状为胸骨后不适、烧灼感或疼痛、食物通过时局部有异物感或摩擦感，有时吞咽食物在某一部位有停滞感或轻度梗阻感。下段癌还可引起剑突下或上腹部不适、呃逆、嗳气。

（2）后期症状

①吞咽困难：这是食管癌的典型症状，在开始时常为间歇性，但总趋势呈持续性存在，进行性加重，由不能咽下固体食物发展至液体食物亦不能咽下，当出现明显吞咽障碍时，肿瘤常已累及食管周径的 2/3 以上。有约 10%的患者就诊时可无明显吞咽困难。②反流：患者可以表现为频吐黏液，所吐黏液中可混杂宿食，可呈血性或可见坏死脱落组织块，反流还可引起呛咳，甚至吸入性肺炎。③疼痛：胸骨后或背部肩胛区持续性疼痛常提示食管癌已向外浸润，引起食管周围炎、纵隔炎，疼痛也可由肿瘤导致的食管深层溃疡引起；下胸段或贲门部肿瘤引起的疼痛可位于上腹部。疼痛在进食时尤以进食热或酸性食物后更明显。

（3）其他

肿瘤侵犯大血管，特别是胸主动脉而造成致死性大出血；肿瘤压迫喉返神经可致声音嘶哑，侵犯膈神经可致呃逆；压迫气管或支气管可致气急或干咳；并发食管 – 气管或食管 – 支气管瘘或肿瘤位于食管上段时，吞咽食物时常可发生呼吸困难或呛咳。

（4）体征

早期体征不明显。晚期营养状况日趋恶化，患者可出现消瘦、贫血、营养不良、失水和恶病质。可转移到颈部浅表淋巴结或肝脏等。

2. 辅助检查

（1）影像学检查

钡餐检查（低张双重造影）对早期食管癌的检出较常规造影更有效。食管 CT 对食管中段癌的诊断价值较高，对早期食管癌的发现价值有限。正电子发射成像（PET）开始应用于食管癌的鉴别诊断和术前分期，它对良、恶性食管损害的鉴别、有无淋巴结转移和预后的判断有明显优点。

（2）脱落细胞学检查

食管脱落细胞学检查方法简便、安全，患者依从性好，是食管癌高发区现场普查的重要手段。准确率可达 90%以上，常能发现一些早期病例。

（3）内镜检查

可在直视下观察肿瘤大小、形态、部位、范围及活组织细胞刷检查，是最可靠的食管癌诊断方法之一。辅以食管内壁上的染色有助于食管癌的早期诊断。

3. 临床分期

Ⅰ期：肿瘤局限于食管腔内，食管壁厚度≤ 5mm。

Ⅱ期：食管壁＞ 5mm。

Ⅲ期：食管壁增厚，同时肿瘤向邻近器官扩展，如气管、支气管、主动脉或心房。

Ⅳ期：肿瘤有远隔转移。

【鉴别诊断】

1. 食管－贲门失弛缓症

吞咽困难是本病的明显症状之一，但其达到一定程度后即不再加重，情绪波动可诱发症状的发作。食管钡餐检查时，可见食管下端呈光滑的漏斗状或鸟嘴状狭窄；食管测压对本病的诊断有重要价值。

2. 食管良性狭窄

可由误吞腐蚀剂、食管灼伤、异物损伤、慢性溃疡引起的瘢痕所致。食管钡餐检查可见食管狭窄、黏膜消失、管壁僵硬，狭窄与正常食管段逐渐过渡。内镜加直视下活检可明确诊断。

3. 食管周围器官病变

如纵隔肿瘤、主动脉瘤、甲状腺肿大、心脏增大等均可造成食管不同程度的狭窄，食管钡餐等检查有助于鉴别。

4. 癔症球

又称梅核气。多见于青年女性，时有咽部异物感，但对进食无妨碍。其发病常与精神因素有关。近来，随着食管测压检查的推广，有人发现，近一半的患者有食管上括约肌障碍，并非如以前所认为的是一种神经官能症，因此，本病患者除应做食管钡餐和内镜检查以排除食管的器质性疾病外，有条件者还应做食管测压检查。

【治疗】

1. 辨治原则

本病初起以标实为主，重在治标，以理气、化痰、消瘀为法，并可少佐滋阴养血润燥之品。后期以正虚为主，重在扶正，以滋阴养血、益气温阳为法，也可少佐理气、化痰、消瘀之药。在临床上还应注意治标当顾护津液，不可过用辛散香燥之品；治本应保护胃气，不宜多用滋腻之品。

2. 证治分类

（1）痰气交阻证

证候：吞咽时自觉食管梗塞不舒，胸膈痞满，甚则疼痛；情志舒畅可减轻，精神抑郁则加重；尚可见嗳气呃逆，呕吐痰涎，口干咽燥，大便艰涩。舌质红，苔薄腻，脉弦滑。

治法：开郁化痰，润燥降气。

主方：启膈散加减。

（2）津亏热结证

证候：吞咽梗涩而痛，水饮可下，食物难进，食后大部分食物吐出；尚可见胸背灼痛，形体消瘦，肌肤枯燥，五心烦热，口燥咽干，渴欲冷饮，大便干结。舌质红而干，或有裂纹，脉弦细数。

治法：滋养津液，泄热散结。

主方：五汁安中饮加减。

（3）瘀血内结证

证候：吞咽梗阻，胸膈疼痛，食不得下，甚则滴水难进，食入即吐，尚可见面色暗黑，肌肤枯燥，形体消瘦，大便坚如羊屎，或吐下物如赤豆汁，或便血。舌质紫暗，或舌质红少津，脉细涩。

治法：破结行瘀，滋阴养血。

主方：通幽汤加减。

（4）气虚阳微证

证候：长期吞咽受阻，饮食不下，面色㿠白或苍白，精神疲惫，形寒气短；尚可见面浮足肿，泛吐清涎，腹胀便溏。舌质淡，苔白，脉细弱。

治法：温补脾肾，益气回阳。

主方：温脾用补气运脾汤加减，温肾用右归丸加减。

3. 其他疗法

常用中成药：增生平，对食管癌及其癌前病变有一定疗效。

【西医治疗原则】

1. 早期食管癌需要手术治疗。手术有残留者需要配合放射治疗。

2. 化疗用于不能手术或放疗的晚期病例，其疗效虽不满意，但对于预防和治疗食管癌的全身转移却是目前唯一有效的方法。

3. 联合化疗的疗效较单药化疗有提高，但其毒副作用也增加，故重症患者不宜应用，联合化疗期间还应密切注意肾、骨髓、心脏、胃肠道等器官的功能变化。

【转诊原则】

1. 对有可疑食管癌患者随时转送上级医院肿瘤专科进行检查，以明确诊断，做到早发现、早诊断、早治疗。

2. 放化疗后社区康复期间，出现白细胞低于 3.0×10^9/L、血红蛋白低于 8g/L、血小板低于 80×10^9/L 时，需转送上级医院肿瘤内科治疗。

3. 出现吻合口狭窄需器械扩张治疗、严重食管－气管瘘、食管穿孔、食欲明显减退、咯血、恶病质等，需要进一步转送专科处理者。

【养生与康复】

不吃过热、过粗、过硬、辛辣、黏腻及发霉变质食物，吃饭要细嚼慢咽，尤其不可过快咽下粗糙食物。保持心情舒畅和乐观情绪。

【健康教育】

我国不少地区特别在食管癌高发区建立了防治基地，进行肿瘤的预防。一级预防即病因学预防，包括改变不良饮食习惯，不吃霉变食物，少吃或不吃酸菜；改良水质，减少饮水中亚硝酸盐含量；推广微量元素肥料，纠正土壤缺乏硒、钼等微量元素的状况等。二级预防即发病学预防（或称化学预防），包括积极治疗反流性食管炎、食管 – 贲门失弛缓症、Barrett 食管等与食管癌相关的疾病，同时积极应用维生素 E、维生素 C、维生素 B_2 及叶酸等治疗食管上皮增生以阻断癌前病变过程；对食管癌高发地区进行普查，对高危人群进行化学药物干预治疗。

第四节　胃癌

【概述】

胃癌起源于胃上皮的恶性肿瘤，是消化系统常见的恶性肿瘤。近年来，胃癌发病率有下降趋势，但死亡率变化不明显。本病属中医“胃脘痛”“反胃”“噎膈”“伏梁”“积聚”“癥瘕”等范畴中。胃癌的发病与外邪侵袭、情志失调、饮食不节、正气不足等因素有关，使胃失和降，气滞血瘀痰结，最终聚而成形，导致胃癌。

【诊断】

1. 临床表现

早期胃癌一般症状不明显或轻微，见上腹部胀满不适或隐痛、食欲下降、嗳气等，常常被误诊为胃炎或其他消化系统良性疾病，特别是青年人更容易被误诊。据统计在我国约 80% 的胃癌患者就诊时已经是进展期。

（1）上腹部疼痛

有 70%～ 80% 的患者可见疼痛症状，早期多为隐痛。进展期疼痛进行性加重，服药后疼痛不缓解，可伴有胀满、嗳气等症状，中后期上腹部出现剧痛，并放射至腰背部。

（2）恶心、呕吐

引起幽门梗阻时，可出现频繁的恶心、呕吐腐败臭味的宿食。如病灶位于贲门部，则食入即吐，并常伴有吞咽困难、胸骨后疼痛等症状。

（3）呕血、便血

侵及黏膜下层的早期胃癌即可出现消化道出血。疾病进展多表现为呕血、黑便，出血量通常不大。侵及较大血管或侵犯范围较大时会出现大出血。

（4）食欲不振、消瘦乏力

这是胃癌常见的非特异性症状并逐渐加重，最终导致恶病质出现。

（5）其他症状

可出现腹水引起腹胀、腹痛；患者进食少、活动少、卧床时间长，服用吗啡类止痛药等原因均可导致便秘；腹泻，多为稀便。肝、肺、脑、卵巢、前列腺、骨髓等器官转移时会引发相应的症状。

2. 体征

早期胃癌多数无明显体征，可有上腹部轻度压痛、上腹部饱满、闻及震水音。位于胃窦部的肿瘤可触及包块，质硬，呈结节状。当肿瘤侵及周围脏器或组织时肿块固定而不能推动。

3. 辅助检查

（1）胃镜活体病理检查

胃镜检查结合黏膜活检是目前胃癌的诊断方法中较直观、可靠的方法。近年有几种新型胃镜应用于临床，如色素内镜、荧光内镜、放大内镜等，提高了早期胃癌特别是微小胃癌的诊断水平。

（2）X线检查

X线钡餐检查可以对胃进行整体观察，特别是对病变部位的判断要优于内镜，可为进一步内镜诊断和活检提供准确的部位导向。胸部X线检查有助于发现肺部的转移癌。

（3）超声检查

腹部B超有助于发现腹腔淋巴结和脏器，特别是肝脏的转移。

（4）CT检查

螺旋CT能准确显示胃癌部位、大小、形态及和周围脏器的关系，对发现其他脏器转移有重要意义。

（5）实验室检查

与胃癌有关的肿瘤标志物有CEA、CA199、CA125等。肿瘤标志物在术后可降低，若再次升高提示肿瘤复发。部分患者大便潜血阳性，约50%患者可出现贫血。

【鉴别诊断】

需要与胃溃疡、胃息肉、胃平滑肌瘤、原发性恶性淋巴瘤、胃平滑肌肉瘤、慢性胃炎等疾病相鉴别，胃癌转移还应该与相应部位的原发肿瘤相鉴别。

【治疗】

1. 辨治原则

由于胃癌的临床表现繁多复杂，所以治疗应根据患者的不同临床表现和病情的不同阶段，采取不同的阶段性的治疗策略。中医中药治疗可贯穿胃癌治疗的全过程。治疗以辨病治疗与辨证治疗相结合、局部治疗与整体治疗相结合、扶正治疗与祛邪治疗相结合为原则，常用扶正培本、活血化瘀、清热解毒等治法。

2. 证治分类

（1）瘀毒内阻证

证候：胃脘刺痛，心下痞硬，吐血，便血，肌肤甲错。舌暗紫，脉沉细涩。

治法：解毒祛瘀，活血止痛。

主方：失笑散或膈下逐瘀汤加减。

常用中成药：西黄丸、小金丸、华蟾素、鸦胆子乳。

（2）痰湿凝结证

证候：胸闷膈满，面黄虚胖，呕吐痰涎，腹胀便溏，痰核累累。舌淡红，苔滑腻。

治法：健脾燥湿，化痰散结。

主方：开郁二陈汤加减。

常用中成药：平消胶囊、消癌平。

（3）脾胃虚寒证

证候：胃脘痛，喜温喜按，朝食暮吐，或暮食朝吐，食谷不化，泛吐清水；肾阳虚甚则见形寒肢冷，畏寒蜷卧，大便溏薄，或五更泄泻，小便清长。舌质暗淡，可见齿痕，苔白水滑或白腐，脉沉细或沉缓。

治法：温中散寒，兼温肾助阳。

主方：附子理中汤加减。

常用中成药：参莲胶囊。

（4）气血两亏证

证候：面色无华，唇甲色淡，自汗盗汗，或见低热，纳呆食少，胃脘可见肿块疼痛，或食后胃胀，或饮食不下，全身乏力，动辄气短，形体消瘦。舌淡或舌质暗淡，或见瘀斑，脉虚或沉细。

治法：气血双补，行气活血。

主方：八珍汤加减。

常用中成药：八珍颗粒、参莲胶囊。

3. 其他疗法

（1）蔗姜饮

甘蔗、生姜各适量。取甘蔗压汁半杯，生姜汁 1 匙和匀炖即成。每周 2 次，炖温后服用。具有和中健胃作用，适宜胃癌初期用。

（2）红糖煲豆腐

豆腐 100g，红糖 60g，清水 1 碗。红糖用清水冲开，加入豆腐，煮 10 分钟后即成。经常服食，具有和胃止血作用。

（3）陈皮红枣饮

陈皮 1 块，红枣 3 枚。红枣去核与陈皮共煎水即成，每日 1 次。适用于虚寒呕吐。

（4）莱菔粥

莱菔子 30g，粳米适量。先将莱菔子炒熟后，与粳米共煮成粥，每日 1 次，早餐服食。腹胀明显者可选用。

【西医治疗原则】

1. 手术治疗

患Ⅰ、Ⅱ、Ⅲ期的胃癌，且无手术禁忌证者，可行手术治疗。

2. 化疗

（1）化疗的目标

胃癌对化疗有中等程度的敏感性。化疗的目标是使癌灶局限或减小或消灭残存癌灶，防止复发转移，延长患者的生存时间。

（2）阶段化疗

按照化疗开始的时间可将其分为术前、术中、术后化疗。Ⅲ a 期或者更晚的晚期胃癌或其他原因不能手术者可进行化学治疗。

（3）靶向治疗

分子靶向药物的出现，提供了新的思路，也许会给胃癌的治疗带来重大进展。

【转诊原则】

1. 对有可疑胃癌患者随时转送上级医院肿瘤专科进行检查，以明确诊断，做到早发现、早诊断、早治疗。

2. 化疗后社区康复期间，出现白细胞低于 3.0×10^9/L、血红蛋白低于 8g/L、血小板低于 80×10^9/L 时，需转送上级医院肿瘤内科治疗。

3. 出现术后复发、消化道穿孔、食欲明显减退、恶病质等，需要进一步转送专科处理者均可以转诊。

【养生与康复】

1. 心理保健

应鼓励患者增强自信，正确对待病情，从悲观绝望、愤怒的阴影中走出来，多与人交往，创造良好的生活氛围，不消极等待，做生活的主宰，保持良好的精神状态。

2. 饮食保健

对于胃癌术后患者，应避免进食刺激性食物，不过快进食，不生气进食，少食腌制食物，少饮酒，多食新鲜蔬菜、水果，饮食规律适度，应注意少食多餐，饮食应清淡易消化并富于营养；另胃癌术后患者易见贫血，应注意补充叶酸及维生素 B_{12}。

【健康教育】

纠正不良的生活习惯，特别是饮食习惯，避免进食生、冷、硬、烫、油炸、烟熏、烧烤等食物，不过快进食，不生气进食，少食盐腌食物，不抽烟，不饮或少饮酒。多食新鲜蔬菜、水果、豆制品，多饮鲜牛奶，常饮绿茶。饮食规律适度，保持乐观豁达的情绪，这些皆有助于预防胃癌的发生。

第五节　原发性肝癌

【概述】

原发性肝癌（简称肝癌）是指原发于肝细胞和肝内胆管细胞的恶性肿瘤，其中肝细胞性肝癌占90%以上，其余为胆管细胞性肝癌和混合性肝癌。肝癌在我国是常见的恶性肿瘤，具有起病隐匿、恶性度高、进展快、侵袭性强、易转移、预后差等特点。原发性肝癌属中医“肝积”“癥瘕”“鼓胀”“黄疸”等范畴。中医学认为，肝癌是由于七情内伤、饮食劳倦，或邪毒内侵迁延留滞，致脏腑气血亏虚，脾虚不运，气滞、血瘀、湿热痰毒等互结于肝所致。

【诊断】

1. 临床表现

肝癌早期症状不典型，表现为上腹部不适、腹胀、纳呆、乏力、时有腹痛、胁痛等。晚期则症状多种多样，表现为肝区疼痛、腹胀加重、恶心呕吐、呃逆腹泻、发热黄疸、消瘦乏力、鼻衄及黑便等。肝癌晚期可转移至肺、骨、脑等，引起相应症状。晚期患者还可出现肿瘤破裂出血、肝昏迷、消化道出血等并发症，可危及生命。

2. 辅助检查

（1）影像学检查

①首选 B 超检查，可发现肝内占位及其动脉血供，了解有无肝内播散、门脉有无癌栓，并可在 B 超引导下行肝穿等。② CT 扫描。③核磁共振：MRI 增强可作为肝癌诊断重要的手段。其他还有 DSA，PET–CT 等。

（2）血液学检查

①免疫学检查：甲胎蛋白（AFP ＞ 400μg/L）对肝癌的诊断有特异性。②酶学检查：血清 γ– 谷氨酰转肽酶（γ–GT）在 90% 的原发性或转移性肝癌患者中，呈中度或高度升高。碱性磷酸酶（AKP）约半数患者可升高。

（3）组织病理细胞学检查

对诊断不清者，可行肝穿刺以明确细胞学或病理诊断。

【鉴别诊断】

原发性肝癌主要与转移性肝癌鉴别。转移性肝癌常有胃、肠、胰腺、乳腺、肺或恶性黑色素瘤等原发癌的病史或表现。B 超见肝内多个大小不等的结节，AFP 可正常或轻度增高。

肝癌与肝脏的良性肿瘤肝血管瘤、肝囊肿等相鉴别。后者一般状况好，AFP 及肝功能检查均正常，影像学上亦有其特点。

【治疗】

1. 辨治要点

肝癌属本虚标实之证。本虚即脾气不足，正气亏损；标实即邪毒内蕴，气血瘀滞，痰湿蕴结。发病之初多为肝郁脾虚，气滞血瘀；日久则气郁化火，湿热内生，瘀毒互结。临床可见积块、黄疸、鼓胀、疼痛等症。晚期由于邪毒耗气伤阴，正气大损，致肝肾阴虚，气虚不摄，血动窍闭，临床可见吐血、便血、神昏等症。

2. 证治分类

（1）气滞血瘀证

证候：两胁胀满作痛，或肋下有癥块，脘腹胀满，嗳气反酸，恶心纳呆，大便失调。舌质暗，或舌质红有瘀斑，苔薄白，脉弦或涩。

治法：疏肝理气活血。

主方：逍遥散合复元活血汤加减。

常用中成药：若出现肌肤甲错而羸瘦者，可久服大黄䗪虫丸，每次 3g，每日 2 次。

（2）湿热瘀毒证

证候：胁下癥块疼痛，脘腹胀满或腹大如鼓，肌肤黄染，口苦咽干，恶心纳呆，大便失调。舌质红有瘀斑，苔黄腻，脉弦滑而数。

治法：清热利湿，活血解毒。

主方：龙胆泻肝汤合膈下逐瘀汤加减。

（3）脾虚肝郁证

证候：形体消瘦，腹大如鼓，腹胀纳差，大便溏泄，神疲乏力，胁下疼痛。舌质淡暗，边有齿痕，苔薄白，脉濡。

治法：健脾益气，疏肝解郁。

主方：参苓白术散合逍遥散加减。

常用中成药：鳖甲煎丸，每次 1 丸，每日 2 次。本药对治疗肝区疼痛及症状改善有一定作用，且对部分肝脏肿大者可起到控制和缩小的作用，长期服药也未见明显不良反应，但对已出现腹水的晚期肝癌则疗效较差。

（4）肝肾阴亏证

证候：癥块膨隆，形体羸瘦，腹大如鼓，潮热盗汗，或高热烦渴，鼻衄齿衄，头晕耳鸣，纳差呃逆。舌质红少津，苔花剥或光亮无苔，脉弦细滑。

治法：滋阴清热解毒。

主方：知柏地黄汤合一贯煎加减。

随症加减：兼胁疼加延胡索、制乳香、制没药。如兼呕血、便血，用大黄粉、白及粉、三七粉冲服，或汤药中加花蕊石、炒蒲黄炭、三七。兼腹胀纳差，加枳实、焦山楂、乌药。如兼黄疸，阳黄者加茵陈、垂盆草、田基黄；阴黄者加熟附片、黄芪。如兼脾虚泄泻，选用补中益气汤或真人养脏汤加减。

3. 其他疗法

（1）外治法

以缩瘤为主要目的者，可选阳和解凝膏或阿魏化坚膏掺黑退消贴敷。以止癌痛为主要目的者，可选宝珍膏经烘热软化后，以白酒1份，冰片2份调匀涂膏中，外敷肝区。亦可选活血解毒镇痛之品，如蟾酥、冰片、生半夏、生南星、全蝎、蜈蚣、水红花子、土鳖虫、木鳖子、地龙、大蒜等研末调膏外敷。

（2）单验方

①加味西黄丸：主要组成有麝香、牛黄、乳香、没药、熊胆、三七粉、人参。用法：共研细末，黄米浆为丸，如绿豆大，每次6g，每日2次。有行气豁痰，化瘀散结之功。

②退黄消胀方：石见穿、白花蛇舌草、丹参、八月札、垂盆草、郁金、小金钱草、半枝莲等。用法：水煎服，每日1剂。主治：肝癌出现黄疸、肝区胀痛者。

（3）针灸

取肝俞、内关、外关、足三里、公孙、三阴交、肾俞、大椎等穴。

（4）食疗

肝癌患者常服口蘑炖鸡、黄芪炖白肉、石斛生地黄饮、黄芪山药饭、当归黄花瘦肉汤、蕺菜鲤鱼汤等；对肝癌腹水可常服赤小豆鲤鱼汤、茴香花生饮等；对有出血者，可服荷叶藕节汁、黄芪粥等。

（5）练功

肝癌患者情绪易波动，易焦虑，练功旨在稳定情绪。减轻焦虑，舒畅气机，缓解疼痛，宜选坐功、卧功。对肝癌术后，体质恢复者，可选站功、八段锦、太极拳等。

【西医治疗原则】

肝癌Ⅰ期～Ⅱa期患者尽可能手术切除；Ⅱb～Ⅲa期应谨慎评估，可选择手术，术后给予TACE治疗。有肝硬化背景的小肝癌患者可接受肝移植。其他局部治疗包括放疗、射频微波消融、无水酒精注射、氩氦刀等对于肿瘤小于5cm的肝癌且病灶不多于5枚是一种较好的选择。不适合局部治疗的复发转移的Ⅳ期肝癌患者可选择系统化疗、靶向治疗及免疫治疗（免疫检查点抑制剂）。

【转诊原则】

1. 对有可疑肝癌患者随时转送上级医院肿瘤专科进行检查，以明确诊断，做到早发现、早诊断、早治疗。

2. 放化疗后在社区康复期间，若出现白细胞低于3.0×10^9/L、血红蛋白低于8g/L、血小板低于80×10^9/L时，需转送上级医院肿瘤内科治疗。

3. 出现中度以上的感染、发热38.5℃以上经治疗无好转、食欲明显减退、腹部突发剧烈疼痛、呕血、黑便、黄疸、腹水、恶病质等情况者也需转上级医院进一步治疗。

【养生与康复】

1. 情志保健

要特别注意情志舒畅，增强信心，更多地关心他人，保持乐观向上的心理，有利于疾病的治疗和抗病能力的增强。

2. 气功保健

可以适当练习五禽戏、八段锦、太极拳等以增强体质。

3. 饮食健康指导

饮食上宜进丰富而易消化的高营养品，戒除烟酒，多食新鲜蔬菜，避免辛辣、肥腻腥滑之品。生活上应注意劳逸结合。

4. 调护

肝癌患者日常活动一定要缓慢，防止外伤造成肿瘤破裂出血。饮食一定要少渣，易消化，防止粗硬食物划破曲张的食管及胃底静脉丛而出现上消化道大出血。晚期患者一定要慎用化疗药、镇静剂及利尿剂等，避免加重肝脏负担，引起肝昏迷。肝癌术后应每 2 ～ 3 个月复查 1 次，一般患者应每月复查 1 次。

【健康教育】

肝癌的发病与黄曲霉素、蓝绿藻、肝炎病毒等有密切关系。平时应注意以下几点。

1. 落实新生儿乙肝疫苗注射及改水、改厕等预防措施的实施。防止粮食作物中黄曲霉素污染、水中蓝绿藻的污染及防治病毒性肝炎，是预防肝癌发生的根本措施。

2. 重视乙型肝炎患者的治疗，防止转变为慢性迁延性肝炎，尤其对肝硬化患者要积极治疗，防止其进一步癌变。

3. 对 50μg/L ≤甲胎蛋白（AFP）＜ 200μg/L，在超过 2 个月以上者，要注意密切观察和随访。

第六节　胰腺癌

【概述】

胰腺癌主要指胰外分泌腺腺癌，约占消化道恶性肿瘤的 10%。发病率近年来明显上升，恶性程度高，发展较快，预后较差。本病属中医“伏梁”“黄疸”范畴。本病病位在胰，与肝胆相关。气机不畅、脾湿困郁是本病主要病机。

【诊断】

1. 临床表现

（1）腹部不适或腹痛

这是常见的首发症状。多数胰腺癌患者仅表现为上腹部不适或隐痛、钝痛和胀痛等。易与胃肠和肝胆疾病的症状混淆。

（2）消瘦和乏力

80% ～ 90% 胰腺癌患者在疾病初期即有消瘦、乏力、体重减轻，与缺乏食欲、焦虑和肿瘤消耗等有关。

（3）消化道症状

当肿瘤阻塞胆总管下端和胰腺导管时，胆汁和胰液不能进入十二指肠，常出现消化不良症状。而胰腺外分泌功能损害可能导致腹泻。晚期胰腺癌侵及十二指肠，可导致消化道梗阻或出血。

（4）黄疸

与胆道出口梗阻有关，是胰头癌最主要的临床表现，可伴有皮肤瘙痒、深茶色尿和陶土样便。

（5）其他症状

部分患者可伴有持续或间歇低热，且一般无胆道感染。部分患者还可出现血糖异常。

2. 辅助检查

（1）实验室检查

黄疸时血清胆红素增高，以结合胆红素为主。血清碱性磷酸酶、γ-GT、LDH 等可升高。肝功能损害时 ALT、AST 升高。与胰腺癌相关的血清肿瘤标志物检查，如 CA199、CEA、CA242 等。

（2）影像学及细胞学检查

逆行胰胆管造影（ERCP）具有很高的灵敏度，尤其在小胰腺的诊断中有一定价值。此外，通过 ERCP 获取胰液、胰腺细胞学及组织学标本，进行相关的肿瘤标志物及基因检测，可明显提高胰腺癌的早期诊断率。腹部 B 超、腹部 CT 均可发现胰腺肿块。在 CT、B 超定位和引导下，行细针穿刺抽吸细胞学检查，具有简单、安全、可靠等优点，对胰腺癌诊断具有重要意义。

【鉴别诊断】

1. 慢性胰腺炎

胰腺癌与慢性胰腺炎的鉴别十分困难。用细针穿刺抽吸细胞学检查（FNA）或

ERCP 可以鉴别。

2. 胆囊炎、胆石症

胰腺癌如以腹痛、黄疸及发热为主要表现时，可与胆囊炎、胆结石相混淆。进一步做 B 超检查常可明确诊断。

3. 慢性胃部疾病

慢性胃炎、消化性溃疡等慢性胃部疾病的症状常与胰腺癌的起病相似，胰腺癌的病程为进行性加重，并伴有明显的消瘦，而在胃部疾病中则无此表现。行胃镜、钡餐、B 超检查有助于鉴别。

【治疗】

1. 辨治原则

本病是在正虚的基础上，由湿热邪毒瘀结而成。初期以标实为主，晚期由实转虚。证多见气郁、湿结、脾虚杂而为病，临证应辨明是本虚为主，还是标实为主，分而治之。

2. 证治分类

（1）脾虚气滞证

证候：上腹部不适，面色浮白，纳呆，消瘦，便溏，口干不多饮。舌质淡，苔薄腻，脉细或细弦。

治法：健脾理气。

主方：香砂六君子汤加减。

（2）湿热蕴结证

证候：上腹部胀满不适，发热缠绵，口渴不喜饮，或见黄疸，口苦口臭。舌红，苔黄腻，脉数。

治法：清热化湿。

主方：三仁汤合茵陈五苓散加减。

（3）气滞湿阻证

证候：上腹部胀满不适或胀痛，腹部肿块明显，胸闷气短，纳差，面浮足肿。舌淡苔白，脉濡细或细弦。

治法：理气化湿。

主方：二陈汤合平胃散加减。

（4）阴津不足证

证候：上腹部胀满不适或胀痛，低热，午后颧热，盗汗，口干喜饮，便燥行坚。舌红，少苔，脉细数。

治法：养阴清热。

主方：青蒿鳖甲汤合增液汤加减。

3. 食疗

（1）栀子仁枸杞粥

栀子仁 5 ～ 10g，鲜藕 60g（或藕节 10 ～ 15 节），白茅根 30g，枸杞子 40g，粳米 130g。将栀子仁、藕节、白茅根、枸杞子装入纱布袋内扎紧，加水煎煮；粳米下锅，下入药汁、清水，烧沸，小火煮烂成稀粥，可加蜂蜜适量调味即可。具有清热利湿，凉血止血，除烦止渴之功。适用于胰腺癌上腹胀痛，腹部有块，食欲差，面色少华，倦怠无力，低热，衄血者。

（2）薏苡仁汤

薏苡仁 60g，大枣 5 枚，煮食。具有健脾益胃，祛湿散结抗癌之功。

（3）猪胰海带汤

猪胰 1 条（约 100g），淡菜 30g，海带 20g，肿节风 15g，姜汁 3g。肿节风切段，装入纱布袋，加水煎煮药汁。猪胰洗净，沸水内汆一下。淡菜去毛，海带温水泡发后洗净。锅热放花生油，猪胰片煸炒，下姜汁，加入鸡清汤、药汁、淡菜、海带、料酒、盐、酱油，烧沸，小火烧熟透，味精调味即可。具有补虚益脾，清热解毒，软坚散结之功。适用于胰腺癌，食欲不振，腹痛，发热，消瘦，腹内肿块者。

【西医治疗原则】

1. 手术治疗

早期手术治疗，但大多数患者发现时已为晚期，主要靠化疗或者放射治疗。

2. 常用化疗药物

①吉西他滨：用于晚期胰腺癌治疗。它可以明显改善晚期胰腺癌患者的生活质量和疾病相关症状。②卡培他滨：为 5–FU 的衍生物，视患者体力状态，单独使用或与吉西他滨联合使用。

3. 胰酶肠溶胶囊

为多种酶的混合物，补充胰酶，用于消化不良、胰腺疾病引起的消化障碍和各种原因引起的胰腺外分泌功能不足的替代治疗。

【转诊原则】

1. 对 B 超发现胰腺肿块、CA199 明显升高可疑胰腺癌的患者，随时转送上级医院肿瘤专科做进一步检查，以明确诊断。做到早发现、早诊断、早治疗。

2. 胰腺癌患者化疗后，在社区康复期间出现骨髓抑制，以及明显的肝肾功能异常，需转送上级医院肿瘤内科治疗。

3. 出现梗阻性黄疸、腹痛加重、恶病质等需转上级医院进一步治疗。

【养生与康复】

1. 情志保健

首先要树立战胜疾病的信心，保持乐观豁达的心态；其次要有忍受疾病治疗副作用的毅力和心理准备，积极配合医生，有利于疾病的治疗和抗病能力的增强。

2. 气功保健

胰腺癌患者，可根据自己的体力状态，适当练习各种气功，如五禽戏、八段锦、太极拳等，以增强体质，颐养性情。

3. 饮食健康指导

胰腺癌患者多有厌食、腹胀等消化不良症状，因此饮食调理尤为重要。饮食宜清淡、富营养、易消化，并注意饮食的色、香、味，可增进食欲。多食新鲜蔬菜，避免辛辣、肥腻腥滑之品。生活习惯应劳逸结合，适度锻炼，戒除烟酒。化疗期间注意预防感染。

【健康教育】

现代研究认为：吸烟者发生胰腺癌的危险性为非吸烟者的 1.5 ～ 3 倍。慢性胰腺炎增加胰腺癌发病危险高达 9 ～ 16 倍，糖尿病、胆囊炎或曾做过胆囊切除术会增加胰腺癌的发病危险。家族史与遗传基因易感性、高胆固醇饮食、高热量饮食、其他化学物质如多环芳烃等，为胰腺癌发生的相关因素。

预防措施：减少或戒除吸烟，拒绝二手烟，积极治疗胰腺慢性疾病，加强劳动保护，远离辐射环境和物质，改善环境卫生，畅达情志，均衡饮食，积极锻炼身体，增强防病抗病能力。40 岁以上的中年人，建议定期做健康体检，可发现一部分早期胰腺癌。

第七节　结直肠癌

【概述】

大肠癌是消化道常见的恶性肿瘤之一，包括结肠癌和直肠癌。大肠癌依据发病的部位发病率由高到低依次为直肠、乙状结肠、盲肠、升结肠、降结肠和横结肠。在我国大肠癌发病率为恶性肿瘤第 2 位，死亡率升至第 4 位。本病属中医“肠蕈”“积聚”“脏毒”“便血”等范畴。外由寒气客于肠，内由饮食不节，或长久忧思抑郁，肠胃失调而致湿热邪毒蕴结，乘虚下注，浸淫肠道，气滞血瘀，湿毒凝结而成肿瘤。

【诊断】

1. 临床表现

（1）排便习惯的改变

排便习惯的改变是常出现的症状，包括便条变细、排便次数增多、粪便不成形或稀便，甚至排便困难。病灶越低症状越明显，排便前可有轻度的腹痛。伴随轻度的肠梗阻时，可见稀便和便秘交替出现。

（2）便血

包括便鲜血、黑便及仅便潜血阳性。肿瘤表面多呈菜花状，与粪便摩擦容易出血。左半大肠癌因粪便较硬，并且距离肛门较近，故鲜血便多见，出血量较多时，常为肉眼血便或便血。直肠癌常因肿瘤表面继发感染可有脓血大便。而右半结肠大便为流体状态，故出血量较少，且距离肛门远，血混于粪便中而使色泽改变呈果酱状，故肉眼血便较少见，大多数患者为黑便或隐血阳性。

（3）腹痛

腹痛早期可为隐痛，容易被忽视。直至肠管狭窄引起肠梗阻而出现阵发性腹部绞痛，可伴有肠梗阻症状。肛门剧痛可由于直肠癌侵犯肛管引起，少数患者因肿瘤出现穿孔引起急性腹膜炎，晚期患者侵犯腹壁后可引起相应部位的疼痛。

（4）腹部肿块与梗阻

肿瘤较大或者比较消瘦的患者可触及腹部肿块，可有大便习惯的改变及腹痛等症状。位于盲肠及升结肠附近伴随感染者可被误诊为阑尾脓肿。肿瘤生长致肠腔狭窄甚至完全堵塞，可引起肠梗阻表现。

（5）贫血

贫血的原因主要是营养不良、慢性失血所致。此时患者伴有消瘦乏力、心慌、低蛋白血症等衰弱表现。

2. 辅助检查

（1）直肠指诊

方法简单易行，是早期发现直肠癌的关键性检查方法，可发现距肛门 7 ～ 8cm 之内的直肠肿物。我国直肠癌患者中有 75%以上肿瘤位于距肛缘 7 ～ 8cm 以内。

（2）纤维肠镜检查

可以观察肿瘤位置、侵犯范围、堵塞肠腔情况、病灶出血情况、瘤缘与肛缘的距离等，并可做活体组织检查，确定肿瘤的病理类型。

（3）影像学检查

X线检查：结肠气钡双重对比造影，是诊断大肠癌的常用方法。能显示大肠癌病变部位、大小或者长短、形态。CT及MRI检查：可以了解肿瘤对周围组织浸润、转移情况，明确周围淋巴结甚至远处脏器是否有转移，判断病期，为制订治疗计划和判断预后提供依据。B超检查：直肠腔内超声可探查肿瘤的侵犯深度、周围淋巴结转移情况，其效果明显优于CT和MRI，低位早期直肠癌选择保肛手术者可以行腔内超声检查，筛选病例。

3. 实验室检查

（1）大便潜血检查

此种方法简单易行，可作为大肠癌普查初筛方法和诊断的辅助检查。

（2）血清癌胚抗原（CEA）及其他血清相关抗原检查

血清CEA水平与病变范围呈正相关。为大肠癌手术后监测提供手段。血清CA199、CA242、CA724等亦已应用于大肠癌的检查。

4. 基因检测

检测肿瘤组织的K–RAS、N–RAS、BRAF、PIK3CA、HER–2等基因的表达情况，指导晚期肠癌患者的分子靶向治疗，尤其是西妥昔单抗的治疗，必须是上述基因全野生型才能使用。

【鉴别诊断】

由于大肠癌的临床表现并无特异性，许多非肿瘤性疾病均可出现类似大肠癌的症状和体征。

1. 便血是直肠癌常见的症状，很容易误诊为“痔疮”，误诊的原因：①以往有“痔疮”病史，患者及医生均满足此诊断。②因痔疮是多发病，接诊医生凭主观诊断，而不做必要检查。③部分患者不愿意接受肛门指诊及直肠镜检查。

2. 贫血是肠癌常见症状，一部分结肠癌患者，尤其右半结肠癌，由于长期慢性失血，以贫血为首发症状。所以对于原因不明贫血者，特别是年龄较大者，应做粪潜血检查，必要时做肠镜检查。

3. 少数患者可误诊为溃疡性结肠炎或血吸虫病肉芽肿而延误治疗。

4. 右半结肠癌可有右下腹痛、腹部包块等，有时需与阑尾炎、阑尾脓肿、肠结核、克罗恩病相鉴别。

5. 直肠癌及乙状结肠癌常有脓血便及里急后重，有相当部分患者因误诊为“痢疾”“肠炎”，甚至延误诊断达数月之久。对于脓血便患者，遇下列情况应做进一步检查：①非传染病流行季节。②粪便中血多于脓。③按炎症治疗效果不佳或见效后又复发。④患者年龄较大者。⑤粪便潜血持续阳性。

【中医治疗】

1. 辨治原则

结肠癌在初期阶段多呈湿热内蕴，继则气滞血瘀的病理表现，故当正气尚存时应以清热利湿、行气活血为主。病至后期，可出现脾肾阳虚、气血亏虚的表现，因此应以扶正为主，祛邪为辅，治疗以温补脾肾、补益气血为基本法则。

2. 证治分类

（1）湿热内蕴证

证候：腹部阵痛，下痢赤白，里急后重，肛门灼热，胸闷口渴，恶心纳差，发热。舌质红，苔黄腻，脉滑数。

治法：清热利湿，清肠散结。

主方：地榆槐花汤合白头翁汤加减。

（2）瘀毒内阻证

证候：腹胀腹痛，腹有包块，下痢紫脓血，里急后重，肛门下坠，大便困难，口干舌燥。舌质紫暗或有瘀斑，苔黄，脉涩或细数。

治法：化瘀解毒，行气活血。

主方：桃红四物汤加减。

（3）脾肾阳虚证

证候：面色萎黄，腰酸膝软，畏寒肢冷，腹痛绵绵，喜按喜温，五更泄泻，或便溏、便黏液，纳差。舌淡，舌体有齿痕，苔薄白，脉沉细弱。

治法：温补脾肾，祛湿散寒。

主方：参苓白术散合四神丸加减。

（4）气血双亏证

证候：形体瘦削，面色苍白，气短乏力，纳差食少，四肢浮肿，腹部胀满，时有便溏，或脱肛下坠，大便失禁。舌质淡，苔薄白，脉细弱无力。

治法：补气养血，扶脾益肾。

主方：八珍汤加减。

3. 常用中成药

常用中成药分成三类，可以根据辨证选择应用。

①祛邪类：具有清热解毒、抗肿瘤功效，如西黄丸、抗癌解毒胶囊、华蟾素片（注射液）、安替可胶囊、鸦胆子乳剂、消瘤片、平消胶囊等。

②扶正类：具有益气养血、健脾补肾功效，如参苓白术丸、加味保和丸、归脾丸、六味地黄丸、知柏地黄丸、八珍冲剂、益气维血颗粒、施普瑞胶囊等。

③对症减轻症状：如具有止血功效的云南白药；止痛的延胡索止痛片、痛块灵口服液；止泻的四神丸；缓解腹水的实脾消水膏等。

【西医治疗原则】

1. 手术

大肠癌患者应该积极争取手术，以获得长期生存的机会。包括初始不能手术的患者，也应该积极进行转化治疗，通过术前的新辅助放化疗，争取手术根治机会。

2. 术后辅助化疗

尤其是具有高危因素的Ⅱ期及Ⅲ期患者，通过全身化疗，减少肿瘤复发与远处转移，提高生存期。

3. 直肠癌根据分期可能需要配合放疗

包括术前新辅助放疗、术后放疗及同步放化疗等。

4. 分子靶向药物

晚期肠癌患者在化疗时通常加用分子靶向治疗药物。

【转诊原则】

1. 对有可疑大肠癌患者随时转送上级医院肿瘤专科进行检查，以明确诊断。做到早发现、早诊断、早治疗。明确诊断后，其治疗原则是以手术治疗为主，以放疗、化疗和中医治疗为辅的综合治疗，对于无手术指征的局部进展期及晚期患者，或者手术后需要接受辅助化疗的患者转送肿瘤内科化疗。

2. 放化疗后在社区康复期间，出现白细胞总数低于 3.0×10^9/L、血红蛋白低于 8g/L、血小板低于 80×10^9/L 时，需转送上级医院肿瘤内科治疗。

3. 出现下列情况者也需转上级医院进一步治疗：大量便血、停止排气排便及剧烈腹痛可能提示出现穿孔、肠梗阻等急腹症，应尽快转入上级医院救治。发热、黄疸、腹水、恶病质等情况均提示疾病到晚期，病情进展，需要转诊。

【养生与康复】

1. 心理保健

应鼓励患者正确对待病情，增强自信，多与人交往，创造良好的生活氛围，不消极等待，做生活的主宰，保持良好的精神状态。

2. 饮食保健

肿瘤患者在康复期的饮食以“四高一低”为原则，即高热量、高维生素、高蛋白、高无机盐和低脂肪。对于大肠癌患者，宜进食含钾丰富的食物，如橘子、玉米、瘦肉等，还要食用各种含维生素、纤维素的新鲜蔬菜和水果，如芦笋、白菜、萝卜等。少吃油腻和含有较多饱和脂肪酸的食物。

【健康教育】

目前认为，大肠癌的发病是遗传、环境、生活方式等因素共同作用的结果。流行病学研究已证明，饮食因素与大肠癌的发病关系密切，长期进食高脂肪食品与纤维素不足是重要因素；大肠腺瘤性息肉、炎性肠病等疾病也是大肠癌的高危因素。

预防措施：一级预防的目的是防止大肠癌的发病，主要措施包括改变不良生活方式，如控制脂肪摄入、增加纤维素摄入，同时积极防治癌前病变，对于大肠腺瘤应及时治疗并定期复查。二级预防主要是早发现、早治疗，对高危人群进行监测有利于降低大肠癌的发病率和死亡率，高危人群包括有肠道症状者、大肠癌高发区的中老年人群、大肠腺瘤患者、大肠癌患者的家庭成员、家族性大肠腺瘤病患者、炎性肠病患者和盆腔接受过放疗者，监测的项目包括定期大便潜血检查、消化道钡剂造影检查和纤维结肠镜检查等。

第八节　膀胱癌

【概述】

膀胱癌是发生于膀胱黏膜的恶性肿瘤，是泌尿系统最常见的恶性肿瘤之一。膀胱癌生物学行为多变，表浅癌容易复发、进展，在经尿道膀胱肿瘤切除术后50%～70%的患者会复发。尽管目前使用表柔比星等药物进行膀胱灌注治疗能降低表浅性膀胱癌的复发和进展，但还是有10%～20%的患者最终会进展成浸润性膀胱癌，导致生存率大大降低。膀胱癌的发病率随年龄急剧增加，40岁以下发病少见，中位发病年龄65岁。吸烟及接触芳香胺可能是重要的致病因素。膀胱癌属中医文献中“溺血”“溲血”“尿血”“癃闭”“血淋”等范畴，中医学认为膀胱癌的发病机理以脾肾亏虚为本，湿热瘀毒为标，病位在膀胱，涉及肝、脾、肾等器官。

【诊断】

1. 临床表现

（1）血尿

无痛性和间歇性血尿是膀胱癌的主要症状。临床上出现血尿者在90%以上，早期出现血尿者占60%。

（2）膀胱刺激征

为膀胱癌的主要症状之一，约占70%，约有15%患者早期即可出现。

（3）排尿困难

癌肿位于膀胱颈、尿道内口处时，可导致尿道梗塞，出现排尿困难。严重时出现急性尿潴留。

（4）其他

还可出现腹部肿块、腰骶部或会阴部疼痛及贫血等症。

（5）膀胱癌转移

晚期膀胱癌可因肺、肝等内脏转移及骨转移等出现相应症状。

2. 辅助检查

（1）镜下血尿

可能是膀胱癌的最早征候。

（2）尿液脱落细胞学检查

能检查尿内是否存在癌细胞。以晨尿或新鲜尿液的阳性率较高，肿瘤分级越高，细胞学检出的阳性率也越高。

（3）经尿道膀胱镜检查

这是诊断膀胱癌重要的方法。能直接观察膀胱内部结构，明确肿瘤发生的部位、大小、数目、生长方式及形态，并可取活组织行病理检查，以明确诊断。

（4）超声

这是常用的检查方法，能发现0.5～1cm的肿瘤，提示肿瘤的大小、数目、部位和肿瘤的浸润深度，还能了解局部淋巴结、肾脏、输尿管、腹盆腔情况。

（5）盆腔CT、核磁共振成像及PET-CT

能确定肿瘤扩散的范围、浸润深度和转移淋巴结的大小、邻近脏器受侵情况等。

（6）尿路平片和静脉肾盂造影

可了解上尿路是否异常、肾脏功能。较大的膀胱肿瘤可以表现为充盈缺损，输尿管受侵可以表现为肾积水。但对早期膀胱肿瘤诊断的阳性率不高，膀胱内的小肿瘤和原位癌不能被发现。

（7）尿液流式细胞学检查

能快速定量分析细胞核酸含量和DNA倍体与膀胱肿瘤生物行为的关系，可准确估计肿瘤恶性风险。

【鉴别诊断】

血尿为膀胱癌的第一症状，但其他疾病如急慢性肾炎、泌尿系感染或结石、泌尿系肿瘤等均可出现血尿。一般说来，急慢性肾炎会有血尿，但它多见于幼儿和青年，同时伴有浮肿、高血压、蛋白尿等表现。泌尿系感染会有血尿，但都伴有尿频、尿急、尿痛及发热等感染症状。泌尿系结石发作时除有血尿外，多有从腰部到小腹部的剧烈疼痛甚至绞痛。外伤性血尿则有外伤史。

至于无痛性血尿，泌尿系肿瘤如肾癌、膀胱癌都有表现，因膀胱癌较为多见，所以首先要警惕膀胱癌。通过进一步的影像学检查如超声、CT 等有利于发现病变所在。

【治疗】

1. 辨治原则

首分实证与虚证，实证为湿热瘀毒聚于膀胱，虚证为脾肾气虚不能摄血，或阴虚火旺，灼伤脉络，迫血妄行，或气血两虚，血失统摄。晚期患者见癃闭，多由于湿热蕴结，脾气不升，肾元亏虚，肝郁气滞所致。

2. 证治分类

（1）肾虚证

证候：无痛性血尿，呈间歇性；伴腰酸腿软，神疲乏力，头昏眼花。舌淡红，脉沉细，尺弱。

治法：益气滋肾，收敛摄血。

主方：加味肾气丸加减。

（2）湿热证

证候：血尿；伴尿频尿急，尿道疼痛，少腹作胀，纳呆，或有低热。舌苔白腻或黄腻，脉滑数。

治法：清热利湿，解毒通淋。

主方：八正散加减。

（3）瘀毒证

证候：此型为膀胱癌晚期。尿血成块，尿中腐肉，恶臭，排尿困难或癃闭，少腹坠胀疼痛。舌暗有瘀斑或瘀点，脉沉弦。

治法：化瘀解毒，清热通淋。

主方：少腹逐瘀汤加减。

化疗期间，血象下降明显者，可给予补养气血、健脾补肾，方用八珍汤加减。膀胱灌注化疗期间，有的患者出现血尿，伴尿频、尿急、尿痛的膀胱刺激症状，可给予清热利湿止血，用八正散加减。

3. 其他疗法

（1）白英猪苓瘦肉汤

白英（鲜品）30g（干品 20g），猪苓 20g，赤小豆 50g，红枣 30g，猪瘦肉

150g。将猪瘦肉去油脂，洗净，斩块；赤小豆用清水浸渍半天，至发胀为度，洗净备用；其他用料洗净。将全部用料放入锅内，加清水适量，文火煮 1.5 ～ 2 小时即成，调味供用。功效清利湿毒。适用于膀胱癌尿血，血色鲜红，属于湿热浊毒内侵，迫血妄行者。

（2）膀胱癌血尿方

白花蛇舌草（鲜品）30g，小蓟（鲜品）30g，薏苡仁 100g，兔肉 150g，蜜枣 5 枚。将兔肉去油脂，斩块；薏苡仁用水浸软；其他用料洗净。将全部用料（小蓟除外）放入锅内，加清水适量，文火煮 1.5 ～ 2 小时；放入小蓟，再煮 30 分钟，调味供用。有清利热毒，凉血止血之功效。适用于膀胱癌属于热毒内侵，迫血妄行者。症见血尿反复发作、血色鲜红，伴小便短赤灼痛、尿频尿急者。

（3）膀胱癌莪术汤

莪术 8g，三七 8g，当归 10g，红枣 10 枚，猪肉 150g。将猪肉去油脂，洗净，斩块；三七切片；其他用料洗净。将全部用料放入锅内，加清水适量，文火煮 1.5 ～ 2 小时。有祛瘀止血，散结消癥之功效。适用于膀胱癌尿血暗红，有血块，属于血瘀内结者。

【西医治疗原则】

1. 非浸润性病变（0 期、Ⅰ期）

采用保留膀胱的治疗，即经尿道膀胱肿物切除术（TURBT），术后行局部灌注化疗、免疫治疗。

2. 浸润性病变（Ⅱ期、Ⅲ期）

需要进行根治性膀胱切除术，包括选择性部分膀胱切除术或膀胱全切术，术后辅以全身化疗。

3. 转移性病变（Ⅳ期）

采用全身姑息化疗为主的综合治疗，包括放疗、中药、免疫治疗等，这部分患者预后差。

【转诊原则】

1. 对于以血尿就诊而可疑膀胱癌的患者，应建议转送上级医院肿瘤专科进一步检查，以明确诊断。做到早发现、早诊断、早治疗。

2. 膀胱癌放化疗期间，患者常需监测化验血常规、肝肾功能、电解质等，若发现有骨髓抑制，以及严重的肝肾功能异常，需转送上级医院肿瘤专科治疗，并与其肿瘤主治医师取得联系。

3. 放化疗期间合并肺部感染或泌尿系感染、发热在 38.5℃以上经治疗无好转、食欲明显减退、严重腹泻、恶病质等需转上级医院进一步治疗。

【养生与康复】

1. 情志保健

树立坚定的信心，保持乐观的情绪是膀胱癌自我调养和康复的关键。首先要树立战胜癌症的信心，具备同癌症做斗争的毅力，保持乐观豁达的心态，有利于增强自身的抗病能力和疾病的康复。反之，若过度焦虑、情绪紧张和心情压抑，可导致内分泌功能紊乱，削弱身体的抗病能力，既不利于治疗，又可促使病变发生和发展。

2. 气功保健

膀胱癌患者于术后及放化疗后，应根据个人体力状态，适当练习各种气功，如五禽戏、太极拳等，以增强体质，颐养性情。

3. 饮食健康指导

饮食宜以清淡、易消化、富营养为主，多食新鲜蔬菜和水果，避免辛辣肥腻之品，少吃牛羊肉、无鳞鱼、虾蟹等发物。戒除不良生活习惯，生活规律，适度锻炼，避免主被动吸烟，戒除烈酒。

【健康教育】

首先应针对病因采取预防措施，如改善染料、橡胶、皮革等工业的生产条件，提倡禁止吸烟，避免大量、长期服用可致癌的药物等。开展群众性的普查工作，尤其对高发人群的普查。膀胱癌的早期表现是无痛性血尿，40 岁以上的中老年人平时身体一向健康，一旦莫明其妙地出现血性小便，不痛不痒，呈无痛性血尿，则要警惕膀胱癌，须进一步检查，以便早期诊断和治疗。研究表明，多饮水可以减少致癌物质与膀胱内壁接触的数量和时间，从而减少患膀胱癌的危险。

第九节　宫颈癌

【概述】

宫颈癌是常见的妇科恶性肿瘤之一，发病率在我国女性恶性肿瘤中居第二位。宫颈癌的发生可通过对癌前病变的检查和处理得以有效控制。宫颈鳞癌、腺癌及腺鳞癌，占所有宫颈癌的 90% 以上。宫颈癌属于中医“带下”“崩漏”“癥瘕”“阴疮”“五色带”“虚损”范畴。中医学认为本病多由脏腑虚损、冲任失约、带脉不固、邪毒瘀阻血络和痰湿内结胞宫所致，与肝、脾、肾三脏关系最密切。

【诊断】

1. 临床表现

癌前病变及宫颈癌早期可以没有任何症状。常见的症状为接触性阴道出血，异常白带如血性白带、白带增多，不规则阴道出血或绝经后阴道出血。晚期患者可以出现阴道大出血、腰痛、下肢疼痛、下肢水肿、贫血、发热、少尿或消耗恶病质等临床表现。

2. 辅助检查

（1）细胞学及组织学检查

宫颈/阴道细胞学涂片检查及HPV检测是现阶段发现早期宫颈癌及癌前病变/宫颈上皮内瘤变（CIN）的初筛手段，目前主要采用宫颈液基细胞学检查法（TCT）。HPV检测可以作为TCT的有效补充，两者联合有利于提高筛查效率。活体组织学检查有确诊价值。

（2）阴道镜检查

适用于宫颈细胞学异常者，主要观察宫颈阴道病变上皮血管及组织变化。

（3）影像学检查

腹盆腔超声包括经腹部及经阴道（或直肠）超声两种方法。主要用于宫颈局部病变的观察，同时可以观察盆腔及腹膜后区淋巴结转移情况，有无肾盂积水以及腹盆腔其他脏器的转移情况。盆腔MRI是宫颈癌最佳影像学检查方法。腹盆腔CT优势在于显示病变，评价病变与周围结构关系。

（4）肿瘤标志物检查

SCC是宫颈鳞状细胞癌的重要标志物，血清SCC水平超过1.5ng/mL被视为异常。宫颈腺癌可以有CEA、CA125或CA199的升高。

【鉴别诊断】

1. 宫颈良性病变

如宫颈重度糜烂、宫颈结核、宫颈息肉伴微腺性增生、宫颈黏膜下肌瘤、宫颈腺上皮外翻和其他宫颈炎性溃疡等，宫颈活检及免疫组化等可明确诊断或辅助鉴别。

2. 转移性宫颈癌

较多见的是原发子宫内膜癌转移至宫颈，宫颈活检及免疫组化等可明确诊断或辅助鉴别。

【治疗】

1. 辨治要点

对于子宫颈上皮不典型增生患者，采用中医药治疗；围手术期中医防护促进术后康复，提高免疫力，减少复发转移，配合放化疗减轻不良反应。不适宜积极手术放化疗的患者中医药控制肿瘤，稳定病情，提高生存质量，延长生存期。

2. 证治分类

（1）肝郁气滞证

证候：胸胁胀满，心烦易怒，少腹胀痛，口苦咽干，小便短赤，大便干结，舌苔薄，脉弦。伴有接触性出血，色鲜无块，带下色黄。

治法：疏肝理气，凉血解毒。

主方：丹栀逍遥散加减。

（2）湿热瘀毒证

证候：带下赤白或赤色，或如米泔，气味腥臭，阴道流血量多色瘀，少腹坠痛，腰胁隐痛或刺痛，小便短赤，大便秘结，色黯，苔黄或腻，脉弦数或滑数。本型多见于宫颈癌局部坏死溃疡、继发感染者。

治法：清热利湿，解毒化瘀。

主方：易黄汤合二妙散加减。

（3）肝肾阴虚证

证候：头晕耳鸣，目眩口干，腰膝酸软，手足心热，夜寐不安，便秘尿赤。阴道流血量多色红，带下色黄，或如块状。舌红，苔少，脉弦细。

治法：滋养肝肾，解毒育阴。

主方：知柏地黄汤加减。

（4）脾肾阳虚证

证候：神疲乏力，腰膝酸软，小便坠胀，纳呆倦怠，白带清稀而多，阴道流血色淡，大便先干后溏，舌质胖，苔白润，脉细弱。

治法：温补肾阳，解毒化湿。

主方：右归丸加减。

随症加减：头痛加川芎、白芷；失眠加远志、酸枣仁；肿块明显加鳖甲、生牡蛎；湿甚加土茯苓、薏苡仁；热甚加苦参、败酱草、蒲公英；带下不止加鸡冠花、墓头回止带；病久滑脱加龙骨、牡蛎、海螵蛸固涩止带；脾虚甚加人参；带下多加补骨脂、煅龙骨、牡蛎温肾固涩止带。

3. 其他疗法

（1）中药贴敷疗法

黄连15g，黄芩15g，黄柏15g，紫草15g，硼砂30g，枯矾30g，梅片适量，以清热解毒，治疗早期宫颈癌。

（2）中药纳药及栓剂

三品一条枪（明矾60g，白砒45g，雄黄7.2g，没药3.6g），用于宫颈癌前病变或早期宫颈癌；催脱钉（山慈菇18g，枯矾18g，白砒9g，蛇床子3g，硼砂3g，冰片3g，雄黄2g，麝香0.9g），用于宫颈癌前病变或早期宫颈癌。

（3）中药灌肠疗法

中药灌肠方（白头翁15g，地榆炭15g，乌贼骨15g，白及15g，黄连6g，三七3g，血竭3g），浓煎至200mL，保留灌肠，日一次。

（4）针灸

气海、子宫、蠡沟、三阴交针刺。

【西医治疗原则】

1. ⅠB1、ⅡA1期

采用手术或放疗。术后有复发高危因素（宫旁受侵、深间质浸润或淋巴结转移）需辅助同步放化疗，具有中危因素行术后放疗 ± 同步化疗。要求保留生育功能者，可选择根治性宫颈切除术加盆腔淋巴结切除术 ± 腹主动脉淋巴结取样术。

2. ⅠB2、Ⅱ A2（病灶＞4cm）期

可选择的治疗方法：同步放化疗；根治性子宫切除及盆腔淋巴清扫、腹主动脉淋巴结取样、术后个体化辅助治疗；同步放化疗后辅助子宫切除术。

3. ⅡB～ⅣA期

同步放化疗。

4. ⅣB期

以系统治疗为主，支持治疗相辅助，部分患者可联合局部手术或个体化放疗。

【转诊原则】

1. 对阴道接触性出血，B超或CT发现宫颈肿块、SCC明显升高可疑宫颈癌的患者，随时转送上级医院肿瘤专科做进一步检查，以明确诊断。做到早发现、早诊断、早治疗。

2. 宫颈癌患者化疗后，在社区康复期间出现骨髓抑制，以及明显的肝肾功能异常，需转送上级医院肿瘤内科治疗。

3. 出现下尿路梗阻、下肢静脉血栓形成、恶病质等需转上级医院进一步治疗。

【养生与康复】

戒色欲，慎房事，保持外阴清洁。

调情志，节郁怒，保持乐观情绪，使患者较好的康复。

【健康教育】

对于新发宫颈癌患者应建立完整病案和相关资料档案，治疗后定期随访监测。具体内容如下：治疗结束最初 2 年内每 3 个月 1 次、第 3 ～ 5 年每 6 个月 1 次、然后每年 1 次随诊。Ⅱ期以上患者治疗后 3 ～ 6 个月复查时应全身 MRI 或 CT 检查评估盆腔肿瘤控制情况，必要时行 PET-CT 检查。宫颈或阴道细胞学检查，根据临床症状提示行必要的实验室检查及其他影像学检查。连续随诊 5 年后根据患者情况继续随诊。放疗后规律阴道冲洗，必要时使用阴道扩张器，尽早恢复性生活，均有利于减少阴道粘连。

第十节　鼻咽癌

【概述】

鼻咽癌是我国常见的恶性肿瘤之一，华南地区发病率最高。鼻咽癌的发病因素至今尚未完全明确，可能与 EB 病毒感染、遗传因素、进食腌制食物和居住空气受污染的环境等有关。在中医学文献中，鼻咽癌属于“鼻渊”“控脑砂”“耳鸣证”“上石疽”“失荣”等范畴。其病因外因多责之感受时邪热毒，内因多责之情志失调、饮食不节、正气不足。

【诊断】

鼻咽癌可以没有任何临床症状仅以颈部肿块表现，有些仅通过体检时的 EB 病毒血清学的普查，怀疑鼻咽癌后经鼻咽组织活检确诊为鼻咽癌。

1. 临床表现

（1）鼻咽局部病变引起的症状

头痛、鼻塞、鼻衄、涕血、耳鸣、听力下降。

（2）颈部肿块

颈淋巴结转移率高达 60% ～ 86%，其中以上颈淋巴结转移最多，双颈淋巴结转移也达 30% ～ 50%。

（3）鼻咽肿物局部侵犯与临床表现

口咽受侵：吞咽受阻，呼吸不畅，张口可见肿物或黏膜下隆起；鼻腔侵犯：从后鼻孔侵入鼻腔，有鼻塞、鼻衄，呼吸不畅；眼眶侵犯：视蒙、复视、视力下降、眼眶胀痛、眼球外突；颞下窝受侵：从咽旁蔓延至颞下窝，可致面麻、张口困难和颞区隆起。

（4）鼻咽肿瘤局部继发感染

可有脓血涕、臭味、头疼、出血、发热等。

（5）鼻旁窦、颅底骨和颅内侵犯

主要是以头痛和12对脑神经受累相应部位神经麻痹为表现。

2. 辅助检查

（1）鼻咽活检

①间接鼻咽镜活检。②直接鼻咽纤维镜活检。③鼻咽细针穿刺。

（2）EB病毒血清学检查

EB病毒壳抗原（VCA）滴度≥1∶10；EB病毒早期抗原（EA）滴度≥1∶5；EB病毒脱氧核糖核酸酶（DNA酶）滴度≥25%等，可协助诊断。

（3）影像学检查

首选MRI扫描检查，应包括鼻咽、颅底及颈部。对不能做MRI检查的患者行CT检查。

（4）其他检查

包括肝脾、腹部肿块超声波检查，胸片或胸部CT，肝肾功能，血常规等。

【鉴别诊断】

1. 慢性鼻咽炎

检查可见鼻咽黏膜充血、增厚，咽侧索可增厚，且有稠厚黏液或黏脓性或薄痂。临床诊断困难时，应当活检病检区别。

2. 颅咽管瘤、混合瘤等

颅咽管瘤属先天性良性肿瘤，为颅咽管封闭不全，残留上皮潴留所致，较少见。鼻咽混合瘤也很少见，肿瘤生长缓慢。鼻咽镜：在鼻咽顶后壁见半圆形肿物，混合瘤有时为结节状，靠组织病理学诊断，CT、MRI可了解病变范围。

3. 鼻咽恶性淋巴瘤

可有鼻塞、涕血、头痛、颈部肿块等。影像学检查发现咽淋巴环病变合并非引流区的淋巴结肿大时，应考虑非霍奇金淋巴瘤可能。鼻咽镜活检病理可以确诊。

4. 不明原发灶的颈转移癌

颈转移癌还有 16% 在尸解中仍无法找到原发灶。颈转移癌大多为实质性，也有少数原发灶在头颈部的颈转移癌为囊性。诊断方法包括转移灶的病理诊断。

【治疗】

1. 辨治原则

鼻咽癌在接受放疗、化疗、分子靶向治疗后，可采用中西医结合的模式，放疗同时中医给予清热通窍、活血解毒、益气养阴等措施，术后化疗后给予扶正固本。单纯中医治疗者辨证论治，可以提高生存质量，延长生存期。

2. 证治分类

（1）热邪犯肺证

证候：鼻塞涕血，微咳痰黄，口苦咽干，时有头痛，尿黄便结，舌质淡红或红，舌苔薄白或薄黄，脉滑或数。

治法：清热解毒，润肺止咳。

主方：清气化痰丸加减。

（2）痰凝气滞证

证候：胁肋胀满，口苦咽干，烦躁易怒，头晕目眩，颈核肿大，时有涕血，舌质淡红或舌边红，舌苔薄腻，脉弦或滑。

治法：行气化痰。

主方：消瘰丸加减。

（3）瘀血阻络证

证候：头晕头痛，痛有定处，视物模糊或复视，舌歪面麻，心烦不寐，舌质暗红、青紫或见瘀斑瘀点，舌苔薄白、薄黄或棕黑，脉细涩，或细缓。

治法：活血祛瘀，祛风通络。

主方：通窍活血汤加减。

（4）气阴两虚证

证候：口干咽燥，咽喉不适，间有涕血，耳鸣耳聋，气短乏力，口渴喜饮，舌质红或绛红，苔少或无苔，或有裂纹，脉细或数。

治法：益气养阴。

主方：生脉散合增液汤加减。

随症加减：局部皮肤红肿热痛或溃破，加黄连、黄柏、虎杖煎汤外敷；放疗后热毒明显可加普济消毒饮及桃红四物汤，鼻塞加苍耳子、辛夷；涕血加仙鹤草、侧柏炭；颈核肿大加生南星、生牡蛎、夏枯草；面麻，舌歪，复视，加蜈蚣、钩藤；

高热不退加水牛角、白薇、紫雪丹；头痛头晕加牛膝、泽泻。

3. 其他疗法

（1）外治法

鼻咽癌吹药：甘遂末、甜瓜蒂粉各 3g，硼砂、飞辰砂各 1.5g，混匀，吹入鼻内，切勿入口。

（2）针灸

头痛者针刺，巨髎透四白、合谷、支沟穴。耳针：取上颌透额，肾上腺透内鼻，神门透交感。放疗期间，可以针刺太阳、攒竹、阳白、鱼腰、四白、鼻通、迎香、下关、颊车、承浆、合谷、太溪等。

【西医治疗原则】

鼻咽癌治疗的目的是有效提高鼻咽原发灶和颈淋巴结转移灶控制率，减少局部肿瘤的复发率和降低远处转移率，并提高患者的生存质量。围绕这个目的，其综合治疗的原则是以放射治疗为主，辅以化学治疗、手术治疗。临床可以根据初治或复发鼻咽癌不同的 TNM 分期选用不同的综合治疗方法。

【转诊原则】

1. 当患者有头痛、鼻塞、鼻衄、涕血、耳鸣、听力下降等症状，怀疑是鼻咽癌，应随时转送上级医院肿瘤专科进行检查，以明确诊断。做到早发现、早诊断、早治疗。

2. 放化疗后社区康复期间，出现白细胞低于 3.0×10^9/L、血色素低于 8g/L、血小板低于 80×10^9/L 及放疗后患者出现咳嗽不止无法控制或气急者，需转送上级医院肿瘤内科治疗。

3. 出现下列情况者也需转上级医院进一步治疗：出现中度以上的感染；发热 38.5℃以上经治疗无好转；出现颅底转移等情况。

【养生与康复】

节饮食：鼻咽癌尤其是接受放疗的患者宜多食新鲜蔬菜、水果，忌辛辣肥腻之品。

【健康教育】

1. 注意气候变化，预防感冒，保持鼻及咽喉卫生，避免病毒感染，减少与危险因素接触。

2. 鼻咽癌高发地区和有鼻咽癌家族史的高危人群应定期进行鼻咽癌普查。

第十一节　恶性淋巴瘤

【概述】

恶性淋巴瘤（malignant lymphoma，ML）是一组起源于淋巴造血系统的恶性肿瘤总称，指原发于淋巴结和（或）结外部位淋巴组织细胞的恶性肿瘤。依据病理、临床特点以及预后转归将ML分为非霍奇金淋巴瘤（NHL）和霍奇金淋巴瘤（HL）两类。HL的组织病理学形态特征为具有诊断意义的里－斯（R–S）细胞。NHL是一组具有较强异质性的淋巴细胞异常增殖性疾病的总称，起源于B细胞、T细胞或自然杀伤（NK）细胞。HL在欧美国家发病率较高，占所有ML的30%，在我国发病率较低，占全部ML的10%～20%，HL发病与年龄相关，15～34岁和50～60岁之间是两个发病高峰。NHL发病多在51～60岁。其确切病因至今尚未阐明，可能与下列因素相关：EB病毒、嗜人T淋巴细胞Ⅰ型病毒（HTLV-Ⅰ）、幽门螺杆菌、人疱疹病毒8型等感染；某些物理化学因素会增加淋巴瘤患病风险，如放射性物质、核辐射、多氯联苯、除草剂、石棉或砷等化学品的接触；免疫抑制剂、抗癫痫药（如苯妥英钠）、皮质激素等药物的长期应用，如艾滋病、自身免疫性疾病、先天性免疫缺陷病等长期应用免疫抑制剂可导致恶性淋巴瘤；遗传性因素，如染色体异常可致恶性淋巴瘤发病率增高。此外，现代人的生活和工作方式，长期焦虑抑郁状态亦会使免疫功能发生紊乱或功能低下。本病属于中医“石疽”“恶核”“失荣”“瘰疬”“痰核”“疵痈”等范畴。其发病与禀赋不足、脏腑失调、七情内伤、饮食不节、外感六淫等有密切关系。虚、痰、毒、瘀等相互交织，致使脏腑亏损、气血虚弱、阳气衰耗、痰毒凝结、气滞血瘀、水湿内停，聚湿生痰，痰浊留著于经络肌肤，生为本病。病位涉及五脏、六腑、经络以及肌肤等全身各处。

【诊断】

凡慢性、进行性、无痛性淋巴结肿大者要考虑ML诊断。完整诊断包括病理定性诊断、分期诊断和预后评价。依据临床表现、影像学检查、实验室与病理学检查做出综合诊断。

1. 临床表现

（1）淋巴结肿大

ML 好发于淋巴结，90% 的 HL 患者早期以体表淋巴结肿大为首发症状。绝大多数首发于颈部、锁骨上淋巴结，也可发生于腋窝、腹股沟、纵隔、腹膜后、肠系膜等部位的淋巴结；其中，有 60% ～ 70% 患者发生于锁骨上与颈部；腋窝和腹股沟淋巴结肿大者占 30% ～ 40%。NHL 以体表淋巴结肿大为首发症状者占 50% ～ 70%；40% ～ 50% 原发于结外淋巴组织和器官。肿大淋巴结多为无痛性，表面光滑，中等硬度，扪之质韧，均匀、饱满；早期活动，孤立或散在于颈部、腋下、腹股沟等处，可从黄豆大到枣大；中晚期可相互融合，与皮肤粘连、固定或形成溃疡。淋巴结肿大多为渐进性，如 HL 和惰性淋巴瘤，部分患者在确诊之前常有数月甚至数年的浅表淋巴结肿大病史。肿大的淋巴结时常经抗炎或抗结核治疗后有一定程度缩小，停止治疗后又复增大。高度恶性 ML 患者淋巴结肿大迅速，往往在短时间内明显肿大，过一阶段又相对缓慢或稳定，造成局部压迫症状。纵隔病变最初发生于前中纵隔、气管旁及气管与支气管淋巴结，随着肿瘤增大可出现气管、食管、膈神经受压的症状，如干咳、气短、吞咽困难，甚至发生上腔静脉综合征，表现为颜面颈部肿胀、呼吸困难、不能平卧、颈胸部表浅静脉怒张等。

（2）不同部位的表现

原发于肝脏的淋巴瘤罕见，肝侵犯多继发于脾侵犯或晚期病例，表现为肝脾肿大。

病变可侵犯由口咽、舌根、扁桃体和鼻咽部组成的淋巴环，也称“韦氏环”，是 ML 好发部位。韦氏环淋巴瘤约占结外 NHL 的 1/3。扁桃体淋巴瘤常伴有颈部淋巴结肿大，有时肿块可阻塞整个口咽，也同时或先后合并胃肠道侵犯。

原发鼻腔淋巴瘤多数为 NHL，多有长时间流涕、鼻塞，也可鼻血、鼻腔肿块而影响呼吸。鼻咽部淋巴瘤以耳鸣、听力减退症状明显。

胃肠道是 NHL 最常见的结外病变部位。以胃原发病变较多，以小肠，尤以十二指肠、回肠及回盲部多见。胃淋巴瘤病变源于胃黏膜下淋巴滤泡，早期无临床症状，伴随疾病进展可出现消化不良、上腹部不适等非特异性症状，在病变进展过程中也可出现呕血、黑便、上腹部包块、贫血等。肠道 ML 多表现为腹痛、腹泻、消化不良、腹部肿块、贫血、消瘦等。在疾病进展过程中可因肿瘤阻塞肠道而出现肠梗阻，甚至出现出血或穿孔，需急诊手术。

NHL 病例可原发或继发于皮肤侵犯，皮肤蕈样霉菌病是一种特殊的淋巴瘤，病程缓慢，恶性程度较低，受侵皮肤相继出现红斑期、斑块期、肿瘤期的病理改变，并逐渐侵犯淋巴结，晚期可累及内脏；可表现单发或多发皮肤结节，或与周围皮肤界限不清，表面皮肤呈淡红色或暗红色皮肤结节，伴有疼痛，或见破溃、糜烂。

骨髓常受侵犯，骨髓象与淋巴细胞白血病相似。

NHL 可原发或继发于脑、硬脊膜外、睾丸、卵巢、阴道、宫颈、乳腺、甲状腺、肾上腺、眼眶球后组织、喉、骨骼、肌肉软组织等。

（3）全身症状

有发热、盗汗、消瘦、贫血、食欲减退、疲乏等。可伴有一系列皮肤、神经系统非特异性表现。皮肤病变可见有糙皮病样丘疹、带状疱疹、疱疹样皮炎、结节性红斑、皮肌炎、皮肤瘙痒等。神经系统病变可表现为运动性周围神经病变、多发性肌病、亚急性坏死性脊髓病变。HL 患者约 1/3 起病时伴有全身症状。NHL 患者全身症状明显者多为疾病中晚期表现，老年患者、免疫功能低下或瘤负荷大者全身症状多明显。临床分期中，定义不明原因的发热（＞ 38℃）、不明原因体重下降（半年内体重减轻超过 10%）和盗汗为“B”症状。持续发热、多汗、体重下降可能提示疾病复发进展，预后不佳。部分患者可无全身症状。

2. 体征

淋巴结肿大为本病特征，其他如肝脾肿大、上腔静脉压迫综合征等，如侵及胸膜、心包，出现胸腔积液、心包积液等，根据病情发展，临床可见相应体征；如侵及骨骼，可有局部按压痛、病理性骨折；如侵及皮肤，出现肿块、皮下结节、浸润性斑块、溃疡、丘疹、斑疹等；中枢神经系统受累可引起相应体征。

3. 辅助检查

（1）病理检查

形态学（细胞大小、淋巴结或淋巴组织结构）、免疫组化（T、B 细胞分型）及细胞遗传学检测，部分类型需要骨髓或外周血流式细胞学检测辅以诊断。NCCN 指南对淋巴瘤病理诊断中免疫表型和分子遗传学方面有相应规定。

（2）实验室检查

①血象变化发生较早，常有轻或中度贫血，白细胞数正常或轻度增高。②血乳酸脱氢酶指导预后评估。③胃淋巴结瘤行 HP（幽门螺杆菌）检查。④诊断淋巴瘤时应查骨髓穿刺及活检，进行形态学、免疫组化以及免疫表型分析、细胞分子遗传学检查。⑤病毒学检查，包括 HBV（乙型肝炎病毒）、EBV（Epstein–Barr 病毒）、HSV（单纯疱疹病毒）、CMV（巨细胞病毒）等。⑥脑脊液检查：对于伯基特淋巴结和淋巴母细胞淋巴瘤继发中枢侵及的概率 80% 以上，须常规性预防性腰穿鞘注化疗，送检脑脊液常规、生化及细胞学。

（3）影像学检查

B 超检查包括淋巴结、腹部、乳腺、甲状腺、盆腔等处 B 超以及超声心动图等。颈、胸、腹、盆腔的增强 CT 是完善分期与评价疗效的必要检查。对于可疑脑、骨等结外受侵，可依部位选择进行 MRI 检查。对于胃肠道受侵，可行胃镜、肠镜检查。正电子发射计算机断层显像检查（PET–CT）作为功能显像，有助于良恶性病变鉴别，一般采用标准摄取值（standard uptake value，SUV）2.5 作为区分良、恶性病变的界值，其敏感性与特异性高，有助于淋巴瘤准确分期，如经济条件允许可准确用于疗效评价。

【鉴别诊断】

1. 淋巴结炎

急性炎症多有原发感染病灶，局部肿大的淋巴结有红、肿、热、痛等临床表现；慢性时淋巴结多无进行性肿大，形状较扁，体积较小，质地柔软。

2. 淋巴结结核

常合并有肺结核，PPD 试验阳性，局部病变时淋巴结可呈局限波动感或破溃，通常抗结核治疗有效。

3. 淋巴结转移癌

指肿瘤细胞从原发部位侵入淋巴管被带到远隔部位生长形成与原发部位肿瘤相同类型的肿瘤，临床表现多有原发肿瘤病灶所引起，组织病理学及免疫组化检查有助于找到肿瘤起源。

4. Castleman 病

病理检查可见淋巴结内血管增生伴管壁周围组织玻璃样变，淋巴细胞可环绕中心呈层状排列，生发中心消失，呈透明血管型；或淋巴滤泡间组织有浆细胞浸润，呈浆细胞型，也可呈混合型。

5. 恶性组织细胞病

临床有进行性贫血、衰竭、发热等症状。外周全血细胞减少。骨髓涂片或淋巴结活检可见异质性恶性组织细胞和多核巨细胞。无 R–S 细胞。免疫组化染色示 CD68 阳性。

【治疗】

1. 证治分类

（1）寒痰凝滞证

证候：颈项、耳下或腋下等处肿核，不痛不痒，皮色如常，坚硬如石；或见内脏痰核，癥积；并见面色无华，形寒肢冷，神疲乏力，呕恶纳呆，头晕目眩。舌质淡或淡暗，苔薄白，脉细弱。

治法：温阳益肾，散寒通滞。

主方：阳和汤加减。

（2）气郁痰结证

证候：颈项、耳下，或腋下等处肿核，不痛不痒，皮色不变，坚硬如石；或见内脏痰核，癥积；并见烦躁易怒，胸腹闷胀，或有胸胁满闷，食欲不振，大便不调。舌质暗红，舌苔白腻或黄腻，脉弦或弦数。

治法：疏肝解郁，化痰散结。

主方：逍遥散加减。

（3）痰热阻肺证

证候：颈项、耳下、腋下等多处肿核，不痛不痒，皮色正常，坚硬如石；或见内脏痰核，癥积；并见烦躁易怒，胸胁疼痛，胸闷气短，咳嗽气逆，心悸喘息，头晕乏力。舌质暗红，舌苔黄腻，脉弦数。

治法：清肝泻肺，解郁散结。

主方：黛蛤散合泻白散加减。

（4）痰瘀互结证

证候：颈项、耳下、腋下等处肿核；或见内脏癥积，时而疼痛；伴见食欲不振，形体消瘦，腹大如鼓，午后潮热，大便干结，或有黑便。舌质暗或有瘀斑，舌苔黄腻，脉细涩。

治法：活血化瘀，软坚散结。

主方：膈下逐瘀汤加减。

（5）气血两虚证

证候：颈项、耳下、腋下等处肿核，或见内脏癥积；伴见面色无华，语言低微，倦怠自汗，心悸气短，头目眩晕，失眠多梦。舌体胖大，舌质淡红，舌苔薄白，脉细弱，或细数。

治法：益气补血，清热解毒。

主方：八珍汤加减。

（6）肝肾亏虚证

证候：形体消瘦，消谷善饥，潮热汗出，五心烦热，口干咽燥，腰膝酸软，头晕耳鸣，两胁疼痛，遗精或月经不调；兼见颈项、内脏多处肿核。舌质红绛，舌苔少或无苔，脉细数。

治法：滋补肝肾，软坚散结。

主方：大补阴丸加减。

2. 其他疗法

专病专方是疾病的辅助或综合治疗的重要组成部分。

（1）山土合剂

由山豆根、土茯苓、连翘、牛蒡子、柴胡、土贝母、露蜂房、板蓝根、天花粉、玄参、鬼针草、地锦草组成，具有清热解毒功效，治疗 ML 热毒互结证。

（2）四物消瘰汤

由当归、川芎、生地黄、赤芍、玄参、海藻、夏枯草、牡蛎、重楼、黄药子组成，具有清热凉血，化痰消瘰功效，治疗 ML 痰热互阻证。

其他如天门冬注射液（或天门冬冲剂）、白花蛇舌草注射液（或白花蛇舌草片）、艾迪注射液、榄香烯乳注射液、三氧化二砷注射液、康赛迪胶囊（复方斑蝥胶囊）、安替可胶囊、片仔癀胶囊、牛黄醒消丸、大黄䗪虫丸、鳖甲煎丸、小金丹、夏枯草膏等中成药对 ML 具有一定的治疗作用。临证时可辨证选用。

【西医治疗原则】

恶性淋巴瘤通常采用手术、放疗、化疗、生物治疗与中医药治疗的综合治疗。根据患者病例类型、分期、一般状况、有无巨块及免疫功能状况，进行多学科协作制订综合治疗计划，以最大限度地杀灭肿瘤细胞，保护机体正常功能，提高临床治疗率，改善生活质量。对于既往已经治疗而又复发病例，应对其既往治疗效果进行科学的评估，抓住主要问题，兼顾全面，做到合理的综合治疗。综合治疗策略包括：第一阶段应最大限度地降低肿瘤负荷；第二阶段应重建骨髓和免疫功能；第三阶段应强化肿瘤治疗，以消除残留肿瘤细胞；第四阶段应提高免疫功能，巩固疗效。

1. 手术治疗

手术是病理活检、位于消化道等较局限的原发淋巴瘤或发生梗阻、穿孔以及开胸或开腹探查等必需的诊断和治疗方法。如胃肠道淋巴瘤，若溃疡较大且深，或有活动性出血者，可先行手术治疗。

2. 放射治疗

放射治疗是 ML 治疗的主要方法之一。如 HL Ⅰ、Ⅱ期和低度恶性 NHL 的根治性放射治疗效果理想。Ⅲ、Ⅳ期病例待全身疾病得到控制，对局部残存病变进行局部放疗，也有重要的临床意义。

3. 化学治疗

恶性淋巴瘤远期生存效果与化疗药物的剂量强度密切相关。近年来各种支持治疗以及自体外周血干细胞移植等的应用，提高了化疗效果，确保了治疗的安全性。化疗用于：①不适于单用放疗患者，即Ⅰ、Ⅱ、Ⅲ及Ⅳ期患者。②在紧急情况下需迅速解除压迫症状，如脊髓压迫症、上腔静脉综合征等。③作为局部放疗的全身治疗。④自体造血干细胞移植。HL 常用方案包括 ABVD、MOPP 方案；NHL 常用方案包括 CHOP、R-CHOP、ECHOP、GDP 等方案。

4. 生物治疗

包括干扰素、细胞因子、多种单克隆抗体等。生物反应调节剂的应用，尤其是干扰素治疗低度恶性淋巴瘤，有效率可达到 46%，CR 率达 11%，与化疗并用疗效更高。NHL 大部分为 B 细胞性，后者 90% 高度表达 CD20。淋巴细胞为主型 HL，也高度表达 CD20。凡 CD20 阳性的 B 细胞淋巴瘤均可用抗 CD20 单抗（美罗华，每次 375mg/m^2）治疗。与化疗联用可明显提高 CR 率并延长无病生存时间。抗 CD30 单抗 Brentuximab Vedotin（SGN-35）是抗体 - 药物偶联物，对复发或难治的间变性大细胞淋巴瘤（ALCL）患者疗效显著。

5. 骨髓或造血干细胞移植

55 岁以下，重要脏器功能正常，如属缓解期短、难治易复发的侵袭性淋巴瘤，4 个周期 CHOP 方案能使淋巴结缩小大于 3/4 者，可考虑全淋巴结放疗及大剂量联合化疗后进行异基因或自身骨髓（或外周造血干细胞）移植，以期最大限度地杀灭肿瘤细胞，取得较长期缓解和无病生存。自身干细胞移植治疗侵袭性淋巴瘤 40% ～ 50% 获得肿瘤负荷缩小，18% ～ 25% 的复发病例被治愈，比常规化疗增加长期生存率 30% 以上。

6. 新型治疗药物

随着对分子生物学研究的深入，淋巴瘤治疗日趋个体化。小分子激酶抑制剂类如克唑替尼可能成为 ALK 阳性 ALCL 患者的一种有效治疗药物。组蛋白去乙酰化酶（histone deacetylase，HDAC）抑制剂是组蛋白去乙酰化、细胞周期阻滞和凋亡的强效诱导剂，通过抑制组蛋白去乙酰化的作用，影响染色体结构，从而激活被抑制的抑癌基因发挥作用，代表药物是西达本胺。

【转诊原则】

1. 对于以淋巴结肿大就诊而可疑恶性淋巴瘤的患者，应建议转送上级医院肿瘤专科进一步检查，以明确诊断。做到早发现、早诊断、早治疗。

2. 恶性淋巴瘤放化疗期间，患者常需监测化验血常规、肝肾功能、电解质等，若发现有骨髓抑制，以及严重的肝肾功能异常，需转送上级医院肿瘤专科治疗，并与其肿瘤主治医师取得联系。

3. 出现严重并发症，如脊髓压迫症、心包积液、上腔静脉综合征、气管受压窒息等及发热 38.5℃以上经治疗无好转、放疗后的感染、食欲明显减退、恶病质等需转上级医院进一步治疗。

【养生与康复】

1. 情志保健

树立信心，保持乐观情绪是自我调养和康复的关键，有利于增强自身抗病能力并助于疾病康复。

2. 饮食健康指导

饮食宜以清淡、易消化、富营养为主，多食新鲜蔬菜和水果，避免辛辣肥腻之品。戒除烟酒等不良生活习惯，生活规律，适度锻炼。

【健康教育】

首先应针对病因采取预防措施，如改善染料、橡胶、皮革等工业的生产条件，提倡禁止吸烟，避免大量、长期服用可致癌的药物等。现代人高压力、快节奏的生活方式亦是危险因素，应积极调节改善，避免长期处于电子辐射或放射性环境中，自我解压保持积极乐观心态。恶性淋巴瘤的早期非特异性表现常有不明原因的发热和（或）淋巴结肿大，要警惕恶性淋巴瘤的可能，须进一步检查，以便早期诊断和治疗。

第二篇　急诊与急救

【学习提要】

本篇共分四章。第一章为常见急诊病证，第二章为急性中毒，第三章为创伤急救，第四章为急救基本知识。全科医师应掌握社区常见外伤、心搏骤停、中风、抽搐、高热、厥脱、昏迷、暴泻、真心痛、心衰、骨折、急性中毒等常见病的临床特征、诊断与鉴别诊断；掌握中医急诊必备药物、适宜技术的应用、转诊指征及注意事项。掌握外伤、骨折、急性中毒等院前急救的相关知识及抢救常规；掌握病情判断、呼叫、安全转送患者的基本要求；掌握基本抢救医疗设备的应用；掌握心肺复苏；掌握常用中西医急救药物及医疗器械的使用方法，如心电图、吸氧、吸痰、导尿、外伤包扎、止血、固定及针灸、刮痧等。

第一章　常见急诊病证

第一节　厥脱

【概述】

厥脱是危急重病最常见的并发症之一，多是因邪毒侵扰，脏腑败伤，气血受损，导致“气机逆乱，阴阳气不相顺接或阴阳之气不相维系”的危重病。临床上以突然四肢不温，严重者出现厥冷，或大汗出，目合口开，甚者神昏为主要临床表现。

西医各类休克均可参考本病证处理。休克是由各种严重创伤、感染、低血容量等引起有效血量不足，急性微循环障碍，以组织和脏器灌注不足，组织与细胞缺血、缺氧、代谢障碍和器官功能受损为特征的临床综合征。

【诊断要点】

1. 中医诊断要点

（1）起病急骤，每见于暴吐暴泻、热毒内陷、亡精脱液等。

（2）症见突然出现四末不温或逆冷，面色苍白或灰白，大汗出，尿少或无尿，神情淡漠或躁烦。

（3）脉微欲绝。

2. 类证鉴别

（1）中风

可有猝然昏仆、四肢厥冷之症，但中风病多伴有口舌㖞斜、言语不利、半身不遂等症，与本病不难鉴别。

（2）痫病

痫病是一种发作性神志异常之病，常突然发病，神志不清，双目凝视，或肢体抽搐；重者猝然昏倒，口吐涎沫，两目上视，牙关紧闭，或口中做猪羊叫声，移时苏醒，醒后无异常，可反复发作，每次相似。厥脱证无此特点。

（3）神昏

神昏是以神志不清为特征的急危重症，不是一个独立的疾病，是多种急慢性疾病危重阶段所表现出的常见临床症状，可突发或在疾病发展过程中逐渐出现。症状表现为神志不清，甚者对外界刺激毫无反应，可伴见抽搐、喉中痰鸣、口唇发绀等症。

3. 西医诊断要点

（1）一般情况

神志状态不安、忧虑、躁动、抑郁。

（2）检查

皮肤温度、湿度、充实感；黏膜颜色、潮湿度；甲床颜色、毛细血管再充盈情况；周围静脉塌陷或充盈；颈静脉塌陷或充盈；脉搏脉率、充盈度、搏动强度；呼吸次数与深度；尿量记录每小时量。从以上检查，可发现休克的早期临床特征并对病情做出判断。

（3）休克病情的判断

休克早期——微血管痉挛期：①面色苍白，皮肤厥冷，口唇或四肢末梢轻度发绀。②神志清楚，伴有轻度兴奋、烦躁与不安。③血压大多正常，脉快、脉压较小。④呼吸深而快。⑤尿量较少。⑥眼底动脉痉挛。

严重休克——微血管扩张期：①全身皮肤淡红、湿润，四肢温暖。②烦躁不安，神志有些不清。③体温正常或升高。④脉细弱，收缩压可下降至 60 ～ 80mmHg。⑤出现呼吸衰竭。⑥尿量明显减少（＜ 20mL/h）。⑦眼底动脉扩张。

顽固性休克——微循环衰竭期：①全身皮肤 / 黏膜发绀，紫斑出现，四肢厥冷，冷汗淋漓。②意识不清——昏迷。③体温不升。④脉细弱，血压甚低或测不到，心音呈单音。⑤呼吸衰竭，严重低氧血症，酸中毒。⑥无尿。⑦全身有出血倾向。

（4）休克的分类

①按病因分为失血性休克、创伤性休克、感染性休克、心源性休克、神经源性休克和内分泌性休克等。

②按血流动力学分为低血容量性休克、心源性休克、血流分布性休克、梗阻性休克等。

由于休克病因不同，可同时具有数种血流动力学的变化，如严重创伤的失血和剧烈疼痛，可同时引起血流分布性及低血容量性休克，且在休克进一步发展时很难确切鉴别其类型。

【急救处理】

1. 一般治疗

（1）畅通气道：迅速保持呼吸道通畅，吸氧。

（2）开通静脉通道。

2. 辨证救治

（1）气脱阳伤证

证候：神识淡漠，面白，气微，汗出，身微冷，唇微绀，四肢不温或厥冷。舌质淡红或舌淡胖，脉微欲绝或沉浮不能及。

治法：益气回阳固脱。

主方：参附汤加减。

兼见口唇青紫，皮肤紫斑，吐血，便血瘀血阻络者合用血府逐瘀汤。

服法：口服或鼻饲给药，频服。

常用中成药：参附注射液、血必净注射液。

（2）气脱阴损证

证候：神识昏蒙，面色潮红，汗出黏而身微热，口渴欲饮，唇绀心烦，身热肢冷。舌质光枯而无苔，舌体上卷或短缩，脉虚数或结、代。

治法：益气救阴固脱。

主方：生脉饮加减。

兼见壮热，烦渴，便闭不通热毒内闭者加生石膏 60g、金银花 30g、连翘 30g、水牛角 30g、赤芍 15g、牡丹皮 15g、生大黄 10g、知母 10g 等，有条件者可加用安宫牛黄丸 1 丸。

服法：口服或鼻饲，每日 3 ～ 4 次。

常用中成药：生脉注射液或参麦注射液。

3. 病因治疗

（1）低血容量性休克

早期容量复苏，尤其对于创伤性休克。容量复苏液体的选择如下。

①晶体溶液：最常用的是乳酸钠林格液（含钠 130mmol/L，乳酸 28mmol/L），钠和碳酸氢根的浓度与细胞外液几乎相同。

生理盐水能补充功能钠，但含氯过多可引起酸中毒。创伤性休克患者血糖常升高，不宜过多补糖，注意血糖监测。

②胶体溶液：常用的有羟乙基淀粉（706 代血浆）、右旋糖酐 70、全血、血浆等。输入量一般勿超过 2000mL。中度和重度休克应输一部分全血。

补液的量：不能失多少补多少。晶体与胶体比例为 3 ∶ 1，中度休克宜输全血 600 ～ 800mL。当红细胞比容低于 25% 或血红蛋白＜ 60g/L 时应补充全血。一般红细胞比容为 30% 时尚能完成红细胞的携氧功能。输血量还应根据当时血源的条件，有条件时，也可用全血而不用或少用胶体制剂。

补液速度：原则是先快后慢，第一个半小时输入平衡液 1500mL，右旋糖酐 500mL，如休克缓解可减慢输液速度，如血压不回升可再快速输注平衡液 1000mL，如仍无反应，可输全血 600 ～ 800mL，或用 7.5%盐水 250mL，其余液体可在 6 ～ 8 小时内输入。输液的速度和量必须依临床监测结果及时调整。

（2）感染性休克

①抗生素：遵循早期经验性适当抗生素与目标抗生素续贯的选择原则，抗生素要早期使用，一旦诊断明确，在 1 小时内要使用抗生素。

②病原体的诊断：非常重要，在使用抗生素之前，要有足够的条件保存标本，在上级医疗机构查找病原体，并进行药物敏感性试验。

③感染灶的治疗：这是转诊后治疗的关键，有明确的感染灶如腹腔脓肿等，要积极处理感染灶，这也是治疗感染性休克的重要内容。

（3）心源性休克

病死率高，积极转诊时注意以下几点。

①控制补液量，注意输液速度。

②强心药：在急性心肌梗死发病 24 小时以内原则不主张使用，出现心力衰竭、肺水肿时主张小剂量、分次应用。

（4）血流分布性休克

治疗的关键是手术治疗。

4. 血管活性药物

血管活性药物的使用原则是在积极的早期容量复苏后，低血压状态仍没有恢复，首选药物是多巴胺 5 ～ 20μg/（kg・min），感染性休克首选去甲肾上腺素，如果低血压状态已经影响到重要脏器的供血，生命体征严重异常时，应该在应用升血压药物的同时，积极地液体复苏。对于难治性休克的患者，推荐使用血管升压素，推荐剂量 0.01 ～ 0.04IU/min。

【转诊原则】

凡出现厥脱的患者，在积极现场救治的情况下，必须转上级医院进一步诊断治疗，如有条件，可先稳定病情，再转院。

第二节　昏迷

【概述】

昏迷是指因多种病证导致“心脑受邪，窍络不通，神明被蒙或神机失用”，以神识不清为特征的急危重症。昏迷不是一个独立的疾病，是多种急慢性疾病危重阶段常见的临床症状之一。常突发或在疾病发展过程中逐渐出现。

西医学中的意识障碍可参照本病证进行救治。

【诊断要点】

1. 中医诊断要点

（1）患者常有高热、急黄、中暑、中风、肺衰竭、消渴、鼓胀、痫证、中毒等发病史。

（2）表现为突然神志不清，甚者对外界刺激毫无反应，可伴见抽搐，喉中痰鸣，瞳仁缩小或扩大，口唇发绀等。舌脉表现为舌质红或紫暗，苔黄焦燥起刺，或白腻，或见少苔，脉象沉实、弦滑数为主，或大而无力或细弱。

2. 类证鉴别

厥证：由气机逆乱，气血运行失常所致，以突然发生的一时性昏倒，不知人事，或伴有四肢逆冷为主要临床表现的一种急性病证。其特点虽有神识不清，但短时间内逐渐苏醒，醒后如常人，无明显后遗症。

3. 西医诊断要点

昏迷即严重的意识障碍，是高级神经活动的高度抑制状态。在医学上不是一个独立性疾病，是脑功能严重障碍的一种临床症状。颅内病变和代谢性脑病是其常见的两大类病因。按程度反应可分为浅昏迷、深昏迷和极度昏迷。

（1）浅昏迷

随意活动消失，对疼痛刺激有反应，各种生理反射（吞咽、咳嗽、角膜反射、瞳孔对光反应等）存在，体温、呼吸、脉搏多无明显改变，可伴谵妄或躁动。

（2）深昏迷

随意活动完全消失，对各种刺激皆无反应，各种生理反射消失，可有呼吸不规则、血压下降、大小便失禁、全身肌肉松弛、去大脑强直等。

（3）极度昏迷

又称脑死亡。患者处于濒死状态，无自主呼吸，各种反射消失，脑电图呈病理性电静息，脑功能丧失持续在24小时以上，排除了药物因素的影响。

【急救处理】

1. 对症治疗

（1）保持呼吸道通畅，给氧。

（2）开通静脉通路，维持有效的循环功能。

（3）控制过高血压和过高体温。

（4）镇静剂，制止抽搐。

（5）有中风等重症，出现喷射型呕吐、昏迷加重、瞳孔变化等颅压增高者可给予脱水、降颅压药物，如皮质激素、甘露醇、呋塞米等利尿脱水剂。

2. 辨证救治

（1）邪毒内闭证

证候：神昏，高热或身热不扬，烦躁，谵语，二便闭结。舌红或绛，苔厚腻或黄或白，脉沉实有力或弦滑数。

治法：祛邪解毒，清热化痰，开闭醒神。

主方：菖蒲郁金汤加减。

常用中成药：安宫牛黄丸，紫雪丹；清开灵注射液，醒脑静注射液，痰热清注射液。

（2）脱证

①阴脱证

证候：神志不清，皮肤干皱，口唇无华，面色苍白，或面红身热，目陷睛迷，自汗肤冷，气息低微。舌淡或绛，少苔，脉芤或细数或结代。

治法：救阴敛阳，回阳固脱。

主方：生脉散加减。

常用中成药：生脉饮口服液、生脉注射液或参麦注射液。

②阳脱证

证候：昏聩不语，面目唇紫，气息微弱，冷汗淋漓，四肢厥逆，二便失禁。舌淡润暗，脉微细欲绝。

治法：回阳固脱。

主方：参附汤加减。

常用中成药：参附注射液。

③内闭外脱证

证候：神昏，面色苍白，身热，肢厥，呼吸气粗，目闭口开，手撒尿遗，汗出黏冷。舌红或淡红，脉沉，虚数无力，或脉微欲绝。

治法：开窍通闭，回阳固脱。

主方：回阳救逆汤加减。

常用中成药：参附注射液、生脉注射液或参麦注射液，或参附注射液与生脉注射液联用。

【转诊原则】

凡出现神昏的患者，在积极现场救治的情况下，必须同时转上级医院进一步诊断治疗，如有条件，可先稳定病情，再转院。

第三节　猝死

【概述】

猝死是指患者突然意识丧失，呼吸微弱或停止，脉搏消失。多因“宗气外泄，心脏藏真逆乱外现，真气耗散；或邪实气机闭阻，升降痞隔，气血暴不周流，阴阳不交，气机离决，神散”而成。本病相当于西医的心搏骤停。

【诊断要点】

1. 中医诊断要点

突发意识丧失，呼之不应，不闻气息，面色苍白或灰绀，口唇青紫，人迎脉（颈动脉）、阴股脉搏动消失。

2. 类证鉴别

厥证：有突然神昏，呼之不应，四肢厥冷，但可触及人迎脉、阴股脉搏动。

3. 西医诊断要点

临床表现：突然发生的意识丧失，大动脉搏动消失，呼吸停止。

心电图：心室颤动、严重心动过缓或心脏停搏（呈等电位线）。

【急救处理】

1. 心肺复苏

（1）心室颤动

立即三次电击，能量递增（200J，200 ～ 300J，360J）。之后确保气道通畅，以活瓣气囊面罩通气，开放静脉通道。室颤（VF）持续则静脉注射肾上腺素，随即施以标准心脏按压，1 分钟后电击。按如下程序循环进行：电击—给药、按压—电击。肾上腺素可 3 ～ 5 分钟重复一次。其他药物也可酌情应用。

（2）无脉冲电活动（PEA）

保证气道通畅，通气及持续的标准式心脏按压；静脉注射肾上腺素 1mg，3 ～ 5 分钟一次；对心动过缓所致 PEA 或心脏停搏注射阿托品 1mg，3 ～ 5 分钟重复一次，直至 0.04mg/kg（一般可达 3mg）。

（3）心脏停搏

有效心脏按压。尽快气管插管，建立静脉通道。可静脉注射肾上腺素、阿托品，剂量同前。

2. 复苏后辨证救治

（1）气阴两虚证

证候：唇干，手足蠕动，语声低微。舌瘦红少苔或短缩，脉细无力。

治法：益气救阴。

主方：生脉散加减。

常用中成药：生脉注射液。

（2）心阳暴脱证

证候：目闭口开，神昏，面色苍白，身凉肢厥，呼之不应。舌淡，脉沉迟或沉微欲绝。

治法：回阳固脱。

主方：通脉四逆汤加减。

常用中成药：参附注射液。

（3）痰瘀闭窍证

证候：面赤身热，呼吸急促，喉中有痰声，呼之不应。舌红，脉洪大。

治法：豁痰化瘀，醒神开窍。

主方：菖蒲郁金汤加减。

常用中成药：清开灵注射液或醒脑静注射液等。

【转诊原则】

凡猝死的患者，立刻就地抢救，分秒必争，同时呼叫救助。

第四节　高热

【概述】

发热是指机体在“外感六淫疫疠之气，七情内伤，痰浊、瘀血”等内、外病因作用下，脏腑阴阳、气机紊乱，而引发的以体温升高为主症的急症，体温在39℃以上者为高热。包括外感高热与内伤高热。西医的感染性发热和非感染性发热可参考本病证救治。

【诊断要点】

1. 中医诊断要点

（1）外感高热起病多急骤，常有明显的受凉、疲劳、饮食不洁等病史，多伴有寒战；而内伤发热起病多缓，病程长，多无恶寒。

（2）常见有恶寒发热、但热不寒、寒热往来、定时发热等特征。

（3）伴见鼻塞流涕，咳嗽，喷嚏，咽喉痛，属卫表证；伴发皮疹，属热入营分或血分；伴见关节红肿热痛者，则为痹热；伴见咳、痰、喘、胸痛，多属肺疾；伴见腹痛，腹泻，恶心呕吐者，多为脾胃病；伴见黄疸，胁痛，胁下癥块，多为肝胆病；伴见腹痛，尿频急灼热，则多属淋证；伴见头痛，项强，半身不遂，精神失常，步态不稳，抽搐，多为脑病等。

2. 西医诊断要点

（1）临床分度

低热 37.2 ～ 38℃；中等度热 38.1 ～ 39℃；高热 39.1 ～ 41℃；超高热＞ 41℃。

（2）常见临床热型

①稽留热：体温持续于 39 ～ 40℃，24 小时内波动范围不超过 1℃，见于大叶性肺炎、伤寒等。

②弛张热：体温在 39℃以上，24 小时内波动范围超过 1℃，体温最低时仍高于正常体温，见于败血症、风湿热、重症肺结核等。

③间歇热：高热期与无热期交替出现，24 小时内波动范围超过数度，见于疟疾、急性肾盂肾炎等。

④回归热：体温急骤升高至 39℃以上并持续数天，又骤然下降至正常水平并持续数天，高热期与无热期规律交替，见于回归热、霍奇金病等。

⑤波状热：体温逐渐升高至 39℃以上，又逐渐下降至正常水平，反复多次，见于布鲁菌病等。

⑥不规则热：发热无一定规律，见于结核病、风湿热、支气管肺炎、感染性心内膜炎等。

（3）伴随症状

①寒战：常见于大叶性肺炎、败血症、急性胆囊炎、急性肾盂肾炎、流行性脑脊髓膜炎、钩端螺旋体病、疟疾及急性溶血性疾患等。

②结膜充血：常见于麻疹、咽结膜热、流行性出血热、斑疹伤寒、恙虫病、钩端螺旋体病等。

③单纯疱疹：可见于多种急性发热疾病，可见于大叶性肺炎而不见于小叶性肺炎或结核性肺炎；可见于流行性脑脊髓膜炎而不见于结核性脑膜炎；可见于间日疟而不见于恶性疟。

④出血素质：常见于重症感染与血液病。前者如重症麻疹、流行性出血热、登革热、病毒性肝炎、斑疹伤寒、恙虫病、败血症、感染性心内膜炎、钩端螺旋体病等；后者如急性白血病、急性再生障碍性贫血、恶性组织细胞病等。

⑤淋巴结肿大：可见于传染性单核细胞增多症、风疹、恙虫病、淋巴结结核、局灶性化脓性感染、丝虫病、白血病、淋巴瘤、转移癌等。

⑥肝脾肿大：可见于传染性单核细胞增多症、病毒性肝炎、肝及胆道感染、布鲁菌病、疟疾、黑热病、急性血吸虫病、结缔组织病、白血病、淋巴瘤等。

⑦关节肿痛：可见于猩红热、布鲁菌病、结核病、风湿热、结缔组织病、痛风等。

【急救处理】

1. 一般治疗

卧床休息，补充水分营养，对于病情较重、高热或有脱水者应适当补液，高热惊厥或谵语者酌情应用镇静剂。

2. 退热

可选用针刺、放血、刮痧等疗法；必要时可选用如阿司匹林、对乙酰氨基酚等具有解热、镇痛、抗炎作用的药物；外感发热也可选用连花清瘟胶囊、疏风解毒胶囊、金花清感颗粒、感冒清热颗粒等。

3. 辨证救治

（1）邪郁肌腠证

证候：恶寒发热，鼻塞流涕，喷嚏，咳嗽，周身酸楚不适，苔薄，脉浮。

治法：解表透邪。

主方：麻黄汤加减。

（2）里热壅盛证

证候：壮热烦渴，尿赤便秘，口苦口干。舌红苔厚，脉实而数。

治法：清泄内热。

主方：大柴胡汤加减。

（3）气血虚损证

证候：高热，神疲懒言，倦怠乏力，畏寒肢冷，食少纳呆，气短懒言，精神不振。舌淡，脉虚。

治法：扶正补虚。

主方：当归补血汤加减。

【转诊原则】

凡经过救治高热不退 24 小时以上者，或有严重并发症如心衰、呼吸衰竭、神昏者，必须迅速转上级医院诊治。

凡症状相似，同一时间发生三人以上，怀疑传染病者必须上报疾病预防控制中心。

第五节　中风

【概述】

中风是以猝然昏仆，伴有口舌㖞斜、半身不遂、偏身麻木、语言不利等症状的常见急性病证。多因元气不足，加之劳倦内伤，忧思恼怒，饮酒饱食，用力过度，导致气虚血瘀，气虚水停，痰瘀互结，生热生火，火极生风，风火相煽，气机逆乱，上冲于脑，导致脑脉痹阻或血溢脉外而引发。其病位在心、脑，与肝、肾、脾相关。西医急性脑梗死、急性脑出血等疾病可参考本病证救治。

【诊断要点】

1. 中医诊断要点

（1）发病年龄多在40岁以上。

（2）急性起病，发病前多有诱因，常有局部肢体麻木、头晕等先兆症状。

（3）主症：半身不遂，偏身感觉异常，口舌㖞斜，言语謇涩或失语，神识昏蒙。次症：头痛，眩晕，饮水呛咳，目睛偏视，共济失调。

凡具备2个或2个以上主症或者1个主症和2个或2个以上次症，结合起病、诱因、先兆症状、年龄等即可确诊。头颅CT等影像学资料有助于诊断。

2. 类证鉴别

（1）痫证

两者都可见到突然昏仆。但痫证为发作性疾病，神昏发作时间短暂，移时自行苏醒，醒后如常人。发作时可伴有四肢抽搐、口吐涎沫、双目上视、二便失禁等。且本病多在青少年即起病，反复发作。

（2）厥证

两者均可出现突然昏仆。厥证不省人事时间短暂，同时伴有四肢厥冷，一般可自行苏醒，醒后无半身不遂、口舌㖞斜、言语不利等症。

3. 西医诊断要点

（1）脑血栓形成

突然发病，迅速出现局限性神经功能缺失症状并持续24小时以上，具有脑梗死的一般特点，神经症状可以用某一血管综合征解释者，应当考虑急性脑梗死的可能。再经过头颅CT或MRI发现梗死灶，或排除脑出血、瘤卒中和炎症性疾病等，即可确诊。

（2）脑栓塞

骤然起病，数秒至数分钟内出现偏瘫、失语、一过性意识障碍、抽搐发作等局灶性症状，有心脏病史或其他栓子来源，结合头颅CT或MRI可以诊断。

（3）脑出血

50岁以上中老年人，在活动或情绪激动时突然发病，迅速出现偏瘫、失语等局灶性神经缺失症状者，应首先考虑脑出血的可能。头颅CT或MRI可提供脑出血的直接证据。

【急救处理】

1. 一般治疗

立即卧床，吸氧，控制血压，血压保持在160/90mmHg上下。出现烦躁或昏睡，面红目赤，没有呛咳者可以先用安宫牛黄丸1丸烊服，也可以用生大黄15g，用50mL开水泡5分钟取汁溶化安宫牛黄丸口服。

2. 辨证救治

（1）邪阻络脉，神机失用证

证候：急性起病，半身不遂，偏身麻木，头晕目眩，口舌㖞斜，言语不利。舌质淡红或暗，舌苔薄，脉弦滑或沉。

治法：祛瘀通络，化痰散风。

主方：半夏白术天麻汤加减。

常用中成药：安脑丸、清开灵注射液。

（2）肝风内闭，邪阻经络证

证候：昏睡，甚者神昏，半身不遂，肢体强痉拘急，或项强身热，甚则手足抽搐，兼见鼻鼾痰鸣，躁扰不宁，便干便秘等。舌质红，舌苔薄或黄，脉弦滑数或沉实有力。

治法：清肝息风，醒神开窍。

主方：羚羊钩藤汤加减。

常用中成药：安脑丸、清开灵注射液、醒脑静注射液等。静者为阴闭可加用苏合香丸；躁动者为阳闭可加用安宫牛黄丸。

（3）阴竭阳脱，神机失守证

证候：神昏，肢体瘫软，手撒肢冷，汗出，重则周身湿冷，二便自遗。舌萎，舌质紫暗，苔白腻，脉微。

治法：益气回阳，固脱救阴。

主方：参附汤合生脉散加减。

常用中成药：若同时伴有阴脱之象者，如皮肤干燥而皱、舌红而干等可以使用生脉注射液；阳脱者可以使用参附注射液。

【转诊原则】

1. 经简要处理，病情稳定后再转上级医院进一步诊治。

2. 病情进展快，伴有高血压不能控制、颅内压高的患者立刻转诊。

3. 判断为脑血栓形成的患者，发病在6小时以内者立即上转有“卒中中心”的医疗机构。

第六节　抽搐

【概述】

抽搐是以四肢突然不自主的抽动，甚则颈项强直、角弓反张为特征的急症，多由热盛动风，阴亏阳亢动风，肝风内动或风毒内袭经脉等所致。有“痉证”“瘛疭”“痉病”之称，俗称“抽风”。西医颅内感染性疾病所致之惊厥、高热惊厥、代谢性疾病引起的惊厥、高血压脑病引起之惊厥，以及破伤风之惊厥等，可参考本病证辨证救治。

【诊断要点】

1. 发病前有感受外邪或内伤虚损以及他病之后的病史。

2. 先兆症状：头痛，头晕，颈项不适，烦躁不安，呵欠频频，乏力，或伴恶寒发热。

3. 临床特点：多先牙关紧闭，继则项背强直，四肢抽搐，甚至角弓反张。

【急救处理】

1. 一般治疗

吸氧，开放气道，保护唇舌，必要时给予气管插管；开通静脉通道；镇静，止抽；针刺或按压人中穴等。

2. 辨证救治

（1）热盛动风证

证候：四肢抽搐，项背强直，角弓反张，两目上窜，高热汗出，烦躁谵语，神志昏迷，面赤唇红。舌质红绛，苔黄而燥甚而焦黑，脉数。

治法：泄热存阴，息风止痉。

主方：增液承气汤加减。

常用中成药：清开灵注射液。

（2）阴虚动风证

证候：手足蠕动，甚而抽搐，身热不高，心烦不宁，神疲乏力，肢体麻木，头晕目眩，口干舌燥，汗出气短，尿短便秘。舌质红绛而少苔，脉细数。

治法：滋补肝肾，育阴息风。

主方：大定风珠汤加减。

常用中成药：生脉注射液、参麦注射液。

（3）肝阳上亢证

证候：四肢抽搐，项强头痛，烦躁易怒，肢体麻木，呕吐恶心，面红目赤，便秘尿短，甚而可伴神志昏迷，或有半身不遂，舌强失语。舌质红，苔黄，脉弦滑数。

治法：滋养肝肾，潜阳息风。

主方：镇肝熄风汤加减。

（4）风毒内袭证

证候：四肢抽搐，项背拘急，角弓反张，牙关紧闭，舌强口噤，肌肉震颤，或苦笑面容，或口眼㖞斜，咀嚼无力，烦躁不安，四肢反射亢进，甚而面色青紫，呼吸急迫，大汗淋漓。舌苔腻，脉弦。

治法：祛风止痉，燥湿和营。

主方：玉真散加减。

【转诊原则】

1. 抽搐时间短，经处理后病情稳定者，根据疾病明确诊断的需求可转上级医院进一步诊治。

2. 病情重，不能缓解者，在保持气道开放、适当镇静的同时，必须立刻转上级医院急救。

第七节　真心痛

【概述】

真心痛是由于寒邪内侵，情志失调，饮食不当导致五脏阴阳失调，心失煦濡，心脉闭阻，而突然出现胸骨后或左胸前区发作性憋闷、压迫性钝痛，向左肩背甚至向左前臂内侧放射的急症。疼痛剧烈，多伴汗出、焦虑。西医的急性心肌梗死可参照本病证进行辨证救治。

【诊断要点】

1. 中医诊断要点

（1）多见于中、老年人，多数患者有先兆症状，表现为既往无胸痛者在发病前数日有乏力，胸部不适，活动时有心悸、气急、烦躁、胸痛等前驱症状；原有胸痹心痛史者近日胸痛发作频繁、程度加重、持续较久、含服药物不能缓解。

（2）疼痛是最先出现的症状，疼痛部位多在左胸骨后、左胸前区，可放射至左臂内侧直至无名指、小指；性质多为钝痛、憋闷、紧缩、烧灼等不适感。多无明显诱因，且常发生于安静时，程度较重，持续时间较长，可达半小时以上，休息和含用药物多不能缓解。伴有烦躁不安、出汗、恐惧，或有濒死感。

少数患者无疼痛，一开始即表现为大汗淋漓、烦躁不安。部分患者疼痛位于上腹部，也有患者疼痛放射至下颌、颈部、后背上方，易被误诊。

（3）疼痛时可伴有恶心、呕吐和上腹胀痛；病情危重者，可伴有心悸、头晕、昏厥，或烦躁不安、面色苍白、皮肤湿冷、大汗淋漓、神识昏钝，或喘息气短、咳嗽、颜面发绀等。

（4）舌质淡青紫，苔白，脉细数、结代，或脉微欲绝。

2. 类证鉴别

（1）厥心痛

病情相对较轻，疼痛多能在数秒钟至 15 分钟内缓解；休息和含用药物多能缓解。

（2）急性腹痛

脾心痛、胆胀等多有明显的消化道症状，疼痛部位多在胃脘部或偏右上腹，而无胸闷、心悸等表现，心电图检查多无异常发现；真心痛多有心电图异常。

3. 西医诊断要点

（1）病史临床表现

见“中医诊断要点”。

（2）心电图检查

①超急性损伤期：指发病数分钟至数小时，此期极易发生室颤。ST 段呈上斜形抬高，伴有高而尖的巨大 T 波，若能早发现，立即给予快速溶栓治疗，可以减轻甚至避免急性心肌梗死（AMI）的发生。

②梗死发展期：典型心电图变化：ST 段呈弓背形抬高，表示心肌损伤电流，对早期 AMI 的诊断最有价值。在 ST 段抬高的导联，T 波出现对称性倒置，表示心肌缺血。宽大的 Q 波出现（病理性 Q 波）。以上是典型的心电图表现，诊断不困难。若无病理性 Q 波，当连续观察心电图的衍变，才能做出诊断。

③陈旧梗死期：心电图无动态改变，遗留病理性 Q 波。

AMI 早期诊断的关键在于识别超急性损伤期，此时无病理性 Q 波，易误诊，死亡率极高。

（3）相关检查

条件允许可检查以下指标。

①血清标志物：心肌酶血清肌酸磷酸激酶、谷草转氨酶、乳酸脱氢酶、肌红蛋白、肌钙蛋白动态性升高 2 倍以上，大多在起病 3 ～ 6 小时开始，24 ～ 48 小时达高峰，持续数天。

②血象变化：发病 24 ～ 48 小时后白细胞总数可增加至（10 ～ 20）$\times 10^9$/L，中性粒细胞增多，嗜酸性粒细胞减少或消失；血沉增快，可持续 1 ～ 3 周。

【急救处理】

1. 一般治疗

（1）持续心电及血压等监护，吸氧，开放补液通路，补液阿司匹林 150mg/d，嚼服 150 ～ 300mg。

备好除颤器等心肺复苏抢救器械及药品。

（2）若无禁忌证如低血压等可静滴硝酸甘油。

（3）镇静、止痛药：哌替啶（杜冷丁)50 ～ 100mg 肌内注射，或吗啡 5 ～ 10mg 皮下注射，必要时 1 ～ 2 小时后再注射一次，以后每 4 ～ 6 小时重复应用。应用吗啡时应注意其对呼吸功能的抑制。

2. 特殊处理

立即联系转运至有“胸痛中心”的医疗机构。

3. 辨证救治

（1）寒凝血瘀，闭阻心脉证

证候：胸痛剧烈，痛无休止，形寒肢冷，汗出，心悸气短。舌质紫暗，苔薄白，脉沉紧或结代。

治法：祛寒活血，宣痹通阳。

主方：当归四逆汤加减。

常用中成药：复方丹参滴丸、速效救心丸、麝香保心丸等。也可选用丹参注射液等。

（2）心阳欲脱，心脉不畅证

证候：胸痛彻背，心悸，大汗淋漓，四肢厥冷，面色苍白，唇甲淡白或青紫。舌淡白或紫暗，脉微细。

治法：回阳救逆，敛阳固脱。

主方：四逆汤合生脉饮加减。

常用中成药：麝香保心丸、益心气口服液、参附注射液。

【转诊原则】

凡真心痛明确诊断或疑似诊断者，必须在一般处理的基础上迅速转诊。

转诊过程中关注病情的变化，充分准备好“猝死”的急救。

第八节　心衰

【概述】

心衰是指心系疾病日久或他脏累心，使心体受损，脏真受伤，心脉“气力衰竭”而致心脉瘀滞，临床上以心悸、喘憋、咳嗽，或咳粉红色泡沫样痰，或伴有水肿、胁下痞块等为主症的危重病证。西医急性心力衰竭可参照该病证辨证救治。

【诊断要点】

1. 中医诊断要点

（1）有眩晕、胸痹、卒心痛、痰饮、水肿、肺胀、痹证等病史；有外感、劳累、情志刺激或饮食不节等为诱因。

（2）表现为心悸、喘憋为主，重者动则喘促，心悸憺憺大动；或突然发作喘促，倚息不得卧，咳嗽，咳粉红色泡沫样痰。切脉虚里多动而应手，鼓动疾数，四末欠温或四肢湿冷。舌质红或紫暗。舌底脉络粗紫。

（3）脉象虚数，或促，或结，或代，或雀啄，或釜沸，或屋漏。

2. 类证鉴别

（1）暴喘

有感染疫疠之毒或六淫邪气史，或有严重的创伤、烧伤史。以呼吸急促窘迫，可平卧不加重，不咳或干咳为主症，起病急骤，病情危重。

（2）气胸

无特殊病史或有创伤及肺大泡史。以剧烈的胸痛、胸闷气短为主症。无尿少、水肿、倚息不得卧等证候，患者患侧肋间饱满，甚者喉管移位。

（3）哮病

这是一发作性的痰鸣气喘疾患，青年人多发且多有反复发作史，以喉中哮鸣如水鸡声，咳痰不爽，胸胁窒闷为主症，其病位主要在肺而非心，无咳粉红色泡沫样痰、尿少水肿等表现。

3. 西医诊断要点

（1）急性左心衰（心源性肺水肿）

①病史：有心脏病史，如心肌梗死、心肌炎等及高血压等疾病史。近期有劳力性呼吸困难、夜间阵发性呼吸困难史。

②临床表现：突发呼吸窘迫、频咳、喘息、咳白色或粉红色泡沫痰。患者被迫坐起，颜面发绀，两肺内早期可闻及哮鸣音，稍晚出现湿啰音。可有第 3 、第 4 心音。心率加快，呈奔马律，可有心房颤动或室性期前收缩等心律失常。初期血压可升高，可扪及交替脉。

（2）右心衰

有导致右心负荷过重的临床证据或由左心衰发展而来，主要表现为体循环淤血，症状包括厌食、恶心、腹胀、肝区疼痛或沉重；体征有颈静脉充盈、曲张，肝颈静脉回流征阳性，肝大，体重增加，双下肢凹陷性水肿或腹水等。

（3）全心衰

兼有左心衰及右心衰的表现。

【急救处理】

1. 一般治疗

氧疗，以保证动脉血氧饱和度达 95% 以上；呈端坐位，双腿自然下垂；检测生命体征及尿量；镇静，肌内或静脉注射吗啡；应用利尿、扩血管药物及洋地黄类药物。

2. 辨证救治

（1）痰瘀内阻，心阳郁阻证

证候：心中憺憺而动，咳嗽痰多，胸闷喘促，倚息不得卧，汗出淋漓，甚则如油，声低气怯，面色晦暗或青紫，口唇爪甲青紫，肢厥尿少。舌紫暗或有瘀斑，苔腻，脉弦细数，或沉数而疾无力，或结，或促代，也有雀啄、鱼翔之象。

治法：益气温阳，活血利水。

主方：血府逐瘀汤合苓桂术甘汤加减。

常用中成药：复方丹参滴丸、麝香保心丸、参芎片、三七片等。

（2）痰水凌心，心脉闭阻证

证候：心悸喘促，倚息不得卧，咳吐痰涎或痰中带血，喉中痰鸣，胸脘痞满，渴不欲饮，尿少浮肿。舌暗苔白滑，脉弦滑数急，或结代，或雀啄。

治法：豁痰利水，泻肺平喘。

主方：葶苈大枣泻肺汤合五苓散加减。

（3）心肾两虚，气化不利证

证候：心悸喘促，不能平卧，稍劳遇寒加剧，面色青紫，形寒肢冷，尿少浮肿，脘腹胀满。舌淡体大，苔白润，脉沉细无力。

治法：温通心肾，利水消肿。

主方：真武汤合五苓散加减。

气阴虚者滋阴敛阳，生脉散加减。

常用中成药：参附注射液或生脉注射液，或两者合用。

【转诊原则】

凡心衰患者为急危重患者，必须迅速转往上级医院救治，如条件允许可做基本处理，病情稳定后转诊。

第九节　疫毒痢

【概述】

疫毒痢是由于感受湿热疫毒之邪，蕴结肠胃，而引起的以发病急骤，高热，下痢脓血，甚或神昏、抽搐，以及出现厥脱等为临床表现的，并且具有传染性的一种急性危重病证。发病较急，病程相对较短。本病多发于夏秋季节，男女老幼皆可罹患，但多见于2～7岁的儿童。西医的急性中毒型细菌性痢疾可参照本病证救治。

【诊断要点】

1. 中医诊断要点

（1）多发于夏秋季节，有食物不洁史，或与疫毒痢患者接触史。

（2）男女老幼皆可罹患，但多见于2～7岁儿童。

（3）发病急骤，以高热、下痢脓血、神昏、抽搐，或出现厥脱等为主要临床表现。有时发病初期下痢脓血可缺如。

2. 类证鉴别

（1）暴泻

暴泻以水样便为主，无脓血便，一般不具传染性，粪便检查可以鉴别。

（2）中暑

中暑病前常有在高温环境中劳作或在炎炎烈日下长途行走等诱因，且不具有传染性，无脓血便。

3. 西医诊断要点

参见传染病“细菌性痢疾”之“中毒性痢疾”。

【急救处理】

1. 一般治疗

休息，清淡饮食，重症菌痢需大量输液，补充血容量，纠正电解质平衡紊乱，抗生素联合应用。

2. 辨证救治

（1）热毒炽盛证

证候：发病急骤，腹痛剧烈，里急后重明显，痢下紫色脓血，口渴烦躁。舌质红绛，苔黄燥，脉濡滑数。

治法：清热解毒，凉血止痢。

主方：白头翁汤合泻心汤加减。

常用中成药：黄连浓缩丸，可清化湿热，行气止痛，主要用于湿热内滞之疫毒痢；葛根芩连微丸，解表，清热，解毒，用于疫毒痢，身热烦渴；加味黄连丸，可祛湿清热，化滞止痢，用于湿热凝结引起的疫毒痢。

（2）热毒动风证

证候：高热不退，烦躁谵妄，手足抽搐，神昏。舌质红绛，苔黄燥起刺，脉弦数。

治法：清热解毒，凉血息风。

主方：羚角钩藤汤合泻心汤加减。

常用中成药：紫雪散，清热解毒，止痉开窍，用于高热神昏谵语，惊风抽搐；安脑丸；安宫牛黄丸；清开灵注射液；醒脑静注射液等。

【转诊原则】

凡高热不退，便痢脓血，并发脱证、神昏者，必须迅速转往上级医院积极救治。

第十节 急性脾心痛

【概述】

急性脾心痛是指由"胆胰气化不足，饮食不节，导致气滞湿阻，毒火内结，火毒内迫营血，潜伏膜原，毒血壅滞，甚者热盛肉腐"而成。临床上表现为上腹部剧烈疼痛，或伴有恶心、呕吐、壮热不退，或出现黄疸，甚则危及他脏的病证。病位主要在中焦，与脾、胃、肝、胆、大小肠有密切关系，病性多属邪热实证，临床上本病有轻重之分，轻者预后较好，重者可以影响其他脏器而引起多脏器的功能衰竭。西医急性胰腺炎可参考本病证辨证救治。

【诊断要点】

1. 中医诊断要点

（1）患者素有胆道疾患、胃及十二指肠疾病史等，多由暴饮暴食或酗酒或因精神刺激等因素而诱发。

（2）临床表现为骤发上腹剧痛，可呈带状分布，多向左腰背、肩胛下放射，重则波及全腹；呈持续剧烈疼痛或阵发性加剧，如锥刺、刀割或胀痛、拒按，同时伴有恶心、呕吐频作、腹胀，甚则出现黄疸。可伴有发热、恶寒、烦渴、多汗等症，如出现高热、寒战、汗出淋漓、心悸、呼吸急促，甚则手足抽搐等，为转成危重病候。

（3）舌脉表现为舌质干红或红赤，入里则绛，瘀血内着则为紫舌，早期见苔多薄白；湿热交蒸，苔薄黄或黄燥，或黄厚而腻；气阴内伤，多为黑苔而干。脉弦数、滑数或洪大，危则多见沉伏或疾弦之象。

2. 类证鉴别

（1）真心痛

多有眩晕、胸痹心痛史，以劳累或情绪激动为诱因，发作时胸部有压榨性剧烈疼痛，可放射至上腹部、左肩背，多伴有憋气。心电图可见异常。

（2）胃脘痛

以饮食不节或不洁为诱因，上腹剑突下疼痛，位置局限，时作时止，程度轻，不伴有其他症状。

（3）急性胆胀

多有胆道疾病史，饮食油腻为诱因。右上腹剧烈绞痛，并向右肩背部放射。可伴有发热、恶心、呕吐、黄疸等症，腹部B超异常。

【急救处理】

1. 一般治疗

（1）控制饮食和胃肠减压：轻者可进清淡半流食，限制蛋白，勿进脂肪。稍重者即应禁食或行胃肠减压。

（2）补液，维持水、电解质及酸碱平衡，补充热量及营养。

（3）应用抗生素：合并胆道感染或为重症急性胰腺炎予喹诺酮类或头孢曲松、头孢噻肟联合甲硝唑或替硝唑滴注。

（4）其他：止痛和抑制胰酶、减少胰腺外分泌药物，如抑肽酶、奥曲肽、氟尿嘧啶等抑制胰腺外分泌。可合用哌替啶与阿托品以缓解疼痛。

2. 辨证救治

（1）湿热内闭，气机不畅证

证候：左中上腹疼痛，拒按，两胁痛引肩胛，或发热，或寒热更作，恶心，口渴不欲饮，甚则黄疸。舌质红赤，苔黄厚而腻，脉多滑数或濡数。

治法：清热利湿。

主方：茵陈蒿汤加减。

（2）热毒内盛，腑实内结证

证候：壮热，全腹胀满，腹痛甚剧，拒按，呕吐频作，口渴引饮，神志有时昏聩，尿少而赤，大便秘结。舌紫或绛，苔黄腻，或灰黑而厚，脉沉细而疾。

治法：清热解毒，通腑泄热。

主方：大柴胡汤或大承气汤加减。

【转诊原则】

凡确诊或疑似诊断为急性脾心痛的患者，无论临床表现轻重，必须转上级医院积极救治，本病证易发生猝死等严重并发症。

第十一节　暴泻

【概述】

暴泻是指脾胃突然受邪，大肠传导失职，水谷杂下，暴注下迫的急性病证。又称“暴注”“注下”“洞泄”等。以突然暴注下迫如水，腹痛肠鸣，甚或抽搐、厥脱为主要临床表现。四季皆可发病，但以夏秋季节多见。西医的急性肠炎、过敏性结肠炎、肠功能紊乱、急性中毒等疾病的腹泻可参照本病证辨证救治。

【诊断要点】

1. 中医诊断要点

（1）多发生在夏秋季节，有不洁饮食史。

（2）突然出现腹泻不止，泻下如注，次数增多，每日数次，甚至数十次，粪质稀薄，甚如水状，或夹杂不消化食物，或呈绿色，或色深黄而黏，口渴思饮，小便短少或无尿，四肢厥冷，或转筋、搐搦。

（3）舌质淡红，苔白腻或黄腻，或垢浊厚腻，脉濡数或沉迟。

2. 类证鉴别

（1）疫毒痢

疫毒痢是由于感受湿热疫毒之邪，蕴结肠胃，以发病急骤、高热、下痢脓血，甚或神昏、抽搐，以及出现厥脱等为临床表现的，并且具有传染性的一种急性危重病证。

（2）霍乱

吐泻兼作，发病急，来势猛，大便为米泔样，津液迅速耗伤，迅即消瘦脱水，腹中痉挛，小腿转筋，极易出现面色苍白，目眶凹陷，汗多肢冷，厥脱等津枯液脱危候。粪便中找到霍乱弧菌，动力试验阳性，制动试验阳性有助于鉴别。

3. 西医诊断要点

（1）感染性腹泻

①细菌性肠炎多伴发热，腹痛以脐周阵发性绞痛为主，腹泻后疼痛减轻，有接触不洁饮食史，青壮年多见。

②长期滥用抗生素或身体虚弱者也可引起肠道感染。

③病毒性肠炎多在夏秋季发病，较细菌性肠炎病情轻，多伴低热。

（2）非感染性腹泻

①食物中毒，腹泻成稀水样，在饮食后 4 ～ 24 小时发病。

②癌肿疾病，可有全身消耗恶病质，多为无痛性便血或腹泻。

③过敏性疾病，有食物过敏史，病前曾进食引起过敏的食物（虾、鱼、蛋等），荨麻疹，血管神经性水肿，则可能为变态反应性胃肠炎。皮肤有紫癜考虑为过敏性紫癜。

④单纯性腹泻，有腹泻或便秘、腹泻交替，多为消化不良。

【急救处理】

1. 一般治疗

（1）卧床休息，饮食以半流食为宜。

（2）腹泻严重造成脱水，电解质平衡失调者，给予纠正。

（3）对有发热感染者不用止泻药，如为菌群失调用金双歧、培非康等微生态制剂。止泻药有鞣酸蛋白、氢氧化铝凝胶。

（4）解痉药：阿托品、654–2 等。

2. 辨证救治

寒湿内阻，清浊不分证

证候：大便清稀，甚如水样，腹痛肠鸣，脘闷食少，兼见恶寒发热，鼻塞头痛，肢体酸痛，苔薄白或白腻，脉濡数。或泻下急迫，或泻下不爽，粪便黄褐而臭，肛门灼热。

治法：解表散寒，除湿和中。或解表清里。

主方：藿香正气散加减。

若泻下不爽，肛门灼热加葛根芩连汤。

【转诊原则】

凡出现脱证、神昏者，立刻转上级医院急救。出现三人连发者必须上报当地疾病预防控制中心。

第二章　急性中毒

第一节　急性中毒概论

【概述】

急性中毒指毒物经人体食管、气管、皮肤、血脉短时间内侵入体内，致使气血失调，津液、水精输布功能受阻，甚则损伤脏器的急性病证。

【急性中毒原因和分类】

1. 原因

（1）误食

这是引起中毒的常见原因，以误食不洁有毒之食物尤为多见。如误食蕈菌和腐败食物等。

（2）误用

多由于不懂医术和药性之人，用有剧毒之品治病防病，结果酿成药物中毒，如钩吻、斑蝥中毒。

（3）过量

多由于有小毒之食物或药物，食者和医者对其限量有所忽视，或较长时期服用，或配酒同服，从而出现中毒症状。

（4）虫兽意外之伤

如蛇咬伤、蜂刺伤等。

2. 分类

分为食物中毒、药物中毒、虫兽伤中毒、秽浊之气中毒、有机磷农药中毒、酒精中毒等6类。

【毒入途径】

1. 胃肠而入

这是较多见的毒入途径，凡食物中毒和多数中药中毒，乃属此类。

2. 气管而入

多见于劳作和生活住地突然意外之毒气，或长期为秽浊之毒气所袭而起。如近代工业生产的毒气、废气和废液中，这类秽浊之气尤重，更易中毒。

3. 皮毛而入

多见于虫兽咬伤，毒物、毒气损坏肌肤，或治疗疮面，药毒内攻而发。

4. 其他

如含毒性的注射药物所致的中毒等。

【诊断要点】

1. 发病时间与特点

（1）发病时间

短时间发病，起病急。

（2）发病特点

有毒物接触史和相应的中毒症状，早期多见肺胃症状，极易累及心脑、肝肾和血脉。多见脏器受损，脏腑气血功能紊乱所致暴喘、心悸、抽搐、昏迷、脱证、尿少、尿闭等危急证候，甚至阴阳离决的危候。

2. 临床表现

（1）面色、肌肤色泽的异常

①潮红多见于曼陀罗中毒及煤气中毒。

②出汗多见于毒扁豆及毛果芸香碱中毒。

③皮疹灼痛如斑蝥毒损。

④皮肤溃破多见于剧毒之金石类药物中毒或毒虫咬伤。

⑤青紫多见于误食有毒之菌类，或吸入秽浊毒气。

⑥黄疸多见于误食蚕豆或其他有伤肝胆之毒物。

（2）瞳仁之异变

①缩小常见于毒扁豆、毛果芸香碱、半边莲、阿片、有机磷及虫兽咬伤的中毒。

②放大常见于麻黄、钩吻、毒芹、曼陀罗等的中毒。

（3）神志的异常

①惊厥常见于马钱子、马桑果、颠茄类、樟脑以及番木鳖等的中毒。

②谵妄常见于毒蕈、肉食毒物、马桑果等的中毒。

③麻痹常见于箭毒、河豚、毒芹、腐败肉食、醉鱼草等的中毒。

④昏倒多见于服用过量的果仁类食物或药物，如杏仁、桃仁、枇杷仁等的中毒。

（4）呼吸的异常

①呼吸过深常见于阿片、钩吻、萝芙木等的中毒。

②呼吸麻痹多见于蛇毒、马蜂毒、细辛、秋水仙碱、闹羊花、荜澄茄、曼陀罗、百部、钩吻等的中毒。

（5）消化的异常

①口干多见于曼陀罗、地瓜子之中毒。

②流涎呕吐多见于半边莲、毒芹、马桑子、烟叶、斑蝥、石蒜等之中毒。

③呕血多见于腐蚀性大的毒物，如砒霜中毒。

④泻下或便血多见于狼毒、大戟、芫花、苍耳子、商陆、吐根等的中毒。

（6）心脉之异常

①心动加速多见于曼陀罗、麻黄之中毒。

②心动变慢多见于夹竹桃、八角枫、蟾酥、乌头等的中毒。

③真心痛多见于烟草、麻黄之中毒。

④阳亢脉弦多见于麻黄、烟草、蟾酥、万年青、麦角等的中毒，常并有血压升高。

（7）尿之异常

①血尿多见于雷公藤、斑蝥、马兜铃、蓖麻子等的中毒。

②尿色异常多见于雄黄及其他金石之剂的中毒。

（8）其他

①流产多见于孕妇服用毒蕈、商陆、藏红花等的中毒。

②色视多见于藜芦、夹竹桃等之中毒。

③耳聋多见于金鸡纳树皮及其制剂之中毒。

【鉴别诊断】

1. 疫毒痢

临床症见里急后重，下痢鲜紫脓血，腹痛剧烈，壮热燥渴兼见神昏痉厥，伤津脱液，大便常规有脓细胞，有疫情接触史，与本病不难鉴别。

2. 霍乱

暴吐、暴泻，排泄物米泔水样，剧烈腹痛，甚则神昏、抽搐及培养有阳性发现，有疫情接触史。

3. 中风

猝然昏倒，可伴有四肢厥冷，当与本病鉴别。中风多有肝阳上亢等病史，发作与情志激动有关，且伴有口舌㖞斜、言语不利、半身不遂等症，故与本病不难鉴别。

【急救处理】

1. 一般处理

（1）立即终止食用、药用、吸入和接触之毒。

（2）迅速清除已进入体内的已被吸收和尚未吸收之毒物。

（3）尽可能及早应用能对抗毒物、解除毒物毒害反应的有效解毒剂。

（4）积极和迅速地对出现的危急证候，如抽搐、厥脱、喘促、昏迷等进行急救治疗，必要时中西医结合治疗。

（5）对中毒的患者，应留观监护，详细观察其中毒病程的变化，提出当前对症的急救和有预见性的治疗方案，并做特别记录。

2. 减少毒物的吸收

如果经消化道中毒剂量较小，现场没有洗胃机等设备，可选用以下方法。

（1）涌吐排毒法

适用于毒量不大，口服毒物 2 ～ 3 小时之内，机体正气充实者。

①吐根糖浆：15 ～ 20mL 加水 200mL，口服，15 ～ 30 分钟即发生呕吐。

②三圣散：藜芦 6g，防风 10g，瓜蒂 6g 或明矾 6g，水煎顿服。

③催吐解毒汤：甘草 60g，瓜蒂 7 个，玄参 60g，地榆 15g 或苦参 30g，水煎顿服。

④生鸡蛋 10 ～ 20 个，取其蛋清，加明矾 6 ～ 30g，搅匀，口服或灌胃，吐后再灌；白矾 6g，胆矾 1g，温水冲服，或以手指、压舌板探吐。

（2）洗胃排毒法

适用于剂量较大，口服时间较短者。

神志清者，令患者大量饮水，然后探吐。

神志不清者，常规插入胃管，开动洗胃机，用生甘草 20g 煎水，或淡盐水，或绿豆汤等洗胃液，反复冲洗，至洗出的液体与进入的大体相同。若抽搐、食管静脉曲张、主动脉瘤、溃疡病出血及因腐蚀性毒物引起食管及胃肠道损伤等患者，均禁用本法。孕妇则慎用。

（3）泻下排毒法

适用于毒物已进入肠道，但尚未被完全吸收，可应用泻法使毒物从大便排出。

①番泻叶 15g，水煎服。

②大黄、防风、甘草各 30g，水煎服。

③若口服药物导泻仍不能使毒物完全排出者，可用洗肠的方法：如大黄 30g，水煎 200 ～ 300mL，灌肠；大承气汤（大黄 12g，厚朴 24g，枳实 12g，芒硝 6g），水煎 300 ～ 500mL，灌肠。因腐蚀性毒物引起食管及胃肠道损伤等患者，均禁用本法。

（4）利尿排毒法

适用于毒物进入血液患者。

车前子、白茅根各 30g，水煎服；酸性药物中毒可用碳酸氢钠和利尿药使尿液碱化，此法注意防止肺水肿、脑水肿、电解质紊乱、酸碱平衡失调，肾功能不全者禁用。

3. 常用解毒中药

（1）生姜 5g，水煎服。或白矾 6 ～ 10g，开水冲服。用于半夏、天南星中毒。

（2）防风 10 ～ 15g，水煎服。用于砒霜中毒。

（3）绿豆 250g，水煎服。用于巴豆中毒。

（4）葛根 50g，紫苏 50g，桂枝 10g，水煎服，每日 2 ～ 3 次，用于酒精中毒。

（5）腐败肉类中毒，用大蒜 1 枚，雄黄 2g，混合捣烂，温水冲服。

（6）发芽马铃薯中毒，食醋适量饮用。

（7）毒蕈中毒，白矾 6g，香油适量，开水冲服。酒精中毒，大豆 250g，煎汁温服。

（8）有机农药中毒，甘草 240g，水煎取汁，倒入滑石粉 60g，加入黄豆面适量澄清后顿服。

（9）生黄豆 120g，生绿豆 60g，煎汁服。用于各种食物及药物中毒。

（10）兴国解毒药：鸡血藤、田七、青木香、茜草各 15g，香附 10g，冰片 3g，小叶凤尾草 150 ～ 250g，水煎服。用于乌头、苍耳子、马钱子、野毒蕈、氰化物、亚硝酸盐及有机农药中毒。

（11）绿豆甘草解毒汤：绿豆 120g，生甘草 30g，丹参、连翘、石斛各 30g，大黄 15 ～ 30g，水煎服，每日 2 剂。

4. 解食物中毒法

适应证：食入腐败肉类、鱼蟹、河豚、霉变食物中毒，酒精中毒和毒芹中毒等。

（1）腐败肉类中毒

①赤小豆 30g，炒为末，水送服。

②藿香正气水 1 支口服。

③马齿苋 60g，大蒜 30g，煎汤顿服。

④大蒜、雄黄各 1g，混合捣烂，温开水冲服。

（2）鱼蟹中毒

①紫苏叶 60g，煎浓汁加生姜汁 10 滴，温服代茶。

②橘皮 10g，大黄 6g，朴硝 10g，以水 100mL，煎 60mL 顿服。

③橄榄汁、芦根汁适量口服；或韭汁 100mL 顿服。

（3）河豚中毒

①乌贼鱼黑囊一个，白水送服。

②五倍子、白矾各 10g 为末，调水服。

③清油适量，白矾末 6g，先以清油灌之，使毒物吐尽，然后灌以白矾。

④紫金锭 1 锭，磨水化服。

（4）霉变食物中毒

①马齿苋 90g，绿豆 90g，水煎后顿服。

②大蒜一头，食盐少许，捣烂，温开水冲服。

③绿豆 120g，生甘草 30g，丹参 30g，石斛 20g，茅根 30g，金银花 30g，大黄 16g，藿香 15g，水煎服。

④生莱菔子汁作为饮料服。

（5）酒精中毒

①茅根汁 100 ～ 200mL 饮服。

②生葛根汁 100 ～ 200mL 饮服。

③黑豆 30g，煮汁温服。

④浓茶频服。

⑤枳椇子 60g，煎汤服。

（6）毒草中毒

①白矾 6g，调香油一盅，调匀开水冲服。

②甘草 120g，煎汤频服；或金银花 60g 水煎温服；或生石膏 60g，研末冲服。

③六一散 15g，水调服。

此上急救治疗，只限于对一般轻症中毒患者，或其他急救处理无条件运用前之暂时处理。凡中毒之重症，出现高热、剧烈吐泻、剧烈疼痛、抽搐、厥脱、喘促、出血和昏迷等急危之候，可参阅前述诸节之急救处理，进行救治。

【辨证救治】

1. 毒蕴脾胃证

证候：恶心呕吐，脘腹胀痛，肠鸣音亢进，气闭，便秘或腹泻，甚则午后潮热，呕血，便血。舌质深红，苔黄腻，或花剥苔，脉弦数。

治法：和中解毒，健脾和胃。

主方：玉枢丹合甘草泻心汤加减。

若毒甚者，加用解诸毒通用方：荠菜、黑豆、甘草，或加用绿豆、蛋清。腹胀痛甚者，加用川厚朴、陈皮。腹泻者，加用山药、白术、白扁豆、砂仁。便秘者，加用熟大黄、郁李仁、火麻仁。脾阳亏损者，加用炮姜、附子。胃阴虚耗者，加用玉竹、石斛。

2. 毒聚肝胆证

证候：两胁胀痛，恶心，呕吐苦水，咽干口燥，头目眩晕，甚而黄疸，抽搐。舌质红，苔黄微黑，脉弦数。

治法：清解邪毒，利胆和胃。

主方：茵陈蒿汤合四逆散加减。

若四肢抽搐，舌红少苔，脉细弦为毒伤肝阴，化风内扰之象，加生龙骨、生牡蛎、鳖甲、龟甲、生地黄、天冬、川楝子平肝息风；头目眩晕，面红目赤为肝阳上亢之象，加杭菊花、钩藤、天麻、麦冬、生地黄平肝潜阳。毒聚不散者，加土茯苓、黑豆、绿豆以解毒排毒。黄疸重者加姜黄、郁金。

3. 毒犯肺肾证

证候：咳嗽，气急，不能平卧，小便短赤，或有浮肿，甚则尿闭，尿血。舌质红，苔薄白，脉沉缓。

治法：清宣降浊。

主方：陈氏四虎饮加减。

4. 毒陷心脑证

证候：心悸气短，心烦，夜不能寐，或时清时寐，表情淡漠，嗜睡，甚则昏迷，谵语或郑声，项背强直，角弓反张，瞳仁乍大乍小，或大小不等。舌质红绛，无苔，脉数疾，或雀啄，或屋漏。

治法：清毒醒脑。

主方：玳瑁郁金汤送服玉枢丹。

若高热，神昏较重者，加服安宫牛黄丸、紫雪丹、至宝丹以清心开窍，亦可加用醒脑静注射液或清开灵注射液。

【预后与转归】

中毒之预后，取决于服毒物量与吸收量之多少，但也取决于患者年龄、体质的状况。一般剂量愈少，中毒愈轻；剂量愈大，中毒愈快、愈重。口服中毒较慢，血脉注入中毒快且重。老年人与小儿发生中毒者较重。

急性中毒具有来势凶猛、病情变化快的特点，如果治疗不当，抢救不及时，或延误诊断，常可危及生命，造成死亡；如果能够根据病情，快速诊断，及时用药，合理采取抢救措施，方可挽回患者生命。部分患者在抢救过程中，可出现诸多并发症，损伤脏器，出现后遗症，甚者终身残疾。

注意：凡同一地点连续发生两例以上者必须上报当地疾病预防控制中心和公安部门。

第二节　常见中药急性中毒

【诊断要点】

1. 乌头类药物（附子、铁棒锤、天雄、鸡头花、小叶芦）中毒

（1）发病特点

轻者：恶心，呕吐，流涎，腹痛，腹泻，全身发麻，紧束感，头痛，头昏，视物模糊。

重者：心悸，气急，面色苍白，唇紫，四肢厥冷汗出，脉结代，甚则昏厥，抽搐等。

（2）病史特征

有服用乌头类药物的病史。

（3）心电图检查

可见各种心律失常，有结性心律、阵发性房性心动过速、房颤、频繁的室性早搏和二联律、房室传导阻滞、阵发性心动过速、心室纤颤等。

2. 钩吻（苦吻、黄藤、断肠草）中毒

（1）发病特点

轻者：口及咽喉灼痛，恶心呕吐，腹痛，腹泻等。

重者：眩晕，肢麻，言语不清，乏力，时有震颤，吞咽困难，复视，视力下降，上睑下垂，甚至昏迷，抽搐。

严重者：气促或气息微弱，肢厥汗出，瞳仁散大，脉搏先缓后促等。

（2）病史特征

有误服钩吻根、茎、叶的病史。

（3）实验室检查

周围白细胞计数、血红蛋白增高；尿常规可见尿蛋白及红、白细胞。

3. 斑蝥（斑猫、斑毛、盘蝥虫）中毒

（1）发病特点

轻者：恶心呕吐，腹中绞痛，腹泻，尿频，尿痛，尿道灼热，小便短赤，口糜灼痛，皮肤干燥，发红发疱，甚或瘀斑、溃烂。

重者：头痛，头晕，肢麻，便血，尿血等。

严重者：寒战，高热，谵妄，神昏，抽搐。

（2）病史特征

有明确接触斑蝥的病史，如皮肤接触、内服或鼻黏膜吸入。

（3）实验室检查

周围白细胞计数、血红蛋白增高；尿常规可见尿蛋白及红、白细胞。

4. 曼陀罗（山茄子、天仙子、山芋子、洋金花）中毒

（1）发病特点

轻者：口干咽燥，声嘶，皮肤、颜面潮红，双眼发红，气促，头晕。

重者：躁动不安，意识不清，谵妄，瞳仁散大，抽搐，甚至昏迷。

（2）病史特征

有明确过量用药或误食曼陀罗果实、花等病史者，可以排除精神、神经疾病史。

（3）特殊检查

①猫眼散瞳试验：取患者的尿液一滴，滴到猫眼上，若是曼陀罗中毒，猫眼瞳孔可立即散大。

② Vitel 试验（尿液阿托品定性试验）：取患者尿液加热蒸发，残留黄色残渣，滴入氢氧化钾后呈紫色则为曼陀罗中毒。

③尿二甲氨基苯甲醛毒性分析：取 2g 对位二甲氨基甲醛溶于 6g 纯硫酸中，再加水 0.4g，所得黄褐色溶液为二甲氨基苯甲醛硫酸试液，将试液数滴加入患者尿中，稍加热则可呈红色反应即为阳性，时间越久红色越深，并渐为樱红色、紫色，可终日不退。

5. 雷公藤（红柴根、犁头刺藤）中毒

（1）发病特点

早期：服药 6 小时后腹部隐痛不适，或腹痛剧烈，腹胀腹泻，恶心呕吐，纳呆，口干，头晕，头痛，身痛，痛不能触，肢麻，乏力，甚者便血，或黄疸，或抽搐。

中期：2 ～ 3 天内尿少、浮肿、腰痛，心悸，胸闷，气短，唇紫，脉细弱。

后期：5 ～ 7 天后尿量增多，少数出现血尿或尿潴留。

（2）病史特征

有明确服用雷公藤制剂病史。

（3）实验室检查

粒细胞减少，骨髓抑制，谷丙转氨酶（SGPT）升高，肝肾功能损害。

6. 马钱子中毒

（1）发病特点

早期：头晕，烦躁，气促，面僵，吞咽困难。

中期：神清，瞳仁缩小，惊厥，角弓反张，牙关紧闭，双拳紧握，四肢挺直，每次惊厥持续 1 ～ 2 分钟。

后期：严重惊厥反复发作 6 次以上者，患者常死于呼吸衰竭或心力衰竭。

（2）病史特征

有误服或过量服用马钱子及以马钱子配制的中成药病史。

（3）实验室检查

周围白细胞计数、血红蛋白增高；尿常规可见尿蛋白及红、白细胞。

【急救处理】

1. 乌头类药物中毒

（1）清除毒物

食入毒物在 4 ～ 6 小时以内立即用 1 ： 5000 高锰酸钾溶液洗胃，洗后从胃管灌入硫酸镁 20g，导泻或 2%盐水高位灌肠。

（2）静脉补液

静脉滴注 10%葡萄糖溶液或 5%葡萄糖盐水，补充 B 族维生素、维生素 C 等。

（3）解毒中药（洗胃后服药）

①蜂蜜 50 ～ 100g，开水冲服，呕吐频繁者频频少服，呕吐止后顿服。

②绿豆煎汤代茶饮，频服。

③姜草绿豆汤（生姜、甘草各 15 ～ 30g，绿豆 30 ～ 60g，水煎服）。

④黄连 9g，黑豆 30g，水煎服。

⑤生姜 15g，生甘草 15g，金银花 15g，水煎服。

⑥金银花甘草三豆汤：金银花、甘草、黑豆、绿豆、赤小豆各 30g，水煎后加蜂蜜 30g，每日 1 剂。

⑦黄芪 30g，远志 10g，甘草 10g，水煎服。

⑧苦参 30g 煎汤服。

2. 钩吻中毒

（1）清除毒物

及时洗胃、导泻，促进毒物排泄，可用 1 ∶ 5000 高锰酸钾溶液、茶叶水或 3% 鞣酸溶液洗胃，洗胃后灌入硫酸镁溶液导泻。

（2）氧疗

呼吸衰竭者立即静脉注射或静脉滴注呼吸中枢兴奋剂。必要时气管内插管机械通气。

（3）静脉用药

补充大量 B 族维生素、维生素 C，静脉滴注高渗葡萄糖溶液利尿解毒。亦可酌情应用肾上腺皮质激素。

（4）中药（洗胃后服药）

①三黄汤：黄芩 10g，黄连 10g，黄柏 10g，甘草 10g，水煎后灌服。

②金银花连叶捣烂榨汁拌红糖灌服。

③鸡蛋 3 个，取蛋清调花生油灌服。

④通心菜的根、茎（去叶）500g 捣烂榨汁灌服。

3. 斑蝥中毒

（1）清洁口腔

保持口腔清洁，可用 2% 硼酸水含漱。口腔溃疡用冰硼散涂敷。皮肤起水疱者涂以喉风散。必要时应用抗生素，预防感染。

（2）保护胃肠黏膜

内服中毒者，立即取鸡蛋 3 ～ 4 个，打碎后取蛋清口服；或口服鲜牛奶 50 ～ 100mL，保护胃肠黏膜。慎用洗胃，因斑蝥中毒易发疱，有可能损害胃黏膜加重出血，甚至导致胃穿孔。

（3）静脉补液，维持水电解质平衡

可静脉滴呋塞米及甘露醇等加强毒素排泄。如有肾脏损害及休克发生，应及时处理。

（4）中药（即时服药）

①兴国解毒药方。

②豆浆连草汤：黑豆 1000g，川黄连 60g，甘草 30g，先将黑豆磨为豆浆，然后将黄连、甘草水煎去渣，再将药液混入豆浆内搅匀，频饮。

③甘草汤：甘草 10g，绿豆 30g，黄连 5g，茶叶 10g，滑石 30g，琥珀末（冲）3g。水煎服，可清热解毒，凉血利尿。

4. 曼陀罗中毒

（1）清除毒物

立即用2%～4%碳酸氢钠洗胃，也可用2%～4%活性炭混悬液洗胃，不宜使用1：5000的高锰酸钾溶液或2%～4%鞣酸溶液洗胃，因其不能破坏阿托品。导泻剂宜用硫酸镁15～30g，必要时输液，促进毒物从肾脏排出。

（2）应用阿托品的拮抗剂

如毛果芸香碱，可兴奋副交感神经，先从小剂量开始皮下注射，一般每6小时1次，每次5～10mg，中毒严重者缩短至每15～30分钟1次，直到口干、精神症状消失。也可用毒扁豆碱或新斯的明。

（3）静脉通道

补充大量B族维生素、维生素C，静脉滴注高渗葡萄糖溶液利尿解毒。亦可酌情应用肾上腺皮质激素。

（4）中药（洗胃后服药）

①防风6g，桂枝6g煎服。

②生甘草10g，生绿豆（捣烂）30g，开水泡服或煎服。

③茶叶30g煎浓汁，调豆腐250g一次服下。

④频饮米醋、黄糖。

⑤绿豆衣200g，金银花100g，连翘50g，甘草25g，水煎服。

⑥升麻通草饮（升麻、通草各50g，麦冬30g，生甘草10g）煎水1000mL，频服。

5. 雷公藤中毒

（1）排除毒物

及时洗胃、导泻，尽量减少毒物的吸收。因雷公藤在胃内吸收较慢，即使中毒数小时乃至数天，也应彻底洗净，清除消化道残存物。

（2）肾上腺皮质激素的应用

地塞米松5～10mg加入50%葡萄糖40mL静脉注射，以后可服地塞米松1.5mg，每日3次，可用药2～3周。

（3）静脉通道

输液，利尿，低分子右旋糖酐500mL静脉点滴，20%甘露醇250mL快速静脉滴注，呋塞米40mL静脉注射，以加速毒物的排泄。注意电解质平衡，及时纠正酸中毒，加强支持疗法。

（4）吸氧

注意生命体征的变化。

（5）中药（洗胃后服药）

①甘草汁或绿豆甘草汤（绿豆 12g，甘草 50g），煎水分次服。

②鲜萝卜汁 120mL 口服，或莱菔子 250g 顿服，以及鲜韭菜汁等均可解毒。

③三黄甘草汤：黄连、黄芩、黄柏各 10g，甘草 50g，水煎，分次服。

④南瓜子 7 粒，田螺 10 个，捣汁内服。

⑤杨梅树皮 200g 煎水至 200 ～ 300mL 顿服。

⑥白矾末 4.5g，加入鸡蛋清 3 ～ 5 个，加冷开水 100mL，搅匀内服后刺激咽后壁使其吐出，呕吐止后，再服鸡蛋清 10 ～ 15 个。

⑦绿豆 120g 水煎至 200mL 口服。

6. 马钱子中毒

（1）一般处理

立刻将患者置于暗室，保持安静，避免光照、声音及其他外界刺激。

（2）防止惊厥发作

尽快使用中枢抑制剂，如戊比妥钠、阿米妥钠 0.3 ～ 0.5g 肌内注射，或安定 20 ～ 30mg 静脉注射；如惊厥仍不能控制可用乙醚做轻度麻醉。

（3）洗胃

惊厥控制后，如认为胃内尚有毒物，可用 0.1% 高锰酸钾洗胃。饮用牛奶、蛋清沉淀毒物，减少吸收，但切忌用酸性饮料及阿片类药物。

（4）对症治疗

输液、吸氧、抗感染等。

（5）静脉通道

点滴大剂量维生素 C 及葡醛内酯，以加快肝脏的解毒，保护肝脏。

（6）催吐、导泻中药（洗胃后服药）

①食盐 15g 温开水送下催吐，玄明粉加甘草导泻。

②蜂蜜 60g，绿豆 30g，甘草 30g，煎汤频服。

③蜈蚣 3 条，全蝎 6g，研末一次顿服。

④若仅见头晕、脊背发麻或腰背肌群紧张等中毒症状轻微者，可大量饮甘草水。

第三章　创伤急救

自然灾害、生产或交通事故以及战争发生时，因创伤会出现大批伤员，需要及时进行抢救。创伤急救目的是维持伤员的生命，避免继发性损伤，防止伤口污染。急救原则是先抢后救，先重后轻，先急后缓，先近后远，连续监护，救治同步。创伤救护步骤是先止血、包扎，然后妥善地固定，并采用正确的搬运方法及时地转送。同时应维护伤员的呼吸道通畅，及时救治心跳、呼吸骤停及创伤昏迷等危急重症患者，积极防治休克等各种并发症。

急救医学将保持呼吸道通畅、止血、包扎、固定、搬运称为现场急救的五项技术。

第一节　周围血管损伤

【概述】

四肢血管损伤无论平时或战时都较多见，常与四肢骨折脱位和神经损伤同时发生。血管损伤中动脉损伤多于静脉，亦可见伴行的动静脉合并损伤和静脉的单独损伤。四肢血管损伤常导致致命的大出血和肢体缺血性坏死。

【常见病因】

1. 直接暴力

血管锐性损伤与钝性损伤之比为 7.3 ∶ 2.7。锐性和钝性损伤的区别在于：前者为开放性，多不合并邻近组织器官的破坏；后者为闭合性，常伴有邻近组织器官的破坏。

2. 间接暴力

如胸部降主动脉和腹部肠系膜动脉的疾驰减速伤，若救治不及时，常可导致伤员失血性休克和死亡。

血管损伤常见的病理类型：血管壁不全和完全断裂，血管痉挛，血管内膜损伤，血管受压，创伤性动脉瘤和动静脉瘘。

【诊断要点】

1. 有明显的外伤史

如骨折、脱位、挫伤、火器伤或切割伤时，均应考虑是否合并血管损伤。

2. 出血、血肿、低血压和休克

肢体主要血管断裂或破裂均有较大量出血。开放性动脉出血呈鲜红色，多为喷射性或搏动性出血；主要动脉的闭合性损伤，损伤部位肢体因内出血而显著肿胀，时间稍长者有广泛性皮下瘀血。

3. 肢体远端血供障碍

主要动脉损伤、栓塞或受压，肢体远端可出现血供障碍，应注意与健侧肢体对比。

【鉴别诊断】

周围神经损伤：神经的血供较丰富，对缺血的耐受力比肌肉强。因神经的血供经邻近组织通过神经系带到神经，故广泛游离神经系带时可致该神经缺血。神经缺血后，神经束间形成瘢痕，使神经发生功能障碍。

【急救处理】

血管损伤紧急处理原则：抢救生命和保存肢体。因这类伤员不宜长途转运，故要求临诊医生能够正确及时地处理。医生必须熟悉四肢血管分布，掌握周围血管损伤的类型和病理生理、诊治方法、紧急处理技术和各种并发症及继发症的处理原则。

1. 辨证论治

待病情稳定后，可辨证论治。

（1）瘀阻经脉证

治法：活血化瘀，通络止痛。

主方：桃红四物汤合圣愈汤加减。

（2）经脉瘀热证

治法：清热化瘀。

主方：四妙勇安汤合桃红四物汤加减。

2. 外治法

四肢血管损伤用加压包扎法或指压法止血；血管痉挛用温热盐水湿纱布覆盖

创面。

【转诊原则】

1. 肢体远端动脉搏动消失，皮温下降，皮肤苍白或发绀，感觉麻木，肌肉瘫痪、屈曲挛缩，伤口剧痛。

2. 伤肢进行性肿胀，伴有血循环障碍。

3. 伤口反复出血，骨折已整复，但缺血症状仍未消除者。

【护理要点】

1. 密切观察患者全身情况，包括温度、呼吸、脉搏、血压、神志和血尿常规检查，尤其有合并损伤者更应密切注意，发现异常情况，及时对症处理。

2. 保持伤肢与心脏处于同一水平面，不可过高或过低。如静脉回流不畅，可稍抬高。

第二节　周围神经损伤

【概述】

周围神经损伤较常见，好发于尺神经、正中神经、桡神经、坐骨神经和腓总神经等。上肢神经损伤多于下肢。

周围神经损伤属中医“痿证”范畴，可归于“肉痿”类，又名“肢瘫”。

【常见病因】

一般多见于开放性与闭合性损伤，战时多为火器伤。

1. 开放性损伤常见原因

①锐器伤：如玻璃与刀等利器切割伤，多见于手、腕或肘部等，损伤多为尺神经、正中神经和指神经等。②撕裂伤：由牵拉造成的局部神经边缘不整齐的断裂，或一段神经的缺损。③火器伤：如子弹或弹片伤等，多合并开放性骨折、肌肉肌腱与血管损伤。

2. 闭合性损伤常见原因

①牵拉伤：如肩、肘、髋关节脱位与长骨骨折引起的神经被过度牵拉所致损伤。②神经挫伤：钝性暴力打击所致，但神经纤维及其鞘膜多较完整，可自行恢复。③挤压伤：多为外固定器械、骨折断端与脱位的关节头压迫神经所致，损伤多发生于

正中神经、尺神经和腓总神经等。④神经断裂：多见于锐利的骨折断端切割造成的神经断裂，如肱骨中、下段骨折和肱骨髁上骨折造成的桡神经或正中神经损伤。

其病因病机为气滞血瘀，经络不通，筋脉失养。

【诊断要点】

1. 畸形

由于神经损伤，肌肉瘫痪而致，如桡神经损伤后出现的腕下垂，尺神经损伤后出现的爪形指，正中神经损伤后出现的“猿手”畸形，腓总神经损伤后出现的足下垂等。

2. 感觉障碍

周围神经损伤后它所支配的皮肤区发生感觉障碍，检查感觉减退或消失的范围可判断是何神经损伤。

3. 运动障碍

神经损伤后它所支配的肌肉瘫痪，通过6级法检查肌肉瘫痪的程度可判断神经损伤的程度。

4. 腱反射的变化

神经受伤后，有关肌腱的反射消失。如坐骨神经损伤后跟腱反射消失，上臂肌皮神经受伤后肱二头肌腱反射消失。

5. 自主神经功能障碍

周围神经损伤后它所支配的皮肤出现营养障碍，如无汗、干燥、灼热和发红等，晚期皮肤发凉，失去皱纹，变得平滑、少汗、干燥，毛发过多和指甲变形。

6. 神经本身的变化

沿神经纤维走行区触诊和叩诊可了解神经本身的变化。神经不全损伤时，触诊可引起神经全段疼痛。

【鉴别诊断】

前臂间隔区综合征：

①背侧间隔区压力增高时，患部肿胀，组织紧张，有压痛，伸拇与伸指肌无力，被动屈曲五个手指时引起疼痛。

②掌侧间隔区压力增高时，患部肿胀，组织紧张，有压痛，屈拇与屈指肌无力，被动伸五个手指均引起疼痛，尺神经与正中神经支配区的皮肤感觉麻木。

【治疗】

1. 辨证论治

治宜活血化瘀，益气通络，用补阳还五汤。

2. 外治法

骨科外洗方熏洗。

3. 其他治疗

（1）手法治疗

有针对性地进行手法治疗和功能锻炼，保持肌张力，防治肌肉萎缩、肌纤维化、关节僵硬、关节萎缩及关节畸形等。

（2）复位

解除骨折断端和关节头对神经的压迫。

（3）外固定

神经损伤合并肢体一侧肌肉瘫痪，为避免拮抗肌将关节牵拉到畸形位引起的关节僵直，需用夹板与石膏等将患肢固定于功能位，为日后肢体功能的全部恢复奠定良好的基础。如桡神经损伤引起的腕下垂，可用掌侧板固定患腕于背伸位等。

（4）功能锻炼

着重练习患肢各关节各方向的运动，待肌力逐步恢复，可训练抗阻力活动。

（5）针灸治疗

损伤中后期多用，按损伤神经分布区循经取穴。

【转诊原则】

1. 神经嵌入骨折断端或关节面之间，需尽早手术探查处理。

2. 开放性损伤合并神经断裂者。

第四章　急救基本知识

第一节　常用急救技术

一、注射技术

（一）皮内注射（id）

皮内注射是将小量药液注入皮内（表皮与真皮之间），主要用于过敏试验和预防注射。

1. 部位

皮肤过敏试验多在前臂掌侧下 1/3 处，预防接种多在上臂三角肌外侧处。

2. 操作方法

吸取药液，用酒精棉球消毒皮肤（皮试严禁用碘酒，因碘酒的棕色不易消除，影响皮肤试验的观察）。待酒精干后，左手绷紧注射部位皮肤，右手持注射器（1mL 注射器），使针头斜面向上，与皮肤成 5°角，快速刺入皮内，推入 0.1mL 的被试药液，使局部形成皮丘。拔出针头后勿按揉皮肤。过敏试验者在注射后 20 分钟观察反应。

（二）皮下注射（ih）

皮下注射是将小量药液注入皮下组织，多用于治疗的给药途径和预防接种。

1. 部位

多用上臂三角肌下缘、股外侧、腹部、腰部、背部。

2. 操作方法

吸取药液，先用碘伏消毒注射部位。左手绷紧注射部位，右手持注射器，使针头斜面向上，与皮肤成 30°～ 40°角，快速刺入皮下约至针头的 2/3 或 1/2，放松皮肤，固定针头，反抽无回血时即可将药液缓慢注入。注射完毕后，用棉球轻压针刺处，快速拔出针头。

（三）肌内注射（im）

肌内注射是将药液注入肌肉内，使药液迅速发生疗效，或刺激性药物不宜做皮下注射，或要求比皮下注射更迅速发生疗效者，常选用肌内注射法。

1. 部位

一般选用肌肉较厚，离大神经、大血管较远的部位，以臀大肌为最常用，其次为三角肌和股外侧肌。

连线法：取髂前上棘和尾骨连线的外上 1/3 处为注射部位。

2. 操作方法

患者一般取侧卧位，上腿伸直，下腿稍弯曲，坐位亦可。暴露注射部位，碘伏消毒皮肤。吸取药液后，左手拇、示指绷紧皮肤，右手持注射器，将针头垂直，迅速刺入深达针头的 2/3 处，固定针头，反抽无回血，即可将药液注入。注射完毕，用棉签轻压针刺处，拔出针头至无血渗出。

（四）静脉注射（iv）

静脉注射是将药液注入静脉内，用于需要迅速发生药效，或药液刺激性强而不适于其他注射方法时。

1. 部位

身体各部较显露的表浅静脉均可。常用肘窝处的正中、贵要、头静脉。小儿常用头皮静脉或股静脉。需多次静脉注射的患者，应由远端静脉开始，以保护血管。

2. 操作方法

常规查对无误抽吸药液后，选择注射的静脉，在其上方 5cm 放好止血带，下垫小枕。常规消毒皮肤后扎紧止血带，让患者握拳使静脉充盈。取已吸好药液的注射器，再重新查对无误，排尽空气。左手将注射部位的皮肤绷紧，右手持注射器，针头斜面向上，与皮肤约成 15°角，沿静脉走向刺入皮下，再刺入静脉内。有回血时让患者松拳，放松止血带，固定针头，慢慢推入药液。注射毕，用棉签按压穿刺点，迅速拔出针头，用棉签再按压至无血渗出。

（五）静脉输液（ivgtt）

静脉输液用于补充体内水分、营养，冲淡或排除毒素，维持电解质平衡，供给药物等。

1. 部位

同静脉注射。

2. 操作方法

密闭式输液法：核对医嘱，检查液体有无变质、浑浊、沉淀，瓶口有无裂缝及有效期和药液浓度。无误后，撬开铝盖中间部分，套好瓶套，消毒瓶塞，插入输液器。输液前嘱患者排便后取舒适卧位。排尽输液器内空气，嘱患者握拳，在注射部位上 6cm 处系止血带，选择好血管（由远端静脉开始）后松开止血带，碘伏消毒待干。备齐固定用胶布，再次碘伏消毒，系止血带（注意不要污染皮肤）。再次检查输液管路内已排尽空气，左手绷紧皮肤，右手持针柄，针头斜面向上，见回血后同时松开止血带、止水夹，并嘱患者松拳，胶布妥善固定，无菌棉覆盖穿刺处。根据患者情况调整滴数，一般患者每分钟 40 ～ 60 滴，脱水患者心肺功能尚好者滴速稍快，老年人或心肺功能较差者，滴入速度宜缓。

（六）骨髓腔内输液（IO）

骨髓腔内输液是将药液注入骨髓腔内，用于无法建立静脉通路时的抢救给药。

1. 部位

常用胫骨粗隆旁、内踝尖上三横指胫骨末端、肱骨大结节处进行骨髓针穿刺。通常在建立静脉通路后停止使用，骨髓针留置时间不应超过 24 小时，以免发生骨髓内感染。

2. 操作方法

确定穿刺点并消毒，使用一次性骨注射枪穿刺，取出安全栓，击发穿刺，拔出针芯，固定穿刺针，抽吸见回血后快速冲洗通路，连接连通器和输液器后即可开始输注药物。

二、吸氧术

吸氧术是临床上针对缺氧的一种治疗方法，即给予缺氧患者吸入氧气，目的在于提高患者肺泡内的氧分压，从而提高动脉血氧分压（PaO_2），纠正低氧血症及其带来的危害，挽救患者的生命。

（一）适应证

氧疗之前必须首先对缺氧进行评估，以便决定给氧方式。判断缺氧程度，除病史、临床表现外，主要根据动脉血氧分压（PaO_2）和动脉血氧饱和度（SaO_2）做出判断。

轻度缺氧：$PaO_2 > 6.65kPa$（50mmHg），$SaO_2 > 80\%$，无发绀、呼吸困难不明显、神志清楚，一般不需氧疗。

中度缺氧：PaO_2 4 ～ 6.65kPa（30 ～ 50mmHg），SaO_2 60% ～ 80%，有发绀、呼吸困难、神志正常或烦躁不安，需氧疗。

重度缺氧：$PaO_2 < 4kPa$（30mmHg），$SaO_2 < 60\%$，出现明显发绀、呼吸极度困难、三凹征、神志处于昏迷或半昏迷，必须进行氧疗。

氧流量：一般轻度缺氧者，氧流量应调至 1 ～ 2L/min；中度缺氧者，氧流量应调至 2 ～ 4L/min；重度缺氧者，氧流量应调至 4 ～ 6L/min。

氧流量与吸氧浓度的换算公式：吸氧浓度（%）=21+4× 氧流量（L/min）。

（二）吸氧方法

吸氧方法有鼻导管法、双侧鼻导管法、鼻塞法、面罩法、氧气头罩法、氧气枕法、氧气帐法、经鼻高流量法。以氧气筒吸氧为例：首先湿润棉签，清洁鼻孔，连接鼻导管，检查氧气流出是否通畅。根据缺氧程度，调节氧流量。湿润鼻导管，轻插至鼻咽部，插管深度约为鼻尖至耳垂的 2/3 长度。用胶布将鼻导管固定并记录用氧开始时间及氧流量。

（三）副作用及防治措施

当吸氧浓度高于 60%，持续时间超过 24 小时，即可出现氧疗的副作用。常见的副作用如下。

1. 氧中毒

机体长时间吸入高浓度的氧气后，可出现肺泡壁增厚、出血。

2. 肺不张

当吸入高浓度氧气后，肺泡内大量氮气被置换，此时，一旦发生支气管阻塞，氧气被血液充分吸收后，引起吸入性肺不张。

3. 晶状体后纤维组织增生

常见于新生儿，当新生儿吸氧浓度过高时，可使婴儿视网膜血管收缩，而后发生视网膜组织纤维化，导致永久性失明。

4. 呼吸道分泌物干燥

常见于气管插管或气管切开的患者，由于其上呼吸道失去了对吸入气体的加强湿化作用，如果持续吸入未经湿化的高浓度氧气超过 48 小时，支气管可因干燥气体的直接刺激产生损害。

5. 呼吸抑制

常见于低氧血症并伴有二氧化碳潴留的患者。由于此类患者的通气调节主要依靠缺氧的刺激来调节呼吸，如果吸入高浓度氧气，就解除了缺氧对化学感受器的刺激，使呼吸中枢受到抑制，甚至会出现呼吸停止。

（四）注意事项

1. 安全用氧，做好四防，即防火、防热、防油、防震。

2. 湿化给氧，可减轻氧气的干燥及对呼吸道的刺激作用。

3. 用氧过程中注意氧疗的监护：评价缺氧症状有无改善，如心率减慢、血压上升、呼吸平稳、发绀减轻、精神状态好转、动脉血气改善（PaO_2 正常值 95 ～ 100mmHg，SaO_2 正常值 95%，$PaCO_2$ 正常值 35 ～ 45mmHg）等均说明缺氧症状改善；评价氧气装置有无漏气、是否通畅；评价是否出现氧疗的副作用。

4. 防止交叉感染：氧疗装置中的导管、湿化瓶、面罩等，应定时更换，并清洁消毒，一次性物品用后应废弃。

5. 氧气筒内的氧气不可用尽，当压力降至 5kg/cm^2 时，应停止使用，以防外界灰尘进入氧气筒内，再次充气时引起爆炸。对未使用或已用尽的氧气筒应分别悬挂“满”或“空”的标志，便于急用时搬运，提高抢救速度。

三、吸痰术

吸痰术是指经口腔、鼻腔或人工气道，将呼吸道内的分泌物吸出，以保持呼吸道通畅的方法。

（一）适应证

呼吸道分泌物不能自行咳出的患者，如年老体弱、危重、昏迷、麻醉未清醒前等各种原因引起的不能有效咳嗽者。

（二）目的

保持呼吸道通畅，预防吸入性肺炎、肺不张、窒息等并发症。

（三）方法

1. 导管吸痰法

（1）备齐用物，携至床旁，检查吸引器的性能是否良好、连接是否正确、导管是否通畅。

（2）向患者解释，以取得合作，将患者的头侧转，面向护士。

（3）连接吸痰管，润滑后，试吸生理盐水，检查管道是否通畅。

（4）插管时，一手将吸痰管末端（连接玻璃接管处）折叠，以免负压吸附黏膜引起损伤，另一手用无菌血管钳持吸痰管插入鼻孔或口腔，经过咽部进入气管，对于存在舌根后坠的患者，可放置口咽通气道后，经口咽通气道送入吸痰管。吸痰时，动作要轻柔，从深部向上提拉，左右旋转，吸净痰液。每次吸痰时间不超过 15 秒，痰多者应间隔 3 ～ 5 分钟再吸。拔管时，反折吸痰管末端，将吸痰管向上提出。

（5）痰液黏稠，可配合叩击、超声雾化吸入等方法，使痰液稀释，便于吸出。

（6）每次吸痰完毕，应用无菌生理盐水抽吸冲洗，以防导管被痰液阻塞，并将吸痰管重新消毒或废弃，最后将吸痰玻璃接管插入盛有消毒液的试管中浸泡。

（7）擦净患者面部的分泌物，整理用物。

2. 注射器吸痰法

常用于紧急情况而又无吸引装置的时候。一般可用 50mL 或 100mL 的注射器连接吸痰管直接抽吸。

3. 口对口吸痰法

常用于现场急救，而又无其他辅助设备时，救护者需直接用口吸出患者呼吸道的分泌物，以保持其呼吸道的通畅。操作时，救护者一手托起患者下颌，使其头后仰，另一手捏住患者的鼻孔，再进行口对口吸痰。

四、雾化吸入

雾化吸入疗法主要用于呼吸道疾病的治疗。由于此种方法为局部用药，奏效快，药物用量小，副作用少，被临床广泛应用。雾化吸入疗法是将药物分散成较小的雾滴或颗粒，使其悬浮于气体中，进入呼吸道和肺，起到清洁、湿化气道以及局部消炎、祛痰等治疗作用。

（一）适应证和目的

1. 治疗呼吸道感染，消除炎症，减轻咳嗽，稀化痰液，帮助祛痰。

2. 改善通气，解除支气管痉挛。

3. 胸部手术后预防呼吸道感染。

4. 湿化呼吸道。

（二）雾化类型及使用方法

1. 喷射式雾化器

借助高速流过毛细管孔并在管口产生负压，使液体由邻近另一管道吸出，液体冲出前方阻挡口被撞击成雾滴。一般气体的压力需 3 ～ 5kg，用氧气作气源时氧流量 6 ～ 10L/min，这种雾化器最常用。

2. 喷粉器

患者口含喷粉器的一端行深吸气，带动风扇样装置，将药粉喷出吸入，如吸入色甘酸钠等。

3. 超声雾化器

利用超声波定向压强，使药液表面隆起，在隆起的液面周围发生空化作用，使药液雾化成小分子的气雾，吸入气道。

（三）注意事项

1. 药物的雾滴进入支气管后，可引起支气管痉挛，一旦发生可给予支气管扩张剂。

2. 雾化吸入后，气道内分泌物膨胀，使原来部分阻塞的支气管有时完全阻塞，不能咳出者，应拍背、吸痰进行清理。

3. 雾化吸入用于呼吸道感染时，要求无菌操作（洗手，戴无菌手套，认真细致操作等），定期消毒雾化器，防止继发呼吸道感染。

五、洗胃术

洗胃术是用洗胃管经鼻或口腔插入胃内，先吸出毒物后注入洗胃液，再从胃中将其排出，以达到清洗毒物的目的。因此法并发症少，排毒效果好，应列为首选方法。

（一）适应证

1. 凡经口服毒物，又无禁忌证者。

2. 在服毒后 6 小时内最有效，有机磷中毒不受时间限制，都应洗胃。

3. 幽门梗阻患者、催吐无效者。

4. 外科胃部手术前准备。

（二）方法与步骤

1. 胃管洗胃法

洗胃时，患者取仰卧位，使头转向一侧，以免洗液流入气管内，有假牙应取下。胃管末端涂液状石蜡润滑，由口插入 55 ～ 60cm，吸出少量胃液以证明胃管在胃中。毒物种类不明时，洗胃液一般用生理盐水，已知毒物种类时，应用相应的解毒剂，然后用 50 ～ 100mL 注射器注入洗胃液，每次注入量为 300 ～ 500mL，再抽吸弃去。必要时留胃内容物备检。如此反复冲洗，直到澄清为止。冲洗完毕后，如需保留胃管，将胃管端反折用夹子夹住，固定在面颊部。

2. 洗胃器灌洗胃法

（1）洗胃器经口插入胃内。操作方法基本同胃管洗胃法。

（2）抽尽胃内容物后，将漏斗提高距口腔 30 ～ 50cm，倒入洗胃溶液 300 ～ 500mL。当漏斗尚有少许溶液时，应立即倒至污桶内，利用虹吸作用的原理，将胃内液体引流于污桶内。如此反复灌洗，直到洗出液体澄清无味为止。

（三）注意事项

1. 腐蚀性毒物中毒者，切忌插胃管洗胃，以免引起食管或胃穿孔。

2. 灌洗过程中如患者感到疼痛，或洗出血性液体时，应立即停止操作，进行适宜处理。

3. 洗胃过程中，洗胃液的温度应保持在 37 ～ 38℃。注入量应与抽出量保持基本平衡。

4. 对昏迷患者洗胃宜谨慎，取去枕平卧位，头偏向一侧，防止误吸。

5. 幽门梗阻患者洗胃后，记录胃内潴留量，供静脉补液时参考。

6. 凡心跳、呼吸停止者，应先复苏后再洗胃，并注意清除影响呼吸的分泌物。

（四）禁忌证

见催吐术禁忌证。

六、催吐术

催吐术是急救中简便易行的排除胃内毒物的重要方法。

（一）适应证

清醒而能合作的患者，毒物进入胃 4 小时内。

（二）禁忌证

1. 昏迷者。

2. 食入腐蚀性毒物。

3. 吞食煤油、石油者。

4. 患者有食管静脉曲张、上消化道出血、消化道溃疡、食道阻塞、胃癌。

5. 老年、小儿慎用。

（三）方法

1. 向患者说明目的，解除患者的紧张情绪，要求配合。

2. 给患者戴好围裙，预备污物桶。

3. 嘱患者自饮大量洗胃液，温度 25 ～ 38℃，以便引发呕吐，至吐出灌洗液清澈为止。

4. 催吐常用两种方法。①用棉棒或压舌板包裹纱布刺激咽后壁或压舌根，引起反射性呕吐。②口服吐根糖浆 30mL。

（四）注意事项

1. 饮入量和吐出量大体相等。

2. 注意预防剧烈呕吐致食管黏膜撕裂与出血。

3. 催吐无效或不宜催吐者迅速送至医院洗胃。

七、胃肠减压术

（一）适应证

胃肠道手术前后、肠梗阻、腹膜炎、急性胆囊炎、胰腺炎、急性胃扩张、胃及十二指肠穿孔。

（二）方法和步骤

1. 胃管外涂润滑剂，从一侧鼻孔徐徐插入。

2. 当管插入已达咽喉时，让患者做吞咽动作，顺势将胃管送入胃中。

3. 确认胃管位置正确后给予固定并接胃肠减压装置持续减压。

（三）注意事项

1. 随时检查胃管是否通畅，做到有效减压。

2. 减压期间应禁食，必须经口服药者，应在服药后停止抽吸 1 小时。

八、鼻饲法

（一）目的

常用于昏迷、不能经口进食的患者，补充必要的营养物质、水和电解质。

（二）方法

依患者病情取半卧位或平卧位，颌下铺毛巾，清洁鼻孔。胃管前端涂润滑油后，由一侧鼻孔缓缓插入至咽喉部，嘱患者做吞咽动作，同时将胃管插入胃中。插入深度为 45 ～ 55cm（即从耳垂到鼻尖，再从鼻尖到剑突的长度），然后用胶布固定在患者鼻尖部和面颊部。如患者在插管过程中有恶心、呕吐时应暂停片刻，让患者做深呼吸，以减轻不适。插管时如发生呛咳、呼吸困难、发绀等情况，表示误入气管，应立即拔出重插。

检查胃管是否插入胃内有两种方法：①用注射器接上胃管，抽取胃内容物，有胃液说明已插入胃中。②用注射器经胃管注入空气，同时置听诊器于剑突下，听到气过水声，表示已插入胃中。证明胃管在胃内后，注入少许温开水，然后缓慢注入流质饮食。每次注入量 250 ～ 300mL，速度以 15 ～ 20 分钟为宜。注完后，再注入 20 ～ 50mL 温开水冲洗胃管防止阻塞。术毕，夹闭胃管，固定于患者衣服上。

（三）注意事项

1. 食管静脉曲张或食管梗阻患者不宜插管。

2. 长期鼻饲患者，在 7 天后应更换胃管并由另一鼻孔重新放置。

3. 拔管动作要迅速，以免引起患者恶心。

4. 留置胃管患者每日行口腔护理两次。

九、灌肠术

灌肠术是将液体通过导管从肛门灌入肠内的方法。常用于给药、补充营养和液体，清洁肠道以利于排泄毒素，或配合结肠镜检查等。灌肠术分为保留灌肠和不保留灌肠（又分为小量不保留灌汤、大量不保留灌肠和清洁灌肠）。对于高热、急性肾功能不全等可以使用结肠点滴辅助治疗。

（一）适应证和目的

1. 不保留灌肠

刺激肠蠕动，软化及清除粪便，排除肠内积气，减轻腹胀，常用 0.1%肥皂水

1000mL。小量不保留灌肠常选用1、2、3灌肠剂（即由50%硫酸镁30mL，甘油60mL，温开水90mL配成，温度38℃）。

2. 保留灌肠

用于给药，治疗肠道疾病或从直肠给患者营养剂。

3. 清洁灌肠

用于直肠、结肠检查前的准备或脏器造影及肠道手术前准备。

4. 结肠点滴

用于高热、急性肾功能不全等的辅助治疗。

（二）具体方法及步骤

1. 向患者说明灌肠目的，取得患者配合。患者取左侧卧位，右腿屈曲向前，左腿伸直，将橡皮单和治疗巾放于患者臀下，避免污染床褥。灌肠液的温度在38℃左右为宜。

2. 用凡士林润滑肛管头，排出管内气体。将肛管慢慢插入肛门达10～15cm后，抬高灌肠筒至离肛门高50～60cm处，使溶液缓缓流入直肠。灌液量一般成人500～1000mL，儿童200～500mL。5～10分钟后灌肠液将流尽时，将肛管在近肛门处双折起来拔出。嘱患者排便（清洁灌肠）。

3. 一般便秘可采用小量不保留灌肠，催产用大量不保留灌肠。

4. 补充营养及液体或给药时，用静脉输液器接在插入肠内的导管上即可。一般为40～50滴/分，滴后让患者仰卧以助吸收。

5. 如为清洁灌肠，反复多次灌肠直至流出物无粪便为止。做保留灌肠时，事前要排便，垫高臀部10cm，灌入速度要慢。

6. 如为结肠点滴，将38℃左右的中药液200mL，置于玻璃输液瓶中，由输液器连接灌肠管，2小时内点滴完毕。

（三）注意事项

1. 灌液速度、温度要适宜，降温灌肠使用28～32℃等渗盐水，保留30分钟后排出，便后隔半小时复测体温。

2. 注意观察灌洗出来的液体的颜色、量、坚硬度、有无脓血等。

3. 妊娠急腹症、消化道出血时，不宜清洁灌肠。

4. 肛、直肠、结肠术后及大便失禁者不宜用保留灌肠。

5. 在灌肠过程中，如患者有腹胀和便意，可让患者做深呼吸或暂停片刻，以缓解症状。

十、导尿术

（一）目的

用于解除尿潴留，尿细菌培养，测量尿残余量，测定膀胱的冷热感、容量和膀胱减压等。昏迷、休克、烧伤等需准确记录其尿量者。

（二）操作方法

患者仰卧，两腿屈膝外展，臀下垫橡皮单及治疗巾，并置一便盆。用肥皂水棉球和温水清洗外阴及尿道口。术者戴消毒手套，站在患者右侧，阴部盖无菌洞巾。男患者以左手用无菌纱布裹住阴茎，将包皮向后推，右手持无菌镊夹碘伏棉球消毒，自尿道口向外旋转擦拭，注意擦净包皮及冠状沟。女患者消毒时将药碗放在患者两腿间，左手拇、示指分开并固定小阴唇，以碘伏棉球自上而下、由内向外分别消毒尿道口及小阴唇（尿道口须消毒两次），每个棉球限用一次。将前端涂有润滑剂的无菌导尿管轻轻插入尿道，男性为 20 ～ 22cm，女性为 4 ～ 6cm，见尿液流出再插入 1cm 左右，松开左手，固定导尿管，将尿引入弯盘中。导尿完毕后，将尿管拔出。如需做尿培养者留取中段尿，放入无菌试管中送检。如需留置导尿，应将导尿管妥善固定，接上贮尿袋，悬于床旁，定时记录尿量。

（三）注意事项

1. 严格执行无菌操作，防止尿路感染。

2. 插导尿管时动作轻柔缓慢，以免损伤尿道。

3. 膀胱过度膨胀时不宜一次排空，以免引起膀胱黏膜急性出血，一次放尿不超过 1000mL。

4. 金属导尿管易损伤尿道，尽量少用。

5. 男性成人因尿道有两个弯曲，因此将尿管插入时要将阴茎提起使其和腹壁成 60°角，使导尿管能顺利插入。

6. 为女患者导尿时，如误入阴道，应立即更换导尿管重新插入。

7. 留置导尿时每 24 小时更换一次引流袋。

十一、心电图操作

（一）普通心电图应用范围

1. 对心律失常和传导障碍具有重要的诊断价值。

2. 对心肌梗死的诊断有很高的准确性，它不仅能确定有无心肌梗死，而且还可确定梗死的病变部位、范围以及演变过程。

3. 对房室肥大、心肌炎、心肌病、冠状动脉供血不足和心包炎的诊断有较大的帮助。

4. 能够帮助了解某些药物（如洋地黄、奎尼丁）和电解质紊乱对心肌的作用。

（二）方法

1. 患者皮肤的准备

局部涂导电膏，或用棉签蘸酒精替代。

2. 心电图机的准备

严格按照国际统一标准，准确安放常规 12 导联心电图电极，具体电极的位置、标志和颜色见表 2–4–1–1。

表 2–4–1–1　电极的位置、标志及色码的配置

导联电极位置	电极标志符号	色码	在人体表面的位置
肢体	R	红	右臂
	L	黄	左臂
	BF	黑	右腿
胸部	V1	白	胸骨右缘第 4 肋间
	V2	白 / 红	胸骨左缘第 4 肋间
	V3	白 / 绿	V2 和 V4 中间
	V4	白 / 棕	左锁骨中线第 5 肋间
	V5	白 / 黑	左腋前线上与 V4 同一水平
	V6	白 / 紫	左腋中线上与 V4 同一水平

3. 描记心电图

（1）用手动方式记录心电图时，每次切换导联后，必须等到基线稳定后再启动记录纸，每个导联记录的长度不应少于 3 个完整的心动周期（即需记录 4 ～ 5 个 QRS 综合波）。

（2）疑有或有急性心肌梗死患者首次做常规心电图检查时必须加做 V7、V8、V9（V7 位于左腋后线 V4 水平；V8 位于左肩胛骨线 V4 水平；V9 位于左脊旁线 V4 水平），并在胸壁各导联部位用色笔、龙胆紫或反射治疗标记用的皮肤墨水做上标记，使电极定位准确以便以后动态比较。

（3）疑有右位心或右心梗死者，应加做 V2R、V3R、V4R 导联。

4. 完成心电图报告

（1）正确填写患者相关情况：姓名、性别、年龄、病室、床号、住院号等。

（2）心电图解说内容的填写。

①心律情况：根据 P 波的有无，其规律性如何，判断主要的基本心律是窦性的、房性的或室性的。

心率的计算：心率＝ 60/P–P 或 R–R 间期。正常应在 60 ～ 100 次 / 分之间。

P–R 间期：P 波起点至 QRS 波起点。心率正常范围时，P–R 间期为 0.12 ～ 0.20 秒。

QRS 波群时间：QRS 波群开始至终末。正常成年人 QRS 时间在 0.06 ～ 0.10 秒。

QT 间期：QRS 波群的起点到 T 波的终点。QT 间期的正常范围为 0.32～0.44 秒。

②心电图特征：

P 波：P 波为心房除极波。形小而圆钝，随各导联而稍有不同。P 波的宽度一般不超过 0.11 秒，电压（高度）不超过 0.25mV。

ST：测量各个导联 ST 的有无上抬或者下压，如有应当注明导联及其形态特点和偏移幅度。

T 波：填写 T 波的形态特点和方向，如有异常的 T 波改变，如低平、双向，请注明导联。

U 波：是否可见，在哪些导联，有无振幅和形态异常。

③心电图诊断：通常心电图诊断包括 4 个方面的内容。

心律诊断：如窦性心律、房性心律等。

心电轴偏转情况：如心电轴不偏、电轴右偏等。

钟向转位情况：如顺钟向转位、逆钟向转位，或者无钟向转位。

根据心电图的特点，进行最后判断，如正常心电图、异常心电图、急性下壁心肌梗死等。

第二节　现场心肺复苏术的操作方法

一、呼吸心搏骤停的判断

患者突然心搏、呼吸骤停时，特殊的临床表现如下。

1. 意识突然丧失，患者昏倒于各种场合。

2. 呼吸微弱或消失。

3. 面色苍白或转为发绀。

4. 部分患者出现短暂抽搐，随即全身瘫软。

5. 触摸大动脉搏动消失。

心搏停止与否，应该综合判断，但时间就是生命，只要出现意识丧失，5 ～ 10 秒内未触及大动脉搏动，立即进行复苏。

二、基础生命支持

基础生命支持是呼吸心搏骤停后有效复苏的技术。目的是维持充足的通气和循环，直到导致骤停的基本原因被逆转。缺乏充足的灌注 3 ～ 4 分钟将导致不可逆的脑损伤。

（一）判断意识

1. 意识丧失

通过轻轻地摇动患者肩部并大声地询问：“喂，你还好吗？”判断患者是否有反应，如认识可直接呼喊其姓名。

2. 呼救

一旦确定患者昏迷，立刻呼救，招呼周围人员协助抢救。

注意：一定要呼救，不能“单打独斗”，让人呼叫“120”。

3. 将患者放置适当体位

正确的抢救体位是仰卧位，患者的头、颈、躯干应躺平摆直无扭曲，双手放于躯干两侧。

注意：抢救者要跪于患者的一侧，先将患者手臂举过头，拉直双腿，再将整个身体反转；保护颈部；解开上衣，暴露胸部或仅留内衣。

（二）人工循环建立

1. 判断有无脉搏及呼吸

手指触摸颈动脉搏动的同时，耳朵贴近患者口鼻听有无呼吸音并感觉你的面颊有无气流，眼睛观察胸廓起伏。如果 5 ～ 10 秒内没有触摸到动脉搏动，立即进行胸外心脏按压。颈动脉触摸法：患者仰卧位，头部保持后仰，男性喉结旁 2 ～ 3cm 处。

注意：触摸颈动脉一定要准确轻柔，时间要小于 10 秒钟，不可因为寻找颈动脉搏动，丧失抢救时机。

2. 胸外按压术

本法是现场抢救时首选方法：使患者平卧于硬板床或平地上，注意保暖，术者以左手掌根置于患者胸骨中下 1/3 交界处，右手压于左手背上，两手扣紧，肘关节伸直并与患者的胸部垂直，依靠自身的体重垂直向下按压，按压深度以胸廓下陷

5～8cm。按压与放松时间相等，确保胸廓充分回弹，按压速率为100～120次/分。在进行其他操作时，也要尽量减少按压停止的时间，停止时间不宜超过10秒。

（1）快速定位法

①首先以食指、中指沿患者肋弓处向中间滑动。

②在两侧肋弓交点处寻找胸骨下切迹，以切迹为定位标志，不要以剑突下定位。

③然后将食指及中指的两横指放在胸骨下切迹上，食指上方的胸骨正中部即为按压部位；以另一手的掌根部紧贴食指上方。

④将定位之手取下，以掌根叠放在另一手背上，使手指脱离胸壁。

（2）注意

①无论单人操作或双人操作，每进行5个CPR（1个CPR=30次胸外心脏按压加2次人工呼吸）均要对患者进行1次评估，评估复苏是否有效。评估时间为10秒钟，强调不间断按压，在人工呼吸时也要持续进行胸外心脏按压。

②复苏有效的指标：除可触摸到大动脉开始搏动外，同时出现脑复苏的征象，瞳孔由大变小或出现对光反射，出现睫毛反射、吞咽反射及挣扎和自主呼吸。

（三）开放气道与通气

1. 畅通呼吸道

通常采用仰头举颏法：一手置于患者前额，使头部后仰，另一手的食指与中指置于下颏并将其抬起。通畅气道时如发现口内有异物或呕吐物时应将其头部转向一侧并将异物或呕吐物去除。

注意：手指不要压颈部、颏下组织，以防压迫气道，也不要使颈部过度伸展。

2. 口对口人工呼吸

这是一种快捷有效的通气方法。具体方法：术者一手拇指和食指捏闭患者鼻孔，另一手食指和中指仍抬举下颏，深吸一口气后用口唇包住患者口唇后吹气，持续1.5～2秒钟，可见患者胸部上抬，然后让患者自然呼气，连续两次，每次吹入的气量800～1200mL。无论是两人或一人进行复苏（CPR），胸外按压与人工呼吸的比例均为30∶2。

3. 口对鼻及口对口鼻人工呼吸法

主要用于牙关紧闭或口腔有严重损伤者，主要对准患者鼻部，或者将口鼻一起包住，其他同上。

三、进一步生命支持

进一步生命支持需在医院内进行，是基础生命支持的继续，其中包括呼吸、循环支持，心电监测、电除颤和复苏药物的应用，监测血生化及血气分析。

（一）通畅气道

气管内插管是一种保持呼吸道通畅，保证有效通气及防止胃胀气、胃液反流入气道的有效方法。方法：成人常选 7 ～ 8 号气管导管，插入深度 22 ～ 24cm。有效通气：在通畅气道情况下，可选用各种人工通气的机械设备，如简易呼吸器辅助呼吸、呼吸机控制通气或辅助通气。

（二）人工循环

开胸心脏按压适应证：有血胸、张力性气胸、心脏损伤、脊柱畸形而影响胸外心脏按压者，心包积液及胸外心脏按压无效而又认为值得继续进行复苏者。本方法优点是可直接观察心脏情况，按压效果确切。但要开胸手术，技术要求高并且术后要特别护理，故不建议心搏骤停患者常规行开胸心脏按压。

（三）心肺复苏时的药物治疗

1. 给药途径

（1）静脉给药

静脉为首选的给药途径，常选用上腔静脉系统给药，包括中心静脉和外周静脉两种。颈内静脉和锁骨下静脉为最佳给药途径，外周静脉可首选肘正中静脉，给药后抬高给药侧肢体或用液体加压推注加快药物到达中心循环。肢体远端及下腔静脉系统给药效果不好。

（2）气管内给药

已行气管插管或气管切开而静脉通路尚未建立时，肾上腺素、利多卡因、阿托品可以气管内给药。气管内给药剂量比静脉给药剂量大 2 ～ 3 倍，并用生理盐水或注射用水稀释，给药时应将一导管放置超过气管内插管的尖端，此时应停止胸部按压，药物溶液应快速沿气管内导管喷入，并迅速向肺内吹气几次，以使药物雾化而加快吸收。

（3）骨髓腔内给药

在静脉通路建立困难时，可建立骨髓腔内输液通路，进行抢救给药，用药剂量与静脉给药相同。

2. 复苏常用药物

（1）肾上腺素

为 α、β 肾上腺素能受体激动剂，复苏时主要利用其 α 受体作用，可使主动脉内压增高，增加心肌和脑的灌注。可用于室颤时表现为细颤、心室停搏、无脉搏电活动。用法：1mg 静脉注射，按 3mg、5mg 每 3 ～ 5 分钟重复给药 1 次。无效时可渐增大至 0.1mg/kg。

（2）阿托品

可解除因迷走神经亢进引起的心脏抑制，可用于心脏停搏和缓慢性无脉电活动。用法：1mg 静脉注射，无效时 3 ～ 5 分钟后重复 1 次，总剂量 3mg（0.04mg/kg）。

（3）利多卡因

这是治疗室性心律失常的药物，适用于电除颤和肾上腺素治疗后顽固性心室颤动、血流动力学稳定性室性心动过速及血流动力学有改变的室性早搏。心肺复苏时，利多卡因只作为其他药物（如胺碘酮）无效时的第二线药物。用法：负荷量 1 ～ 1.5mg/kg 静脉注射，静脉注射有效后应以 2 ～ 4mg/min 静脉点滴维持。在维持静脉点滴过程中出现反复发作室性心律失常者可酌情再给一次负荷量，总剂量不超过 3mg/kg 或 200 ～ 300mg/h。

（4）胺碘酮

胺碘酮的药理作用复杂，既可作用于心肌细胞膜上的钠、钾、钙通道，延长复极，同时又有 α、β 受体阻滞作用，可用于房性、室性心律失常。心肺复苏时，在电除颤和使用肾上腺素后，建议使用胺碘酮；也可用于血流动力学稳定的室性心动过速、多形性室性心动过速、不明原因的多种复杂的心动过速及心房纤颤的药物转复。用法：首剂 150mg，10 分钟内静脉注射，然后按 1mg/min 剂量维持，6 小时后改为 0.5mg/min 静脉维持，必要时可重复给药 150mg，每日最大剂量不超过 2g。

（5）碳酸氢钠

在心搏骤停的早期，主要是二氧化碳潴留引起呼吸性酸中毒，这时控制酸碱平衡的关键是进行足够的肺泡通气和血流灌注，而不是积极用碳酸氢钠等缓冲剂。过多地积极应用碳酸氢钠，可导致碱中毒，使氧解离曲线左移，加重组织缺氧。对心脏停搏时间较长或已存在代谢性酸中毒、高钾血症或三环类、巴比妥类药物中毒，应用碳酸氢钠可能有效。用法：起始剂量 1mmol/kg 静脉注射，有条件应根据血气分析来指导用药。5%碳酸氢钠 1mmol=1.6mL。

（6）多巴胺

多巴胺是去甲肾上腺素的前体，具有 α、β 受体激动作用，又有多巴胺受体激动作用。随着剂量的不同，多巴胺的效应亦不同：小剂量（2 ～ 4μg/kg/min）主要兴奋多巴胺受体，表现为轻度正性肌力和肾血管扩张作用；中剂量（5 ～ 10μg/kg/min）主要激动 β 受体，表现正性肌力作用，心肌收缩力增强，心排血量增多，心率轻度增快，收缩压升高，舒张压变化不大；大剂量（＞ 10μg/kg/min）主要兴奋 α 受体，外周血管收缩，肾血流量减少，收缩压和舒张压均升高。在复苏过程中多巴胺主要用于心动过缓或自主循环恢复后低血压者。

（7）生脉注射液

在心肺脑复苏中对维持有效灌注压非常重要，可以持续静脉滴注。

（四）电复律

心搏骤停时常见的心律失常是心室颤动，而终止心室颤动的有效办法是电除颤。但成功的机会瞬间即逝，心室颤动数分钟后可能转为心电静止。如能在发生心搏骤停后 6 ～ 10 分钟内进行电除颤，许多患者将不会造成脑损害。方法：对于心室颤动（粗颤）患者，选择非同步直流电除颤时，先将两个电极涂好导电糊，分别将其放在心底部（右侧锁骨中线第 2 肋间处）和心尖部（左腋前线第 5 肋间处），两电极相距 15cm 以上，将电极紧压于患者胸壁皮肤上，选择 200J（双向电极板时可选取 150J）充电后，放电。除颤成功。如果一次除颤没有成功，第二次、三次除颤，仍可选择 200J。如果患者心电示波为细颤波，可首选肾上腺素静脉注射同时持续胸外心脏按压，待转为粗颤后再进行电除颤，如在按压的过程中心电示波为室性心动过速、室上性心动过速可停止按压。

（五）脑复苏

心搏骤停后，脑组织急性缺血必然导致缺氧性脑损伤。其严重程度与心搏骤停的时间密切相关。部分患者虽然获心肺复苏成功，但终因不可逆脑损害而至死亡或残留严重后遗症。因此脑复苏是心肺复苏最后成败的关键。在缺氧状态下，脑血流的自主调节功能丧失，脑血流的维持主要依赖于脑灌注压（平均动脉压与颅内压的差值）。所以，通过维持平均动脉压、降低颅内压，以提高脑灌注压显得尤其重要。

1. 主要措施

（1）头部降温，降低脑代谢，宜尽早实施，可用冰帽、冰袋物理降温。

（2）脱水：20%甘露醇、呋塞米、白蛋白均可酌情给予。

（3）脑细胞营养、促醒：维生素 E、胞磷胆碱等药物。

（4）防治抽搐：缺氧性脑损害，引起患者四肢抽搐，需及时给予治疗，可用安定 10mg 静脉注射后持续静脉内泵入，或与苯巴比妥交替使用。待 48 小时后仍没有再抽搐，可渐减少药量至停药。

（5）高压氧治疗：通过增加血氧含量及弥散，提高脑组织氧分压，改善脑缺氧，降低颅内压。可早进行。

2. 终止复苏指标

经基础及高级生命支持抢救治疗 30 分钟以上，患者持续没有心跳及自主呼吸，脑干反射消失（瞳孔固定、对光反射消失、角膜反射消失、眼前庭反射消失），对任何躯体部位的刺激均不能引起颅神经支配区域（眼、面、头）的动作反应，刺激咽部不引起恶心反应，将吸管插入气管同样没有咳嗽反射。

第三节　中医常用急救技术

一、针刺

1. 高热

主穴：头部取大椎、风池，上肢取合谷、曲池，下肢取足三里、三阴交、阳陵泉。各穴均用泻法；或配合十宣、大椎穴点刺放血。

2. 脱证

主穴：关元、气海、内关。阴脱加肾俞、三阴交，阳脱加艾灸涌泉、关元。

3. 神昏

主穴：人中、内关、百会、涌泉。用泻法，人中穴向上方斜刺，用雀啄法。阳闭可配合十宣、陶道、中冲放血；阴闭痰多可加足三里、丰隆、合谷；神昏伴脱证可艾灸关元、中脘、足三里，重灸神阙。

4. 急性胸痛

主穴：膻中、内关透外关、心俞、足三里。各穴用泻法为主。

5. 心悸

主穴：神门、郄门、心俞、内关、通里。

6. 哮喘

主穴：天突、大椎、风门、曲池、肺俞，用点刺法。痰多加膻中、足三里、丰隆，用泻法；喘脱加内关、三阴交；缓解期虚证多用灸法，取穴肺俞、肾俞、三阴交、关元、气海。

7. 腹痛

主穴：内关、足三里。胃脘痛加中脘、上脘；脐周痛加天枢、大横、阴陵泉、公孙；胆绞痛加期门、阳陵泉、太冲；食积痛加梁门、内庭；腹胀痛加支沟、太白、公孙、丰隆。各种腹痛因虚寒所致可加用灸法，可分别取穴胃俞、脾俞、肾俞、大肠俞、中脘、神阙、关元、气海等。

8. 肾绞痛

主穴：足三里、肾俞、膀胱俞、腰阳关、委中，各穴强刺激不留针。

9. 头痛

主穴：侧头痛取太阳、风池、外关、太冲、足临泣；前额痛取印堂、攒竹、合谷、内庭；颠顶痛取百会、内关、太冲；头枕痛取天柱、后溪。

10. 眩晕

主穴：肝阳上亢取风池、行间、侠溪；气血不足取足三里、百会、气海、脾俞，针用补法或加灸；恶心呕吐加内关、足三里、丰隆；头痛刺太冲，或曲池点刺放血。

11. 癫痫发作

主穴：人中、百会、内关、神门、三阴交、太冲。痰多加天突、丰隆，或灸百会、气海、足三里。

12. 呃逆

主穴：内关、膈俞、足三里、中脘、太冲，各穴用泻法。

13. 心衰

主穴：实证取列缺、内关，用泻法；虚证艾灸神阙、关元。

14. 肺衰

主穴：实证取大椎、曲池、肺俞，点刺法。痰多加天突、膻中，用泻法；喘脱加内关、三阴交。虚证针刺肺俞、内关、足三里、丰隆，用补法。喘脱加心俞、三阴交。

15. 肾衰

主穴：实证取中极、膀胱俞、阴陵泉，用泻法。虚证艾灸神阙、关元。

16. 急喉风

主穴：合谷、少商、商阳、尺泽、曲池、丰隆，各穴用泻法不留针；或配合点刺少商、商阳放血；出现呼吸困难加刺天突、膻中、肺俞、中府。

17. 痛经

主穴：实证取气海、太冲、足三里、三阴交，中强刺激，配穴中极、血海、阴陵泉。虚证取脾俞、肾俞、足三里、三阴交、关元、气海。艾灸法可用于寒凝腹痛或气血虚弱腹痛，取穴神阙、关元、气海、中极、命门、膈俞、脾俞、肾俞、大肠俞、足三里、八髎穴等，交替使用。

18. 缠腰火丹

主穴：外关、曲泉、太冲、侠溪、足三里、阴陵泉，以上各穴用泻法；或配合阿是穴刺络放血。

二、刮痧

（一）器材

刮痧板、刮痧油或按摩油。

（二）选择体位

1. 仰卧位

适用于胸、腹、下肢的前侧部位。

2. 俯卧位

适用于背、腰、下肢的后侧部位。

3. 侧卧位

适用于背、肩、腰、下肢的后侧、外侧部位。

4. 坐位

适用于肩、背、腰等部位，以及颜面部和颈部。

（三）方法

先将准备刮痧的部位擦净，用刮痧板的边缘蘸上刮痧油或按摩油，在确定部位进行刮痧。刮痧要顺一个方向刮，不要来回刮，力量要均匀合适，不要忽轻忽重。按上述刮痧部位，一般每处可刮 20 下。

三、拔罐

（一）器材

真空抽气罐。

（二）方法

一手将真空罐固定于穴区，另一手持真空抽气枪连接真空罐，将罐内抽吸成负压，负压使真空罐可附着于穴区即停止抽气。对于需刺血的病症，可予刺血后将抽气罐吸定于穴区，留罐时间 5 分钟。具体选穴可参考“针刺治疗”部分。对于毒蛇咬伤，可予局部切开，使用真空抽气罐吸出毒血。

第四节　外伤搬运技术

一、搬运伤（病）员技术

搬运伤（病）员的方法是院外急救的重要技术之一。搬动的目的是使伤（病）员迅速脱离危险地带，纠正当时影响伤（病）员的病态体位，以减少痛苦，减少再受伤害，安全迅速地送往理想的医院治疗，以免造成伤员残废。搬运伤（病）员的方法，应根据当地、当时的器材和人力而选定。临场常用的搬运法有以下几种。

（一）徒手搬运

1. 单人搬运法

适用于伤势比较轻的伤（病）员，采取背、抱或扶持等方法。

2. 双人搬运法

一人搬托双下肢，一人搬托腰部。在不影响伤病的情况下，还可用椅式、轿式和拉车式。

3. 三人搬运法

对疑有胸、腰椎骨折的伤者，应由三人配合搬运。一人托住肩胛部，一人托住臀部和腰部，另一人托住两下肢，三人同时把伤者轻轻抬放到硬板担架上。

4. 多人搬运法

对脊椎受伤的患者向担架上搬动应由 4 ～ 6 人一起搬动，2 人专管头部的牵引固定，使头始终保持与躯干成直线的位置，维持颈部不动。另 2 人托住臂背，2 人托住下肢，协调地将伤者平直放到担架上，并在颈、腘窝放一小枕头，头部两侧用软垫沙袋固定。

（二）担架搬运

常在没有现成的担架而需要担架搬运伤（病）员时而自制担架。

1. 用木棍制担架

用两根长约 7 尺的木棍，或两根长 6 ～ 7 尺的竹竿绑成梯子形，中间用绳索来回绑在两长棍之中即成。

2. 用上衣制担架

用木棍或竹竿两根穿放两件上衣的袖筒中即成。常在没有绳索的情况下用此法。

3. 用椅子代担架

用扶手椅两把对接，用绳索固定对接处即成。

4. 用毛毯制担架

（1）材料

两根木棍、一块毛毯、较结实的长线（铁丝也可）。

（2）方法

第一步，把木棍放在毛毯中央，毯的一边折叠，与另一边重合。第二步，毛毯重合的两边包住另一根木棍。第三步，用穿好线的针把两根木棍边的毯子缝合，然后把包另一根木棍边的毯子两边也缝上，制作即成。

（三）车辆搬运

车辆搬运受气候影响小，速度快，能及时送到医院抢救，尤其适合较长距离运送。轻者可坐在车上，重者可躺在车里的担架上。重伤患者最好用救护车转送，缺少救护车的地方，可用汽车运送。上车后，胸部伤员取半卧位，颅脑伤者应使头偏向一侧。

上述不论哪种运送患者的方法，在途中都要稳妥，切忌颠簸。

（四）搬运患者注意事项

必须先急救，妥善处理后才能搬动。运送时尽可能不摇动伤（病）者的身体。若遇脊椎受伤者，应将其身体固定在担架上，用硬板担架搬送。切忌一人抱胸，一人搬腿的双人搬抬法，因为这样搬动易加重脊髓损伤。运送患者时，随时观察呼吸、体温、出血、面色变化等情况，注意患者姿势，给患者保暖。在人员、器材未准备完好时，切忌随意搬动。

二、骨折固定技术

固定对骨折、关节严重损伤、肢体挤压伤和大面积软组织损伤等能起到很好的固定作用。可以临时减轻痛苦，减少并发症，有利于伤员的后送。对开放性软组织损伤应先止血，再包扎。固定时松紧适度，牢固可靠。固定技术分外固定和内固定两种。院外急救多受条件限制，只能做外固定，目前常用的外固定有小夹板、石膏绷带、外展架等。

（一）小夹板固定

1. 方法

可用木板、竹片或杉树皮等，削成长宽合适的小夹板。固定骨折时，小夹板与皮肤之间要垫些棉花类东西，用绷带或布条固定在小夹板上更好，以防损伤皮肉。此法固定范围较石膏绷带小，但能有效防止骨折端的移位，因其不包括附近的上下关节，故便于及时进行功能锻炼，防止发生关节僵硬等并发症，具有确实可靠、骨折愈合快、功能恢复好、治疗费用低等优点。

2. 适应证

（1）四肢闭合性管状骨折。

（2）四肢开放性骨折，创面小，经处理后创口已愈合者。

（3）陈旧性四肢骨折适合于手法复位者。

（二）石膏绷带固定

1. 方法

用石膏绷带经水浸泡后缠绕在肢体上数层，使成管形石膏，或做成多层重叠的石膏托，用湿纱布绷带包在肢体上，待凝固成坚固的硬壳，对骨折肢体起有效的固定作用。其优点是固定作用确实可靠；其缺点是无弹性，固定范围大，不利于患者肢体活动锻炼，且有关节僵硬等后遗症和妨碍患肢功能迅速恢复的弊病。

2. 适应证

（1）小夹板难于固定的某些部位的骨折，如脊柱骨折。

（2）开放性骨折，经清创缝合术后，创口尚未愈合者。

（3）某些骨、关节手术后（如关节融合术后）。

（4）畸形矫正术后。

（5）治疗化脓性骨髓炎、关节炎者。

（三）外展架固定

1. 方法

用铅丝夹板、铅板或木板制成的外展架，再用石膏绷带包于患者胸廓侧方后，可将肩、肘、腕关节固定于功能位。患者站立或卧床，均可使患肢处于高抬位置，有利于消肿、止痛、控制炎症。

2. 适应证

（1）肿胀较重的上肢闭合性损伤。

（2）肱骨骨折合并神经损伤。

（3）臂丛牵拉伤，严重上臂或前臂开放性损伤。

（4）肩胛骨骨折。

（5）肩、肘关节化脓性炎症及结核。

（四）几种骨折固定技术

固定技术在急救中占有重要位置，及时、正确的固定，对预防休克，防止伤口感染，避免神经、血管、骨骼、软组织等再遭损伤有极好作用。

急救固定器材：院外急救骨折固定时，常不能按医院那样要求，而常就地取材，代替正规器材。如各种 2 ～ 3cm 厚的木板、竹竿、竹片、树枝、木棍、硬纸板、枪支、刺刀，以及伤者健（下）肢等，都可作为固定代用品。

1. 颈椎骨折固定

（1）使伤者的头颈与躯干保持直线位置。

（2）用棉布、衣物等，将伤者颈、头两侧垫好，防止左右摆动。

（3）用木板放置头至臀下，然后用绷带或布带将额部、肩和上胸、臀固定于木板上，使之稳固。

2. 锁骨骨折固定

用绷带在肩背做“8”字形固定，并用三角巾或宽布条于颈上吊托前臂。

3. 肱骨骨折固定

用代用夹板 2 ～ 3 块固定患肢，并用三角巾、布条将其悬吊于颈部。

4. 前臂骨折固定

用两块木板，一块放前臂上，另一块放背面，但其长度要超过肘关节，然后用布带或三角巾捆绑托起。

5. 股骨骨折固定

用木板 2 块，将大腿小腿一起固定。置于大腿前后两块长达腰部，并将踝关节一起固定，以防这两部位活动引起骨折错位。

6. 小腿骨折固定

腓骨骨折在没有固定材料的情况下，可将患肢固定在健肢上。

7. 脊柱骨折

脊柱骨折和脱位是常见伤害之一，常常是骨和脊髓伤情比较严重，而复杂脊柱骨折由各种暴力使颈椎、胸椎、腰椎、尾椎骨折或错位，以及脊髓损伤，常致残废，危及生命，需要及时、正确地急救。正确搬运如下。

（1）伤者两下肢伸直，两上肢垂于身体两侧。

（2）3 ～ 4 名急救者在伤者一侧，两人托臀和双下肢，另两人分别托头、腰部，置伤者于担架或门板上。

（3）不要使伤者躯干扭曲，千万不能一人抬头一人抬足。

（4）用枕头、沙袋、衣物垫堵腰和颈两侧。如果颈、腰椎臼错位或骨折时，应将颈下、腰下垫高，保持颈或腰过伸状态。

（五）固定注意事项

1. 遇有呼吸、心跳停止者先行复苏措施，出血休克者先止血，病情有根本好转后进行固定。

2. 院外固定时，对骨折后造成的畸形禁止整复，不能把骨折断端送回伤口内，只要适当固定即可。

3. 代用品的夹板要长于两头的关节并一起固定。夹板应光滑，夹板靠皮肤一面，最好用软垫垫起并包裹两头。

4. 固定时应不松、不紧而牢固。

5. 固定四肢时应尽可能暴露手指（足趾）以观察有无指（趾）尖发紫、肿胀、疼痛、血循环障碍等。

三、伤口包扎技术

包扎伤口是各种外伤中最常用、最重要、最基本的急救技术之一。包扎得法有压迫止血、保护伤口、防止感染、固定骨折和减少疼痛等效果。在紧急情况下，往往手下无消毒药和无菌纱布、绷带等，只好用比较干净的衣服、毛巾、包袱皮、白布代用。平时在医院必须用无菌镊子夹上无菌棉、蘸上消毒液消毒创口，然后用无菌纱布覆盖伤口，再用无菌绷带捆住，术者的双手也需消毒。在紧急情况下用碘酒、酒精消毒伤口周围，用生理盐水将伤口中的污物冲洗干净，再用经过高压灭菌的纱布包扎伤口。包扎时不能过紧，以防引起疼痛和肿胀；不宜过松，以防脱落。

1. 绷带使用法

（1）环形法

将绷带做环形缠绕，第一圈做环绕稍呈斜形，第二圈应与第一圈重叠，第三圈做环形。通常用于肢体粗细相等部位，如胸、四肢、腹部。

（2）螺旋反折法

先做螺旋状缠绕，待到渐粗的地方就每圈把绷带反折一下，盖住前圈的1/3 ～ 2/3，由下而上缠绕，用于四肢包扎。

（3）螺旋法

使绷带螺旋向上，每圈应压在前一圈的 1/2 处。适用于四肢和躯干等处。

（4）“8”字形法

本包扎法是一圈向上，再一圈向下，每圈在正面和前一圈相交叉，并压盖前一圈的 1/2。多用于肩、髂、膝、踝等处。用上述方法时，手指、脚趾无创伤时应暴露在外，以观察血液循环情况如疼痛、水肿、发紫等。

（5）回反法

本法多用于头和断肢端。用绷带多次来回反折。第一圈常从中央开始，接着各圈一左一右，直至将伤口全部包住，再做环形将所反折的各端包扎固定。此法常需要一位助手在回反折时按压一下绷带的反折端，松紧要适度。

2. 三角巾使用法

（1）头部三角巾包扎法

将三角巾底边的正中点放在前额弓上部，顶角到枕后，然后将底边经耳向上扎紧压住顶角，在颈后交叉，再经耳上到额部拉紧打结，最后将顶角向上反折嵌入底边，用胶布或别针固定。

（2）三角巾上肢包扎法

将三角巾铺于伤员胸前，顶角对准肘关节稍外侧，屈曲前臂并压住三角巾，底边两头绕过颈部在颈后打结，肘部顶角反折用别针扣住。

四、外伤出血院外急救技术

出血是任何创伤均可发生的并发症，又是主症，它是威胁伤（病）员生命的主要原因之一。出血有性质、种类、多少之分，应采取相应的止血方法和步骤。但无论遇到哪种出血都应采取有效、可靠的方法，分秒必争地止血，才能降低伤（病）员的损失，特别是大出血的急救，是挽救伤（病）员生命刻不容缓的大事。

（一）出血量与主症

失血量和速度是威胁生命健康的关键因素。几分钟内急性失血1000mL，生命即会受到威胁。十几小时内慢性出血2000mL，不一定引起死亡。失血总量超过20%以上，会出现休克等。因此，遇到出血时，应立即采取止血措施。当伤（病）员大出血时，应迅速控制，成年人丢失1L或1L以上的血（小儿要比这少得多）就可危及生命。以出血量多少而分为大、中、小出血。鉴别诊断见表2–4–4–1。

表2–4–4–1　出血量占体内总重量百分比与主要症状对照表

出血量（占体内总重量百分比）	主要症状
小＜500mL（10%～15%）	症状不明显
中＜1500mL（15%～30%）	头晕，眼花，心慌，面色苍白，呼吸困难，脉细，血压下降
大＞1500mL（30%以上）	严重呼吸困难，心力衰竭，休克，出冷汗，四肢发凉，血压下降

（二）出血性质的判断

1. 毛细血管出血

呈点状或片状渗出，色鲜红，可自愈。

2. 静脉出血

较缓慢流出，色暗红，多不能自愈。

3. 动脉出血

呈喷射状，色鲜红，多经急救尚能止血。

（三）院外止血法

1. 一般止血法

创口小的出血，局部用生理盐水冲洗，周围用75%的酒精涂擦消毒。涂擦时，先从近伤口处向外周擦，然后盖上无菌纱布，用绷带包紧即可。如头皮或毛发部位出血，应剃去毛发再清洗、消毒后包扎。

2. 指压止血法

（1）头顶部出血

一侧头顶部出血，用食指或拇指压迫同侧耳前方颞浅动脉搏动点。

（2）颜面部出血

一侧颜面部出血，用食指或拇指压迫同侧面动脉搏动处。面动脉在下颌骨下缘下颌角前方约 3cm 处。

（3）头面部出血

一侧头面部出血，可用拇指或其他四指在颈总动脉搏动处压向颈椎方向。颈部动脉在气管与胸锁乳突肌之间。

（4）肩腋部出血

用食指压迫同侧锁骨上窝中部的锁骨下动脉搏动处，将其压向深处的第 1 肋骨。

（5）前臂出血

用拇指或其余四指压迫上臂内侧肱二头肌内侧沟处的搏动点。

（6）手部出血

自救时两手拇指分别压迫手腕横纹稍上方，内外侧（尺、桡动脉）各有一搏动点。

（7）大腿以下出血

自救用双拇指重叠用力压迫大腿上端腹股沟中点稍下方股动脉搏动处。

（8）足部出血

用两手指或拇指分别压迫足背中部近踝关节处的足背动脉和足跟内侧与内踝之间的胫后动脉。

3. 填塞止血法

对软组织内的血管损伤出血，用无菌绷带、纱布填入伤口内压紧，外加大块无菌敷料加压包裹。

4. 加压包扎止血法

先用纱布、棉垫、绷带、布类等做成垫子放在伤口的无菌敷料上，再用绷带或三角巾加压包扎。

5. 止血带止血法

常用的有橡皮和布制两种。在紧急情况下常选用绷带、布带（衣服扯成条状）、裤带、面巾代替。

（1）橡皮止血带止血法

在肢体的恰当部位如股部的中下 1/3、上臂的中下 1/3，用纱布、棉布或毛巾、衣服等物作为衬垫后再上止血带。用左手的拇指、食指、中指持止血带的头端，将长的尾端绕肢体一圈后压住头端，再绕肢体一圈，然后用左手食指、中指夹住尾端后，将尾端从止血带下拉过，由另一缘牵出，系成一个活结。

（2）注意事项

要严格掌握止血带的适应证，当四肢大动脉出血用加压包扎不能止血时，才能使用止血带；止血带不能直接扎在皮肤上，应用棉花、薄布片作衬垫，以隔开皮肤和止血带；止血带连续使用时间不能超过 5 小时，避免发生急性肾衰竭或止血带休克或肢体坏死。每 30 分钟或 60 分钟要慢慢松开止血带 1 ～ 3 分钟；松解止血带前，应先输液或输血，准备好止血用品，然后松开止血带；上止血带松紧要适当，以上后血止并摸不到动脉搏动为度；用空气止血带时，上肢压力不能超过 41kPa（308mmHg），下肢压力不能超过 68kPa（512mmHg）。

6. 常用止血药物

（1）维生素 K_3

用于凝血酶原过低症、新生儿自然出血症等。每次 4mg，每日 2 ～ 3 次，肌内注射。用于防止初生儿出血：产妇在产前 1 周每日 4mg。可引起溶血性贫血、肝细胞损害，外伤出血无必要使用本品。

（2）氨基己酸

用于外科大手术出血、妇产科出血、肺出血及上消化道出血。静脉滴注：初用每小时 4 ～ 6g，持续量 1g，以 5%～ 10%葡萄糖或生理盐水 100mL 稀释，15 ～ 30 分钟内滴完。口服：成人每次 2g，3 ～ 4 次 / 日。尿道手术后血尿患者禁用，有血栓形成倾向。

（3）氨甲苯酸

用于外科、妇科手术时异常出血、紫癜病、咯血、血尿等。缓慢静脉注射或与葡萄糖、生理盐水静脉滴注，每次 0.1 ～ 0.2g，每日最大注射量为 0.6g。

（4）卡巴克洛

用于鼻衄、咯血、血尿、产后出血、齿龈出血、子宫出血等。口服，成人每次 2.5 ～ 5mg，每日 3 次；肌内注射，每次 5 ～ 10mg。对有癫痫史及精神病史者慎用。

（5）中药

①紫珠草：用于消化道出血、外伤性出血等。研末吞服，每次 1.5 ～ 3g，每日 3 次。

②三七粉：口服和外用，用于各种外伤出血患者。

③云南白药：用于各种外伤性出血。

第三篇　传染病

【学习提要】

本篇共分十三章。全科医师应熟悉和掌握十三个常见和新发传染病（流行性感冒、病毒性肝炎、流行性乙型脑炎、流行性脑脊髓膜炎、肺结核、流行性出血热、细菌性痢疾、艾滋病、伤寒、人感染高致病性禽流感、登革热、发热伴血小板减少综合征、新型冠状病毒肺炎）的基本概念、病原学、传播途径、发病机制、流行过程、临床特征、诊断、鉴别诊断、转诊原则、防治及处理，了解传染病的防治法规；掌握常见传染病的消毒隔离方法，掌握传染病的管理与报告程序、法定传染病报告卡的填写、计划免疫程序，掌握传染病大规模暴发及突发事件的应急处理措施。

第一章　流行性感冒

【概述】

流行性感冒（以下简称流感）是由流感病毒引起的一种急性呼吸道传染病，在世界范围内暴发和流行。流感起病急，虽然大多为自限性，但部分因出现肺炎等并发症可发展至重症流感，少数重症病例病情进展快，可因急性呼吸窘迫综合征（ARDS）和/或多脏器衰竭而死亡。重症流感主要发生在老年人、年幼儿童、孕产妇或有慢性基础疾病者等高危人群，亦可发生在一般人群。

【病原学】

流感病毒属于正黏病毒科，为 RNA 病毒。根据核蛋白和基质蛋白分为甲、乙、丙、丁四型。目前感染人的主要是甲型流感病毒中的 H1N1、H3N2 亚型及乙型流感病毒中的 Victoria 和 Yamagata 系。流感病毒对乙醇、碘伏、碘酊等常用消毒剂敏感；对紫外线和热敏感，56℃条件下 30 分钟可灭活。

【传播途径】

流感患者和隐性感染者是流感的主要传染源。从潜伏期末到急性期都有传染性。病毒在人呼吸道分泌物中一般持续排毒 3 ～ 6 天，儿童、免疫功能受损患者排毒时间可超过 1 周。流感主要通过打喷嚏和咳嗽等飞沫传播，经口腔、鼻腔、眼睛等黏膜直接或间接接触感染。接触被病毒污染的物品也可通过上述途径感染。

【流行过程】

流行特点：突然暴发，迅速扩散，易传染；造成不同程度的流行；引起每年流行，具有季节性；发病率高，人群普遍易感。流行过程短但能多次反复。流行性感冒发病呈全球性分布，在温带，一般是在秋冬、春季流行；在大多数热带和亚热带地区可全年发生，每年会有 1 ～ 2 次高峰。

【临床特征】

本病的潜伏期一般 1 ～ 7 天，多数 2 ～ 4 天。

1. 临床表现

主要以发热、头痛、肌痛和全身不适起病，体温可达 39 ～ 40℃，可有畏寒、寒战，多伴全身肌肉关节酸痛、乏力、食欲减退等全身症状，常有咽喉痛、干咳，可有鼻塞、流涕、胸骨后不适等。颜面潮红，眼结膜充血。部分以呕吐、腹痛、腹泻为特点，常见于感染乙型流感病毒的儿童。无并发症者病程呈自限性，多于发病 3 ～ 4 天后体温逐渐正常，全身症状好转，但咳嗽、体力恢复常需 1 ～ 2 周。

2. 并发症

肺炎是流感最常见的并发症之一，其他并发症有神经系统损伤、心脏损伤、肌炎、横纹肌溶解综合征和脓毒性休克等。

（1）肺炎

流感并发的肺炎可分为原发性流感病毒性肺炎、继发性细菌性肺炎或混合性肺炎。流感起病后 2 ～ 4 天病情进一步加重，或在流感恢复期后病情反而加重，出现高热、剧烈咳嗽、脓性痰、呼吸困难，肺部湿啰音及肺实变体征。外周血白细胞总数和中性粒细胞显著增多，以肺炎链球菌、金黄色葡萄球菌、流感嗜血杆菌等为主。

（2）神经系统损伤

包括脑炎、脑膜炎、急性坏死性脑病、脊髓炎、吉兰巴雷综合征（Guillain Barre syndrome）等。

（3）心脏损伤

心脏损伤不常见，主要有心肌炎、心包炎。可见肌酸激酶升高、心电图异常，重症病例可出现心力衰竭。此外，感染流感病毒后，心肌梗死、缺血性心脏病相关住院和死亡的风险明显增加。

（4）肌炎和横纹肌溶解综合征

主要症状有肌痛，肌无力，肾功能衰竭，血清肌酸激酶、肌红蛋白升高，急性肾损伤等。

（5）脓毒性休克

表现为高热、休克及多脏器功能障碍等。

3. 实验室检查

（1）外周血常规

白细胞总数一般不高或降低，重症病例淋巴细胞计数明显降低。

（2）血生化

部分病例出现低钾血症，少数病例肌酸激酶、谷草转氨酶、谷丙转氨酶、乳酸脱氢酶、肌酐等升高。

（3）病原学相关检查

①病毒核酸检测：检测呼吸道标本（咽拭子、鼻拭子、鼻咽或气管抽取物、痰）中的流感病毒核酸。病毒核酸检测的特异性和敏感性最好，且能区分病毒类型和亚型。

②病毒抗原检测（快速诊断试剂检测）：由于快速抗原检测的敏感性低于核酸检测，因此对快速抗原检测结果的解释应结合患者流行病学史和临床症状综合考虑。

③血清学检测：动态检测的 IgG 抗体水平恢复期比急性期有 4 倍或 4 倍以上升高有回顾性诊断意义。

④病毒分离培养：在流感流行季节，流感样病例快速抗原诊断和免疫荧光法检测阴性的患者建议也做病毒分离。

（4）影像学表现

并发肺炎者影像学检查可见肺内斑片状、磨玻璃影、多叶段渗出性病灶；进展迅速者，可发展为双肺弥漫的渗出性病变或实变，个别病例可见胸腔积液。儿童并发肺炎者肺内片状影出现较早，多发及散在分布多见，易出现过度充气，影像学表现变化快，病情进展时病灶扩大融合，可出现气胸、纵隔气肿等征象。

【诊断】

主要结合流行病学史、临床表现和病原学检查。

1. 临床诊断病例

出现上述流感临床表现，有流行病学证据或流感快速抗原检测阳性，且排除其他引起流感样症状的疾病。

2. 确定诊断病例

有上述流感临床表现，具有以下一种或以上病原学检测结果阳性。

（1）流感病毒核酸检测阳性。

（2）流感病毒分离培养阳性。

（3）急性期和恢复期双份血清的流感病毒特异性 IgG 抗体水平呈 4 倍或 4 倍以上升高。

3. 重症与危重病例

（1）出现以下情况之一者为重症病例。

①持续高热＞ 3 天，伴有剧烈咳嗽，咳脓痰、血痰，或胸痛。

②呼吸频率快，呼吸困难，口唇发绀。

③神志改变：反应迟钝、嗜睡、躁动、惊厥等。

④严重呕吐、腹泻，出现脱水表现。

⑤合并肺炎。

⑥原有基础疾病明显加重。

（2）出现以下情况之一者为危重病例。

①呼吸衰竭。

②急性坏死性脑病。

③脓毒性休克。

④多脏器功能不全。

⑤出现其他需进行监护治疗的严重临床情况。

【鉴别诊断】

1. 普通感冒

流感的全身症状比普通感冒重；追踪流行病学史有助于鉴别；普通感冒的流感病原学检查阴性，或可找到相应的感染病原证据。

2. 其他类型上呼吸道感染

包括急性咽炎、扁桃体炎、鼻炎和鼻窦炎。感染与症状主要限于相应部位。局部分泌物流感病原学检查阴性。

3. 其他下呼吸道感染

流感有咳嗽症状或合并气管、支气管炎时需与急性气管、支气管炎相鉴别；合并肺炎时需要与其他肺炎，包括细菌性肺炎、衣原体肺炎、支原体肺炎、病毒性肺炎、真菌性肺炎、肺结核等相鉴别。根据临床特征可做出初步判断，病原学检查可资确诊。

【治疗】

1. 西医治疗

（1）对症处理

高热者可进行物理降温，或应用解热药物。咳嗽咳痰严重者给予止咳祛痰药物。根据缺氧程度采用适当的方式进行氧疗。避免盲目或不恰当使用抗生素。仅在有细菌感染指征时使用抗生素。儿童忌用阿司匹林或含阿司匹林药物以及其他水杨酸制剂。

（2）抗病毒治疗

发病 48 小时内进行抗病毒治疗可减少并发症、降低病死率、缩短住院时间；发病时间超过 48 小时的重症患者依然可从抗病毒治疗中获益。

①神经氨酸酶抑制剂：奥司他韦（胶囊 / 颗粒）、扎那米韦或帕拉米韦是神经氨酸酶抑制剂，对甲、乙型流感病毒有抑制作用。

②离子通道 M2 阻滞剂：金刚烷胺和金刚乙胺仅对甲型流感病毒有效，但目前监测资料显示甲型流感病毒对其耐药，不建议使用。

（3）重症病例的治疗

治疗原则：积极治疗原发病，防治并发症，并进行有效的器官功能支持。

①如出现低氧血症或呼吸衰竭，应及时给予相应的治疗措施，包括氧疗或机械通气等。

②合并休克时给予相应抗休克治疗。

③出现其他脏器功能损害时，给予相应支持治疗。

④出现继发感染时，给予相应抗感染治疗。

2. 中医辨证治疗

中医称流感为时行感冒，乃时令疫疠之邪侵及肺卫，使肺气失宣，肺气壅闭所致。

（1）轻症

①风热犯卫证

证候：发病初期，发热或未发热，咽红不适，轻咳少痰，无汗。舌质红，苔薄或薄腻，脉浮数。

治法：疏风解表，清热解毒。

主方：银翘散合桑菊饮加减。

常用中成药：金花清感颗粒、连花清瘟胶囊（颗粒）、清开灵颗粒（胶囊、软胶囊、片）、疏风解毒胶囊、银翘解毒类、桑菊感冒类等。儿童可选儿童抗感颗粒、小儿豉翘清热颗粒等。

②热毒袭肺证

证候：高热，咳嗽，痰黏咳痰不爽，口渴喜饮，咽痛，目赤。舌质红，苔黄或腻，脉滑数。

治法：清热解毒，宣肺止咳。

主方：麻杏石甘汤加减。

常用中成药：连花清瘟胶囊（颗粒）、银黄类制剂、莲花清热类制剂等。儿童可选小儿肺热咳喘颗粒（口服液）、小儿咳喘灵颗粒（口服液）、羚羊角粉冲服。

（2）重症

①毒热壅肺证

证候：高热不退，咳嗽重，少痰或无痰，喘促短气，头身痛；或伴心悸，躁扰不安。舌质红，苔薄黄或腻，脉弦数。

治法：解毒清热，泻肺活络。

主方：宣白承气汤加减。

②毒热内陷，内闭外脱证

证候：神识昏蒙、淡漠，口唇爪甲紫暗，呼吸浅促，咯粉红色血水，胸腹灼热，四肢厥冷，汗出，尿少。舌红绛或暗淡，脉沉细数。

治法：益气固脱，清热解毒。

主方：参附汤加减。

（3）恢复期

气阴两虚，正气未复证

证候：神倦乏力，气短，咳嗽，痰少，纳差。舌暗或淡红，苔薄腻，脉弦细。

治法：益气养阴。

主方：沙参麦门冬汤加减。

注意：

①妊娠期妇女发病，治疗参考成人方案，避免使用妊娠禁忌药，治病与安胎并举，以防流产，并应注意剂量，中病即止。

②儿童用药可参考成人治疗方案，根据儿科规定调整剂量，无儿童适应证的中

成药不宜使用。

（4）针刺治疗

如高热寒战，针刺合谷、风池、曲池、大椎，或十宣放血；头痛，针刺合谷、印堂、太阳、风池；咳嗽较剧，针刺天突、列缺等穴。

【转诊原则】

不具备传染病诊疗条件的社区医院，发现流行性感冒患者或疑似病例时，要认真、详细地做好登记，及时填写传染病报告卡并转到上级医院的传染科或当地传染病医院。如患者生命体征平稳应立即转院，如患者生命体征不平稳，则在做好必要的防护和隔离措施的同时应积极治疗，稳定生命体征，待平稳后立即转诊。

【预防原则】

1. 疫苗接种

接种流感疫苗是预防流感最有效的手段之一，可以显著降低接种者罹患流感和发生严重并发症的风险。推荐 60 岁及 60 岁以上老年人、6 月龄至 5 岁儿童、孕妇、6 月龄以下儿童家庭成员和看护人员、慢性病患者和医务人员等人群，每年接种流感疫苗。

2. 药物预防

药物预防不能代替疫苗接种，只能作为没有接种疫苗或接种疫苗后尚未获得免疫能力的重症流感高危人群的紧急临时预防措施。可使用奥司他韦、扎那米韦等。

3. 预防措施

保持良好的个人卫生习惯是预防流感等呼吸道传染病的重要手段，主要措施：增强体质和免疫力，勤洗手，保持环境清洁和通风，尽量减少到人群密集场所活动，避免接触呼吸道感染患者，保持良好的呼吸道卫生习惯，咳嗽或打喷嚏时，用上臂或纸巾、毛巾等遮住口鼻，咳嗽或打喷嚏后洗手，尽量避免触摸眼睛、鼻或口，出现呼吸道感染症状应居家休息，及早就医。

4. 中医药预防

（1）处方一：党参 9g，柴胡 6g，黄芩 10g，苏叶 6g，炙甘草 6g。

功能：益气发表。

适应人群：容易气短、疲乏，有时汗出，不耐寒热，对外界环境敏感易感冒者。此类人群在寒冷多风时，更易感觉不适。

常用中成药：柴银口服液、玉屏风散口服液等。

（2）处方二：北沙参 10g，桑叶 10g，菊花 10g，金银花 12g，连翘 12g。

功能：养阴生津，清热解毒。

适应人群：面色偏红，口咽、鼻时有干燥，喜凉，大便略干，小便黄。此类人群在气候干燥时，更易感觉不适。

常用中成药：桑菊感冒片、银翘解毒片等。

（3）处方三：藿香 10g，佩兰 10g，苍术 6g，紫草 6g，生甘草 6g。

功能：调理胃肠，解毒化湿。

适应人群：面色偏暗或欠光泽，口中黏腻或甜，肢体不爽或有沉重感，喜食肥甘厚腻，便溏或易腹泻。该类人群在气候潮湿时，更易感觉不适。

常用中成药：藿香正气软胶囊等。

（4）处方四：黄芪 10g，紫菀 10g，白前 10g，陈皮 10g，杏仁 10g。

功能：益气宣肺，止咳化痰。

适应人群：平素易感冒、咳嗽、咳痰，既往有老年慢性支气管炎病史的人群。

常用中成药：玉屏风散口服液、固本咳喘片等。

【消毒隔离】

1. 医护人员穿工作服、隔离衣，戴工作帽和 12 层以上棉纱口罩。

2. 每次接触患者后立即进行手清洗和消毒。一般情况下，当双手有明显污垢或被血液、体液沾污，如厕后或更换尿片后，应用肥皂及清水洗手。如没有洗手设施，或当双手没有明显污垢时，使用含 70% ～ 80% 酒精搓手液洁净双手亦为有效方法。可用食醋蒸熏法：每立方米空间用市售醋 5 ～ 10mL，以 1 ～ 2 倍水稀释后加热，每次蒸熏 2 小时，每日或隔日 1 次。

【健康教育】

1. 要搞好环境卫生，不要随地吐痰。要勤晒被褥、勤换洗衣服，搞好家庭及个人卫生，勤洗手。经常开窗通风，保持室内空气新鲜。

2. 要坚持体育锻炼和耐寒锻炼，适当增加户外活动。

3. 注意营养，适当增加水和维生素的摄入。

4. 生活有规律、保证睡眠、不吸烟、少饮酒，并注意保暖。

5. 尽量减少和患者及其家属接触。

6. 流行季节前可进行相应的预防接种。

7. 要早发现患者、早报告、早隔离、早治疗。

【传染病报告】

流行性感冒是丙类法定传染病，医疗机构实行首诊医师负责制，医务人员是责任报告人，认真填写《传染病疫情报告卡》，不得空项或漏项。按照《传染病防治法》《突发公共卫生事件应急条例》等有关法律法规和《全国流感、人禽流感监测实施方案》等规范性文件的要求和规定进行报告。

【计划免疫程序】

接种流感疫苗是预防流感最有效的手段之一，可以显著降低接种者罹患流感和发生严重并发症的风险。推荐 60 岁及 60 岁以上老年人、6 月龄至 5 岁儿童、孕妇、6 月龄以下儿童家庭成员和看护人员、慢性病患者和医务人员等人群，每年接种流感疫苗。

【突发事件应急处理原则】

1. 非住院患者居家隔离，保持房间通风。充分休息，多饮水，饮食应当易于消化和富有营养。密切观察病情变化，尤其是儿童和老年患者。

2. 社区医护人员必须要有风险防范意识，做好随时应对流感暴发的准备。

3. 对可疑流感患者，接诊后必须按传染病防治相关规定进行隔离、报告，符合转诊条件的，及时转院，并对生命体征不稳定者积极治疗。

4. 医护人员应做好自身防护工作，医院后勤部门应及时提供各种防护措施。

第二章　病毒性肝炎

【概述】

病毒性肝炎是由多种肝炎病毒引起的常见传染病，具有传染性强、传播途径复杂、流行面广泛、发病率较高等特点。临床上主要表现为乏力、食欲减退、恶心、呕吐、肝肿大及肝功能损害，部分患者可有黄疸和发热。有些患者出现荨麻疹、关节痛或上呼吸道症状。最常见的五种肝炎病毒，称为甲、乙、丙、丁和戊型，其所造成的疾病负担和死亡情况很严重，以及可能引发疫情和疫情传播。尤其是乙型肝炎和丙型肝炎，可使数亿人罹患慢性病，并且两者合在一起是发生肝硬化和肝癌的最常见原因之一。

【病原学】

甲型肝炎病毒（HAV）是一种微小 RNA 病毒；乙型肝炎病毒（HBV）是一种有包膜的双链 DNA 病毒；丙型肝炎病毒（HCV）是一种单股正链 RNA 病毒，是黄病毒科中唯一的嗜肝病毒；丁型肝炎病毒（HDV）为一种缺陷性 RNA 病毒，只有在辅助病毒 HBV 存在时才能形成病毒颗粒；戊型肝炎病毒（HEV）是肠道传播肝炎的新病原，属单股正链的 RNA 病毒。

【传播途径】

1. 甲型肝炎及戊型肝炎病毒主要通过消化道途径（粪－口途径）感染。

2. 乙肝和丙肝主要经血液、母婴和性传播。例如，输入被病毒污染的血液及血液制品，使用未经严格消毒的注射器和针头（如注射毒品等）、侵入性医疗或美容器具（如文身、穿耳孔等），共享剃须刀和牙刷；与感染者进行无保护性行为；携带病毒的孕产妇可将病毒传染给新生儿。

3. 丁肝的传播途径与乙肝相似，与乙肝病毒同时或在乙肝病毒感染的基础上才能感染。

【流行过程】

甲型肝炎的流行在温带地区具有季节性，高峰发病期主要在秋末冬初；在热带地区流行的高峰期在雨季；甲型肝炎的流行形式一般为散发，水源和食物污染可造成暴发流行。乙型肝炎病毒感染无明显季节性，多呈散发性发病。丙型肝炎是一种流行较为广泛的病毒性疾病，急性丙型肝炎患者中50%以上转为慢性。丁型肝炎病毒感染呈全球性分布，但各地区感染率有所不同。戊型肝炎有明显季节性，流行多发生于雨季或洪水后。

【临床特征】

甲型肝炎潜伏期平均1个月左右；乙型肝炎潜伏期为6周～6个月；丙型肝炎的潜伏期为2～26周，平均50天；戊型肝炎潜伏期平均为40天；丁型肝炎潜伏期相当于乙型肝炎的潜伏期。发生急性感染时可能会出现有限的症状或者没有症状，或者包括诸如黄疸（皮肤和眼睛发黄）、尿色变深、极度乏力、恶心、呕吐以及腹痛等症状。

临床上可分为急性肝炎、慢性肝炎、重型肝炎和淤胆型肝炎。

1. 急性肝炎

（1）急性黄疸型肝炎

病程2～3个月，以甲型、戊型肝炎为多见。

①黄疸前期：主要表现为乏力、食欲减退、恶心呕吐、肝区胀痛、腹胀、便秘或腹泻等。体征不显著，部分有浅表淋巴结肿大。

②黄疸期：巩膜、皮肤出现黄染，2周左右达高峰，尿色加深，皮肤瘙痒，大便呈淡灰白色。肝多肿大，质地充实有压痛、叩击痛，或有脾肿大。

③恢复期：黄疸和其他症状逐渐消退，肝脾逐渐回缩，有些患者口苦、肝区痛、腰背酸痛、腹胀等症状迁延较久。

（2）急性无黄疸型肝炎

多见于乙型、丙型或庚型肝炎。大多缓慢起病，主要症状为乏力、食欲不振、腹胀、肝区疼痛。多数病例肝大并有压痛、叩击痛，偶有脾肿大。肝功能损害不如黄疸型显著。本型大多于3～6个月内恢复健康；部分病例病情迁延为慢性肝炎。

2. 慢性肝炎

（1）轻度慢性肝炎（过去称为慢性迁延性肝炎）

急性肝炎患者迁延不愈，病程超过半年，有乏力、食欲不振、肝区隐痛、腹胀等症状，肝功能轻度异常，或反复波动。

（2）中度慢性肝炎

症状和体征持续1年以上，表现为乏力、食欲不振、腹胀、肝区痛等常见症状。肝脾多肿大，常有压痛和质地改变，肝功能持续异常，或有明显波动，部分患者有皮肤黝黑，进行性脾肿大、蜘蛛痣、肝掌等表现。

（3）重度慢性肝炎

除中度慢性肝炎的临床表现外，还具有临床上代偿期肝硬化的表现。

3. 淤胆型肝炎

临床上以梗阻性黄疸为主要表现，有乏力、皮肤瘙痒、肝大、大便呈灰白色，但消化道症状较轻。肝功能示直接胆红素、AKP、γ-GT、胆固醇增高，血清转氨酶轻度升高或近于正常。黄疸可持续数月至1年以上，大多数患者可恢复，仅少数发展为胆汁性肝硬化。

4. 重型肝炎

（1）急性重型肝炎（暴发型肝炎）

通常以急性黄疸型肝炎起病，病情在10日内迅速恶化，并出现下列症状，黄疸迅速加深。

①明显出血倾向。

②肝萎缩，可有肝臭。

③神经系统症状（肝性脑病）：有烦躁、谵妄、定向力和计算力障碍、嗜睡以至于昏迷，多数患者有脑水肿。

④肝肾综合征，尿少、尿闭及氮质血症等。肝功能损害严重，血清胆红素在171μmo1/L以上，凝血酶原时间显著延长，血清胆碱酯酶、胆固醇及胆固醇酯降低等。患者常合并消化道出血、脑水肿、感染及急性肾衰竭而死亡。

（2）亚急性重型肝炎

临床症状与急性重型肝炎相似，但病程超过10日，主要症状有黄疸进行性加深、烦躁或嗜睡、高度乏力、出血倾向、腹水、肝缩小等。本型亦可因发生肝昏迷、肝肾综合征而死亡，或发展成坏死后肝硬化。

（3）慢性重型肝炎

临床表现为在慢性肝病（慢性肝炎或肝硬化）的基础上，出现上述重型肝炎的症状，预后差，病死率高。

【诊断】

1. 传染源接触史

进食被污染的食品如毛蚶；使用含有肝炎病毒的血液、血制品，污染的注射器针、针灸针；与病毒性肝炎患者紧密接触等。

2. 临床表现

感染病程在半年内，伴急性肝炎表现者为急性肝炎，其中黄疸，伴总胆红素＞17.1μmol/L，以直接胆红素升高为主，为黄疸型，反之则为无黄疸型。感染病程超过半年的，均为慢性肝炎。出现重型肝炎表现可诊断为重型肝炎。

3. 实验室检查

（1）肝功能检查

病毒性肝炎血清 ALT、AST、ALP、γ–GT 等酶测定可有不同程度的改变。血清胆红素可有升高，慢性肝炎或肝硬化可出现白 / 球蛋白比值倒置，可出现凝血酶原时间延长、凝血酶原活动度下降。

（2）病原学诊断

具备肝炎表现，且有以下病原学诊断者，可确诊。

①甲型肝炎：血清中检出抗 –HAV IgM；病程中抗 –HAV 滴度（或抗 –HAV IgG）双份血清有 4 倍以上增长；粪便用 ELISA 法检出 HAAg；血清或粪便中检出 HAV RNA。

②乙型肝炎：血清 HBsAg 阳性；血清 HBV–DNA 阳性，或 HBeAg 阳性；血清抗 –HBcIgM 阳性，抗 –HBc 阳性。单独 HBsAg 阳性，无临床症状或体征，并且肝功能正常者可诊断为 HBsAg 携带者。

③丙型肝炎：急性：血清 HCV RNA 阳性；慢性：抗 –HCV 及 HCV RNA 均阳性。

④丁型肝炎：血清 HDAg 阳性，HDV–RNA 阳性，抗 –HDV 阳性，抗 –HDV IgM 阳性。

⑤戊型肝炎：抗 –HEV IgM、抗 –HEV IgG 阳性。

【鉴别诊断】

1. 黄疸的鉴别诊断

需与溶血性黄疸、肝外梗阻性黄疸相鉴别。

溶血性黄疸有药物或感染的诱因，常有贫血、血红蛋白尿、网织红细胞增多，以间接胆红素升高为主，占总胆红素的 75% 以上；肝外梗阻性黄疸以黄疸、胆总管或肝内胆管扩张为特征。

2. ALT 升高的鉴别诊断

ALT 升高多为肝损伤引起，肝炎病毒标志物阳性支持诊断病毒性肝炎，但需要根据病史等资料排除其他微生物感染、中毒、酒精、脂肪肝等引起的肝损伤。

【治疗】

1. 西医治疗

治疗原则以适当休息、合理营养为主，适当辅以药物，避免饮酒、过度劳累和使用对肝脏有损害的药物。

（1）急性肝炎

①早期卧床休息，饮食清淡，给予足够的热量和适当的蛋白质，补充一定 B 族维生素和维生素 C。

②护肝、降酶、退黄疗法：可选用葡醛内酯、甘利欣、古拉定等药。

③其他疗法：条件具备时，急性丙型肝炎给予聚乙二醇干扰素（PEG-IFNα）与利巴韦林联合应用是目前最有效的抗病毒治疗方案。

不主张常规使用肾上腺皮质激素治疗急性肝炎。

（2）慢性肝炎

①普通干扰素（IFNα）和聚乙二醇干扰素（PEG-IFNα）绝对禁忌证：妊娠、精神病史、未能控制的癫痫、失代偿期肝硬化、未控制的自身免疫性疾病、伴有严重感染，视网膜疾病，心力衰竭和慢性阻塞性肺疾病等基础疾病。

②核苷和核苷酸类药物：主要用于慢性乙肝的治疗。主要有五种：拉米夫定（LAM）、阿德福韦酯（ADV）、替比夫定（LDT）、恩替卡韦（ETV）、替诺福韦酯（TDF）。临床耐药值得注意，初治时优先推荐 ETV 或 TDF。

（3）重型肝炎

重型肝炎的治疗原则是挽救和修复严重损害的肝细胞，使患者的肝细胞有机会“再生”，从而提高存活率。因此，基础治疗、支持治疗、重症监护、适当的抗病毒治疗是有效而必要的。当进展至晚期内科治疗效果不佳时，由人工肝等待肝移植和进行肝移植是最终的手段。

①一般治疗：绝对卧床休息，预防继发及交叉感染，可注射丙种球蛋白。清淡低脂流质饮食。有肝昏迷前期症状者不能高蛋白饮食。有腹水者补液量应适当限制。推荐肠道内营养，包括高碳水化合物、低脂、适量蛋白饮食，提供每千克体质量 35 ～ 40kcal 总热量，肝性脑病患者需限制经肠道蛋白摄入，进食不足者，每日静脉补给足够的热量、液体和维生素。积极纠正低蛋白血症，补充白蛋白或新鲜血浆，并酌情补充凝血因子。加强病情监测，注意消毒隔离，加强口腔护理及肠道管理，预防医院感染发生。

②抗病毒药物：优先考虑使用耐药风险低的核苷（酸）类似物，如恩替卡韦、替诺福韦。

③肝昏迷的治疗：低蛋白饮食；保持大便通畅，口服乳果糖、诺氟沙星等抑制

肠道细菌，采用乳果糖或弱酸溶液保留灌肠，及时清除肠内含氨物质，使肠内 pH 值保持在 5 ～ 6 的偏酸环境，减少氨的形成和吸收；用微生态制剂调节肠道微环境；静脉用乙酰谷酰胺、谷氨酸钠、精氨酸、门冬氨酸钾镁有一定的降血氨作用；纠正假性神经递质可用左旋多巴；出现脑水肿表现者可用 20% 甘露醇和呋塞米快速滴注，并注意水电解质平衡。治疗肝性脑病的同时，应积极消除其诱因。

④其他：重型肝炎患者常并发出血、感染、脑水肿、肾衰竭和电解质紊乱等，必须加以及时处理。

2. 中医辨证治疗

（1）急性肝炎

1）湿热内蕴证

证候：纳呆，呕恶，厌油腻，右胁疼痛，口干口苦，肢体困重，脘腹痞满，乏力，大便溏或黏滞不爽，尿黄或赤，或身目发黄，或发热，舌红，苔黄腻，脉弦滑数。

治法：清热利湿，解毒退黄。

主方：茵陈蒿汤加减。

常用中成药：茵栀黄颗粒。

2）寒湿中阻证

证候：纳呆，呕恶，腹胀喜温，口淡不渴，神疲乏力，头身困重，大便溏薄，或身目发黄，舌淡或胖，苔白滑，脉濡缓。

治法：温中化湿，健脾和胃。

主方：茵陈术附汤加减。

（2）慢性肝炎

1）湿热内结证

证候：纳差食少，口干口苦，困重乏力，小便黄赤，大便溏或黏滞不爽，或伴胁肋不适，恶心干呕，或伴身目发黄，舌红，苔黄腻，脉弦数或弦滑数。

治法：清热利湿。

主方：茵陈蒿汤合甘露消毒丹加减。

常用中成药：叶下珠胶囊、苦参素胶囊、乙型肝炎清热解毒冲剂、垂盆草冲剂、当飞利肝宁胶囊、鸡骨草胶囊、八宝丹胶囊、双虎清肝冲剂、熊胆胶囊。

2）肝郁脾虚证

证候：胁肋胀痛，情志抑郁，身倦乏力，纳呆食少，脘痞，腹胀，便溏，舌质淡，有齿痕，苔白，脉弦细。

治法：疏肝健脾。

主方：逍遥散加减。

常用中成药：肝苏颗粒、九味肝泰胶囊、强肝胶囊、逍遥丸。

3）肝肾阴虚证

证候：胁肋隐痛，腰膝酸软，两目干涩，口燥咽干，失眠多梦，或头晕耳鸣，五心烦热，舌红少苔或无苔，脉细数。

治法：滋补肝肾。

主方：一贯煎加减。

常用中成药：六味地黄丸、杞菊地黄丸。

4）瘀血阻络证

证候：胁肋刺痛，面色晦暗，口干但欲漱水不欲咽，或胁下痞块，赤缕红丝，舌质紫暗或有瘀斑瘀点，脉沉涩。

治法：活血通络。

主方：膈下逐瘀汤加减。

常用中成药：复方鳖甲软肝片、扶正化瘀胶囊、鳖甲煎丸、大黄䗪虫丸、络化纤丸。

5）脾肾阳虚证

证候：畏寒喜暖，面色无华，少腹、腰膝冷痛，食少脘痞，腹胀便溏，或伴下肢浮肿，舌质暗淡，有齿痕，苔白滑，脉沉细无力。

治法：温补脾肾。

主方：附子理中汤合金匮肾气丸加减。

常用中成药：金匮肾气丸。

（3）淤胆型肝炎

1）湿热瘀滞证

证候：身目俱黄，色泽鲜明，皮肤瘙痒，胁肋胀痛，口干口苦，或大便灰白，尿黄，舌暗红，苔黄腻，脉弦数。

治法：清热利湿退黄，活血通络。

主方：茵陈蒿汤合桃红四物汤加减。

2）寒湿瘀滞证

证候：身目俱黄，色泽晦暗，皮肤瘙痒，胁肋刺痛，脘痞腹胀，尿黄，或大便灰白，舌暗淡，苔白腻，脉沉缓。

治法：温化寒湿，健脾活血。

主方：茵陈术附汤合鳖甲煎丸加减。

（4）重型肝炎（肝衰竭）

1）急性、亚急性重型肝炎（急性、亚急性肝衰竭）

急性、亚急性重型肝炎是临床常见的重危证候，其病机复杂，病情演变快，病死率高。根据多年临床经验，分别归属中医“急黄”“瘟黄”“鼓胀”“血证”等范畴。辨证为热毒淤肝证、瘀血内阻证、阴虚血热证、脾肾阳虚证、痰闭心窍证和邪陷正脱证等证型进行辨证论治，也可针对其主要并发症，从黄疸、腹水、出血、昏迷等进行辨病辨证论治。

2）慢性重型肝炎（慢加急性、亚急性肝衰竭 / 慢性肝衰竭）

①湿热蕴毒证

证候：身目俱黄或迅速加深，极度乏力，脘腹胀满，纳呆呕恶，口干不欲饮，小便短赤，大便溏或黏滞不爽，舌红，苔黄腻，脉弦滑数。

治法：清热利湿，通腑解毒活血。

主方：清肝方加减。

外治法：解毒通腑灌肠方：大黄、枳实、蒲公英、黄芩、乌梅，煎水 150mL，中药直肠滴注，高位保留灌肠，每天 1 次。

常用中成药：解毒化瘀颗粒。

②瘀热蕴毒证

证候：身目俱黄或迅速加深，极度乏力，纳呆呕恶，口干，尿黄赤，大便秘结，或鼻齿衄血，皮肤瘀斑，昏狂谵妄，胁下痞块，舌质绛红，瘀斑瘀点，舌下脉络增粗延长，脉弦数。

治法：清热解毒，凉血活血。

主方：解毒凉血方加减。

外治法：解毒凉血灌肠方：大黄、生地黄、水牛角、牡丹皮、赤芍，煎水 150mL，中药直肠滴注，高位保留灌肠，每天 1 次。

常用中成药：复方鳖甲软肝片。

③阴虚瘀毒证

证候：身目俱黄，色泽晦暗，腰膝酸软，神疲形衰，胁肋隐痛，失眠多梦，尿色深黄，舌质暗红，苔少或无苔，脉细涩。

治法：祛瘀通络，滋阴补肾。

主方：复元活血汤合一贯煎加减。

常用中成药：鳖甲煎丸与参麦饮交替内服。

④阳虚瘀毒证

证候：身目俱黄，色泽晦暗，形寒肢冷，极度乏力，腹胀纳呆，便溏或完谷不化，但欲寐，或有胁下痞块，舌质淡胖，有齿痕，苔白，脉沉迟。

治法：温里助阳，活血退黄。

主方：茵陈四逆汤合膈下逐瘀汤加减。

常用中成药：柔肝化纤颗粒。

【转诊原则】

1. 急性肝炎患者应转至专科医院诊治。

2. 重型肝炎或合并肝性脑病、出血、重度感染、肝肾综合征及危重并发症者，应转至上一级医院诊治。

【预防原则】

1. 控制传染源

做好急性肝炎的隔离工作，肝炎患者及病毒携带者均禁止献血和从事托幼工作。

2. 切断传播途径

搞好卫生措施，如水源保护、饮水消毒、食品卫生、餐具消毒，加强个人卫生、粪便管理等。防止通过血液和体液的传染。

3. 保护易感人群

接种甲、乙型肝炎疫苗。

【消毒隔离】

病毒性肝炎患者在传染期内必须进行消毒隔离处理。

1. 隔离措施

甲型和戊型肝炎患者和家人应做好生活上的隔离，餐具、茶具、生活用具应严格分开，分餐，注意个人卫生。而乙型、丙型和丁型肝炎应做好生活中接触隔离，加强检测标本和实验室肝炎病毒的管理，严格执行操作规范，防止实验室的感染及传播。

2. 消毒方法

甲型和戊型肝炎患者的日常用品等可煮沸 20 分钟消毒；粪便及呕吐物可加 1/5 份漂白粉搅拌均匀后放置 2 小时；护理过患者后可用 0.5%清洗消毒剂或 2%过氧乙酸液浸泡双手；厕所可用 2%次氯酸钠液或 2%过氧乙酸液喷雾；门、窗、家具、玩具等可用 5%清洗消毒剂或 2%过氧乙酸液擦洗及浸泡。乙型、丙型和丁型肝炎患者的血液或血性分泌物可用 5%清洗消毒剂消毒。

【健康教育】

1. 强化和提倡尽早肝炎疫苗预防接种。

2. 宣传病毒性肝炎一般传染途径，避免可能感染病毒性肝炎的行为。

3. 生活中接触具有传染性的肝炎患者应注意隔离消毒。

4. 正确看待病毒性肝炎患者，消除对病毒性肝炎患者的歧视。

5. 发生急性病毒性肝炎时，要及时进行治疗，最好是住院隔离、限制活动。

6. 慢性肝炎患者应保持一种良好心态，避免心理压力大而影响疾病、健康。

7. 慢性肝炎患者日常生活的调理包括饮食调理如低盐、低脂、高糖、高维生素及高蛋白饮食，适当的休息，避免过度劳累。

8. 抗病毒药、护肝降酶药，要在医生指导下应用，做到长期服药不中断，不要随意停服，疗程根据定期检查结果由医生确定。

9. 宣传目前病毒性肝炎治疗状况，防止乱投医、乱吃药等现象出现。

10. 慢性肝炎特别是慢性乙型肝炎可发展为肝硬化、肝癌，患者必须定期（每 3 ～ 4 个月）进行病毒学、肝功能、AFP 和肝脏影像学监测。

11. 预防感冒和其他各种感染，防止慢性肝炎活动性发作。

【传染病报告】

病毒性肝炎是乙类法定传染病，医疗机构实行首诊医师负责制，医务人员是责任报告人，无论患者是否本地户籍、是否本地常住人口，都要认真填写《传染病疫情报告卡》。按照《传染病防治法》的要求和规定进行报告。

【计划免疫程序】

目前通过预防接种可以预防的病毒性肝炎为甲型和乙型。甲型肝炎接种对象：1 岁以上健康儿童和成年人。乙型肝炎接种对象：新生儿、健康儿童和成年人。预防接种后可定期复查抗体浓度，必要时加强接种。

【突发事件应急处理原则】

1. 医护人员必须要有风险防范意识，做好随时应对暴发流行（如甲肝）的准备。

2. 对具有传染性的病毒性肝炎患者，接诊后必须按传染病防治相关规定进行隔离及消毒工作，做好必要的防护措施，及时转院。

第三章　流行性乙型脑炎

【概述】

流行性乙型脑炎（以下简称乙脑）是乙型脑炎病毒引起由蚊虫传播的，以脑实质炎症为主要病变的中枢神经系统急性传染病，又称日本乙型脑炎。临床上多以急性起病、高热、意识障碍、抽搐、呼吸衰竭、脑膜刺激征为主要表现。属自然疫源性疾病，夏秋季为发病高峰季节。

【病原学】

乙脑病毒属于虫媒病毒黄病毒科黄病毒属。乙脑病毒加热至56℃、30分钟即可灭活。来苏水对该病有很强的灭活作用（1% 5分钟，或5% 1分钟即可灭活）。对脱氧胆酸钠、乙醚、氯仿等均很敏感。

【传播途径】

病毒存在于蚊子、猪和/或水鸟之间的传播圈，当人类被受感染的蚊子叮咬时就受到感染。常见于农村和城郊地区。

【流行过程】

居住在乙脑流行地区且在蚊虫孳生季节发病，或发病前25天内在蚊虫孳生季节曾去过乙脑流行地区。夏秋季，10岁以下儿童。需注意成人有增多趋势。

【临床特征】

1. 病程

人感染乙脑病毒后潜伏期为5～15天，患者症状以高热、惊厥、昏迷为主要特征，病程一般可分为三个阶段。

（1）初期

起病急，主要表现为全身不适、头痛、发热，常伴有寒战，体温38～39℃。头痛常较剧烈，伴有恶心、呕吐（呈喷射状），此期持续时间一般为1～6天。

（2）急性脑炎期

最突出的症状是持续高热，体温高达 39 ～ 40℃，几天后中枢神经感染加重，出现意识障碍，如神志恍惚、昏睡和昏迷、惊厥或抽搐，颈项强直，受影响肢体出现麻痹，有的出现呼吸衰竭而死亡。神经系统检查巴宾斯基征阳性，跟腱反射阳性。

（3）恢复期

此期神经系统症状逐渐缓解，体温和脉搏等逐渐恢复正常。

2. 临床分型

（1）轻型

发热，体温一般不超过 39℃；头痛、呕吐、精神萎靡，神志清楚，无抽搐，病程 7 ～ 40 天。

（2）普通型

发热，体温 39 ～ 40℃；剧烈头痛、喷射性呕吐、烦躁、嗜睡、昏睡或浅昏迷，局部肌肉小抽搐，病程约 2 周。

（3）重型

发热，体温 40℃以上；剧烈头痛、喷射性呕吐，很快进入昏迷，反复抽搐，病程约 3 周，愈后可留有后遗症。

（4）极重型

起病急骤，体温在 1 ～ 2 天内上升至 40℃以上，反复或持续性强烈抽搐，伴深昏迷，迅速出现脑病及呼吸衰竭，病死率高，幸存者发生后遗症概率较高。

3. 实验室检查

（1）血象

白细胞总数多在（10 ～ 20）$\times 10^9$/L，中性粒细胞可达 80% 以上。

（2）脑脊液

压力增高，外观清亮，白细胞计数增高，多在（50 ～ 500）$\times 10^6$/L，早期以多核细胞增高为主，后期以单核细胞增高为主，蛋白轻度增高，糖与氯化物正常。

（3）血清学检查

①1 个月内未接种乙脑疫苗者，血液或脑脊液中抗乙脑病毒 IgM 抗体阳性。

②恢复期血清中抗乙脑病毒 IgG 阳转或乙脑病毒中和抗体滴度比急性期有 4 倍或 4 倍以上升高。

急性期抗乙脑病毒 IgG 抗体阴性，恢复期阳性。

（4）病原学检查

①早期感染者脑脊液或血清中分离出乙脑病毒。

②检测出乙脑病毒的特异性核酸。

【诊断】

1. 诊断原则

（1）根据流行病学资料和临床表现及实验室检查，综合分析后做出疑似诊断、临床诊断。

（2）确定诊断须依靠血清学或病原学检查。

2. 诊断

（1）疑似病例

有流行病学史，临床表现和体征，血象符合相关检测异常者。

（2）临床诊断病例

疑似病例，同时符合相关脑脊液检测异常者。

（3）确诊病例

临床诊断病例，同时符合血清学检测中任一项者；或临床诊断病例，同时符合病毒学检测中任一项者。

【鉴别诊断】

主要与其他病毒性脑炎、化脓性脑膜炎、结核性脑膜炎、中毒性菌痢、上呼吸道感染等鉴别。影像学对本病鉴别诊断有一定帮助。MRI 成像敏感度比 CT 好。

1. 其他病毒性脑炎

仅凭临床症状、体征较难鉴别，确诊有赖于血清学检查和病原学检查。部分病毒性脑炎有特殊的抗病毒治疗方法，如有条件应尽量完善病原学检查。

2. 化脓性脑膜炎

以脑膜炎表现为主，脑炎表现不突出，脑脊液呈化脓性改变，脑脊液涂片或培养可得病原菌。流行性脑膜炎为呼吸道传染病，多见于冬春季，大多伴发皮下出血、黏膜下出血。早期治疗的化脓性脑膜炎，其脑脊液改变可酷似流行性乙型脑炎，应予注意。

3. 结核性脑膜炎

起病较慢，病程长，脑膜刺激征明显，脑实质病变较轻，常合并颅神经损害，脑脊液蛋白显著升高、葡萄糖降低、氯化物显著降低，脑脊液薄膜涂片或培养常可得到结核分枝杆菌。胸片、眼底检查常可发现结核灶。

4. 中毒性菌痢

亦多见于夏秋季，10 岁以下儿童好发，且首发症状为高热、意识障碍、抽搐，故极易与乙脑混淆。中毒性菌痢起病更急，无脑膜刺激征，脑脊液多正常，循环衰竭出现较早（因感染性休克），可做肛拭子或生理盐水灌肠后查大便常规，有大量白细胞、脓细胞，细菌培养得痢疾志贺菌，借此鉴别。

5. 上呼吸道感染

易与乙脑初期混淆。在乙脑流行季节遇到急性起病、发热、嗜睡、头痛、呕吐，而无明显上呼吸道感染征象者，应警惕乙脑。

【治疗】

1. 西医治疗

（1）一般治疗

防蚊隔离。不宜过多补液，避免应用低张溶液，以免加重脑水肿。注意电解质、酸碱平衡，注意补钾、纠正酸中毒。加强口腔护理、防压疮护理，昏迷者还需加强翻身拍背，意识不清、抽搐者应防坠床。

（2）抗病毒治疗

尚无特效方法，早期可试用利巴韦林、干扰素等。

（3）对症治疗

主要针对高热、抽搐、呼吸衰竭这三个难关。

①高热：物理降温为主要手段，应尽早开始，坚持使用。降温不宜过快，以免冻伤、寒战、虚脱。控制病房室温在30℃以下。药物降温为辅，注意解热时大量出汗导致循环衰竭。

亚冬眠疗法：有降温、镇静、抗惊厥作用，适用于高热伴反复抽搐者。副作用为抑制呼吸及咳嗽，应注意保持呼吸道通畅，监测生命体征。

②抽搐：高热所致者，加强降温（见“高热”）。脑水肿所致者，加强脱水，如使用甘露醇。必要时可加用50%葡萄糖、呋塞米、皮质激素。脑实质病变所致者，可使用地西泮、水合氯醛、亚冬眠疗法。抗癫痫药苯妥英钠、丙戊酸亦可试用。

不推荐预防性应用抗惊厥药，除非频繁发作。预防可使用苯巴比妥。

③呼吸衰竭：氧疗，保持气道通畅：翻身拍背、定时吸痰、祛痰药物全身应用及雾化吸入，抗生素防治细菌感染，皮质激素雾化吸入，必要时可纤支镜吸痰，病情危重者应建立人工气道。

呼吸兴奋剂：纳洛酮对促醒、抗惊厥、纠正呼吸衰竭有一定作用。

抗胆碱药：改善脑微循环、减轻脑水肿、兴奋呼吸中枢。可用山莨菪碱（654–2）、东莨菪碱、阿托品等。

机械通气：由于抢救呼吸衰竭对挽救生命、减少后遗症有重要意义，故应放宽气管插管 / 气管切开接呼吸机辅助通气的指征。

循环衰竭：补充血容量、升压、强心等。

皮质激素：有争议。一方面可以减轻炎症反应、解热、减轻脑水肿、降低颅内压，另一方面抑制免疫、增加继发感染。临床上可根据具体情况在重型患者中酌情使用。

（4）恢复期和后遗症期治疗

防止压疮，功能锻炼，理疗、针灸、中医药、高压氧等。

此外，支持、综合治疗亦应重视，如认真细致的护理，高热量、多维生素的营养性流质，保持水和电解质平衡，预防继发感染等。如治疗不及时病死率高达10%～20%，部分患者（30%左右）遗留不同程度的后遗症，如痴呆、半身不遂、精神失常、记忆力和智力减退等。

2. 中医辨证治疗

（1）毒蕴肺胃证（轻型）

全病程以卫、气分，尤其是以气分症状为主。

证候：发热，体温在38～39℃，微恶寒或不恶寒，头痛，或有烦躁不安，神志恍惚，伴恶心，口渴，喜饮，少抽搐；或有颈强，舌质红，苔薄白或薄黄，脉浮数或洪数。婴幼儿可有高热抽搐，指纹红紫。

治法：辛寒清气，清热解毒。

主方：白虎汤合银翘散加减。

（2）毒损脑络证（普通型）

全病程以气分和营分症状为主，但气分及营分症状可有所侧重。

证候：发热，体温在39～40℃，头痛，颈强，呕吐，口渴或胸闷，烦躁不安，嗜睡昏蒙，肌肉瞤动，偶有抽搐发作，舌质红，苔黄或腻，脉数，指纹红紫或紫暗。

治法：清热解毒，气营两清。

主方：清营汤加减。

中成药：安宫牛黄丸，抽搐明显选用紫雪丹。

（3）毒陷心包证（重型）

发病急骤，以营分、血分症状为主。

证候：高热，体温迅速上升至40℃以上，剧烈头痛，呕吐、颈强明显，呼吸急促，躁动或狂躁，昏迷，剧烈抽搐，舌质红绛，苔黄或燥，或厚腻，脉细数或弦，指纹紫滞，纹达气关。

治法：清热解毒，凉血息风。

主方：清瘟败毒饮合止痉散加减。

（4）正虚邪恋证（恢复期）

主要为余毒未尽，气阴两伤。

证候：低热多汗，心烦不寐，精神软弱，或精神异常，痴呆、失语，或消瘦、瘫痪，扭转痉挛、震颤，舌质干绛少苔，脉细无力。

治法：清解余毒，益气生津。

主方：偏气虚津伤，沙参麦冬汤合竹叶石膏汤加减；偏肝肾精亏，黄连阿胶鸡子黄汤加减。

【转诊原则】

乙脑病例应当按照属地化的原则就地隔离治疗，收治医院要向当地疾病预防控制机构报告病例的转归情况。尽早采取规范治疗，避免或减少严重并发症。如因病情严重需要转院治疗，必须采取严密的隔离措施。

【预防原则】

1. 灭蚊防蚊：灭蚊要强调一个早字，最好在人间乙脑流行前 1 ～ 2 个月开展一次群众性的灭蚊活动。

2. 在农村重点是消灭牲畜棚（特别是猪圈）的蚊虫。

3. 夜间睡觉防止蚊虫叮咬可用蚊帐、驱蚊剂等，提倡不露宿。黄昏户外活动应避免蚊虫叮咬。

【消毒隔离】

1. 乙脑病毒加热至 56℃、30 分钟即可灭活。

2. 来苏水对该病有很强的灭活作用（1% 5 分钟，或 5% 1 分钟即可灭活）。对脱氧胆酸钠、乙醚、氯仿等均很敏感。

3. 设置蚊帐隔离。

【健康教育】

1. 提高全民卫生意识和参与爱国卫生运动的积极性，加强公众防范意识。

2. 通过媒体向广大群众宣传流行性乙型脑炎科普知识及接种疫苗的重要性，使群众了解乙脑基本防治常识，疫苗接种、防蚊灭蚊对预防乙脑重要性的认识，提高自我防病能力。

【传染病报告】

发现乙脑病例或疑似病例，按照《传染病防治法》乙类传染病规定报告。发现患者应及时向有关部门报告，城市要求 12 小时内，农村要求 24 小时内报告。

【计划免疫程序】

1. 接种乙脑疫苗以提高人群免疫力是预防乙脑的重要措施之一。

2. 接种对象是流行区的儿童及从非流行区到流行区的敏感人群。

3. 目前有灭活疫苗和活疫苗两种。为了确保疫苗接种效果，接种时间应在流行季节前 1 ～ 3 个月完成。儿童经初次基础免疫后应按规定加强免疫。疫苗在运输和储存过程中均应在 4℃保存，以保证其有效性。

【突发事件应急处理原则】

1. 如发现在 1 周内，同一乡镇、街道等发生 5 例及 5 例以上乙脑病例，或者死亡 1 例及 1 例以上时，应按《国家突发公共卫生事件相关信息报告管理工作规范（试行）》的要求报告。

2. 宣传教育，积极开展有关乙脑防治知识的宣传教育；早期发现和治疗患者。

3. 开展以灭蚊为中心的群众性爱国卫生运动；必要时对高危地区采用超低容量大面积喷洒马拉硫磷方法，短期内可控制成虫，对预防乙脑有良好效果。

4. 应急接种疫苗：如果易感人群疫苗接种覆盖面低，应采取应急接种疫苗，但应注意偶合病例发生。

第四章　流行性脑脊髓膜炎

【概述】

流行性脑脊髓膜炎（以下简称为流脑）是由脑膜炎奈瑟菌引起的急性化脓性脑膜炎，为急性呼吸道传染病。主要临床表现为发热、头痛、呕吐、皮肤黏膜瘀点瘀斑及脑膜刺激征。重者可有败血症性休克和脑膜脑炎。脑脊液可呈化脓性改变。病死率为 5% ～ 10%。流行性脑脊髓膜炎会引起脑部损伤而遗留听力下降或耳聋、智力低下等后遗症。

【病原学】

脑膜炎奈瑟菌属奈瑟氏菌属，革兰染色阴性，呈肾形双球菌，又称“脑膜炎双球菌”。存在于人体中性粒细胞内、外，可从带菌者、患者的鼻咽部和患者的血液、脑脊液、皮肤瘀点瘀斑中发现。按表面特异性多糖抗原之不同分为 A、B、C、D、X、Y、Z、29E、W135、H、I、K、L13 个亚群（90% 以上为 A、B、C3 个亚群）。我国流行菌群以 A 群为主，但近年屡有 B、C 等亚群局部流行或暴发。脑膜炎奈瑟菌在体外生活力、抵抗力极弱，对干燥、寒冷、日光极为敏感。温度低于 30℃或高于 50℃皆易死亡，故细菌学检测应注意采集标本后及时送检。对常用消毒剂亦极为敏感。

【传播途径】

人为本病唯一的传染源，病原菌存在于带菌者或患者的鼻咽部，通过患者或病原携带者打喷嚏、咳嗽等形式，使病菌随飞沫进入其他人呼吸道而感染。

因病原菌在体外的生活力极弱，故通过日常用品间接传播的机会极少。密切接触对 2 岁以下婴儿的发病有重要意义。

【流行过程】

“流脑”冬春季节高发，一般在 11 ～ 12 月份病例开始增多，第二年的 2 ～ 5

月份为发病高峰期。该病的病死率高，危险性大，是严重危害儿童健康的传染病。目前我国每年大约有三千人患流脑，死亡近二百人。婴幼儿、儿童和青少年最容易患流脑，特别是居住、生活、学习环境拥挤的人群。近年中小学生、进城务工人员及其子女是发病的主要人群。耐药监测已发现对磺胺耐药的脑膜炎奈瑟菌（Nm），同时 Nm 对青霉素也开始出现耐药。

【临床特征】

潜伏期 1 ～ 10 天，短者仅为数小时，多为 2 ～ 3 天。

1. 普通型

约占 90%。按病情可分为上呼吸道感染期、败血症期和脑膜炎期，但不易严格区分。

（1）上呼吸道感染期

有发热、咽痛、鼻炎和咳嗽等上呼吸道感染症状。部分患者有此期表现。

（2）败血症期

常无前驱症状，恶寒，高热，头痛，呕吐，乏力，肌肉酸痛，神志淡漠等。70% 患者出现瘀点、瘀斑。

（3）脑膜炎期

多与败血症期症状同时出现。发病后 24 小时，除高热及毒血症外，主要表现为中枢神经系统症状：剧烈头痛，呕吐，可呈喷射性，烦躁不安，脑膜刺激征阳性，如出现颈项强直、布氏征和克氏征阳性。颅压增高明显者有血压升高、脉搏减慢等。严重者可谵妄、昏迷。婴幼儿多不典型，除高热、拒食、烦躁、啼哭不安外，惊厥、腹泻及咳嗽较成人多见。前囟未闭者大多凸出，而脑膜刺激征可能不明显。

2. 暴发型

病情凶险，进展迅速，6 ～ 24 小时内即可危及生命。

（1）休克型

又称“暴发型脑膜炎球菌败血症”。起病急骤，寒战、高热或体温不升，严重中毒症状，短期内（12 小时内）出现遍及全身的广泛瘀点、瘀斑，迅速扩大，或继以瘀斑中央坏死。休克为重要表现：面色灰白，唇及指端发绀，四肢厥冷，皮肤花斑状，脉细速，血压下降；易并发弥漫性血管内凝血（DIC）。多无脑膜刺激征，脑脊液检查多无异常。

（2）脑膜脑炎型

主要表现为脑实质炎症和水肿。除有高热、头痛和呕吐外，可迅速陷入昏迷，频繁惊厥，锥体束征阳性；血压持续升高。球结膜水肿。部分患者出现脑疝（小脑幕切迹疝，枕骨大孔疝）。有瞳孔不等大，对光反应迟钝或消失。可出现呼吸不规则，快慢深浅不一或骤停，肢体肌张力增强等。

（3）混合型

同时具备休克型和脑膜脑炎型的临床表现，此型最为凶险，治疗亦较困难。预后差，病死率高。

（4）轻型

临床表现为低热、轻微头痛、咽痛等上呼吸道感染症状；皮肤黏膜可有少量细小出血点；亦可有脑膜刺激征。脑脊液可有轻度炎症改变。咽培养可有脑膜炎双球菌。

【诊断】

1. 疑似病例

（1）有流脑流行病学史：冬春季节发病（2～4月为流行高峰），1周内有流脑患者密切接触史，或当地有本病发生或流行；既往未接种过流脑疫苗。

（2）临床表现及脑脊液检查符合化脓性脑膜炎表现。

2. 临床诊断病例

（1）有流脑流行病学史。

（2）临床表现及脑脊液检查符合化脓性脑膜炎表现，伴有皮肤黏膜瘀点、瘀斑。或虽无化脓性脑膜炎表现，但在感染中毒性休克表现的同时伴有迅速增多的皮肤黏膜瘀点、瘀斑。

（3）确诊病例在临床诊断病例基础上，细菌学或流脑特异性血清免疫学检查阳性。

3. 实验室检查

（1）血象

白细胞总数明显增加，一般在（10～20）$\times10^9$/L，中性粒细胞升高在80%以上。

（2）脑脊液检查

病初或休克型患者，脑脊液外观多为澄清，细胞数、蛋白和糖量尚无改变，可表现为压力增高。典型的流脑脑膜炎期，压力常增高至200毫米水柱以上，外观呈浑浊米汤样甚或脓样；白细胞数明显增高至1000$\times10^6$/L以上，并以多核细胞增高为主；糖及氯化物明显减少，蛋白含量升高。对临床有明显颅压增高表现者，宜在应用甘露醇脱水降低颅压后再行腰穿；腰穿时应使脑脊液缓慢流出，必要时腰穿针芯不要全部拔出，以免因脑脊液流出过快、过多而发生脑疝。

（3）细菌学检查

①涂片：取皮肤瘀点处的组织液或离心沉淀后的脑脊液做涂片染色。可在中性粒细胞内、外，有革兰阴性肾形双球菌，阳性率 60%～ 80%。

②培养：取瘀斑组织液、血或脑脊液，进行培养。应在使用抗生素前培养。

（4）血清免疫学检查

常用对流免疫电泳法、乳胶凝集试验、反向间接血试验、ELISA 法等进行抗原检测，主要用于早期诊断，阳性率均在 90% 以上。

【鉴别诊断】

从国内发表的流脑误诊病例报告来看，流脑误诊为其他疾病的，前 3 位分别为上呼吸道感染、其他原因的败血症、各种原因的紫癜。而其他疾病误诊为流脑的，前 3 位分别为其他细菌所致的化脓性脑膜炎、结核性脑膜炎、脑脓肿。从误诊病例的年龄分布分析，婴幼儿多为上呼吸道感染、高热惊厥、败血症、婴儿腹泻，在成年患者中则多为其他细菌所致的化脓性脑膜炎、结核性脑膜炎等。上述疾病在流脑的鉴别诊断时应重点考虑。此外，还应与流行性乙型脑炎和其他病毒性脑膜炎和脑炎鉴别。

【治疗】

1. 西医治疗

流脑，尤其是暴发型流脑病情进展迅速，主要死因为败血症导致的休克、DIC 和脑水肿、脑疝。因此，及早的诊断、严密的病情观察是本病治疗的基础。对疑似病例要按呼吸道传染病隔离。

（1）普通型流脑的治疗

1）病原治疗

尽早应用敏感并能透过血脑屏障的抗生素。

①青霉素 G：为治疗流脑首选抗生素，宜大剂量使用，以使脑脊液含量达到有效浓度。

②氯霉素：成年人 2 ～ 3g/d，儿童 40 ～ 50mg/kg/d，分次静脉滴注；重症患者可联合应用青、氯霉素。在应用过程中应注意其对骨髓造血功能的抑制作用。

③头孢菌素：首选头孢曲松钠。抗菌活性强，疗效类似于青霉素，但价格较高，宜用于不能应用青霉素的重症患者。应用过程中，应注意二重感染的发生。

2）对症治疗

应保证热量及水电解质平衡。高热时可用物理降温和药物降温；颅内高压时予 20% 甘露醇快速静脉滴注，根据病情 4 ～ 6 小时一次，可重复使用，应用过程中应注意对肾脏的损害。

（2）暴发型流脑的治疗

1）休克型的治疗

①尽早应用抗生素：可联合应用青、氯霉素，或头孢曲松钠用法同前，但首剂应加倍。

②迅速纠正休克

A. 扩充血容量及纠正酸中毒治疗：最初1小时内成年人1000mL，儿童10～20mL/kg，快速静脉滴注。补液量应视具体情况。原则为“先盐后糖、先快后慢”。根据监测血pH值或CO_2结合力，用5%碳酸氢钠液纠正酸中毒。

B. 血管活性药物应用：在扩充血容量和纠正酸中毒基础上，正确使用血管活性药物以纠正异常的血流动力学改变和改善微循环，常用的药物为山莨菪碱、多巴胺、间羟胺等。

③ DIC的治疗：如皮肤瘀点、瘀斑迅速增多及扩大融合成大片瘀斑，且血小板急剧减少，凝血酶原时间延长，纤维蛋白原减少时应高度怀疑有DIC，宜尽早应用肝素。应用肝素时，用凝血时间监测，调整剂量。要求凝血时间维持在正常值的2.5～3倍为宜，如在2倍以下，可缩短间隔时间，增加剂量，如超过3倍，可延长间隔时间或减少剂量。如有明显出血，可输入有肝素抗凝的新鲜血。肝素治疗持续到病情好转为止。

④肾上腺皮质激素的使用：适应证为毒血症症状明显的患者。有利于纠正感染中毒性休克。

2）脑膜脑炎型的治疗

①抗生素的应用：见“普通型流脑的治疗”。

②及时发现和防治脑水肿、脑疝：治疗关键是及早发现脑水肿，积极脱水治疗，预防发生脑疝。可用甘露醇治疗，用法同前，此外还可使用白蛋白、呋塞米、激素等药物治疗。

③防治呼吸衰竭：在积极治疗脑水肿的同时，保持呼吸道通畅，必要时气管插管，使用呼吸机治疗。

3）混合型的治疗

此型患者病情复杂严重，治疗中应积极治疗休克，又要顾及脑水肿的治疗。因此应在积极抗感染治疗的同时，针对具体病情，有所侧重，两者兼顾。

2. 中医辨证治疗

本病相当于中医“春温”“风温”范畴。病机为瘟疫时邪侵入人体，首犯肺卫，速传入里，则表里俱热，卫气同病。疫邪化火侵入营分，伤及心肝则见壮热、烦躁、神昏、抽搐；入血动血则见皮肤瘀斑，鼻衄吐血，阴血暗耗。

（1）卫气同病证

证候：普通型发病初期，上呼吸道感染征象。舌质红，苔黄，脉浮数或滑数。

治法：疏表清热解毒。

主方：银翘散合白虎汤加减。

（2）气营（血）两燔证

证候：见于普通型菌血症或脑膜炎阶段，高热、皮肤黏膜出血点较多，或头痛剧烈，呕吐频繁，呈喷射状，口渴唇干，或烦躁谵妄，前囟凸起，神志模糊，抽搐颈强，大便干结，小便黄赤。舌质红绛，苔黄燥，脉弦数。

治法：清热凉血，泄热解毒。

主方：清瘟败毒饮加减。

（3）邪毒内闭证

证候：病势急暴，突然高热，剧烈头痛，反复呕吐，神昏谵语，抽搐频繁，颈项强直，角弓反张，面红气粗，喉间痰鸣，皮肤瘀斑紫暗。舌红绛，苔黄干，脉弦有力。

治法：清热解毒，开窍息风。

主方：羚角钩藤汤合犀角地黄汤加减。同时配合安宫牛黄丸或紫雪丹。

（4）正虚外脱证

证候：见于暴发型之周围循环衰竭，高热骤降，体温上升，大汗淋漓，面色青灰或苍白，四肢厥冷，神志模糊，精神萎靡，呼吸微弱，口鼻气凉，紫斑成片，皮肤花纹，口唇爪甲青紫。舌质紫暗，脉微欲绝。

治法：回阳救逆，益气固脱。

主方：参附龙牡汤加减。

【转诊原则】

流脑病例应当按照属地化的原则就地隔离治疗，收治医院要向当地疾病预防控制机构报告病例的转归情况。要尽早采取规范治疗，避免或减少严重并发症。如因病情严重需要转院治疗，必须采取严密的隔离措施。

【预防原则】

1. 早期发现患者：加强对疫情单位和地区的疫情监视。

2. 疫苗预防：详见“计划免疫程序”。

3. 药物预防：预防性服药，尽管接种疫苗有好的保护作用，但从接种疫苗到身体能产生预防流脑的效果，需要 10 ～ 14 天时间。因此对于流脑患者的密切接触者来说，最好是在医务人员的指导下服用敏感的抗生素进行预防。密切接触者指同吃同住人员，包括家庭成员，托儿所，幼儿园、学校里的同班者及处在同一小环境中的人群。

4. 流行期间搞好个人及环境卫生，少去公共场所，居室开窗通风，个人应勤晒衣服，多晒太阳。

【消毒隔离】

1. 消毒：当地疾病预防控制机构专业人员开展和指导社区、学校等疫源地和周围环境开展湿式清洁，必要时用1%漂白粉澄清液或其他含氯制剂喷雾消毒，定期开窗通风。对物体表面可用适当浓度含氯制剂擦拭。

2. 当发现疑似病例时，医疗机构应首先给患者及其密切接触者戴上口罩。按照属地化的原则就地隔离，开展规范化治疗。如因病情严重需要转院治疗，必须采取严密的隔离措施。负责现场流行病学调查、采样和医疗救治的工作人员要加强个人防护。及时做好药物预防和免疫预防工作。同时注意避免医院内的交叉感染与传播。

【健康教育】

1. 养成良好的个人卫生习惯

（1）打喷嚏或咳嗽时应用手绢或纸巾掩盖口鼻。不要随地吐痰，不要随意丢弃吐痰或揩鼻涕使用过的手纸。

（2）勤洗手，使用肥皂或洗手液并用流动水洗手，不用污浊的毛巾擦手。双手接触呼吸道分泌物后（如打喷嚏后）应立即洗手。

（3）不要与他人共用水杯、餐具。

（4）学校、办公室或居民家中应做到每天开窗至少3次，每次不少于10分钟。如周围有流脑患者时，应增加通风换气的次数。在开窗时，要避免穿堂风，注意保暖。

（5）每天晚间要认真刷牙（一般不少于3分钟），刷牙后用温生理盐水漱口，仰头含漱能充分冲洗咽部，效果更佳。

2. 加强体育锻炼，增强抵抗力

（1）加强户外活动和耐寒锻炼。注意平衡饮食，保证充足休息。

（2）注意环境卫生。在传染病流行季节尽量少带儿童到人员密集的公共场所。

3. 做好防护

（1）儿童应尽量避免与有上述症状患者的接触。

（2）流行季节在人员拥挤的场所内应戴口罩。

（3）如出现发热、头痛、呕吐等症状，应及时就医。有上述症状的患者应佩戴口罩，以防传染他人。

4. 接种流脑疫苗

可减少感染的机会或减轻流脑症状。

【传染病报告】

按照《传染病防治法》规定，流脑作为乙类传染病报告与管理。执行职务的医护人员和检疫人员、疾病预防控制人员、乡村医生、个体开业医生均为流脑责任疫情报告人。各级各类医疗卫生机构和疾病预防控制机构均为责任报告单位。各级医疗机构及其执行职务的人员发现任何临床诊断为流脑的病例（疫情）时，应当遵循疫情报告属地管理原则，严格按照国家有关规定的内容、程序、方法和时限报告。城市必须在6小时以内，农村必须在12小时以内通过传染病疫情监测信息系统进行报告。当出现暴发或者符合突发公共卫生事件定义的疫情时，应当在2小时内向所在地县级人民政府卫生行政部门报告，并按照有关程序逐级上报。

医疗机构还应负责流脑病例出院、转诊或死亡等转归情况的报告，县级疾病预防控制机构负责流脑病例转归的核实。

【计划免疫程序】

目前在我国有两种流脑疫苗：A群流脑疫苗和A+C群流脑疫苗，A群流脑疫苗可预防A群流脑（我国流脑病例就是以A群为主，其他血清群少见），A+C群流脑疫苗可以预防A、C两群流脑的发病。

疫苗使用原则：流脑为疫苗可预防性疾病。易感人群在流行季节到来之前应适时接种流脑疫苗，接种后90%以上的人都会得到保护。除常规接种疫苗外，出现病例后，病例的接触者及其周围人群应接种相应血清群的疫苗。

1. A群流脑疫苗

6～18个月时接种第1、2剂，2剂次间隔时间不少于3个月；3岁时接种第3剂，与第2剂接种间隔时间不得少于1年；6岁时接种第4剂，与第3剂接种间隔时间不得少于3年。

2. A+C群流脑疫苗

（1）接种对象为2岁以上的人群。

（2）已接种过1剂A群流脑疫苗者，接种A+C群流脑疫苗与接种A群流脑疫苗的时间间隔不得少于3个月。

（3）已接种2剂或2剂以上A群流脑疫苗者，接种A+C群流脑疫苗与接种A群流脑疫苗最后1剂的时间间隔不得少于1年。

（4）按以上原则接种 A+C 群流脑疫苗，3 年内避免重复接种。

【突发事件应急处理原则】

1. 流脑流行时，对密切接触者应进行医学观察至少 7 天（自最后接触之日算起），采取预防性服药措施。医疗机构要按照监测要求在对患者进行抗生素治疗前采集脑脊液、血液、咽拭子等标本，及时送实验室检测。患者的临床治疗原则参见国家卫生健康委员会下发的《流脑诊疗要点》。

2. 应急接种：流脑流行时，应紧急进行疫苗的接种。

预防服药：发生流脑流行时，可对密切接触者采取的应急预防性服药。各地可以根据当地往年流脑细菌耐药性的相关情况选择当地预防服药的种类，也可以参考国家卫生健康委员会网站上公布推荐使用的预防药物目录。

各级医疗机构和疾病预防控制机构发现在同一学校、幼儿园、自然村寨、社区、建筑工地等集体单位 3 天内发生 3 例及 3 例以上流脑病例，或者有 2 例及 2 例以上死亡时，按突发公共卫生事件相关信息报告管理工作规范的要求报告。

第五章 肺结核

【概述】

肺结核是结核分枝杆菌引起肺部感染的慢性传染性疾病，临床上主要表现为咳嗽、咯血等肺系症状和低热、盗汗、消瘦等全身症状。肺部结核是常见的结核病，也是当今最重要的慢性传染病之一。肺结核属于中医“肺痨”范畴，结核性胸膜炎属于“悬饮”范畴。

【病原学】

结核菌属放线菌目分枝杆菌科的分枝杆菌属，其中引起人类结核病的主要为人型结核菌。结核菌为需氧菌，不易染色，经品红加热染色后，即使用酸性酒精冲洗亦不能脱色，故称为抗酸杆菌。

【传播途径】

1. 呼吸道感染是肺结核的主要感染途径，飞沫感染为常见的方式。传染源主要是排菌的肺结核患者（尤其是痰涂片阳性、未经治疗者）的痰液。健康人吸入患者咳嗽、打喷嚏时喷出的带菌飞沫而受感染。

2. 感染的次要途径是经消化道进入体内。

3. 其他感染途径，如经皮肤、泌尿生殖系统等，均很少见。

【流行过程】

本病可累及所有年龄人，以青壮年居多，老年人发病有增加趋势。男多于女（4 ∶ 1），青年妇女及老年人死亡率高。流行于全世界，发展中国家疫情尤为严重。入侵结核菌的数量、毒力及人体免疫力、变态反应的高低，决定感染后结核病的发生、发展与转归。人体抵抗力处于劣势时，结核病常易于发展；反之，感染后不易发病，即使发病亦比较轻，且易治愈。

【临床特征】

1. 临床范围

肺实质感染的结核病、粟粒性肺结核，既出现肺结核又出现肺外结核的患者应被划为肺结核病例。结核性胸腔淋巴结肿大（纵隔和 / 或肺门）或结核性胸腔积液（没有出现肺部 X 线异常）属于肺外结核病例。

2. 症状

（1）全身症状

发热为其主要也是常见的全身中毒性症状，多表现为长期低热，午后或傍晚开始，清晨恢复正常；或仅表现为体温不稳定，运动或月经后体温不能恢复正常，当病情急剧恶化进展时亦可出现高热，呈稽留或弛张热型。同时还可伴有倦怠、乏力、盗汗、食欲减退、体重减轻、心悸、烦躁、妇女月经不调等轻度中毒性和自主神经功能紊乱症状。

（2）呼吸系统症状

咳嗽、咳痰、咯血、胸痛，严重者可出现气急。早期咳嗽轻微，干咳或咳少量黏液痰，慢性患者或有空洞形成时痰量增加。1/3 ～ 1/2 患者有咯血，表现为痰血，侵及血管则为大咯血。部位不定的隐痛多为肺组织结核，部位固定的刺痛多为病变累及胸膜。当肺组织受广泛破坏，或伴肺气肿或肺心病时有气急。

3. 体征

（1）肺部体征取决于病变性质和病情轻重。中、重度肺结核无空洞形成者多为肺实变的表现：触诊语颤增强，叩诊呈浊音，可闻及支气管呼吸音和细湿啰音。有空洞形成且引流通畅，位置浅表时叩诊呈过清音。慢性纤维空洞者可有胸部塌陷，气管、纵隔移位等。

（2）严重者尚有全身消瘦，肺气肿。

（3）结核性变态反应表现：如结核性风湿症，多见于青年女性，侵入关节引起关节痛或关节炎，损及皮肤表现为结节性红斑及环形红斑。眼部损害有疱疹性角膜结膜炎、虹膜睫状体炎、视网膜静脉周围炎、巩膜炎、虹膜炎等。

4. 常见并发症

肺结核常见并发症主要有肺气肿、支气管扩张和肺心病。

【诊断】

1. 疑似肺结核

凡符合下列情况之一，应考虑有肺结核病可能。

（1）胸部 X 线检查怀疑活动性肺结核病变者。

（2）胸部X线检查有异常阴影，患者有咳嗽、咳痰、低热、盗汗等肺结核症状，或按肺炎治疗观察2～4周未见吸收者。

（3）5岁以下儿童结核菌素试验（5个单位）强阳性反应者。

2. 肺结核

凡符合下列情况之一，可诊断为肺结核病。

（1）痰结核菌检查（涂片或培养）阳性者。

（2）胸部X线检查有活动性病变的特征表现，X线诊断为结核病变者。

（3）肺部病变标本（包括活检、手术切除及尸解）病理学诊断为结核者。

（4）疑似肺结核病经临床、X线观察，符合肺结核病特征者。

（5）临床上已排除其他原因引起之胸膜炎，可诊断为结核性胸膜炎。

【鉴别诊断】

1. 中央型肺癌

肿瘤本身或淋巴转移，X线表现肺门或纵隔呈现圆形或半圆形阴影，与支气管淋巴结结核容易混淆。但中央型肺癌多发生于中年以上，常有呼吸道症状如干咳、局限性哮鸣和血痰等。痰脱落细胞或经支气管肺活检的痰脱落细胞检查常阳性。

2. 细支气管肺泡癌

本型肺癌开始为单个病灶，其后经淋巴、血行广泛转移。X线有两肺弥漫性结节状浸润性大小不一的阴影。可误诊为粟粒型结核。本病无毒血症状，痰脱落细胞检查阳性。

3. 支气管扩张

患者有反复咳嗽、咳脓痰和咯血史。其病史长，可追溯到幼年患麻疹、百日咳或肺炎等感染史。咯血时一般不发热，未见播散病灶。胸片见卷发影或双轨征。

【治疗】

1. 西医治疗

由于强有力的化疗药物的发现，肺结核可以达到迅速控制和根治，但必须坚持早期、联合、适量、规律、全程的原则。治疗前或治疗开始时对所有既往治疗患者进行药敏试验。成人服用一线抗结核药物的推荐剂量见表3-5-1。

（1）推荐药物治疗方案：

①初治肺结核：2HRZE/4HR或$2H_3R_3Z_3E_3/4H_3R_3$。

②复治肺结核：2HRZES/6HRE或$2H_3R_3Z_3E_3S_3/6H_3R_3E_3$或3HRZE/6HRE。强化期使用SHRZE方案治疗2个月，继续期使用HRE方案治疗6个月；或强化期使用HRZE方案治疗3个月，继续期使用HRE方案治疗6个月。有药敏试验结果后，

患者可根据药敏试验结果以及既往用药史制订治疗方案。如果患者为多次治疗或治疗失败病例，可根据患者既往治疗史制订经验性治疗方案，获得药敏试验结果后及时调整治疗方案。

表 3-5-1 成人服用一线抗结核药物的推荐剂量

药物（缩写）	推荐剂量			
	每日一次		每周三次	
	剂量和范围（mg/kg，体重）	最大量（mg）	剂量和范围（mg/kg，体重）	每日最大量（mg）
异烟肼（H）	5（4～6）	300	10（8～12）	900
利福平（R）	10（8～12）	600	10（8～12）	600
吡嗪酰胺（Z）	25（20～30）	–	35（30～40）	–
乙胺丁醇（E）	15（15～20）	–	30（25～35）	–
链霉素 a	15（12～18）		15（12～18）	1000

③耐多药肺结核：6ZAm（Km,Cm）Lfx（Mfx）PAS（Cs,E）Pto/18ZLfx（Mfx）PAS（Cs，E）Pto（括号内为替代药物）。

H：异烟肼，R：利福平，Z：吡嗪酰胺，E：乙胺丁醇，Lfx：左氧氟沙星，Mfx：莫西沙星，Am：阿米卡星，Km：卡那霉素，Pto：丙硫异烟胺，PAS：对氨基水杨酸，Cm：卷曲霉素，Cs：环丝氨酸。

④对于病情严重或存在影响预后的合并症的患者，可适当延长疗程。

⑤特殊患者（如儿童、老年人、孕妇、使用免疫抑制以及发生药物不良反应等患者）可以在上述方案基础上调整药物剂量或药物。

（2）肺外结核的治疗：虽然结核病主要累及肺脏，但它也可以累及任何其他器官或组织，占全部报告病例的 20%～25%。在肺外结核病例中，最常见的病例主要包括淋巴结核、胸膜结核以及骨或关节结核，而心包结核、脑膜结核和播散型结核（粟粒结核）更易致死。肺外结核与肺结核的治疗采用相同的方案。有专家推荐结核性脑膜炎的疗程为 9～12 个月，因为它有严重的致残和死亡风险；对骨结核与关节结核的推荐疗程为 9 个月，因为评估治疗反应比较困难。除非疑似耐药，可推荐使用辅助性的皮质激素来治疗结核性脑膜炎和心包炎。治疗结核性脑膜炎时，应将乙胺丁醇换为链霉素。

（3）HIV 感染者的结核病治疗：结核病往往是 HIV 感染者最初的临床迹象，HIV 感染者更容易出现肺外结核或痰涂阴结核病，尤其是出现免疫抑制反应时，这样可能会出现误诊或诊断延误。对所有结核病患者或疑似患者 HIV 检测和咨询尤为重要。

HIV 阳性结核病患者的当务之急是启动结核病治疗，继而是复方新诺明预防性治疗和抗病毒治疗。对于 HIV 阳性的新结核病患者，治疗方案同肺结核。但是，每周三剂的强化期不再作为考虑。

（4）在进行化疗的同时，可针对患者的并发症或合并症进行治疗。

2. 中医治疗

（1）辨证论治

“杀虫、补虚”是中医治疗肺结核的两大原则。

①肺阴亏损证

证候：起病缓慢，午后潮热，手足心热，盗汗，消瘦，皮肤干灼，颧赤唇红，鼻咽干燥，干咳无痰或少痰，胸部隐痛或痰中带血丝。舌边尖红，苔薄，脉细数。

治法：滋阴杀虫，润肺清热。

主方：月华丸加减。

②肺肾阴虚证

证候：骨蒸潮热，盗汗更甚，腰膝酸软，头晕耳鸣，虚烦失眠，两颧潮红，五心烦热，男子遗精，女子经闭，呛咳气急，痰中带血，血色鲜红，胸胁掣痛。舌质红，苔薄黄少津，或无苔，脉细数无力。

治法：补益肺肾，滋阴降火。

主方：百合固金汤加减。

③气阴两伤证

证候：午后潮热，伴有恶风，畏冷，自汗与盗汗并见，腹胀便溏，神疲气短，咳嗽无力，咳痰清稀带血。舌淡，边有齿痕，脉细弱。

治法：益气养阴，补肺健脾。

主方：保真汤加减。

④阴阳两虚证

证候：形寒肢冷，自汗盗汗，潮热不止，面浮肢肿，喘息少气，痰中带血，心慌气怯，口唇紫暗，男子滑精阳痿，女子经闭。舌淡或紫暗，无苔少津，脉微细数或虚大。

治法：温养精气，培补阴阳。

主方：补天大造丸加减。

（2）外治法

回生膏贴敷在与病灶相应的体表或与病相关的穴位上。另在大椎、肺俞穴贴敷。每次 3 ～ 10 贴，3～ 5 天更换一次。

【转诊原则】

1. 国家卫生健康委员会要求各级医疗卫生机构要将有肺结核症状的可疑患者和肺结核患者转到结核病防治机构进行统一的检查、治疗和管理。

2. 如出现肺结核的严重并发症如大咯血、气胸等，原则上就地抢救，若无条件救治者，转上级医院或专门机构。

【预防原则】

1. 加强卫生教育，了解结核病的危害和传染方式。养成不随地吐痰的良好卫生习惯。

2. 按时给婴幼儿接种卡介苗。

3. 中医强调预防本病除避其邪气之外，增强正气是防止患病的关键。

【消毒隔离】

1. 隔离：当发现结核患者后，立即进行隔离治疗，单独一室或同病同室。

2. 消毒：对结核菌阳性患者的痰、日用品，以及周围的物品做一下处理，餐具、衣服等煮沸消毒 30 分钟；不耐热的毛衣和书报、纸张等，可采取过氧乙酸熏蒸消毒，还可阳光曝晒 2 小时；对痰及口鼻分泌物，用纸盒、纸袋盛装后焚烧，或加入等量 1%过氧乙酸作用 30～ 60 分钟。诊室或病房进行紫外线消毒。

3. 医务人员及其他工作人员在工作中要注意个人防护，必须穿隔离衣，戴口罩，严格遵守操作规程和消毒制度，以防受到感染。

【健康教育】

1. 积极预防结核病，包括适当休息、锻炼，增强体质，养成不随地吐痰等良好习惯。

2. 咳嗽 3 周以上，痰中血丝，低热等症状，应及时就诊，排除肺结核。

3. 国家免费为传染性肺结核患者提供抗结核病药品和主要的检查。

4. 保证肺结核患者在治疗过程中坚持规律用药、完成规定疗程是肺结核治疗能否成功的关键。

【传染病报告】

按我国法规要求，各级医疗卫生单位发现肺结核患者或疑似肺结核患者时，应及时向当地卫生保健机构报告，并将患者转至结核病防治机构进行统一检查、督导化疗与管理。

【计划免疫程序】

卡介苗，接种1剂次，儿童出生时接种。

【突发事件应急处理原则】

1. 发现肺结核患者，立即予以传染病报告及转至专门结核病防治机构。

2. 对肺结核并发危重病应及时抢救，如大咯血者应令患者保持镇静，防窒息，并对已窒息的患者要尽量将其取头低脚高体位，予以拍背、吸痰甚至气管插管等抢救；自发性气胸者予以通畅呼吸道、吸氧、胸腔闭式引流等处理。

第六章　流行性出血热

【概述】

流行性出血热是由病毒引起的、经鼠传播的自然疫源性疾病。临床上以发热、低血压、出血、肾脏损害等为特征，主要病理变化是全身小血管和毛细血管广泛性损害。本病发病急，临床过程凶险，发病率和病死率较高，对群众健康危害很大。1982年世界卫生组织（WHO）将具有发热、出血和肾脏损害为特征的病毒性疾病统称为肾综合征出血热。

【病原学】

出血热的病原是汉坦病毒，该病毒属布尼亚病毒科汉坦病毒属（Hantavirus）中的一个血清型（或基因型）病毒，我国也称Ⅰ型，如A9、Chen、84Fli和Z10株等。黑线姬鼠是汉坦病毒的主要宿主动物和传染源。人类主要通过与宿主动物或其排泄物（尿、粪）/分泌物（唾液）接触（即气溶胶进呼吸道、消化道，破损皮肤黏膜及螨媒叮咬）而受感染。

【传播途径】

1. 呼吸道传播

人类如果呼吸了携带出血热病毒老鼠排泄物污染物形成的气溶胶颗粒，可发生感染。

2. 消化道传播

携带流行性出血热病毒老鼠，其排泄物污染的水或者食物，一旦人类使用，就会引起感染，并发生流行性出血热疾病。

3. 直接接触传播

如果被老鼠直接咬伤，或者是患者本身存在皮肤、皮肤黏膜的破损，破损位置接触携带流行性出血热病毒老鼠的排泄物或者分泌物，可造成感染。

4. 母婴传播

如果孕妇患有流行性出血热，在治疗无效的情况下，病毒会通过胎盘造成胎儿的感染。

5. 虫媒传播

存在于老鼠体表的各类寄生螨虫，在叮咬人体后可引起感染。

【流行过程】

流行有一定的地区性，并可扩展而产生新疫区，多呈散发性。在人口密集，带毒鼠数量多，人鼠接触机会较大的时候，会出现流行性出血热的暴发流行。在洪涝灾害时，人群集居堤坝、高地，可能引起流行性出血热的暴发。人群普遍易感，但以青壮年、农民多见，儿童发病极少见。

【临床特征】

潜伏期 8 ～ 39 日，一般为 2 周。临床上可分为发热期、低血压休克期、少尿期、多尿期、恢复期 5 期，但也有交叉重叠。

1. 发热期

起病急骤，有畏寒、发热，体温一般在 39 ～ 40℃之间，热型以弛张型为多。头痛、腰痛、眼眶痛（“三痛”），颜面及眼眶区有明显充血、上胸部潮红（“三红”），似醉酒貌，同时伴有恶心、呕吐、腹痛、腹泻等消化道症状。软腭、腋下可见散在针尖大小的出血点，尿中含大量蛋白质，镜下可见红细胞、白细胞及管型。本期一般持续 3 ～ 7 日。

2. 低血压休克期

一般于病程第 4 ～ 6 日出现，也可出现于发热期。休克早期患者的皮肤一般潮红、温暖、出汗多，以后出现脸色苍白、发绀、四肢厥冷、口渴、呕吐加重、尿量减少、脉搏细速，可出现奔马律或心力衰竭。同时有烦躁不安、谵语等精神症状，重者有狂躁、精神错乱等。若休克长时间不能纠正，可向 DIC、脑水肿、ARDS 和急性肾衰竭等方向发展。本期一般持续 1 ～ 3 日。

3. 少尿期

多出现于病程第 5 ～ 7 日。尿量明显减少（24 小时内少于 400mL），甚至尿闭（24 小时尿量少于 50mL）。此期胃肠道症状、神经精神症状和出血症状最为显著。血压大多升高，脉压增大。病情严重者可出现尿毒症、酸中毒、高钾血症等，还可引起心力衰竭、肺水肿等。本期一般持续 1 ～ 4 日。

4. 多尿期

多始于病程第 10 ～ 12 日。出现多尿和夜尿症。尿液的大量排出可导致失水和电解质紊乱，特别是低钾血症，同时易继发细菌感染。本期一般持续数日至数周。

5. 恢复期

一般在病程的第 4 周开始恢复，尿量逐渐恢复正常，夜尿症消失，尿浓缩功能恢复。整个病程 1 ～ 2 个月。

【诊断】

1. 流行病学

包括流行地区、流行季节，与鼠类直接和间接接触史，进入疫区或两个月以内有疫区居住史。

2. 临床表现

包括早期典型的临床表现和病程的 5 期经过。

3. 实验室检查

（1）血、尿常规：早期白细胞数低或正常，3 ～ 4 日后明显增多，杆状核细胞增多，出现较多的异型淋巴细胞；血小板明显减少。尿蛋白阳性，并迅速加重，伴显微血尿、管型尿。

（2）血液生化：多数患者在低血压休克期，少数患者在发热后期开始出现血肌酐、尿素氮增高，移行期末达高峰，多尿后期开始下降。部分患者血 ALT、AST 也有轻度升高。

（3）凝血因子：凝血酶时间、凝血酶原时间、纤维蛋白原、D- 二聚体等。

（4）血清学检测：血清特异性 IgM 抗体阳性，或恢复期血清特异性 IgG 抗体比急性期有 4 倍以上增高。

（5）从患者血清中分离到汉坦病毒和 / 或检出汉坦病毒 RNA。

【鉴别诊断】

1. 本病早期应与上呼吸道感染、流行性感冒、败血症、伤寒、钩端螺旋体病相区别。

2. 有皮肤出血斑者应与血小板减少性紫癜区别。

3. 蛋白尿应与急性肾盂肾炎、急性肾小球肾炎相区别。

4. 腹痛应与急性阑尾炎、急性胆囊炎相区别。

5. 消化道出血应与溃疡病出血相区别，咯血应与支气管扩张、肺结核咯血相区别。

【治疗】

1. 西医治疗

早诊断、早休息、早治疗、就地或就近治疗是本病治疗的关键。

（1）发热期的治疗

1）一般治疗

患者应卧床休息，给予高热量、高维生素半流质饮食。应补充足够的液体，输液应以盐液为主，宜用平衡盐液、葡萄糖盐水等，早期输液可使病情减轻。

2）抗病毒治疗

①利巴韦林；②干扰素。

3）预防 DIC

①丹参注射液溶于葡萄糖液中静脉滴注，每日 1 ～ 2 次，疗程 3 ～ 4 日。② 10%右旋糖苷 40，500mL/d，静脉滴注。出现高凝状态，可用小剂量肝素。

4）肾上腺皮质激素

对高热、中毒症状重者，可选用氢化可的松。

（2）低血压休克期的治疗

1）补充血容量

常用溶液为 10%右旋糖苷 40，首次可用 200 ～ 300mL 快速滴注，维持收缩压在 100mmHg 左右。一般以每日输注 500 ～ 1000mL 为宜。可配用平衡盐液或 5%葡萄糖盐水、葡萄糖液等，每日补液总量一般不超过 2500mL。

2）调整血浆胶体渗透压

输 25%白蛋白 10 ～ 20g，血浆 300 ～ 400mL，不宜输全血。

3）纠正酸中毒

休克时常伴有代谢性酸中毒。一般首选 5%碳酸氢钠，用量不宜过大（24 小时内用量不超过 800mL）。

4）血管活性药物的应用

如休克得不到纠正，应及时加用血管活性药物，如去甲肾上腺素、间羟胺（阿拉明）、酚妥拉明、多巴胺等药物。

5）强心药物的应用

适用于心功能不全而休克持续者。常用者为毛花苷 C 0.2 ～ 0.4mg 加于葡萄糖液 40mL 稀释后静脉缓慢推注。

（3）少尿期的治疗

患者出现少尿现象时，必须严格区别是肾前性还是肾性少尿，确定肾性少尿后，可按急性肾衰竭处理。

1）一般治疗

高热量、高维生素半流质饮食，限制入液量。当发生少尿或无尿时，液体要严格控制，24 小时进液量不宜超过 1000mL，并以口服为主。

2）功能性肾损害阶段的治疗

呋塞米临床应用较多，用法为每次 20 ～ 200mg 静脉推注。

3）肾脏器质性损害阶段的治疗

①导泻疗法：无消化道出血者可用 20% 甘露醇 250 ～ 350mL 一次口服，效果不显时，可加用 50% 硫酸镁 40mL 同服。

②透析疗法：腹膜透析或血液透析，目前大多采用血液透析。

4）出血的治疗

出血明显者需输给新鲜血或血小板；血小板明显低下者，应输大量正常新鲜血小板；消化道出血者的治疗同溃疡病出血，如反复大量出血内科疗法无效时，可考虑手术治疗。

5）抽搐的治疗

可用地西泮、苯妥英钠，抽搐持续发作者可用异戊巴比妥稀释后缓慢静脉推注。抽搐反复发作者可加用盐酸氯丙嗪、异丙嗪、盐酸哌替啶。

6）继发感染的治疗

多见者为呼吸道和泌尿道感染，可根据病情和致病菌种类及其药敏试验而选用抗生素。有急性肾衰竭者应选用对肾脏无毒性或低毒的抗生素，剂量应予适当调整。

（4）多尿期的治疗

多尿主要引起失水和电解质紊乱，如低钾血症等。应补充足量的液体和钾盐。

2. 中医治疗

（1）辨证论治

①热燔阳明证

证候：壮热多汗，心烦恶热，头痛，酒醉面容，口渴引饮，或见便秘。舌红，苔黄，脉洪大而虚。

治法：清气泄热，益气生津。

主方：白虎加人参汤加减。

②热入营血证

证候：灼热烦躁，夜寐不安，间有谵语，脉虚数。舌绛，热邪入血，灼热神昏，谵妄乱语，斑疹紫黑，吐血衄血，舌绛苔焦。

治法：清心涤暑，凉营息风；凉血解毒，开窍镇痉。

主方：清营汤加减。

③暑湿厥逆证

证候：神昏惊悸，身热气粗，汗出如油，手足厥冷，脉洪大而数或脉伏，是为热厥；或大汗淋漓，畏寒厥冷，气微神昧，面白唇青，脉散大无伦，或沉细欲绝，是为寒厥。

治法：清心开窍，清气凉营，大补元气，回阳救逆。

主方：热厥用安宫牛黄丸或紫雪丹；寒厥用参附汤或参附龙牡汤等。

④肾阴亏损，虚火内生证

证候：极度衰竭，精神萎靡，嗜睡腰酸，小便涩少，口干咽燥，心烦失眠。舌红苔干，脉细数。

治法：滋肾生津，滋阴降火。

主方：知柏地黄汤加减。

⑤邪陷心包，肝风内动证

证候：尿少尿闭，头痛呕吐，神昏谵语，痉厥抽搐。舌绛苔干，脉弦细数无力。

治法：清心开窍，息风镇痉。

主方：清营汤合羚角钩藤汤加减。

⑥肾气不固证

证候：疲倦懒言，口渴多饮，日夜多尿，腰膝酸软。舌淡红，苔少而干，脉虚大。

治法：补肾固摄，益气生津。

主方：八仙长寿丸加减。

（2）其他治法

少尿期患者可应用灌肠方：生大黄 30g，芒硝 10g，生地黄 30g，玄参 30g，槐花 15g，浓煎 100mL，保留灌肠，1 日 1 ～ 2 次。

【转诊原则】

发现流行性出血热患者，应及时转至有治疗条件的上级医院治疗。

【预防原则】

1. 灭鼠和防鼠

流行地区要在规定的时间内同时进行灭鼠。

2. 灭螨、防螨

要保持屋内清洁、通风和干燥，有机磷杀虫剂喷洒灭螨。

3. 加强食品卫生

防止鼠类排泄物污染食品和餐具，剩饭菜必须加热或蒸煮后方可食用。

4. 做好消毒工作

对发热患者的血、尿和宿主动物尸体及其排泄物等，均应进行消毒处理。

5. 注意个人防护

在疫区不直接用手接触鼠类及其排泄物，不坐卧草堆，皮肤破伤后要消毒包扎。野外工作时，要穿袜子，扎紧裤腿、袖口，以防螨类叮咬。

【消毒隔离】

1. 隔离

流行性出血热急性期患者应隔离至急性症状消失为止。

2. 消毒

如皮肤、黏膜被患者的血、尿或口腔分泌物污染，应立刻用消毒酒精擦拭消毒。被患者血、排泄物污染的环境和物品也应及时消毒。

【健康教育】

1. 不直接用手接触鼠类，对捕打或毒死的鼠应深埋或烧掉。

2. 在疫区野外作业时，注意个人保护，防螨叮咬。

3. 注意饮食卫生，鼠类污染过的食物或餐具，要经过彻底消毒后，方可食用。

4. 在劳动或实验操作时，要防止皮肤破损，如有破伤，应即刻进行处理。

【传染病报告】

当发现有可能出现流行性出血热暴发流行或重大疫情时，执行职务的医疗保健人员、疾病预防控制人员、卫生监督人员（包括城乡基层防保人员）和个体开业医生等责任疫情报告人员，应以最快的通讯方式向市疾病预防控制中心报告。接到疫情报告的市疾病预防控制中心经过调查核实后，以最快的通讯方式向上级疾病预防控制中心报告。

【计划免疫程序】

疫苗接种可有效预防流行性出血热，是个人预防病毒性出血热的有效办法。从2008年开始，我国针对流行性出血热实行扩大免疫接种规划措施，流行区人群应接种疫苗。

【突发事件应急处理原则】

1. 在发生流行性出血热暴发流行时，成立疫情应急处理工作领导小组，及时安排落实疫情处理所必需的人员、防治经费和各种预防、治疗及消杀灭药物，开展突发疫情的应急处理工作。

2. 在接到暴发疫情报告后，尽早开展暴发疫情流行病学调查。同时，开展疫情监测和鼠间感染情况监测。

第七章　细菌性痢疾

【概述】

细菌性痢疾简称菌痢，是志贺菌属引起的肠道传染病。结肠黏膜化脓性溃疡性炎症为其基本病理变化。主要临床表现为发热、腹泻、腹痛、里急后重和黏液脓血便。同时伴有全身毒血症症状，严重者可引发感染性休克和（或）中毒性脑病。病情轻重悬殊，分为急性细菌性痢疾、慢性细菌性痢疾、中毒性细菌性痢疾。

细菌性痢疾属中医“痢疾”范畴。

【病原学】

痢疾杆菌属志贺菌族杆菌科志贺菌属，为兼性厌氧的革兰阴性杆菌，有菌毛，无鞭毛、荚膜及芽孢，不具动力，在普通培养基中生长良好，最适宜温度为 37℃，在水果、蔬菜及腌菜中能生存 10 日左右；在牛奶中可生存 24 日；在阴暗潮湿及冰冻条件下生存数周。

【传播途径】

痢疾杆菌随患者或带菌者的粪便排出，通过污染手、食品、水源或生活接触，或苍蝇、蟑螂等间接方式传播，最终均经口入消化道使易感者受感染。

【流行过程】

本病在我国全年均可发生，但有明显的季节高峰，以夏秋季最为常见。集中在温带或亚热带。与生活条件和卫生设施水平以及文化卫生知识程度等有关。本病易感人群一为学龄前儿童，卫生习惯差，发病较多；二为 20 ～ 50 岁的青壮年，与活动量大感染机会多有关。

【临床特征】

潜伏期一般为 1 ～ 3 天（数小时至 7 天），流行期为 6 ～ 11 月，发病高峰期在 8 月。分为急性菌痢、慢性菌痢。

1. 急性菌痢

主要有全身中毒症状与消化道症状，可分成四型。

（1）普通型（典型）

起病急，有中度毒血症表现，畏寒、发热达 39℃、乏力、食欲减退、恶心、呕吐、腹痛、腹泻、里急后重。先为稀水样便，1 ～ 2 天后稀便转成脓血便，每日排便数十次，量少，失水不显著。常伴肠鸣音亢进和左下腹压痛。一般病程 10 ～ 14 天。

（2）轻型（非典型）

全身中毒症状、腹痛、里急后重、左下腹压痛均不明显，可有低热、糊状或水样便，混有少量黏液，无脓血，一般腹泻次数每日 10 次以下。粪便镜检有红、白细胞，培养有痢疾杆菌生长，可以此与急性肠炎相鉴别。一般病程 3 ～ 6 天。

（3）重型

多见于年老体弱或营养不良的患者。有严重全身中毒症状及肠道症状。起病急、高热、恶心、呕吐，剧烈腹痛及腹部（尤为左下腹）压痛，里急后重明显，脓血便，便次频繁，甚至失禁。病情进展快，明显失水，四肢发冷，极度衰竭，易发生休克。

（4）中毒型

此型多见于 2 ～ 7 岁体质好的儿童。起病急骤，全身中毒症状明显，高热达 40℃以上，患者精神萎靡、面色青灰、四肢厥冷、呼吸微弱、皮肤花纹、反复惊厥、嗜睡，甚至昏迷，而肠道炎症反应极轻。按临床表现可分为休克型（以感染性休克为主要表现）、脑型（以中枢神经系统症状为主要表现）和混合型（兼具以上两型的表现，最为凶险）。这是由于痢疾杆菌内毒素的作用，并且可能与某些儿童的特异性体质有关。

2. 慢性菌痢

菌痢可反复发作或迁延不愈达 2 个月以上，可能与急性期治疗不当或致病菌种类（福氏菌感染易转为慢性）有关，也可能与全身情况差或胃肠道局部有慢性疾患有关。主要病理变化为结肠溃疡性病变，溃疡边缘可有息肉形成，溃疡愈合后留有瘢痕，导致肠道狭窄。分型如下。

（1）慢性隐匿型

患者有菌痢史，但无临床症状，大便病原菌培养阳性，做乙状结肠镜检查可见黏膜炎症或溃疡等菌痢的表现。

（2）慢性迁延型

患者有急性菌痢史，长期迁延不愈，腹胀或长期腹泻，黏液脓血便，长期间歇排菌，为重要的传染源。

（3）慢性型急性发作

患者有急性菌痢史，急性期后症状已不明显，受凉、饮食不当等诱因致使症状再现，但较急性期轻。

【诊断】

需依据流行病学史、症状体征及实验室检查进行综合诊断，确诊需依赖于病原学的检查。

1. 流行病学史

患者有不洁饮食或与菌痢患者接触史。

2. 症状体征

详见“临床特征”。

3. 实验室检查

①血常规：急性菌痢患者白细胞总数和中性粒细胞比例呈轻至中度升高。慢性菌痢患者可有血红蛋白低等贫血的表现。

②大便常规：典型者外观为鲜红黏冻状的稀便。镜检可见大量脓细胞（每高倍镜视野白细胞或脓细胞≥ 15 个）和红细胞，并有巨噬细胞。

③细菌培养：粪便培养志贺菌阳性可确诊。

④特异性核酸检测：应用聚合酶链反应（PCR）和 DNA 探针杂交法可直接检查病原菌的特异性基因片段，灵敏度高，特异性强，有助于早期诊断。

⑤免疫学检查：用免疫学方法检测细菌或抗原有助于菌痢的早期诊断，但易出现假阳性。

⑥肠镜检查：急性菌痢患者肠镜检查可见肠黏膜弥漫性充血、水肿、大量渗出液，有浅表溃疡。慢性患者肠黏膜呈颗粒状，可见溃疡或息肉，并可取病变部位分泌物做细菌培养。

⑦ X 线钡餐检查：适用于慢性菌痢患者，可见肠道痉挛、动力改变、袋形消失、肠道狭窄、黏膜增厚或呈阶段状。

【鉴别诊断】

1. 阿米巴痢疾

起病一般缓慢，少有毒血症症状，里急后重感较轻，大便次数亦较少，腹痛多在右侧，典型者粪便呈果酱样，有腐臭。镜检仅见少许白细胞、红细胞凝集成团，常有夏科 – 雷登结晶体，可找到阿米巴滋养体。乙状结肠镜检查，黏膜大多正常，有散在溃疡。本病易并发肝脓肿。

2. 细菌性胃肠型食物中毒

它是进食细菌及毒素污染的食物引起，常见病原菌有沙门菌、变形杆菌、产毒素性大肠杆菌及金黄色葡萄球菌等。有集体进食同一食物及在同一潜伏期内集体发病的病史，有恶心、呕吐、腹痛、腹泻等急性胃肠炎表现，大便多为稀水便、脓血便，里急后重少见。

3. 病毒性腹泻

如轮状病毒、腺病毒和星状病毒。好发于秋冬季，婴幼儿多见，先有呼吸道症状，水样便，或有少量黏液，大便镜检无红、白细胞。

4. 急性出血坏死性肠炎

多见于儿童和青少年，起病急、发热、腹痛剧烈，持续疼痛，阵发加剧。

【治疗】

1. 西医治疗

（1）急性菌痢的治疗

①一般治疗：卧床休息、消化道隔离。流质或半流质饮食，忌食生冷、油腻和刺激性食物。

②抗菌治疗：根据当地流行菌株的药敏试验或患者大便培养的药敏结果选择敏感抗生素。常用喹诺酮类（如诺氟沙星、培氟沙星、氧氟沙星、环丙沙星），复方磺胺甲噁唑，阿莫西林、头孢曲松、中药小檗碱，但需要注意喹诺酮类和复方磺胺甲噁唑耐药性增加。儿童尽量不采用喹诺酮类药物；有肝病、肾病、磺胺过敏及白细胞减少症者忌用复方磺胺甲噁唑。

③对症治疗：保持水、电解质和酸碱平衡，有失水者，无论有无脱水表现，均应口服补液，严重脱水或有呕吐不能由口摄入时，采取静脉补液。痉挛性腹痛时给予阿托品或进行腹部热敷。发热者以物理降温为主，高热时可给予退热药。

（2）中毒性菌痢的治疗

本型来势迅猛，应及时针对病情采取综合性措施抢救。

1）抗感染

选择敏感抗生素，静脉给药，待病情好转后改口服。

2）控制高热与惊厥

高热者给予物理降温和退热药。伴惊厥者可采用亚冬眠疗法。

3）循环衰竭的治疗

基本同感染性休克的治疗。主要有①扩充有效血容量；②纠正酸中毒；③强心治疗；④解除血管痉挛；⑤维持酸碱平衡；⑥应用糖皮质激素。

4）防治脑水肿与呼吸衰竭

保持呼吸道通畅，吸氧，严格控制入液量，应用甘露醇或山梨醇进行脱水，减轻脑水肿。

（3）慢性菌痢的治疗

①寻找诱因，对症处置，有肠道功能紊乱者可酌情给予镇静、解痉药物。当出现肠道菌群失衡时，切忌滥用抗生素，立即停止耐药抗生素使用。改用乳酸杆菌等益生菌，以利肠道正常菌群恢复。

②病原治疗：通常需联用两种不同类型的抗生素，足剂量、长疗程。对于肠道黏膜病变经久不愈者，可采用保留灌肠疗法。

2. 中医治疗

（1）湿热痢

证候：腹痛，里急后重，下痢赤白，肛门灼热，尿赤。苔黄腻，脉滑数。

治法：清热化湿解毒，调气行血导滞。

主方：芍药汤加减。

（2）寒湿痢

证候：痢下赤白黏冻，白多赤少，伴有腹痛，里急后重，头身困重。舌淡，苔白腻，脉濡滑。

治法：温中化湿散寒，行气活血导滞。

主方：胃苓汤加减。

（3）疫毒痢

证候：发病急，痢下脓血，腹痛剧烈，里急后重较剧，或壮热口渴，头痛烦躁，甚则神昏痉厥。舌质红绛，苔黄燥，脉滑数。

治法：清热凉血解毒，化湿开窍导滞。

主方：白头翁汤合紫雪丹加减。

（4）虚寒痢

证候：下痢稀薄，白冻，甚则滑脱不禁，或腹隐痛，食少神疲，四肢温，腰酸怕冷。舌淡苔白，脉沉细弱。

治法：温中健脾补肾，散寒涩肠止痢。

主方：附子理中汤合四神丸加减。

（5）虚热痢

证候：痢下赤白脓血，腹痛，虚坐努责，食少，心烦口干。舌质红绛，或舌红无苔，脉细数。

治法：滋阴养血扶正，清热化湿止痢。

主方：黄连阿胶汤合驻车丸加减。

（6）噤口痢（实证）

证候：下痢，不能进食，胸闷，呕逆，口臭。舌质红，苔黄腻，脉滑数。

治法：苦辛通降，和胃泄热。

主方：开噤散加减。

（7）噤口痢（虚证）

证候：呕恶不能进食，食入即吐，口淡不渴。舌淡，脉弱。

治法：健脾和胃，降逆止呕。

主方：六君子汤加减。

【转诊原则】

1. 可疑菌痢患者，在基层医院无条件粪培养或治疗者，应转至上级医院。

2. 中毒性菌痢患者应转至上级医院抢救治疗。

【预防原则】

1. 传染源管理

急性患者应隔离治疗。对暴发疫情中的密切接触者应进行观察，在小范围内可投服抗生素进行预防。对慢性菌痢患者和带菌者应定期进行访视管理，直至粪便培养连续 3 次（隔周 1 次）为阴性。

2. 切断传播途径

对污染的水源和食品要及时消毒。患者用厕所、粪便和被污染的物品应做到随时消毒，防止交叉感染。特别注意食品卫生的宣传教育工作。

【消毒隔离】

认真贯彻执行“三管一灭”（即管好水源、食物和粪便，消灭苍蝇），注意个人卫生，养成饭前便后洗手的良好卫生习惯。严格贯彻执行各种卫生制度。

【健康教育】

1. 采取多种形式健康教育，培养洗手的卫生习惯，提高群众的自我保护意识。

2. 做好“三管一灭”（管水、管粪、管饮食、消灭苍蝇），把好病从口入关。

3. 对饮食制售人员、炊管人员、水源管理人员、托幼机构保教人员等重点行业应定期（至少一年一次）进行健康体检及粪便培养，以便尽早发现病例。

4. 早诊断，早报告。对患者做好隔离、消毒知识的宣传，落实各项消毒措施。

【传染病报告】

按照《中华人民共和国传染病防治法》规定，细菌性痢疾是乙类法定传染病，若发现患者、疑似患者，在诊断后实行网络直报的责任报告单位应于24小时内进行网络报告，未实行网络直报的责任报告单位应于24小时内寄送出传染病报告卡。

【计划免疫程序】

痢疾菌苗疗效一般不够肯定。近年来主要采用口服活菌苗，用于主动免疫，已获初步效果。

【突发事件应急处理原则】

1. 暴发疫情中的密切接触者应进行医学观察，在小范围内可投服抗生素进行预防，如诺氟沙星或复方磺胺甲噁唑等药物。

2. 各级医务人员发现细菌性痢疾暴发、流行疫情时，按照《国家突发公共卫生事件应急预案》规定级别的要求进行报告。

第八章　艾滋病

【概述】

艾滋病是由艾滋病病毒（HIV）感染引起的一种传染病，称获得性免疫缺陷综合征（AIDS）。临床上以淋巴结肿大、厌食、慢性腹泻、体重减轻、发热、乏力等全身症状起病，逐渐发展至各种机会性感染、继发肿瘤等而死亡。艾滋病的传播速度快、病死率高，目前尚无有效的治愈方法。

【病原学】

HIV 属于病毒科慢病毒属中的人类慢病毒组，根据血清学分型，HIV 可分为 Ⅰ 型（HIV-1）和 Ⅱ 型（HIV-2）。其中 HIV-1 是艾滋病的主要流行型，HIV-2 主要在非洲的少数国家呈局限性流行。

【传播途径】

1. 与感染者发生性接触，比如在无保护性交时，口腔、阴道、阴茎或直肠的黏膜接触了含 HIV 的体液（如精液或阴道液体）。

2. 注射受污染的血液，如共享针头时或医疗工作者不小心被污染了 HIV 病毒的针头刺伤时。

3. 已感染 HIV 的母亲可在怀孕、分娩或产后哺乳过程中传染其婴儿。

4. 医疗操作，比如输注了含 HIV 的血液，使用了未充分灭菌的医疗器械，或植入了受感染的器官或组织时。

【流行过程】

潜伏期长短不一，短者几个月，长者数年，多数 3～5 年发病。自 1981 年美国首次报告艾滋病以来，艾滋病已在全球广泛流行，联合国艾滋病规划署（UNAIDS）估计，截至 2017 年年底，全球现存活 HIV/AIDS 患者 3690 万例，当年新发 HIV 感染者 180 万例，有 2170 万例正在接受高效联合抗反转录病毒治疗（HAART，俗称“鸡尾酒疗法”，现在又称抗反转录病毒治疗）。在继续推行综合、强化的干预措施基础上，提出“90-90-90 策略”，即存活的 HIV/AIDS 患者 90% 被检测出，诊断的

HIV/AIDS 患者 90%接受规范的 HAART，治疗的 HIV/AIDS 患者 90%达到病毒被抑制，并规划到 2020 年，将年新发感染人数控制在 50 万以下。

【临床特征】

根据感染后临床表现及症状、体征，HIV 感染的全过程可分为急性期、无症状期和艾滋病期。但因为影响 HIV 感染临床转归的主要因素有病毒、宿主免疫和遗传背景等，所以在临床上可表现为典型进展、快速进展和长期缓慢进展 3 种转归，出现的临床表现也不同。

1. 急性期

通常发生在初次感染 HIV 后 2 ～ 4 周。以发热最为常见，可伴有咽痛、盗汗、恶心、呕吐、腹泻、皮疹、关节疼痛、淋巴结肿大及神经系统症状。部分感染者出现 HIV 病毒血症和免疫系统急性损伤所产生的临床表现。大多数患者临床症状轻微，持续 1 ～ 3 周后缓解。

此期血液中可检出 HIVRNA 和 P24 抗原，而 HIV 抗体则在感染后 2 周出现。$CD4^+T$ 淋巴细胞计数一过性减少，$CD4^+/CD8^+T$ 淋巴细胞比值亦可倒置。部分患者可有轻度白细胞和血小板减少或肝功能异常。快速进展者在此期可能出现严重感染或者中枢神经系统症状体征及疾病。

2. 无症状期

可从急性期进入此期，或无明显的急性期症状而直接进入此期。此期持续时间一般为 6 ～ 8 年。其时间长短与感染病毒的数量和型别、感染途径、机体免疫状况的个体差异、营养条件及生活习惯等因素有关。在无症状期，由于 HIV 在感染者体内不断复制，免疫系统受损，$CD4^+T$ 淋巴细胞计数逐渐下降。可出现淋巴结肿大等症状或体征，但一般不易引起重视。

3. 艾滋病期

这是艾滋病病毒感染的最终阶段。此期具有 3 个基本特点：严重的细胞免疫缺陷（患者 $CD4^+T$ 淋巴细胞计数多＜ 200/μL，HIV 血浆病毒载量明显升高）、发生各种机会性感染和肿瘤。

4. HIV 感染后相关症状及体征

主要表现为持续 1 个月以上的发热、盗汗、腹泻；体重减轻 10%以上。部分患者表现为神经精神症状，如记忆力减退、精神淡漠、性格改变、头痛、癫痫及痴呆等。另外，还可出现持续性全身性淋巴结肿大，其特点为：①除腹股沟以外有 2 个或 2 个以上部位的淋巴结肿大。②淋巴结直径≥ 1cm，无压痛，无粘连。③持续 3 个月以上。

5. 实验室检查

HIV/AIDS 的实验室检测主要包括 HIV 抗体检测、HIV 核酸定性和定量检测、$CD4^+T$ 淋巴细胞计数、HIV 耐药检测等。HIV-1/2 抗体检测（包括筛查试验和补充试验）是 HIV 感染诊断的金标准，HIV 核酸检测（定性和定量）也用于 HIV 感染诊断；HIV 核酸定量（病毒载量）和 $CD4^+T$ 淋巴细胞计数是判断疾病进展、临床用药、疗效和预后的两项重要指标；HIV 基因型耐药检测可为 HAART 方案的选择和更换提供指导。

【诊断】

1. 诊断原则：HIV/AIDS 的诊断需结合流行病学史（包括不安全性生活史、静脉注射毒品史、输入未经抗 HIV 抗体检测的血液或血液制品、HIV 抗体阳性者所生子女或职业暴露史等），临床表现和实验室检查等进行综合分析，慎重做出诊断。

2. 成人、青少年及 18 月龄以上儿童，符合下列一项者即可诊断。

（1）HIV 抗体筛查试验阳性和 HIV 补充试验阳性（抗体补充试验阳性或核酸定性检测阳性或核酸定量＞ 5000 copies/mL）。

（2）HIV 分离试验阳性。

3. 18 月龄及以下儿童，符合下列一项者即可诊断。

（1）为 HIV 感染母亲所生和 HIV 分离试验结果阳性。

（2）为 HIV 感染母亲所生和两次 HIV 核酸检测均为阳性（第二次检测需在出生 6 周后进行）。

（3）有医源性暴露史，HIV 分离试验结果阳性或两次 HIV 核酸检测均为阳性。

4. 急性期的诊断标准：患者半年内有流行病学史或急性 HIV 感染综合征，HIV 抗体筛查试验阳性和 HIV 补充试验阳性。

5. 无症状期的诊断标准：有流行病学史，结合 HIV 抗体阳性即可诊断。对无明确流行病学史但符合实验室诊断标准的即可诊断。

6. 艾滋病期的诊断标准：成人及 15 岁（含 15 岁）以上青少年。HIV 感染加下述各项中的任何一项，即可诊为艾滋病或者 HIV 感染，而 $CD4^+T$ 淋巴细胞数＜ 200/μL，也可诊断为艾滋病。

（1）不明原因的持续不规则发热 38℃以上，＞ 1 个月。

（2）腹泻（大便次数多于 3 次 / 天），＞ 1 个月。

（3）6 个月之内体重下降 10%以上。

（4）反复发作的口腔真菌感染。

（5）反复发作的单纯疱疹病毒感染或带状疱疹病毒感染。

（6）肺孢子菌肺炎（PCP）。

（7）反复发生的细菌性肺炎。

（8）活动性结核或非结核分枝杆菌病。

（9）深部真菌感染。

（10）中枢神经系统占位性病变。

（11）中青年人出现痴呆。

（12）活动性巨细胞病毒感染。

（13）弓形虫脑病。

（14）马尔尼菲篮状菌病。

（15）反复发生的败血症。

（16）皮肤黏膜或内脏的卡波西肉瘤、淋巴瘤。

15岁以下儿童，符合下列一项者即可诊断：HIV感染和$CD4^{+}$T淋巴细胞百分比＜25%（＜12月龄），或＜20%（12～36月龄），或＜15%（37～60月龄），或$CD4^{+}$T淋巴细胞计数＜200/μL（5～14岁）；HIV感染和伴有至少1种儿童艾滋病指征性疾病。

【鉴别诊断】

1. 原发性免疫缺陷病。

2. 继发性免疫缺陷病：皮质激素、化疗、放疗后引起或恶性肿瘤等继发免疫疾病。

3. 特发性$CD4^{+}$T淋巴细胞减少症，酷似AIDS，但无HIV感染。

4. 自身免疫性疾病：结缔组织病、血液病等，AIDS有发热、消瘦则需与上述疾病鉴别。

5. 淋巴结肿大疾病：如霍奇金病、淋巴瘤等血液病。

6. 假性艾滋病综合征：AIDS恐惧症，英国同性恋中见到一些与艾滋病早期症状类似的神经症候群。

【治疗】

1. 西医治疗

目前尚无特效的病因疗法。总的治疗原则为杀灭或抑制HIV病毒、抗感染、抗肿瘤、增强机体免疫功能。

（1）一般治疗

无症状HIV感染者无须住院，保持正常工作与生活，但应密切检测病情变化及病原学治疗。对艾滋病前期患者应卧床休息，并予以支持治疗，包括营养支持及维持水电解质平衡等。

（2）抗病毒治疗

HAART 治疗目标：降低 HIV 感染的发病率和病死率、减少非艾滋病相关疾病的发病率和病死率，使患者获得正常的期望寿命，提高生活质量；最大限度地抑制病毒复制使病毒载量降低至检测下限并减少病毒变异；重建或者改善免疫功能；减少异常的免疫激活；减少 HIV 的传播、预防母婴传播。

目前国际上共有 6 大类 30 多种药物（包括复合制剂），分别为核苷类反转录酶抑制剂（NRTIs）、非核苷类反转录酶抑制剂（NNRTIs）、蛋白酶抑制剂（PIs）、整合酶抑制剂（INSTIs）、膜融合抑制剂（FIs）及 CCR5 抑制剂。国内的抗反转录病毒治疗药物有 NRTIs、NNRTIs、PIs、INSTIs 以及 FIs5 大类（包含复合制剂）。治疗方案有成人及青少年抗病毒治疗时机与方案、特殊人群抗病毒治疗（儿童 HIV 感染、孕妇、合并结核分枝杆菌感染者、静脉药物依赖者、合并 HBV 感染者），详细参考相关指南。需要注意：HIV/HBV/HCV 三重感染患者，在 DAAs 药物治疗过程中有诱发 HBV 活动进而导致肝功能衰竭的报道，故三重感染患者必须在包含抗 HBV 活性的 HAART 稳定后再开始丙型肝炎的 DAAs 治疗。HCV/HIV 合并感染者应用 DAAs 治疗前应进行常规 HBV 标志物筛查。

HAART 的有效性评估，主要通过病毒学指标、免疫学指标和临床症状三方面进行评估，其中病毒学指标是最重要的指标。

（3）免疫调节治疗

包括胸腺素、白细胞介素等。

（4）机会性感染的治疗

1）卡氏肺孢子虫肺炎（PCP）

①对症治疗：卧床休息，给予吸氧，注意水和电解质平衡。

②病原治疗：首选复方磺胺甲噁唑（SMZ–TMP），轻中度患者口服甲氧苄啶（TMP），重症患者给予静脉用药，SMZ–TMP 过敏者可试行脱敏疗法。替代治疗：克林霉素静脉滴注或口服。联合应用伯氨喹口服。氨苯砜口服；联合应用 TMP 口服。或喷他脒缓慢静脉滴注。

③糖皮质激素治疗。

④辅助通气。

⑤ HAART：尽早进行 HAART，通常在抗 PCP 治疗的 2 周内进行。

2）结核病

艾滋病患者结核病的治疗原则与非艾滋病患者相同，但抗结核药物使用时应注意与抗病毒药物之间的相互作用及配伍禁忌。

治疗药物：异烟肼、利福平、利福布汀、乙胺丁醇、吡嗪酰胺，根据情况也可选用对氨基水杨酸钠、阿米卡星、喹诺酮类抗生素及链霉素等（详见“肺结核”）。

3）非结核分枝杆菌感染

艾滋病患者可并发非结核分枝杆菌感染，其中主要为鸟分枝杆菌（MAC）感染。

MAC感染治疗的首选方案为克拉霉素（或阿奇毒素）+乙胺丁醇，同时联合应用利福布汀。严重感染及严重免疫抑制（$CD4^{+}$T淋巴细胞计数＜50/μL）患者可加用阿米卡星肌内注射或喹诺酮类抗生素如左氧氟沙星或莫西沙星，疗程至少12个月。其他分枝杆菌感染的治疗需根据具体鉴定的菌种以及药敏检测结果采取相应的治疗措施。在抗MAC治疗开始2周后尽快启动HAART。

4）巨细胞病毒（CMV）感染

CMV感染是艾滋病患者最常见的疱疹病毒感染之一，可分为CMV血症和器官受累的CMV病。CMV可侵犯患者多个器官系统，包括眼睛、肺、消化系统、中枢神经系统等，其中CMV视网膜脉络膜炎是艾滋病患者最常见的CMV感染之一。

治疗：更昔洛韦静脉滴注，然后序贯维持治疗。也可用膦甲酸钠（静脉应用需水化），静脉滴注。病情危重或单一药物治疗无效时可两者联用。CMV视网膜脉络膜炎可球后注射更昔洛韦。

其他部位CMV感染治疗，尤其是CMV脑炎需更昔洛韦联合膦甲酸钠治疗3～6周，维持治疗直至脑脊液CMV定量转阴。

在抗CMV治疗开始2周内尽快启动HAART。

5）单纯疱疹和水痘带状疱疹病毒感染

主要治疗药物包括阿昔洛韦、泛昔洛韦、伐昔洛韦和膦甲酸钠，不同部位和类型的感染，治疗疗程不同。

①口唇单纯疱疹：阿昔洛韦或泛昔洛韦口服，疗程5～10天。

②生殖器单纯疱疹：阿昔洛韦或泛昔洛韦口服，疗程5～14天。

③重型黏膜单纯疱疹：阿昔洛韦静脉滴注，待黏膜损伤开始愈合后改阿昔洛韦口服，伤口完全愈合后停药。

④阿昔洛韦耐药的单纯疱疹：膦甲酸钠治疗，直到治愈。

⑤局部皮肤带状疱疹：泛昔洛韦或伐昔洛韦口服，疗程7～10天。

⑥严重的皮肤黏膜病变：阿昔洛韦静脉滴注，病情稳定后伐昔洛韦口服，直到所有病变消失。

6）弓形虫脑病

病原治疗：首选乙胺嘧啶+磺胺嘧啶口服。

替代治疗：SMZ-TMP联合克林霉素静脉给药，或阿奇霉素，疗程至少6周。

对症治疗：降颅压、抗惊厥、抗癫痫等。

7）真菌感染

临床常见假丝酵母菌感染和新型隐球菌感染，以及马尔尼菲篮状菌。

①口腔假丝酵母菌感染，首选制霉菌素局部涂抹加碳酸氢钠漱口水漱口，疗效欠佳时选用口服氟康唑。食道假丝酵母菌感染，氟康唑口服，不能耐受口服者静脉注射氟康唑进行治疗。或者伊曲康唑或伏立康唑口服。合并口腔真菌感染的患者应尽快进行 HAART，可在抗真菌感染的同时进行 HAART。

②新型隐球菌感染：

隐球菌性脑膜炎：病原治疗原则，分诱导期、巩固期、维持期 3 个阶段进行治疗（参考"隐球菌性脑膜炎诊治专家共识"）。诱导期治疗经典方案为两性霉素 B+5- 氟胞嘧啶。两性霉素 B 不良反应较多，需严密观察。诱导治疗期至少 4 周，在脑脊液培养转阴后改为氟康唑进行巩固期治疗至少 6 周，而后改为氟康唑维持治疗，至少 1 年。诱导期替代方案：氟康唑联合 5- 氟胞嘧啶。降颅压治疗。

肺隐球菌感染：推荐使用氟康唑口服或静脉滴注，疗程 12 个月，如抗病毒治疗后治疗 1 年停止氟康唑维持治疗。

隐球菌感染的抗病毒治疗：应在抗隐球菌治疗 2 周内尽早进行 HAART。对于合并隐球菌性脑膜炎的患者过早进行 HAART 可能会增加病死率，故 HAART 应考虑适当延迟，一般以正规抗隐球菌治疗后 4 ～ 6 周启动 HAART 为宜。

③马尔尼菲篮状菌病：抗真菌治疗：两性霉素 B 静脉滴注 2 周，需严密观察不良反应；然后改为伊曲康唑口服 10 周。轻型感染的治疗为伊曲康唑口服 8 周，而后改为伊曲康唑持续 6 个月。替代方案：诱导期伏立康唑静脉滴注 1 ～ 3 天；巩固期伊曲康唑口服不超过 12 周。伏立康唑口服 12 周。

8）免疫重建炎症综合征（IRIS）

HIV 感染者开始接受 HAART 后，与之前存在的感染过程出现反常恶化相关的一系列炎症性疾病。IRIS 患者的已有感染可能在之前就已诊断出并治疗，或者这些感染可能是亚临床性的，后来宿主重新获得产生炎症反应的能力，从而使其表现出来。如果启动 HAART 治疗后，患者的免疫功能迅速恢复，已有感染部位可能出现局部炎症反应，或者可能出现全身性炎症反应。这种炎症反应通常为自限性的，尤其是在已有感染被有效治疗的情况下。然而，远期后遗症和致死性结局仍罕有发生，尤其当神经系统结构受累时。

IRIS 出现后应继续进行 HAART。表现为原有感染恶化的 IRIS 通常为自限性，不用特殊处理而自愈；而表现为潜伏感染出现的 IRIS，需要进行针对性的抗病原治疗；严重者可短期应用糖皮质激素或非甾体消炎药控制。糖皮质激素避免用于卡波西肉瘤患者以及不确定的结核病 IRIS 患者（即不能排除治疗无效的情况）。CMV 感染患者慎用糖皮质激素，如需要使用，应当采取短程口服治疗。

9）艾滋病相关肿瘤

艾滋病相关肿瘤主要有非霍奇金淋巴瘤和卡波西肉瘤，也需关注非 HIV 定义性肿瘤如肝癌、肺癌、肛周肿瘤等的筛查、诊治和处理。治疗需根据病情给予个体化综合治疗，包括手术、化疗、介入和放疗（具体请参考相关指南）。所有的艾滋病合并肿瘤的患者均建议尽早启动 HAART，需要注意抗病毒药物和抗肿瘤药物之间的相互作用，尽量选用骨髓抑制作用和药物间药物相互作用小的 HAART 方案，如含 INSTIs 的方案。肿瘤的诊治不应因感染 HIV 而降低要求，应提倡多学科合作诊治（MDT）模式的应用，应与肿瘤科、介入科、外科等专家一同制订诊治方案。治疗中注意预防各种并发症尤其是感染的发生。

10）HIV 母婴垂直传播阻断

抗反转录病毒药物干预：所有感染 HIV 的孕妇不论其 $CD4^{+}T$ 淋巴细胞计数多少或临床分期如何，均应终生接受 HAART。首选方案：TDF/FTC（或 TDF+3TC 或 ABC/3TC 或 ABC+3TC）+LPV/r（或 RAL）。替代方案：TDF/FTC（或 TDF+3TC 或 ABC/3TC 或 ABC+3TC 或 AZT/3TC 或 AZT +3TC）+EFV 或 DTG 或利匹韦林（RPV）或奈韦拉平（NVP）。HIV 感染母亲所生儿童应在出生后尽早（6 ～ 12 小时内）服用抗病毒药物。

2. 中医治疗

根据其发病特点，属于中医“瘟疫”“虚劳”范畴。艾滋病的中医治则以早发现、早治疗为主。急性期透邪外出，无症状期扶正祛邪，艾滋病期以补益脾肾为主，三者均不离解毒通络。

（1）急性期

疫毒侵袭证

证候：发热微恶风寒，或有畏寒，咽红肿痛，口微渴，头痛身痛，乏力，或见皮疹，瘰疬结节。舌质红，苔薄白或薄黄，脉浮数。

治法：清热解毒，凉血泻火。

主方：清瘟败毒散加减。

（2）无症状期

1）常证

证候：倦怠乏力，神疲懒言，头晕目眩，面色无华，心悸，自汗。舌质稍淡或正常，脉象或虚或正常。

治法：益气健脾。

主方：四君子汤加减。

2）变证

①气阴两虚证

证候：神疲乏力，气短懒言，自汗，盗汗，动则加剧，或伴口干咽燥，五心烦热，身体消瘦；或见干咳少痰，或见腰膝酸软。舌体瘦薄，舌质淡，苔少，脉虚细数无力。

治法：益气养阴，扶正固本。

主方：生脉散加减。

②湿热壅滞证

证候：头昏沉如裹，身体困重，胸闷脘痞，口黏不渴，纳呆，便溏不爽，妇女可见带下黏稠味臭。舌质红，苔厚腻，或黄腻，或黄白相兼，脉濡数或滑数。

治法：清热化湿，通利化浊。

主方：三仁汤或藿朴夏苓汤加减。

③痰瘀互结证

证候：局部肿块刺痛，或肢体麻木，胸闷痰多，或痰中带紫暗血块。舌紫暗或有斑点，苔腻，脉弦涩。

治法：化痰祛瘀。

主方：二陈汤合桃红四物汤加减。

④气虚血瘀证

证候：神疲倦怠，气短乏力，疼痛如刺，痛处不移，面色黯黑，肌肤甲错。舌质淡紫，或有紫斑，脉涩。

治法：补气活血。

主方：四君子汤合补阳还五汤加减。

（3）艾滋病期

1）常证

①气血两虚证

证候：头晕目眩，头痛隐隐，心悸失眠，遇劳加重，自汗，少气懒言，面色淡白或萎黄，唇甲色淡，心悸失眠，神疲乏力。舌质淡，苔薄白，脉沉细而弱。

治法：气血双补。

主方：八珍汤加减。

②痰湿瘀滞证

证候：咳喘咳痰胸闷；脘痞不舒，纳呆恶心，呕吐痰涎，头晕目眩；神昏癫狂，喉中痰鸣；肢体麻木肿硬，半身不遂，痰核乳癖，喉中有异物感。舌质淡紫或有斑点，苔白腻或黄腻，脉滑或弦涩。

治法：燥湿化痰，调畅气血。

主方：二陈平胃散合血府逐瘀汤加减。

③阴竭阳脱证

证候：发热或高热持续不退，神志恍惚，无汗或有汗热不解，口唇干焦，虚羸少气，四肢不温，淡漠呆滞，不思饮食，便秘或溏泄。舌质红或暗淡，常见瘀斑，舌体瘦无神，苔焦黄或腐腻或少苔或剥落，多有裂纹舌，脉细弱或脉微欲绝。

治法：益气固脱，温阳救逆，清热生津。

主方：独参汤合竹叶石膏汤合附子汤加减。

2）变证

常见机会性感染。

①咳嗽（肺部感染）

a. 风寒袭肺证

证候：咳嗽声重，咽痒，咳痰稀薄色，常伴鼻流清涕，头痛，或恶寒微热，无汗等表证。舌淡红，苔白稍厚，脉浮紧。

治法：疏风散寒，宣肺止咳。

主方：三拗汤合止嗽散加减。

b. 风热犯肺证

证候：咳嗽频剧，气粗或咳声嘶哑，喉燥咽痛，咳痰色黄，常伴流黄涕，发热头痛，身痛。舌质红，苔薄黄，脉浮数。

治法：疏风清热，宣肺止咳。

主方：桑菊饮加减。

c. 痰湿蕴肺证

证候：咳嗽反复发作，咳声重浊，痰多，因痰而嗽，痰出则咳平，痰黏腻或稠厚成块，色白或带灰色，或伴胸闷，脘痞，呕恶，食少，体倦。舌苔白腻，脉濡缓或滑。

治法：燥湿化痰，理气止咳。

主方：二陈汤合三子养亲汤加减。

d. 痰热壅肺证

证候：咳嗽或喘，气粗，痰多黄稠或白黏，咯吐不爽，或咯血痰，或有身热，气粗，胸胁胀满，口干，烦躁不安，大便闭结，小便短赤。舌质红，苔黄腻，脉滑数。

治法：清热化痰，宣肺止咳。

主方：麻杏石甘汤合苇茎汤加减。

②泄泻（消化道感染）

a. 湿热蕴结证

证候：泄泻腹痛，泻下急迫，或泻而不爽，下利臭秽，肛门灼热，身热口干，小便短赤。舌质红，苔黄腻，脉滑数。

治法：清热利湿。

主方：葛根黄芩黄连汤合痛泻要方加减。

b. 脾胃虚弱证

证候：大便时溏时泻，迁延反复，食少纳差，脘腹痞胀，稍进油腻食物，则大便次数增加，面色萎黄，神疲乏力。舌质淡，苔薄白，脉细弱。

治法：补脾健胃，化湿止泻。

主方：参苓白术散加减。

c. 脾肾阳虚证

证候：黎明前脐腹作痛，肠鸣即泻，完谷不化，腹部喜暖，泻后则安，形寒肢冷，腰膝酸软。舌淡苔白，脉沉细。

治法：温补脾肾，固涩止泻。

主方：四神丸加减。

以上两种虚证可选用艾灸治疗。常取神阙、关元、足三里，每穴 15 ～ 20 分钟，每天 1 ～ 2 次。维持治疗 1 ～ 2 个月。

③蛇串疮（带状疱疹）

a. 肝经湿热证

证候：皮肤簇集性水疱，色鲜红，红斑水疱明显，疱壁紧张，排列成带状，多发生于肝、胆经脉循行部位，灼热刺痛，伴口苦咽干，烦躁易怒，便秘溲赤，或有发热。舌质红，苔黄或黄腻，脉弦滑数。

治法：清泄肝热，利湿解毒。

主方：龙胆泻肝汤加减。

b. 脾虚湿蕴证

证候：皮肤簇集性水疱，水疱数量较多，色淡红，疱壁松弛，排列成带状，口中黏腻不渴，脘闷食少，腹胀便溏。舌质淡红，苔薄白而腻，脉沉缓或濡或滑缓。

治法：健脾利湿。

主方：胃苓汤加减。

c. 气滞血瘀证

证候：疱疹基底瘀红，皮疹消退后，疼痛仍不止，或伴精神疲倦，夜卧不宁，烦躁不安。舌质暗，苔薄白，脉弦涩。

治法：活血化瘀，行气止痛。

主方：复元活血汤加减。

④口疮（口腔溃疡）

a. 脾胃湿热证

证候：口腔黏膜无明显诱因反复出现点状、片状白色或黄色腐物，拭去后呈红色创面或渗血，随后复生，多发生在上腭、舌背、咽峡或附着牙龈，或两口角湿烂结痂，皴裂粗糙，伴见腹胀便溏，小便短赤。舌质红或稍黄，苔白黄厚腻，脉滑数。

治法：健脾和胃，清热燥湿。

主方：甘草泻心汤加减。

b. 心火上炎证

证候：口腔黏膜的任何部位均可出现单个或多个大小不等溃面，溃烂周围红肿突起，中央凹陷，灼热疼痛，或见牙龈红肿疼痛，龈缘呈火红色线样改变，龈根附有灰黄色腐物，口气臭，易出血，或心烦口渴，小便黄赤，大便干结。舌质红，苔黄，脉数。

治法：清泻心火。

主方：大黄黄连泻心汤加减。

c. 脾胃虚寒证

证候：口腔黏膜反复发生溃烂，溃面大而深，疮色淡白，疼痛不明显，经久不愈，或口腭、舌背、颊黏膜呈现红色斑片，萎薄而干，口干少唾，或舌缘出现白色、灰白色斑块，甚可蔓延至舌腹，呈垂直皱褶、毛茸状，不能被擦去，伴头晕耳鸣，形寒肢冷，神疲乏力。舌质淡，苔白滑，脉沉弱。

治法：温中祛寒，补气健脾。

主方：理中汤加减。

⑤发热（上呼吸道感染）

a. 风热犯卫证

证候：发热，头痛，咽喉红肿，或微恶风寒，或鼻塞流黄涕，或口渴，或微咳，或有汗而热不解，大便干或正常。舌质红，苔薄黄或薄白而燥，脉浮数。

治法：辛凉解表。

主方：升降散合银翘散加减。

b. 风寒束表证

证候：发热恶寒，头痛或身痛无汗，不渴，咽喉不红，或鼻塞流清涕。舌正红或稍淡，苔薄白而润，脉浮紧稍数。

治法：辛温解表。

主方：荆防败毒散加减。

c. 邪犯少阳证

证候：恶寒发热，或寒热往来，口苦咽干，胸脘痞满，干呕。舌质红，苔薄白，脉弦数。

治法：和解少阳。

主方：小柴胡汤加减。

d. 湿热内蕴证

证候：身热不扬、午后热甚，恶寒身重，面色淡黄，胸闷不饥，口不渴。舌质红，苔白腻或薄黄腻，脉濡缓或濡数。

治法：清热化湿。

主方：三仁汤加减。

e. 气虚发热证

证候：长期发热，时轻时重，消瘦，倦怠乏力，气短懒言，或汗出，或无汗。舌淡或正常，苔薄白，脉虚数或洪大无力。

治法：补中益气。

主方：补中益气汤加减。

f. 气血两虚证

证候：发热恶寒，少气懒言，体倦肢软，面色苍白，时有自汗，易于感冒，或伴心悸怔忡，健忘失眠，或月经过多。舌质淡或淡暗，脉虚弱或细弱。

治法：气血双补。

主方：十全大补汤或归脾汤加减。

【转诊原则】

1. 艾滋病患者和感染者原则上在户籍所在地接受免费的检测和治疗。

2. 社区医院无条件收治或确因病情严重等原因需要在上一级医疗机构就诊治疗的，应转诊。

【预防原则】

目前尚无预防艾滋病的有效疫苗，采取预防措施尤为重要。

1. 一般性预防

（1）正确使用安全套，采取安全的性行为。

（2）不吸毒，不共享针具。

（3）推行无偿献血，对献血人群进行 HIV 筛查。

（4）加强医院管理，严格执行消毒制度，控制医院交叉感染；预防职业暴露与感染。

（5）控制母婴传播。

（6）对HIV/AIDS患者的配偶和性伴者、与HIV/AIDS患者共享注射器的静脉药物依赖者以及HIV/AIDS患者所生的子女，进行医学检查和HIV检测，为其提供相应的咨询服务。

2. 预防职业暴露的措施

（1）进行可能接触患者血液、体液的诊疗和护理工作时，必须佩戴手套。

（2）在进行有可能发生血液、体液飞溅的诊疗和护理操作过程中，医务人员除需佩戴手套和口罩外，还应戴防护眼镜；当有可能发生血液、体液大面积飞溅，有污染操作者身体的可能时，还应穿上具有防渗透性能的隔离服。

（3）医务人员在进行接触患者血液、体液的诊疗和护理操作时，若手部皮肤存在破损时，必须戴双层手套。

（4）使用后的锐器应当直接放入不能刺穿的利器盒内进行安全处置；抽血时建议使用真空采血器，并应用蝶型采血针；禁止对使用后的一次性针头复帽；禁止用手直接接触使用过的针头、刀片等锐器。

（5）公安人员在工作中注意做好自身防护，避免被暴露。

【消毒隔离】

HIV在外界环境中的生存能力较弱，对物理因素和化学因素的抵抗力较低。一般对乙型肝炎病毒（HBV）有效的消毒剂，如碘酊、过氧乙酸、戊二醛、次氯酸钠等，对HIV也都有良好的灭活作用。因此，对HBV有效的消毒和灭活方法均适用于HIV。除此之外，70%的酒精也可灭活HIV，但紫外线或γ射线不能灭活HIV。HIV对热很敏感，对低温耐受性强于高温。56℃处理30分钟可使HIV在体外对人的T淋巴细胞失去感染性，但不能完全灭活血清中的HIV；100℃处理20分钟可将HIV完全灭活。HIV病毒一般不会通过我们日常的活动来传播，科学预防，无须特殊隔离。

【健康教育】

1. 普及宣传艾滋病的预防知识，了解传播途径和临床表现及预防方法。
2. 加强道德教育，禁止滥交，取缔暗娼。
3. 避免与HIV感染者、艾滋病患者及高危人群发生性接触。
4. 禁止与静脉药瘾者共享注射器、针头。
5. 血液成分及血液制品进行HIV检测。

6. 献血、献器官、献组织及精液者应做 HIV 检测。

7. 提倡使用避孕套和避免肛交。

8. 艾滋病或 HIV 感染者应避免妊娠，出生婴儿应避免母乳喂养。

【传染病报告】

推行艾滋病自愿咨询、检测（VCT）和医务人员主动提供艾滋病咨询、检测（PITC），对发现的 HIV/AIDS 患者应遵照《中华人民共和国传染病防治法》及时向所在地疾病预防控制中心报告疫情，并采取相应的措施。

【突发事件应急处理原则】

1. HIV 职业暴露后局部处理原则：

（1）用肥皂液和流动的清水清洗被污染局部。

（2）污染眼部等黏膜时，应用大量等渗氯化钠溶液反复对黏膜进行冲洗。

（3）存在伤口时，应轻柔由近心端向远心端挤压伤处，尽可能挤出损伤处的血液，再用肥皂液和流动的清水冲洗伤口。

（4）用 75%的酒精或 0.5%碘伏对伤口局部进行消毒、包扎处理。

非 HIV 职业暴露指除职业暴露外，其他个人行为发生的 HIV 暴露。暴露评估及处理原则尤其是阻断用药与职业暴露相似。尤其注意评估后阻断用药是自愿的原则及规范随访，以尽早发现感染者。

2. 暴露后评估：发生艾滋病病毒职业暴露后，有关单位应请当地的疾病预防控制机构对其暴露的级别和暴露的病毒载量水平进行评估和确定。采取 HIV 职业暴露后预防性用药。发生 HIV 职业暴露后立即 4 周、8 周、12 周和 6 个月后检测 HIV 抗体。一般不推荐进行 HIVP24 抗原和 HIVRNA 测定。

3. 遵循隐私保密原则，加强对 HIV/AIDS 患者的随访，及时给予规范的综合治疗（包括抗病毒治疗和对症支持治疗），提供必要的医学和心理咨询（包括预防 HIV/AIDS 患者继续传播 HIV 的健康处方）等全程管理措施。

第九章　伤寒

【概述】

伤寒是由伤寒杆菌引起的一种急性肠道传染病，为乙类传染病。主要临床特征为持续发热、表情淡漠、全身中毒症状与消化道症状、相对缓脉、玫瑰疹、肝脾大和白细胞减少等，有时可出现肠出血、肠穿孔等严重并发症。

【病原学】

伤寒杆菌属沙门菌属D组，革兰阴性菌。无芽孢，无荚膜，有周身鞭毛能运动。需氧或兼性厌氧菌，在普通培养基上即能生长，最适温度为37℃，pH为6.8～7.8。其抵抗力：在水中活2～3周，粪便中生存1～2个月，在水中冻土地可生存半年，加热60℃ 15分钟即死亡，5%石炭酸5分钟可杀死。

【传播途径】

粪－口途径。病菌从大小便中排出后，可以经过污染的手、餐具、饮料、食物、苍蝇及蟑螂传播。食物被污染是传播主要途径。

【流行过程】

一年四季均可发病，但以夏秋季为多，特别是卫生条件差的地区，洪水、战争、地震等灾害会使本病大流行。人类普遍易感，儿童及青壮年感染居多，病后可获得持久性免疫力。

【临床特征】

1. 典型伤寒

典型伤寒可分4期，自然病程为4～5周。

（1）初期

病程的第1周。缓慢起病，体温阶梯上升，3～7天体温达到39～40℃。可伴有全身不适，酸痛，乏力，恶心呕吐，腹痛，轻度腹泻或便秘等表现。

（2）极期

病程的第 2 ～ 3 周。

①持续高热，10 ～ 14 天，稽留热，39 ～ 40℃。

②相对缓脉和重脉：成人多数可见相对缓脉，少数见重脉。

③神经系统中毒症状。内毒素作用于中枢神经系统导致表情淡漠、重听、反应迟钝、精神错乱、昏迷，有时出现脑膜刺激征。

④玫瑰疹：在病程 7 ～ 14 日，在躯干部位、胸部、背部、腹部出现直径 2 ～ 4mm 的淡红色充血性皮疹，压之可退色，数目不超过 10 个。一般在 3 ～ 5 天自行消退。

⑤肝脾肿大。

⑥其他：肠出血和肠穿孔常在本期出现。

（3）缓解期

病程第 4 周。体温逐渐下降，病情开始好转。容易发生各种并发症。

（4）恢复期

病程第 4 ～ 5 周，体温正常，症状逐渐消失。

2. 不典型伤寒

（1）轻型

免疫接种有部分免疫力者及儿童。1 ～ 2 周可愈。

（2）迁延型

血吸虫病或伴有其他慢性病或免疫功能不全的患者，病程可迁延数月。发热持久，但其他症状轻。

（3）逍遥型

病情轻微，可坚持工作，但常突发肠出血及肠穿孔。

（4）暴发型

急剧高热，神经系统及心血管系统中毒症状重，谵妄、昏迷、中毒性心肌炎、循环衰竭、血压下降、休克。见于感染严重及免疫力极差的患者。

3. 特殊临床背景下以及病程发展阶段中伤寒的特点

儿童伤寒特点：常发生轻型，呕吐、腹泻多见，肝脾肿大突出，并发支气管炎和支气管肺炎较多。婴儿伤寒起病急，重症多，高热、惊厥、腹胀、腹泻、呕吐，白细胞计数降低不明显。

老年人伤寒特点：体温多不高，临床表现不典型，神经、心血管系统中毒症状重，易并发支气管炎和心功能不全，恢复慢，病死率高。

再燃和复发：部分患者进入恢复期前，体温尚未降至正常时，又重新上升，称为再燃。可能同菌血症尚未完全控制有关。再燃时症状随之加剧。有的患者在退热1～3周后临床症状再现，称为复发。

4. 并发症

可出现肠出血、肠穿孔、肝炎、肌炎、支气管炎及肺炎、溶血尿毒综合征、胆囊炎、脑膜炎、骨髓炎等。

【诊断】

1. 临床诊断标准

在伤寒流行季节和地区有以下（1）、（2）、（3）项，可做临床诊断。

（1）持续性高热（可达40～41℃）为时1～2周。

（2）特殊中毒面容，相对缓脉，皮肤玫瑰疹，肝脾肿大。

（3）周围血象白细胞计数低下，嗜酸性粒细胞消失，骨髓象中有伤寒细胞（戒指细胞）。

2. 确诊标准

临床诊断病例如有以下项目之一者即可确诊。

（1）从血、骨髓、尿、粪便、玫瑰疹中，任一种标本分离到伤寒杆菌者。

（2）血清特异性抗体阳性。肥达反应“O”抗体凝集效价≥1∶80，鞭毛抗体凝集效价≥1∶160，恢复期效价增高4倍以上者。

【鉴别诊断】

1. 病毒性上呼吸道感染

患者有高热、头痛、白细胞减少等表现与伤寒类似，但没有表情淡漠、玫瑰疹、肝脾肿大，病程不超过2周，可与伤寒鉴别。

2. 细菌性痢疾

患者有高热、腹痛、腹泻等表现与伤寒类似。但患者常有里急后重，排脓血便，白细胞升高，大便可培养到痢疾杆菌，可与伤寒鉴别。

3. 疟疾

患者发热、肝脾肿大、白细胞减少与伤寒相似。但患者寒战明显，体温每日波动范围大，外周血或骨髓涂片可找到疟原虫，可与伤寒鉴别。

【治疗】

1. 西医治疗

病原治疗为关键，选择合适的抗生素。肠出血者应暂禁食，大量出血者应输血，并发肠穿孔时宜及早手术治疗。

（1）一般治疗

卧床休息，饮食应以少渣软食为主，少量多餐，提供足够的热量与维生素。腹胀、腹泻时忌食豆、奶制品。补充足量水分和电解质。注意口腔卫生，保持皮肤清洁。保持大便通畅。

（2）对症处理

高热时降温处理。高热伴有神经症状、应用抗生素出现药疹或中毒症状严重（中毒性心肌炎，肝肾功能损害严重者），可在有效的抗生素配合下使用肾上腺糖皮质激素。并发肠出血，符合输血指征的可输新鲜血。

（3）伤寒患者抗生素的选择

①氟喹诺酮类为首选，常用者为氧氟沙星和环丙沙星，但儿童、孕妇、哺乳期妇女忌用。

②头孢菌素类：儿童、孕妇，哺乳期妇女可用头孢曲松或头孢噻肟。

③氯霉素：如头孢菌素类有过敏者，选用氯霉素，但注意其指征与副作用。

2. 中医治疗

伤寒属中医“湿温”范畴，辨证可参考如下。

（1）邪遏卫气证

证候：恶寒，少汗，身热不扬，午后热象较显；头重如裹，身重肢倦，胸闷脘痞。舌尖边红，苔白腻，脉濡缓。

治法：芳香辛散，宣透湿热。

主方：藿朴夏苓汤加减。

（2）湿热郁阻膜原证

证候：寒热往来，寒甚热微，汗出身痛，手足沉重，胸胁胀满，恶心呕吐。舌尖边红，舌苔白厚腻浊，脉缓。

治法：疏利透达膜原湿浊。

主方：雷氏宣透膜原法加减。

（3）湿热并重，交蒸蕴毒证

证候：发热，口渴，胸脘痞胀，肢酸倦怠，或咽喉肿痛，或身目发黄，纳呆，大便带血，小便黄赤。舌红，苔黄腻，脉滑数或弦数。

治法：清热利湿，泻浊解毒。

主方：甘露消毒丹加减。

【转诊原则】

不具备传染病诊疗条件的社区医院，在发现伤寒或疑似伤寒病例时，要认真、详细地做好登记，及时填写传染病报告卡并转到上级医院的传染科或当地传染病专科医院。

【预防原则】

1. 控制传染源

及时发现患者和带菌者，给予肠道隔离。

2. 切断传播途径

加强饮用水卫生管理和污水处理，做好粪便管理和污物处理。加强食品卫生管理，灭蝇。加强渔船民及流动人口管理，带菌者管理。注意饭前便后洗手。

3. 保护易感者

疫苗接种，详见“计划免疫程序”。

【消毒隔离】

1. 隔离

发现患者及带菌者，进行肠道隔离。

2. 消毒

患者的一切分泌物和排泄物都应用漂白粉或生石灰消毒 2 ～ 3 小时后再倒掉。患者衣物要用开水煮沸消毒。

【健康教育】

1. 预防伤寒要注意饮水、食品及粪便的卫生管理。

2. 消灭苍蝇、蟑螂等。

3. 养成良好的个人卫生习惯，饭前便后洗手，不吃不洁净的食物等。

【传染病报告】

按照《中华人民共和国传染病防治法》和《突发公共卫生事件与传染病疫情监测信息报告管理办法》，伤寒是乙类传染病，按相关要求报送。

【计划免疫程序】

流行区居民以及流行区旅行者、清洁工人、实验室工作人员及其他医务工作者、带菌者家属等为主动免疫对象。伤寒 Vi 多糖菌苗，保护率为 70% 左右，反应轻微。每人剂量 0.5mL（含多糖菌苗 30g），前臂外侧肌内注射，一年一次。有过敏史及严重心脏病、肾脏病、高血压、活动性结核、癫痫、发热者及孕妇均属禁忌。

【突发事件应急处理原则】

1. 患者、接触者及其直接接触环境的管理：做好疫情报告，流行病学调查，隔离治疗患者。所有伤寒患者或疑似伤寒患者都要及时隔离治疗。患者经正规治疗临床症状完全消失后2周或临床症状消失，停药1周后，粪便2次阴性（间隔2～3天），方可解除隔离。疫点消毒处理和进行医学观察、检疫，接触者和传染源的管理。

2. 首先核实疫情报告，了解暴发病例的分布特征，查明暴发原因，落实控制暴发的措施。

3. 大力开展卫生健康教育，使群众了解伤寒的发病原因及防治方法，做好预防。

4. 医院难以收治患者时，应设立临时隔离治疗点，就地隔离患者。

5. 对患者家和临时隔离治疗点中被污染的厕所、地面、餐具、衣物、用品等实施随时消毒，患者的排泄物要严格消毒。

6. 全面开展饮水消毒管理，做好饮食行业、食品摊点卫生管理，灭蝇。

7. 应急性预防服药，可用复方新诺明2片，每天两次，服用3～5天。

8. 应急接种：对疫情暴发地区及毗邻地区的重点人群进行伤寒菌苗的预防接种。

第十章　人感染高致病性禽流感

【概述】

人感染 H7N9 禽流感是由甲型 H7N9 禽流感病毒感染引起的急性呼吸道传染病，其中重症肺炎病例常并发急性呼吸窘迫综合征（ARDS）、脓毒性休克、多器官功能障碍综合征（MODS），甚至导致死亡。早发现、早报告、早诊断、早治疗，加强重症病例救治，中西医并重，是有效防控、提高治愈率、降低病死率的关键。

【病原学】

禽流感病毒属甲型流感病毒属，除感染禽外，还可感染人、猪、马、水貂和海洋哺乳动物。可感染人的禽流感病毒亚型为 H5N1、H7N9、H9N2、H7N7、H7N2、H7N3、H5N6、H10N8 等，其中，高致病性 H5N1 亚型和 2013 年 3 月在人体上首次发现的新禽流感 H7N9 亚型尤为引人关注，不仅造成了人类的伤亡，而且重创了家禽养殖业。近些年主要为 H7N9 禽流感病毒。

禽流感病毒普遍对热敏感，加热至 65℃ 30 分钟或 100℃ 2 分钟以上可灭活。对低温抵抗力较强，在 4℃水中或有甘油存在的情况下可保持活力 1 年以上。

【传播途径】

携带 H7N9 禽流感病毒的禽类为传染源。目前，大部分为散发病例，有数起家庭聚集性发病，尚无持续人际间传播的证据，应警惕医院感染的发生。传播途径以呼吸道传播或密切接触感染禽类的分泌物或排泄物而获得感染；或通过接触病毒污染的环境感染。

【流行过程】

截至 2017 年我国部分省市人感染 H7N9 禽流感病例呈散发分布，相互之间没有流行病学关联，流行病学的主要特征没有变化，分离到的病毒株遗传学特征和既往流行类似。自 2005 年首例高致病性 H5N1 亚型禽流感病例始，到 2013 年 3 月在人体上首次发现的新禽流感 H7N9 亚型，我国通过《国际卫生条例》报告途径迄今已报告了总共 1606 例人感染甲型 H7N9 禽流感病毒实验室确诊病例，病死率约为

50%。因为没有明确的人传人的证据，因此仍未能证实人传染高致病性禽流感后是否具有传染性，其传染期有多长。

【临床特征】

潜伏期多为 7 天以内，也可长达 10 天。

1. 症状、体征

肺炎为主要临床表现，患者常出现发热、咳嗽、咳痰，可伴有头痛、肌肉酸痛、腹泻或呕吐等症状。重症患者病情发展迅速，多在发病 3 ～ 7 天出现重症肺炎，体温大多持续在 39℃以上，出现呼吸困难，可伴有咯血痰。常快速进展为 ARDS、脓毒性休克和 MODS。少数患者可为轻症，仅表现为发热伴上呼吸道感染症状。

2. 实验室检查

（1）血常规

早期白细胞计数一般不高或降低。重症患者淋巴细胞、血小板减少。

（2）血生化检查

多有 C 反应蛋白、乳酸脱氢酶、肌酸激酶、天门冬氨酸氨基转移酶、丙氨酸氨基转移酶升高，肌红蛋白可升高。

（3）病原学及相关检测

采集呼吸道标本（如鼻咽分泌物、痰、气道吸出物、支气管肺泡灌洗液）送检，下呼吸道标本检测阳性率高于上呼吸道标本。标本留取后应及时送检。

①核酸检测：对可疑人感染 H7N9 禽流感病例宜首选核酸检测。对重症病例应定期检测呼吸道分泌物核酸，直至阴转。

②甲型流感病毒通用型抗原检测：呼吸道标本甲型流感病毒通用型抗原快速检测 H7N9 禽流感病毒阳性率低。对高度怀疑人感染 H7N9 禽流感病例，应尽快送检呼吸道标本检测核酸。

③病毒分离：从患者呼吸道标本中分离 H7N9 禽流感病毒。

④血清学检测：动态检测急性期和恢复期双份血清 H7N9 禽流感病毒特异性抗体水平呈 4 倍或 4 倍以上升高。

（4）胸部影像学检查

发生肺炎的患者肺内出现片状阴影。重症患者病变进展迅速，常呈双肺多发磨玻璃影及肺实变影像，可合并少量胸腔积液。发生 ARDS 时，病变分布广泛。

【诊断】

1. 流行病学史

发病前 10 天内，有接触禽类及其分泌物、排泄物，或者到过活禽市场，或者与人感染H7N9禽流感病例有密切接触史。

2. 诊断标准

（1）疑似病例

符合上述流行病学史和临床表现，尚无病原学检测结果。

（2）确诊病例

有上述临床表现和病原学检测阳性。

（3）重症病例

符合下列1项主要标准或≥3项次要标准者可诊断为重症病例。

主要标准：①需要气管插管行机械通气治疗。②脓毒性休克经积极液体复苏后仍需要血管活性药物治疗。

次要标准：①呼吸频率≥30次/分；②氧合指数≤250 mmHg（1mmHg＝0.133kPa）；③多肺叶浸润；④意识障碍和（或）定向障碍；⑤血尿素氮≥7.14 mmol/L；⑥收缩压＜90 mmHg需要积极的液体复苏。

3. 易发展为重症的危险因素

（1）年龄≥65岁。

（2）合并严重基础病或特殊临床情况，如心脏或肺部基础疾病、高血压、糖尿病、肥胖、肿瘤、免疫抑制状态、孕产妇等。

（3）发病后持续高热（T≥39℃）。

（4）淋巴细胞计数持续降低。

（5）CRP、LDH及CK持续增高。

（6）胸部影像学提示肺炎快速进展。

【鉴别诊断】

主要依靠病原学鉴别诊断。

早期注意与普通感冒、严重急性呼吸道综合征（SARS）、流行性脑脊髓膜炎（流脑）、支原体肺炎等疾病鉴别。

【治疗】

1. 西医治疗

（1）隔离治疗

对疑似病例和确诊病例应尽早隔离治疗。

（2）对症治疗

根据患者缺氧程度可采用鼻导管氧疗、经鼻高流量氧疗、开放面罩及储氧面罩氧疗。高热者可进行物理降温，或应用解热药物。咳嗽咳痰严重者可给予止咳祛痰药物。

（3）抗病毒治疗

对怀疑人感染 H7N9 禽流感的患者应尽早应用抗流感病毒药物。

抗病毒药物使用原则：①在使用抗病毒药物之前宜留取呼吸道标本。②抗病毒药物应尽早使用，无须等待病原学检测结果。③抗病毒药物如下。

A. 神经氨酸酶抑制剂

a. 奥司他韦（Oseltamivir）：成人剂量每次 75mg，每日 2 次，疗程 5 ～ 7 天，重症病例剂量可加倍，疗程可适当延长。1 岁及以上年龄的儿童患者应根据体重给药（宜选择儿童剂型）。b. 帕拉米韦（Peramivir）：重症病例或无法口服者可用帕拉米韦氯化钠注射液，成人用量为 300 ～ 600mg，静脉滴注，每日 1 次，常规疗程 5 ～ 7 天，可根据临床需要调整。c. 扎那米韦（Zanamivir）：适用于 7 岁以上人群。每日 2 次，间隔 12 小时；每次 10mg（分两次吸入）。不建议用于重症或有并发症的患者。

B. 离子通道 M2 阻滞剂

目前监测资料显示所有 H7N9 禽流感病毒对金刚烷胺（Amantadine）和金刚乙胺（Rimantadine）耐药，不建议使用。

（4）加强支持治疗，维持内环境稳定，防治继发感染

一旦出现继发感染征象或存在感染的高危因素，应合理选择抗生素治疗。

（5）重症病例的治疗

采取抗病毒、抗休克、纠正低氧血症、防治 MODS 和继发感染、维持水电解质平衡等综合措施。对出现呼吸功能障碍者给予吸氧及其他相应呼吸支持，发生其他并发症的患者应积极采取相应治疗。

A. 氧疗

患者病情出现下列情况之一，应进行氧疗：a. 吸空气时 $SpO_2 < 92\%$。b. 呼吸频率增快（呼吸频率＞ 24bpm），呼吸困难或窘迫。

B. 呼吸功能支持

a. 机械通气：患者经氧疗 2 小时，SpO_2 仍＜ 92%，或呼吸困难、呼吸窘迫改善不明显时，宜进行机械通气治疗。可参照 ARDS 机械通气的原则进行治疗。ARDS 治疗中可发生纵隔气肿、呼吸机相关肺炎等并发症，应当引起注意。b. 无创正压通气：出现呼吸窘迫和（或）低氧血症、氧疗效果不佳的患者，可早期尝试使用无创通气，推荐使用口鼻面罩。无创通气治疗 1 ～ 2 小时无改善，需及早考虑实施有创通气。c. 有创正压通气：运用 ARDS 保护性通气策略，采用小潮气量，合适的 PEEP，积极的肺复张，严重时采取俯卧位通气。有条件的可根据病情选择体外膜氧

合（ECMO）。

2. 中医治疗

禽流感属于中医"瘟疫"范畴，乃时令疫毒之邪由口鼻侵及。

（1）热毒犯肺，肺失宣降证（疑似病例或确诊病例病情轻者）。

证候：发热，咳嗽，甚者喘促，少痰，或头痛，或肌肉关节疼痛。舌红苔薄，脉数滑。

治法：清热解毒，宣肺止咳。

主方：银翘散、白虎汤、宣白承气汤加减。

中成药：可选择疏风解毒胶囊、连花清瘟胶囊、金莲清热泡腾片等具有清热解毒，宣肺止咳功效的药物。

中药注射液：痰热清注射液、喜炎平注射液、热毒宁注射液、血必净注射液、参麦注射液。

（2）热毒壅肺，内闭外脱证（临床表现高热、ARDS、脓毒性休克等患者）。

证候：高热咳嗽，痰少难咳，憋气喘促，咯血，或见痰中带血，伴四末不温，四肢厥逆，躁扰不安，甚则神昏谵语。舌暗红，脉沉细数或脉微欲绝。

治法：解毒泻肺，益气固脱。

主方：宣白承气汤、参萸汤、参附汤加减。

中药注射液：可选择参麦注射液、参附注射液、痰热清注射液、血必净注射液、喜炎平注射液、热毒宁注射液。

（3）以上中药汤剂、中成药和中药注射液不作为预防使用，宜尽早中医治疗。

（4）加强支持治疗，维持内环境稳定，防治继发感染。一旦出现继发感染征象或存在感染的高危因素，应合理选择抗生素治疗。

【转诊原则】

在发现禽流感患者或疑似病例时，及时填写传染病报告卡并尽快转到上级医院或当地传染病专科医院。

【预防原则】

1. 重视选择易感人群，如幼儿、老年人、孕妇等。

2. 综合防治很重要：注意个人卫生，切断传染途径，不屠杀、不食用病死鸡禽，注意消毒，有情况早报告、早隔离、早治疗，及时争取卫生防疫部门的支持。

3. 保持正常心态，认真了解发病及传播过程，锻炼身体，保持健康。

【消毒隔离】

1. 隔离

患者单居一室，进行呼吸道隔离，室内保持良好通风。

2. 消毒

病室每日用紫外线照射或用 1‰过氧乙酸喷雾消毒。患者打喷嚏或咳嗽时使用双层纸巾遮住口鼻，纸巾用后焚烧，痰液须经灭菌处理。患者餐具、痰杯煮沸消毒或用 1000mg/L 含氯消毒液浸泡消毒，同桌共餐时使用公筷，以预防传染。被褥、书籍在烈日下曝晒，时间不少于 3 小时。外出时应戴口罩。

3. 解除隔离标准

人感染 H7N9 禽流感住院患者，间隔 24 小时病毒核酸检测 2 次阴性，解除隔离。

【健康教育】

1. 尽可能减少人特别是少年儿童与禽、鸟类不必要的接触，尤其是与病、死禽类的接触。

2. 因职业关系必须接触者，工作期间应戴口罩、穿工作服。

3. 加强禽类疾病的监测。

4. 加强对密切接触禽类人员的监测。

5. 严格规范收治人禽流感患者医疗单位的院内感染控制措施。接触人禽流感患者应戴口罩、戴手套、戴防护镜、穿隔离衣。接触后应洗手。

6. 加强检测标本和实验室禽流感病毒毒株的管理，严格执行操作规范，防止实验室的感染及传播。

7. 注意饮食卫生，不喝生水，不吃未熟的肉类及蛋类等食品；勤洗手，养成良好的个人卫生习惯。

8. 可采用中医药方法辨证施防。应用中药预防本病的基本原则是益气解毒，宣肺化湿。适用于高危人群。

【传染病报告】

《中华人民共和国传染病防治法》规定：人感染高致病性禽流感是乙类传染病，可采取甲类传染病的预防、控制措施，即按照甲类传染病进行管理。医护人员是责任报告人，发现患者或疑似患者后需及时上报当地所属区县疾病预防控制机构。

【计划免疫程序】

有用于禽的禽流感疫苗，尚无应用于人的禽流感疫苗。

【突发事件应急处理原则】

1. 医院感染预防与控制：根据呼吸道及密切接触传播途径采取预防和控制措施，加强个人防护。在疾病的不同阶段，针对不同的有创操作，采取相应措施，预防继发感染。具体措施参考《人感染 H7N9 禽流感医院感染预防与控制技术指南》等相关技术方案执行。

2. 有禽类饲养、宰杀、加工处理和食用等高危因素暴露史的患者，在出现流感样症状时，应引起高度重视。

3. 发现疫情，按甲类传染病进行管理，立即报告相关部门。

4. 并发症 ARDS 及呼吸衰竭等均为危重病，应采取积极的治疗措施与监护。

第十一章　登革热

【概述】

登革热是登革病毒（dengue virus，DENV）引起的以发热、头痛、全身肌肉关节疼痛和皮疹等为主要临床表现的急性传染病，是全球传播最广泛的蚊媒传染病之一，在我国主要通过白纹伊蚊和埃及伊蚊叮咬传播。

【病原学】

登革病毒是登革热的病原体，根据抗原性不同分为 4 个血清型（DENV-1、DENV-2、DENV-3 和 DENV-4），每种血清型 DENV 均可引起登革热和重症登革热。DENV 属黄病毒科黄病毒属。临床研究发现 DENV 感染患者急性期血清中存在大量 NS1（非结构蛋白 1），可作为早期实验室诊断的特异性指标。DENV 对热敏感。超声波、紫外线、0.05%甲醛溶液、乳酸、高锰酸钾、龙胆紫等均可灭活登革病毒。

【传播途径】

登革热患者、隐性感染者、带病毒的非人灵长类动物是登革热的主要传染源。登革热主要是经媒介伊蚊叮咬吸血传播。在我国传播媒介主要为白纹伊蚊和埃及伊蚊。人群普遍易感，感染后有部分人发病。

【流行过程】

登革热流行于全球热带及亚热带地区，尤其是在东南亚、太平洋岛屿和加勒比海等 100 多个国家和地区。我国各省均有输入病例报告，广东、云南、福建、浙江、海南等南方省份可发生本地登革热流行，存在输入性病例和本地感染病例两种流行形式。主要发生在夏秋季，居家待业和离退休人员较多。患者群主要为 20 ～ 50 岁组，男女性别分布差异无统计学意义。

【临床特征】

1. 临床分期

登革热的潜伏期一般为 1 ～ 14 天，多数 5 ～ 9 天。典型的登革热病程分为 3

期（发热期、极期和恢复期）。据病情严重程度，临床又分为普通登革热和重症登革热两种类型。多数患者表现为普通登革热，可仅有发热期和恢复期，仅少数患者发展为重症登革热。

（1）发热期

一般持续 3 ～ 7 天。

急性起病，骤起高热，可伴畏寒，24 小时内体温可达 40℃。伴见头痛，眼眶痛，全身肌肉、骨骼和关节疼痛，乏力，恶心、呕吐、纳差，腹痛，腹泻等。患者于病程第 3 ～ 6 天颜面、四肢出现充血性皮疹或点状出血疹，典型皮疹为四肢的针尖样出血点，或融合成片的红斑疹，其中可见有散在小片的正常皮肤，如红色海洋中的岛屿，简称“皮岛”。可出现不同程度的出血现象，如皮下或黏膜出血、注射部位瘀点瘀斑、牙龈出血、鼻出血及束臂试验阳性等。

（2）极期

病程第 3 ～ 8 天。

部分患者因毛细血管通透性增加导致明显的血浆渗漏，出现腹部剧痛、持续呕吐、球结膜水肿、四肢渗漏征、胸腔积液和腹水等，症状严重者可引起休克、低体温、心动过速、四肢湿冷、脉搏细弱、脉压缩小或测不到血压等表现。随着休克加重和持续，发生代谢性酸中毒、多器官功能障碍和弥散性血管内凝血。

检查表现为进行性白细胞计数减少及血小板计数迅速降低、HCT 升高、血浆白蛋白下降等。少数患者无明显的血浆渗漏表现，但仍可出现严重出血（如皮下血肿、消化道出血、阴道出血、颅内出血、咯血、肉眼血尿等），严重者可出现胸闷、心悸、心律失常、端坐呼吸，气促、呼吸困难，嗜睡、烦躁、谵妄、抽搐、昏迷、行为异常、颈强直，腰痛、少尿或无尿，深度黄疸等严重脏器损害的表现。重症登革热患者死亡通常发生于极期开始后 24 ～ 48 小时。

（3）恢复期

极期后的 2 ～ 3 天。

患者病情好转，胃肠道症状减轻，白细胞和血小板计数回升，进入恢复期。部分患者可见针尖样出血点，可有皮肤瘙痒。

2. 重症登革热的高危人群

（1）老人、婴幼儿和孕妇。

（2）伴有糖尿病、高血压、冠状动脉性心脏病、消化性溃疡、哮喘、慢性肾病及慢性肝病等基础疾病者。

（3）伴有免疫缺陷病者。

3. 早期识别重症病例的预警指征

（1）退热后病情恶化或持续高热 1 周不退。

（2）严重腹部疼痛。

（3）持续呕吐。

（4）胸闷、心悸。

（5）昏睡或烦躁不安。

（6）明显出血倾向（黏膜出血或皮肤瘀斑等）。

（7）少尿。

（8）发病早期血小板快速下降。

（9）血清白蛋白降低。

（10）HCT 升高。

（11）心律失常。

（12）胸腔积液、腹水或胆囊壁增厚等。

【诊断】

根据患者的流行病学资料、临床表现、病原学、血清学、实验室及影像学检查结果，可将 DENV 感染分为以下几种。

1. 登革热

近期曾到过登革热流行区、居住地或工作地有登革热病例；有发热，伴乏力、厌食、恶心，头痛、肌肉及骨关节痛，皮疹和出血倾向等临床表现；白细胞和（或）血小板计数减少；DENV IgM 抗体、NS1 抗原或 DENV 核酸阳性。

2. 重症登革热

在登革热诊断标准基础上出现下列严重表现之一者。

①严重出血：皮下血肿、肉眼血尿、咯血、消化道出血、阴道出血和颅内出血等。

②休克：心动过速、肢端湿冷、毛细血管充盈时间延长＞ 3 秒、脉搏细弱或测不到、脉压减小，血压下降（＜ 90/60mmHg，或较基础血压下降 20%）或血压测不到等。

③严重器官损伤：急性呼吸窘迫综合征（ARDS）或呼吸衰竭，急性心肌炎或急性心力衰竭，急性肝损伤（ALT 或 AST ＞ 1000U/L），急性肾功能不全，脑病或脑炎等重要脏器损伤。

3. 实验室确诊病例

疑似病例或临床诊断病例，急性期血液登革病毒 NS1 抗原或 DENV 核酸检测阳性，或分离出 DENV，或恢复期血清特异性 IgG 抗体滴度比急性期有 4 倍以上增长或阴转阳。

4. 实验室、影像学诊断和心电图检查

（1）实验室诊断

1）血常规

白细胞和血小板计数减少，血小板计数下降幅度与病情严重程度成正比。HCT 升高提示血液浓缩。

2）血生物化学检查

半数以上患者出现 ALT 和 AST 轻度到中度升高，且 AST 的升幅较 ALT 明显。部分患者 B 型尿钠肽（BNP）、心肌酶谱、肌钙蛋白、血肌酐升高。

3）病原学及血清学检测

应在病程早期进行 DENV 核酸或 NS1 抗原或 IgM/IgG 抗体检测，有条件可进行病毒分型和病毒分离。检测方法及意义如下。

① IgM 捕捉酶联免疫吸附试验（Mac ELISA）检测 DENV IgM 抗体。意义：IgM 抗体阳性，表示患者新近感染，用于登革热早期诊断。

②间接 ELISA 检测 DENV IgM 抗体。意义：表示患者新近感染，用于登革热早期诊断。

③酶联免疫法检测 DENV NS1。意义：阳性结果表示患者新近感染，适用于登革热早期诊断。

④免疫荧光（FA/IFA）检测 DENV IgG。意义：阳性结果只能说明受检者可能曾存在 DENV 感染，但血清抗体效价为 1∶80 或以上才有诊断意义，若恢复期血清抗体效价比急性期血清抗体效价有 4 倍或 4 倍以上增长，可确诊最近存在登革病毒感染。发病 1 周内检出 IgG 提示二次感染。

⑤ TaqMan 探针实时荧光 PCR 检测 DENV RNA。意义：为一种灵敏、特异、快速、低污染的 DENV RNA 检测方法，可定性或定量检测登革热患者早期血清中的 DENV。

⑥反转录聚合酶链反应（RT–PCR）检测 DENV RNA 及型别鉴定。意义：可对早期病例进行 DENV 的检测及分型鉴定，基因扩增产物可进一步进行序列测定和分析。

⑦ C6/36 白纹伊蚊细胞分离 DENV。意义：从患者血液、组织或成蚊中分离 DENV，可确诊存在 DENV 感染，经鉴定可确定病毒型别。

（2）影像学诊断

①胸腹部 CT 检查可发现胸腔积液、心包积液、腹水，少数病例发现皮下血肿

或渗出等；X 线检查可有心脏扩大。

②腹部 B 超可发现胆囊壁增厚，腹水及肝脾肿大；心脏 B 超可发现心肌搏动减弱，严重者心脏扩大，左心射血分数降低。

③头颅 CT 和 MRI 可发现脑水肿、颅内出血等。

（3）心电图检查

可发现各种心律失常、传导阻滞及非特异性 ST 段抬高 T 波倒置等。

【鉴别诊断】

登革热临床表现多样，注意与下列疾病相鉴别。

1. 与发热伴出血性疾病，如流行性出血热、基孔肯尼亚热、发热伴血小板减少综合征（蜱虫病）等鉴别。

2. 与发热伴皮疹疾病，如麻疹、猩红热、流行性脑炎、斑疹伤寒、恙虫病等鉴别。

3. 有脑病表现的病例需与其他中枢神经系统感染鉴别。

4. 白细胞及血小板减少明显者，需与血液系统疾病相鉴别。

【治疗】

治疗原则是早发现、早诊断、早防蚊隔离、早治疗。目前登革热尚无特效的抗病毒治疗药物，主要采取对症支持治疗、一般处理及预防性治疗等措施。

1. 西医治疗

（1）一般处理

①卧床休息，清淡半流质饮食。

②防蚊隔离至退热及症状缓解。

③监测神志、生命体征、液体入量、尿量、血常规、肝肾功能、心肌酶及重症预警指征等。

（2）对症治疗

①退热：以物理降温为主，可以用温水擦浴；高热患者不能耐受时可给对乙酰氨基酚治疗。慎用乙酰水杨酸（阿司匹林）、布洛芬和其他非甾体抗炎药物（NSAID），避免加重胃炎或出血。

②补液：出汗较多或腹泻者，根据患者脱水程度给予补液治疗，以口服补液为主。对有恶心和厌食症状的患者可以通过少量多次口服补液来补充。口服补液盐或汤和果汁均可以防止电解质失衡。慎用碳酸饮料，避免引起生理应激相关的高血糖症。对频繁呕吐、进食困难或血压低、有重症预警指征的患者，应及时静脉输液，可予等渗液如 0.9% 氯化钠溶液等输注，可预防病情进展。

③镇静止痛：可给予安定等对症处理。

④老年人、孕妇、伴有基础疾病者应及时住院诊治，并给予密切观察及补液治疗。

注意：不推荐使用现有的抗病毒药物，加强支持对症治疗，可改善预后。登革热伴血小板显著减少者，不推荐输注血小板。

（3）重症登革热的治疗

重症登革热患者需住院治疗，密切监测神志、尿量及生命体征，有条件者监测血乳酸水平。危重病例需转 ICU 治疗。对出现严重血浆渗漏、休克、ARDS、严重出血或其他重要脏器功能障碍者应积极采取相应治疗措施。

1）补液原则

重症登革热补液原则是维持良好的组织器官灌注。同时应根据患者 HCT、血小板计数、电解质、尿量及血流动力学情况随时调整补液的种类和数量。在维持良好的组织器官灌注和尿量达约 0.5mL/（kg·h）的前提下，应控制静脉补液量。当血浆渗漏率减少、病程接近极期结束时，应逐步减少静脉补液量。

2）抗休克预防和治疗

出现休克时应尽快进行液体复苏治疗，初始液体复苏以等渗晶体液为主，对初始液体复苏无反应的休克或更严重的休克可加用胶体溶液。同时积极纠正酸碱失衡。液体复苏治疗无法维持血压时，应使用血管活性药物；严重出血引起休克时，应及时输注红细胞或全血等。有条件者可进行血流动力学监测以指导治疗。

对重症登革热的高危人群补液治疗是关键。如果患者有重症登革热的预警指征或血浆渗漏表现，早期静脉补液治疗可能会减轻疾病严重程度，合理补液可减少休克发生。对发生严重血浆外渗尤其是伴有低蛋白血症者可及时给予输注人血白蛋白治疗，预防休克的发生或进展。重症登革热应监测乳酸，以动态乳酸值改善作为监测指标，对于液体复苏与血管活性药物使用策略具有重要意义。

3）出血的预防和治疗

①出血部位明确者，如严重鼻出血给予局部止血。胃肠道出血者给予制酸药。慎用有创检查或肌内注射以免发生出血风险，尽量避免插胃管、尿管等侵入性诊断及治疗。

②严重出血者伴血红蛋白＜ 7g/L，根据病情及时输注红细胞。

③严重出血伴血小板计数＜ 30×10^9/L，可输注新鲜血小板。登革热伴血小板显著下降但无明确出血者，给予输注血小板治疗不能预防出血及改善预后。

4）重要脏器损害的治疗

①急性心肌炎和急性心力衰竭：应卧床休息，持续低中流量吸氧，保持大便通

畅，限制静脉输液及输注速度。存在频发的房性或室性早搏时，根据患者的情况给予抗心律失常药物治疗。发生心力衰竭时首先予利尿处理，保持每日液体负平衡在500～800mL，注意避免血压低于90/60mmHg。此类患者多次口服或静脉注射强心苷类药物（地高辛）有诱发心肌缺血加重及心律失常的风险。

②脑病和脑炎：降温、吸氧，控制静脉输液量和输注速度。根据病情给予甘露醇或利尿剂静脉滴注以减轻脑水肿。出现中枢性呼吸衰竭应及时给予辅助通气支持治疗。

③急性肾衰竭：可参考急性肾损害标准进行分期，及时予以血液净化治疗。

④肝功能衰竭：部分患者可发生严重肝损伤，如出现肝功能衰竭，按肝功能衰竭常规处理。

5）输液过量的诊断与处理

如果补液的速度或量掌握不当，可能引起输液过量，这将导致出现大量胸腔积液和腹水，甚至脑水肿，是引起重症登革热患者出现ARDS的常见原因。引起呼吸窘迫的其他原因包括急性肺水肿、休克造成的严重代谢性酸中毒和急性呼吸窘迫综合征。

①引起输液过量的因素包括静脉补液过多或过快；补液种类不恰当，如在血浆渗漏期选择低渗液体；严重出血患者，不恰当地给予过量静脉补液；不恰当地输注新鲜冰冻血浆、浓缩血小板和冷沉淀；血浆渗漏好转后（退热期后24～48小时）仍持续静脉补液；有基础疾病如先天性或缺血性心脏病、慢性肺病及慢性肾病。

②输液过量的临床特征为呼吸窘迫，呼吸困难，气促，三凹征；哮鸣音；大量胸腔积液，张力性腹水；颈静脉压升高；急性肺水肿；顽固性休克等。

③影像学辅助诊断：胸部X线片可显示心脏增大、胸腔积液、腹水导致膈肌上抬，不同程度“蝴蝶翅膀”的表现、Kelery B线提示补液过量和肺水肿。

④输液过量的治疗方案：立即吸氧；减少或停止补液；根据病情调整静脉补液的速度和量；利尿治疗，根据病情给予小剂量呋塞米0.1～0.5mg/kg，2～3次/日；监测血清钾及血压，如出现低钾血症或高血压应及时对症处理，必要时给予呼吸支持。

注意：重症登革热慎用有创检查或肌内注射，以免发生出血风险。慎用糖皮质激素。

2. 中医治疗

登革热属于中医的“瘟疫”范畴，可参照温病学“疫疹”“湿温”“暑温”“伏暑”等病证辨证论治。

（1）发热期（温热郁湿，卫气同病）

证候：发病初期，发热，头痛、腰痛、肌肉疼痛，恶寒，无汗，乏力、倦怠，多伴恶心、干呕、纳差。部分患者可见皮疹。舌质红或淡红，舌苔腻或厚，脉滑数。

治法：清热化湿，解毒透邪。

主方：甘露消毒丹、达原饮等加减。

中成药：藿香正气系列制剂等。

（2）极期

①毒瘀交结，扰营动血证

证候：热退，或发热迁延，烦躁不寐，口渴，可见鲜红色出血样皮疹，多伴鼻衄，或牙龈出血，咯血、便血、尿血、阴道出血。舌红，苔黄欠津，脉洪大或沉细滑数。

治法：解毒化瘀，清营凉血。

主方：清瘟败毒饮加减。

中成药：神志昏迷、谵妄、抽搐者加用紫雪散、安宫牛黄丸等。

②暑湿伤阳，气不摄血证

证候：热退或发热迁延，乏力倦怠，皮疹隐隐，或见暗色瘀斑，多伴鼻衄，牙龈出血，咯血、便血、尿血、阴道出血。舌暗苔腻，脉细弱无力。

治法：温阳益气摄血。

主方：附子理中汤合黄土汤加减。

（3）恢复期

余邪未尽，气阴两伤证

证候：发病后期，多见乏力倦怠，恶心，纳差，口渴，大便不调，皮疹瘙痒。舌淡红，苔白腻，脉虚数。

治法：清热化湿，健脾和胃。

主方：竹叶石膏汤合生脉饮加减。

【转诊原则】

在发现登革热患者或疑似病例时，及时填写传染病报告卡，就地防蚊灭蚊隔离。并尽快转到上级医院或当地传染病专科医院。

【预防原则】

1. 登革热典型患者只占传染源的一小部分，所以单纯隔离患者不足以制止流行。预防措施的重点在于防蚊和灭蚊，切断传播途径。如杀灭成蚊，清除伊蚊的孳生地，做好个人防护，穿长袖衣裤，使用防蚊驱避剂等。

2. 登革热流行地区应动员群众实行翻盆倒罐，填堵竹、树洞。对饮用水缸要加盖防蚊，勤换水，并在缸内放养食蚊鱼。室内成蚊可用敌敌畏喷洒消灭，室外成蚊可用50%马拉硫磷、杀螟松等做超低容量喷雾，或在重点区域进行广泛的药物喷洒。

3. 我国目前尚无登革热疫苗可用，早发现对防控意义重大，因此询问病例的流行病学史很重要。

【消毒隔离】

1. 患者发病5天内应采取防蚊隔离治疗措施，以免传播。医院收治病房周围要立即杀灭成蚊，医务人员需穿长袖衣裤，值班房安装纱门和纱窗等预防蚊虫叮咬。

2. 妥善处理固体废物，防止人为制造蚊虫栖息地。

3. 在疾病流行期间，实施紧急病媒控制措施，包括广泛使用杀虫剂。

4. 积极监测病媒情况，以确定控制措施的有效性。

【健康教育】

1. 预防登革热的最佳方法是清除积水，防止蚊子孳生，以及避免被蚊子叮咬。

2. 通过环境治理防止蚊子获得产卵地。

3. 家庭储水容器盖上盖子，并每周清空和清洁。

4. 室外储水容器施用适当杀虫剂。

5. 个人使用家庭保护措施，例如纱窗、长袖衣服、杀虫剂、含有杀虫剂的材料、蚊香和防蚊喷雾。白天在家里和工作场所都要采取这些措施，因为蚊子也会在白天叮咬。

6. 改善和动员社区参与，实现持续病媒控制。

【传染病报告】

按照《中华人民共和国传染病防治法》规定，登革热是乙类法定传染病。各级各类医疗机构、疾病预防控制机构、卫生检疫机构执行职务的医务人员在诊断登革热病例（疑似、临床或实验室诊断病例）后24小时内填写报告卡进行网络直报。不具备网络直报条件的应在诊断后24小时内寄出传染病报告卡，县级疾病预防控制机构收到传染病报告卡后立即进行网络直报。医疗机构若诊断出登革出血热（DHF）或登革休克综合征（DSS），或病例后续进展为DHF或DSS，或出现《登革热诊疗指南（2014年版）》中重症登革热的指征，则应在传染病报告信息管理系统（网络直报系统）传染病报告卡的备注栏注明“重症”。辖区疾病预防控制机构负责对病例的分型诊断报告进行督促和审核。以县（市、区）为单位，近5年首次发现病例者，应通过突发公共卫生事件信息报告管理系统进行报告。

【计划免疫程序】

我国目前尚无登革热疫苗可用。

【突发事件应急处理原则】

1. 发生输入性病例和暴发疫情时，病例报告同上，暴发疫情报告按《突发卫生事件应急预案》进行报告。即责任报告单位发现输入性病例和暴发疫情事件后应在2个小时内用电话等方式向属地县级疾病预防控制机构报告；属地县级疾病预防控制机构接到报告后，应在2小时内向本级卫生行政部门和上级疾病预防控制机构报告，同时迅速组织流行病学调查与现场处置。

2. 患者和接触者的管理：急性患者是主要传染源，要求做到早诊断、早报告、早隔离、早就地治疗。新发疫点的患者住院隔离期限从病日起不少于6天，密切观察病情变化，尤其是儿童和老年患者。隔离室应有防蚊设施，如纱窗、纱门、蚊帐，没有防蚊设施者应在室周围100公尺范围内定期杀灭成蚊。在患者较多的疫区，国家卫生健康委员会要派出医疗队划片就地设置临时隔离治疗点，尽量减少远途就医，防止扩散和降低病死率。对疫点、疫区内不明原因发热患者做好病家访视，接触者要进行15天医学观察。

3. 发生疫情时，卫生计生部门、街（镇）、社区（村）做好疫点及可能波及范围的紧急灭蚊工作。对疫点、疫区必须进行室内、外的紧急杀灭成蚊，尤其要做好流行区内医院和学校范围内的灭蚊工作，在灭蚊的同时采取各种措施消灭蚊媒孳生地，限期将疫点范围内布雷图指数降至5以下。

4. 加强个人防护，防止媒介蚊虫叮刺。

5. 在流行区尽量劝阻减少集会。

第十二章　发热伴血小板减少综合征

【概述】

发热伴血小板减少综合征（severe fever with thrombocytopenia syndrome，SFTS），俗称蜱虫病、蜱咬热，是由一种新发现的布尼亚病毒导致的传染病。发病证候包括发热和多器官衰竭。实验室测试显示，此病伴有血小板和白细胞减少的症状。该疾病于2009年首先确认于中国。

【病原学】

致病病毒为发热伴血小板减少综合征病毒（SFTS virus），简称“新型布尼亚病毒”，新发现的属于布尼亚病毒科白蛉病毒属（phlebovirus）。布尼亚病毒科病毒抵抗力弱，不耐酸，易被热、乙醚、脱氧胆酸钠和常用消毒剂及紫外线照射等迅速灭活。

【传播途径】

传播途径尚不确定。目前，已从病例发现地区的蜱中分离到该病毒。部分病例发病前有明确的蜱叮咬史。尚未发现人传人的证据，最近研究表明直接接触患者血液或血性分泌物可导致感染。

蜱叮咬人后可引起过敏、溃疡或发炎等症状，一般均较轻微。蜱是媒介生物，常通过叮咬吸血传播病原体（病毒、细菌、寄生虫）使人患病。蜱可传播多种疾病。已知蜱可携带83种病毒、31种细菌、32种原虫，其中大多数是重要的自然疫源性疾病和人畜共患病，如森林脑炎、蜱传出血热、Q热、蜱传斑疹伤寒、野兔热、莱姆病、人粒细胞无形体病、巴尔通体感染等，给人类健康及畜牧业带来很大危害。蜱传疾病极少见人传人现象，但是，接触含有较大量病原的血液或分泌液，有可能感染发病。

【流行过程】

1. 本病多发于春、夏季，不同地区可能略有差异，人群普遍易感。

2. 流行形式以散发为主，因疫源地分布差异，发病率地区差异较大。调查发现该病存在人传人的聚集性疫情，说明急性期患者血液具有传染性。在丘陵、山地、森林等地区生活、生产的居民和劳动者，以及赴该类地区户外活动的旅游者感染风险较高。

【临床特征】

潜伏期尚不十分明确，可能为1～2周。急性起病，主要临床表现为发热，体温多在38℃以上，重者持续高热，可达40℃以上，部分病例热程可长达10天以上。伴乏力、明显纳差、恶心、呕吐、厌食、便血等，部分病例有头痛、肌肉酸痛、腹泻等。查体常有颈部及腹股沟等浅表淋巴结肿大伴压痛、上腹部压痛及相对缓脉。血小板减少、胃肠道症状、白细胞减少，可伴肺、肾、肝、心、脑等多脏器功能损害。

少数病例病情危重，出现意识障碍、皮肤瘀斑、消化道出血、肺出血等，可因休克、呼吸衰竭、急性肾衰竭、弥漫性血管内凝血（DIC）等多脏器功能衰竭死亡。初期死亡率为30%。

绝大多数患者预后良好，但既往有基础疾病、老年患者、出现精神神经症状、出血倾向明显、低钠血症等提示病重，预后较差。

【诊断】

1. 诊断标准

依据流行病学史（流行季节在丘陵、林区、山地等地工作、生活或旅游等，或发病前2周内有被蜱叮咬史）、临床表现和实验室检测结果进行诊断。

（1）疑似病例

具有上述流行病学史、发热等临床表现且外周血血小板和白细胞降低者。

（2）确诊病例

疑似病例具备下列之一者。

①病例标本新型布尼亚病毒核酸检测阳性。

②病例标本检测新型布尼亚病毒IgG抗体阳转或恢复期滴度较急性期4倍以上增高者。

③病例标本分离到新型布尼亚病毒。

2. 实验室检查

（1）血常规检查

外周血白细胞计数减少，多为（1.0～3.0）$\times 10^9$/L，重症可降至1.0$\times 10^9$/L以下，嗜中性粒细胞比例、淋巴细胞比例多正常；血小板降低，多为（30～60）$\times 10^9$/L，重症者可低于30$\times 10^9$/L。

（2）尿常规检查

半数以上病例出现蛋白尿（+）～（+++），少数病例出现尿潜血或血尿。

（3）生化检查

可出现不同程度LDH、CK及AST、ALT等升高，尤以AST、CK-MB升高为主，常有低钠血症，个别病例BUN升高。

（4）病原学检查

①血清新型布尼亚病毒核酸检测。

②血清中分离新型布尼亚病毒。

（5）血清学检查

①新型布尼亚病毒IgM抗体（尚在研究中）。

②新型布尼亚病毒IgG抗体。

实验室测试显示，此病伴有血小板和白细胞减少的症状。

采集患者血清检查，最常见的血液学特点有血小板及白细胞减少，诊断方法可直接用RT-PCR检测患者是否具有新型布尼亚病毒的核糖核酸（RNA）。

【鉴别诊断】

应当与人粒细胞无形体病等立克次体病、肾综合征出血热、登革热、败血症、伤寒、血小板减少性紫癜等疾病相鉴别。

【治疗】

1. 西医治疗

本病尚无特异性治疗手段，主要为对症支持治疗。

患者应当卧床休息，流食或半流食，多饮水。密切监测生命体征及尿量等。不能进食或病情较重的患者，应当及时补充热量，保证水、电解质和酸碱平衡，尤其注意对低钠血症患者补充。高热者物理降温，必要时使用药物退热。有明显出血或血小板明显降低（如低于$30\times10^9/L$）者，可输血浆、血小板。中性粒细胞严重低下患者（低于$1\times10^9/L$），建议使用粒细胞集落刺激因子。

体外实验结果提示利巴韦林对该病毒有抑制作用，临床上可以试用。对继发细菌、真菌感染者，应当选敏感抗生素治疗。同时注意基础疾病的治疗。目前尚无证据证明糖皮质激素的治疗效果，应当慎重使用。有报道重症脑炎的SFTS患者可通过短效糖皮质激素治疗获益。

2. 中医治疗

（1）辨证治疗

①邪犯肺卫证

证候：患者有蜱虫咬病史，发热，恶寒或不恶寒，无汗或少汗，肌肉酸痛，头痛，或咳嗽，或恶心。舌质红，苔薄白、薄黄或薄腻，脉浮数。

治法：辛凉解毒，疏风透邪。

主方：银翘散加减。

中成药：金振口服液、抗病毒口服液、蓝芩口服液等。

②毒壅肺胃证

证候：壮热不退，汗出，烦躁口渴，头痛，面红，恶心或呕吐，纳差，腹痛，便秘，尿黄。舌质红，苔黄或腻，脉洪大或脉缓。

治法：清气泄热，解毒活络。

主方：白虎汤加减。

中成药：金振口服液、抗病毒口服液、蓝芩口服液等。可选用喜炎平注射液、热毒宁注射液等静脉滴注。

③毒损脉络证

证候：高热，或伴皮肤斑疹，便血，或见咯血，尿赤，小便不利。舌质暗红，伴瘀斑等，舌苔薄黄，脉细数。

治法：凉血解毒，清热通络，益气养阴。

主方：犀角地黄汤合生脉散加减。

中成药：口服云南白药；可选用喜炎平注射液、热毒宁注射液、丹参注射液、参麦注射液等静脉滴注。

④气营（血）两燔证

证候：壮热烦躁，夜寐不安，间有谵语，吐血、衄血、便血、尿血，或发斑。舌绛，苔黄少津，脉细数。

治法：清气凉营（血），泄热解毒。

主方：清瘟败毒饮加减。

中成药：口服安宫牛黄丸或紫雪散；可选用喜炎平注射液、热毒宁注射液、丹参注射液、参麦注射液等静脉点滴。

⑤正衰邪陷证

证候：精神萎靡，嗜睡，甚则神昏，谵妄，呼吸急促，少尿，汗出肢冷。脉细数或微等。

治法：扶正固脱，解毒开窍。

主方：参附龙牡汤合生脉散加减。

中成药：口服苏合香丸；可选用参麦注射液、生脉注射液、醒脑静注射液等静脉点滴。

⑥余邪未清，气阴两伤证

证候：低热，乏力，纳差，口渴。舌质红，苔薄白，脉细数或缓。

治法：清解余邪，益气养阴。

主方：连翘竹叶石膏汤加减。

（2）中医外治法

①结肠滴注给药：恶心、呕吐症状重，口服汤药困难者，可用中药汤剂结肠滴注。

②高热持续，可用柴胡注射液、清开灵注射液等结肠滴注给药。

③蜱虫叮咬局部可选用梅花点舌丹、六神丸、玉枢丹、新癀片等，研细末醋调外用。

【转诊原则】

在发现发热伴血小板减少综合征患者或疑似病例时，及时填写传染病报告卡，就地治疗。重症患者可以转到上级医院或当地传染病专科医院。

【预防原则】

1. 应当尽量避免在蜱类主要栖息地如草地、树林等环境中长时间坐卧。如需进入此类地区，应当注意做好个人防护，穿长袖衣服；扎紧裤腿或把裤腿塞进袜子或鞋子里；穿浅色衣服可便于查找有无蜱附着；针织衣物表面应当尽量光滑，这样蜱不易黏附；不要穿凉鞋。

2. 裸露的皮肤涂抹驱避剂，如避蚊胺（DEET，只推荐 2 岁以上年龄的人员使用），可维持数小时有效。衣服和帐篷等露营装备用杀虫剂浸泡或喷洒，如氯菊酯、含避蚊胺的驱避剂等。

3. 生活在丘陵、山地、森林等地区居民，应当注意家居环境中游离蜱和饲养家畜身上附着蜱的清理和杀灭工作。

【消毒隔离】

1. 一般情况下无需对患者实施隔离。医护人员和看护人接触患者时应当采取通用防护措施。

2. 对患者的血液、分泌物、排泄物及被其污染的环境和物品，可采取高温、高压、含氯消毒剂等方式进行消毒处理。

3. 在抢救或护理危重患者时，尤其是患者有咯血、呕血等出血现象时，医务人员及陪护人员应当加强个人防护，避免与患者血液直接接触。

【健康教育】

1. 蜱叮咬人后可引起过敏、溃疡或发炎等症状，一般均较轻微。蜱是媒介生物，常通过叮咬吸血传播病原体（病毒、细菌、寄生虫）使人患病。

2. 蜱常附着在人体的头皮、腰部、腋窝、腹股沟及脚踝下方等部位，一旦发现有蜱已叮咬皮肤，可用酒精涂在蜱身上，使蜱头部放松或死亡，再用尖头镊子取下蜱，或用烟头、香头轻轻烫蜱露在体外的部分，使其头部自行慢慢退出，不要生拉硬拽，以免拽伤皮肤，或将蜱的头部留在皮肤内。取出后，再用碘酒或酒精做局部消毒处理，并随时观察身体状况。

3. 无论是在人体或动物体表，还是游离在墙面、地面发现蜱，不要用手直接接触，甚至挤破，要用镊子或其他工具夹取后烧死；如不慎皮肤接触蜱，尤其是蜱挤破后的流出物，要用碘酒或酒精做局部消毒处理。

4. 有蜱叮咬史或野外活动史者，一旦出现发热等疑似症状或体征，应当及早就医，并告知医生相关暴露史，应当对疫区的蜱传疾病保持警惕。即使未发现被蜱叮咬，从疫区旅行回来的人员也应当随时观察身体状况。

5. 都市中除大型公园、植被茂盛地区外，一般社区内极少有蜱类生存，无须过分担心生活在都市里会感染上该病。但当携带宠物外出到蜱类生活地区旅行时，除个人要做好个人防护，离开时要仔细检查宠物体表是否有蜱类附着。

【传染病报告】

各级医疗机构发现符合病例定义的疑似或确诊病例时，暂参照乙类传染病的报告要求于24小时内通过国家疾病监测信息报告管理系统进行网络直报。疑似病例的报告疾病类别应选择“其他传染病”中的“发热伴血小板减少综合征”；对于实验室确诊病例，应当在“发热伴血小板减少综合征”条目下的“人感染新型布尼亚病毒病”进行报告或订正报告。

符合《国家突发公共卫生事件相关信息报告管理工作规范（试行）》要求的，按照相应的规定进行报告。

【计划免疫程序】

目前缺乏有效的疫苗进行防控。

【突发事件应急处理原则】

1. 发生病例和暴发疫情时，按《突发卫生事件应急预案》进行报告，以便相关部门迅速组织流行病学调查与现场处置。

2. 加强个人防护，防止媒介蜱虫叮咬。疫区避免去到都市大型公园、植被地区，防止宠物携带蜱虫。

3. 患者应及时就医治疗，医护人员尤其是接触重患者者，应当采取通用防护措施。

4. 加强蜱虫感染健康教育。

第十三章　新型冠状病毒肺炎

【概述】

新型冠状病毒肺炎（corona virus disease 2019，COVID–19）简称“新冠肺炎”，是由一种全新冠状病毒 SARS–CoV–2 引起的以急性呼吸道症状为主要临床表现的呼吸道传染病。该病以病毒损伤肺部导致的低氧血症为主要特征，也可能出现无肺炎表现的轻症患者以及多脏器损害的重症患者。

【病原学】

新型冠状病毒（SARS–CoV–2）属于β属的冠状病毒，有包膜，颗粒呈圆形或椭圆形，直径 60 ～ 140nm。具有 5 个必需基因，分别针对核蛋白（N）、病毒包膜（E）、基质蛋白（M）和刺突蛋白（S）4 种结构蛋白及 RNA 依赖性的 RNA 聚合酶（RdRp）。核蛋白（N）包裹 RNA 基因组构成核衣壳，外面围绕着病毒包膜（E），病毒包膜包埋有基质蛋白（M）和刺突蛋白（S）等蛋白。刺突蛋白通过结合血管紧张素转化酶 2（ACE–2）进入细胞。

与其他病毒一样，新型冠状病毒基因组也会发生变异。已发现“关切的变异株”（variant of concern，VOC）有 5 个，分别为阿尔法（Alpha）、贝塔（Beta）、伽玛（Gamma）、德尔塔（Delta）和奥密克戎（Omicron）。目前 Omicron 株感染病例已取代 Delta 株成为主要流行株。

冠状病毒对紫外线和热敏感，56℃、30 分钟，或乙醚、75% 乙醇、含氯消毒剂、过氧乙酸和氯仿等脂溶剂均可有效灭活病毒，氯己定不能有效灭活病毒。

【流行病学特点】

1. 传染源

传染源主要是新冠病毒感染者，在潜伏期即有传染性，发病后 5 天内传染性较强。

2. 传播途径

（1）经呼吸道飞沫和密切接触传播是主要的传播途径。

（2）在相对封闭的环境中经气溶胶传播。

（3）接触被病毒污染的物品后也可造成感染。

3. 易感人群

人群普遍易感。感染后或接种新冠疫苗后可获得一定的免疫力。

【临床特征】

1. 潜伏期

本病潜伏期 1 ～ 14 天，多为 3 ～ 7 天。

2. 临床表现

以发热、干咳、乏力为主要表现。部分患者可以鼻塞、流涕、咽痛、嗅觉味觉减退或丧失、结膜炎、肌痛和腹泻等为主要表现。

轻型患者可表现为低热、轻微乏力、嗅觉及味觉障碍等，无肺炎表现。在感染新型冠状病毒后也可无明显临床症状。

曾接种过疫苗者及感染 Omicron 株者以无症状及轻症为主。有临床症状者主要表现为中低度发热、咽干、咽痛、鼻塞、流涕等上呼吸道感染症状。

重症患者多在发病一周后出现呼吸困难和（或）低氧血症，严重者可快速进展为急性呼吸窘迫综合征、脓毒症休克、难以纠正的代谢性酸中毒和出凝血功能障碍及多器官功能衰竭等。极少数患者还可有中枢神经系统受累及肢端缺血性坏死等表现。

多数患者预后良好，少数患者病情危重，多见于老年人、有慢性基础疾病者、晚期妊娠和围产期女性、肥胖人群。

儿童病例症状相对较轻，部分儿童及新生儿病例症状可不典型，表现为呕吐、腹泻等消化道症状或仅表现为反应差、呼吸急促。极少数儿童可有多系统炎症综合征（MIS-C），出现类似川崎病或不典型川崎病表现、中毒性休克综合征或巨噬细胞活化综合征等，多发生于恢复期。主要表现为发热伴皮疹、非化脓性结膜炎、黏膜炎症、低血压或休克、凝血障碍、急性消化道症状等。一旦发生，病情可在短期内急剧恶化。

3. 实验室检查

（1）一般检查

发病早期外周血白细胞计数正常或减少，可见淋巴细胞计数减少，部分患者可出现肝酶、乳酸脱氢酶、肌酶、肌红蛋白、肌钙蛋白和铁蛋白增高。多数患者 C 反应蛋白（CRP）和血沉升高，降钙素原（PCT）正常。重型、危重型患者可见 D-二聚体升高、外周血淋巴细胞进行性减少、炎症因子升高。

（2）病原学及血清学检查

①病原学检查：采用核酸扩增检测方法在鼻、口咽拭子、痰和其他下呼吸道分泌物、粪便等标本检测新型冠状病毒核酸。

②血清学检查：新型冠状病毒特异性 IgM 抗体、IgG 抗体阳性，发病 1 周内阳性率均较低。由于多种原因，抗体检测可能会出现假阳性，故一般不单独以血清学检测作为诊断依据。

4. 胸部影像学

早期呈现多发小斑片影及间质改变，以肺外带明显。进而发展为双肺多发磨玻璃影、浸润影，严重者可出现肺实变，胸腔积液少见。MIS-C 时，心功能不全患者可见心影增大和肺水肿。

5. 临床分型

（1）轻型

临床症状轻微，影像学未见肺炎表现。

（2）普通型

具有上述临床表现，影像学可见肺炎表现。

（3）重型

成人符合下列任何一条：①出现气促，RR ≥ 30 次 / 分。②静息状态下，吸空气时手指血氧饱和度≤ 93%。③动脉血氧分压（PaO_2）/ 吸氧浓度（FiO_2）≤ 300mmHg（1mmHg=0.133kPa）。④临床症状进行性加重，肺部影像学显示 24 ～ 48 小时内病灶明显进展＞ 50% 者。

儿童符合下列任何一条：①持续高热超过 3 天。②出现气促（＜2 月龄，RR ≥ 60 次 / 分；2 ～ 12 月龄，RR ≥ 50 次 / 分；1 ～ 5 岁，RR ≥ 40 次 / 分；＞5 岁，RR ≥ 30 次 / 分），除外发热和哭闹的影响。③静息状态下，吸空气时手指血氧饱和度≤ 93%。④辅助呼吸（鼻翼扇动、三凹征）。⑤出现嗜睡、惊厥。⑥拒食或喂养困难，有脱水征。

（4）危重型

符合以下情况之一者：①出现呼吸衰竭，且需要机械通气。②出现休克。③合并其他器官功能衰竭需 ICU 监护治疗。

6. 重型 / 危重型高危人群

（1）大于 60 岁老年人。

（2）有心脑血管疾病（含高血压）、慢性肺部疾病、糖尿病、慢性肝脏或肾脏疾病、肿瘤等基础疾病者。

（3）免疫功能缺陷（如艾滋病患者、长期使用皮质类固醇或其他免疫抑制药物导致免疫功能减退状态的患者）。

（4）肥胖（体质指数≥ 30kg/m^2）。

（5）晚期妊娠和围产期女性。

（6）重度吸烟者。

【诊断】

1. 诊断原则

根据流行病学史、临床表现、实验室检查等综合分析做出诊断。新型冠状病毒核酸检测阳性为确诊的首要标准。

2. 诊断标准

（1）疑似病例

有下述流行病学史中的任何 1 条，且符合临床表现中任意 2 条。

无明确流行病学史的，符合临床表现中的 3 条；或符合临床表现中任意 2 条，同时新型冠状病毒特异性 IgM 抗体阳性（近期接种过新型冠状病毒疫苗者不作为参考指标）。

①流行病学史

A. 发病前 14 天内有病例报告社区的旅行史或居住史。

B. 发病前 14 天内与新型冠状病毒感染者有接触史。

②临床表现

A. 发热和（或）呼吸道症状等新型冠状病毒肺炎相关临床表现。

B. 具有上述新型冠状病毒肺炎影像学特征。

C. 发病早期白细胞计数正常或降低，淋巴细胞计数正常或减少。

（2）确诊病例

疑似病例具备以下病原学或血清学证据之一者：①新型冠状病毒核酸检测阳性；②未接种新型冠状病毒疫苗者新型冠状病毒特异性 IgM 抗体和 IgG 抗体均为阳性。

【鉴别诊断】

1. 新型冠状病毒肺炎轻型表现需与其他病毒引起的上呼吸道感染相鉴别。

2. 新型冠状病毒肺炎主要与流感病毒、腺病毒、呼吸道合胞病毒等其他已知病毒性肺炎及肺炎支原体感染鉴别，尤其是对疑似病例要尽可能采取快速抗原检测、多重 PCR 核酸检测等方法，对常见呼吸道病原体进行检测。

3. 此外还需要与非感染性疾病，如血管炎、皮肌炎和机化性肺炎等鉴别。

4. 儿童患者出现皮疹、黏膜损害时，需与川崎病鉴别。

【治疗】

1. 西医治疗

（1）一般治疗：卧床休息；加强支持治疗；根据病情给予规范有效氧疗措施，包括鼻导管、面罩给氧和经鼻高流量氧疗。避免盲目或不恰当使用抗生素，尤其是联合使用广谱抗生素。

（2）抗病毒治疗：

① PF–07321332/ 利托那韦片（Paxlovid）：适用人群为发病 5 天以内的轻型和普通型且伴有进展为重型的高风险因素的成人和青少年（12 ～ 17 岁，体重≥ 40kg）患者。用法：300mg PF–07321332 与 100mg 利托那韦同时服用，每 12 小时一次，连续服用 5 天。

②单克隆抗体：安巴韦单抗 / 罗米司韦单抗注射液。联合用于治疗轻型和普通型且伴有进展为重型的高风险因素的成人和青少年（12 ～ 17 岁，体重≥ 40kg）患者。

③静注 COVID–19 人免疫球蛋白：可在病程早期用于有高危因素、病毒载量较高、病情进展较快的患者。

④康复者恢复期血浆：可在病程早期用于有高危因素、病毒载量较高、病情进展较快的患者。

（3）免疫治疗：

①糖皮质激素：对于氧合指标进行性恶化、影像学进展迅速、机体炎症反应过度激活状态的重型和危重型患者，酌情短期内（不超过 10 日）使用糖皮质激素，建议地塞米松 5mg/d 或甲泼尼龙 40mg/d，避免长时间、大剂量使用糖皮质激素，以减少副作用。

②白细胞介素 6（IL–6）抑制剂：托珠单抗。对于重型、危重型且实验室检测 IL–6 水平升高者可试用。

（4）抗凝治疗。

（5）俯卧位治疗：具有重症高危因素、病情进展较快的普通型，重型和危重型患者，应当给予规范的俯卧位治疗，建议每天不少于 12 小时。

（6）重型、危重型支持治疗：在上述治疗的基础上，积极防治并发症，治疗基础疾病，预防继发感染，及时进行器官功能支持。

2. 中医治疗

本病属于中医“疫”病范畴，病因为感受“疫戾”之气，各地可根据病情、证候及气候等情况，参照下列方案进行辨证论治。

（1）医学观察期

①乏力伴胃肠不适

推荐中成药：藿香正气胶囊（丸、水、口服液）。

②乏力伴发热

推荐中成药：金花清感颗粒、连花清瘟胶囊（颗粒）、疏风解毒胶囊（颗粒）。

（2）临床治疗期（确诊病例）

推荐处方：清肺排毒汤［麻黄 9g、炙甘草 6g、杏仁 9g、生石膏 15 ～ 30g（先煎）、桂枝 9g、泽泻 9g、猪苓 9g、白术 9g、茯苓 15g、柴胡 16g、黄芩 6g、姜半夏 9g、生姜 9g、紫菀 9g、款冬花 9g、射干 9g、细辛 6g、山药 12g、枳实 6g、陈皮 6g、藿香 9g］。

推荐中成药：清肺排毒颗粒。

1）轻型

①寒湿郁肺证

证候：发热，乏力，周身酸痛，咳嗽，咳痰，胸闷憋气，纳呆，恶心，呕吐，腹泻或大便黏腻不爽。舌质淡胖齿痕或淡红，苔白厚腻或腐腻，脉濡或滑。

推荐处方：寒湿疫方（生麻黄 6g、生石膏 15g、杏仁 9g、羌活 15g、葶苈子 15g、贯众 9g、地龙 15g、徐长卿 15g、藿香 15g、佩兰 9g、苍术 15g、云苓 45g、生白术 30g、焦三仙各 9g、厚朴 15g、焦槟榔 9g、煨草果 9g、生姜 15g）。

②湿热蕴肺证

证候：低热或不发热，微恶寒，乏力，头身困重，肌肉酸痛，干咳痰少，咽痛，口干不欲多饮，或伴有胸闷脘痞，无汗或汗出不畅，或见呕恶纳呆，便溏或大便黏滞不爽。舌淡红，苔白厚腻或薄黄，脉滑数或濡。

推荐处方：槟榔 10g、草果 10g、厚朴 10g、知母 10g、黄芩 10g、柴胡 10g、赤芍 10g、连翘 15g、青蒿 10g（后下）、苍术 10g、大青叶 10g、生甘草 5g。

推荐中成药：金花清感颗粒、连花清瘟胶囊（颗粒）。

针灸治疗推荐穴位：合谷、后溪、阴陵泉、太溪、肺俞、脾俞。针刺方法：每次选择 3 个穴位，针刺采用平补平泻法，得气为度，留针 30 分钟，每日一次。

2）普通型

①湿毒郁肺证

证候：发热，咳嗽痰少，或有黄痰，憋闷气促，腹胀，便秘不畅。舌质暗红，舌体胖，苔黄腻或黄燥，脉滑数或弦滑。

推荐处方：宣肺败毒方（麻黄 6g、炒苦杏仁 15g、生石膏 30g、薏苡仁 30g、麸炒苍术 10g、广藿香 15g、青蒿 12g、虎杖 20g、马鞭草 30g、芦根 30g、葶苈子 15g、化橘红 15g、甘草 10g）。

推荐中成药：宣肺败毒颗粒。

②寒湿阻肺证

证候：低热，身热不扬，或未热，干咳，少痰，倦怠乏力，胸闷，脘痞，或呕恶，便溏。舌质淡或淡红，苔白或白腻，脉濡。

推荐处方：苍术15g、陈皮10g、厚朴10g、藿香10g、草果6g、生麻黄6g、羌活10g、生姜10g、槟榔10g。

③疫毒夹燥证

证候：恶寒，发热，肌肉酸痛，流涕，干咳，咽痛，咽痒，口干，咽干，便秘。舌淡、少津，苔薄白或干，脉浮紧。

推荐处方：宣肺润燥解毒方（麻黄6g、杏仁10g、柴胡12g、沙参15g、麦冬15g、玄参15g、白芷10g、羌活15g、升麻8g、桑叶15g、黄芩10g、桑白皮15g、生石膏20g）。

推荐中成药：金花清感颗粒、连花清瘟胶囊（颗粒）。

针灸治疗推荐穴位：内关、孔最、曲池、气海、阴陵泉、中脘。针刺方法：每次选择3个穴位，针刺采用平补平泻法，得气为度，留针30分钟，每日一次。

3）重型

①疫毒闭肺证

证候：发热面红，咳嗽，痰黄黏少，或痰中带血，喘憋气促，疲乏倦怠，口干苦黏，恶心不食，大便不畅，小便短赤。舌红，苔黄腻，脉滑数。

推荐处方：化湿败毒方［生麻黄6g、杏仁9g、生石膏15g、甘草3g、藿香10g（后下）、厚朴10g、苍术15g、草果10g、法半夏9g、茯苓15g、生大黄5g（后下）、生黄芪10g、葶苈子10g、赤芍10g］。

推荐中成药：化湿败毒颗粒。

②气营两燔证

证候：大热烦渴，喘憋气促，谵语神昏，视物错瞀，或发斑疹，或吐血、衄血，或四肢抽搐。舌绛少苔或无苔，脉沉细数，或浮大而数。

推荐处方：生石膏30～60g（先煎）、知母30g、生地黄30～60g、水牛角30g（先煎）、赤芍30g、玄参30g、连翘15g、牡丹皮15g、黄连6g、竹叶12g、葶苈子15g、生甘草6g。

推荐中成药：喜炎平注射液、血必净注射液、热毒宁注射液、痰热清注射液、醒脑静注射液。

针灸治疗推荐穴位：大椎、肺俞、脾俞、太溪、列缺、太冲。针刺方法：每次选择3～5个穴位，背俞穴与肢体穴位相结合，针刺平补平泻，留针30分钟，每日一次。

4）危重型

内闭外脱证

证候：呼吸困难，动辄气喘或需要机械通气，伴神昏，烦躁，汗出肢冷。舌质紫暗，苔厚腻或燥，脉浮大无根。

推荐处方：人参 15g、附子 10g（先煎）、山茱萸 15g，送服苏合香丸或安宫牛黄丸。

推荐中成药：血必净注射液、热毒宁注射液、痰热清注射液、醒脑静注射液、参附注射液、生脉注射液、参麦注射液。

针灸治疗推荐穴位：太溪、膻中、关元、百会、足三里、素髎。针刺方法：选以上穴位，针刺平补平泻，留针 30 分钟，每日一次。

5）恢复期

①肺脾气虚证

证候：气短，倦怠乏力，纳差呕恶，痞满，大便无力，便溏不爽。舌淡胖，苔白腻。

推荐处方：法半夏 9g、陈皮 10g、党参 15g、炙黄芪 30g、炒白术 10g、茯苓 15g、藿香 10g、砂仁 6g（后下）、甘草 6g。

②气阴两虚证

证候：乏力，气短，口干，口渴，心悸，汗多，纳差，低热或不热，干咳少痰。舌干少津，脉细或虚无力。

推荐处方：南沙参 10g、北沙参 10g、麦冬 15g、西洋参 6g、五味子 6g、生石膏 15g、淡竹叶 10g、桑叶 10g、芦根 15g、丹参 15g、生甘草 6g。

针灸治疗推荐穴位：足三里（艾灸）、百会、太溪。针刺方法：选以上穴位，针刺平补平泻，留针 30 分钟，每日一次。

隔物灸贴取穴：大椎、肺俞、脾俞、孔最，每次贴敷 40 分钟，每日一次。

（3）儿童中药治疗

儿童患者的中医证候特点、核心病机与成人基本一致，治疗参照成人中医治疗方案，结合儿童患者临床证候和小儿生理特点，辨证酌量使用。可选择儿童适用中成药辨证使用。

（4）早期康复

重视患者早期康复介入，针对新型冠状病毒肺炎患者呼吸功能、躯体功能以及心理障碍，积极开展康复训练和干预，尽最大可能恢复体能、体质和免疫能力。

【转诊原则】

在发现新冠病毒肺炎患者或疑似病例时，及时填写传染病报告卡并尽快转到上级医院或当地传染病专科医院。

【预防原则】

1. 控制传染源

医院设置独立的发热门诊，加快对疑似患者的诊断和排除流程。设置独立的隔离救治场所对确诊患者进行收治。加强密接者的筛查。加强社区的管理。

2. 切断传播途径

避免院内传播，医务人员采用科学规范的个人防护措施，加强患者就诊管理。加强社区综合预防措施。

3. 保护易感人群

接种新型冠状病毒疫苗可以减少新型冠状病毒感染和发病，是降低重症和死亡发生率的有效手段，符合接种条件者均应接种。符合加强免疫条件的接种对象，应及时进行加强免疫接种。

【消毒隔离】

1. 轻型病例实行集中隔离管理，相关集中隔离场所不能同时隔离入境人员、密切接触者等人群。隔离管理期间应做好对症治疗和病情监测，如病情加重，应转至定点医院治疗。

2. 普通型、重型、危重型病例和有重型高危因素的病例应在定点医院集中治疗，其中重型、危重型病例应当尽早收入 ICU 治疗，有高危因素且有重症倾向的患者也宜收入 ICU 治疗。

3. 对病例或无症状感染者住院、转运期间可能污染的环境和物品，进行随时消毒。

4. 对病例和无症状感染者居住或活动过的场所，如居所、工作学习场所、诊疗场所、转运工具，以及其他可能受到污染的场所，在其离开后（如住院、转院、出院、死亡），应进行终末消毒。病例和无症状感染者短暂经过的无明显污染物的场所，无需进行终末消毒。

【健康教育】

保持良好的个人及环境卫生，均衡营养、适量运动、充足休息，避免过度疲劳。提高健康素养，养成“一米线”、勤洗手、戴口罩、公筷制等卫生习惯和生活方式，打喷嚏或咳嗽时应掩住口鼻。保持室内通风良好，科学做好个人防护，出现呼吸道症状时应及时到发热门诊就医。近期去过高风险地区或与新型冠状病毒感染者有接触史的，应主动进行新型冠状病毒核酸检测。

【传染病报告】

按照《中华人民共和国传染病防治法》和《突发公共卫生事件与传染病疫情监测信息报告管理办法》，新型冠状病毒肺炎是乙类传染病，按相关要求报送。

【计划免疫程序】

接种新型冠状病毒疫苗可以减少新型冠状病毒感染和发病，是降低重症和死亡发生率的有效手段，符合接种条件者均应接种。

【突发事件应急处理原则】

1. 疫情发现报告

（1）病例发现报告

各级各类医疗机构要加强发热、干咳、乏力、咽痛、嗅（味）觉减退、腹泻等症状监测，一旦发现发热等可疑患者及时开展实验室检测，对病例应在2小时内通过中国疾病预防控制信息系统进行网络直报。加强对密切接触者和密切接触者的密切接触者、入境人员、高风险职业人群、纳入社区管理的重点人群的健康监测，一旦出现以上症状应及时送医开展核酸检测。

（2）无症状感染者发现报告

对发现的无症状感染者应在2小时内通过中国疾病预防控制信息系统进行网络直报，并在2小时内转运至定点医疗机构进行集中隔离医学观察。

（3）聚集性疫情发现报告

聚集性疫情应在2小时内在突发公共卫生事件报告管理信息系统网络报告。

2. 多渠道监测预警

按照点与面结合、传染病监测系统与其他部门监测系统结合的原则，开展人、物、环境等多渠道监测。

第四篇　外科

【学习提要】

本篇共分八章。第一章疮疡、第二章甲状腺疾病、第三章乳房疾病、第四章泌尿男科疾病、第五章肛肠疾病、第六章腹部外科疾病、第七章其他外科疾病、第八章外科基本技术。全科医师应掌握和熟悉社区常见中医外科常见病证的概念、临床表现、鉴别诊断、辨证论治、转诊原则、养生保健、健康教育、康复指导等。

第一章　疮疡

【概述】

疮疡是各种致病因素侵袭人体后引起的体表化脓性疾病，包括急性和慢性两大类。

【病因病机】

疮疡的致病因素有外感与内伤两大类。外感因素包括外感六淫邪毒、感受特殊之毒、外来伤害等。内伤主要包括情志内伤、饮食不节、劳伤虚损等因素。《素问·至真要大论》有“诸痛痒疮，皆属于心”。心在五行属火，故疮疡与热毒、火毒关系最为密切。外邪引发的疮疡尤以热毒、火毒最为常见。

疮疡的病机可以概括为经络阻塞、气血凝滞、营卫不和。

疮疡的发生与经络、气血关系密切。

由于各种病因的侵袭，导致经络气血运行失畅，气血凝滞，与入侵而作用于经络之邪毒结聚成肿块，发为肿疡。

另外，经络在病理变化上，还起到了传递病邪的作用。即脏腑的邪毒可以通过经络，出里达表，化火则成为疮疡，化燥则成为皮肤病。反之，体表疮疡之疮毒，也可以通过经络，由表入里，引起内攻或者内陷。如各种原因所致的疔毒走黄和有头疽在初、中、后三期出现的火陷、干陷和虚陷证，就是经络这一作用的结果。

疮疡的病理过程是不断发展变化的，当其气血与致病邪毒结聚过久而未得以消散时，便会化热腐肉而成溃疡。另外，气血的盛衰，不仅决定着疮疡的发生与否，而且还决定着疮疡的属性和是否会发生疮毒内攻内陷等。

【临床表现】

疮疡的临床表现可以概括为红、肿、热、痛和功能障碍。在疮疡发病过程中，由于病理变化造成的特殊形态，或由于功能障碍产生的特殊体形，对诊断有一定帮助。若颜面疔疮患者步态蹒跚，局部疮口凹陷，皮色暗红，常是走黄的征象；蛇头疔若有损骨，其溃后每多形如蛇头；髂窝流注常使患肢屈曲难伸等。

【治疗】

疮疡的治疗常须内治和外治相结合。轻浅的疮疡，有时只需单纯外治便可痊愈。而严重的病证，如走黄、内陷等，不仅需要内治与外治相结合，还需要结合西医西药治疗，并给予一定的支持疗法。

疮疡内治的总则为消、托、补。即初期未成脓时，运用清热解毒、和营祛瘀、行气、解表、温通、通里、理湿等治法使毒邪消散；中期脓成未溃或脓出不畅时，根据患者体质采用透托法或补托法以托毒外出；后期体质虚弱者，用补法以恢复正气，生肌收口，使疮疡早日愈合。

疮疡外治法可根据疮疡的初、中、后期分别辨证施治。初期，宜箍毒消肿，阳证可采用金黄散、玉露散、金黄膏、玉露膏等或用清热解毒的新鲜草药捣烂外敷，阴证宜采用回阳玉龙膏、阳和解凝膏、桂麝散等，半阴半阳证应选用冲和散。中期应切开排脓，要注意切开时机、切口大小、切口方向等。后期应提脓祛腐、生肌收口，阳证用八二丹、九一丹，阴证用七三丹、五五丹，疮口脓水较多时可用等渗盐水冲洗疮面，或中药溶液湿敷。

此外，在疮疡的治疗中，还要重视患者的精神调摄、饮食宜忌、日常起居、护理换药等，加强医患合作，力争早日康复。

第一节 疖

【概述】

疖是指发生在肌肤浅表部位、范围较小的急性化脓性疾病，多因夏秋季节感受暑毒、皮肤破损染毒或内郁湿火，外感风邪，两邪相搏，蕴阻肌肤而成。相当于西医的疖、头皮穿凿性脓肿等。根据病因、证候不同，又可分为有头疖、无头疖、蝼蛄疖、疖病等。其特点：肿势局限，范围多在3cm左右，突起根浅，色红、灼热、疼痛，易肿、易脓、易溃、易敛。西医学认为，疖是单个毛囊及其周围组织的急性化脓性感染，致病菌以金黄色葡萄球菌为主。

【临床表现】

局部皮肤红肿疼痛，可伴发热、口干、便秘、溲赤、苔黄、脉数等全身症状。

1. 有头疖

肿块色红，直径约3cm，灼热疼痛，突起根浅，中央有一脓头，出脓即愈。

2. 无头疖

肿块色红，直径约3cm，无脓头，表面灼热，触之疼痛，2～3天化脓，溃后多迅速愈合。

3. 蝼蛄疖

多发生于儿童头部。临床常见两种类型。

（1）坚硬型

肿块较小，根脚坚硬，溃破出脓，但坚硬不退，创口愈合后还会复发，常为一处未愈，他处又生。

（2）多发型

肿块大如梅李，相连三五枚，溃破出脓而不愈合，日久头皮窜空，如蝼蛄窜穴之状。

无论何型，局部皮厚且硬者较重，皮薄成空者较轻。若无适当治疗则迁延日久，可损及颅骨，必待死骨脱出，方能收口。

4. 疖病

好发于项后发际、背部、臀部。几个到几十个，反复发作，缠绵不愈。也可在全身各处散发疖肿，一处将愈，他处续发，或间隔周余、月余再发。消渴病、习惯性便秘或营养不良者易患本病。

【鉴别诊断】

1. 痈

常为单发，初起无头，局部顶高色赤，表皮紧张光亮，肿势范围较大，6～9cm，初起即可伴有全身症状。

2. 颜面疔疮

初起有粟粒状脓头，根脚较深，状如钉钉，肿势散漫，出脓较迟，且有脓栓，多数初起即疼痛较剧，可有恶寒、发热等全身症状。

3. 痤疮

多见于青少年，好发于面颊部和背部，初起为坚实丘疹，直径较小，挤之有白色粉样物质，反复挤之，则形成大小不等的结节。病程较长。

【治疗】

1. 内治法

（1）热毒蕴结证

证候：疖肿单发或散发，簇集一处，突起根浅，色红，灼热，疼痛；伴发热，口渴，溲赤，便秘。苔黄，脉数。

治法：清热解毒。

主方：五味消毒饮合黄连解毒汤加减。

（2）暑湿浸淫证

证候：夏秋多见，小儿及产妇多发，局部皮肤红肿结块，灼热疼痛，根脚浅，范围局限；伴发热，口干，便秘，溲赤。舌苔薄腻，脉滑数。

治法：清暑化湿解毒。

主方：清暑汤加减。

（3）体虚毒恋，阴虚内热证

证候：疖肿此愈彼起，不断发生，或散发，或固定于身体某处，疖肿较大，易转变为有头疽，常伴口干唇燥。舌质红，苔薄，脉弦数。

治法：养阴清热解毒。

主方：仙方活命饮合增液汤加减。

（4）体虚毒恋，脾胃虚弱证

证候：疖肿泛发全身，成脓及收口时间均较长，脓水稀薄；伴面色萎黄，神疲乏力，纳少便溏。舌质淡或边有齿痕，苔薄，脉濡。

治法：健脾和胃，清热化湿。

主方：五神汤合参苓白术散加减。

2. 外治法

（1）初起者，用千捶膏或三黄洗剂外搽，大者用金黄散或玉露散外敷；也可用鲜野菊花叶、蒲公英、芙蓉叶、败酱草、丝瓜叶中的一种，捣烂外敷患处。

（2）脓成者，应及时切开排脓，掺九一丹、太乙膏盖贴，深者用药线引流。

（3）脓尽者，用生肌散掺白玉膏收口。

（4）蝼蛄疖宜做十字切开，如遇出血，可用棉垫加多头带缚扎以压迫止血。如有死骨，待松动时，用镊子钳出。

【转诊原则】

颜面部疖肿，如发生颜面部进行性肿胀，伴恶寒、高热、头痛、呕吐，甚至昏迷时，此谓走黄，即相当于西医的化脓性海绵状静脉窦炎，此时病情严重，需及时转诊。

【养生与康复】

1. 本病一般预后较好，出脓即愈，但发生于鼻、上唇及周围所谓“危险三角区”的疖，如症状较重、病情加剧或挤压时，容易发生走黄及内陷，故需积极治疗，切勿挤压。

2. 以清淡饮食为佳，慎食辛辣刺激及鱼腥发物。

3. 多饮清凉饮料，如金银花露、地骨皮露、菊花茶、西瓜汁、绿豆米仁汤等。

【健康教育】

1. 重视皮肤日常清洁，勤洗澡，勤换衣服，勤修指甲。

2. 少食辛辣炙煿助火之物以及肥甘厚腻之品。

3. 暑季是疖的高发季节，应搞好防暑降温工作，多饮清凉饮料，预防痱子。

4. 积极治疗糖尿病，体虚者积极进行体育锻炼，增强体质。

【常用西药参考】

由于疖多系由金黄色葡萄球菌引起，因此首选青霉素或复方新诺明或头孢类抗生素。

第二节　发

发是一种病变范围较大的急性化脓性疾病，病变范围常在10cm以上。其特点：初起无头，红肿蔓延成片，中央明显，四周较淡，边界不清，灼热疼痛，全身症状明显。相当于西医的急性蜂窝织炎。

一、手发背

【概述】

手发背相当于西医的手背部蜂窝织炎。当饮食不节，情志内伤或外伤染毒，湿热火毒结聚手背，易发为本病。特点：手背漫肿，红热疼痛，影响功能活动。若溃迟难敛，易损筋伤骨。

【临床表现】

初起患部漫肿，边界不清，胀痛，皮温升高，伴有恶寒、发热、苔黄、脉数等全身症状。7～10天化脓，患处肿胀高突，皮色紫红，痛如鸡啄，全身症状加重。按之如有波动感，则提示脓已成。溃后皮肤湿烂，脓水色白或黄，或夹有血水，逐渐脓少而愈。若2～3周未愈，脓水稀薄而臭者，则提示有损骨。

【鉴别诊断】

本病应与毒虫咬伤相鉴别，后者有毒虫咬伤史，咬伤处有瘀点，手背迅速肿起，或红热疼痛，或伴风团，疼痛剧烈，肿势较局限，严重者可伴皮肤坏死，若毒邪走散可发生走黄或内陷，危及生命。

【治疗】

1. 内治法

（1）初中期

证候：手背漫肿，红热疼痛，化脓溃破；伴皮肤湿烂，恶寒，发热，身痛。苔黄，脉数。

治法：清热解毒，活血止痛。

主方：五味消毒饮合仙方活命饮加减。

（2）后期

证候：溃久难愈，溃后脓液稀薄，日久难敛，伴神疲乏力。舌淡苔薄，脉细。

治法：清热解毒，托毒生肌。

主方：托里消毒散加减。

2. 外治法

初起：用金黄散或玉露膏外敷。

成脓期：宜切开引流，红油膏或大黄油纱盖贴。

脓尽：生肌散外敷。

【转诊原则】

手部肿胀，疼痛加重，影响休息，伴有发热，因条件所限无法彻底引流者，应及时转诊行切开引流。

【养生与康复】

1. 本病若不及时治疗，容易损筋伤骨，造成手部关节的功能障碍。所以一旦发生手部感染应早期诊治，控制病情进一步发展。

2. 患手忌持重，可应用三角巾悬吊固定。

3. 慎食辛辣刺激及发物。

4. 及早进行功能锻炼。

【健康教育】

重视皮肤日常清洁，防止受伤，受伤后应及早医治。

【常用西药参考】

由于蜂窝织炎多由溶血性链球菌、金黄色葡萄球菌及大肠杆菌或其他链球菌引起，因此抗生素的选择应首选青霉素类，其次为头孢类。

二、足发背

【概述】

足发背相当于西医的足背部蜂窝织炎。由外伤染毒或饮食不节，湿热内生或肝胆湿热下注或脚癣感染、痛风等引起湿热毒邪壅阻肌肤，气血凝滞，热盛肉腐而致本病。特点：全足背漫肿，边界不清，焮热疼痛，足心不肿，伴有恶寒、发热、身痛，苔黄，脉数。

【临床表现】

初起足背红肿疼痛，皮温增高，肿势弥漫，边界不清，影响活动。5 ～ 7 天后迅速增大化脓，可伴有发热、腹股沟淋巴结肿大等全身症状。溃破后脓出稀薄，夹有血水，皮肤湿烂，全身症状多随之减轻。

【鉴别诊断】

本病需与丹毒鉴别。后者突然发病，恶寒高热，皮肤颜色鲜红，色如涂丹脂染，边缘清楚，焮赤肿胀，一般不化脓坏死，但易复发。

【治疗】

1. 内治法

证候：足背漫肿，灼热疼痛，化脓溃破；伴寒战高热，纳呆。舌红苔黄，脉滑数。

治法：清热利湿，解毒消肿。

主方：五神汤加减。

若后期生肌收口较慢，可酌加丹参、当归尾、玄参以补气活血滋阴。

2. 外治法

见“手发背”。

【转诊原则】

见“手发背”。

【养生与康复】

1. 本病若不及时治疗，容易损筋伤骨，造成足部关节的功能障碍。一旦发生足部蜂窝织炎应早期诊治，控制病情进一步发展。

2. 抬高患肢，减少活动。

3. 感染控制后，及早进行功能锻炼。

【健康教育】

1. 重视皮肤日常清洁，防止受伤，受伤后应及早医治。

2. 积极治疗脚癣及痛风。

【常用西药参考】

见“手发背”。

第三节 痈

痈是指发生于体表皮肉之间的急性化脓性疾病，多由外感六淫邪毒、皮肤外伤染毒或饮食不节，湿热内生等引起。其特点是局部光软无头，红肿疼痛，结块范围在 6 ～ 9cm，易肿、易脓、易溃、易敛，或伴有恶寒、发热、口渴等全身症状，一般不会损筋伤骨，也不易造成内陷。相当于西医的皮肤浅表性脓肿、急性化脓性淋巴结炎等。

痈的常见致病菌有乙型溶血性链球菌、金黄色葡萄球菌等，也可来源于口咽炎症、足癣、皮肤损伤及各种皮肤、皮下化脓性感染。痈的好发部位多在颈部（颈痈）、腋窝（腋痈）、肘内侧（肘痈）及腘窝（委中毒）。

一、颈痈

【概述】

颈痈是发生于颈部两侧的急性化脓性疾病，相当于西医的颈部急性化脓性淋巴结炎。当外感风温或风热之邪或内伤情志，气郁化火或饮食不节，湿热内生及患乳蛾、口疳、龋齿、头面部疮疖时易发本病。特点是多见于儿童，冬春易发，初起时局部肿胀、灼热、疼痛，而皮色不变，边界清楚，发病前有风温外感证候。

【临床表现】

本病多见于小儿，发病多见于冬春季节。发病前，多有乳蛾、口疳、龋齿或头面部疮疖病史。最常发生于颌下、耳后、颏下及颈侧。

初起局部皮色不变，肿如杏核，继则肿胀增大，形如鸡卵，皮色转红，灼热疼痛，不易活动，身伴寒热，头痛项强，重则张口困难，7 ～ 10 日成脓，肿势高突，焮红赤肿，中软应指。外溃出脓后，形症渐安，再过 7 ～ 10 日，肌生疮敛而愈。

【鉴别诊断】

1. 痄腮

发生在腮部，常双侧并起，皮色不变，濡肿酸胀少痛，不会化脓，并有传染性。

2. 臀核

虽也多由头面、口腔等部位疾患所引起，但肿块压痛不明显，推之活动，肿形较小，很少化脓，一般无全身症状。

【治疗】

1. 内治法

（1）风热痰毒证

证候：病发于颈侧，色白漫肿，坚硬突起，疼痛；伴发热恶寒，咳嗽咽痛，口干尿赤，大便干结。舌红苔薄黄，脉浮数。

治法：疏风清热，散坚消肿。

主方：牛蒡解肌汤加减。

（2）热毒炽盛证

证候：发热不退，皮色渐红，肿势高突，痛如鸡啄；伴口干，溲赤，便秘，肿块按之软而有波动感。舌红苔黄燥，脉滑数。

治法：清热解毒，化痰透脓。

主方：牛蒡解肌汤合仙方活命饮加减。

2. 外治法

（1）初起可用金黄膏、玉露膏敷贴，或用金黄散、玉露散或双柏散以水蜜调制外敷。

（2）脓成应及时切开排脓，刀口宜顺皮肤纹理切开。对于较深部位的脓肿，应注意避免损及血管、神经等。

（3）溃后先用八二丹、九一丹药线引流，脓腐去尽后改用生肌膏或生肌白玉膏外敷，至疮口痊愈。

【转诊原则】

发热不退，皮色渐红，肿块高突，痛如鸡啄，按之有波动感者，是欲成脓，应及时切开引流。如若条件有限，不能彻底切开引流，应及时转诊。

【养生与康复】

1. 早期忌用苦寒冰伏之剂治疗，不宜挤压，及时用湿润外敷药、箍围药，使药力易于透达。

2. 高热时应卧床休息，多饮水。

3. 饮食宜清淡，初期及成脓期宜进食半流质饮食。

【健康教育】

1. 注意气候变化，适寒温，防止感受风热、暑热之邪。

2. 及时治疗乳蛾、龋齿、口腔溃疡及头面部疮疖。

【常用西药参考】

由于颈痈多系由乙型溶血性链球菌及金黄色葡萄球菌引起，因此应首选青霉素类抗生素及敏感抗生素。

二、腋痈

【概述】

腋痈是指发生于腋窝部的急性化脓性疾病，相当于西医的腋部急性化脓性淋巴结炎。俗称米疽、夹肢疽。本病多由外感风热之邪，或皮肤破损染毒，循经流窜而致；也可因内伤气郁化火，或虚火燔灼，郁于腋部皮肉经络而成。其特点是腋下暴肿，灼热疼痛，皮色不变，伴有发热恶寒等全身症状，上肢活动不利，约两周成脓，化脓后易形成袋脓。

【临床表现】

发病前多有手部或臂部皮肤皲裂、破损或疮疡病史。

初起多见腋部暴肿，皮色不变，灼热疼痛，同时上肢活动不利，伴恶寒发热、纳呆、苔黄、脉滑数等全身症状。若疼痛日增，寒热不退，势必酿脓。10 ～ 14 天肿块中央变软，皮色转红，按之波动明显，是已成脓。溃后脓出稠厚，肿消痛止，容易收敛；若溃后脓出不尽，肿势不退，多是因为切口太小，或疮口位置太高，导致袋脓。此时需要扩创，否则迁延日久，难以收口。

【鉴别诊断】

本病需与腋疽相鉴别，后者初期推之可动，疼痛不甚，约 3 个月才能化脓，溃后脓水稀薄，并夹有败絮样物质，收口缓慢，一般无明显全身症状。

【治疗】

1. 内治法

证候：初起如梅李大小，逐渐增大，色红焮肿，痛引肩背，或及两胁，发热恶寒，口苦咽干。舌红，苔黄，脉弦数。

治法：清肝解郁，散坚消肿。

主方：柴胡清肝汤加减。

加减：热盛者，酌加金银花 30g，蒲公英 15 ～ 30g。成脓后，酌加穿山甲 12g，皂角刺 12g。

2. 外治法

（1）见“颈痈”。

（2）脓成需切开时，宜循经切口，低位引流，切口够大。若有袋脓时可用垫棉法加压包扎，若无效则及时扩创引流。创口将敛时，需外盖棉垫，紧压创口，以促进愈合。

【转诊原则】

1. 发热不退，皮色渐红，肿块高突，痛如鸡啄，按之有波动感者，是欲成脓，应及时切开引流。如若条件有限，不能彻底切开引流，应及时转诊。

2. 形成袋脓，需及时扩创引流者，应及时转诊。

【养生与康复】

1. 保持局部皮肤清洁。
2. 积极治疗原发病因、病灶。
3. 发病时限制上肢活动，创口收敛后则应加强上肢功能锻炼。
4. 全身症状重者，应卧床休息，多饮水。
5. 调节情志，保持心情舒畅，饮食宜清淡。

【健康教育】

1. 加强劳动保护，防止手臂外伤及感染。
2. 保持手部、胸部皮肤清洁。

【常用西药参考】

见“颈痈”。

三、胯腹痈

【概述】

胯腹痈是指发生在胯腹部的急性化脓性疾病。相当于西医的腹股沟浅部急性淋巴结炎。多由湿热内蕴，气滞夹痰凝结而成，或由下肢、阴部感染邪毒循经继发。其特点是结块肿痛，皮色不变，步行困难。

【临床表现】

初起在胯腹部有一结块，形如鸡卵，肿胀发热而皮色不变，疼痛明显，患侧步行困难，伴有发热、恶寒等全身症状。若肿块增大，则皮色转红，持续跳痛，全身症状加重，并伴溲赤、便干等症状，此为化脓征象。一般脓出易敛。

【鉴别诊断】

本病应与腹股沟疝鉴别。前者发生之前常有下肢、阴部破伤或疮疡史。后者为可复性包块，无疼痛等不适。

【治疗】

1. 内治法

证候：胯腹部结块肿痛，皮色不变，患肢行走困难；伴有发热恶寒，便秘，溲赤等全身症状。舌质红，苔黄腻，脉数或滑数。

治法：清热利湿解毒。

主方：五神汤合萆薢渗湿汤加减。

2. 外治法

见“颈痈”。

【转诊原则】

见“颈痈”。

【养生与康复】

1. 保持局部皮肤清洁。发病时减少活动，抬高患肢。
2. 全身症状重者，应卧床休息，多饮水。
3. 调节情志，保持心情舒畅，饮食宜清淡。

【健康教育】

1. 积极治疗足癣等原发病灶，防止继发细菌感染。
2. 保持会阴部清洁，勤换洗内衣。

【常用西药参考】

见“颈痈”。

四、委中毒

【概述】

委中毒是发生于腘窝委中穴的急性化脓性疾病，相当于西医的腘窝部急性化脓性淋巴结炎。外感寒湿之邪，循足少阳胆经，凝滞于腘窝委中穴，蕴积化生湿热；或因湿热内生，湿热下注，结聚于委中穴，而腐肉化脓成痈。其特点是初起木硬疼痛，皮色不变，小腿屈伸不利，愈后可有短期屈曲难伸等功能障碍表现。

【临床表现】

本病初起在委中穴木硬疼痛，皮色正常或微红，逐渐坚硬如石，患肢小腿屈伸困难，行动不便，成屈曲状。

若肿痛日增，发热恶寒不退，2～3周化脓，脓成溃后创口流出清稠如鸡蛋清状黏液时，即为收口之象。创口愈合需要15天左右，愈后可有短期屈曲难伸，须经功能锻炼，一般 2 ～ 3 个月可恢复正常。

【鉴别诊断】

本病需与胶瘤（腱鞘囊肿）相鉴别。后者可发生于腘窝部，肿块如核桃大小，呈圆形，表面光滑，质硬，局部稍有微痛，或无痛觉，不发热，不化脓。

【治疗】

1. 内治法

（1）初期（气滞血瘀证）

证候：腘窝部木硬疼痛，皮色不变或微红，活动不利，伴恶寒发热。舌苔白腻，脉滑数。

治法：活血化瘀，舒筋散结。

主方：活血散瘀汤加减。

（2）酿脓期（湿热壅盛证）

证候：肿块焮热红肿疼痛，屈伸艰难，身热憎寒，口干不欲饮。舌苔黄腻，脉滑数。

治法：清热利湿，散结消肿。

主方：萆薢渗湿汤合五神汤加减。

（3）溃脓期（气血两亏证）

证候：肿块中心部变软欲溃，或溃脓清稀量多，创口收敛迟缓，患肢活动不利；伴头晕眼花，神疲乏力，少气懒言。舌质淡，少苔，脉弱。

治法：补益气血，托毒生肌。

主方：十全大补汤加减。

2. 外治法

见“颈痈”。

【转诊原则】

见“颈痈”。

【养生与康复】

见“腋痈”。

【健康教育】

见“腋痈”。

【常用西药参考】

见“颈痈”。

第四节　有头疽

【概述】

有头疽是发生于肌肤间的急性化脓性疾病。本病多由外感风温、湿热，内有脏腑蕴毒，内外邪毒互相搏结，凝聚肌肤，以致营卫不和，气血凝滞，经络阻隔而成。其特点是初期皮肤上即有粟粒样脓头，焮热红肿胀痛，迅速向深部及周围扩散，脓头相继增多，溃烂后状如莲蓬、蜂窝，范围常超过 9cm，大者可在 30cm 以上。好发于项后、背部等皮肤厚韧之处，多见于中老年人及消渴病患者，并容易发生内陷。相当于西医的痈，指邻近的多个毛囊及其周围组织的急性化脓性感染，也可由多个疖融合而成。致病菌以金黄色葡萄球菌为主。

【临床表现】

患者年龄一般在中年以上，老年居多，部分患者原有糖尿病，病变好发于皮肤较厚的部位。初起为小片皮肤硬肿、色暗红，其中可有数个凸出点或脓点，开始时疼痛较轻，但有畏寒、发热、食欲减退和全身不适。随后皮肤硬肿范围增大，周围呈现浸润性水肿，区域淋巴结肿大，局部疼痛加剧，全身症状加重。随着病变部位脓点增大、增多，中心处可破溃出脓、坏死脱落，使疮口呈蜂窝状。其间皮肤可因组织坏死呈紫褐色，但肉芽增生比较少见，很难自行愈合。延误治疗使病变继续扩大加重，出现严重的全身反应。唇痈容易引起颅内化脓性海绵状静脉窦炎，危险性更大。

在一般情况下，发于项背部的病情较重，不易透脓，内陷变证多见；发于四肢部的病情较轻，容易透脓，内陷变证少见。不过病情的轻与重、顺与逆、陷与不陷，与热毒的轻重、气血的盛衰、年龄的大小有密切的关系。

【鉴别诊断】

1. 发际疮

生于项后部，病小而位浅，范围局限，多小于 3cm，或多个簇生在一起，2 ～ 3 天化脓，溃脓后 3 ～ 4 天即能愈合，无明显全身症状，易脓、易溃、易敛，但易反复发作，缠绵难愈。

2. 脂瘤染毒

患处素有结块，与表皮粘连，其中心皮肤常可见粗大黑色毛孔，挤之有粉刺样物溢出，且有臭味。染毒后红肿较局限，范围明显小于有头疽，10天左右化脓，脓出夹有粉刺样物，愈合较为缓慢，全身症状较轻。

【治疗】

1. 内治法

（1）火毒凝结证

证候：多见于正实邪盛者。局部红肿高突，灼热疼痛，根脚收束，迅速化脓脱腐，脓出黄稠；伴发热，口渴，尿赤。舌苔黄，脉数有力。

治法：清热泻火，和营解毒。

主方：黄连解毒汤合仙方活命饮加减。

（2）湿热壅滞证

证候：局部症状与火毒凝结证相似；伴全身壮热，朝轻暮重，胸闷呕恶。舌苔白腻或黄腻，脉濡数。

治法：清热化湿，和营托毒。

主方：仙方活命饮加减。

（3）阴虚火炽证

证候：多见于消渴病患者。肿势平塌，根脚散漫，皮色紫滞，脓腐难化，脓水稀少或带血水，疼痛剧烈；伴发热烦躁，口干唇燥，饮食少思，大便燥结，小便短赤。舌质红，苔黄燥，脉弦细数。

治法：滋阴生津，清热托毒。

主方：竹叶黄芪汤加减。

（4）气虚毒滞证

证候：多见于年迈体虚、气血不足患者。肿势平塌，根脚散漫，皮色灰暗不泽，化脓迟缓，腐肉难脱，脓液稀少，色带灰绿，闷肿胀痛，容易形成空腔；伴高热或身热不扬，小便频数，口渴喜热饮，精神萎靡，面色少华。舌质淡红，苔白或微黄，脉数无力。

治法：扶正托毒。

主方：八珍汤合仙方活命饮加减。

2. 外治法

（1）初起

脓未溃，患部红肿，脓头尚未溃破，属火毒凝结证或湿热壅滞证，用金黄膏或千捶膏外敷；阴虚火炽证或气虚毒滞证，用冲和膏外敷。

（2）酿脓期

以八二丹掺疮口，如脓水稀薄而带灰绿色者，改用七三丹，外敷金黄膏。待脓腐大部分脱落，疮面渐洁，改掺九一丹，外敷红油膏。

若脓腐阻塞疮口，脓液蓄积，引流不畅者，可用五五丹药线或八二丹药线多枚分别插疮口，蚀脓引流。或用棉球蘸五五丹或八二丹，松填于脓腔以祛腐。若疮肿有明显波动感，可手术扩创排毒，做“+”或“++”字形切开，务求脓泄畅达。若大块坏死组织一时难脱，可分次去除，以不出血为度。切开时应尽量保留皮肤，以减少愈后瘢痕形成。

（3）收口期

疮面脓腐已净，新肉渐生，以生肌散掺疮口，外敷白玉膏。若疮口有脓腔，皮肤与新肉一时不能粘合者，可用垫棉法加压包扎。

【转诊原则】

有头疽脓已成者，需及时切开引流，应及时转诊。

【养生与康复】

1. 切忌挤压，患在项部者可用四头带包扎；若患背疽，睡时宜侧卧；患在上肢者宜用三角巾悬吊；患在下肢者宜抬高患肢，减少活动。

2. 初起时，饮食宜清淡，忌食辛辣、鱼腥等发物；伴消渴者，及时进行治疗，并予消渴患者饮食；高热时应卧床休息，并多饮开水。

【健康教育】

注意个人卫生。患病后经常保持疮周皮肤清洁，可用 2% ～ 10% 黄柏溶液或生理盐水洗涤拭净，以免脓水浸淫。

【常用西药参考】

本病多由金黄色葡萄球菌引起，因此应首选青霉素类抗生素或敏感抗生素。

第五节　丹毒

【概述】

丹毒是患部皮肤突然发红成片、色如涂丹的病证。多由素体血分有热，外受火毒，热毒搏结，郁阻肌肤而发，或皮肤黏膜有破损，毒邪乘隙侵入而成。本病发无定处，根据其发病部位的不同而有不同病名。生于躯干部，称内发丹毒；发于头面者，称抱头火丹；发于小腿足部者，称流火；新生儿多生于臀部，称赤游丹毒。其特点是突然起病，恶寒发热，局部皮肤忽然变赤，色如丹涂脂染，焮热肿胀，边界清楚，迅速扩大，数日内可逐渐痊愈，但容易复发。本病西医也称丹毒，是皮肤淋巴管网的急性炎症感染，为乙型溶血性链球菌侵袭所致。好发部位是下肢与面部。患者常先有皮肤或黏膜的某种病损，如皮肤损伤、足癣、口腔溃疡、鼻窦炎等，发病后淋巴管网分布区域的皮肤出现炎症反应，引起区域淋巴结也常累及，病变蔓延很快，全身反应较剧，但很少有组织坏死或化脓。本病易复发。

【临床表现】

起病急，开始即有畏寒、发热、头痛、全身不适等。病变多见于下肢，表现为片状皮肤红斑、微隆起、色鲜红、中间稍淡、边界较清楚。局部有烧灼样疼痛，病变范围向外周扩展时，中央红肿消退转变为棕黄色。有的可起水疱，附近淋巴结常肿大、有触痛，但皮肤和淋巴结少见化脓破溃。病情加重时全身性脓毒症加重。

此外，丹毒经治疗好转后，可因病变复发而导致淋巴管阻塞、淋巴瘀滞。下肢丹毒反复发作导致淋巴水肿，在含高蛋白淋巴液刺激下局部皮肤粗厚，肢体肿胀，甚至发展成“象皮肿”。

【鉴别诊断】

1. 发

局部红肿，但中间明显隆起而色深，四周肿势较轻而色较淡，边界不清，胀痛呈持续性，化脓时跳痛，大多发生坏死、化脓溃烂，一般不反复发作。

2. 类丹毒

多发于手部，有猪骨或鱼虾之刺划破皮肤史。红斑范围小，症状轻，无明显全身症状。

【治疗】

1. 内治法

（1）风热毒蕴证

证候：发于头面部，皮肤焮红灼热，肿胀疼痛，甚则发生水疱，眼胞肿胀难睁；伴恶寒，发热，头痛。舌质红，苔薄黄，脉浮数。

治法：疏风清热解毒。

主方：普济消毒饮加减。

（2）肝脾湿火证

证候：发于胸腹腰胯部，皮肤红肿蔓延，摸之灼手，肿胀疼痛，伴口干且苦。舌红，苔黄腻，脉弦滑数。

治法：清肝泻火利湿。

主方：柴胡清肝汤、龙胆泻肝汤或化斑解毒汤加减。

（3）湿热毒蕴证

证候：发于下肢，局部红赤肿胀、灼热疼痛，或见水疱、紫斑，甚至结毒化脓或皮肤坏死，或反复发作，可形成大脚风；伴发热，胃纳不香。舌红，苔黄腻，脉滑数。

治法：利湿清热解毒。

主方：五神汤合萆薢渗湿汤加减。

（4）胎火蕴毒证

证候：发生于新生儿，多见于臀部，局部红肿灼热，常呈游走性，或伴壮热烦躁，甚则神昏谵语，恶心呕吐。舌红，苔黄，脉数。

治法：凉血清热解毒。

主方：犀角地黄汤合黄连解毒汤加减。

2. 外治法

（1）外敷法：用玉露散或金黄散，以冷开水或鲜丝瓜叶捣汁或金银花露调敷。或鲜荷花叶、鲜蒲公英、鲜地丁全草、鲜马齿苋、鲜冬青叶等捣烂湿敷。

（2）砭镰法：患处消毒后，用七星针或三棱针叩刺患部皮肤，放血泄毒。此法适用于下肢复发性丹毒，禁用于赤游丹毒、抱头火丹。

（3）流火结毒成脓者，可在坏死部位做小切口引流，掺九一丹，外敷红油膏。

【转诊原则】

若症状加重，高热不退，导致毒邪内陷者，应及时转诊。

【养生与康复】

1. 有肌肤破损者，应及时治疗，以免感染毒邪而发病。因脚湿气导致下肢复发性丹毒者，应彻底治愈脚湿气，可减少复发。

2. 多走、多站及劳累后容易复发，应加以注意。

【健康教育】

患者应卧床休息，多饮水，床边隔离。流火患者应抬高患肢 30°～ 40°。

【常用西药参考】

见“颈痈”。

第六节 瘰疬

【概述】

瘰疬是一种发生于颈部的慢性化脓性疾病，相当于西医的颈部淋巴结结核。多由素体气机不畅，郁久化火，炼灼津液为痰或外感风毒，两邪相搏，化热、化毒，结于颈项而成。西医学认为本病系结核杆菌感染。结核杆菌多由口腔（龋齿）或鼻咽部（扁桃体）侵入，也可继发于肺结核。其特点是多见于体弱儿童或青年，好发于颈部两侧，病程进展缓慢。初起结核如豆，不红不肿，缓慢增大，窜生多个，相互融合成串，成脓时皮色转为暗红；溃后脓水清稀，夹有败絮样物质，此愈彼溃，经久难愈，易形成窦道，愈合后形成凹陷性瘢痕。因其结核成串，累累如串珠，故名瘰疬。

【临床表现】

多见于儿童或青少年，好发于颈部的一侧或两侧，也可延及颌下、缺盆、腋部，病程进展缓慢，发病前常有虚劳病史。

初期：颈部一侧或两侧肿块如豆，一个或数个不等，皮色不变，按之坚硬，推之能动，不热不痛，多无全身症状。

中期：结核增大，皮核粘连，相邻的淋巴结可融合成块，推之不动，渐感疼痛。如皮色转为暗红，按之微感波动者是已成脓。可伴微热，纳呆，乏力等全身症状。

后期：切开或自溃后，脓水稀薄，夹有败絮样物质，疮口呈潜行性腔隙，可形成窦道。如脓水转厚，肉芽颜色鲜红，是为将愈。

本病愈后可因体质虚弱或劳累复发，尤以产后更为多见。若结核数年不溃，也无明显增大，推之可动，其病较轻；若初起结核即为数枚，坚肿不移，融合成团，其病较重。

【辅助检查】

血常规检查常无显著变化，血红细胞沉降率可增快，结核菌素试验常呈阳性，局部脓液涂片检查可找到结核杆菌，穿刺检查或病理组织活检常能明确诊断。

【鉴别诊断】

1. 颈痈

虽易生于颈之两侧，但发病较快，初起即寒热交错，结块形如鸡卵，漫肿坚硬，焮热疼痛，易消、易溃、易敛。

2. 臖核

可由头面、口腔或四肢等部皮肤损伤或生疮引起，一般单个，在颏颌、颈部、腋部、胯腹部结核如豆，边界清楚，发病迅速，压之疼痛明显，很少化脓破溃，一般无全身症状。

3. 失荣

多见于中老年人，生于耳前及项间，初起结核形如堆栗，按之坚硬，推之不移，生长迅速，溃破后创面如石榴样或菜花样，血水淋漓。常由恶性肿瘤转移而来。

【治疗】

1. 内治法

（1）气滞痰凝证

多见于瘰疬初期。

证候：颈部肿块，坚实无痛，无明显全身症状。舌淡红，苔黄腻，脉弦滑。

治法：疏肝理气，化痰散结。

主方：逍遥散合二陈汤加减。

（2）阴虚火旺证

证候：肿块逐渐增大，与皮肤粘连，皮色转暗红，午后潮热，夜间盗汗。舌红，少苔，脉细数。

治法：滋阴降火。

主方：六味地黄丸合清骨散加减。

（3）气血两虚证

证候：疮口脓出清稀，夹有败絮样物，形体消瘦，精神倦怠，面色无华。舌淡质嫩，苔薄，脉细。

治法：益气养血。

主方：香贝养营汤加减。

2. 外治法

（1）初期

局部肿块处可敷冲和膏或阳和解凝膏。

（2）中期

外敷冲和膏。如脓成未熟可用千捶膏。脓熟宜切开排脓引流。

（3）后期

用八二丹药线引流，外敷红油膏或冲和膏。脓腐已尽，肉芽鲜红时，改用生肌散、白玉膏。如有窦道时，按窦道治疗。

3. 其他疗法

（1）常用中成药

小金丹或小金片，每次 0.6g，每日 2 次，口服；内消瘰疬丸，每次 4.5g，每日 2 次，口服。

（2）毫针疗法

用毫针直接刺入肿大的淋巴结，配以肝俞、膈俞，每日 1 次，中等度刺激。对已化脓者，不宜应用。

（3）挑治疗法

适用于瘰疬初期。患者取正坐位或俯卧位均可，在第六至第九胸椎旁开 1.5 寸，根据循行路线，寻找阳性反应点（在肩胛下方，脊柱两旁寻找发现略高于皮肤，色红，压之不退色的即是）、肝俞、膈俞、肺俞、胆俞、脾俞、肾俞。消毒后，三棱针刺入挑之出血，并做左右或上下划拨 4 ～ 5 次。5 ～ 7 日 1 次，5 次为 1 个疗程。

（4）拔核疗法

适用于结核较小，日久不能内消，体质较好者。用白降丹粉少许掺于太乙膏上，或白降丹粉与米饭捣和，捏成绿豆大扁形，敷于肿核处，外盖太乙膏，每 3 天换药 1 次（第二天最痛，第三天即不痛），儿童约 7 天，成人约 10 天，即可将核拔出。待结核脱落后，可用生肌散、白玉膏。白降丹有很强的刺激性，用时有剧痛，使用时必须严格掌握。对瘰疬较大而深着，或与周围组织粘连者，或年老体弱者及小儿，均不宜使用。

【转诊原则】

1. 内脓已成，需切开引流。若因条件所限，无法彻底引流者，需及时转诊。

2. 伴有全身症状或身体他处有结核病者，需及时转诊。

【养生与康复】

1. 保持心情舒畅，情绪稳定。注意适当休息，节制房事。

2. 在适当增加营养的同时，忌服辛辣刺激性的食物。

3. 积极治疗其他部位的结核病。

【健康教育】

瘰疬一旦确诊，应及时治疗，常需中西医结合用药，治疗结核病应坚持早期用药、联合用药、规范用药、适量用药、全程用药的五大原则。

【常用西药参考】

选用抗结核药物治疗。异烟肼：每日 300mg，口服，连续服用 6 ～ 12 个月。伴有全身症状或身体他处有结核病者需加服利福平，每日 450 ～ 600mg；乙胺丁醇，每日 750mg。

第七节　窦道

【概述】

窦道是一种只有外口，而无内孔相通的病理性盲管。本病的发生以气血不足为本，而疮面引流不畅或医治不当或手术中异物留滞为其诱发原因。其特点是管道由深部组织通向体表，只有一个外口，与内脏不相通连。多数窦道细而狭长，或直或弯。属中医“漏管”范畴。

随着西医外科手术疗法难度的增加，临床上形成窦道的病例数有所增加，病情亦较以前复杂。

【临床表现】

患病前常有外科手术史或外科感染史。局部有一小疮口，常有脓性分泌物流出，疮周皮肤可呈潮红、丘疹、糜烂等湿疹样表现。

一般无全身症状。有时外口闭合，脓液引流不畅，可引起红肿热痛，或伴有轻度发热等症。有时疮口中可有手术丝线、死骨片等异物流出。窦道深浅不一，可有数厘米到十几厘米不等。部分患者因反复溃破，数年不愈，则疮周皮色紫暗，疮口胬肉突起。

探查窦道，其形态多样，多为细而狭长，也有外端狭窄，内腔较大者，甚至呈哑铃状。

【辅助检查】

可用球头银丝探针探查窦道的走向和深浅；X 线窦道造影、CT、B 超等检查有助于了解窦道位置、形态、数量、长度、走向、分支、残腔，以及与邻近组织器官的关系。局部脓液细菌培养加药敏试验有助于指导用药。

【治疗】

1. 治疗原则

以外治为主，宜根据疮面的具体情况，辨证用药。注意取出疮面内的异物，保持引流通畅。内治以补益气血，和营托毒为原则。

2. 内治法

（1）气血两虚证

证候：疮口色淡，肉色灰白，脓水清稀淋漓，经久不愈，新肌不生；伴面色白，神倦乏力，食少懒言。舌质淡，舌苔白，脉沉细。

治法：补益气血，托里生肌。

主方：十全大补汤加减。

（2）余毒未尽证

证候：疮口胬肉高突，久不收敛，脓水淋漓，时稠时清，时多时少，有时局部可有轻微肿痛、焮热，一般全身症状不明显。舌淡红，苔白或黄，脉细数。

治法：和营托里解毒。

主方：托里消毒散加减。

3. 外治法

（1）先用五五丹或千金散药线引流蚀管，外敷红油膏纱布，每日 1 次。

（2）有丝线、死骨等异物时，应及时取出。

（3）待脓液由多而稀薄转为少而稠厚时，用八二丹药线引流，外盖红油膏纱布。腐尽，肉芽红活，疮口流出黏液稠水而无脓液时，用生肌散，外盖白玉膏。

（4）患于腹部者，除按上法选用药物外，宜用棉垫加绷带紧压伤口，会阴部的窦道，应用丁字带棉垫紧压会阴部。疮口愈合后应继续压迫 2 周，以巩固疗效，防止复发。

（5）如以上治疗无效者，可选用手术治疗。

【转诊原则】

本病以外治为主，须严格无菌操作，凡当地条件有限，无法严格执行无菌操作者，需及时转诊。

【养生与康复】

1. 注意疮面卫生，如疮面渗出较多时，宜勤换药，预防疮周湿疮的形成。

2. 加强营养，增强抵抗力。

【健康教育】

1. 积极治疗原发病，防止或减少窦道发生。

2. 本病的治疗以外治为主，宜根据疮面的具体情况，辨证用药。病情较重或合并感染者，应使用有效抗生素治疗。

【常用西药参考】

应根据局部脓液细菌培养加药敏试验指导用药。如未做脓液细菌培养加药敏试验者，应首先应用广谱类抗生素。

第八节　褥疮

【概述】

褥疮是一种多因长期卧床，躯体重压或长期摩擦，导致皮肤破损而形成的溃疡。久卧伤气，气虚而血行不畅，受压部位肌肤失养，坏死肉腐而成。若皮肤破损染毒，则会加重病情的发展。其特点是好发于尾骶、足跟、肘、踝、髂、肩胛等易受压和摩擦的部位，皮肤破损，疮口经久不愈。多见于半身不遂、下肢瘫痪、久病卧床不起、长时间昏迷的患者，尤其是伴有消渴者。西医亦称褥疮，认为局部长时间遭受过度压迫，皮肤血循环障碍而发生坏死及溃疡，可造成从表皮到皮下组织、肌肉甚至骨和关节的破坏，严重者继发感染，引起脓毒症而危及生命。此外，局部潮湿、受摩擦、感染及全身状况不良也与本病发生有关。其疮面多为革兰阴性菌、绿脓杆菌、大肠杆菌、厌氧菌感染所致。

【临床表现】

多见于长时间昏迷、瘫痪、半身不遂、骨折、大面积烧伤等久病卧床患者，好发于骶尾、足跟、肘、踝、髂、肩胛等易受压和摩擦的部位。

1. 初期（红斑期）

局部持续受压部位皮肤出现红斑，暗红色，渐趋暗紫。

2. 中期（水疱期）

出现水疱或皮损，皮下组织肿胀，暗红皮肤随着继续受压范围而增大，局部出现硬结块。

3. 后期（溃疡期）

迅速变成黑色坏死皮肤，疼痛或不痛，坏死皮肤与周围形成明显分界、周围肿势平塌散漫，少有滋水，坏死皮肤与正常皮肤分界处渐液化溃烂，形成环状溃烂区，滋水、腐烂自环周向坏死皮肤下方扩大，使死皮脱落，形成巨大溃疡面。溃疡初呈腐烂状，有脓液，有坏死脓臭味，可深及筋膜、肌层、骨膜、关节，出现广泛的皮下组织潜行腔隙和窦道，后腐烂组织渐渐脱落，出现红色肉芽，疮面深至骨的部位，肉芽组织出现缓慢。若染毒成脓，则组织坏死迅速，脓水淋漓，相应部位并发臖核疼痛，诱发内陷而危及生命。

随着病情进展，可出现精神萎靡、神疲体倦、饮食不思等全身症状。

【辅助检查】

可根据病情做疮面分泌物细菌培养和药物敏感试验、腔隙或窦道造影等检查。

【鉴别诊断】

1. 痈

痈是一种发生于皮肉之间的急性化脓性疾患，多发生于颈部、腋下、脐部、臀部等不同部位，但并非是易压迫及受摩擦的部位。

2. 丹毒

起病突然，局部皮肤变赤，色如涂丹，焮热肿胀，并迅速向周围蔓延，伴有高热、寒战等全身症状。

【治疗】

1. 内治法

（1）气滞血瘀证

证候：褥疮早期，局部皮肤出现褐色红斑，继而紫暗红肿或有破损，舌苔脉象随原发疾病而异。

治法：理气活血，疏通经络。

主方：血府逐瘀汤加减。

（2）蕴毒腐溃证

证候：褥疮溃烂，腐肉及脓水较多，或有恶臭，重者溃烂可深及筋骨，四周漫肿；伴有发热或低热，口苦且干，形神萎靡，不思饮食等。舌质红，苔少，脉细数。

治法：益气养阴，利湿托毒。

主方：生脉饮、透脓散合萆薢渗湿汤加减。

(3) 气血两虚证

证候：疮口腐肉难脱，或腐肉虽脱，但新肉不生，或新肌色淡不红，愈合迟缓；伴面色白，精神萎靡，神疲乏力，纳差食少。舌质淡，苔少，脉沉细无力。

治法：大补气血，托毒生肌。

主方：八珍汤加减。

2. 外治法

(1) 初起

红斑未溃者，外搽红灵酒或4%红花酊，或外扑三石散或滑石粉，局部按摩。或红外线照射，每日2次。

(2) 溃后

尽可能剪除坏死组织，溃烂处可用九一丹外敷，外盖红油膏纱布。

(3) 腐尽后

用白玉膏掺生肌散外敷。如有坏死组织，可适当修除；如渗液较多者，可用10%黄柏溶液湿敷。

3. 其他疗法

(1) 抗生素

病情较重者，可选用有效抗生素治疗。

(2) 手术治疗

对范围较大的褥疮，可根据病情采用局部切除、骨隆突切除或旋转皮瓣等治疗。

(3) 支持疗法

加强营养、纠正贫血和低蛋白血症等。

【转诊原则】

1. 腐黑蔓延不止，溃疡面日渐扩大，肿势继续发展，伴有发热等全身感染征象者，及时转诊。

2. 溃疡面有绿色，或溃出脓臭稀薄，形成粉浆污水，四周形成空壳，溃疡面日渐扩大者，及时转诊。

3. 如需手术治疗者，应及时转诊。

【养生与康复】

1. 对截瘫、中风、大面积烧伤、重病久病卧床不起的患者，应加强受压部位的皮肤护理，注意保护皮肤清洁及干燥，定时更换体位，如每2小时翻身更换卧位1次，皮肤清洁、红灵酒或4%红花酊外擦、局部按摩、红外线照射、使用气垫或海绵垫等。

2. 患者有二便失禁、呕吐及出汗等情况，应及时清洁皮肤、保持干洁，经常更换衣服、被单，并保持床单柔软、干燥、平整无折。

3. 明显消瘦者，臀部、肢体接触处及其他骨骼隆起易受压处，应垫以棉垫或棉圈，避免受压。

【健康教育】

积极治疗原发病，改善病情，加强营养，增强抵抗力。

【常用西药参考】

1. 诺氟沙星

对褥疮的绿脓杆菌、厌氧菌有杀灭作用。诺氟沙星粉剂有吸收水分的作用，可使褥疮疮面干燥，促进肉芽组织增生，加速愈合。

方法：Ⅱ度褥疮用过氧化氢清洗后，将诺氟沙星粉均匀撒于创面，每日 1 次；Ⅲ度褥疮先清除坏死组织，后用过氧化氢清洗创面，再撒诺氟沙星粉，每日 1 次。

2. 糜蛋白酶

能清洁疮面，溶解脓性液与坏死组织，促进肉芽组织生长，而辅以红外线照射能促进血液循环与新陈代谢，可消炎、消肿，减少渗液，促进疮面修复与再生，从而加速疮面愈合。

3. 维生素 C

口服大剂量维生素 C 可加快褥疮愈合的速度。

第九节　颈部肿物

【概述】

颈部肿物是指颈部任何组织或其间隙发生的异常肿胀、膨大或隆起，可以是颈部或非颈部疾病的共同表现，临床常见。按病理性质可分为以下几种。

1. 炎症

急性、慢性淋巴结炎，淋巴结结核，软组织化脓性感染等。

2. 肿瘤

原发性肿瘤：良性的有甲状腺腺瘤、血管瘤、颈动脉体瘤、脂肪瘤等，恶性的有甲状腺癌、恶性淋巴瘤及其他转移性癌。

3. 先天性畸形

甲状腺舌管囊肿、胸腺咽管囊肿、囊状淋巴管瘤、颊下皮样囊肿等。据统计，恶性肿瘤、甲状腺疾病及炎性病变、先天性疾病和良性肿瘤各占颈部肿物的1/3。因为恶性肿瘤占有相当比例，所以熟悉颈部肿物及其鉴别诊断有重要意义。

【临床表现】

根据肿块性质及部位的不同，可有不同的临床表现。

1. 急性化脓性淋巴结炎

多继发于牙根或扁桃体的炎性病灶。淋巴结肿大，有疼痛和压痛，局部红肿。严重者可形成脓肿，伴有全身感染症状。

2. 口底化脓性蜂窝织炎

这是颌下间隙（下颌舌骨肌之下）或舌下间隙（下颌舌骨肌之上）的感染。这两个间隙的感染可在下颌舌骨肌的后缘沿颌下腺的口内部分相互通连。感染的来源是牙根脓肿，也可由损伤引起。病原菌多为厌氧菌、链球菌等。由于受到下颌骨和颈筋膜的限制，感染常向上发展至口底和舌，引起口底黏膜显著水肿，舌被推向后上方，使吞咽和呼吸发生困难，甚至导致窒息。颌下皮肤肿胀，木样硬，但无波动。全身感染症状明显。

3. 颈深部化脓性蜂窝织炎

本病为颈筋膜下的感染，多继发于扁桃体周围脓肿。感染在颈筋膜下沿着颈部大血管向下扩散，可引起化脓性纵隔炎和颈内静脉的化脓性血栓形成。全身感染症状明显，有寒战、高热等。

4. 项痈

项部皮肤厚，具有由毛囊底部起始、被真皮细胞包围的脂肪柱，深入皮下组织，直至筋膜为止。因此，葡萄球菌从一个毛囊侵入后，只能沿阻力较弱的脂肪柱向下蔓延到颈筋膜，再沿颈筋膜向四周扩散，沿着邻近的许多脂肪柱上升，侵入毛囊群而发生多个脓头，就形成痈。项痈有时可延及整个项部，伴有剧痛和全身感染症状。

5. 颈部淋巴结结核

颈部淋巴结结核多见于儿童和青年人，30岁以上的比较少见。结核杆菌多由口腔（龋齿）或扁桃体侵入，在侵入部位临床上多无结核病变可见。少数继发于肺或支气管的结核病变。病变的淋巴结常多个出现在颈的一侧或两侧，一般位于颌下以及胸锁乳突肌的后、前缘或深面。初期，肿大的淋巴结相互分离、可移动、无疼痛。渐即发生淋巴结周围炎，淋巴结相互粘连，融合成团，与皮肤和周围组织粘连。晚期，淋巴结经干酪样变，液化而成寒性脓肿；继之破溃，形成不易愈合的窦道或溃疡，排出混有豆腐渣样碎屑的稀薄脓液。窦道口或溃疡面具有暗红色、潜行的皮肤边缘和苍白的肉芽组织。临床上常有不同阶段的淋巴结病变同时存在。患者多无明显的全身症状，无高热。已破溃的淋巴结容易继发感染，引起急性炎症。颈部淋巴结结核的诊断有困难时，可穿刺或切除一个或数个淋巴结做病理检查。

6. 慢性淋巴结炎

多继发于头、面、颈部和口腔的炎症病灶，肿大的淋巴结散见于颈侧区或颌下、颏下区。在寻找原发病灶时，应特别注意肿大淋巴结的淋巴接纳区域。常需与恶性病变鉴别，必要时应切除肿大的淋巴结做病理检查。

7. 转移性肿瘤

约占颈部恶性肿瘤的3/4，在颈部肿物中，发病率仅次于慢性淋巴结炎和甲状腺疾病。原发癌灶绝大部分（85%）在头颈部，尤以鼻咽癌和甲状腺癌转移最为多见。锁骨上窝转移性淋巴结的原发灶，多在胸腹部；胃肠道、胰腺癌肿多经胸导管转移至左锁骨上淋巴结。另有少数原发病灶隐匿的转移癌。

8. 恶性淋巴瘤

包括霍奇金淋巴瘤和非霍奇金淋巴瘤，来源于淋巴组织恶性增生的实体瘤，多见于男性青壮年。肿大的淋巴结常先出现于一侧或两侧颈侧区，生长迅速，相互粘连成团。确诊需要淋巴结的病理检查。

9. 甲状舌管囊肿

这是与甲状腺发育有关的先天性畸形。胚胎期，甲状腺是由口底向颈部伸展的甲状腺舌管下端发生的。甲状腺舌管通常在胎儿6周左右自行闭锁，若甲状腺舌管退化不全，即可形成先天性囊肿，感染破溃后成为甲状舌管瘘。本病多见于15岁以下儿童，男性为女性的2倍。表现为在颈前区中线、舌骨下方有直径1～2cm的圆形肿块。境界清楚，表面光滑，有囊性感，并能随吞咽或伸、缩舌而上下移动。

【鉴别诊断】

根据患者的临床表现，如肿物的位置、大小、形态、质地、有无压痛及移动度，行全面体格检查，选择适当的辅助检查来进行鉴别诊断，必要时可肿块穿刺或切取活检（表4-1-9-1）。

表 4-1-9-1 颈部各区常见肿物鉴别

部位	单发性肿物	多发性肿物
颌下颏下区	颌下腺炎、颌下皮样囊肿	急、慢性淋巴结炎
颈前正中区	甲状舌管囊肿、各种甲状腺疾病	
颈侧区	胸腺咽管囊肿、囊状淋巴管瘤、颈动脉体瘤、血管瘤	急、慢性淋巴结炎，淋巴结结核、转移性肿瘤、恶性淋巴瘤
锁骨上窝		淋巴结结核、转移性肿瘤
颈后区	纤维瘤、脂肪瘤	急、慢性淋巴结炎
腮腺区	腮腺炎、腮腺多行性腺瘤或癌	

【治疗】

1. 对于炎症性疾病，应及时处理原发病灶。局部热敷，给予足量抗生素。脓肿形成后，应早期行切开引流。如在项痈早期，局部用 50% 硫酸镁溶液湿敷，如已有大量组织坏死和多个脓头，应即行切开引流。一般行十字或双十字形切开，长达正常皮肤边缘，深达筋膜。切开后要将皮瓣向四周分离外翻，并切除所有坏死组织，然后用 3% 过氧化氢溶液或漂白粉硼酸溶液湿敷，给予大量抗生素。如有糖尿病，应予以胰岛素和饮食控制。

2. 对于结核性肿物，少数较大的、没有液化的、尚可移动的病变淋巴结，可予以手术切除，并缝合切口。对已液化的淋巴结，如果表面的皮肤尚完整，可行穿刺吸脓，吸尽脓液，注入 10% 链霉素溶液或 5% 异烟肼溶液至液化的淋巴结腔内冲洗，并留适量于脓腔内，每周两次。

如果淋巴结已溃破而形成窦道或溃疡，但没有严重的继发感染，可施行刮除术，仔细将结核病变组织全部刮除。伤口不加缝合，局部用链霉素或异烟肼溶液换药，常有良好的效果。

3. 良性肿瘤以手术切除为主。恶性肿瘤根据具体情况，采用外科治疗、化疗、放疗或综合治疗等手段。

4. 对于先天性畸形疾病，治疗需完整切除囊肿，并彻底清除囊壁或窦道，以免复发，术中冰冻切片检查有无恶变。

第二章　常见甲状腺疾病

【概述】

瘿是颈前结喉两侧肿块性疾病的总称，相当于西医的甲状腺疾病。其特点是颈前结喉处或为漫肿，或为结块，可随吞咽动作上下移动。临床上气瘿、肉瘿、石瘿仍较常见，而血瘿与筋瘦多属血管瘤、颈部动脉体瘤，或因肿大的甲状腺压迫深部静脉引起颈部浅表静脉扩张的并发症。古代文献无瘿痈病名，因其具有局部肿胀疼痛等痈的特点，与西医的亚急性甲状腺炎相对应而定名。桥本氏甲状腺炎尚未归纳在上述瘿病分类之中。

【病因病机】

瘿病的病因与情志失调、水土因素、禀赋遗传、外感六淫等有关。在致病因素的作用下导致脏腑经络功能失调，气滞、血瘀、痰凝结于颈部，是其主要病机。

1. 气滞

情志不畅，肝失疏泄，气机升降失常，则形成气滞。气郁日久，积聚成形，与外来或内生致病因素合邪为病，即可导致瘿病的发生，如气瘿。

2. 血瘀

气为血之帅，气行则血行，气滞则血凝。气滞日久必致血瘀，形成癥结肿块，如石瘿。

3. 痰凝

肝气郁滞，横逆犯脾，脾失健运，痰湿内生，或因外邪所侵、体质虚弱等，多能使气机阻滞，津液积聚为痰，痰凝成核，如肉瘿。

4. 外感

风温风火客于肺胃，积热上壅，热毒灼津为痰，痰火凝聚，搏结而成，如瘿痈。

5. 冲任失调

禀赋不足，劳损伤正，冲任失调，肝木失养，肾阴亏虚，可引起瘿病，伴心悸、烦热、多汗及月经不调等相应症状发生。阴损及阳，可致脾肾阳虚。

【甲状腺疾病常用检查方法】

1. 体格检查

（1）望诊

检查者位于患者对面观察两侧甲状腺大小是否对称，有无肿块隆起等。

（2）触诊

可位于患者对面，也可站在患者后面，双手放于甲状腺部位触摸有无结节。若有结节，要注意其位置、大小、数目、硬度、活动度、有无压痛、边界是否清晰，并检查肿块是否随吞咽动作上下移动。触诊时还要注意有无血管震颤，气管有无移位，颈部淋巴结是否肿大等。

2. 辅助检查

主要有血清甲状腺激素（FT_3、FT_4、T_3、T_4），血清促甲状腺激素（TSH），甲状腺自身抗体TPOAb（甲状腺过氧化物酶抗体）和TGAb（甲状腺球蛋白抗体），甲状腺超声检查，甲状腺核素检查（甲状腺摄^{131}I率和甲状腺扫描）。对甲状腺结节不能除外恶变时应做甲状腺细针穿刺细胞学检查（FNAC）等。

【治疗】

瘿的治疗分为药物治疗和手术治疗两大类。瘿痈、桥本甲状腺炎适宜药物治疗。气瘿、肉瘿及晚期石瘿不适合手术者，可运用药物疗法。石瘿及其他瘿病肿物较大出现压迫症状或伴有甲亢等，以手术治疗为主。关于药物治疗，由于缺碘曾是瘿病的主要病因，历代医家多采用含碘丰富的植物类药，如海藻、昆布、黄药子等。但随着碘缺乏甲状腺疾病的减少，并结合西医学认识，现代主张对伴有甲亢的瘿病宜慎用富碘中药。瘿病的辨证治疗要点如下。

1. 理气解郁

结块漫肿软绵或坚硬如石，发病与精神因素有关，或见急躁易怒，胸闷，善太息，苔薄白，脉弦滑。用逍遥散加减。

2. 活血祛瘀

肿块日久，或质地坚硬，表面凸凹不平，推之不移，痛有定处，肌肤甲错，舌紫暗，有瘀点瘀斑，脉涩或沉细。用桃红四物汤加减。

3. 化痰软坚

肿块按之坚实或有囊性感，咽喉如有梅核堵塞，胸闷不舒，苔薄腻，脉滑。用海藻玉壶汤加减。

4. 清热化痰

颈部肿胀疼痛，伴有头疼、发热、舌红、苔黄、脉弦数。多属痰火郁结，用柴胡清肝汤加减。

5. 调摄冲任

气瘿漫肿，面色无华，腰酸肢冷，月经量少色淡，甚或闭经，舌淡，苔白，脉沉细。多属冲任不调、肾阳虚衰，用右归饮加减。

第一节　气瘿（单纯性甲状腺肿）

【概述】

气瘿是指颈前结喉部漫肿伴结块，按之柔软，是最常见的瘿病之一。因其肿块可随喜怒消长，故称为气瘿，俗称“大脖子病”。其临床特点是女性多见，好发于高原、山区等缺碘地区；颈前结喉两侧弥漫性肿大，伴有结节，质地不硬，皮色如常，生长缓慢。气瘿的形成，多由于所居之地的水源及食物中含碘不足，加之情志不畅，肝郁痰凝或肝郁肾虚，冲任失调等导致。本病相当于西医的单纯性甲状腺肿，西医学认为，本病的病因与甲状腺激素原料（碘）的缺乏、甲状腺激素需要量的激增及甲状腺素合成和分泌障碍等有关。

【临床表现】

女性多见。颈前结喉处漫肿，一侧或两侧可及多个结节，光滑，质软不痛，随吞咽动作而上下移动。如甲状腺肿块较大时，可压迫气管、食管和喉返神经等而引起各种症状，如呼吸困难、吞咽不利、声音嘶哑等。

【辅助检查】

B超检查甲状腺增大，甲状腺内多发囊性、实性或囊实性结节。颈部X线检查可以帮助判断有无气管受压、偏移。

【鉴别诊断】

1. 肉瘿

甲状腺肿块多为单个，呈球状，边界清楚，质地柔韧。

2. 瘿痈

有急性发病史；甲状腺肿痛，质地较硬，伴发热、吞咽疼痛等全身症状。

3. 石瘿

气瘿增长迅速、质地变硬时需警惕癌变，通过 B 超和甲状腺细针穿刺相鉴别。

【治疗】

1. 内治法

（1）肝郁痰凝证

证候：颈前结喉处漫肿、结块，边缘不清，随喜怒消长，皮色如常，质软无压痛；伴急躁易怒，善太息；舌质淡红，苔薄，脉沉弦。

治法：疏肝解郁，化痰软坚。

主方：四海舒郁丸加减。

（2）肝郁肾虚证

证候：颈前结喉处漫肿、结块；伴有腰酸头晕，神疲乏力，月经不调；舌质淡，脉沉细。

治法：疏肝补肾，调摄冲任。

主方：四海舒郁丸合右归饮加减。

2. 其他疗法

（1）中成药

可口服夏枯草制剂及小金丹制剂。

（2）手术

巨大气瘿，压迫症状明显者，应手术治疗。

【转诊原则】

1. 因气管、食管或喉神经受压引起临床症状而需行手术治疗者，应及时转诊。

2. 巨大甲状腺肿合并其他严重疾病者，需及时转诊。

【养生与康复】

1. 注意合理、科学地搭配日常饮食。

2. 配合中药进行身体的调理，增强自身的体质状况，要改变不良的生活习惯，避免高强度的工作、劳累紧张、熬夜等。

3. 避免不良情绪，保持良好的心态。

【健康教育】

1. 在缺碘地区，坚持食用加碘盐，多进食含碘丰富的食物如海带、紫菜、虾皮等。

2. 怀孕期因碘需求量增加也应多补充含碘食物。

3. 保持心情舒畅，勿郁怒动气。

【常用西药参考】

左甲状腺素钠片：从低剂量（例如12.5μg/d）开始，每2～4周逐渐加量，直至达到正常的促甲状腺激素水平，作为维持剂量。

第二节　肉瘿（甲状腺腺瘤）

【概述】

肉瘿是指瘿病中结喉肿块较局限而柔韧者。其临床特点是颈前喉结一侧或两侧结块，柔韧而圆，如肉之团，随吞咽动作而上下移动，发展缓慢。好发于中青年女性，多由于情志抑郁或忧思郁怒，气滞、痰浊、瘀血凝结，留注于结喉而成。本病相当于西医的甲状腺腺瘤。西医学对本病的病因认识尚不清楚，可能与碘代谢变化、女性激素、地理环境及家族遗传有关。

【临床表现】

多见于20～40岁女性。在结喉一侧或双侧有单个肿块，呈半圆形，表面光滑，可随吞咽动作上下移动，按之不痛，生长缓慢，一般无明显全身症状。若肿物突然增大，并出现局部疼痛，常因腺瘤囊内出血所致。部分患者可伴有急躁、心悸、脉数消瘦、乏力等甲状腺功能亢进（甲亢）征象。少数患者可发生癌变。

【辅助检查】

B超检查显示甲状腺内有实质性肿块，或有液性暗区，边界清楚，有包膜，多为单个。若为高功能自主性腺瘤，同位素扫描为热结节，伴有FT_3、FT_4升高。

【鉴别诊断】

甲状舌骨囊肿：肿块位于颈部正中，位置较低，常在胸锁关节上方；一般不随吞咽动作上下移动，但随伸舌动作上下移动。

【治疗】

1. 内治法

（1）气滞痰凝证

证候：颈前结喉一侧或两侧肿块，呈圆形或卵圆形，质地柔韧；一般无明显全身症状，如肿块过大可有呼吸不畅或吞咽不利；苔薄腻，脉弦滑。

治法：理气解郁，化痰软坚。

主方：逍遥散合海藻玉壶汤加减。

（2）气阴两虚证

证候：颈部结喉处肿块，质地柔韧；伴有急躁易怒、汗出心悸、失眠多梦、消谷善饥、形体消瘦、月经不调、手部震颤等；舌红，苔薄，脉弦。

治法：益气养阴，软坚散结。

主方：生脉散合消瘰丸加减。

2. 外治法

阳和解凝膏掺黑退消或桂麝散外敷。

3. 其他疗法

囊内出血者可在 B 超引导下行穿刺抽吸治疗。

【转诊原则】

1. 结节较大，内服药治疗 3 个月以上无改善者，应及时转诊。

2. 患者伴有甲亢，或近期肿块增大较快，有恶变倾向，考虑手术治疗者，需及时转诊。

【养生与康复】

见“气瘿”。

【健康教育】

本病为良性肿瘤，注意观察肿物大小和质地变化，如短期甲状腺结节明显增大，除外囊内出血后，应警惕癌变可能。部分患者两侧皆可出现，手术后有复发可能。

第三节　瘿痈（亚急性甲状腺炎）

【概述】

瘿痈是指结喉处突然出现肿块伴疼痛的疾病。其临床特点为结喉处结块、肿胀、疼痛，伴有发热，起病急骤。其病机多与外感风热火毒，内伤七情，致风热夹痰上攻，壅滞于颈前而成，后期热病伤阴耗气，可致气阴两虚或阴损及阳。本病相当于西医的亚急性甲状腺炎。

【临床表现】

发病年龄多在 30 ～ 50 岁，发病前常有感冒、咽痛等病史。颈结喉处突然出现肿胀疼痛，疼痛牵引至同侧头部、耳后枕部，活动或吞咽时加重，皮色不变，按之质地坚硬、压痛明显。肿块可由颈部一侧发展至另一侧。伴有口干咽痛，发热以午后为甚。发展进程中可见心悸、心烦、失眠、双手颤抖、急躁易怒；女子可见月经不调、经量稀少。病程日久也可见肢冷肿胀、神疲乏力、气短懒言等症。

【辅助检查】

初期血清 T_3、T_4 值升高，甲状腺吸碘率降低，两者呈分离现象。血沉增快。白细胞计数及中性粒细胞比例正常或增高。甲状腺超声有助于诊断。后期可以出现短暂性甲状腺功能减退（甲减）。

【鉴别诊断】

1. 颈痈

发病在颈部两侧，皮色渐红，肿痛灼热，易脓易溃。

2. 锁喉痈

急性发病，颈部红肿绕喉，甚则呼吸困难，汤水难下，全身症状较危重。

【治疗】

1. 内治法

（1）风热痰凝证

证候：结喉处结块，疼痛明显，疼痛牵扯颔下、耳后或枕部，拒按；伴恶寒发热，头身疼痛，口咽干；舌红苔薄黄，脉浮数或滑数。

治法：疏风清热，化痰散结。

主方：牛蒡解肌汤加减。

（2）肝郁内热证

证候：身热渐退，颈前肿痛；伴胸闷不舒，急躁易怒，口苦咽干，怕热多汗；舌红少苔或苔薄黄，脉弦数。

治法：疏肝清热，佐以养阴。

主方：柴胡清肝汤加减。

（3）脾阳虚证

证候：颈前结块及疼痛消失；畏寒肢冷，腹胀纳呆，面目浮肿，乏力气短；舌淡，苔薄白，脉沉。

治法：益气温阳，健脾化痰。

主方：阳和汤加减。

2. 外治法

金黄散、四黄散等水调外敷于颈部肿大处，每日 1 ～ 2 次，具有清热消肿、散结止痛作用。

3. 其他疗法

后期出现甲减时可以补充小剂量甲状腺激素。

【转诊原则】

如有呼吸困难，需及时转诊。

【养生与康复】

见“气瘿”。

【健康教育】

1. 加强体育锻炼，增强机体抵抗力，减少上呼吸道感染的发生。

2. 保持心情舒畅，少食辛辣之品。

【常用西药参考】

用药目的主要为减轻局部症状及减少对甲状腺功能的影响。对轻型病例采用阿司匹林或其他止痛药。病情严重者，可短期使用非类固醇抗炎药，或应用糖皮质类固醇激素，如泼尼松，可迅速缓解临床表现。

第四节　慢性淋巴细胞性甲状腺炎

【概述】

慢性淋巴细胞性甲状腺炎又称桥本甲状腺炎，是一种自体免疫性疾病。其临床特点是起病隐匿，发展缓慢，病程较长；主要表现为甲状腺肿大，多数为弥漫性，质地韧；大多发展成甲减，也可伴有甲亢。本病尚无对应中医病名，根据其颈前肿大特点，可以归属中医“瘿病”的范畴，属本虚标实之证，以痰瘀互结为标，正气亏虚为本。西医学认为，本病的发生是遗传和环境因素共同作用的结果，自身免疫功能失调是其主要发病机制。

【临床表现】

多见于中年女性，起病隐匿，发展缓慢。主要表现为甲状腺弥漫性肿大或伴有结节，表面光滑，质韧。可有颈部憋闷不适。伴有甲减时，表现为乏力、怕冷、心动过缓、肿胀等；伴有甲亢时，表现为怕热、心慌、消瘦、急躁、心动过速等。

【辅助检查】

抗甲状腺抗体 TPOAb、TGAb 明显增高是其特征。甲状腺功能多表现为甲减，亦可出现甲亢，或正常。B 超示甲状腺弥漫性肿大，回声不均，可伴有结节。甲状腺穿刺细胞学检查有大量淋巴细胞浸润可确诊。

【鉴别诊断】

1. 气瘿

甲状腺功能正常，抗甲状腺抗体阴性或轻度升高。

2. 石瘿

一般以甲状腺结节为首发表现，不伴甲状腺肿，抗甲状腺抗体阴性。

【治疗】

1. 内治法

（1）肝气郁滞证

证候：颈前肿块质地中等或质硬，咽喉有梗阻感；情绪抑郁，胸闷不舒，乏力，大便溏或不爽，女子月经不调；舌质红，苔薄黄，脉弦滑。

治法：疏肝理气，软坚散结。

主方：柴胡疏肝散加减。

（2）血瘀痰结证

证候：颈前肿块质地坚韧，或有结节感，局部闷胀不适，有咽喉阻塞感及其他压迫感，轻度疼痛；纳差，便秘；舌质暗或有瘀斑，苔微黄，脉沉细或弦滑。

治法：活血祛瘀，化痰散结。

主方：桃红四物汤加减。

（3）气阴两虚证

证候：颈前肿块质地中等或质韧，有轻度压迫感；可见眼突，神疲乏力，心悸气短，怕热，多汗，易怒，口渴，食多，便溏，失眠多梦，形体消瘦；舌质红，苔少，脉细数无力。

治法：益气养阴，化痰散结。

主方：生脉散合消瘰丸加减。

（4）脾肾阳虚证

证候：颈前肿块质韧，有咽部梗阻及压迫感；形寒肢冷，神疲懒言，乏力气短，肢体肿胀，腹胀纳差，腰膝酸软，女子月经不调；舌质胖嫩，边有齿痕，苔白，脉沉细弱。

治法：温补脾肾，散寒化瘀。

主方：金匮肾气丸合阳和汤加减。

2. 外治法

可外贴冲和膏或阳和解凝膏。

3. 其他疗法

根据病情需要可配合西药治疗，如甲减服用左甲状腺素（L–T_4），甲亢者给予抗甲状腺药物治疗。

【转诊原则】

见“瘿痈”。

【养生与康复】

见“气瘿”。

【健康教育】

见“瘿痈”。

第五节　石瘿（甲状腺癌）

【概述】

石瘿是指瘿病肿块坚硬如石者，属于恶性病变。其特点是结喉处结块，坚硬如石，高低不平，推之不移。本病是由于情志内伤，肝脾气逆，痰湿内生，气滞则血瘀，瘀血与痰湿凝结，上逆于颈部而成，亦有由肉瘿等日久转化而来。手术或病变转移复发等可耗伤正气，导致虚损。相当于西医的甲状腺癌。西医学认为，本病的发生与遗传、核辐射、自身免疫功能失调、高碘饮食等因素有关。

【临床表现】

多见于 30 ～ 40 岁女性，多为颈前结喉处单个肿块，质地坚硬如石，表面凹凸不平，推之不移。若肿块压迫，可引起呼吸或吞咽困难、声音嘶哑等症。容易出现颈淋巴结转移。少数患者原有其他瘿病。

【辅助检查】

甲状腺同位素扫描显示甲状腺肿物为冷结节；超声和CT检查显示甲状腺肿物质地不均，内有沙粒样钙化，边缘不清。穿刺细胞学或活组织病理检查可确诊。

【鉴别诊断】

肉瘿：甲状腺肿物呈圆形或卵圆形，边界清楚，表面光滑，随吞咽动作而上下移动。甲状腺同位素扫描显示甲状腺肿物多为温结节或凉结节。超声和CT检查显示甲状腺肿物质地均匀、边缘光整，或为囊性。

【治疗】

1. 内治法

（1）痰瘀内结证

证候：颈部结喉处肿块坚硬如石，高低不平，推之不移；颈部憋闷或疼痛，全身症状可不明显；舌暗红，苔薄黄，脉弦。

治法：解郁化痰，活血消坚。

主方：海藻玉壶汤合桃红四物汤加减。

（2）瘀热伤阴证

证候：结喉处肿块坚硬，或伴有颈部他处发现转移性结块；口干咽燥，声音嘶哑，咳嗽少，形倦体瘦；舌紫暗，或见瘀斑，脉沉涩。

治法：化瘀散结，和营养阴。

主方：通窍活血汤合养阴清肺汤加减。

（3）气阴两虚证

证候：颈前结节有或无；神疲气短，心慌心悸，口干咽燥；舌红，少苔，脉细弱。

治法：益气养阴，扶正固本。

主方：生脉饮加减。

2. 其他疗法

（1）中成药

可配合小金丹及夏枯草制剂口服。

（2）手术治疗

一旦确诊，宜早期手术切除。

（3）术后 ^{131}I 治疗

有清除残留甲状腺及病灶的作用。

（4）TSH 抑制治疗

术后需终身服用左甲状腺素，以预防甲状腺功能减退及抑制甲状腺癌复发。

【转诊原则】

1. 甲状腺有可疑肿块者随时转送上级医院肿瘤专科进行检查，以明确诊断。

2. 放化疗后社区康复期间，出现白细胞低于 3.0×10^9/L、血红蛋白低于 80g/L、血小板低于 80×10^9/L 及放疗后患者出现咳嗽不止或气急者，需转送上级医院治疗。

3. 出现中度以上的感染、发热 38.5℃以上经治疗无好转、食欲明显减退、消瘦、骨骼发现疼痛、腋窝或锁骨上出现不明肿物者需转上级医院进一步治疗。

【养生与康复】

见“气瘿”。

【健康教育】

1. 加强防癌知识宣传，避免接触放射线物质。积极治疗良性甲状腺病，预防癌变。

2. 定期检测甲状腺功能、甲状腺 B 超、甲状腺球蛋白等。避免劳累和情志过极，保持心情舒畅。

【常用西药参考】

甲状腺片每日 90 ～ 120mg，也可选用左甲状腺素片，每日 100 ～ 200μg，并定期测定血浆 T_4 和 TSH 来调整用药剂量。

第三章　常见乳房疾病

【概述】

发生在乳房部位的疾病统称为乳房疾病。男女均可发病，女性发病率显著高于男性。

脏腑功能盛衰与乳房的生理病理关系密切。肾为先天之本，主藏精，肾气盛则天癸至，女子月事按时而下，乳房逐渐发育，孕育后分泌乳汁而哺乳；肾气衰则天癸竭，乳房也随之衰萎。脾胃为后天之本，气血生化之源，乳汁由水谷精华所化生，脾胃气壮则乳汁多而浓，反之则少而稀。肝主藏血，主疏泄，对女性月经、胎产及乳汁的排泄至关重要。乳房与肝经、胃经、肾经及冲任两脉也息息相关，如足阳明胃经行贯乳中；足太阴脾经络胃上膈，布于胸中；足厥阴肝经上膈，布胸胁绕乳头而行；足少阴肾经上贯肝膈而与乳联。冲任两脉起于胞中，任脉循腹里，上关元至胸中；冲脉夹脐上行，至胸中而散。故有称“男子乳头属肝，乳房属肾；女子乳头属肝，乳房属胃”。若脏腑功能失常，或经脉闭阻不畅，冲任失调，均可导致乳房疾病的发生。

【病因病机】

乳房疾病主要由于肝气郁结，或胃热壅滞，或肝肾不足，或乳汁蓄积，或痰瘀凝结，或外邪侵袭等影响相关脏腑、经脉的生理功能而发生。

化脓性乳房疾病，多由乳头破碎或凹陷畸形、感染邪毒；或嗜食厚味、脾胃积热；或情志内伤、肝气不舒，以致乳汁郁滞，排泄障碍，或痰浊壅滞，郁久化热，热胜肉腐而成脓肿。

肿物性乳房疾病，多因忧思郁怒，肝脾受损，气滞痰凝；或肝肾不足，冲任失调，气血运行失常，导致气滞、血瘀、痰凝，阻滞乳络而成。

【乳房肿物的检查方法】

及时正确地进行乳房检查，对于乳房疾病的早期发现、早期诊断有着重要意义。乳房检查的体位可采用坐位或仰卧位。

1. 望诊

患者端坐，将两侧乳房完全显露。注意乳房的形状、大小是否对称；乳房表面有无突起或凹陷；乳头的位置有无内缩或抬高；乳房皮肤有无发红、水肿，或橘皮样、湿疹样改变等；乳房浅表筋脉是否怒张；乳房皮肤如果有凹陷可让患者两臂高举过头，或用手抬高整个乳房，则可使凹陷部分更为明显。

2. 触诊

坐位与卧位相结合，根据需要选择。应先检查健侧乳房，再检查患侧，以便对比。正确的检查方法是四指并拢，用指腹平放在乳房上轻柔触摸，切勿用手指去抓捏，否则会将捏起的腺体组织错误地认为是乳腺肿物。其顺序是先触按整个乳房，然后按照一定次序触摸乳房的四个象限：内上、外上（不要遗漏腋尾部）、外下、内下象限，继而触摸乳晕部，挤压乳头注意有无液体从乳窍溢出。最后触摸腋窝、锁骨下及锁骨上区域。

3. 触诊时应注意几个问题

①发现乳房内有肿物时，应注意肿物的位置、数目、形状、大小、质地、边界、表面情况、活动度及有无压痛。②肿物是否与皮肤粘连，可用手指轻轻提起肿物附近的皮肤，以确定有无粘连。③检查乳房的时间，最好选择在月经来潮的第 7 ～ 10 天，是乳房生理最平稳时期，如有病变容易被发现。④确定一个肿物的性质，还需要结合年龄、病史及其他辅助检查结果。触诊的准确性取决于经验、手感、正确的检查方法等。

【腋窝淋巴结及锁骨上下淋巴结的检查方法】

腋窝淋巴结、锁骨上下淋巴结的检查在乳房疾病诊断中也很重要。检查时医生从前面用左手检查患者右侧，用右手检查患者左侧，并让患者将上臂靠近胸壁，前臂松弛放在检查者的手臂上或桌上。先查腋窝，再查锁骨上区域及锁骨下区域。如触及肿物应注意其位置、数目、形状、大小、质地、边界、表面情况、活动度及有无压痛等。

【常用辅助检查项目】

1. X 线检查

常用钼靶 X 线摄片。典型乳腺癌 X 线表现为密度增高的肿物影，边界不规则，或有毛刺征；颗粒细小、密集的钙化点也是乳腺癌的可疑征象之一。

2. B 超检查

属无损伤性检查，可反复应用，主要鉴别肿物是囊性还是实质性。B 超结合彩色多普勒检查进行血流情况观察，可提高其判断肿物性质的准确性。

3. 病理检查

肿物可用细针穿刺细胞学检查。对疑为乳腺癌者，也可将肿物连同周围乳腺组织一并切除，做快速冰冻切片，或X线或B超引导下空心针定位穿刺活检，而不主张做肿瘤切取活检。有乳头溢液者，可做溢液涂片细胞学检查。乳头糜烂疑为湿疹样乳腺癌时，可做乳头糜烂部刮片或印片细胞学检查。

【治疗】

1. 辨证论治

（1）疏风解表法

适用于乳痈、乳发等初起证属邪阻经络，营卫不和者。乳房结块肿痛，伴有恶寒发热，舌苔薄白，脉浮数等。选方瓜蒌牛蒡汤、银翘散等。

（2）疏肝清热法

适用于乳痈、粉刺性乳痈等证属肝郁化热者。乳房结块红肿高突，灼热疼痛，中软应指，伴有壮热口渴、尿赤便秘、舌苔黄、脉弦数等。选方用内疏黄连汤、柴胡清肝散等。

（3）扶正托毒法

适用于乳痈、乳痨、乳漏、乳岩等证属气血两虚，不能托毒外出，或脓虽外泄却难以生肌收口者。疮形平塌，漫肿不收，日久不易破溃，隐隐作痛；或溃后脓水清稀，久不收口；或乳岩破溃渗流血水，伴面色无华、气短乏力、食欲不振，舌质淡红，脉沉细无力。选方托里透脓汤、托里消毒散、香贝养荣汤、归脾汤等。

（4）解郁化痰法

适用于乳癖、乳岩等证属肝失疏泄，痰气互结者。乳房胀痛，结块形成，质地坚实或坚硬，表面光滑，推之可动或固定不移，伴有胸闷不舒、心烦易怒，舌苔白腻，脉弦滑。选方开郁散、逍遥蒌贝散、小金丹等。

（5）调摄冲任法

适用于乳疬、乳癖等证属肝肾不足，冲任失调者。乳房结块的发生或发展常与乳房发育或月经、妊娠等有关，或乳房胀痛常在月经前加重。伴有头晕耳鸣，腰酸肢软，发育不良，或月经不调，舌苔薄，脉弦细数。选用二仙汤、右归饮、六味地黄丸等。

（6）滋阴化痰法

适用于乳痨证属肺肾阴虚，痰火凝结者。乳房肿物初起皮色不变，微微作痛，化脓时皮色暗红，化脓迟缓，溃后脓水清稀，易成窦道。常伴有午后潮热，头晕耳鸣，夜间盗汗，形瘦食少，舌质红苔薄，脉细数等。选方消疬丸、六味地黄汤、清骨散等。

2. 外治法

（1）乳痈、乳发、粉刺性乳痈等属阳证，宜清热解毒、活血消肿为主，用金黄散、玉露散、双柏散等，以水或蜜调后外敷，每日 1 ～ 2 次；或用金黄膏、玉露膏外敷；脓成后宜及时切开排脓；溃破后提脓祛腐，选用八二丹、九一丹药线引流；脓尽腐脱，肉芽新鲜，改用生肌散、生肌玉红膏等。

（2）乳痨等属阴证，用阳和解凝膏掺桂麝散或黑退消敷贴；脓熟后可切开排脓；溃后用七三丹、八二丹药线引流，红油膏盖贴；腐脱肉红，改用生肌散、生肌玉红膏。

3. 手术

对肿物性乳房疾病，经积极药物治疗无明显好转时，亦可施行手术切除肿物。对疑有恶变者，应早期采取手术治疗，以免耽误病机。切除组织应常规进行病理检查。

第一节　常见乳房肿物

乳房肿物是指发生在乳房部位的肿物，常见的有乳癖、乳核、乳岩、乳疬。

一、乳癖

【概述】

乳癖是乳腺组织的既非炎症也非肿瘤的良性增生性疾病，相当于西医的乳腺增生病。多由情志不遂，肝气郁结，或肝气郁久化热，灼津为痰，或肝肾不足，冲任失调，导致气滞痰凝血瘀壅结乳房而成。其特点是单侧或双侧乳房疼痛，并出现肿物，乳痛和肿物与月经周期及情志变化密切相关。乳房肿物大小不等，形态不一，边界不清，质地不硬，推之活动。本病好发于 25 ～ 45 岁的中青年妇女，其发病率占乳房疾病的 75%，是临床上常见的乳房疾病。

【临床表现】

多发生于 25 ～ 45 岁妇女，城市妇女的发病率高于农村。社会经济地位高或受教育程度高、月经初潮年龄早、低经产状况、初次怀孕年龄大、未授乳和绝经迟的妇女为本病的高发人群。

乳房疼痛以胀痛为主，或为刺痛或牵拉痛。疼痛常在月经前加剧，月经后减轻，或随情绪波动而变化，痛甚者不可触碰，行走或活动时也有疼痛。乳痛主要以乳房肿物处为甚，常涉及胸胁部或肩背部。可伴有乳头疼痛或瘙痒。

乳房肿物可发生于单侧或双侧，大多位于乳房的外上象限，也可见于其他象限。肿物的质地中等或质硬不坚，表面光滑或颗粒状，推之活动，大多伴有压痛。肿物的大小不一，一般直径为 1 ～ 2cm，大者可超过 3cm。肿物的形态和（及）分布常可分为以下数种类型。

（1）片块型

肿物呈厚薄不等的片块状、圆盘状或长圆形，数目不一，质地中等或有韧性，边界清楚，推之活动。

（2）结节型

肿物呈扁平或串珠状结节，形态不规则，边界欠清，质地中等或偏硬，推之活动。亦可见肿物呈米粒或砂粒样结节。

（3）混合型

有结节、条索、片块样等多种形态肿物混合存在者。

（4）弥漫型

肿物分布超过乳房三个象限以上者。

乳房肿物可于经前期增大变硬，经后稍见缩小变软。个别患者挤压乳头可有多孔溢出浆液样或乳汁样或清水样的液体。

乳房疼痛和乳房肿物可同时出现，也可先后出现，或以乳痛为主，或以乳房肿物为主，常可伴有月经失调、心烦易怒等。

【辅助检查】

乳房钼靶 X 线摄片、超声波检查及红外线热图像有助于诊断和鉴别诊断。对于肿物较硬或较大者，可考虑做组织病理学检查。

【鉴别诊断】

乳岩：常无意中发现肿物，逐渐长大，按压不痛，肿物质地坚硬如石，表面高低不平，边缘不规整，常与皮肤粘连，活动度差，患侧淋巴结可肿大，后期肿物溃破呈菜花样。

【治疗】

1. 内治法

（1）肝郁痰凝证

证候：多见于青壮年妇女。乳房肿物随喜怒消长；伴有胸闷胁胀，善郁易怒，失眠多梦，心烦口苦。苔薄黄，脉弦滑。

治法：疏肝解郁，化痰散结。

主方：逍遥蒌贝散加减。

（2）冲任失调证

证候：多见于中年妇女。乳房肿物，月经前加重，经后缓减；伴有腰酸乏力，神疲倦怠，月经失调，量少色淡或闭经。舌淡，苔白，脉沉细。

治法：调摄冲任。

主方：二仙汤合四物汤加减。

2. 外治法

中药局部外敷于乳房肿物处，如用阳和解凝膏掺黑退消或桂麝散盖贴；或以生白附子或鲜蟾蜍皮外敷，或用大黄粉以醋调敷。若对外敷药过敏者应忌用。

【转诊原则】

本病一般病情较轻，如怀疑有恶变倾向者，需及时转诊。

【养生与康复】

1. 应保持心情舒畅，情绪稳定。一旦发现乳房肿物应尽早进行诊治。
2. 应适当控制脂肪类食物的摄入。
3. 及时治疗月经失调等妇科疾患和其他内分泌疾病。

【健康教育】

1. 对发病高危人群要进行定期检查，普查结果登记在案并定期随访观察。
2. 普及乳房疾病的防治知识，加强对高发群体的宣传教育工作。

二、乳核

【概述】

乳核是发生在乳房部常见的良性肿瘤，相当于西医的乳腺纤维腺瘤。当情志不遂或冲任失调时易发，其特点是好发于 20 ～ 25 岁青年妇女，乳中结核，形如丸卵，边界清楚，表面光滑，推之活动。历代文献将本病归属“乳癖”“乳痞”“乳中结核”的范畴。

【临床表现】

多发于20～25岁女性，其次是15～20岁和25～30岁者。一般无乳房疼痛，少数可有轻微胀痛，但与月经无关。肿物常为单发，也可见多个肿物在单侧或双侧乳房内同时或先后出现。外上象限较多见，形状呈圆形或椭圆形，直径大多在0.5～5cm之间，边界清楚，质地中等或偏硬，表面光滑，按之有硬橡皮球之弹性，活动度大，边界清楚，肿物与皮肤无粘连，触诊常有滑脱感。肿物大小不等，无疼痛，通常生长缓慢，不会溃破。妊娠期可迅速增大，应排除恶变可能。

【辅助检查】

1. B超检查

肿物边界清楚，有一层光滑完整的包膜。内部回声分布均匀，后方回声可见增强，无血流改变。

2. 钼钯X线摄片

可见边缘整齐的圆形或椭圆形致密肿物影，边缘清楚，四周可见透亮带，偶见规整粗大的钙化点。

【鉴别诊断】

本病当与乳岩、乳癖相鉴别。

【治疗】

1. 内治法

（1）肝气郁结证

证候：乳房肿物较小，生长缓慢，不红不热，不觉疼痛，推之可移，伴胸闷叹息。舌质正常，苔薄白，脉弦。

治法：疏肝解郁，化痰散结。

主方：逍遥散加减。

（2）血瘀痰凝证

证候：乳房肿物较大，坚硬木实，乳房重坠不适；伴胸闷牵痛，烦闷急躁，或月经不调，痛经。舌质暗红，苔薄腻，脉弦滑或弦细。

治法：疏肝活血，化痰散结。

主方：逍遥散合桃红四物汤加减。

2. 外治法

阳和解凝膏掺黑退消外贴，7日换药1次。

3. 其他疗法

一般应手术切除，尤其是绝经后或妊娠前发现肿物者，或服药治疗期间肿物继续增大者。术后应常规病理检查，有条件时，应做术中冰冻切片检查。

【转诊原则】

对乳腺纤维腺瘤的治疗以手术切除为宜，因此，受条件所限无法进行手术者，应建议患者转诊。

【养生与康复】

见“乳癖”。

【健康教育】

本病为良性肿瘤，少数患者肿物短时期内迅速长大，要警惕恶变可能。部分患者表现为多发性纤维腺瘤，或手术后复发。

三、乳疬

【概述】

乳疬是发生于男女儿童或中老年男性的乳房异常发育性疾病，相当于西医的乳房异常发育症。其特点是单侧或双侧乳晕中央有扁圆形肿物，质地中等，有轻度压痛。临床分为男性乳房异常发育症和儿童乳房异常发育症两类，前者见于中老年男性，多因年高肾亏，或房劳伤肾，虚火上炎，或情志不畅，气郁化火，灼津炼液成痰，痰火互结而成。后者见于10岁左右的男女儿童。西医学认为本病与性激素代谢有关。

【临床表现】

常发生于患有肝脏疾病或生殖系统疾病的50～70岁中老年男性，或10岁左右较肥胖的儿童，以10岁以前的女孩、13～17岁男孩多见。乳房稍大或肥大，乳晕下有扁圆形肿物，一般发生于一侧，也可见于双侧，质地中等或稍硬，边缘清楚，活动良好，局部有轻度压痛或胀痛感。少数患者乳头有白色乳汁样分泌物，部分男性患者伴有女性化征象，如发音较高、面部无须、臀部宽阔、阴毛按女性分布等特征。老年人或可有睾丸萎缩、前列腺肿瘤或肝硬化等。有些患者有长期使用雌性激素类药物史。部分患者肿物会自行消失。

【辅助检查】

针对可能病因进行肝功能、性激素等检测，卵巢、睾丸、前列腺等B超检查，骨龄判别等。

【鉴别诊断】

1. 男性乳岩

乳晕下有质硬、无痛性肿物，并迅速增大，与皮肤及周围组织粘连固定，乳头内缩或破溃，乳头溢液呈血性者，可有腋下淋巴结肿大质硬。必要时做组织病理学检查以明确诊断。

2. 乳核

好发于20～25岁女性，乳中结块，质地韧，表面光滑，边界清楚，无疼痛等不适。

【治疗】

1. 内治法

（1）肝气郁结证

证候：乳房肿物疼痛，触痛明显，性情急躁，遇事易怒，胸胁牵痛。舌红，苔白，脉弦。

治法：疏肝散结。

主方：逍遥蒌贝散加减。

（2）肾气亏虚证

证候：多见于中老年。轻者多无全身症状。重者，偏于肾阳虚，面色白，腰腿酸软，神疲倦怠，舌淡，苔白，脉沉弱；偏于肾阴虚，头目眩晕，五心烦热，眠少梦多，舌红，苔少，脉弦细。

治法：补益肾气。

主方：偏于肾阳虚者，方用右归丸合小金丹加减；偏于肾阴虚者，方用左归丸合小金丹加减。

2. 外治法

用阳和解凝膏掺黑退消或桂麝散敷贴。

3. 手术治疗

一般不采取手术治疗，除非乳房过大，胀痛明显，影响美容，甚至引起患者精神上焦虑不安，同时药物治疗无效，而患者坚持要求做切除手术者。男性患者乳房明显肥大影响外貌者，可考虑手术治疗。但对女性患者，即使活检也要十分慎重。由肿瘤引起者，应手术切除肿瘤。

【转诊原则】

男性患者影响美观或疑为肿瘤需要手术者，需转诊治疗。

【养生与康复】

1. 要保持乐观开朗，心情愉快，避免恼怒忧思。

2. 节制房事，平时应忌烟酒及辛辣刺激食物。

3. 避免服用对肝脏有损害的药物。有肝病者适当进行保肝治疗有助于本病的康复。

【健康教育】

见“乳癖”。

【常用西药参考】

如为原发性者，可予克罗米酚、三苯氧胺等治疗。如为继发性者，针对不同病因，采用不同治疗措施。肝脏疾病引起者，应行保肝治疗；内分泌疾病引起者，应治疗内分泌疾病；药物引起者，应停服有关药物。

四、乳岩

【概述】

乳岩，相当于西医的乳腺癌，是发生在乳房部的恶性肿瘤。由六淫内侵，肝脾气郁，冲任不和，脏腑功能失调，以致气滞血瘀、痰凝、邪毒结于乳络而成。其特点是乳房肿物，质地坚硬，凹凸不平，边界不清，推之不移，按之不痛，或乳窍溢血，晚期溃烂如菜花状。目前已成为女性最常见的恶性肿瘤之一。未曾生育或哺乳，月经初潮早或绝经晚，有乳腺癌家族史者，其发病率相对较高。男性乳腺癌少见。

【临床表现】

发病年龄一般在 40 ～ 60 岁，绝经期前后妇女发病率相对较高。常分为一般类型及特殊类型。

1. 一般类型乳腺癌

常表现为乳房内触及无痛性肿物，边界不清，质地坚硬，表面不光滑，不易推动，常与皮肤粘连而呈现酒窝征，个别可伴乳头血性或水样溢液。后期随着肿物逐渐增大，可产生不同程度疼痛，皮肤可呈橘皮样肿胀；病变周围可出现散在的小肿物，状如堆栗；乳头内缩或抬高，偶可见到皮肤溃疡。晚期，乳房肿物溃烂，疮口边缘不整齐，中央凹陷似岩穴，有时外翻似菜花，时渗紫红血水，恶臭难闻。若转移至腋下及锁骨上时，可触及散在、质硬无痛的肿物，以后逐渐增大，互相粘连，融合成团，继而出现形体消瘦、面色苍白、神疲憔悴等恶病质貌。

2. 特殊类型乳腺癌

（1）炎性癌

临床少见，多发于青年妇女，半数发生在妊娠或哺乳期。起病急骤，乳房迅速增大，皮肤肿胀，色红或紫红色，但无明显的肿物。转移甚广，对侧乳房往往不久即被侵及。早期即可出现腋窝部、锁骨上淋巴结肿大。本病恶性程度极高，病程短，常于一年内死亡。

（2）湿疹样癌

临床较少见。皮肤表现类似慢性湿疮，乳头和乳晕的皮肤发红，轻度糜烂，有浆液渗出而潮湿，有时覆盖着黄褐色的鳞屑状痂皮。病变皮肤质硬，与周围分界清楚。多数患者感到奇痒，或有轻微灼痛。数年后病变蔓延到乳晕以外皮肤，色紫而硬，乳头凹陷。破溃后易于出血，逐渐乳头蚀落，疮口凹陷，边缘坚硬，乳房内也可出现坚硬的肿物。

【辅助检查】

1. 钼靶 X 线摄片

可见致密的肿物阴影，范围比实际触诊要小，形状不规则，边缘呈现毛刺状，密度不均匀，可有细小成堆的钙化点，常伴血管影增多增粗，乳头回缩，乳房皮肤增厚或凹陷。

2. B 超检查

可见实质性占位病变，形状不规则，边缘不齐，光点不均匀，血流有改变。

3. 病理切片检查

可作为确诊的依据。

【鉴别诊断】

1. 乳癖

好发于 30 ～ 45 岁女性。月经前乳房疼痛、胀大明显，有多个大小不等的结节状或片块状肿物，边界不清，质地柔韧，肿物和皮肤不粘连，常见双侧乳房发病。

2. 乳核

多见于 20 ～ 25 岁的女性，乳房肿物形如丸卵，质地坚实，表面光滑，边界清楚，活动度好，病程进展缓慢。

3. 乳痨

好发于 20 ～ 40 岁女性，乳房肿物有 1 个或数个，初期肿物质地中等，边界不清，可与皮肤粘连，肿物成脓时变软，溃破后形成瘘管，经久不愈。

【治疗】

1. 内治法

（1）肝郁痰凝证

证候：情志抑郁，或性情急躁，胸闷胁胀，或伴经前乳房作胀，或少腹作胀，乳房部肿物皮色不变，质硬而边界不清。舌苔薄，脉弦。

治法：疏肝解郁，化痰散结。

主方：神效瓜蒌散合开郁散加减。

（2）冲任失调证

证候：经事紊乱，素有经前期乳房胀痛；或婚后未育，或有多次流产史；乳房结块坚硬，或术后患者伴对侧乳房多枚片块，质软肿物。舌质淡，苔薄，脉弦细。

治法：调摄冲任，理气散结。

主方：二仙汤合开郁散加减。

（3）正虚毒炽证

证候：乳房肿物扩大，溃后愈坚，渗流血水，不痛或剧痛，精神萎靡，面色晦暗或苍白，纳食量少，心悸失眠。舌质紫或有瘀斑，苔黄，脉弱无力。

治法：调补气血，清热解毒。

主方：八珍汤加减。

（4）气血两亏证

证候：多见于晚期或手术、放化疗后，患者形体消瘦，面色萎黄或白，头晕目眩，神倦乏力，少气懒言，术后切口皮瓣坏死糜烂，日久不愈。舌质淡，苔薄白，脉沉细。

治法：补益气血，养心安神。

主方：香贝养荣汤加减。

（5）脾胃虚弱证

证候：手术或放化疗后，神疲肢软，食欲不振，恶心欲呕，肢肿倦怠。舌质淡，苔薄白或腻，脉细。

治法：健脾和胃。

主方：参苓白术散加减。

除以上几种常见证型外，还可见到放化疗后胃阴亏虚，见口腔黏膜糜烂、牙龈出血等症者，治宜清养胃阴，方用益胃汤加减。

2. 外治法

适用于有手术禁忌证，或已有远处转移而不适宜手术者。初起用阿魏消痞膏外贴；溃后用海浮散、红油膏外敷；坏死组织脱落后，改用生肌散、生肌玉红膏外敷。

3. 其他疗法

（1）手术治疗配合化疗、放疗

手术仍是乳腺癌治疗的首选方法，多采用改良根治术。近年手术范围渐趋缩小，配以大剂量化疗、放疗，取得与根治术相似疗效。新辅助化疗、联合辅助化疗及众多的化疗新药的使用进一步提高了疗效，但正确掌握适应证、合理治疗依然十分重要。

（2）内分泌治疗

近年此法在乳腺癌综合治疗中的地位不断上升，主要适用于 ER 和（或）PR 阳性患者。起效较缓慢、作用持久、耐受性较好，一般需用药 2 ～ 5 年。主要药物有雌激素拮抗剂、芳香化酶抑制剂、LH–RH 类似物及孕激素等。

（3）常用中成药

西黄丸，每次 3g，每日 2 次，口服；小金丹，每次 0.6g，每日 2 次，口服；平消胶囊，每次 6 片，每日 3 次，口服。

【转诊原则】

1. 乳房有可疑肿物者随时转送上级医院进行检查，以明确诊断。做到早发现，早诊断，早治疗。

2. 放化疗后社区康复期间，出现白细胞计数低于 3.0×10^9/L、血红蛋白低于 8g/L、血小板低于 80×10^9/L 及放疗后患者出现咳嗽不止或气急者，需转送上级医院治疗。

3. 出现中度以上的感染、发热 38.5℃以上经治疗无好转、食欲明显减退、消瘦、骨骼发现疼痛、腋窝或对侧乳房出现不明肿物者需转上级医院进一步治疗。

【养生与康复】

见“乳癖”。

【健康教育】

1. 加强防癌知识宣传，推广和普及乳房自我检查方法。

2. 重视乳腺癌高危人群的定期检查。

3. 积极治疗乳腺良性疾病。

【常用西药参考】

内分泌治疗：三苯氧胺，每日 20mg，口服。

表 4-3-1-1　常见乳房肿物鉴别表

	乳腺纤维腺瘤	乳腺增生病	乳腺大导管内乳头状瘤	乳腺癌
好发年龄	20 ～ 30 岁	30 ～ 45 岁	40 ～ 50 岁	40 ～ 60 岁
肿物特点	大多为单个，也可有多个，圆形或卵圆形，边缘清楚，表面光滑，质地坚实，生长比较缓慢	常为多个，双侧乳房散在分布，形状多样，片状、结节、条索，边缘清或不清，质地软或韧或有囊性感	多在乳晕部，单个绿豆大小，圆形肿物，边缘清楚，质地软或中等	多为单个，形状不规则，边缘不清楚，质地硬或不均匀，生长速度较快
疼痛	无	明显胀痛或刺痛，多与月经周期及情绪变化有关	少数可有压痛	初期无疼痛，中晚期可出现
与皮肤及周围组织粘连情况	无粘连	无粘连	无粘连	可有粘连，皮肤呈酒窝征或橘皮样变
活动度	用手推动时有滑脱感	活动	可活动	早期活动度可，中期及晚期无法推动
乳头及分泌物情况	乳头正常，无分泌物	乳头正常；常为挤压后双侧乳房多孔有分泌物溢出，多为乳汁样或浆液样	乳头正常；常有血性分泌物溢出，多为单孔	乳头可回缩或被牵拉；可有分泌物溢出，血性或水样，多为单孔
淋巴结肿大	无	无	无	同侧腋窝淋巴结肿大，质硬，活动差

第二节　乳头溢液

【概述】

乳头溢液是指乳窍不时溢出少量血液，归属于中医“乳衄”的范畴。多因忧思郁怒，肝气不舒，郁久化火，迫血妄行，或脾虚不能统血，血不循经而发生本病。其特点是单个或多个乳孔溢出血性液或有乳晕下单发肿物。引起乳头溢液的疾病有多种，如乳腺导管内乳头状瘤、乳腺癌、乳腺增生病等。乳腺导管内乳头状瘤包括大导管内乳头状瘤和多发性导管内乳头状瘤，前者发生在大导管近乳头壶腹部，后者发生在乳腺的中小导管内，又称乳头状瘤病，恶变可能性较大。

本病属良性肿瘤，一般预后良好，如为多发性导管内乳头状瘤要引起重视，是目前公认的乳腺癌癌前期疾病之一。

【临床表现】

本病多发生于 40 ～ 50 岁经产妇女。乳窍溢出血性液体，无疼痛，部分患者乳晕部触及黄豆大圆形肿物，质软，不与皮肤粘连，推之活动。轻按肿物，即可从乳窍溢出血性或黄色液体，可伴有性情急躁、心烦易怒、胸胁胀痛、口苦咽干，或四肢倦怠、食欲不振等症状。

【辅助检查】

乳腺导管内窥镜、乳腺导管造影及乳头溢液细胞学检查，均有助于诊断。

【鉴别诊断】

1. 乳岩

可见到乳头血性溢液，其溢液多为单侧单孔，常伴明显肿物，且多位于乳晕区以外，肿物质地坚硬，活动度差，表面不光滑。

2. 乳癖

部分患者可伴有乳头溢液，常为双侧多孔溢液，以浆液性为多，血性较少，且有乳房肿物，并有周期性乳房疼痛等症。

【治疗】

本病以手术治疗为主，药物治疗为辅。手术关键是切除病变乳腺导管。

1. 内治法

（1）肝火偏旺证

证候：乳窍流血，色鲜红或暗红，乳晕部可扪及肿物，压痛明显；伴性情急躁，乳房及两胁胀痛，胸闷嗳气，咽干口苦，失眠多梦。舌质红，苔薄黄，脉弦。

治法：疏肝解郁，清热凉血。

主方：丹栀逍遥散加减。

（2）脾不统血证

证候：乳窍溢液，色淡红或淡黄，乳晕部可扪及肿物，无压痛；伴多思善虑，面色少华，神疲倦怠，心悸少寐，纳食量少。舌质淡，苔薄白，脉细。

治法：健脾养血。

主方：归脾汤加减。

2. 其他疗法

原则上以手术为主，对单发的导管内乳头状瘤可做病变导管的单纯切除术，术前需准确定位，用指压确定溢液的导管口，插入钝头探针，可注射美蓝，沿针头或美蓝显色部位做放射状切口，切除该导管及周围的乳腺组织。对切除组织常规做病理检查。对年龄较大且导管上皮细胞高度增生或不典型增生者，可行单纯乳房切除术。若有恶变者，则按乳腺癌手术进行。

【转诊原则】

本病以手术治疗为主，因此一旦确诊，需及时转诊。

【养生与康复】

1. 患者宜保持心情舒畅，忌食鱼腥发物及辛辣刺激性食物。
2. 本病多由乳房或乳晕部肿瘤引起，因此如发现乳房肿物，应及时就诊。
3. 经常保持乳头清洁，清除分泌物，并避免异物阻塞乳孔。

【健康教育】

见“乳癖”。

【常用西药参考】

本病的治疗以手术治疗为主，西药主要为抗生素预防感染。

附：乳漏

【概述】

乳漏是指发生在乳房部或乳晕部的疮口溃脓后，久不收口而形成管道者。其特点是疮口脓水淋漓，或杂有乳汁，或杂有豆渣样物，溃口经久不愈。发生在乳房部的乳漏，多因乳痈、乳发失治，或切开不当，损伤乳络，致长期流脓、溢乳而形成；或因乳痨溃后，日久不愈所致，预后相对较好。而乳晕部的乳漏，多因乳头内缩凹陷感染毒邪，或脂瘤染毒，化脓溃破后疮口久不愈合而成，病程较长，且易反复发作。

【临床表现】

1. 乳房部漏

有乳痈、乳发溃脓或切开病史，疮口经久不愈，常流乳汁或脓水，周围皮肤潮湿浸淫。若因乳痨溃破成漏，疮口多为凹陷，周围皮肤紫暗，脓水清稀或夹有败絮样物质，或伴有潮热，盗汗，舌质红、脉细数。

2. 乳晕部漏

多发于非哺乳或非妊娠期的妇女。常伴有乳头内缩，并在乳晕部有结块，红肿疼痛，全身症状较轻。成脓溃破后，脓液中兼有灰白色脂质样物，往往久不收口。若用球头银丝从疮孔中探查，银丝球头多可从乳窍中穿出。亦有愈合后在乳窍中仍有粉质外溢，带有臭气；或愈后疮口反复红肿疼痛而化脓者。

若有局部手术或外伤史者，有时疮口中可有丝线等异物排出。

【辅助检查】

乳腺导管或漏管X线造影常有助于明确管道的走向、深度及支管情况。脓液涂片或细菌培养及药敏试验，有助于判定乳漏的性质并指导用药。

【鉴别诊断】

本病临床表现较为典型，并有相应病史，易于诊断，但首先要明确是由哪种疾病所致，以指导临床用药。

【治疗】

1. 内治法

（1）余毒未清证

证候：乳房部或乳晕部漏，反复红肿疼痛，疮口常流乳汁或脓水，经久不愈，局部有僵肿结块，周围皮肤潮湿浸淫。舌质红，苔薄黄，脉滑数。

治法：清热解毒。

主方：金银花甘草汤加减。

（2）正虚毒恋证

证候：疮口脓水淋漓或漏乳不止，疮面肉色不鲜；伴面色无华，神疲乏力，食欲不振。舌质淡红，苔薄，脉细。

治法：扶正托毒。

主方：托里消毒散加减。

（3）阴虚痰热证

证候：脓出稀薄，夹有败絮状物质，疮口久不愈合，疮周皮色暗红；伴潮热颧红，干咳痰少，形瘦食少。舌质红，苔少，脉细数。

治法：养阴清热。

主方：六味地黄汤合清骨散加减。

2. 外治法

（1）分期治疗

先用药线蘸八二丹或七三丹提脓祛腐，外敷红油膏。脓尽后改用生肌散、生肌玉红膏，必须使创面从基底部长起。

（2）垫棉法

适用于疮口漏乳不止，或乳房部漏脓腐脱尽后，以促进疮口愈合。疮口愈合后应继续压迫 2 周，以巩固疗效，防止复发。

（3）切开疗法

适用于浅层漏管及药物外敷治疗失败者。乳晕部乳漏手术的关键是切开通向乳头孔的漏管或扩张的乳腺导管。切开后创面用药同“分期治疗”。

（4）挂线疗法

适用于深层漏管，常配合切开疗法。

（5）拖线疗法

适用于漏管单一又不宜切开或挂开时。拖线必须待脓腐脱净后方能拆除，并加用垫棉法或绑缚法促使管腔闭合。

【转诊原则】

对于药物治疗无效者，需行切开引流术或局部切除者，需及时转诊。

【养生与康复】

1. 患者宜保持心情舒畅，忌食鱼腥发物及辛辣刺激性食物。

2. 乳痈、乳发等病应及时彻底治疗，以防脓毒内蓄，损伤乳络而形成乳漏。

3. 要正确掌握乳痈切开的部位、切口的方向和大小，以避免误伤乳络而成漏。

4. 经常保持乳头清洁，清除分泌物，并避免异物阻塞乳孔。

5. 乳漏发生后要及时治疗，以防止病变范围扩大，病情加重。

【健康教育】

见“乳癖”。

【常用西药参考】

选用抗生素控制感染，如青霉素、阿奇霉素等。

第三节　乳痈

【概述】

乳痈是由热毒侵入乳房所引起的一种急性化脓性疾病。其特点是乳房局部结块，红肿热痛，伴有发热、便干等全身症状。好发于产后1个月以内的哺乳妇女，尤以初产妇为多见。发生于哺乳期的称“外吹乳痈”，占到全部病例的90%以上，多因内有肝郁胃热，复染风热毒邪，引起乳汁郁积，乳络闭阻，气血瘀滞，腐肉酿脓而成。发生于妊娠期的称“内吹乳痈”，临床上较为少见，多由妊娠期胎气上冲，肝失疏泄，与邪热互结蕴蒸阳明之络而成。不论男女老少，在非哺乳期和非妊娠期发生的称为“不乳儿乳痈”，更少见，可因非哺乳期儿女假吸而诱发。男子乳痈可由胃火炽盛，上壅乳房而生。新生儿患乳痈多因胎热余毒，或挤伤染毒而成。本病相当于西医的急性化脓性乳腺炎，多因产后乳汁瘀积，或乳头破损，细菌沿淋巴管、乳管侵入乳房继发感染而成。其致病菌多为金黄色葡萄球菌，其次为白色葡萄球菌和大肠杆菌。

【临床表现】

1. 外吹乳痈

多见于产后未满月的哺乳期妇女，尤其是初产妇。

（1）*初起*

常先有乳头皲裂，哺乳时乳头刺痛；或有乳管阻塞，乳汁排出不畅，导致乳汁郁积，发生乳房局部肿胀疼痛，结块或有或无，皮色微红或不红，皮肤微热或不热。常伴有恶寒发热，头痛骨楚，或胸闷不舒，纳少呕吐，大便干结等。此时若治疗适当，2～3日内乳汁排出通畅，热退肿消痛减，可获消散。

（2）*成脓*

乳房结块逐渐增大，局部疼痛加重，或有鸡啄样疼痛，焮红灼热，伴同侧腋窝淋巴结肿大压痛。伴壮热不退，口渴喜饮，大便秘结，小便短赤，舌质红，舌苔黄腻，脉洪数，势在酿脓。至第10天左右，结块中央变软，按之应指；若病位深在，常需穿刺确诊；若脓蚀乳管，乳窍可有脓液流出。

（3）溃后

脓出通畅，多能肿消痛减，身热渐退，疮口逐渐愈合。若治疗不当可能形成袋脓，或传囊乳痈。亦有溃后乳汁从疮口溢出，形成乳漏。

2. 内吹乳痈

多见于妊娠后期。初起乳房结块肿痛，皮色不变，病情较外吹乳痈轻，但不易消散，化脓亦慢，需1个月左右。病程较长，有时需待分娩后才能收口。

3. 不乳儿乳痈

大多与外吹乳痈临床表现相似，但发生于非哺乳期、非妊娠期，相对而言病情最轻，易消、易脓、易敛。

【辅助检查】

血常规检查可有白细胞计数及中性粒细胞数增高。B超检查可帮助辨别乳房深部脓肿。脓液细菌培养及药敏试验则有助于明确致病菌种类，指导选用抗生素。

【鉴别诊断】

1. 粉刺性乳痈

多发生于非哺乳及非妊娠期，大部分患者伴有先天性乳头凹陷畸形，乳头常有白色脂质样分泌物溢出。初起肿物多位于乳晕部，红肿热痛程度较轻，溃后脓液中夹有粉渣样物质，不易收口，可反复发作，形成乳漏。全身症状亦较乳痈为轻。

2. 乳岩（炎性乳腺癌）

多见于中青年妇女，尤其是在妊娠期或哺乳期。患乳迅速肿胀变硬，常累及整个乳房的1/3以上，尤以乳房下半部为甚。病变局部皮肤呈暗红或紫红色，毛孔深陷呈橘皮样，局部不痛或轻度压痛。同侧腋窝淋巴结明显肿大，质硬固定。一般无恶寒发热等全身症状，抗炎治疗无效。本病进展较快，预后不良。

【治疗】

1. 内治法

（1）气滞热壅证

证候：乳房肿胀疼痛，结块或有或无，皮色不变或微红，排乳不畅；伴有恶寒发热，头痛骨楚，胸闷泛恶，食欲不振，大便秘结。舌质正常或红，苔薄白或薄黄，脉浮数或弦数。

治法：疏肝清胃，通乳消肿。

主方：瓜蒌牛蒡汤加减。

（2）热毒炽盛证

证候：乳房肿痛加重，结块增大，皮肤焮红灼热，继之结块中软应指；或切开排脓后引流不畅，红肿热痛不消，有传囊现象；伴壮热不退，口渴喜饮。舌质红，苔黄腻，脉洪数。

治法：清热解毒，托里透脓。

主方：瓜蒌牛蒡汤合透脓散加减。

（3）正虚毒恋证

证候：溃脓后乳房肿痛虽轻，但疮口流脓清稀，淋漓不尽，日久不愈；或乳汁从疮口溢出，形成乳漏；伴面色少华，神疲乏力，或低热不退，食欲不振。舌质淡，苔薄，脉弱无力。

治法：补益气血，托毒生肌。

主方：托里消毒散加减。

（4）胎旺郁热证

证候：发生于妊娠期，乳房肿痛结块，皮色不红或微红；可伴恶寒发热，头痛骨楚，胸闷不舒，纳少呕吐，大便干结。舌质红，苔薄白或薄黄，脉弦数。

治法：疏肝清胃，理气安胎。

主方：逍遥散加减。

（5）气血凝滞证

证候：大量使用抗生素或过用寒凉中药后，乳房结块，质硬不消，微痛不热，皮色不变或暗红，日久不消，无明显全身症状。舌质正常或瘀紫，苔薄白，脉弦涩。

治法：理气活血，温阳散结。

主方：四逆散加减。

2. 外治法

（1）初起

金黄散或玉露散或双柏散，用冷开水或金银花露或鲜菊花叶、鲜蒲公英等捣汁调敷；或金黄膏或玉露膏外敷。皮色微红或不红者，可用冲和膏外敷。也可用仙人掌适量去刺捣烂外敷。

（2）成脓

宜切开排脓。在乳房部切口宜循乳络方向呈放射状，在乳晕部宜在乳晕旁做弧形切口，以免损伤乳络而形成乳漏；切口位置宜取低位，以免袋脓。也可用针吸穿刺抽脓或用火针放脓。

（3）溃后

药线蘸八二丹或九一丹引流，外敷金黄膏。待脓净仅流黄稠滋水时，改用生肌散，红油膏盖贴。脓腔较大，或切开创口渗血较多时，可用红油膏纱布填塞脓腔，1～2天后改用药线引流。

（4）传囊

若红肿疼痛按初起处理。若局部已成脓应指，宜再做一辅助切口或拖线引流。

（5）垫棉法

可用于袋脓或乳汁从疮口溢出者。袋脓者垫在脓腔下方；乳汁溢出者宜垫棉加绑缚，束紧患侧乳房。

（6）塞鼻法

用于早期乳痈。公丁香研细末，用棉球包好塞鼻。或鲜芫花根皮洗净捣烂，搓成细长条塞鼻。

（7）按摩法

适用于外吹乳痈初起，因乳汁瘀积而局部肿痛者。若乳房焮红漫肿者，或已成脓者禁用。先在患侧乳房涂以少许润滑油，用五指从乳房四周轻轻向乳头方向施以正力，按摩推挤，将瘀积乳汁排出，同时可以轻揪乳头数次。

3. 其他疗法（针灸）

适用于乳痈初起。取肩井、膻中、足三里、列缺、膈俞、血海等穴，用泻法，留针15～20分钟，每日1次。

【转诊原则】

若溃后脓出不畅，肿痛不减，身热不退，形成袋脓者，因条件所限无法彻底切开引流者，应及时转诊行切开引流；因治疗不当，或妄加挤压，以致毒邪扩散，出现热毒内攻脏腑的危象者，需及时转诊。

【养生与康复】

1. 妊娠后期常用温水清洗乳头，或用75%酒精擦洗乳头，并及早纠正乳头破裂、畸形，乳头内陷等疾病。

2. 培养良好的哺乳习惯，注意乳头清洁。每次哺乳后排空乳汁，防止瘀积。

3. 及时治疗乳头破碎及身体其他部位的化脓性疾病，并保持乳儿口腔清洁，积极防治口腔炎。

4. 保持心情舒畅。忌食辛辣炙煿之品，不过食膏粱厚味。

5. 患乳用三角巾或乳罩托起，减少疼痛，防止袋脓。

6. 若体温过高（≥38℃），或乳汁色黄，应停止哺乳，但必须用吸奶器吸尽乳汁。

7. 需断奶时应先减少哺乳次数，使泌乳量逐渐减少。用麦芽、山楂各 60g，或生枇杷叶 15g（包）煎汤代茶，外敷皮硝。酌情使用苯甲酸雌二醇 2mg，肌内注射，每日 2 次，连续 3 天；或溴隐亭 2.5mg，口服，每日 2 次，连续 3 ～ 7 天。

【健康教育】

1. 避免膏粱厚味，合理饮食。

2. 如有乳汁排泄不畅，应及时查找原因，对症处理。

3. 如有乳房结块，应顺乳络方向按摩，或配合理疗，促进结块消散。

【常用西药参考】

本病多因产后乳汁瘀积，或乳头破损，细菌沿淋巴管、乳管侵入乳房继发感染而成。其致病菌多为金黄色葡萄球菌，其次为白色葡萄球菌和大肠杆菌。故选用抗生素控制感染，如青霉素、阿奇霉素等。

第四章　常见泌尿男科疾病

【概述】

泌尿男科疾病包括泌尿系统（肾、输尿管、膀胱）和男性生殖系统（睾丸、附睾、输精管、前列腺、精囊、阴囊、阴茎等），以及两者的同一通道即尿道等部位所发生的疾病。

【与脏腑经络关系】

肾与泌尿男性生殖有密切的关系。肾有两窍：一为精窍，一为溺窍。精的藏泻与心肾有关，尿的产生与排泄与脾、肺、膀胱、三焦等脏腑有关，男性生殖器官的位置与足厥阴肝经、足少阴肾经、足太阳膀胱经的循行有关。

玉茎（阴茎）属肝，马口（尿道）属小肠，阴囊属肝，肾子（睾丸）属肾，子之系（精索）属肝。

【病因病机】

泌尿男科疾病的产生，是因各种致病因素导致脏腑功能失常而引起。

1. 心火亢盛

心为君主之官，为君火。主血脉而藏神，开窍于舌，与小肠相表里，易受火邪扰动。心火亢盛，移热小肠，表现为心烦舌糜，小便短赤，发为热淋；心主血脉，如心火亢盛，灼伤血络，迫血妄行，下出阴窍，则为血淋、尿血；肾精需心火温煦，若心火下劫，肾水妄动，或心火亢行，肾水不济，心肾不交，可出现精浊、血精等。

2. 肝失疏泄

肝藏血主疏泄，又主筋，筋得其养乃能运动有力，玉茎为宗筋所聚，若肝郁疏泄失职，筋失其养，可发生阳痿；气郁化火，肝火亢盛，灼伤肾水，而使肝木失养，疏泄失司，精窍之道被阻，而致不能射精。肝脉络阴器，肝失疏泄，气滞血瘀，水液不行，湿热浊精阻于肝经，可致子痈、囊痈、水疝、癃闭等。

3. 脾气虚弱

脾为后天之本，气血生化之源，脾主运化，若脾虚不能将水谷精微输布于各脏腑器官，致使其功能失调，表现在泌尿生殖方面为遗尿、遗精、阳痿、不育等。脾虚不能运化水液，水液积聚，可形成水疝；湿聚成痰，滞于阴茎，则发为阴茎痰核；蓄于膀胱，则为癃闭。脾虚不摄，水精下流，则发为尿浊；脾不统血，可致血尿。

4. 肺失宣降

肺主气司呼吸，主宣降，为水之上源，使水道通调而下行膀胱。若肺失宣降，影响水液代谢，水道不利，可发生癃闭。肺气虚弱，不能制下，可发生小便失禁或遗尿。

5. 肾不主水

肾藏精，主生殖，为水之下源，与膀胱相表里，开窍于二阴。肾精亏损，阴虚生内热，故见遗精早泄；相火下移膀胱，可发为热淋、血淋；热扰精室而为精浊，灼伤血络可出现血精、尿血；灼津为痰，聚于前阴，发为阴茎痰核或子痰；肾阳不足，精关不固，可致白浊、遗精、早泄；肾精亏虚，可引起不育；阳虚宗筋萎而不用，可发生阳痿；肾阳虚衰，膀胱气化失司，开阖失常，可引起癃闭、尿失禁等。故精、溺二窍之生理病理与肾和膀胱关系最为密切。

【检查方法】

泌尿男性疾病的诊断，原则上和其他系统疾病相同，详细询问病史，查体或体格检查，抓住其临床表现的特点，借助四诊和必要的特殊检查，进行综合分析，以期正确地辨病、辨证。

1. 阴囊及其内容物检查

（1）观察阴囊发育情况。隐睾患者阴囊多不发育。两性畸形患者几乎看不到阴囊。

（2）检查阴囊宜采取立位，使精索静脉曲张、交通性鞘膜积液和疝气易于显现。触诊时应面对患者，四指在后，拇指在前，将阴囊内容物置于中间进行触摸。

（3）鞘膜积液和疝气是阴囊常见的肿块。睾丸鞘膜积液呈椭圆形，表面光滑，有囊性感，透光试验阳性，以此可与疝气相鉴别。精索鞘膜积液位于精索部位，其下方可触及睾丸。交通性鞘膜积液肿块大小随体位而改变，站立时增大，平卧时缩小。

（4）正常睾丸左侧略低于右侧，光滑，有弹性，轻压之有酸痛感。睾丸体积正常为 12 ～ 25mL，小于 12mL 表示睾丸发育不良。如睾丸一侧增大、质硬、托起有沉重感，应怀疑睾丸肿瘤。急性睾丸炎时，睾丸明显肿大并有压痛。

（5）附睾附于睾丸内后侧，上端为附睾头，下端为附睾尾，中间为附睾体，附睾的任何增大均为病理性改变。急性附睾炎，可见附睾肿大、疼痛，伴高热；慢性附睾炎，可见附睾增粗，有轻度触痛，但无全身症状。附睾结核多在附睾尾部，少数在附睾头部，可触及硬结，严重者，病变累及整个附睾，也可延及睾丸或阴囊皮肤。附睾肿瘤很少见。

（6）精索输精管应检查其有无增粗、结节或触痛。急性精索炎时，精索增粗，触痛明显，常与急性附睾炎同时发生。慢性附睾炎时，输精管可以均匀增粗。附睾结核伴有输精管结核时，输精管呈串珠样。部分阻塞性无精症患者是因先天性输精管缺如。检查精索静脉曲张时，应沿精索自上而下轻轻触诊，可触及蚯蚓状柔软静脉团块。屏气后静脉曲张加重，平卧后减轻。

2. 前列腺和精囊检查

（1）前列腺、精囊检查需经肛门指诊进行。一般采取膝胸位，也可用立位、侧位及仰卧位检查。检查者食指戴好指套后充分涂抹润滑剂，轻轻放入肛门，手指尽量伸入，以做最大限度检查。检查顺序为前列腺、精囊，然后手指旋转 360°，最后为直肠和肛门。

（2）检查前列腺的大小、形态、硬度，表面是否光滑。正常前列腺如栗子大小，平坦，边缘清楚，质韧，略可推动，两侧叶对称，中央沟稍凹陷。前列腺增生者，腺体增大、膨隆，表面光滑，中央沟变浅或消失。急性前列腺炎时，腺体肿大，触痛明显，或有波动感。慢性前列腺炎时，腺体大小无改变或缩小，硬度不均，表面不光滑。前列腺按摩液镜检，有大量白细胞。前列腺结核时，腺体质地较硬，表面不规则，有小结节。前列腺癌可触及肿物，质地坚硬，大小不一。

（3）精囊一般不易被触及。如有急性炎症时，则两侧精囊肿大，有压痛。精囊前列腺结核时，精囊可触及结节。前列腺癌累及精囊时，精囊可触到肿物或硬块。

（4）前列腺和精囊指诊时，还应检查直肠内有无炎症或肿瘤。最后检查肛门括约肌张力有无减低。排尿困难或尿失禁患者，如有肛门括约肌张力减低，提示可能为神经源性膀胱。

【治疗】

泌尿男性疾病种类较多，证候表现有异有同。仅将常见证型及治法归纳于下（表 4–4–1）。

表 4-4-1　泌尿男性疾病辨证论治

证型	临床表现	治法	主方
肝经湿热	阴囊红肿热痛，睾丸肿大疼痛，小便短赤，烦躁易怒，口苦纳呆，舌苔黄腻，脉弦滑数	清泄湿热 疏肝解郁	龙胆泻肝汤
脾经湿热	阴囊积水，口干少津，便秘，舌干少苔，脉细弱而数	清热化湿	萆薢分清饮
膀胱湿热	尿频尿急，尿黄赤，茎中热痛，白浊，舌红苔黄腻，脉滑数	清热利水	导赤散
痰浊凝结	睾丸或附睾慢性肿块或阴茎结节，皮色不变，不热不痛，苔薄白边有齿痕，脉濡或细滑	温阳化痰散结	阳和汤
	全身微热，局部发红发热，食欲不佳，潮热，舌红少苔，脉细数	清热化痰散结	消核丸
肾阴不足	五心烦热，阳事易兴，精浊，血精，遗精早泄，健忘少寐，小便黄热而淋沥不爽，舌红少苔，脉细数	滋肾养阴	六味地黄丸或大补阴丸
肾阳不足	形寒肢凉，腰膝冷痛，夜尿多或癃闭，性欲减退，阳痿，遗精，精冷，精少或精弱不育，舌淡胖，苔白，脉沉迟无力	温补肾阳	桂附八味丸或右归丸

第一节　子痈

【概述】

子痈是指睾丸及附睾的感染性疾病。中医称睾丸和附睾为肾子，故以此名之。相当于西医的急慢性睾丸炎、附睾炎（包括腮腺炎性睾丸炎）。多因湿热下注、气滞痰凝或瘟毒下注，壅结肾子而发。子痈又分急性子痈与慢性子痈，两者都有睾丸或附睾肿胀疼痛的特点。急性子痈，急性发病，睾丸或附睾红肿热痛，伴全身热证表现；慢性子痈，睾丸或附睾硬结，微痛微胀，轻度触痛。

【临床表现】

1. 急性子痈

（1）附睾或睾丸肿大疼痛，突然发作，疼痛程度不一，轻者仅有不适，重者痛如刀割，行动或站立时加重。疼痛可限于局部，也可沿输精管放射至腹股沟、直肠及下腹部。伴有恶寒发热，或寒热往来，食欲不振，口苦，口渴欲饮，尿黄，便秘等全身症状。附睾或睾丸拒按，触摸时痛觉敏锐，触痛常传导至患侧精索附近的下腹部。化脓性急性子痈溃脓后疼痛程度减轻，但脓毒波及阴囊，可引起阴囊红肿，甚至化脓，脓肿自溃或切开引流后，脓出毒泄，症状消失迅速，疮口容易愈合。

（2）因外伤瘀血引起者，有明显外伤史，初起肿痛较剧，但全身症状不显，以后仅有睾丸、附睾肿硬隐痛。如因继发感染，才会出现阴囊红肿和全身发热。

（3）痄腮并发的子痈（腮腺炎性睾丸炎），多在痄腮消退后又突然发热，同时睾丸肿痛，一般不会化脓，病程多为 7 ～ 10 天。

2. 慢性子痈

临床较多见。大部分慢性子痈无急性子痈病史，但常伴有邻近性腺的慢性感染，如慢性前列腺炎、慢性精囊炎。患者常有阴囊疼痛、发胀、下坠感，疼痛可放射到下腹部及同侧的大腿根部。检查时可触及附睾增大，变硬，有结节，伴轻度压痛、同侧输精管增粗。

【辅助检查】

急性子痈的血白细胞计数可高达 20.0×10^9/L，尿中可有白细胞。

【鉴别诊断】

1. 睾丸扭转

睾丸扭转引起的阴囊内剧烈疼痛，并放射至腹股沟或下腹部，局部压痛，与急性子痈很类似，但睾丸扭转的发病过程更为急骤，常有剧烈运动或阴囊损伤的诱因。疼痛呈绞窄状，无发热。托起阴囊可使疼痛加剧（子痈则减轻）。阴囊触诊检查可见睾丸上移或呈横位，可扪及精索麻绳状扭曲。

2. 子痰

附睾有痛性肿块，但自觉疼痛轻微，仅有触摸时感觉隐痛。同时，子痰一般为慢性病程，常有结核病史，易出现局灶性冷性脓肿，溃破，窦道形成，病灶与阴囊壁层粘连，输精管增粗，或形成串珠状结节。

【治疗】

1. 治疗原则

急性子痈在辨证论治的同时，可配合使用抗生素，但抗生素对痄腮后并发的子痈无效；慢性子痈多应用中医药治疗。

2. 内治法

（1）湿热下注证

证候：多见于成人。睾丸或附睾肿大疼痛，阴囊皮肤红肿，皱褶消失，焮热疼痛，少腹抽痛，局部压痛明显；脓肿形成时，按之应指，伴恶寒发热。苔黄腻，脉滑数。

治法：清热利湿，解毒消肿。

主方：龙胆泻肝汤加减。成脓者加透脓散。

（2）瘟毒下注证

证候：多见于儿童。常因患痄腮并发（又称卵子瘟），睾丸肿大疼痛，一般不化脓，伴恶寒发热。苔黄，脉数。

治法：清热解毒。

主方：普济消毒饮合金铃子散加减。

（3）气滞痰凝证

证候：见于慢性子痈。附睾结节，子系粗肿，轻微触痛，或牵引少腹不适，多无全身症状。苔薄腻，脉弦滑。

治法：疏肝理气，化痰散结。

主方：橘核丸加减。

3. 外治法

（1）急性子痈

未成脓者，可用金黄散或玉露散用水调匀，冷敷。病灶有波动感，穿刺有脓者，应及时切开引流。脓稠、腐肉较多时，可选用九一丹或八二丹药线引流。脓液已净而溃口未愈时，外用生肌白玉膏。

（2）慢性子痈

葱归溻肿汤坐浴，或冲和膏外敷。

【转诊原则】

病灶有波动感，穿刺有脓者，应及时切开引流。若因条件所限，无法彻底引流者，需及时转诊。

【养生与康复】

1. 急性子痈患者，应卧床休息，抬高阴囊。对已切开排脓者，要注意引流通畅。

2. 外用药物坐浴时，药液温度不宜过高。

【健康教育】

饮食清淡，忌烟禁酒。

【常用西药参考】

急性子痈的治疗一般主张早期用足量抗生素控制感染，如青霉素、氨苄西林、环丙沙星、头孢类等；对痄腮后并发的子痈可配合应用抗病毒药物。慢性子痈，肿块日久，治疗无效，尤其是诊断不明者，应考虑手术治疗。

第二节　尿潴留

【概述】

尿潴留是指膀胱内充满尿液而不能排出，常常由排尿困难发展到一定程度引起。尿潴留分为急性与慢性两种。前者发病突然，膀胱内胀满尿液不能排出，十分痛苦，临床上常需急诊处理；后者起病缓慢，病程较长，下腹部可扪及充满尿液的膀胱，但患者却无明显痛苦。中医学认为发病常由湿热蕴结、肺热气壅、脾气不升、肾元亏虚、肝郁气滞或尿路阻塞引起。

西医学认为引起尿潴留的原因很多，可分为机械性和动力性梗阻两类。其中以机械性梗阻病变最多见，如良性前列腺增生、前列腺肿瘤；膀胱颈梗阻性病变如膀胱颈挛缩、膀胱颈肿瘤；先天性尿道畸形、尿道损伤、狭窄、肿瘤、异物和尿道结石；此外，盆腔肿瘤、处女膜闭锁的阴道积血、妊娠的子宫等均可引起尿潴留。动力性梗阻是指膀胱出口、尿道无器质性病变，尿潴留系排尿动力障碍所致。最常见的原因为中枢和周围神经系统病变，如脊髓或马尾损伤、肿瘤或糖尿病等，造成神经性膀胱功能障碍。直肠或妇科盆腔根治手术损伤了副交感神经分支；痔疮或肛瘘手术，以及腰椎麻醉术后可出现排尿困难，引起尿潴留。此外，各种松弛平滑肌的药物如阿托品、普鲁本辛、654–2 等，也可引起尿潴留。

【临床表现】

急性尿潴留发病突然，膀胱内充满尿液不能排出，胀痛难忍，辗转不安，有时从尿道溢出部分尿液，但不能减轻下腹疼痛。慢性尿潴留多表现为排尿不畅、尿频，常有排尿不尽感，有时出现尿失禁现象。少数患者虽无明显慢性尿潴留梗阻症状，但往往已有明显上尿路扩张、肾积水，甚至出现尿毒症，如全身衰弱、食欲不振、恶心呕吐、贫血、血清肌酐和尿素氮显著升高等。

【鉴别诊断】

本病常与无尿相鉴别。尿潴留在体格检查时，常可见到耻骨上区有半球形膨胀的膀胱，用手按压有明显的尿意，叩诊为实音，超声检查可明确诊断。无尿是指肾衰竭或上尿路完全梗阻，膀胱内空虚无尿，两者含义不同，不能混淆。

【治疗】

1. 内治法

（1）膀胱湿热证

证候：小便点滴不通，或量极少而短赤灼热，小腹胀满，口苦口黏，或口渴不欲饮，或大便不畅。舌质红，苔根黄腻，脉数。

治法：清热利湿，通利小便。

主方：八正散加减。

（2）肺热壅盛证

证候：小便涓滴不通，或点滴不爽，咽干，烦渴欲饮，呼吸短促，或有咳嗽。苔薄黄，脉数。

治法：清肺热，利水道。

主方：清肺饮加减。

（3）肝郁气滞证

证候：情志抑郁，或多烦易怒，小便不通或通而不畅，胁腹胀满。舌红，苔薄或薄黄，脉弦。

治法：疏调气机，通利小便。

主方：沉香散合六磨汤加减。

（4）尿路闭塞证

证候：小便点滴而下，或尿如细线，甚则阻塞不通，小腹胀满疼痛。舌质紫暗，或有瘀点，脉涩。

治法：行瘀散结，通利水道。

主方：代抵当丸加减。

（5）中气不足证

证候：小腹坠胀，时欲小便而不得出，或量少而不畅，精神疲乏，食欲不振，气短而语声低微。舌质淡，苔薄，脉细弱。

治法：升清降浊，化气利水。

主方：补中益气汤合春泽汤加减。

（6）肾阳衰惫证

证候：小便不通或点滴不爽，排出无力，面色白，神气怯弱，畏寒，腰膝冷而酸软无力。舌质淡，苔白，脉沉细而尺弱。

治法：温阳益气，补肾利尿。

主方：济生肾气丸加减。

常用中成药：五苓散（胶囊、片）。

2. 外治法

（1）急性尿潴留

治疗原则是解除病因，恢复排尿。

①如病因不明或梗阻一时难以排除，应先引流膀胱尿液以解除病痛，然后做进一步检查以明确病因并进行治疗。

②若经耻骨上膀胱区热敷或针刺等治疗仍不能排尿，急诊处理可行导尿术，是解除急性尿潴留简单常用的办法。尿潴留在短时间内不能恢复者，最好放置导尿管持续导尿，1 周左右拔除。

③急性尿潴留患者在不能插入导尿管时，可采用粗针头于耻骨上行膀胱穿刺的方法吸出尿液，可暂时缓解患者的痛苦。或用膀胱穿刺造瘘针在局麻下行耻骨上膀胱穿刺造瘘，可持续导尿。若无膀胱穿刺针造瘘器械，可手术行耻骨上膀胱造瘘口术。如梗阻病因不能解除，可以永久引流尿液。

急性尿潴留放置导尿管或膀胱穿刺造瘘引流尿液时，应间歇缓慢地放出尿液，避免因快速排空膀胱，使内压骤降而引起膀胱内大出血。

（2）慢性尿潴留

若为机械性梗阻病变引起，有上尿路扩张肾积水、肾功能损害者，应先行膀胱尿液引流，待肾积水缓解、肾功能好转后，针对病因择期手术或采取其他方法治疗，解除梗阻。如系动力性梗阻引起，多数患者需间歇自行导尿；自行导尿困难或上尿路积水严重者，可做耻骨上膀胱造口术或其他尿流改道术。

【转诊原则】

尿潴留治疗效果不良，或伴有肝肾功能衰竭者，需及时转诊。

【养生与康复】

1. 消除外邪内侵和湿热内生的有关因素，如过食肥甘、辛辣、醇酒或忍尿、纵欲过度等。

2. 老年人尽量减少使用抗胆碱类药物，如阿托品、颠茄等，以免尿潴留发生。

3. 早期治疗淋证、水肿、尿路肿块、结石等疾患。

4. 尿潴留需导尿的患者，必须严格执行规范操作。

5. 保留导尿管的患者，应保持会阴部卫生，鼓励患者多饮水。

【健康教育】

1. 及时治疗原发的泌尿系统疾病，解除病因。

2. 不宜过多饮酒。

3. 锻炼身体，增强抵抗力，起居生活要有规律，避免久坐少动。

4. 保持心情舒畅，消除紧张情绪，切忌恼怒忧思。

第三节　慢性前列腺炎

【概述】

慢性前列腺炎是中青年男性常见的一种生殖系统综合征。本病属中医“精浊”范畴。多由相火妄动，所愿不遂，或强忍不泄，或房劳过度引起。前列腺炎临床上有急性和慢性、菌性和无菌性、特异性和非特异性的区别。临床也可将其分为急性细菌性前列腺炎、慢性细菌性前列腺炎、慢性无菌性非特异性前列腺炎及前列腺痛四类，其中以慢性无菌性非特异性前列腺炎最为常见。主要表现以会阴及小腹胀痛，排尿不适，尿道灼热为主。其特点是发病缓慢，病情顽固，反复发作，缠绵难愈。

【临床表现】

慢性前列腺炎，包括慢性细菌性前列腺炎、非细菌性前列腺炎、前列腺痛，多见于青壮年。除慢性细菌性前列腺炎可能有尿路感染症状外，其余临床症状几乎没有差异。

1. 排尿改变及尿道分泌物

尿频、尿急、尿痛，排尿时尿道灼热或不适。排尿后和便后常有白色分泌物自尿道流出。合并精囊炎时，可有血精。

2. 疼痛

会阴部、下腹部隐痛不适，有时腰骶部、耻骨上、腹股沟区等也有胀痛。

3. 性功能减退

可有遗精、早泄、阳痿或射精痛。

4. 精神神经症状

出现头晕、头胀、乏力、疲惫、失眠、情绪低落、疑虑焦急等。

【辅助检查】

1. 实验室检查

前列腺按摩液镜检白细胞增多，pH > 10，卵磷脂小体减少或消失。慢性细菌性前列腺炎的前列腺液培养有较固定的致病菌生长，慢性非细菌性前列腺炎无致病细菌生长。前列腺痛时，前列腺液镜检及培养均正常。

2. 直肠指诊

前列腺呈饱满、增大、质软、轻度压痛。病程长者，前列腺缩小、质硬、不均匀、有小硬结。

【鉴别诊断】

1. 附睾炎

阴囊、腹股沟部隐痛不适，类似慢性前列腺炎，但附睾部可扪及增粗的结节。

2. 前列腺增生

仅在老年人群中发病，尿频且伴排尿困难，残留尿增多。B 超、肛诊检查可进行鉴别。

3. 精囊炎

精囊炎和慢性前列腺炎常同时发生，除有类似前列腺炎症状外，还有血精及射精疼痛的特点。

【治疗】

1. 治疗原则

本病主张综合治疗，注意调护。临床以辨证论治为主，抓住肾虚（本）、湿热（标）、瘀滞（变）三个基本病理环节，分清主次，权衡用药。

2. 内治法

（1）湿热蕴结证

证候：尿频、尿急、尿痛，有灼热感，排尿或大便时尿道有白浊溢出，会阴、腰骶、睾丸、少腹坠胀疼痛。苔黄腻，脉滑数。

治法：清热利湿。

主方：八正散或龙胆泻肝汤加减。

常用中成药：前列舒通胶囊。

（2）气滞血瘀证

证候：少腹、会阴、睾丸坠胀不适、疼痛，或有血尿、血精。舌紫或有瘀点，苔白或黄，脉沉涩。

治法：活血祛瘀行气。

主方：前列腺汤加减。

（3）阴虚火旺证

证候：排尿或大便时尿道有白浊滴出，遗精或血精，阳事易兴，腰膝酸软，头昏眼花，失眠多梦。舌红，少苔，脉细数。

治法：滋阴降火。

主方：知柏地黄汤加减。

（4）肾阳虚损证

证候：阳痿早泄，甚或稍劳后即尿道口有白浊溢出，头昏神疲，腰膝酸软，形寒肢冷。舌淡胖，苔白，脉沉细。

治法：温肾固精。

主方；金锁固精丸合右归丸加减。

3. 外治法

（1）金黄散 15 ～ 30g，山芋粉或藕粉适量，水 200mL，调煮成薄糊状，微冷后（43℃）保留灌肠，每日 1 次。

（2）葱归溻肿汤坐浴，每次 20 分钟，每日 2 ～ 3 次；亦可用温水坐浴，每次 20 分钟，每日 2 次。

（3）野菊花栓塞入肛门内 2.5 ～ 3cm，每次 1 枚，每日 2 次。

4. 其他疗法

（1）前列腺按摩，每周 1 次。

（2）理疗、局部超短波透热，或局部有效抗生素离子透入治疗。

【养生与康复】

1. 急性前列腺炎禁忌前列腺按摩，以免炎症扩散。

2. 急性期忌房事，慢性者建议合理的性生活，避免频繁的性冲动，戒除手淫恶习。

3. 禁酒，忌过食肥甘及辛辣炙煿食物。

4. 慢性病患者应调节情志，积极有规律地治疗，保持乐观情绪，树立起战胜疾病的信心。

5. 生活规律，劳逸结合，不要久坐或骑车时间过长。

6. 增加营养，加强锻炼，增强体质，预防感冒。

【健康教育】

1. 慢性前列腺炎是青壮年男性常见疾病，应以预防为主。

2. 多参加体育锻炼。

3. 平时多饮水，养成健康的生活习惯。

【常用西药参考】

慢性细菌性前列腺炎，首选红霉素、复方新诺明、多西环素等具有较强穿透力的抗生素，还可应用喹诺酮类、头孢菌素类。慢性非细菌性前列腺炎，多用米诺环素、多西环素及碱性药物。其他可用红霉素、甲硝唑等。

第四节　前列腺增生症

【概述】

前列腺增生症是指精室肥大所引起的一种常见的老年男性泌尿生殖系统疾病，中医称其为“精癃”。俗称前列腺肥大。其特点是尿频、夜尿次数增多，严重者排尿困难，可发生尿潴留。多因老年肺气失宣、脾不健运、肾气渐衰、中气虚弱，引起痰瘀互结水道、三焦气化失司而发病。亦可由长年负重劳伤，房劳竭力，过食辛辣而引起。

【临床表现】

本病发病年龄大多在 50 ～ 70 岁。轻者并不引起尿路梗阻而发生小便障碍；重者，开始小便次数增多，以夜间为明显，随着小便排出困难，有尿意不尽之感，严重时要用力努挣才能排出。由于尿液长期不能排尽，而发生慢性尿潴留，以致尿液自行溢出或夜间遗尿。在病变过程中，常因受寒、劳累、房事过度、过食辛辣刺激等，而突然发生排尿困难，甚至尿闭，膀胱胀痛，辗转不安，严重者可引起肾功能损伤。有的患者可并发尿路感染、膀胱结石、疝气或脱肛等。

【辅助检查】

直肠指检，前列腺常有不同程度的增大，表面光滑而无结节，边缘清楚，中等硬度而富有弹性，中央沟变浅或消失。

【鉴别诊断】

1. 前列腺癌

两者发病年龄相似，且可同时存在。但前列腺癌有早期发生骨骼与肺转移的特点。发病多在前列腺后叶，早期尿路梗阻症状不明显。当病灶侵犯前列腺侧叶时，直肠指检可触及硬结或坚硬肿块，表面不光滑，两侧不对称，界限不清，甚至与骨盆固定。盆腔部CT或前列腺穿刺活体组织检查可确定诊断。

2. 神经源性膀胱功能障碍

部分脑血管疾病、糖尿病、帕金森病可以发生尿失禁，且多发生于老年人，需注意鉴别。前几种内科疾病除有本身疾病的特点外，还有肛门括约肌松弛、阴茎海绵体反射消失等，有别于前列腺增生。此外，尿流动力学检查、膀胱镜检查可协助鉴别。

【治疗】

1. 治疗原则

以温肾益气、活血利尿为基本治法。病情加重或出现并发症时，应采用中西医综合疗法。

2. 内治法

（1）肺热失宣证

证候：小便不畅或点滴不通，咽干口燥，胸闷，呼吸不利，咳嗽咳痰。舌红，苔薄黄，脉数。

治法：清热宣肺，通调水道。

主方：黄芩清肺饮加减。

（2）湿热下注证

证候：尿少黄赤，尿频涩痛，点滴不畅，甚至尿闭，小腹胀痛，口渴不欲饮，发热，或大便秘结。舌红，苔黄腻，脉滑数。

治法：清热利湿。

主方：八正散加减。

（3）中气下陷证

证候：小腹坠胀，小便欲解不爽，尿失禁或遗尿，精神倦怠，少气懒言。舌淡，苔薄白，脉细弱。

治法：补中益气。

主方：补中益气汤加减。

（4）肾阴亏虚证

证候：小便频数不爽，淋沥不尽，头晕目眩，腰酸膝软，失眠多梦，咽干。舌红，苔薄，脉细数。

治法：滋肾养阴。

主方：知柏地黄汤加减。

（5）肾阳虚损证

证候：排尿无力，失禁或遗尿，点滴不尽，面色白，神倦畏寒，腰膝酸软无力，四肢不温。舌淡，苔白，脉沉细。

治法：补肾温阳，化气行水。

主方：济生肾气丸加减。尿失禁或遗尿者，加螵蛸丸。

（6）气滞血瘀证

证候：小便努责方出或点滴全无，会阴、小腹胀痛，偶有血尿或血精。舌紫暗或有瘀斑，脉沉涩。

治法：活血化瘀，通气利水。

主方：代抵当汤或桂枝茯苓丸加减。

3. 外治法

多为急则治标之法，主要针对尿潴留进行处理。

（1）取独头蒜 1 个，生栀子 3 枚，盐少许，捣烂如泥敷脐部。

（2）葱白适量捣烂如泥，加少许麝香和匀敷脐部，外用胶布固定。

（3）食盐 500g，炒热，布包，趁热熨小腹部、脐部，冷后炒热再熨。

（4）针刺中极、归来、三阴交、膀胱俞等穴，灸气海、关元、水道等穴。

（5）必要时，可行导尿术。

4. 其他疗法

（1）物理疗法

如微波、射频、激光治疗。

（2）手术疗法

非手术治疗无效，残余尿在 60mL 以上，或反复出现尿潴留，或出现膀胱憩室、结石、肾积水、泌尿系统感染等并发症者，可根据患者的全身情况选择经尿道电切术或前列腺摘除术。

【转诊原则】

前列腺增生梗阻严重、残余尿量较多、症状明显而药物治疗效果不好，身体能耐受手术者，应建议患者转诊，行手术治疗。

【养生与康复】

1. 患者要注意及时排尿，避免膀胱过度充盈。

2. 慎起居，避风寒，忌酒、浓茶及辛辣刺激食物。

3. 保持大便通畅，忌憋尿，保持阴部清洁卫生。

【健康教育】

1. 对老年男性要进行前列腺增生的早期预防、诊断及防治知识的教育。

2. 避免久坐、久蹲及憋尿行为，骑车过久后应做阴部按摩以恢复血运。

【常用西药参考】

常用α- 受体阻滞剂（特拉唑嗪等）、5α- 还原酶抑制剂（非那雄胺等）、生长因子抑制剂等。

第五节　尿石症

【概述】

尿石症包括肾、输尿管、膀胱和尿道结石。临床特点以疼痛、血尿为主。男性多于女性，发病率约为 3 ∶ 1。本病属中医“石淋”范畴。多由肾虚和下焦湿热引起，病位在肾、膀胱和溺窍，肾虚为本，湿热为标，蕴结膀胱，煎熬尿液，结为砂石。

【临床表现】

1. 上尿路结石

上尿路结石包括肾和输尿管结石。典型的临床症状是突然发作的肾或输尿管绞痛和血尿。其程度与结石的部位、大小及移动情况等有关。绞痛发作时疼痛剧烈，患者可出现恶心、呕吐、冷汗、面色苍白等症状。疼痛为阵发性，并沿输尿管向下放射到下腹部、外阴部和大腿内侧。检查时肾区有叩击痛或压痛。结石较大或固定不动时，可无疼痛，但常伴有肾积水或感染。绞痛发作出现血尿，多为镜下血尿，肉眼血尿较少，或有排石现象。有时活动后镜下血尿是尿路结石唯一的临床表现。结石合并感染时，可有尿频、尿急、尿痛。伴发急性肾盂肾炎或肾积脓时，可有发热、畏寒、寒战等全身症状。双侧上尿路结石或孤肾伴输尿管结石引起完全梗阻时，可导致无尿。

2. 膀胱结石

膀胱结石的典型症状为排尿中断，并引起疼痛，放射至阴茎头和远端尿道，此时患儿常手握阴茎，蹲坐哭叫，经变换体位又可顺利排尿。多数患者平时有排尿不畅、尿频、尿急、尿痛和终末血尿。前列腺增生继发膀胱结石时，排尿困难加重。结石位于膀胱憩室内时，多有尿路感染的表现。

3. 尿道结石

主要表现为排尿困难、排尿费力，呈点滴状，或出现尿流中断及急性尿潴留。排尿时疼痛明显，可放射至阴茎头部，后尿道结石可伴有会阴和阴囊部疼痛。

【辅助检查】

腹部 X 线平片多能发现结石的大小、形态和位置。排泄性尿路造影、B 超、膀胱镜、CT 等检查有助于临床诊断。

【鉴别诊断】

1. 胆囊炎

表现为右上腹疼痛且牵引背部作痛，疼痛不向下腹及会阴部放射，墨菲征阳性。结合腹部 X 线平片、B 超及血、尿常规检查，两者不难鉴别。

2. 急性阑尾炎

以转移性右下腹痛为主症，麦氏点压痛，可有反跳痛或肌紧张。结合腹部 X 线平片和 B 超检查，两者不难鉴别。

【治疗】

1. 治疗原则

结石横径小于 1cm 且表面光滑、无肾功能损害者，可采用中药排石；对于较大结石可先行体外震波碎石，再配合中药治疗。初起宜宣通清利，日久则配合补肾活血、行气导滞之剂。

2. 内治法

（1）湿热蕴结证

证候：腰痛或小腹痛，或尿流突然中断，尿频，尿急，尿痛，小便浑赤，或为血尿，口干欲饮。舌红，苔腻，脉弦数。

治法：清热利湿，通淋排石。

主方：三金排石汤加减。

常用中成药：排石颗粒。

（2）气血瘀滞证

证候：发病急骤，腰腹胀痛或绞痛，疼痛向外阴部放射，尿频，尿急，尿黄或赤。舌暗红或有瘀斑，脉弦或弦数。

治法：理气活血，通淋排石。

主方：金铃子散合石韦散加减。

（3）肾气不足证

证候：结石日久，留滞不去，腰部胀痛，时发时止，遇劳加重，疲乏无力，尿少或频数不爽，或面部轻度浮肿。舌淡，苔薄，脉细无力。

治法：补肾益气，通淋排石。

主方：济生肾气丸加减。

【转诊原则】

疼痛剧烈，伴有血尿、脓尿，难以缓解者，应及时转诊。

【养生与康复】

1. 荷叶滑石茶

鲜荷叶 1/4 张，滑石 30g 煎汤代水，宜于暑天饮用。

2. 海金沙茶

海金沙 15g，绿茶 2g。冲泡代茶饮。

3. 运动、叩击疗法

多做跳跃运动，如果肾盂结石可以以手握拳，轻轻叩击肾区，每次 5 分钟，每日 2 次，可以帮助结石下移。

【健康教育】

1. 充分饮水，每天饮水量宜 2000 ～ 3000mL，以每日排尿量超过 2000mL 为宜。最好饮用磁化水。

2. 注意饮食。含钙类结石者应避免高钙食品，如牛奶及钙乳类食品，宜低钠饮食。若草酸钙结石者，应少食含草酸多的食物，如菠菜、竹笋、番茄、红茶、可可等。尿酸结石者多食水果和蔬菜，少食含嘌呤多的食物，如海鱼、动物内脏、豆类，戒酒。胱氨酸结石者应吃低蛋白饮食，如豆腐等。

3. 加强锻炼，多做跳跃、打球、体操等运动，促使结石下移。

4. 及时治疗尿路感染，解除尿路梗阻。

第五章　常见肛肠疾病

【概述】

肛肠疾病是指发生于肛门直肠部位的疾病。常见病有痔、肛隐窝炎、肛裂、肛痈、肛漏、脱肛、息肉痔、锁肛痔等，在古文献中统称痔疮、痔瘘。

【病因病机】

肛肠疾病的致病因素主要有风、湿、燥、热、气虚、血虚等。风性善行数变，多易夹热，热伤肠络，血不循经，故风引起的便血其色鲜、出血暴急。湿性重浊，常先伤于下，湿与热结，肛门局部气血纵横、筋脉交错，发为痔；湿热蕴阻，经络阻隔，气血凝滞，热盛肉腐成脓，形成脓肿；湿热下注大肠，气机不利，瘀血凝聚，易成息肉；热易伤津动血，热积肠道，大便秘结不通，局部气血不畅，瘀滞不散而为痔，或迫血妄行便血。燥热内结，耗伤津液，则便秘；或素有血虚肠燥，排便努挣而致便血等。气虚常因脾胃失运，中气不足，如此则气虚下陷，无以摄纳引起直肠脱垂、内痔脱出不纳；气虚正不胜邪，不能托毒外出，故脓肿时难消难溃，溃后脓水稀薄；血虚常因失血过多或脾虚生血乏源，血虚则气虚，气虚则无以摄血而下血，形成恶性循环；血虚生燥，大便秘结，损伤肛门成裂；创口赖血濡养，血虚则难以愈合，易成痈成瘘。

【常见症状】

1. 便血

这是最常见症状之一，或一线如箭或点滴而下，多见于痔、肛裂、直肠息肉、锁肛痔等。

2. 肿痛

这是肛周脓肿、痔嵌顿、外痔水肿、血栓外痔的常见表现，根据肿势的情况结合舌脉等可以进行辨证论治。

3. 脱垂

这是痔及息肉痔、直肠脱垂的常见症状。内痔脱出则红肿疼痛，部分患者复位困难，若复染毒则局部糜烂坏死；若气虚下陷则易反复脱出。

4. 流脓

多见于肛瘘、肛痈。脓出黄稠者，多湿热蕴阻；脓出稀薄不臭者，或创口凹陷者，多气阴亏虚。

5. 便秘

这是肛裂、痔、肛痈等疾病的常见症状。伴口臭、身热、小便赤、舌红、苔黄、脉数者，多为燥热内结；伴面色黄白、神疲乏力、舌淡、脉细无力，多为血虚肠燥。

6. 分泌物

常见于痔脱出、直肠脱垂、肛瘘等。湿热下注或热毒蕴结所致者，多伴有局部肿痛、口干、身热、小便赤、食欲不振、胸闷不舒、舌红、苔黄腻、脉弦数等；分泌物若清稀，多为气虚脱肛、虚证肛瘘等。

【常用检查方法】

肛门疾病常以膀胱截石位表示，以时钟面 12 等分标记，血栓好发于 3、9 点，肛裂好发于 6、12 点，内痔好发于 3、7、11 点，赘皮外痔多发于 6、12 点。一般肛瘘外口距肛缘较远者，其内口多位于截石位 6 点；距离较近者，多位于外口相应点位附近。常见检查和治疗的体位有截石位、膝胸位、侧卧位、蹲位、弯腰扶椅位等。

肛肠疾病检查须在询问病史基础上进行。常见检查方法有肛门视诊、肛门直肠指诊、窥肛器（肛门镜）、结肠镜检查等，其中肛门直肠指诊最为常见。其方法：在患者局部松弛情况下，指套涂抹润滑剂，先将指尖接触肛缘，再深入肛门内部，过程循序渐进，不要遗漏，并按照顺时针、逆时针方向分别触摸检查至少 2 圈，检查有无肿块、溃疡、狭窄、裂口等，查看指套有无染血、分泌物等。

【治疗原则】

肛肠疾病的治疗分内治和外治两大类。内治法一般用于肛门疾病初期或伴有严重脏器疾病，不宜进行手术治疗的患者。常见治法：清热凉血法、清热利湿法、清热解毒法、清热通腑法、活血化瘀法、补养气血法、生津润燥法、补中升陷法等。外治法有熏洗法、敷药法、塞药法、手术法等。

第一节　痔

【概述】

痔是直肠末端黏膜下和肛管皮肤下的静脉丛充血、曲张所形成的柔软静脉团。痔分为内痔、外痔和混合痔。内痔是肛垫（肛管血管垫）的支持结构、血管丛及动静脉吻合发生的病理性改变和移位；外痔是齿状线远侧皮下血管丛扩张、血流瘀滞、血栓形成或组织增生；混合痔是内痔和相应部位的外痔血管丛的相互融合。临床症状和体征主要有大便出血，便后肛门内块物脱出，脱出物难以回纳，肛门坠胀，肛门瘙痒，肛门分泌物渗出等。中医学认为风热湿邪侵袭，肝胆脾肾功能失调，均可发为痔。西医学中的内痔、外痔、混合痔等可参照本病辨证论治。

【临床表现】

1. 内痔

内痔的主要临床表现是出血和脱出，可并发血栓、嵌顿、绞窄及排便困难。

内痔根据其症状的严重程度分为 4 度。

Ⅰ度：便时带血、滴血，便后出血可自行停止；无痔脱出。肛门镜检查见齿线上有黏膜隆起，表面色淡红。

Ⅱ度：常有便血；排便时有痔脱出，便后可自行还纳。肛门镜检查见齿线上方有黏膜隆起，表面色暗红。

Ⅲ度：可有便血；排便或久站及咳嗽、劳累、负重时有痔脱出，需用手还纳。肛门镜检查见齿线上方有黏膜隆起，表面多有纤维化。

Ⅳ度：可有便血；痔持续脱出或还纳后易脱出。

2. 外痔

根据组织的病理特点，外痔分为结缔组织性外痔、血栓性外痔、静脉曲张性外痔和炎性外痔四类。其主要临床表现为肛门部有软组织团块，肛门不适，潮湿瘙痒，异物感，如发生血栓及炎症可有疼痛。

3. 混合痔

内痔和外痔的症状同时存在，严重时表现为环状痔脱出。

【鉴别诊断】

1. 肛管直肠癌

不明原因的贫血、大便混有血液、排便习惯和粪便形状的突然变化，便秘和腹泻交替，腹痛和腹块等，肛管直肠指诊和肛门直肠镜检查可以排除肛门直肠肿瘤和其他疾病；大便潜血试验是排除全消化道肿瘤的常用筛查手段；以便血就诊者、有消化道肿瘤家族史或本人有息肉病史者、年龄超过 50 岁者、大便潜血试验阳性及缺铁性贫血的痔患者，建议行全结肠镜检查。

2. 肛裂

便时疼痛为主、出血少量、肛裂底部常伴赘物。

3. 直肠脱垂

脱出物粉红色或鲜红色、呈环状、有皱襞、质柔软，一般不出血，轻者便后可以缩回，严重时需用手推压才能还纳，有环状黏膜沟，而痔脱垂则是放射状黏膜沟。

4. 肛乳头肥大

排便时脱出，脱出物表面为移行肛管上皮，常有蒂，表面很少出血。但有肛门部不适，无压痛，可以是一个，也可以是数个。

5. 直肠息肉

排便时脱出，能自行回纳，表面为黏膜。黏膜发炎时呈草莓状，有些有蒂，有些无蒂，常伴有出血症状。儿童直肠息肉可见肛门部或粪便上有血，有一个红色圆形小瘤脱在肛门外。

6. 血栓外痔

位于肛管部突发性肿物，疼痛明显。压按外痔，皮下有硬结，紫蓝色。

7. 急性直肠炎

主要表现为发病急骤，肛门内肿胀灼痛，便意频繁，里急后重，腹痛，粪便中混有血丝和黏液，常伴有发热、食欲不振等全身症状。镜检时可以见到直肠黏膜充血、水肿、糜烂，有点状或片状出血点，表面可有黄色脓苔或点状溃疡。

【治疗】

1. 治疗原则

无症状的痔无须治疗。治疗目的重在消除、减轻痔的症状。解除痔的症状较改变痔体的大小更有意义，应视为治疗效果的标准。医生应根据患者情况、本人经验和医疗条件采用合理的治疗方式。

2. 内治法

（1）风伤肠络证

证候：大便滴血、射血或带血，血色鲜红，大便干结，肛门瘙痒，口干咽燥。舌红，苔黄，脉浮数。

治法：清肠疏风，凉血止血。

主方：槐角丸加减。

常用中成药：化痔丸。

（2）湿热下注证

证候：便血色鲜红、量较多，肛门肿物外脱、肿胀、灼热疼痛或有滋水，便干或溏，小便短赤。舌质红，苔黄腻，脉弦滑。

治法：清肠止血。

主方：脏连丸加减。

常用中成药：痔宁片、麻仁软胶囊。

（3）脾虚气陷证

证候：肿物脱出肛外，不易复位，肛门坠胀，排便乏力，便血色淡，面色少华，头晕神疲，食少乏力，少气懒言。舌淡胖，苔薄白，脉细弱。

治法：益气升提。

主方：补中益气汤加减。

常用中成药：补中益气丸。

（4）气滞血瘀证

证候：肿物脱出肛外、水肿，内有血栓形成，或有嵌顿，表面紫暗、糜烂、渗液，疼痛剧烈，触痛明显，肛管紧缩，大便秘结，小便不利。舌质紫暗或有瘀斑，脉弦或涩。

治法：活血消肿。

主方：止痛如神汤加减。

常用中成药：痔血胶囊。

3. 外治法

（1）熏洗法

指将药物水煎或用开水浸冲后，趁热熏蒸，熏后用药液洗涤患部，依靠药力和热力的作用，直接或间接地接触病变部位，使该处腠理疏通，气血流畅，从而达到活血止痛、收敛消肿的作用。常用五倍子汤、苦参汤、痔疾洗液等。

（2）外敷法

将药物敷于患处，具有消肿止痛、收敛止血、祛腐生肌等作用。常用消痔膏、五倍子散等。

（3）塞药法

将药物制成栓剂，塞入肛内，药物可被直肠黏膜缓慢吸收，具有消肿、止痛、止血等作用。如复方消痔栓。

4. 手术

手术治疗主要用于Ⅲ、Ⅳ度内痔及混合痔，需严格掌握手术适应证，手术时应尽量保护肛垫，保留肛门的功能，以避免术后出血、肛门狭窄等并发症的发生。手术治疗适用于非手术治疗无效且无手术禁忌证者。

适应证：内痔已发展至Ⅲ度或Ⅳ度或急性嵌顿性痔、坏死性痔、混合痔，以及症状和体征显著的外痔，Ⅱ度内痔伴出血严重者。

（1）结扎疗法

结扎疗法是传统治痔的主要疗法。它是用丝线或药制丝线、纸裹药线缠扎在痔核的根部，阻断了痔核的气血流通，使痔核坏死脱落、创面经修复而愈合的治疗方法。临床上又分非贯穿结扎和贯穿结扎两种。前者是用血管钳钳夹痔核根部，将粗丝线系于钳下，在逐渐放松血管钳的同时慢慢勒紧丝线以结扎痔核。后者则是用缝针引线穿过痔核根部，再行结扎的方法。结扎法主要适用于Ⅲ、Ⅳ度内痔或混合痔。

（2）胶圈套扎疗法

胶圈套扎疗法适用于各度内痔和混合痔的内痔部分，尤其是Ⅱ、Ⅲ度内痔出血伴有脱出者。套扎部位在齿状线上区域，基本原理是通过器械将小型圈套器套入内痔的根部，再用具有弹性的胶圈对痔核根部进行持续渐进的紧缩绞勒，从而使内痔的血供阻断，造成痔核组织缺血、坏死、脱落，创面组织修复愈合，留下一个黏膜瘢痕。目前常用的套扎器大体分为牵拉套扎器和吸引套扎器两种。前者先用夹持钳将痔体拉入套扎器套管内，再把胶圈由套扎器推至痔核根部；后者则是用吸引装置将内痔吸入套扎器套管内，然后把胶圈由套扎器推至痔核根部。该方法操作简便，疗效较好，治疗比较彻底，患者痛苦小，并发症少，治疗费用相对低廉。少数患者可能出现肛门坠痛、排尿障碍及继发大出血。

（3）硬化剂注射疗法

黏膜下肌层硬化剂注射是常用治疗内痔的有效方法。它是通过对痔核部位注射药物，以刺激产生一种局部无菌性炎症反应，导致纤维组织形成，一方面可以包绕或限制黏膜下静脉丛，使痔核逐渐萎缩消失，另一方面纤维组织的瘢痕挛缩又能使痔组织及其周围组织固定在黏膜下肌层，从而达到止血和防止痔核脱垂的目的。该法的优点是近期疗效显著，操作简便，痛苦小，疗效明确，不影响日常生活和工作，主要适用于Ⅰ、Ⅱ度内痔便血或轻度内痔脱垂的患者，但有合并感染的患者一般不宜采用硬化剂注射疗法。外痔及妊娠期痔应禁用。

（4）枯痔钉疗法

枯痔钉疗法是中医治疗痔疮的传统疗法之一。其作用机理：①异物刺激炎症反应。枯痔钉作为异物置入肛管黏膜下层的痔静脉丛及其间质中，可以引起一系列的异物刺激炎症反应，导致血栓形成，促使局部血管闭塞，间质纤维组织收缩，从而使痔核萎缩而达到治愈效果。②引流和止血作用。枯痔钉的一部分置于肛管黏膜下，一部分留于黏膜外，可以形成疏松的填塞而达到引流和止血的作用，这不但可以防止脓肿形成，同时也有利于枯痔钉的排出。③药物本身的作用。由于药钉在组织中缓慢溶解，所以枯痔的过程也相对缓慢，它所引起的炎症反应不至过于剧烈，这对组织的修复也相对有利，因而可以避免剧烈的疼痛，防止血管急剧破坏引起的大出血。由于枯痔钉直接作用于痔核，其用药量少，操作简便，因此长期以来一直是我国治疗痔疮的传统有效疗法。

（5）痔切除术

原则上将痔核完全或部分切除，术中应注意合理保留皮肤桥、黏膜桥的部位及数量可缩短创面愈合时间。常用手术方式：外剥内扎创面开放式手术；创面半开放式手术；创面闭合式手术；外剥内扎加硬化剂注射术；环形痔切除术，包括半闭合式环形痔切除术、闭合式环形痔切除术，但因并发症多，目前临床已基本摒弃。

（6）痔上黏膜环切钉合术（PPH）

本手术用吻合器经肛门环形切除部分直肠黏膜和黏膜下组织。适用于环状脱垂的Ⅲ、Ⅳ度内痔和反复出血的Ⅱ度内痔。术后应注意防治出血、坠胀、肛门狭窄、感染等并发症。

（7）多普勒引导下的痔动脉结扎术

本方法利用多普勒专用探头，于齿状线上方 2 ～ 3cm 探测到痔上方的动脉并直接进行结扎，痔的血液供应被阻断，以此达到缓解症状的目的。适用于Ⅱ～Ⅳ度内痔。

5. 其他疗法

（1）针灸

采用针刺龈交、二白、白环俞或肛周电刺激治疗，可活血消肿止痛。如发生术后尿潴留可采用针刺关元、三阴交、至阴穴，还可用耳压治疗。

（2）物理疗法

适应证为Ⅰ、Ⅱ、Ⅲ度内痔。物理疗法包括激光疗法、冷冻疗法、铜离子电化学疗法、微波热凝疗法和红外线凝固疗法等。主要并发症有出血、水肿、创面愈合延迟及感染等。

【转诊原则】

1. 诊断不明，需进一步到上级医院行肠镜检查者。

2. Ⅰ、Ⅱ度痔常规治疗无效或病情加重并发贫血者。

3. Ⅲ、Ⅳ度痔需要手术治疗者。

4. 急性嵌顿痔手法复位失败者。

【养生与康复】

1. 食疗

对痔疮防治有效的保健食品很多，有甲鱼、田螺、泥鳅、赤小豆、黑芝麻、胡桃肉、肉苁蓉、藕、黑木耳、萝卜、无花果、槐花、猪大肠、羊大肠、鳖肉、蜂蜜等。患者可根据不同的季节加以选用。中医学认为猪、羊等动物大肠可以肠补肠，有止血、止痛、消肿作用；鳖肉用于痔疮出血日久，气血两虚的患者，有补益气血的功效；赤小豆与当归合煎，可治疗痔疮便血、肿痛；新鲜槐花可以做凉菜、包饺子，具有凉血、止血、消痔的功效，亦可代茶饮；黑芝麻长期服用，具有润肠通便，减轻痔疮出血、脱出的作用；肉苁蓉可用于老人、病久体虚者和产妇便秘、痔疮脱出、出血等，具有补肾壮阳，润肠通便的功效；胡桃仁可润肠通便补虚，减轻痔疮脱出及便血症状；蜂蜜对痔疮患者可起到补益和润肠通便的作用。

2. 提肛运动

患者自行收缩肛门 5 秒钟，再舒张 5 秒钟，收缩肛门时深吸气，舒张肛门时深呼气，如此连续 5 分钟，每日 2 ～ 3 次。

3. 导引法

左下肢足部踏地，右下肢屈膝，两手抱住右膝关节下方犊鼻至足三里部位，然后两手及双上肢用力使右腿膝部尽量向身躯牵拉。稍停片刻后进行调换，右下肢足部踏地，左下肢屈膝，连续操作 28 次。

【健康教育】

1. 注意局部卫生，温水坐浴，保持会阴部清洁。

2. 改变饮食结构，多吃蔬菜、瓜果、粗粮，增加膳食纤维的摄入量，避免饮酒或食用辛辣食物，保证每天有足够的液体摄入量（晨起空腹饮凉开水或淡盐开水，可刺激直肠排空），保持大便通畅。避免生冷、不洁食物，防止腹泻；大便干燥患者，可适当服用一些缓泻剂，不食用具有刺激性的泻药。

3. 养成定时排便的良好习惯，不要在排便时看书看报。不要临厕努责，尽可能避免蹲位排便，每次大便时间不要超过 5 分钟。

4. 避免久坐、久立、过劳，适当的体育活动是必要的，如工间操、游泳或体操等，除全身锻炼外，尚须注意局部的功能锻炼，经常做提肛运动。对于年老体弱患者，可长期服用生晒参芦，以补气升提。对孕妇应尽量避免腹泻、便秘等诱发因素，切忌临厕怒挣，预防性软膏外敷，一旦生痔疮，治疗要十分慎重，可用坐浴外敷等对症治疗即可，不宜手术治疗。

【常用西药参考】

1. 草木樨流浸液片（消脱止 –M）

每次 1 ～ 4 片，每日 3 次，口服。用量可根据年龄及症状而增减。

2. 迈之灵

每次 1 ～ 2 片，每日早、晚各 1 次，饭后口服。病情较重或治疗初期，每次 2 片，每日 2 次，饭后口服。适合长期服用，或遵医嘱服用。

3. 爱脉朗

用于痔疮急性发作，前 4 日每日 6 片，后 3 日每日 4 片，口服，然后每天服用 2 片维持直至症状消失为止。

4. 静可福

用于急性痔发作治疗，每日 2 次，每次 2 粒，连服 7 日，餐时服用。

5. 复方角菜酸酯栓（太宁栓）

每粒重 3.4g，每日 1 ～ 2 粒，经直肠给药。

6. 美辛唑酮栓（痔疮宁栓）

每粒重 2g，每日 1 次，每次 1 粒，临睡前或大便后塞入肛门。

7. 太宁乳膏

每支 20g，每日 2 次，早晚各 1 次，每次用药 3 ～ 4g，肛管内给药。

第二节　肛裂

【概述】

肛裂是齿状线下肛管皮肤纵形全层裂开后形成的缺血性溃疡。症状以疼痛为主症。典型肛裂通常伴有周期性疼痛和出血。患者多为青年和中年，男女比为 1 ∶ 2.5，女性青壮年中发病率较高，20 ～ 40 岁是本病的高发年龄，其发病部位在肛管的前中、后中位置，在两侧较少。此病发病率高，痛苦重。陈旧性肛裂可并发哨兵痔、单口内瘘、肛乳头肥大、栉膜带形成、肛窦炎等病理改变。中医学认为本病多由血热肠燥或阴虚津乏，致大便秘结，排便努挣，从而引起肛门皮肤裂伤，湿毒之邪乘虚而入，局部气血瘀滞，运行不畅，破溃之处缺乏气血营养，经久不敛而发病。

【临床表现】

1. 症状

肛门排便时和便后周期性剧烈锐痛，少量便血，色鲜红，可伴有大便秘结、肛门分泌物、瘙痒等。

2. 体征

好发于肛管后正中或前位溃疡，慢性肛裂可伴有哨兵痔、肛乳头肥大、肛窦炎、潜行瘘。

3. 分类

（1）Ⅰ期肛裂

肛管皮肤浅表纵裂溃疡，创缘整齐，基底新鲜、色红，触痛明显。

（2）Ⅱ期肛裂

有肛裂反复发作史。创缘不规则，增厚，弹性差，溃疡基底部常呈灰白色，有分泌物。

（3）Ⅲ期肛裂

肛管紧缩，溃疡基底部呈现纤维化，伴有肛乳头肥大，溃疡邻近有哨兵痔，或有潜行瘘形成。

【鉴别诊断】

1. 肛管结核性溃疡

溃疡的形状不规则，边缘不整齐，有潜行，底部呈暗灰色并可见干酪样坏死组织，有脓性分泌物，疼痛不明显，无裂痔形成，溃疡可发生在肛管任何部位，多有结核病史，分泌物培养可发现结核杆菌，活组织病理检查可以明确诊断。

2. 肛门皲裂

可发生于肛管任何部位，裂口表浅，仅限于皮下，常见多个裂口同时存在，疼痛轻，偶有少量出血，瘙痒症状明显，无溃疡，裂痔和肛乳头肥大等并发症，多因肛周皮肤病引起，如肛周湿疹、皮炎等。

3. 肛管皮肤癌

溃疡形状不规则，边缘隆起，坚硬，溃疡底部凹凸不平，表面有坏死组织覆盖，有特殊气味，如癌细胞侵至括约肌，可并发肛门松弛或失禁，患者有持续性疼痛，病理检查可确诊。

4. 克罗恩病肛管溃疡

克罗恩病肛管皮肤可发生溃疡，位置可在肛管任何位置，特点是溃疡形状不规则，底深，边缘潜行，常并存肛瘘。同时伴有贫血、腹痛、腹泻、间歇性低热和体重减轻等克罗恩病的特征。

5. 肛管上皮缺损

曾有内痔或其他肛门手术史，肛门无疼痛，或有感觉性失禁现象。肛管周围有全周或部分环状瘢痕，直肠黏膜外露，常充血糜烂。

6. 梅毒性溃疡

常见于女性患者，初期为肛门部的发痒刺痛，抓破后，脱痂形成溃疡。溃疡色红，不痛，底灰色，常有少量脓性分泌物，呈椭圆形或梭形，常位于肛门两侧的皱襞中，质地较硬，边缘微微凸起，双侧腹股沟淋巴结肿大。患者有性病史，分泌物涂片可发现梅毒螺旋体，Wasserman 试验阳性。

7. 软性下疳

有多个圆形或椭圆形溃疡同时存在，质软，有潜行边缘，底部有灰色坏死组织，常伴见少量脓性分泌物，肛门疼痛明显，排便时更剧，患者双侧淋巴结肿大，在阴茎或阴唇常可发现同样的溃疡。分泌物涂片检查可发现有软性下疳链球杆菌。

8. 肛门尖锐湿疣

好发于肛管皮肤与直肠黏膜交界处、肛缘及外阴部。患者自觉肛门会阴部瘙痒，部分患者有烧灼感或蚁行感。检查时可以见到黄褐色或淡红色的乳头状或菜花状突起，常呈片状生长，表面高低不平，质地较硬，顶尖，有蒂，基底小而细，分泌物恶臭。

【治疗】

1. 内治法

（1）热结肠燥证

证候：便时肛门灼热疼痛，甚则面赤出汗，大便带血，血色鲜红，滴血，或手纸带血。舌质红，苔黄燥，脉实而滑数。

治法：清热润肠。

主方：新加黄龙汤加减。

常用中成药：痔宁片或槐角丸。

（2）湿热下注证

证候：大便干结不甚，便时腹痛不适，排便不爽，肛门坠胀，时有黏液鲜血，有时伴有肛门部湿疹，肛裂口内常有少许脓汁。舌红，苔黄腻，脉濡数。

治法：清热利湿。

主方：四妙丸加减。

常用中成药：化痔丸、麻仁软胶囊。

（3）阴（血）虚肠燥证

证候：大便干燥，欲解难下，便时肛门疼痛，痛如针刺，出血，口干心烦，欲饮不多。舌红少苔，脉细数。

治法：养阴清热润肠。

主方：知柏地黄丸合增液汤加减。

常用中成药：苁蓉通便口服液。

2. 外治法

（1）坐浴法

便前坐浴可使肛门括约肌松弛以减轻粪便对裂疮的刺激；便后坐浴，可洗净粪渣，避免异物对溃疡创面的刺激，改善局部血液循环，减轻肛门括约肌之痉挛，缓解疼痛，促进溃疡愈合。常用五倍子汤、苦参汤、痔疾洗液等。

（2）敷药法

将药物敷于患处，具有消肿止痛、收敛止血、祛腐生肌等作用。可敷0.2%硝酸甘油膏、马应龙痔疮膏等。

（3）塞药法

将药物制成栓剂，塞入肛内，具有消肿、止痛、止血等作用，如普济痔疮栓。

3. 手术

（1）肛裂切除术

适用于伴发有哨兵痔、皮下瘘、肛乳头肥大等改变的陈旧性肛裂。本术式优点在于病变祛除彻底，复发率低，但愈合时间相对较长。

（2）括约肌松解术

即切断部分括约肌束以消除或减轻括约肌的痉挛，从而达到治疗目的。临床上常用的括约肌松解术有后位括约肌切断术、侧位括约肌切断术、侧位皮下括约肌切断术、侧方内括约肌挑出切断术等。

（3）移动皮瓣成形术

适合治疗肛管皮肤有较大缺损及肛裂并肛管有明显狭窄者且内括约肌切开术后易发生肛门失禁的患者，如老年人、多产妇等，也可用于肛管压力不高的患者。

（4）肛裂挂线术

适用于肛裂伴有潜行瘘管。为避免术后疼痛，可局部注射、纳入止痛剂。适合门诊治疗。

4. 其他疗法

（1）扩肛疗法

可用手纸或器械扩张肛管，以单手 3 指为度。部分患者可出现皮肤撕裂伤、局部血肿和轻度肛门失禁。对肛门括约肌功能明显减弱的患者需慎用该方法。

（2）表面麻醉法

适用于肛裂早期，例如用 1%达克罗宁软膏适量涂抹患处。

（3）局部封闭法

用麻醉药物和长效止痛注射液或其他复方制剂注射到肛裂周围，阻断恶性循环的刺激，即解除疼痛和括约肌痉挛，从而使裂损创面得到修复。

（4）硝酸甘油涂擦法

以 0.2%硝酸甘油膏涂于患处，可减轻疼痛、降低肛管静息压、增加肛管血供。

（5）腐蚀法

针对陈旧性肛裂，可用 10%硝酸银溶液或硝酸银棒，涂抹溃疡，然后用生理盐水冲洗，直至创面愈合。

（6）烧灼法

即以高热烧焦溃疡面，然后焦痂脱落逐渐形成新鲜创面而达到治疗目的。有用烙铁或金属丝加热后烙烫，或用电灼器电灼，或用二氧化碳激光等烧灼或切割。

【转诊原则】

1. 诊断不明，需进一步到上级医院行肠镜检查者。

2. 常规治疗无效或病情加重者。

3. 陈旧性肛裂需要手术治疗者。

【养生与康复】

1. 预防肛裂发生，关键保持大便通畅。多饮水、多运动可刺激胃肠蠕动。

2. 注意饮食调理。多食新鲜瓜果和蔬菜等含纤维素较多的食物。一方面可以增加粪便的容量，另一方面刺激肠壁，促进肠蠕动，有利于粪便的排出。这类食物主要有各种粗粮、蔬菜、水果等，如番薯、小麦、玉米、大豆、竹笋、青菜、菠菜、芹菜、茭白等；脂肪丰富的食物有显著的润肠通便作用，主要有核桃仁、黑芝麻、花生仁、芝麻油；蜂蜜能润滑胃肠，可作为治疗习惯性便秘的良药，尤其适合于老人和孕妇便秘。

3. 食疗：

（1）决明子蜂蜜饮：炒决明子 10 ～ 15g，蜂蜜 20 ～ 30g。将决明子研碎，加水 400mL，煎煮 10 分钟，冲入蜂蜜搅匀即可服用。具有润肠通便的功效，用于习惯性便秘。

（2）蜂蜜 10g，核桃仁 4 ～ 5 个。将核桃仁捣碎，搅入蜂蜜，每日睡前用温开水送服。适用于肠燥便秘。

（3）水果酸奶疗法：经常饮用酸奶可以有效解除便秘，在酸奶中加入香蕉、草莓、桃子后效果则更好。

【健康教育】

1. 注意局部卫生，温水坐浴，保持会阴部清洁。

2. 养成定时排便的良好习惯，不要在排便时看书看报。不要临厕努责，尽可能避免蹲位排便，每次大便时间不要超过 5 分钟。

3. 患肛裂后宜及早治疗，防止继发其他肛门疾病。

【常用西药参考】

1. 草木樨流浸液片（消脱止 –M）

每次 1 ～ 4 片，每日 3 次，口服。用量可根据年龄及症状而增减。

2. 迈之灵

每次 1 ～ 2 片，每日早、晚各 1 次，饭后口服。病情较重或治疗初期，每日 2 次，每次 2 片，饭后口服。适合长期服用，或遵医嘱服用。

3. 复方角菜酸酯栓（太宁栓）

每粒重 3.4g，每日 1 ～ 2 粒，经直肠给药。

4. 美辛唑酮栓（痔疮宁栓）

每粒重 2g，每次 1 粒，每日 1 次，临睡前或大便后塞入肛门。

5. 太宁乳膏

每支 20g，每次用药 3 ～ 4g，每日 2 次，早晚各 1 次，肛管内给药。

第三节　肛痈

【概述】

肛痈是肛门直肠周围间隙发生急、慢性感染而形成的脓肿。本病特点是发病急骤，疼痛剧烈，伴高热，破溃后多形成肛漏。青壮年居多，尤以男性为多见。属中医“脏毒”“悬痈”“坐马痈”“跨马痈”等范畴。多因过食肥甘、辛辣、醇酒等物，损伤脾胃，湿热内生，下注大肠，蕴阻肛门；或肛门破损染毒，致经络阻塞，气血凝滞而成。也有因肺脾两虚，湿热乘虚下注而致。

【临床表现】

1. 症状

本病临床特征一是肛门直肠处疼痛、有沉坠感等局部症状，肛门局部红肿热痛，或溃破流脓，或有脓自肛门流出；二是周身有与肛门局部症状相应的全身症状，如全身不适、恶寒、低热、寒热交作、食欲欠佳、大便秘结、小便短赤等，但一般单纯、低位脓肿局部症状较重。齿线下的脓肿见肛周剧痛，坠胀不适；齿线上的脓肿则局部疼痛不明显，多为直肠、会阴、骶尾部坠胀感，而寒战、高热等全身中毒症状较重。

本病发病迅速，疼痛剧烈，实证局部红、热、肿、痛，病情发展迅速；溃后脓液黄色稠厚而带粪臭味，伴有全身不适、寒热交作、大便秘结、小便短赤、舌苔黄腻、脉弦滑数。虚证局部红、热、肿、痛不明显，成脓较慢，溃后脓液淡白稀薄，不臭或微带粪臭味，溃口凹陷；全身倦怠无力，一般不发热或有虚热，舌苔薄腻，脉弦细或濡缓。如属肺虚者，可兼见咳嗽咯血、骨蒸盗汗；属脾虚者，兼见神倦纳呆、大便溏薄。

2. 体征

在肛缘周围出现局限性红肿热痛的炎性病灶多半可以确认为肛门周围脓肿，但位置较高的肌间脓肿的皮肤表面炎症不甚明显，常需肛指检查，少数情况需要穿刺抽吸脓液。齿线下脓肿则肛周红肿，可触及炎性包块伴明显触痛，或有波动感；齿线上脓肿的肛周体征不明显，直肠指检可发现直肠壁有压痛性肿块，此时在肛门外进行双合诊，容易发现病灶。齿线下脓肿穿刺很浅即可抽出脓液；齿线上脓肿应将食指放入直肠内做引导，经肛旁 2 ～ 5cm 穿刺较为安全，抽出脓液后即可确诊。直肠黏膜下脓肿，常在指检时脓腔壁被触破而有脓液溢出。

【辅助检查】

1. 血常规检查可明示感染程度。

2. 超声波检查有助于了解肛痈的大小、位置及与肛门括约肌和肛提肌的关系。

【鉴别诊断】

1. 肛门周围皮肤感染

肛门周围毛囊炎和疖肿等皮肤感染范围局限，顶端有脓栓，容易识别。较大皮下脓肿局部疼痛虽然很明显，但与肛门直肠无关，破溃后不形成肛瘘。

2. 肛旁皮脂腺囊肿感染

也可见肛旁红肿热痛，但追问病史一般在感染前局部即有肿物，呈圆形，表面光滑，肿块中央有堵塞的粗大毛孔形成的小黑点。本病肛内无原发内口，故肛内无压痛点，溃后也不形成肛瘘。

3. 骶前囊肿和囊性畸胎瘤感染

详细询问病史一般都能发现某些骶前肿物的迹象。指诊直肠后有肿块，光滑，分叶，无明显压痛，有囊性感。X线检查，将直肠推向前方或一侧，可见骶骨与直肠之间的组织增厚和肿瘤，内有不定形的散布不均钙化阴影和尾骨移位。

4. 化脓性汗腺脓肿

多在肛门与臀部皮下，脓肿较浅而病变范围广，病变区皮肤变硬，急性炎症与慢性瘘管并存，脓液黏稠，呈白粉粥样，有臭味。全身有慢性消耗症状。

5. 肛门会阴部急性坏死性筋膜炎

肛门或会阴部、阴囊部由于细菌感染而使肛门部周围大面积组织坏死，有的形成漏管，病变范围广，发病急，常蔓延至皮下组织及筋膜，向前侵及阴囊部，但肛管内无内口。

6. 克罗恩病

克罗恩病发生肛门脓肿占20%左右，肛门常有不典型的肛裂与瘘管。局部红肿、多自溃，但无明显疼痛及全身症状。

7. 结核性脓肿

可见骨蒸盗汗，倦怠乏力，咳嗽咯血，纳呆，大便干结；或无全身症状，仅见溃口较宽，呈潜行，脓水稀薄，或行X线检查时可发现肺部结核病灶以资鉴别。在临床上，结核性脓肿成脓时间较长。

8. 肛管直肠癌

早期可有排便习惯改变及便脓血黏液，便条变细变扁。直肠镜检，肿块暗红，高低凹凸不平。指检，质地坚硬，结节感，基底部平塌散漫，或顶部凹陷，病理切片可确诊。

9. 血栓外痔

血栓外痔于肛门旁也有一个包块，疼痛也较重，但其颜色紫暗，范围较小，触之较硬，不化脓，无波动感，亦无全身症状。

10. 子宫内膜异位症

此病发生于经产妇女，在会阴、肛门外侧或直肠内可扪及界线不清的隆起肿物，质地较硬，月经期增大，但无全身症状。通过病理检查可以确诊。

【治疗】

1. 内治法

（1）热毒蕴结证

证候：肛周突然肿痛，持续加重，伴有恶寒，发热，便秘，尿赤，肛周红肿，触痛明显，质硬，表面焮热。舌红，苔薄黄，脉数。

治法：清热解毒。

主方：仙方活命饮或黄连解毒汤加减。

常用中成药：牛黄醒消丸。

（2）热毒炽盛证

证候：肛门肿痛剧烈，持续数日，痛如鸡啄，难以入寐；伴有恶寒发热，口干便秘，小便困难，肛周红肿，按之有波动感或穿刺有脓。舌红，苔黄，脉弦滑。

治法：清热解毒透脓。

主方：透脓散加减。

（3）阴虚毒恋证

证候：肛门肿痛，皮色暗红，成脓时间长，溃后脓出稀薄，疮口难敛；伴有午后潮热，心烦口干，夜间盗汗。舌红，苔少，脉细数。

治法：养阴清热解毒。

主方：青蒿鳖甲汤合三妙丸加减。

常用中成药：左归丸。

（4）正虚邪伏证

证候：素体虚弱或气血亏虚，疮形平塌，皮色紫滞不鲜，按之不热，触之痛轻，脓成缓慢；或溃后久不收口，脓水清稀，纳食不香，腹胀便溏。舌质淡，苔薄白或白厚，脉沉细。

治法：益气补血，托毒敛疮。

主方：托里消毒散加减。

常用中成药：十全大补丸。

（5）湿痰凝结证

证候：结块散漫绵软无头，不红不热，肛门酸胀不适；日久暗红微热成脓，溃后脓水稀薄如败絮，淋漓不尽，疮面灰白潜行不敛；伴有潮热盗汗，形体消瘦，痰中带血。舌红苔少或厚白，脉细数或滑数。

治法：补益脾肺，燥湿化痰消肿。

主方：二陈汤合百合固金汤加减。

常用中成药：百合固金丸。

2. 外治法

（1）外敷法

初期：实证者用金黄膏、黄连膏外敷，位置深隐者用金黄散调糊灌肠；虚证者用冲和膏或阳和解凝膏。

成脓期：可外敷拔毒膏或千捶膏外贴，使其早期破溃，或用咬头膏蚀破脓头，同时继用箍围药外敷，以防脓毒扩散。溃后期开始以提脓祛腐药为主，用提毒散或九一丹油纱条引流，也可用红粉纱条引流。

后期：脓尽时以生肌收口为主，应用生肌散或珍珠散纱条。

如系结核性脓肿未溃则外用阳和膏，溃后用九一丹纱条，敛口之时用生肌玉红膏。滋水淋漓浸渍肛周皮肤、潮湿糜烂者外撒青黛散，肌肤瘙痒则外涂青黛膏。

（2）熏洗法

脓肿溃后通过中药熏洗治疗，可起到清热解毒、消肿止痛、收敛止血、祛湿止痒、祛腐生肌的作用。常用苦参汤、五倍子汤、痔疾洗液等，坐浴后用药膏外敷。

3. 手术

脓已成宜早期切开引流，并根据脓肿部位深浅和病情缓急选择手术方法。浅部脓肿可用一次切开法；高位脓肿需行一次切开挂线法；深部脓肿大多采用分次手术。

切开引流时应注意定位要准确、引流要彻底；浅部脓肿行放射状切口，深部脓肿行弧形切口，避免损伤括约肌；术中应切开原发性肛隐窝炎以预防肛瘘形成；溃后用九一丹纱条引流，脓尽改用生肌散纱条；日久成漏者，按肛漏处理。

4. 术后处理

非复杂性肛周脓肿切开引流后，不常规推荐使用抗生素，因为抗生素不会缩短愈合时间和降低复发率。肛周脓肿患者，伴有严重蜂窝织炎，免疫力低下或合并全身性疾病，可考虑使用抗生素。酌情应用清热解毒、托里排脓的中药以及缓泻剂。术后每次便后用苦参汤或 1 ∶ 5000 高锰酸钾液坐浴、换药。挂线者一般约 10 天自行脱落，可酌情紧线或剪除，此时创面已修复浅平，在经换药后可迅速愈合，无肛门失禁的后遗症。各种方式手术后，需注意有无高热、寒战等，如有则应及时处理。

【转诊原则】

1. 诊断不明，需进一步到上级医院检查者。

2. 高位深部脓肿，全身感染症状重，因条件所限无法彻底引流者，应及时转诊行切开引流。

【养生与康复】

1. 生活起居规律，坚持锻炼身体，增强抗病能力。

2. 防止多食辛辣、油炙煎炒、肥腻、酒醴等刺激性食物及发物，防止便秘和腹泻。

3. 保持衣裤透气，注意肛门清洁，避免局部潮湿。

【健康教育】

1. 积极防治肛门病变，如肛隐窝炎、肛腺炎、肛乳头炎、直肠炎、内外痔等，以防感染形成脓肿。

2. 如有肛门坠胀、疼痛不适、分泌物等症状，可能患病，应及时检查，早期治疗。肛门会阴部损伤应及时给予妥当处理。

3. 肛周脓肿一旦形成应立即进行抗感染治疗。一旦发生肛周脓肿应早期切开，引流彻底，防止炎症范围扩大。

4. 积极治疗原发疾病，如炎症性肠病、结核等。

【常用西药参考】

未成脓阶段，可采用非手术保守治疗。肛周脓肿的病原菌特点是多菌性（混合感染）和厌氧菌高感染率，抗生素治疗可联合选用 2 ～ 3 种对革兰阴性杆菌有效的抗生素。

第四节　肛漏

【概述】

肛漏是直肠肛门周围脓肿破溃或切开排脓后，脓腔逐渐缩小形成的瘘管。又称肛瘘、痔瘘。一般由原发性内口、瘘管和继发性外口三部分组成。主要以局部流脓、肿块、疼痛和瘙痒为主，但在急性炎症期和慢性复杂性肛瘘，可伴有全身症状，如发热、贫血、消瘦和食欲不振。中医学认为肛漏由湿热余毒蕴结，血行不畅所致。

【临床表现】

1. 症状

反复发作的肛周肿痛、流脓，急性炎症期可发热。

2. 局部检查

视诊可见外口形态、位置和分泌物。浅部肛瘘肛门周围可触及条索状硬结及其行径。直肠指诊可触及内口、凹陷及结节；可大体评估肛门括约肌功能。

【辅助检查】

1. 探针检查

初步探查瘘管的情况。

2. 肛门直肠镜检查

与过氧化氢或亚甲蓝配合使用，可初步确定内口位置。

3. 瘘管造影

可采用泛影葡胺等造影剂，尤其对复杂性肛瘘的诊断有参考价值。

4. 直肠腔内超声

观察肛瘘瘘管的走向、内口，以及判断瘘管与括约肌的关系。

5. CT 或磁共振

用于复杂性肛瘘的诊断，能较好地显示瘘管与括约肌的关系。

【肛瘘的分类】

1. 国内分类

（1）低位肛瘘

低位单纯性肛瘘：内口在肛隐窝，仅有一个瘘管通过外括约肌皮下部或浅部，与皮肤相通。

低位复杂性肛瘘：有两个以上内口或外口，肛瘘瘘管在外括约肌皮下部和浅部。

（2）高位肛瘘

高位单纯性肛瘘：内口在肛隐窝，仅有一个瘘管，走行在外括约肌深层以上。

高位复杂性肛瘘：有两个以上外口，通过瘘管与内口相连或并有支管空腔，其主管通过外括约肌深层以上。

2. Parks 分类

肛瘘的分类取决于瘘管与肛门括约肌的关系，分为括约肌间型、经括约肌型、括约肌上方型、括约肌外型。当瘘管穿越外括约肌的 30%～50%（高位括约肌间、括约肌上方、括约肌外方）、女性前侧瘘管、多个瘘管、复发性瘘管或伴有肛门失禁、治疗后可能引起肛门失禁的肛瘘等均认为是复杂性肛瘘。

【鉴别诊断】

肛瘘需与骶骨前窦道、骶骨部脓肿破溃、骶尾骨骨髓炎破溃、骶尾部畸胎瘤和骶尾部囊肿继发感染向外破溃、会阴尿道瘘、骶尾部骨结核、化脓性汗腺炎等病鉴别。肛瘘和肛周脓肿是一个疾病发展的两个阶段，肛周脓肿是肛瘘的早期阶段，是急性发作期；肛瘘是肛门周围脓肿的后期，是炎症的慢性化阶段。因此，肛瘘的鉴别诊断可参考肛周脓肿。

【治疗】

1. 内治法

（1）湿热下注证

证候：肛周流脓液，脓质稠厚，肛门胀痛，局部红肿灼热，渴不欲饮，大便不爽，小便短赤，形体困重。舌红苔黄腻，脉弦数。

治法：清热解毒，除湿消肿。

主方：萆薢渗湿汤合五味消毒饮加减。

常用中成药：一清胶囊。

（2）火毒蕴结证

证候：肛门周围突然肿痛，持续加剧；伴恶寒，发热，便秘，小便短赤，肛周红肿，触痛明显，质硬，表面灼热。舌红，苔薄黄，脉数。

治法：泻火解毒，祛瘀散结。

主方：五味消毒饮合仙方活命饮加减。

常用中成药：犀黄丸。

（3）正虚邪恋证

证候：肛周间断流脓水，脓水稀薄，外口皮色暗淡，瘘口时溃时愈，肛门隐隐疼痛；可伴有神疲乏力。舌淡苔薄，脉濡。

治法：补益气血，托里透毒。

主方：托里消毒散加减。

常用中成药：十全大补丸。

（4）阴液亏损证

证候：肛周溃口，外口凹陷，瘘管潜行，局部常无硬索状物可扪及，脓出稀薄；可伴有潮热盗汗，心烦口干。舌红，少苔，脉细数。

治法：养阴清热。

主方：青蒿鳖甲汤加减。

常用中成药：左归丸。

2. 外治法

（1）熏洗法

这是肛瘘手术后一种简便易行的重要疗法。以药物加水煮沸，先熏后洗，或用毛巾蘸药液做湿热敷，具有活血止痛、收敛消肿等作用，常用五倍子汤、苦参汤、痔疾洗液等。伤口愈合后可用10%盐水加入少量花椒水坐浴。

（2）敷药法

所用药物均要视手术情况而定，使用九一丹、红油膏、青黛散、生肌散等药线嵌塞于各期创面，起到提脓祛腐、清热解毒、生肌收口的作用，帮助伤口愈合。

3. 手术

这是肛瘘的主要治疗方法。应视肛瘘的不同类型和严重程度而选用不同的手术方法。

手术原则：①正确处理感染内口是手术成功与否的关键。②位于肛管直肠环以下或通过直肠环以下1/3的主管，采用切开法。③在肛管直肠环上方的主管或通过直肠环上2/3的主管，采用挂线法。④正确处理创面，使之引流通畅，防止假愈合。⑤深部瘘管穿过肛管直肠环以上，肛管直肠环部未纤维化者，绝对不能一次全部将瘘管切开，也禁止一次全部在肛管直肠环以下的两处括约肌切开，以免引起肛门失禁。

（1）挂线疗法

目前多以橡皮筋代替丝线，可缩短疗程，减轻术后疼痛。合理选用切割挂线和引流挂线。

一期切割挂线：适用于高位肛瘘涉及大部分肛门外括约肌浅部以上者。

二期切割挂线：适用于部分高位肛瘘合并有难以处理的残腔，或需二次手术及术后引流。

长期引流挂线：适用于高位经括约肌克罗恩病肛瘘患者，以预防复发性脓肿的形成和保持肛门功能。

短期引流挂线：尽管目前临床报道短期挂线引流治疗肛瘘有效，完全保留了括约肌，不会导致肛门失禁，但因其复发率高，临床应用需慎重。

（2）切开疗法

适用于单纯性肛瘘和低位复杂性肛瘘。肛瘘切开术较好，而肛瘘切除术创面大、愈合时间相对较长；对高位肛瘘切开时，必须配合挂线疗法，以免造成肛门失禁。

（3）黏膜瓣推移术

适用于高位肛瘘内口明确且不伴严重感染的患者和女性前侧肛瘘。

临床也可采用切开、旷置、挂线、缝合等方法有机结合，减小创伤。

（4）术后换药

每天换药时要认真观察伤口，检查有无窦道死腔，分泌物性状，引流是否通畅，肉芽生长情况等。对狭窄管道引流要填塞到基底部，让肉芽从基底生长。当创面分泌物多，并附有坏死组织时，宜用抗菌纱布湿敷，待肉芽转新鲜改用凡士林纱布条保护创面。若伤口深需要用过氧化氢冲洗，防止厌氧菌感染。对已有粘连的创面要及时分开；对分泌物突然增多的创面，要警惕是否有支管存在，需要时探查处理。高位复杂性肛瘘术后伤口一般很深很大。首次换药时，填塞在空腔内的纱布常干结，与创面粘连在一起，拔除时常引起剧烈疼痛，可用生理盐水浸湿纱布，或让患者温水坐浴，使其松动后拔除，创面可用表面麻醉剂减轻疼痛。术后患者应保持大便通畅，如术后便秘，常引起伤口出血，加重疼痛。为预防便秘，可服用麻仁软胶囊等润肠通便。

4. 其他疗法

（1）黏堵法

对单纯非炎症期肛瘘可行肛瘘栓、纤维蛋白胶黏堵法治疗，其优点是无括约肌损伤，不影响肛门功能，且操作简便，但复发率较高。

（2）特殊患者的处理

①克罗恩病肛瘘：在全身治疗的同时尽量以保守治疗为主。无症状的克罗恩病肛瘘无须手术治疗；低位克罗恩病肛瘘采用瘘管切开术；复杂性克罗恩病肛瘘可长期挂线引流做姑息性治疗，如直肠黏膜肉眼大体正常者可采用推移黏膜瓣闭合内口。

②结核性肛瘘：需结合全身抗结核治疗（异烟肼、利福平、乙胺丁醇、链霉素等）配合中药局部使用（包括中药膏剂及坐浴），其主要药物：黄柏、紫草、马齿苋、苦参、白芷、当归、枯矾。以表浅瘘为主，有自愈可能，无效可选择切开术。

【转诊原则】

1. 诊断不明，需进一步到上级医院做瘘管造影、直肠腔内超声、CT 或磁共振成像检查者。

2. 肛瘘治疗手术为主，因条件所限无法进行者，应及时转诊。

【养生与康复】

见“肛痈”。

【健康教育】

见“肛痈”。

【常用西药参考】

肛漏多为肛痈的后遗症，应及早行手术治疗，常用消炎、抑菌药物治疗，如广谱抗生素、甲硝唑、磺胺药等。

第五节　锁肛痔

【概述】

本病是指发生在肛管、直肠的恶性肿瘤，病至后期，因肛门狭窄犹如被锁住一样，故称为锁肛痔，相当于西医的肛管直肠癌。《外科大成》曰："锁肛痔，肛门内外犹如竹节锁紧，形如海蛇，致使排便困难，大便变形、变细，腹痛腹胀，流脓便血，恶臭难闻。"锁肛痔的发病年龄多在40岁以上，偶见于青年人，其早期临床特点是大便习惯改变、便血等。中医学认为，本病是本虚标实，湿热下注，火毒内蕴，结而为肿是病之标；正气不足，脾肾两亏，乃病之本。忧思抑郁，脾胃不和，湿热蕴结，日久化毒，乘虚下注，浸淫肠道，气滞血瘀，湿毒凝结而成肿瘤；或饮食不洁，久泻久痢，息肉虫积，损伤脾胃，运化失司，湿热内生，热毒蕴结，流注大肠，蕴毒积聚，结而为肿。

【临床表现】

局限于黏膜的早期直肠癌，可无明显症状，癌肿影响排便或破溃出血时才出现症状。

（1）排便习惯改变

癌肿直接刺激直肠所致。表现为排便次数增多，便意频繁，便前肛门有下坠感、里急后重、排便不尽感；晚期有下腹痛。

（2）便血

癌肿表面溃破后，表现为大便带血及黏液，合并感染时有脓血便，并有特殊臭味。

（3）大便变形

病程后期因肠腔狭窄，粪便形状变细、变扁，并出现腹胀、腹痛、肠鸣音亢进等肠梗阻征象。

（4）转移征象

侵及膀胱、前列腺、尿道时，有排尿不畅、尿痛、尿频及血尿；侵及骶前神经丛时，在直肠内或骶骨部可有剧烈持续性疼痛，并向下腹部、腰部或下肢放射；侵及阴道，可出现阴道异常分泌物。另外，可经淋巴向上转移至沿直肠上静脉走行的淋巴结。

直肠癌晚期患者可出现食欲不振，全身衰弱无力，贫血，极度消瘦等恶病质表现。

【辅助检查】

1. 直肠指诊

方法简单易行，是早期发现直肠癌的关键性检查方法，可发现距肛门 7 ～ 8cm 之内的直肠肿物。80% 的直肠癌位于手指可触及的部位，肿瘤较大时直肠指检可清楚扪及肠壁上的硬块，巨大溃疡或肠腔狭窄。退指后可见指套上有血、脓和黏液。指检发现癌肿时要扪清大小、范围、部位和固定程度，以便决定治疗方法。

2. 实验室检查

直肠癌没有敏感而且特异的实验室检查。

大便潜血试验是早期发现结、直肠癌的方法之一，可作为大肠癌普查初筛方法和诊断的辅助检查，阳性者再行进一步检查。

3. 内镜检查

可以观察肿瘤位置、侵犯范围、瘤缘与肛缘的距离，并可做活体组织检查，确定肿瘤的类型。

电子结肠镜检查：对所有指诊可疑或已明确无疑的直肠癌均应进行电子结肠镜检查，不仅可以看到直肠内病变的范围，更重要的是组织病理学检查可以明确诊断。

4. 影像学检查

（1）直肠腔内超声

通过将超声探头置入直肠，可以清晰分辨五层回声信号。直肠腔内超声可见肿瘤的侵犯深度、周围淋巴结转移情况，其效果明显优于 CT 和 MRI，低位早期直肠癌选择保肛手术者可以行腔内超声检查，筛选病例。

（2）盆腔增强 MRI

不但能评估肿瘤浸润肠壁深度、淋巴结是否转移，更重要的是能准确分辨直肠系膜筋膜是否受累。具有较高的对比分辨率，清楚显示周围组织结构和脏器的比邻关系，对直肠癌分期、指导手术方案和放疗计划有一定作用。

（3）胸腹盆腔增强 CT

主要用于评估多发于肝、肺的远处转移。肝、肺多数大于 1cm 的病变可通过 CT 准确判定是否转移。

（4）全身 PET–CT

主要被推荐用于 2 种情况：①已有淋巴结转移的结直肠癌。②术后检查怀疑复发转移。

（5）钡剂灌肠检查

可以发现肠腔狭窄或充盈缺损等。也可以排除结肠中多发性原发癌。

5. 其他检查

直肠下端癌肿较大时，女性患者应行阴道及双合诊检查，男性患者必要时应行膀胱镜检查。疑有肝转移时应行超声波检查、CT或同位素扫描。直肠癌肿侵及肛管而有腹股沟淋巴结肿大时，应将淋巴结切除活检。

【鉴别诊断】

1. 痔

痔为常见的肛肠良性疾病，其临床表现为肛门出血，血色鲜红，一般量不多，为手纸染血、便后滴血、粪池染血等，大便本身不带血，或仅有少许血迹。出血一般为间歇性，多为大便干结时或进食辛辣刺激食物后出现。不伴腹痛、腹胀。无大便变细或大便性状改变（如大便带沟槽）。直肠指诊无明显肿块，指套一般不染血。反之，直肠癌为大便带血，血色鲜红或暗红，一般为每次大便均带血。直肠癌导致肠梗阻时可有腹痛、腹胀等。大便可变形。直肠指诊多数情况下可触及肿块，指套多染血。

2. 直肠息肉

直肠息肉也可出现大便带血，但一般不会引起腹痛、腹胀等。一般不会引起全身症状（如乏力、体重下降）。直肠指诊可触及质软肿块，指套可染血。而直肠癌可引起肠梗阻症状，可引起乏力、体重下降等全身症状。直肠指诊可触及质硬肿块，指套可染血。

3. 肛裂

肛裂为肛门出血，血色鲜红，一般量不多。其特点是伴排便时及排便后肛门剧痛。肛门视诊可见肛门皮肤裂口，有时可见前哨痔。指诊有时可触及肥大肛乳头，一般指套无染血。

【治疗】

1. 内治法

（1）湿热蕴结证

证候：肛门坠胀，便次增多，大便带血，色泽暗红，或夹黏液，或下赤白，里急后重；舌红，苔黄腻，脉滑数或弦滑。

治法：清热利湿，解毒化积。

主方：槐角地榆丸加减。

（2）气滞血瘀证

证候：肛周肿物隆起，触之坚硬如石，疼痛拒按，或大便带血，色紫暗，里急后重，排便困难；舌紫黯，脉涩。

治法：活血化瘀。

主方：桃红四物汤合失笑散加减。

（3）气阴两虚证

证候：面色无华，消瘦乏力，或排便困难，便中带血，色泽紫暗，肛门坠胀，或伴心烦口干，夜间盗汗；舌红或绛，苔少，脉细弱或细数。

治法：益气养阴，清热解毒。

主方：四君子汤合增液汤加减。

2. 外治法

肛管癌溃烂者可外敷九华膏或黄连膏。

3. 手术

对能切除的直肠癌应尽早行根治性切除术，适用于癌肿局限在直肠壁，只有局部淋巴结转移的患者。已侵犯的子宫、阴道壁也可以同时切除。当晚期直肠癌已广泛转移，不能行根治性手术，或有肠梗阻时，可行乙状结肠造瘘术，以预防或解除梗阻，减轻患者痛苦。

4. 其他疗法

（1）放疗

通过放射线的聚焦杀灭照射野的肿瘤细胞，属于局部治疗。分为术前放疗、术后放疗、姑息放疗。术前放疗可缩小肿瘤并降低分期，提高手术切除率和降低局部复发率。术后放疗仅适用于术前未经放疗，且术后病理提示局部复发风险高的情况。姑息放疗对于无法根治的晚期或复发患者，放疗可用于缓解局部症状。

（2）化疗

利用肿瘤细胞对化学药品的高敏感性，选择性杀灭肿瘤。给药途径有全身静脉给药、术后腹腔热灌注化疗等，直肠癌的化疗均以氟尿嘧啶为基础用药，以全身静脉给药为主。

①辅助化疗：主要有两个方案，持续3～6个月。A. FOLFOX方案：奥沙利铂、亚叶酸钙于首日静脉滴注，随后氟尿嘧啶持续48小时滴注，每两周重复。B. CAPEOX方案：奥沙利铂于首日静脉滴注，随后连续口服两周氟尿嘧啶的前体卡培他滨，每三周重复，疗效与FOLFOX方案类似。

②新辅助化疗：氟尿嘧啶单药增敏的放疗，方案为FOLFOX或CAPEOX。

③姑息化疗：对于晚期无法行根治的直肠癌，姑息化疗可控制肿瘤进展和延长

生存时间。

④局部化疗：尽管没有高级别证据支持，腹腔化疗药物植入、腹腔热灌注化疗和经肝动脉化疗等局部化疗已在临床开展，有待临床研究明确其在直肠癌治疗中的地位。

（3）其他治疗

直肠癌形成梗阻且不能手术者，可采用烧灼、激光或冷冻等局部疗法，或放置金属支架或肠梗阻导管以减轻梗阻。手术无法切除的多发肝转移，可采用超声或 CT 引导的介入消融尽量减少病处。晚期患者应注意支持治疗，以改善生活质量为原则。

【转诊原则】

1. 对有可疑直肠癌患者随时转送上级医院肿瘤专科进行检查，以明确诊断。力求做到早发现，早诊断，早治疗。明确诊断后，其治疗原则是以手术治疗为主，以放、化疗和中医治疗为辅的综合治疗，对于无手术指征或者手术后需要接收辅助化疗的患者转送肿瘤内科化疗。

2. 放化疗后社区康复期间，若出现白细胞计数低于 3.0×10^9/L、血红蛋白低于 8g/L、血小板低于 80×10^9/L 时，需转送上级医院肿瘤内科治疗。

3. 出现下列情况者也需转上级医院进一步治疗：大量便血、剧烈腹痛可能提示出现穿孔、肠梗阻等急腹症，应尽快转入上级医院救治。发热、黄疸、腹水、恶病质等情况均提示病情进展，需要转诊。

【养生与康复】

1. 生活起居规律，坚持锻炼身体，多运动，提高免疫力，增强抗病能力。

2. 养成良好的饮食习惯，宜进食含钾丰富的食物，如橘子、玉米、瘦肉等，还要食用各种含维生素、纤维素的新鲜蔬菜和水果，如芦笋、白菜、萝卜等。少吃熏制品，少吃油腻和含有较多饱和脂肪酸的食物，保持大便通畅。

3. 保持良好心态，鼓励患者正确对待病情，增强自信，多与人交往，创造良好的生活氛围，保持良好的精神状态。

【健康教育】

1. 改变不良生活方式，如控制脂肪摄入、增加纤维素摄入，同时积极防治癌前病变，对于直肠腺瘤应及时治疗并定期复查。

2. 早发现、早治疗，对高危人群定期进行大便潜血检查、直肠钡剂造影检查和结肠镜等监测，有利于降低直肠癌发病率和死亡率。

【常用西药参考】

分子靶向药物：贝伐单抗、西妥昔单抗。

第六章　常见腹部外科疾病

第一节　阑尾炎

【概述】

阑尾炎是多见的急腹症，指发生于阑尾的急慢性炎症，属中医“肠痈”范畴。多因饮食不节，损伤肠胃或饱食后急剧奔走或感受外邪、情志所伤等，导致肠道传化失司，糟粕停滞，气滞血瘀，瘀久化热，热盛肉腐而成。该病可发生于任何年龄，以青壮年为多见，男性多于女性。本病的特点：转移性右下腹疼痛，伴恶心、呕吐、发热，右下腹局限性压痛或拒按。

【临床表现】

1. 初期

腹部疼痛开始多起于脐周或上腹部，呈阵发性疼痛或隐痛，数小时后，腹痛转移并固定在右下腹部，呈持续性、进行性加重。70%～80%的患者有转移性右下腹痛的特点，少数患者开始即出现右下腹痛。右下腹压痛是本病常见的重要体征，压痛点通常在麦氏点（右髂前上棘与脐连线的中外1/3交界处）。两侧阑尾穴（足三里、上巨虚穴附近）可有压痛。可伴轻度发热，恶心纳减，舌苔白腻，脉弦滑或弦紧。血常规检查提示白细胞计数正常或增高。

2. 酿脓期

若病情发展，则腹痛加剧，右下腹明显压痛、反跳痛，局限性腹皮挛急拒按，或右下腹可触及包块，甚或壮热不退，恶心呕吐，纳呆，便秘或腹泻，舌红，苔黄腻，脉弦数或滑数。血常规检查提示白细胞增多，中性粒细胞比例增高。

3. 溃脓期

腹痛扩展至全腹，腹皮挛急，全腹压痛、反跳痛，恶心呕吐，大便秘结或似痢不爽，壮热自汗，口干唇燥，舌红苔黄燥，脉洪数或细数。血常规检查提示白细胞明显增多，中性粒细胞比例增高。

B 超检查对诊断有一定帮助。

【鉴别诊断】

1. 胃、十二指肠溃疡穿孔

穿孔后消化液可沿升结肠旁沟流至右下腹部，似急性阑尾炎的转移性右下腹痛。患者既往多有溃疡病史，突发上腹部剧痛，迅速蔓延至全腹，可出现休克、腹肌紧张、压痛明显、肠鸣音消失、肝浊音界消失，X 线透视多有膈下游离气体。诊断性腹腔穿刺可抽出浑浊液体，伴有食物残渣。

2. 右侧输尿管结石

为突发性绞痛，并向腰部或大腿内侧放射，伴有肉眼血尿或镜下血尿，肾区叩痛。B 超检查可发现结石声影或肾积水，X 线摄片约有 90%可显示结石影。

3. 宫外孕破裂

常有急性失血症状和右下腹疼痛，有停经史，妇科检查阴道内有血液，阴道后穹隆穿刺有血等。

4. 急性附件炎

多发于已婚女性，疼痛起于下腹部，逐渐向上扩展，压痛部位以下腹两侧为主，并有白带增多，或阴道有脓性分泌物，但一般没有消化道症状。肛门指诊、阴道检查及盆腔 B 超有助于诊断。

5. 急性肠系膜淋巴结炎

多见于儿童，常有上呼吸道感染的病史，腹痛出现前或随后不久出现发热，消化道症状轻，腹痛范围广泛，程度较轻，腹肌紧张不明显，压痛部位可随着体位的变化而发生改变。

【治疗】

1. 治疗原则

六腑以通为用，通腑泄热是治疗阑尾炎的关键。

2. 内治法

（1）瘀滞证

证候：转移性右下腹痛，呈持续性、阵发性加剧，右下腹局限性压痛或拒按；伴恶心纳差，可有轻度发热。苔白腻，脉弦滑或弦紧。

治法：行气活血，通腑泄热。

主方：大黄牡丹汤合红藤煎剂加减。

（2）湿热证

证候：腹痛加剧，右下腹或全腹压痛、反跳痛，腹皮挛急，或右下腹触及包块，壮热，纳呆，恶心呕吐，便秘或腹泻。舌红苔黄腻，脉弦数或滑数。

治法：通腑泄热，利湿解毒。

主方：复方大柴胡汤加减。

（3）热毒证

证候：腹痛剧烈，全腹压痛、反跳痛，腹皮挛急，高热不退或恶寒发热，时时汗出，烦渴，恶心呕吐，腹胀，便秘或似痢不爽。舌红绛，苔黄燥，脉洪数或细数。

治法：通腑排脓，养阴清热。

主方：大黄牡丹汤合透脓散加减。

3. 外治法

（1）金黄散、玉露散或双柏散外敷，用水调成糊状，外敷于右下腹。

（2）大黄 30g，醋调成糊状，外涂于右下腹。

（3）芒硝 200g，装入纱布袋中，外敷于右下腹。

（4）大蒜糊剂：大蒜 60g，芒硝 30g，大黄 30g。先将大蒜、芒硝放在一起捣烂如泥状，敷于腹部最痛处，敷 2 小时后，去药，再将已研粉的大黄用醋调成糊状，敷 6 ～ 8 小时。必要时隔数小时后重复使用。在敷药前局部皮肤应涂上一层凡士林，以防皮肤灼伤。

（5）复方大柴胡汤或大黄牡丹汤水煎剂 150 ～ 200mL，直肠内缓慢滴入。

4. 其他疗法

（1）手术

对于症状重，非手术疗法无效者，应及时手术治疗。

（2）针刺

选足三里、中脘、内关，采用泻法，留针 30 分钟，每 15 分钟强刺激 1 次，每日 2 次。

（3）穿刺抽脓

阑尾周围脓肿形成者，可在超声引导下穿刺抽脓，注入抗生素，2 ～ 3 天抽脓 1 次，并用金黄膏或玉露膏外敷。

【转诊原则】

1. 对诊断明确的急性阑尾炎，一般主张尽早手术治疗，尤其是老年人、小儿、妊娠期急性阑尾炎。如手术条件有限，应及时转入上级医院治疗。

2. 在观察治疗过程中，如症状体征加重，尤其出现高热、腹膜炎征象者，应及时转入上级医院治疗。

【养生与康复】

1. 注意饮食调护，发病期采取清淡半流质饮食或禁食。

2. 半卧位，以利于炎症局限。

3. 及时诊治，防止变证发生。

4. 为防止复发，临床症状和体征消失后，继续服用中药 7 ～ 14 天，可明显降低复发率。

【健康教育】

1. 避免饮食不节和食后剧烈运动，容易诱发肠痈，教育患者注意。

2. 本病易于秋冬季节及劳累、紧张时发作，注意情志调节和避免劳累。

3. 手术后应及早下床活动，防止肠粘连综合征的发生。

【常用西药参考】

由于急性阑尾炎多系混合性感染，因此抗生素的选择应采用二联给药。常用药物有头孢曲松钠、甲硝唑或替硝唑、环丙沙星等。

第二节　胆道感染及胆石症

【概述】

胆道感染大部分合并有胆石存在，一般认为急性胆道感染的重要病因就是结石所导致的梗阻。其特点是右上腹部疼痛，向右肩背部放射，伴恶心、呕吐、发热等。本病属中医“胁痛”“腹痛”“黄疸”等范畴。多由情志不畅或饮食不节引起肝胆之气郁结，湿热内蕴，胆液凝结久经煎熬而形成。

【临床表现】

1. 急性胆囊炎

表现为右上腹部持续性痉挛性疼痛，可向右肩胛部放射，常发作于饱餐后的夜间。右上腹可有压痛和肌紧张，墨非征阳性。常伴恶心、呕吐，发热，体温多在38.5℃以上，一般无寒战，少数患者可有轻度黄疸。当胆囊化脓或坏疽时，病情明显加重，腹痛剧烈而持续，疼痛范围扩大，发热、寒战、脉数，烦躁不安，腹部压痛和腹肌紧张程度加重、范围扩大。血常规检查提示白细胞计数增多，中性粒细胞计数增高。B 超检查提示胆囊体积增大，周围可有渗出。

2. 慢性胆囊炎

70%以上患者合并有胆囊结石，多数患者有反复发作的胆绞痛病史，平素常有餐后上腹胀满、嗳气、呃逆等消化道症状，部分患者食欲不佳，不能耐受高脂肪饮食，右上腹痛，右季肋区或右腰背疼痛，一般较轻微，胆囊区可有轻压痛或不适感。也有部分患者无明显不适，查体时发现有慢性胆囊炎。B 超检查提示胆囊壁毛糙。

3. 胆石症

半数以上的单纯性胆囊结石患者可无症状。有症状的胆囊结石和肝外胆管结石主要表现为胆绞痛，高脂肪餐、暴饮暴食、过度疲劳可诱发，胆绞痛发作时多伴有恶心、呕吐，或呈钝痛，甚至引起黄疸、寒战发热。重症胆道感染累及肝脏可引起肝痈（肝脓肿）。

在胆石的发作间歇期，实验室检查多无阳性结果。急性发作期，血象增高，结石造成梗阻时，可出现血清胆红素、碱性磷酸酶和γ- 谷胺酰转肽酶升高及肝功能异常等。超声波、X 线腹部平片、CT、核磁共振等均有助于诊断。

【鉴别诊断】

1. 胃、十二指肠溃疡穿孔

突发上腹部剧烈疼痛，迅速蔓延到全腹，范围较广。腹部平片可见膈下游离气体，腹腔穿刺有黄色浑浊液体或食物残渣。

2. 急性胰腺炎

脘腹持续剧痛，偏左尤甚，范围较广，伴恶心、呕吐，血尿淀粉酶升高。重症胰腺炎多有移动性浊音，腹腔穿刺有血性液体。B 超检查提示胰腺肿胀、周围有渗出。

3. 输尿管结石

腰腹部阵发性剧烈疼痛，伴汗出，肉眼血尿或镜下血尿，腹部平片或 B 超检查可发现结石影。

4. 胆道蛔虫病

自觉症状严重而检查时体征轻微，腹痛发作时呈“钻顶样”，患者辗转不安，大汗淋漓，或四肢厥冷，腹痛缓解时一如常人。常有吐蛔史。一般无感染症状。

5. 急性阑尾炎

高位阑尾炎可误诊为胆囊炎。阑尾炎一般有转移性疼痛过程，初期很少有发热，结肠充气试验有助于鉴别。

【治疗】

1. 内治法

（1）肝胆气郁证

证候：右上腹隐痛，胀闷不适，伴纳差，口苦。舌淡，苔薄白或微黄，脉弦。

治法：疏肝利胆，健脾和胃，佐以排石。

主方：柴胡疏肝散加减。

常用中成药：胆宁片、益胆片。

（2）肝阴不足证

证候：胁下胀满或隐痛，头目眩晕，咽干欲饮，纳谷不香，妇女可见经少、经淡。舌尖红或有裂纹，脉细弦。

治法：养阴柔肝，疏肝利胆。

主方：养肝宁胆汤加减。

（3）肝胆蕴热证

证候：胁脘急痛、闷胀痛或窜痛，痛引肩背，咽干口苦，食少腹胀，便结，或有低热。舌红，苔薄黄微腻，脉弦。

治法：疏肝清热，通下利胆。

主方：大柴胡汤合金铃子散加减。

常用中成药：大柴胡颗粒。

（4）肝胆湿热证

证候：起病急骤，胁脘绞痛，拒按，或可触及痛性包块，发热或寒热往来，口苦咽干，恶心呕吐，纳差，肌肤发黄，便干溲赤。舌红，苔黄腻，脉弦滑或滑数。

治法：清热利湿，通里攻下，疏肝利胆。

主方：茵陈蒿汤合大柴胡汤加减。

常用中成药：消炎利胆片、胆石通胶囊。

（5）脓毒内攻证

证候：脘胁痛重，痛引肩背，腹肌强直，拒按，或有包块；伴高热，口干，面赤或全身深黄色，便结，溲赤；甚则神昏谵语，皮肤瘀斑，鼻衄，齿衄，或四肢厥冷，脉微欲绝。舌红绛或有瘀斑，苔黄而干或灰黑或无苔，脉弦涩。

治法：泻火解毒，养阴利胆。

主方：茵陈蒿汤合黄连解毒汤加减。

2. 外治法

（1）敷贴疗法

白芷 10g，花椒 15g，苦楝子 50g，葱白 20g，白醋 50mL。先将白芷、花椒研成细末，再将葱白、苦楝子捣烂如泥，用白醋把上药搅拌均匀调成糊状，贴敷于中脘穴周围。24 小时更换 1 次，可连贴 2 ～ 4 次。具有解痉止痛作用，用于脘腹绞痛者。

（2）直肠给药

用大承气汤加莱菔子、延胡索、郁金、金银花、蒲公英、茵陈、金钱草、柴胡。浓煎，取 200mL，将药液用纱布过滤。导尿管插入直肠内 10cm，以每分钟 20 ～ 30 滴的速度缓慢滴入。

3. 单方验方

（1）金钱草 60 ～ 120g，水煎服。具有清热利湿，利胆排石作用。用于肝胆气郁、肝胆湿热型胆石症。

（2）核桃 5 ～ 6 个，去皮取仁，加冰糖和麻油适量，放锅内蒸熟食用，每日 1 次。具有一定的化石作用，适用于肝胆气郁型胆石症。

（3）郁金粉 10g，白矾粉 5g，甘草粉 5g，火硝粉 15g，滑石粉 25g，共研细混匀。每次服 5g，每日 2 ～ 3 次。适用于胆囊结石。

（4）茵陈 150g，龙胆草 100g，郁金 100g，木香 100g，枳壳 100g，共研细末，用鲜猪胆汁或牛、羊胆汁 500g，浓缩至 1/2，拌入药面内，再加适量蜂蜜，做成丸剂。每次服 10g，每日 2 次。适用于肝胆气郁型胆石症。

4. 其他疗法

（1）针灸

有止痛、止呕、退热、退黄和排石等作用。

①体针：取穴胆俞、中脘、足三里、胆囊穴、阳陵泉等。绞痛加合谷；高热加曲池；呕吐加内关；黄疸加至阳。选以上穴位 2 ～ 4 个，深刺，持续捻针 30 分钟，每日 2 次。

②电针：取右胆俞穴，接阴极；右胆囊穴或日月或梁门、太冲，接阳极。进针得气后接电针仪，持续 20 ～ 30 分钟，每日 2 次。

③耳针：取神门、交感，配肝、胆、十二指肠穴或耳郭探测敏感区，选反应明显的 2 ～ 3 个穴位，重刺激，留针 30 分钟，每日 2 次。

（2）溶石治疗

可口服鹅去氧胆酸、熊去氧胆酸、牛磺酸等。

（3）内镜治疗

胆总管结石可采取电子十二指肠镜取石。

（4）手术

病情危重，或非手术疗法效果不理想者，应及时采取手术治疗。

【转诊原则】

1. 肝胆管结石有严重梗阻或感染，并发中毒性休克者。

2. 胆系感染和胆石症长期反复发作，经积极非手术治疗无效者。

3. 胆囊结石症状发作频繁，或有胆囊积脓，或急性坏疽性胆囊炎、胆囊穿孔等。

【养生与康复】

1. 患者宜清淡饮食，呕吐、腹胀者应暂禁食。

2. 胆石症已排石的患者，虽然症状和体征消失，但应继续服用半个月的疏肝利胆药物，以巩固疗效，防止结石复发。

【健康教育】

1. 不合理膳食是胆石症的重要原因，所以提倡合理膳食、注意饮食卫生、防止寄生虫感染是预防本病的重要环节。

2. 积极治疗胆道结石，防止胆系感染。

3. 加强锻炼，适当运动，以促进体内胆固醇代谢。

【常用西药参考】

1. 头孢曲松钠 2g，加入生理盐水 250mL 中，静脉滴入，每日 1 ～ 2 次。

2. 配合甲硝唑 250mL，或替硝唑 100mL，静脉滴入，每日 1 ～ 2 次。

第三节　肠梗阻

【概述】

肠梗阻是肠道通畅性遭到破坏所引起的一系列的症状和病理改变，多因暴饮暴食，损伤脾胃或寒邪凝滞、热邪郁闭、气血亏虚或燥屎内结等，阻碍肠道气机而引起，是一种常见的急腹症。其临床特点是腹痛、腹胀、呕吐、肛门停止排便和排气。本病相当于中医的“关格”“肠结”范畴。

【临床表现】

1. 症状

痛、吐、胀、闭四大症状是急性机械性肠梗阻的典型症状。

（1）腹痛

腹痛呈阵发性绞痛，逐渐加重。

（2）呕吐

高位梗阻时呕吐症状出现早而频繁，呕吐物为食物、胆汁、胰液等；低位梗阻时则呕吐发生迟，次数少，呕吐物呈粪臭。如呕吐物呈咖啡色或血性，常表示肠管有血运障碍。

（3）腹胀

高位肠梗阻因呕吐频繁，腹胀不明显，或仅能见到胃型；低位肠梗阻则腹胀明显，呈全腹膨胀。闭襻性肠梗阻呈不对称的腹部膨胀。

（4）停止排便排气

完全梗阻时肛门排气排便完全停止，不完全性肠梗阻可有少量排气或排便。

2. 体征

腹部膨隆，可呈全腹性或不对称性。机械性梗阻在腹痛发作时可见到肠蠕动波和肠型，肠鸣音亢进，有气过水声或金属音；麻痹性肠梗阻则肠鸣音减弱或消失；单纯性肠梗阻可有腹部压痛，无腹肌紧张；绞窄性肠梗阻可出现腹肌紧张、压痛等腹膜刺激征。

肠扭转可在腹部触及痛性包块，蛔虫性肠梗阻可触及绳索状团块，随体位、按揉等可改变位置和形状。腹外疝引起的肠梗阻可在腹股沟部或股部发现肿物。

3. 辅助检查

X 线腹部透视或摄片，可见肠管明显胀气，并有多个阶梯状气液平面。血常规检查可显示血红蛋白及红细胞升高等脱水征象。

【鉴别诊断】

1. 胃、十二指肠溃疡穿孔

有溃疡病史，腹痛骤发，上腹部呈剧烈刀割样疼痛，迅速漫及全腹，腹肌紧张，甚至呈板状腹，压痛，肠鸣音消失。腹部 X 线透视膈下有游离气体。

2. 急性胰腺炎

发病前多有暴饮暴食，上腹部疼痛，频繁呕吐，无肠型，肠鸣音减弱或消失，血、尿淀粉酶增高。

【治疗】

1. 内治法

（1）痞结证

证候：腹痛阵发或持续胀痛，腹胀，呕吐，肛门停止排便排气，不发热或低热，小便少或黄。舌淡苔薄白，脉弦。

治法：通里攻下，行气开郁。

主方：大承气汤加莱菔子、木香、川楝子、甘草。

（2）瘀结证

证候：多有腹部手术史，腹痛剧烈，部位固定，腹胀；或可触及痛性包块，压痛；伴倦怠乏力，口干舌燥。舌暗红，苔黄腻，脉弦或沉细。

治法：通里攻下，行气活血。

主方：大承气汤加莱菔子、桃仁、丹参、甘草。

（3）疽结证

证候：脘腹胀满痛、痞满，腹胀如鼓，全腹压痛，肠鸣音减弱或消失，发热，口渴，小便短赤，甚或四肢逆冷。舌质红赤或紫绛，苔黄腻，脉沉细数。

治法：通里攻下，清热解毒。

主方：大承气汤加黄连、蒲公英、金银花、生石膏、生甘草。

2. 外治法

（1）镇江膏烤热，将药肉摊匀，待冷却后，冰片 1g，撒于膏药上，外敷于神阙或疼痛明显部位。适宜于痞结型、瘀结型肠梗阻。

（2）芒硝 300g，装入布袋中，外敷，每日 1 ～ 2 次。

3. 其他疗法

（1）灌肠

①复方大承气汤水煎浓缩至 300mL，从肛管缓慢注入或滴入做保留灌肠，每日 1 ～ 2 次。

②皂角 30g，细辛 10g，煎取 200 ～ 300mL，从肛管缓慢注入或滴入做保留灌肠，每日 1 ～ 2 次。

③生理盐水 500mL，加入阿托品 1 ～ 2mg，保留灌肠，对解除肠痉挛有一定的作用。适用于痉挛性肠梗阻、肠腔内粪便堵塞所致肠梗阻，以及早期肠套叠。

（2）针刺

主穴：足三里、天枢、大肠俞。

配穴：中脘、内关、曲池、合谷。

手法：强刺激，或接电针仪通电刺激，留针 10 ～ 30 分钟。

（3）穴位注射

于双侧足三里穴位各注射新斯的明 0.25mg，每日 1 ～ 2 次，对麻痹性肠梗阻有一定疗效。或阿托品 0.25mg 行足三里穴位注射，可缓解机械性肠梗阻的阵发性腹痛。

（4）一般治疗

禁食和胃肠减压、补液作为肠梗阻的一般治疗。

（5）推拿疗法

可用于肠扭转的辅助治疗。患者仰卧位，术者双手粘滑石粉，紧贴腹壁按扭转的反方向推拿。因肠扭转多为顺时针方向扭转，一般可按逆时针方向进行，如推拿后腹痛加重，即改换方向。起初以轻柔的手法，可逐渐加重，反复推拿。经推拿 30 ～ 60 分钟，如无便意，可间隔 30 ～ 60 分钟重复 1 次。如扭转整复，则于 1 ～ 2 小时内可有大量稀粪便排出，腹壁松软凹陷，疼痛消失。

（6）手术

症状逐渐加重，疑有肠腔狭窄，或肿瘤性梗阻等，应及时手术探查。

4. 单方验方

（1）巴豆霜

巴豆瓣去壳取仁，放于数层纸中捻压，巴豆油大部分被纸吸去，剩余部分即为巴豆霜。将巴豆霜装入胶囊内，口服，每次 0.5g，每日 1 ～ 2 次。小儿慎用。

（2）食油

用生豆油或生菜籽油，成人 200 ～ 300mL，儿童 80 ～ 150mL，加温至 20℃。患者插胃管，抽空后，由胃管内注入，夹管 1 小时。适用于体虚便结、粘连性肠梗阻、蛔虫性肠梗阻、小儿早期肠套叠等。

【转诊原则】

1. 腹痛逐渐加重，尤其出现腹膜炎者。
2. 伴有脱水、电解质紊乱等表现，全身情况恶化者。
3. 怀疑肿瘤所致梗阻者。
4. 经非手术治疗，效果不明显者。

【养生与康复】

1. 避免饱食后强力劳动或奔跑，可减少肠扭转发生机会。
2. 积极预防和治疗肠蛔虫病是预防蛔虫性肠梗阻的有效措施。
3. 腹部手术后应早期下地活动，防止肠粘连的发生。
4. 发病时应禁食，梗阻缓解后逐渐进食流质或半流质清淡饮食。

【健康教育】

1. 加强病因知识的宣传，及时消除引起肠梗阻的因素，预防肠梗阻的发生。

2. 避免暴饮暴食。

3. 保持排便规律。

【常用西药参考】

1. 补液 常选用生理盐水、5%葡萄糖注射液、复方氯化钠溶液等，加入 10% 氯化钾、维生素 C、维生素 B_6 等，补充液体。

2. 抗生素 常用头孢类抗生素，与抗厌氧菌类抗生素配合应用。

第七章　其他外科疾病

第一节　烧伤

【概述】

烧伤是指因火焰、灼热的气体、液体或固体等热力作用于人体而引起的一种急性损伤性疾病。当强热侵害人体，致皮肉腐烂，甚或火毒炽盛，伤及体内阴液，或热毒内攻脏腑，以致脏腑不和，阴阳平衡失调，甚至死亡。古代又称汤火伤、汤泼火伤、汤火疮、火烧疮、火疮等。其他还有化学烧伤、火器伤、放射性烧伤、电击伤等，仍以水火烫伤为多见。

【临床表现】

1. 局部表现

（1）Ⅰ度烫伤

累及表皮浅层（角质层），亦可波及透明层、颗粒层，甚至棘细胞层和基底细胞层。烫伤局部红肿热痛，感觉过敏，表面干燥，全身反应极少。一般经过 2 ～ 3 天后，症状消失，出现皮肤脱屑，不产生瘢痕，有时局部可有轻度色素沉着。

（2）浅Ⅱ度烫伤

累及表皮全层及真皮浅层。烫伤局部有明显的水肿，剧痛，水疱形成，疮面色红，经常有液体渗出。在 3 ～ 4 天后结成一层棕色较薄的干痂，一般在 2 周左右愈合，愈合后不留瘢痕，但有色素沉着。

（3）深Ⅱ度烫伤

损伤已达真皮深层，但有皮肤附件残留。表现为痛觉迟钝，有水疱，疮面颜色苍白，间有不同密度的猩红色小点，较易继发感染。一般需 3 ～ 4 周愈合，可留有瘢痕。

（4）Ⅲ度烫伤

累及全层皮肤，甚至深达脂肪、肌肉与骨骼。表现为痛觉丧失，皮肤颜色为苍白、棕褐色或焦黑色，皮肤失去弹性，触之坚硬，表面干燥，但皮下组织间隙中则有大量液体渗出而水肿。2～3周后发生焦痂下液化，易发生感染，焦痂脱落后露出肉芽创面。小面积Ⅲ度烧伤可由创面边缘上皮长入而愈合，但愈合极慢，愈后引起严重的瘢痕挛缩。

2. 全身症状

总面积在10%（儿童5%）以下的Ⅱ度烫伤属轻度烫伤，一般无全身症状。

总面积在10%～30%（儿童6%～15%）之间的Ⅱ度烫伤，或Ⅲ度烫伤在10%以上，或头面、颈、手、会阴烫伤等属中度烫伤，一般可出现发热口渴、食欲减退、大便秘结、小便短赤等症状。

总面积在30%～49%或Ⅲ度烫伤面积在10%～19%的属重度烫伤；总面积50%以上或Ⅲ度烫伤20%以上的属特重度烫伤。除上述一般症状外，还极易出现呼吸气微、大汗淋漓、神昏谵语等重症，甚至危及生命。

【辅助检查】

烫伤面积较大时可见血白细胞升高、血细胞比容升高，血电解质紊乱等。

【鉴别诊断】

1. 冻伤

有明显的受寒史。轻者，初起在受冻部位皮肤苍白，继则红肿，自觉灼痛或瘙痒，或有麻木之感；重者，受冻部位皮肤灰白或暗红或紫色，并有大小不等的水疱或紫血疱，疼痛剧烈，可出现腐烂坏死，收口较慢。

2. 接触性皮炎

一般均有明显的接触史，皮损大多为红斑、水肿、丘疹、水疱或大疱、糜烂、渗出等，皮损部位局限，边界清晰，形状与所接触的物质外形大致相同。大多数患者先痒后痛，局部有灼热感。

【治疗】

1. 内治法

烫伤轻症，一般不须内治；对于重症，必须内外治并重。治疗原则以清热解毒，益气养阴为主。

（1）火热伤津证

证候：发热，口干引饮，便秘，尿短赤，唇红而干。舌苔黄或黄腻糙，或舌光无苔，舌质红而干，脉洪数或弦细而数。

治法：养阴清热。

主方：黄连解毒汤、金银花甘草汤、清营汤、犀角地黄汤加减。

（2）阴伤阳脱证

证候：体温不升，呼吸气微，表情淡漠，神志恍惚，嗜睡，语言含糊不清，四肢厥冷，汗出淋漓。舌面光剥无苔或舌灰黑，舌质红绛或紫暗，脉微欲绝，或脉伏不起。

治法：扶阳救逆，固护阴液。

主方：参附汤合生脉散、四逆汤加减。

（3）火毒内陷证

证候：壮热烦渴，躁动不安，口干唇焦，大便秘结，小便短赤。舌苔黄或黄糙，或焦干起刺，舌质红或红绛而干，脉弦数。

治法：清营凉血解毒。

主方：清营汤、黄连解毒汤合犀角地黄汤、清瘟败毒饮加减。

（4）气血两虚证

证候：低热或不发热，形体消瘦，面色无华，神疲乏力，食欲不振，夜卧不宁，自汗，盗汗，创面皮肉难生。舌淡红或胖嫩，舌边齿印，苔薄白或薄黄，脉细数或濡缓。

治法：调补气血。

主方：八珍汤加黄芪或托里消毒散加减。

（5）脾胃虚弱证

证候：口舌生糜，口干津少，嗳气呃逆，纳呆食少，腹胀便溏。光剥无苔，或舌质淡胖，苔白，舌质暗红，脉细数或细弱等。

治法：健脾养胃。

主方：益胃汤或参苓白术散加减。

2. 外治法

（1）初期

清洁创面后，用清凉膏、万花油外搽；或地榆、大黄粉各等份研末，麻油调敷；也可用虎地酊（虎杖、地榆、70%酒精）喷洒创面，每2～4小时1次，12～24小时结痂，以后每日3～4次。

（2）中期

创面有感染者，用黄连膏、红油膏、生肌玉红膏外敷；渗液多时，用2%黄连液、2%黄柏液或金银花甘草汤湿敷。

（3）后期

腐脱生新时，用生肌白玉膏、生肌散外敷；瘢痕疙瘩形成者，用黑布膏药外敷。

3. 其他疗法

（1）抗生素

创面总面积较大或并发严重感染时可加用，首选青霉素类，或根据细菌培养结果选用。

（2）植皮

创面面积较大，肉色鲜活，感染已控制，可选择自体皮肤移植。

（3）生长因子的应用

外用贝复济等。

【转诊原则】

严重烫伤，需及时转诊。

【养生与康复】

1. 烫伤后要保持创面清洁，不去污染或风尘多的场所，注意休息。

2. 烫伤后要多饮水，多食新鲜蔬菜水果。

【健康教育】

1. 加强劳动保护和防火灭火设备，开展防火宣传教育。

2. 注意安全操作及积极做好烧伤的预防工作。

3. 注意不让儿童玩火或接触易燃易爆物品。

【常用西药参考】

1. 青霉素

每日 200 万～ 1000 万单位，每日 1 次，静脉滴注。

2. 庆大霉素

每次 3 ～ 5mg/kg，每日 1 次，静脉滴注。

3. 头孢哌酮舒巴坦钠

每次 3.0g，每日 1 次，静脉滴注。

第二节　破伤风

【概述】

破伤风是指皮肉破伤，风毒邪气乘虚侵入而引起肌痉挛的一种急性疾病。因外伤引起者，又称金创痉，多由皮肉破伤，感受风毒之邪，引动肝风，脏腑失和所致。产后发生者，称产后痉；新生儿断脐所致者，称小儿脐风或脐风撮口，由于新生儿、产妇气血不足，肝血不旺，卫外不固，风毒之邪从伤口入侵，易感而发。临床上多见因外伤所致者。本病的临床特点是有皮肉破伤史；有一定的潜伏期，发作时全身或局部肌肉强直性痉挛和阵发性抽搐；间歇期全身肌肉仍持续性紧张收缩。可伴有发热，但神志始终清楚。多因并发症而导致死亡。本病为厌氧菌产生的毒素造成的肌痉挛，中西医同名。

【临床表现】

1. 潜伏期

一般为 4 ～ 14 天，短至 24 小时或长达数月、数年不等。潜伏期的长短与创伤性质、部位和伤口的早期处理方式，以及是否接受过预防注射等因素有关。

2. 前驱期

一般 1 ～ 2 天，患者常感头痛、头晕、乏力、多汗、烦躁不安、打呵欠、下颌微感紧张酸胀、咀嚼无力、张口略感不便。伤口往往干陷无脓，周围皮肤暗红，创口疼痛并有紧张牵制感。

3. 发作期

典型发作症状是全身或局部肌肉强直性痉挛和阵发性抽搐。肌肉强直性痉挛首先从头面部开始，进而延展至躯干四肢。其顺序为咀嚼肌紧张、疼痛，然后出现张口困难，牙关紧闭；面部肌群痉挛，形成苦笑面容；颈项肌肉痉挛时，颈项强直，头略后仰，不能做点头动作；咽喉部肌肉痉挛，可引起吞咽和呼吸困难；背腹肌痉挛时，腰部前凸，头和足后屈，呈角弓反张状；膈肌和肋间肌痉挛可出现呼吸困难，甚至窒息；膀胱括约肌痉挛可引起排尿困难，甚至尿潴留。

阵发性抽搐是在肌肉持续痉挛的基础上发生的，轻微的刺激如声音、光亮、震动、饮水、注射等均诱发强烈的阵发性抽搐。每次发作可持续数秒、数分钟或数十分钟不等，发作时患者面色苍白，口唇发绀，呼吸急促，口吐白沫，流涎，磨牙，头频频后仰，四肢抽搐不止，全身大汗淋漓，表情非常痛苦。

发作间歇期长短不一。间歇期疼痛稍减，但肌肉收缩始终存在。

4. 后期

因长期肌肉痉挛和频繁抽搐，大量体力消耗，水、电解质紊乱，可致全身衰竭而死亡。或因呼吸肌麻痹引起窒息，心肌麻痹甚至休克，心搏骤停而危及生命。病程一般 3 ～ 4 周。

【辅助检查】

实验室检查：脓液培养可有破伤风杆菌生长。血常规检查：初期白细胞计数一般正常或偏高，发作期白细胞计数及中性粒细胞数增加。合并肺部感染时，白细胞计数常在 15×10^9/L 以上，中性粒细胞达到 80%以上。

【鉴别诊断】

1. 化脓性脑膜炎

可出现与破伤风相同的颈项强直、角弓反张等症状，但无阵发性肌肉痉挛。患者常有高热、嗜睡、剧烈头痛、喷射性呕吐等。脑脊液检查有压力增高，白细胞计数增多等。

2. 狂犬病

有被疯狗、猫咬伤史，潜伏期较长，以吞咽肌肉抽搐为主，患者呈兴奋、恐惧状，听到流水声或看到水便发生咽肌痉挛，被称为“恐水症”。可因膈肌收缩产生大声呃逆，如犬吠声。很少出现牙关紧闭。脑脊液中淋巴细胞增高。

3. 下颌关节炎、齿龈炎、咽喉炎、腮腺炎

早期可有张口困难，但无颈项强直，并有局部炎症表现显著。

4. 士的宁中毒

症状与破伤风很相像，但在抽搐的间歇期肌肉松弛，而破伤风在发作间歇期，肌肉收缩始终存在。

【治疗】

破伤风是一种严重的全身性感染，发生和发展过程甚为迅速，必须坚持中西医结合综合治疗。中医治疗以息风、镇痉、解毒为原则。西医治疗应尽快消除毒素来源和中和体内毒素，有效地控制和解除痉挛，保持呼吸道畅通，积极防治并发症等。

1. 内治法

（1）风毒在表证

证候：轻度吞咽困难和牙关紧闭，周身拘急，抽搐较轻，发作期短，间歇期长。舌苔薄白，脉数。

治法：祛风镇痉。

主方：玉真散合五虎追风散加减。

（2）风毒入里证

证候：角弓反张，全身肌肉痉挛、抽搐，频繁发作，间歇期短；高热，大汗淋漓，面色青紫，呼吸急促，痰涎壅盛；或伴胸闷腹泻，大便秘结，溲赤或尿闭。舌红或红绛，苔黄或黄糙，脉弦数。

治法：祛风止痉，清热解毒。

主方：木萸散加减。

（3）阴虚津亏证

证候：疾病后期，抽搐停止，乏力倦怠，骨节酸胀，偶发拘急，或肌肤有蚁走感；伴头晕，口渴，时时汗出。舌淡红，脉细弱无力。

治法：养阴生津，疏通经络。

主方：沙参麦冬汤加减。

2. 外治法

在控制痉挛和应用破伤风抗毒素（或清创前在伤口周围注射破伤风抗毒素 5000 ～ 10000IU）后，进行彻底清创术，以消除毒素来源，清除坏死组织和异物。开放创口，用 3%过氧化氢溶液冲洗伤口和湿敷；亦可用蝉蜕、金银花、防风煎汤，反复冲洗，然后敷玉真散。创面有残余坏死组织时，可外用七三丹、红油膏；脓腐脱净，用生肌散、生肌白玉膏。

3. 其他疗法

（1）一般处理

将患者隔离于安静的暗室，保持呼吸道通畅。因喉头痉挛致呼吸困难或窒息时，应及时气管切开。轻症患者在发作间歇期尽量鼓励自行进食，重症患者要定时鼻饲（最好行气管切开术后，放置胃管进行管饲），保证水和营养的摄入。也可行全胃肠外营养。

（2）常用中成药

新生儿破伤风，内服撮风散 0.3 ～ 0.6g，每日 3 ～ 4 次。

（3）针灸

牙关紧闭，取下关、颊车、合谷、内庭；角弓反张，取风池、风府、大椎、长强、承山、昆仑；四肢抽搐，取曲池、外关、合谷、后溪、风市、阳陵泉、太冲、申脉。一律采用泻法，留针 15 ～ 20 分钟。

【转诊原则】

对可疑感染的伤口，须通畅引流，如不具备相应无菌条件，应及时转诊。

怀疑破伤风者，需及时转诊。

【养生与康复】

1. 患者隔离

保持环境安静，避免声、光、风等外界刺激，必要的治疗应争取在安静下进行。

2. 专人护理

防止发生窒息，严重患者在上、下牙之间放置橡皮开口器，防止舌咬伤；抽搐发作时防止摔伤和骨折；吸痰器放在床边，随时吸出口腔分泌物；注意口腔及皮肤护理；患者用过的器具严格消毒，敷料予以烧毁。

【健康教育】

1. 加强预防破伤风的知识宣传，发生外伤后应立即到医疗机构处置，不要自行包扎。

2. 正确处理伤口，特别是污染的或较深的创口要早期彻底清创，祛除坏死组织和异物。对可疑感染的伤口，须通畅引流，不缝合，用3%过氧化氢溶液或1 ： 2000 高锰酸钾溶液冲洗伤口。

【常用西药参考】

应采取综合措施，包括尽快中和游离毒素，控制和解除痉挛，保持呼吸道通畅及预防并发症等。

1. 中和游离毒素

确诊后首次用破伤风抗毒素20000 ～ 50000IU（皮试后）静脉滴入（对已经与神经结合的毒素则无效），以后视病情变化，每天静脉滴入或肌内注射10000 ～ 20000IU，持续4 ～ 6天。新生儿破伤风可用20000IU静脉滴入，亦可做脐周封闭注射。

2. 控制和解除痉挛

病情较轻时可用镇静剂和安眠药物，用安定5mg口服或10mg静脉注射，鲁米那0.1 ～ 0.2g肌内注射，10%水合氯醛15mL口服或20 ～ 40mL直肠灌注。以上药物可6小时交替应用1次。

病情严重者可用冬眠疗法，常用冬眠一号（氯丙嗪50mg，异丙嗪50mg，哌替啶100mg），每次用1/3或1/2剂量，4 ～ 8小时肌内注射1次，病情好转可间歇或逐渐减量使用。应用时要密切观察生命体征变化。

3. 防治并发症

补充水和电解质，以纠正水、电解质代谢失调。必要时可输全血或血浆。应用抗生素抑制破伤风杆菌和其他细菌感染，首选青霉素和甲硝唑。

第三节　咬伤

【概述】

咬伤是指人或动物的上下颌牙齿咬合所致的损伤。临床常见的有狗、猪、马、猫、老鼠、兔子、蜈蚣、蛇、蜘蛛及野生动物等咬伤，在哺乳动物及家畜中，狗咬伤发生率最高，鼠咬伤也不少见。在野外、森林等处，野猪、狼、虎、豹等咬伤，也时有发生。

【临床表现】

1. 中毒

这是咬伤应关注的问题。多见于毒蛇咬伤，咬伤后，一般局部留有齿痕、伴有疼痛和肿胀。严重者肿胀蔓延迅速，淋巴结肿大，皮肤出现血疱、瘀斑，甚至局部组织坏死。全身虚弱、口周感觉异常、肌肉震颤，或是发热恶寒、烦躁不安，头晕目眩、言语不清，恶心呕吐、吞咽困难，肢体软瘫、腱反射消失、呼吸抑制，最后导致循环呼吸衰竭。部分患者被咬伤中毒后可因广泛的毛细血管渗漏引起肺水肿、低血压、心律失常；皮肤黏膜及伤口出血，血尿、尿少，出现肾功能不全以及多器官衰竭；化验检查可见血小板、纤维蛋白原减少，凝血酶原时间延长，血肌酐、非蛋白氮增高，肌酐磷酸激酶增加，肌红蛋白尿等异常改变。

2. 机械性损伤

除咬伤以外，尚有撕裂伤。由利牙所造成的深而细的伤口，周围组织血管有不同程度的损伤，表现为组织水肿，皮下出血，血肿，甚至大出血。大动物咬伤可有较广泛的肌肉和软组织损伤。

3. 继发性感染

咬伤伤口，一般污染较重，尤其是哺乳动物口腔中菌种杂、菌量大，易引发感染，包括破伤风梭菌、产气荚膜梭菌、消化链球菌感染等。伤口中可带进异物，如泥土、衣服、动物牙齿、毛等，引起化脓性细菌感染；如伤口深、组织破坏多，更有利于细菌的繁殖，尤其是厌氧菌。此外，可传染疾病如狂犬病、鼠疫、鼠咬热、兔热病、黑热病、黄热病、恙虫病等。

【治疗】

由于致伤的动物种类多，伤情迥异，因此急救处理必须结合具体情况。

1. 详询受伤史

尽可能了解受伤时间、地点、何种动物所致伤，发生咬伤时，应将致伤动物识别、打死或活捉，以供医疗或急救人员参考或鉴定，例如是否疯狗、毒蛇等。

2. 如果一时无法识别动物种类，可按下列基本原则处理

（1）咬伤（包括抓伤或撞击伤等）后，除非伤口小而浅，可不清创，伤口用碘酊、酒精进行消毒并包扎外，均应尽早进行彻底清创，清除一切失活组织和异物，然后用大量无菌盐水或0.1%苯扎溴铵溶液冲洗，再用过氧化氢溶液淋洗；清创后伤口原则上不做一期缝合；现经验证明，如就诊较早，伤势较轻，清创彻底，仍可做一期缝合，尤其对脸、手部、关节、肌腱、神经、血管等，清创术前给予抗生素预防感染。

（2）凡需清创的伤口，特别注意厌氧菌感染的防治，均应预防性注射破伤风抗毒素。

（3）在未否定疯狗或毒蛇咬伤以前，一律按疯狗或毒蛇处理，给予多价或单价抗毒素血清，适当给予镇痛、镇静药。

（4）严重者迅速送至附近医疗单位进行后续治疗。

【转诊原则】

对污染较重，或已有炎症反应者，须通畅引流，不缝合，如当地不具备相应无菌条件，应及时转诊。如出现伤口肿胀蔓延迅速，淋巴结肿大，皮肤出现血疱、瘀斑，甚至局部组织坏死及全身中毒症状时，需及时转诊。

【养生与康复】

1. 咬伤后要保持创面清洁，注意休息，密切关注病情变化。

2. 清淡饮食，多饮水，多食新鲜蔬菜水果。

【健康教育】

1. 加强预防咬伤的知识宣传及宠物管理，加强劳动保护和防护设施，对高发地区，开展咬伤防护宣传教育，发生咬伤后应立即到医疗机构处置，不要自行包扎。

2. 正确处理伤口，特别是污染的或较深的创口要早期彻底清创，祛除坏死组织和异物。对可疑感染的伤口，须通畅引流，不缝合，用3%过氧化氢溶液或1 ∶ 2000高锰酸钾溶液冲洗伤口。

3. 注意不让儿童接近具有攻击性的动物。

【常用西药参考】

见“破伤风”。

附一：狂犬病

【概述】

狂犬病是狂犬病毒所致的急性传染病，人兽共患，多见于犬、狼、猫等肉食动物，人多因被病兽咬伤而感染。全世界每年有近3万人死于狂犬病，犬咬伤是主要原因。

【临床表现】

有被狂犬等动物咬伤史，咬伤处有瘀点或伤口，周围红肿疼痛。自咬伤后到发病可有10天到数月的潜伏期，一般为30～60天。临床过程有前驱期、兴奋期、瘫痪期，病程一般不超过6天。初起精神不振，微热头痛，食欲不振等，继则心中常有恐惧，对声、光、风、痛较敏感，早已愈合的伤口有麻、痒、痛及蚁行感；1～2日后闻声则惊，轻微刺激即可引起抽搐，烦躁，口渴而不能饮水，极度恐水，闻水声、见水、谈到饮水，都能引起咽喉痉挛，且多汗流涎，排尿排便困难；后期下肢瘫痪，恐惧消失，痉挛停止，但表情冷漠，口不能闭，气息低微，继而昏迷，预后不良。

【鉴别诊断】

见“破伤风”。

【治疗】

1. 内治法

（1）风毒犯表证

证候：精神不振，恶风，轻度发热，头痛，食欲不振，畏光、畏声，原伤口处有麻木、瘙痒或虫行感。舌淡红，苔薄白，脉浮紧。

治法：疏风解毒。

主方：人参败毒散加减。

（2）肝风内动证

证候：闻声则惊或抽搐，甚至闻水声、见水或谈论饮水则咽喉痉挛，烦躁不安，多汗流涎，排尿排便困难。舌红苔白，脉弦。

治法：息风解痉。

主方：玉真散加减。

2. 其他疗法

一般处理：浅小的伤口可常规消毒处理。深大的伤口应立即清创，清除异物与坏死组织，以生理盐水或稀释的碘伏液冲洗伤口，再用 3% 过氧化氢液淋洗；伤口应开放引流，原则上不宜做一期缝合。

【转诊原则】

见“咬伤”。

【养生与康复】

1. 注射破伤风抗毒素 1500IU，清创术前给予抗生素预防感染。

2. 如咬人的狗已隔离观察 5 ～ 10 日未出现狂犬病症状，可除外狂犬病。如咬伤人的狗，确为疯狗或疑为疯狗，或已被杀死，或已跑掉而未做隔离观察，应立即进行狂犬病疫苗注射，有时狗看来尚属健康，在其隔离观察期间，患者也可暂不做疫苗注射，待狗出现狂犬病症状时再进行，以免不必要的注射增加患者痛苦和并发症。

3. 注射狂犬疫苗：伤后应以狂犬病免疫球蛋白做伤口周围浸润注射。使用动物源性免疫球蛋白，用药前应做过敏试验；如试验阳性，应在注射肾上腺素后再给予免疫球蛋白。人源制剂的免疫球蛋白，则不必使用抗过敏药物。采用狂犬病疫苗主动免疫分别于伤后当天和伤后第 3、7、14、28 天各注射一剂，共 5 剂。如曾经接受过全程主动免疫，则咬伤后不需被动免疫治疗，仅在伤后当天与第 3 天强化主动免疫各一次。狂犬病预后差、死亡率高，应当加强预防。婴儿可以接种含针对狂犬病的联合疫苗，对犬应严加管理并施行免疫注射。

【健康教育】

见“咬伤”。

【常用西药参考】

见“破伤风”。

附二：蛇咬伤

【概述】

蛇分为毒蛇与无毒蛇两大类。无毒蛇咬伤时，皮肤留下一排或两排细小齿痕，局部稍痛，可起水疱，无全身反应。毒蛇咬伤则仅有一对较大而深的齿痕，蛇毒注入体内，引起严重中毒。蛇毒是含有多种毒蛋白溶组织酶以及多肽的复合物，可分为神经毒与血液毒素两种。根据所分泌的蛇毒性质，大致可分为三类：神经毒为主的，如金环蛇、银环蛇等；血液毒为主的，如竹叶青、五步蛇（尖吻蝮蛇）、蝰蛇、龟壳花蛇等；混合毒的，如眼镜王蛇、眼镜蛇等。

【临床表现】

见“咬伤”。

【治疗】

急救是关键，要争分夺秒地进行，使毒液迅速排出，阻止毒液吸收和扩散。如一时不能辨别是否毒蛇咬伤，首先应按毒蛇咬伤紧急处理，并密切观察病情变化。

1. 急救措施

蛇咬伤后应当避免奔跑，现场立即以布带等物绑扎伤肢的近心端，松紧度掌握在能够使被绑扎的下部肢体动脉搏动稍微减弱为宜。绑扎后每隔 30 分钟左右松解一次，每次 1 ～ 2 分钟，以免影响血液循环造成组织坏死。然后用手挤压伤口周围，将毒液排出。用 0.05% 高锰酸钾液或 3% 过氧化氢冲洗伤口，拔出残留的毒蛇牙，伤口较深者切开真皮层少许，或在肿胀处以三棱针平刺皮肤层，接着用拔罐法或吸乳器抽吸，促使部分毒液排出。值得注意的是，血液毒类毒蛇（如五步蛇、竹叶青蛇）咬伤后可短期内造成凝血功能严重受损，局部切开伤口可引起出血不止，甚至造成严重后果，若发现牙痕伤口出血不止，则忌切开伤口。蛋白酶有直接解蛇毒作用，可取 2000 ～ 6000U 加于 0.05% 普鲁卡因或注射用水 10 ～ 20mL，封闭伤口外周或近侧，必要时 12 ～ 24 小时后再用一次。

2. 解毒药物

（1）蛇药是治疗毒蛇咬伤有效的中成药，有季德胜蛇药片等，可以口服或敷贴局部，有的还有注射剂。此外，还有一部分新鲜草药也对毒蛇咬伤有疗效，如七叶一枝花、八角莲，半边莲、田基黄、白花蛇舌草等。

（2）抗蛇毒血清有单价和多价两种，对于已知蛇类咬伤可用针对性强的单价血清，否则使用多价血清。用前需做过敏试验，阳性者采用脱敏注射法。

3. 其他疗法

临床检查应重视神经、心血管与血液系统改变，区分神经毒与血液毒对于治疗有指导意义。此外，治疗中应避免使用中枢神经抑制剂、肌松弛剂、肾上腺素和抗凝剂。常规使用破伤风抗毒素及抗生素防治感染。注意补液等支持治疗，必要时输注血浆、红细胞。

【转诊原则】

见“咬伤”。

【养生与康复】

见“咬伤”。

【健康教育】

见“咬伤”。

第四节　虫蜇伤

【概述】

虫蜇伤是指被爬虫类动物或水母类蜇伤，造成毒液注入人体而引起的局部或全身反应和相关症状。临床常见的有蜂、蝎、蜈蚣、黑蜘蛛等蜇伤，沿海可见水母、海胆、海星蜇伤，临床以蜂蜇伤和水母蜇伤发生率最高。

【临床表现】

由于致伤动物的不同，伤情迥异，蜇伤部位多位于裸露的上肢、头部、面部、颈部及下肢，局部疼痛、红肿、瘙痒，有时可出现颜面部、颈部潮红，喉头发痒，消化道症状，全皮肤出现风团斑块等过敏症状，甚或伴寒热、溶血、出血、抽搐等全身中毒症状，甚至死亡。

（1）蜂蜇伤

蜜蜂和黄蜂的尾刺连有毒腺，蜇人时可将蜂毒注入皮内，引起局部与全身症状。蜜蜂蜇后，局部出现红肿、疼痛，数小时后可自行消退。如蜂刺留在伤口内，可引起局部化脓。黄蜂蜂毒的毒性较剧烈，蜇伤后局部肿痛明显，可出现全身症状，伤口一般不留蜂刺。群蜂蜇伤后症状严重，除皮肤红肿外，还有头晕目眩、恶心呕吐、面部水肿、呼吸困难、烦躁不安，出现昏迷、休克甚至死亡。对蜂毒过敏者，即使单一蜂蜇也可引发严重的全身反应。

（2）蝎蜇伤

蝎毒是一种神经毒，可以引起局部和全身反应。被蝎蜇后局部红肿、疼痛，蜇伤部位出现水疱，甚至局部组织坏死。有烦躁不安、头痛、头晕、发热、流涎、腹痛等全身症状。重者有呼吸急促、肺水肿、消化道出血等表现。儿童被蜇严重时可因呼吸、循环衰竭而死亡。

（3）蜈蚣蜇伤

蜈蚣蜇人时，毒液从它的一对中空的“利爪”中排出，注入皮下。其毒液成分和黄蜂等昆虫的毒液成分相似，可使局部组织损害和发生过敏反应。蜈蚣头部第一对钳足有毒腺开口，也可咬人并释放出毒液，引起局部红肿、淋巴结炎、淋巴管炎。大蜈蚣释出毒液多，小儿被咬中毒症状重时，可有畏寒、发热、恶心、呕吐、谵妄、昏迷，甚至可以致命。

（4）海蜇蜇伤

此可引起局部红肿刺痛、发痒，并可见呈线状排列的红斑，如治疗不及时，伤口肿胀明显，并可因瘀血呈紫黑色，可伴有恶心、呕吐、腹痛、胸闷、呼吸急促、出冷汗，严重者可出现肺水肿、休克，甚至死亡。

【治疗】

1. 内治法

热毒蕴结证

证候：皮肤成片红肿、水疱、瘀斑；发热，胸闷，尿黄；舌红，苔黄，脉数。

治法：清热解毒。

主方：五味消毒饮加减。

2. 其他疗法

（1）一般疗法

尽快在被蜇伤部位的近心端缚扎，如有毒刺存留或附着物，应立即清除。局部可用肥皂水、10% 氨水或 5% 小苏打水冲洗，0.25% ～ 0.5% 普鲁卡因行伤口周围封闭。依病情使用抗组胺药物，过敏反应明显者可使用肾上腺素或 10% 葡萄糖酸钙等。伤口周围可用明矾、米醋，或雄黄、枯矾等，凉开水调，敷患处。适当使用止痛、镇静剂。

（2）蜂蜇伤

对蜂毒过敏者，即使单一蜂蜇也可引发严重的全身反应。蜜蜂蜇伤后尽量拔除蜂刺，局部以弱碱液（如 3% 氨水、2% ～ 3% 碳酸氢钠溶液、肥皂水）洗敷，再以南通蛇药糊剂敷于伤口，并口服蛇药片。黄蜂蜇伤处局部以弱酸液冲洗或以食醋纱条敷贴。局部症状较重者，可进行局部封闭和使用镇痛药，以 3% 依米丁（吐根碱）1mL 溶于 5mL 注射用水后做伤处注射。蜂蜇后全身症状严重者，应采取相应急救措施，有过敏反应时给予抗组胺类药物如异丙嗪、苯海拉明等，亦可用肾上腺皮质激素（糖皮质激素）；有呼吸困难时，应维持呼吸道通畅并给氧；出现休克时，则应积极抗休克治疗。

（3）蝎蜇伤

蝎蜇伤后应局部冷敷，蜇伤处近心端绑扎，口服及局部应用蛇药片。蜇伤处消毒后，在局部麻醉下切开伤口，取出残留的钩刺。伤口以弱碱性溶液或高锰酸钾液清洗。以 3% 依米丁 1mL 溶于 5mL 注射用水后做伤处注射。全身症状重时，应补液、使用糖皮质激素、肌内注射抗蝎毒血清，并给予对症支持治疗。局部组织坏死或有感染时可使用抗生素。

（4）蜈蚣蜇伤

被蜈蚣蜇后，伤口应以碱性液洗涤，伤口周围组织以 0.25% 普鲁卡因封闭。口服及局部敷用南通蛇药。局部有坏死感染或淋巴管炎时，加用抗生素。

（5）海蜇蜇伤

海蜇蜇伤后应立即用衣服、海草或沙土等拭去黏附在皮肤表面的触须和毒液，不要直接用手，防止再次蜇伤。用肥皂水或 3% 氨水、3% 碳酸氢钠溶液洗涤伤口，或冷敷，以中和皮肤上的酸性毒素。局部症状严重时，可以将依米丁 30mg 用 4 ～ 9mL 生理盐水稀释，于蜇伤部位或近端封闭皮下注射，总量不超过 60mg。因该药属剧毒药物，一般仅用一次。也可用胰蛋白酶 2000 单位加 0.25% 普鲁卡因溶液 20 ～ 60mL 做浸润封闭。全身治疗可静脉注射 10% 葡萄糖酸钙溶液，口服或肌内注射氯苯那敏（扑尔敏）、苯海拉明等抗组胺类药物，严重者可给予地塞米松或氢化可的松静脉滴注。呼吸困难应注意防止肺水肿的发生，伤口感染者可适当应用抗生素。

【转诊原则】

见“咬伤”。

【养生与康复】

1. 蜇伤后要保持创面清洁，注意休息，密切关注病情变化。

2. 创口有污染时，尤其小而深的伤口，于伤后 24 小时内常规肌内注射破伤风抗毒素 1500IU。若污染严重，1 周后再注射 1 次。

3. 清淡饮食，多饮水，多食新鲜蔬菜水果。

【健康教育】

1. 搞好环境卫生，清除周围杂草。

2. 夏季穿着衣物较少，或下海游泳，皮肤暴露于外，与爬虫类动物或水母类接触机会增加，应掌握易接触动物的生活习性，注意防范。

【常用西药参考】

见“破伤风”。

第五节　臁疮

【概述】

臁疮是指发生于小腿臁骨部位的慢性皮肤溃疡。俗称“老烂脚”，多见于久立久行者，常为筋瘤的后期并发症。主要发于双小腿内、外侧的下1/3处。其临床特点是经久难以收口，或虽经收口，每易因损伤而复发，与季节无关。多由久站或过度负重而致小腿筋脉横解，青筋显露，瘀停脉络，久而化热，或小腿皮肤破损染毒，湿热下注而成，疮口经久不愈。相当于西医的下肢慢性溃疡。西医学认为，下肢深、浅静脉及交通支静脉的结构异常、肢体远端的静脉压力持续增高是小腿皮肤营养性改变和溃疡的主要机制，而长期站立、腹压过高和局部皮肤损伤是溃疡的诱发因素。

【临床表现】

本病多见于久立、久行者，常为筋瘤的后期并发症之一。

1. 初期

小腿肿胀、色素沉着、沉重感，局部青筋怒张，朝轻暮重，逐年加重，或出现浅静脉炎、淤积性皮炎、湿疹等一系列静脉功能不全表现。

2. 中期

在小腿下1/3处（足靴区）内侧或外侧持续漫肿、苔藓样变的皮肤出现裂缝，自行破溃或抓破后糜烂，滋水淋漓，溃疡形成；当溃疡扩大到一定程度时，边缘趋稳定，周围红肿，或日久不愈，或经常复发。

3. 后期

疮口下陷、边缘高起，形如缸口，疮面肉色灰白或秽暗，滋水秽浊，疮面周围皮色暗红或紫黑，或四周起湿疹而痒，日久不愈。继发感染则溃疡化脓，或并发出血。严重时溃疡可扩大，上至膝，下到足背，深达骨膜。少数患者可因缠绵多年不愈，蕴毒深沉而导致岩变。

【辅助检查】

临床上常通过深静脉通畅实验、浅静脉和交通支静脉瓣膜功能实验等方法，进一步了解小腿溃疡的发病原因。血常规检查一般正常，少数可有白细胞计数升高。

临床上多用彩色多普勒超声、下肢静脉造影等方法检查其下肢静脉情况。

【鉴别诊断】

临床上臁疮比较容易确诊，不需鉴别，主要应明确发生臁疮的原因、性质、病情等。

1. 结核性臁疮

常有其他部位结核病病史；皮损初起为红褐色丘疹，中央有坏死，溃疡较深，呈潜行性，边缘呈锯齿状，有败絮样脓水，疮周色紫，溃疡顽固，长期难愈；病程较长者可见新旧重叠的瘢痕，愈合后可留凹陷性色素瘢痕。

2. 臁疮恶变

可为原发性皮肤癌，也可由臁疮经久不愈，恶变而来；溃疡状如火山边缘卷起，不规则，触之觉硬，呈浅灰白色，基底表面易出血。

3. 放射性臁疮

往往有明显的放射线灼伤史；病变局限于放射部位；常由多个小溃疡融合成一片，周围皮肤有色素沉着，或夹杂有小白点，损伤的皮肤或肌层明显僵硬，感觉减弱。

【治疗】

1. 内治法

（1）湿热下注证

证候：小腿青筋怒张，局部发痒、红肿、疼痛，继则破溃，脓水浸淫，疮面腐暗，四周漫肿灼热；伴口渴，便秘，小便黄赤；苔黄腻，脉滑数。

治法：清热利湿，和营解毒。

主方：二妙丸合五神汤加减。

（2）气虚血瘀证

证候：病程日久，疮面苍白，肉芽色淡，周围皮色黑暗、板硬；肢体沉重，倦怠乏力；舌淡紫或有瘀斑，苔白，脉细涩无力。

治法；益气活血，祛瘀生新。

主方：补阳还五汤合四妙汤加减。

2. 外治法

（1）初中期

局部红肿、溃破、渗液较多者，宜用洗药。如马齿苋 60g、黄柏 20g、大青叶 130g，煎水温湿敷，日 3 ～ 4 次。局部红肿，渗液量少者，宜用金黄膏薄敷，日 1 次；亦可加少量九一丹撒布于疮面上，再盖金黄膏。

（2）后期

久不收口，皮肤乌黑，疮口凹陷，疮面腐肉不脱，时流污水，用八二丹麻油调后摊贴疮面，并用绷带缠缚，每周换药 2 次，夏季可换勤些。腐肉已脱而露新肉者，用生肌散外盖生肌玉红膏，隔日一换或每周 2 次。周围有湿疹者，用青黛散调麻油盖贴。药物治疗后宜用弹力绷带，并抬高患肢，以利静脉回流，减轻水肿，促使溃疡愈合。

【转诊原则】

1. 疑有恶变者随时转送上级医院肿瘤专科进行检查，以明确诊断。

2. 伴发热，营养状况差，经治疗无好转者，需转上级医院进一步治疗。

【养生与康复】

改善肢体瘀血状态是本病预防和调护的重点。

1. 发热者限制患者活动，宜卧床休息，患足宜抬高，不宜久立久行。

2. 疮口愈合后宜经常用弹力袜或弹力绷带保护之，避免损伤，预防复发，出汗较多者及时擦干皮肤，保持皮肤和床单位清洁、干燥。

【健康教育】

1. 健康、合理饮食。宜食清淡、易消化的高维生素、高蛋白、高热量、富纤维素、低脂饮食。忌食辛辣、油炸、烧烤、高脂肪食物及海腥发物。

2. 避免久行久立、跷二郎腿，做腿部按摩，两手分别放在小腿两侧，由踝部向膝关节揉搓小腿肌肉。站立时做踮脚运动，或做小腿的踢腿运动。

3. 糖尿病患者饮食宜少食多餐，检测血糖水平。

4. 引导患者戒除不良心理因素，调和情志，及时予以心理疏导。

第六节　青蛇毒

【概述】

青蛇毒是发生于肢体浅静脉的血栓性、炎性病变。其临床表现以肢体浅静脉呈条索状突起、色赤、形如蚯蚓、硬而疼痛为特征，本病多发于青壮年人，外有湿邪为患，与热而蕴结，与寒而凝滞，与内湿相合困脾而生痰，是病之标；经脉受损，气血不畅，络道瘀阻，为病之本，是一种多发病、常见病，与季节无关，男女均可罹患。本病相当于西医的血栓性浅静脉炎。

【临床表现】

发病多见于筋瘤后期，部位则以四肢多见（尤其多见于下肢），次为胸腹壁等处。

1. 初期（急性期）

在浅层脉络（静脉）径路上出现条索状柱，患处疼痛，皮肤发红，触之较硬，扪之发热，按压疼痛明显，肢体沉重。一般无全身症状。

2. 后期（慢性期）

患处遗有一条索状物，其色黄褐，按之如弓弦，可有按压疼痛，或结节破溃形成臁疮。临床上常见以下几种类型。

①肢体血栓性浅静脉炎：临床为最常见，下肢多于上肢。临床主要是累及一条浅静脉，沿着发病的静脉出现疼痛、红肿、灼热感，常可扪及结节或硬索状物，有明显压痛。当浅静脉炎累及周围组织时，可出现片状区域性炎块结节，则为浅静脉周围炎。患者可伴有低热，站立时疼痛尤为明显。患处炎症消退后，局部可遗留色素沉着或无痛性纤维硬结，一般需 1 ～ 3 个月后才能消失。

②胸腹壁浅静脉炎：多为单侧胸腹壁出现一条索状硬物，长 10 ～ 20cm，皮肤发红、轻度刺痛，肢体活动时局部可有牵掣痛，用手按压条索两端，皮肤上可出现一条凹陷的浅沟，炎症消退后遗留皮肤色素沉着。一般无全身表现。

③游走性血栓性浅静脉炎：多发于四肢，即浅静脉血栓性炎症呈游走性发作，当一处炎性硬结消失后，其他部位的浅静脉又出现病变，具有游走、间歇、反复发作的特点。可伴有低热、全身不适等。

【辅助检查】

血常规检查一般正常，少数可有白细胞计数增高，部分患者可出现血沉加快。多普勒检查可确定局部浅静脉炎是否已有血栓形成。血液流变学检查可反映全血黏度。

【鉴别诊断】

1. 瓜藤缠（结节性红斑）

多见于女性，与结核病、风湿病有关；皮肤结节多发生于小腿，伸、屈侧无明显区别，呈圆形、片状或斑块状，一般不溃烂；可有疼痛、发热、乏力、关节痛；血沉及免疫指标异常。

2. 结节性脉管炎

多见于中年女性，小腿以下伸侧面出现多发性结节，足背亦常见，可双侧发病；结节多呈小圆形，表面红肿，后期可出现色素斑、点，结节可以破溃；病程较长，反复发作，肢端动脉搏动可减弱或消失。

【**治疗**】

1. 内治法

（1）湿热瘀阻证

证候：患肢可见静脉曲张团突出，疼痛、色红、肿胀、灼热，可摸到硬结节或条索状物；可伴有全身不适、发热症状；苔黄腻或厚腻，脉滑数。

治法：清热利湿，解毒通络。

主方：二妙散合茵陈赤豆汤加减。

（2）血瘀湿阻证

证候：患肢疼痛、肿胀、皮色红紫，活动后则甚，小腿部挤压刺痛或胀痛，或见条索状物，按之柔韧或似弓弦；舌有瘀点、瘀斑，脉沉细或沉涩。

治法：活血化瘀，行气散结。

主方：活血通脉汤加鸡血藤、桃仁、忍冬藤。

（3）肝郁蕴结证

证候：胸腹壁有条索状物，固定不移，刺痛，胀痛，或牵掣痛；伴胸闷、嗳气等；舌质淡红或有瘀点、瘀斑，苔薄，脉弦或弦涩。

治法：疏肝解郁，活血解毒。

主方：柴胡清肝汤或复元活血汤加减。

2. 外治疗法

（1）初期

可用消炎软膏或金黄散软膏外敷，每日换药 1 次。局部红肿渐消者可选用拔毒膏贴敷。

（2）后期

可用熏洗疗法，药物组成：当归尾 12g，白芷 9g，羌活 9g，独活 9g，桃仁 9g，红花 12g，海桐皮 9g，威灵仙 12g，生艾叶 15g，生姜 60g。水煎后熏洗。有活血通络、疏风散结之功。

3. 其他疗法

少数病例可采取手术切除病灶及物理疗法。针灸疗法有一定疗效。

【**转诊原则**】

若全身反应较重，合并有全身血管炎、结缔组织病、内脏疾病及深静脉病变等，需及时转诊。

【养生与康复】

见“臁疮”。

【健康教育】

1. 急性期患者应卧床休息，以减轻疼痛，促使炎症消退。适当抬高患肢，如下床则可穿弹力袜，以减轻下肢水肿。

2. 病变早期不宜久站、久坐。

3. 饮食宜清淡，忌食辛辣、鱼腥之品，戒烟。

第七节　股肿

【概述】

股肿是指血液在深静脉血管内发生异常凝固，从而引起静脉阻塞、血液回流障碍的疾病。其主要表现为肢体肿胀、疼痛、局部皮温升高和浅静脉怒张四大症状，好发于下肢髂股静脉和股腘静脉，可并发肺栓塞和肺梗死而危及生命。本病主要是因为创伤或产后长期卧床，以致肢体气血运行不畅，气滞血瘀，瘀血阻于脉络，脉络滞塞不通，营血回流受阻，水津外溢，聚而为湿，发为本病。本病相当于西医的下肢深静脉血栓形成，以往称血栓性深静脉炎。西医学认为，血流滞缓、静脉管壁结构改变和血液成分变化是静脉血栓形成的三大因素，而外伤、手术、分娩、肿瘤等可直接诱发本病。

【临床表现】

绝大多数的股肿发生在下肢。多见于肢体外伤、长期卧床、产后、肿瘤和其他血管疾病及各种手术、血管内导管术后。发病较急，主要表现为单侧下肢突发性广泛性粗肿、胀痛，行走不利，可伴低热。后期可出现浅静脉扩张、曲张，肢体轻度浮肿，小腿色素沉着、皮炎、臁疮等。由于阻塞的静脉部位不同，临床表现不一。

1. 小腿深静脉血栓形成

肢体疼痛是其最主要的临床症状之一。肢体肿胀一般较局限，以踝及小腿部为主，行走时加重，休息或平卧后减轻，病变早期患肢无营养改变，后期在患肢小腿处可有瘙痒、色素沉着、脱屑、湿疹和溃疡等营养障碍性改变，Homan’s 征阳性，一般无全身表现。临床称为周围型。

2. 髂股静脉血栓形成

突然性、广泛性、单侧下肢粗肿是本病的临床特征。疼痛性质为胀痛，部位可为全下肢，以患肢的髂窝、股三角区疼痛明显，甚至可连及同侧腰背部或会阴部。平卧时减轻，站立时加重。疾病初期主要是表浅静脉的网状扩张，肤色可表现为暗红色，如为急性血栓形成并广泛地使髂股静脉闭塞，则可出现患肢皮色的广泛青紫，临床上称为股青肿，可出现静脉性坏疽，是下肢深静脉血栓形成最严重的类型；后期可在患肢侧的下腹部、髋部、会阴部都见到曲张的静脉；髂股静脉血栓形成的营养性改变主要表现在患肢小腿的足靴区部位，呈脱屑、瘙痒、色素沉着、湿疹和溃疡等。深静脉血栓形成的全身反应并不十分严重。临床称为中央型。

3. 混合性深静脉血栓形成

指血栓起源于小腿肌肉内的腓肠静脉丛，顺行性生长、蔓延扩展至整个下肢静脉主干，或由原发性髂股静脉血栓形成逆行扩展到整个下肢静脉者。临床上称之为混合型。以前者较为多见，常发于手术后。临床表现兼具小腿深静脉和髂股静脉血栓形成的特点。

另外，本病早期可出现急性股动脉痉挛（疼痛性股蓝肿）和肺动脉栓塞两种危重并发症，应引起高度重视。

4. 深静脉血栓形成后遗症

指深静脉血栓形成后期，由于血液回流障碍，或血栓机化再通后静脉瓣膜被破坏，血液倒流，回流不畅，引起肢体远端静脉高压、淤血而产生肢体肿胀、浅静脉曲张、色素沉着、溃疡形成等临床表现。

【辅助检查】

放射性纤维蛋白原试验、核素静脉造影、多普勒血流和体积描记仪检查为无创性检查方法，有助于明确患肢血液回流和供血状况。检测血浆中 D- 二聚体的含量可判定血栓存在与否。静脉造影能使静脉直接显影，可判断有无血栓及其范围、形态及侧支循环状况，不仅有助于明确诊断，而且有助于直接观察治疗效果。

【鉴别诊断】

1. 原发性下肢深静脉瓣膜功能不全

本病多发于成年人，多为从事较长期的站立性工作和重体力劳动者；发病隐匿，进展较缓慢，以双下肢同时发病为特征；患者双小腿浮肿、沉重感，站立位肿胀明显，抬高患肢后则肿胀明显减轻或消失；后期可见较明显的浅静脉曲张及其并发症，如色素沉着、血栓性浅静脉炎、小腿溃疡等；应用肢体多普勒超声血流检测和深静脉血管造影可明确诊断。

2. 淋巴水肿

下肢肿胀常见的另一个原因是淋巴水肿。但淋巴性肿胀并非指陷性，状似橡胶海绵，肿胀分布范围多自足背开始，逐渐向近心侧蔓延；皮肤和皮下组织增生变厚；慢性淋巴功能不全发展至后期形成典型的象皮肿，皮肤增厚、粗糙而呈苔藓状，色素沉着和溃疡形成者罕见。

【治疗】

1. 内治法

（1）湿热下注证

证候：发病较急，患肢粗肿、发热、发红、疼痛，活动受限；舌质红，苔黄腻，脉弦滑。

治法：清热利湿，活血化瘀。

主方：四妙勇安汤加减。

（2）血脉瘀阻证

证候：患肢肿胀，皮色紫暗，固定性压痛，肢体青筋怒张；舌质暗或有瘀斑，苔白，脉弦。

治法：活血化瘀，通络止痛。

主方：活血通脉汤加减。

（3）气虚湿阻证

证候：患肢肿胀日久，朝轻暮重，活动后加重，休息抬高下肢后减轻，青筋迂曲，或伴小腿色素沉着、淤积性皮炎，或起湿疹，或成溃疡；倦怠乏力；舌淡边有齿印，苔薄白，脉沉。

治法：益气健脾，祛湿通络。

主方：参苓白术散加减。

以上三证均可用丹参注射液 20 ～ 30mL，加入 0.9% 生理盐水 250 ～ 500mL 中静脉滴注，每日 1 次，15 日为 1 个疗程。

2. 外治法

（1）急性期：可用芒硝加冰片外敷，方法：芒硝 50g，冰片 5g 共研成粉状，混合后装入纱布袋中，敷于患肢小腿肚内侧，待芒硝结块干结时重新更换，发病后连用数日，可减轻患肢疼痛等症状。

（2）可用中药煎汤趁热外洗患肢。可选用活血止痛散，每日 1 次，每次 30 ～ 60 分钟。

3. 其他疗法

西医治疗深静脉血栓形成，主张早期（72 小时内）手术取栓和溶栓及抗凝、祛聚、降黏、扩血管等疗法。

另外，植入下腔静脉滤器以防止发生肺栓塞也是近年来常用的方法之一。

【转诊原则】

1. 对于发生急性肺栓塞和疼痛性股白肿、股青肿者，应及时转诊。

2. 对于需植入下腔静脉滤器以防止发生肺栓塞者，需转上级医院进一步治疗。

【养生与康复】

1. 术后患者应慎用止血药物；可适当垫高下肢或对小腿进行按摩，使小腿肌肉被动收缩或尽量早期下床活动，以利静脉血回流。

2. 患血栓性深静脉炎后应卧床休息，略抬高患肢，发病 1 个月内不宜做剧烈活动，以防栓子脱落引起并发症。对长期卧床的患者应鼓励其做足背屈活动，必要时可对小腿肌肉进行刺激，以使小腿肌肉收缩，防止静脉血栓形成。

3. 发病后期可使用弹力绷带，以压迫浅静脉，促进静脉血回流。

【健康教育】

1. 高血脂患者饮食宜选择清淡富含维生素及低脂食物，忌食油腻、肥甘、辛辣之品。严格戒烟，积极参加体育锻炼，肥胖者应减轻体重。

2. 对高危患者（血液呈高凝状态）应适当服用活血化瘀中药或抗凝药物。

第八节　脱疽

脱疽是指发于四肢末端，严重时趾（指）节坏疽脱落，又称“脱骨疽”。其临床特点是好发于四肢末端，以下肢多见。初起患肢末端发凉、怕冷、苍白、麻木，可伴间歇性跛行，继则疼痛剧烈，日久患趾（指）坏死变黑，甚至趾（指）节脱落。部分患者起病急骤，进展迅速，预后严重，须紧急处理。脱疽涵盖了西医的血栓闭塞性脉管炎、动脉硬化性闭塞症、糖尿病足及急性动脉栓塞等疾病。随着生活习惯的改变，临床上动脉硬化性闭塞症和糖尿病足的发病率明显升高，而血栓闭塞性脉管炎的发病率则相对下降。

一、血栓闭塞性脉管炎

【概述】

血栓闭塞性脉管炎属中医“脱疽”的范畴，是一种中小动静脉的周期性、节段性、慢性炎症病变，是以血管腔发生闭塞，引起局部组织缺血，最后坏死致肢体末端脱落为病变过程的疾病。本病以脾肾亏虚为本，寒湿外伤为标，气血凝滞、经脉阻塞为其主要病机。西医学认为本病的发生与长期吸烟、饮食不节、环境、遗传及外伤等因素有关。

【临床表现】

血栓闭塞性脉管炎好发于青壮年，以 20 ～ 40 岁男性多见。多发于寒冷季节或常在寒冷季节加重，常先一侧下肢发病，继而累及对侧，少数患者可累及上肢。患者多有受冷、受潮湿、嗜烟、外伤等病史。本病病程较长，易复发。根据疾病的发展过程，临床一般可分为三期。

一期（局部缺血期）：患肢末端发凉、怕冷、麻木、酸痛，间歇性跛行，每行走 500m 左右后就出现患肢小腿或足底坠胀疼痛感而跛行，休息片刻后症状缓解或消失，再行走同样或较短距离时，患肢坠胀疼痛出现。随着病情的加重，行走后出现患肢小腿或足底坠胀疼痛感的距离越来越短。患肢可出现轻度肌肉萎缩，皮肤干燥，皮温稍低于健侧，皮肤指压试验可见充盈缓慢，趺阳脉（足背动脉）、太溪脉（胫后动脉）搏动减弱，部分患者小腿可出现游走性红硬条索（游走性浅静脉炎）。

二期（营养障碍期）：患肢发凉、怕冷、麻木，坠胀疼痛，间歇性跛行加重，并出现静息痛，夜间痛甚，难以入寐，患者常抱膝抚足而坐，甚至需将患肢下垂床边以减轻疼痛。患肢肌肉明显萎缩，皮肤干燥，汗毛脱落，趾甲增厚且生长缓慢，皮肤苍白或潮红或发绀，患侧趺阳脉、太溪脉搏动消失。

三期（坏死期或坏疽期）：二期表现进一步加重，患足疼痛剧烈。坏疽可先为一趾或数趾，逐渐向上发展，合并感染时足趾紫红肿胀、溃烂坏死，呈湿性坏疽；或足趾发黑、干瘪，呈干性坏疽。经积极治疗，患足红肿可消退，坏疽局限，溃疡可愈合。若坏疽发展至足背以上，则红肿疼痛难以控制。病程日久，患者可出现疲乏无力、不欲饮食、口干、形体消瘦，甚则壮热神昏。

根据肢体坏死的范围，可将坏疽分为三级：一级坏疽局限于足趾或手指部位；二级坏疽局限于足跖部位；三级坏疽发展至足背、足跟、踝关节及其上方。

【辅助检查】

肢体动脉彩色多普勒超声、计算机扫描血管三维成像（CTA）、数字减影血管造影（DSA）等影像学检查及血脂、血糖等实验室检查可以明确诊断，并有助于鉴别诊断，了解病情严重程度。出现间歇性跛行的人群行踝肱指数（ABI）有助于判断缺血程度及预后。

【鉴别诊断】

（1）脱疽相关疾病

脱疽相关疾病的临床鉴别（表 4–7–8–1）。

表 4–7–8–1　脱疽相关疾病的临床鉴别

	血栓闭塞性脉管炎	动脉硬化性闭塞症	糖尿病足
发病年龄	20 ～ 40 岁	40 岁以上	40 岁以上
浅静脉炎	游走性	无	无
高血压	极少	大部分有	大部分有
冠心病	无	有	可有可无
血脂	基本正常	升高	多数升高
血糖、尿糖	正常	正常	血糖高，尿糖阳性
受累血管	中、小动、静脉	大、中动脉	大、微血管

（2）雷诺病（肢端动脉痉挛症）

雷诺病因寒冷和精神刺激双手出现发凉苍白，继而发绀、潮红，最后恢复正常的三色变化。多与免疫功能缺陷有关。多有寒冷、情绪波动及其他诱发因素。多见于青年女性，上肢较下肢多见，好发于双手，患肢动脉搏动正常，一般不出现肢体坏疽。

【治疗】

1. 内治法

（1）寒湿阻络证

证候：患趾（指）喜暖怕冷，麻木，酸胀疼痛，多走则疼痛加剧，稍歇痛减，皮肤苍白，触之发凉，趺阳脉搏动减弱；舌淡，苔白腻，脉沉细。

治法：温阳散寒，活血通络。

主方：阳和汤加减。

（2）血脉瘀阻证

证候：患趾（指）酸胀疼痛加重，夜难入寐，步履艰难，患趾（指）皮色暗红或紫暗，下垂更甚，皮肤发凉干燥，肌肉萎缩，趺阳脉搏动消失；舌暗红或有瘀斑，苔薄白，脉弦涩。

治法：活血化瘀，通络止痛。

主方：桃红四物汤加减。

（3）湿热毒盛证

证候：患肢剧痛，日轻夜重，局部肿胀，皮肤紫暗，浸淫蔓延，溃破腐烂，肉色不鲜；身热口干，便秘溲赤；舌红，苔黄腻，脉弦数。

治法：清热利湿，解毒活血。

主方：四妙勇安汤加减。

（4）热毒伤阴证

证候：皮肤干燥，毫毛脱落，趾（指）甲增厚变形，肌肉萎缩，趾（指）呈干性坏疽，口干欲饮，便秘溲赤；舌红，苔黄，脉弦细数。

治法：清热解毒，养阴活血。

主方：顾步汤加减。

（5）气阴两虚证

证候：病程日久，坏死组织脱落后疮面久不愈合，肉芽暗红或淡而不鲜；倦怠乏力，口渴不欲饮，面色无华，形体消瘦，五心烦热；舌淡尖红，少苔，脉细无力。

治法：益气养阴。

主方：黄芪鳖甲汤加减。

2. 外治疗法

（1）未溃

宜重在保护，避免刺激，防止坏死，局部不宜用药。亦可用当归 15g、独活 30g、桑枝 30g、威灵仙 30g，煎水熏洗，每日 1 次。

（2）已溃

对于干性坏疽，应消毒后包扎，预防继发感染，限期手术治疗。感染创面可做湿敷处理。溃疡面积较大，坏死组织难以脱落者，可先用油膏（如湿润烧伤膏等）液化清除创面坏死组织；难以液化者，采取蚕食清创方法，逐步清除。彻底的清创术宜待炎症消退后施行。

（3）坏死组织剜除术

待坏死组织与正常组织分界清楚，近端炎症控制后，可行坏死组织剜除术，骨断面宜略短于软组织断面。术后每日局部换药治疗，愈合时间较长。

（4）趾（指）切除缝合术

坏死组织与健康组织分界清楚，且近端炎症控制，血运改善时，可取分界近端切口，行趾（指）切除缝合术或半足切除缝合术。

（5）截肢术

二级坏疽及三级坏疽，评估缺血程度及平面后，决定截肢平面后截肢。

3. 其他疗法

（1）扩张血管

前列地尔 10 ～ 20μg 加入 5% 葡萄糖注射液（或 0.9% 氯化钠注射液）静脉滴注或静脉注射，每日 1 次，15 日为 1 个疗程。

（2）预防感染扩散

并发溃疡感染者，应选用广谱抗生素治疗，预防感染扩散。

（3）镇痛

①建议使用安乃近、吲哚美辛、布桂嗪、曲马多等。②吗啡类药物。③1 ∶ 1000 的普鲁卡因生理盐水溶液 1000mL，静脉滴注，每日 1 次。④微泵硬膜外麻醉：3 ～ 5 日。

（4）选择益气行血的中药制剂

常用有通塞脉片、毛冬青片、血府逐瘀胶囊等。

【转诊原则】

对于上述疗法无效，或发生严重感染者，需及时转诊。

【养生与康复】

患侧肢体运动锻炼可促进患肢侧支循环形成，方法：患者仰卧，抬高下肢 45°～ 60°，保持 20 ～ 30 分钟，然后两足下垂床沿 4 ～ 5 分钟，同时两足及足趾向下、上、内、外等方向运动 10 次，再将下肢平放 4 ～ 5 分钟，每日运动 3 次。但坏疽感染时禁用。

【健康教育】

1. 戒烟，并远离吸烟环境，少食辛辣炙煿及醇酒之品。

2. 冬季户外工作时注意保暖，鞋袜宜宽大舒适，每天用温水泡洗双足。避免足部外伤或感染。

二、下肢动脉硬化性闭塞症

【概述】

下肢动脉硬化性闭塞症是由于下肢动脉粥样硬化斑块形成，引起下肢供血动脉内膜增厚、管腔狭窄或闭塞，病变肢体血液供应不足，继而引起下肢间歇性跛行、皮温降低、疼痛乃至发生溃疡或坏死的慢性进展性疾病，随病情发展甚至发生肢体坏死，有可能危及患者生命。常为全身性动脉硬化血管病变在下肢动脉的表现。中医学认为本病的发生以饮食不节为主要病因，脾虚为本，寒湿外伤为标，血脉瘀阻为其基本病机。西医学认为，本病的发生与高血脂、高血压、糖尿病和吸烟等因素密切相关，与脂质代谢紊乱有密切关系，动脉壁功能障碍也是重要因素。

【临床表现】

本病多发于40岁以上人群，患者多患高血脂、高血压、糖尿病等疾病，早期大多无间歇性跛行等典型症状，仅表现为轻度下肢麻木不适。本病的主要症状有间歇性跛行、静息痛、肢冷。主要体征有皮肤温度降低、发绀、干燥、脱屑、光薄或皲裂，趾甲增厚、变形、生长缓慢，汗毛稀少或脱落，趾腹弹性下降。趺阳脉、太溪脉等大、中动脉搏动减弱或消失。趾端溃疡、坏疽等。

可发生急性下肢缺血（动脉栓塞或动脉血栓形成），风湿性心脏病或冠心病合并心律失常（心房颤动）患者心脏内的血栓脱落及近心端动脉壁斑块脱落是急性动脉栓塞的重要原因。以患肢突发疼痛、苍白、麻木、无脉、感觉异常和运动障碍为主要特点，可概括为“6P”。如未获得有效治疗，受累肢体常常很快发生缺血坏死，并可能引起全身感染、肾衰竭等严重并发症，甚至危及生命。临床上可借助Fontaine和Rutherford的分级和分类方法评估病情。

【辅助检查】

彩色多普勒超声检查为无创的初步检查方法，可作为筛查。确诊和拟订外科手术或腔内治疗方案，根据需要进一步行磁共振血管造影（MRI）、计算机扫描血管三维成像（CTA）、数字减影血管造影（DSA）等检查。出现间歇性跛行的人群行踝肱指数（ABI）检查有助于判断缺血程度及预后。

【鉴别诊断】

1. 脱疽相关疾病

脱疽相关疾病的临床鉴别见表4–7–8–1。

2. 神经源性跛行

椎管狭窄等神经系统病变可表现为间歇性跛行症状，易与下肢动脉硬化性闭塞症早、中期症状相混淆，但神经系统疾病症状的无力感大于疼痛感，症状与体位明显相关，改变体位可使症状减轻或缓解，同时肢体动脉搏动正常。

3. 动脉栓塞

跛行病史是动脉血栓形成和动脉栓塞鉴别的主要依据。表现为“6P”征，并常具有房颤、瓣膜病等易致动脉栓塞的病史。

【治疗】

本病晚期治疗难度大，疗效不佳，手术进行血管搭桥或介入治疗都有一定的适应证和局限性，不少患者最后需实行高位截肢，而且术后伤口不易愈合。因此，早期发现，早期治疗尤为重要。本病是动脉缺血性疾病，以血脉瘀阻为基本病机，但由于个人体质、致病原因及疾病发展阶段等各方面的不同而表现各异，故中药辨证施治能收到较好的效果，可改善患者血管弹性，增加肢体动脉供血并促进侧支循环建立，对阻止或延缓病情的发展、防止坏疽能起到积极作用。后期需配合外治及手术治疗。

1. 内治法

见“血栓闭塞性脉管炎”。要注意的是，此病多发于老年人，老年人宗气渐衰，治疗时尤应注重益气。

2. 外治法

（1）基本外治

见“血栓闭塞性脉管炎”。

（2）植皮术

点状或邮票状植皮术适用于创面过大，难以自行愈合，但经治疗后血液循环改善，感染已被控制，肉芽新鲜者。

3. 其他疗法

见“血栓闭塞性脉管炎”。

【转诊原则】

1. 对于上述疗法无效，或发生严重感染者，需行开放手术治疗，因条件所限，无法手术者，需及时转诊。

2. 对于需行血管介入治疗的患者，如经皮腔内血管成形术（PTA）、血管内支架成形术等，应及时转诊。

【养生与康复】

见“血栓闭塞性脉管炎”。

【健康教育】

1. 重视中老年人动脉粥样硬化的防治，积极治疗高脂血症和高血压病。

2. 对风湿性心脏病或冠心病合并心律失常（心房颤动）的患者，应进行规范的抗凝治疗。

三、糖尿病足

【概述】

糖尿病足是指糖尿病患者由于合并神经病变及各种不同程度末梢血管病变而导致足部感染、溃疡形成和（或）深部组织的破坏。糖尿病足可归属于中医“脱疽”或“筋疽”范畴。本病继发于消渴病，病因病机不外标本两端，本虚是指久病消渴致脏腑、气血、阴阳亏虚，标实是指病久致瘀、致痰、致湿、化毒。基本病机为血脉瘀阻。

【临床表现】

除糖尿病本病的临床表现外，糖尿病足还表现为以下临床特点。

1. 缺血

早期皮肤瘙痒，干燥，蜡样改变，胼胝，弹性差，汗毛脱落，皮温降低。皮色苍白或紫红或色素沉着。趾甲生长缓慢、变形、肥厚、脆裂，失去光泽。小腿和足部肌肉萎缩，肌张力差。患足发凉、怕冷、麻木、疼痛，在寒冷季节或夜间加重，趺阳脉明显减弱或不可触及，肢体抬高试验为阳性。可首先出现间歇性跛行，缺血加重出现静息痛，严重者出现干性坏疽。

2. 感染

足部或肢体远端局部软组织皮肤糜烂，初为水疱或浅溃疡，继之溃烂深入肌腱和肌层，破坏骨质，组织坏死腐烂，形成脓腔和窦道，排出秽臭分泌物，周围呈增生性实性肿胀，以湿性坏疽为主。根据局部表现，坏疽可分为湿性坏疽、干性坏疽和混合坏疽。

①干性坏疽：足部皮肤苍白、发凉，足趾部位有大小与形状不等的黑色区足趾疼痛，常发生于足及趾的背侧，有时整个足趾或足变黑、变干。此型在糖尿病足中最少见。

②湿性坏疽：多以皮肤外伤、烫伤、穿不合适鞋袜、感染等为诱因，早期病位多在足底胼胝区、跖骨头、足跟、足背等足部压力支撑点和易摩擦处。病变程度不一，由浅表溃疡至严重坏疽。局部皮肤充血、肿胀。严重时伴有体温升高、食欲不振、恶心、腹胀、心悸、尿少等菌血症或毒血症表现的全身症状，此型为糖尿病足的主要类型。

③混合性坏疽：同一肢端的不同部位同时呈现干性坏疽和湿性坏疽。此型病情较重，临床上也不多见。

3. 周围神经病变

主要包括运动障碍足、无痛足和灼热足综合征。运动障碍足表现为某一神经支配区域感觉障碍和运动减弱或消失。无痛足是指袜套型感觉迟钝和麻木，震颤感觉和精密触觉减弱。灼热足综合征表现为痛觉敏感，患处针刺样、刀割样、烧灼样疼痛，夜间或遇热时加重。

4. 骨损

主要为夏科关节和骨质疏松。夏科关节好发于足和踝关节，表现为软组织肿胀、轻微疼痛、跖骨头下陷、跖趾关节弯曲、关节半脱位畸形，形成弓形足、槌状趾、鸡爪趾。可采用 Wagner 分级法判断病情、预后，确定治疗方案。

【辅助检查】

见“下肢动脉硬化性闭塞症”；同时，还应做足部 X 片、血常规、血糖、细菌培养和药敏、神经电生理检查，以及 CT、MRI 等。

【鉴别诊断】

1. 脱疽相关疾病

脱疽相关疾病的临床鉴别见表 4–7–8–1。

2. 雷诺病（肢端动脉痉挛症）

见“血栓闭塞性脉管炎”。

3. 其他神经病变

当患者出现神经病变症状时，要区分是糖尿病导致的周围神经病变还是其他疾病引起的神经病变。糖尿病神经病变多数为对称性、从远端开始，其他神经病变则常为非对称性、区域性。

【治疗】

应整体治本、局部治标，采取中西医结合综合治疗措施，药物疗法结合正确的切开减压、清创、引流、血管介入手术等；治疗和护理、预防结合，控制病情发展，促进恢复，减少病残。注重糖尿病内科治疗情况。

1. 内治法

见“血栓闭塞性脉管炎”。

注意：糖尿病足溃脓时常配合托法。如为脓出不畅实证宜透托，方选透脓散；如见疮形平塌，根盘散漫，难溃难腐，或溃后脓水稀少，坚肿不消，并出现精神不振、面色无华、脉数无力等症状，可益气托毒，方选托里消毒散；如见疮形漫肿无头，疮色灰暗不泽，化脓迟缓，或局部肿势已退，腐肉已尽，而脓水灰薄，或偶带绿色，新肉不生，不知疼痛，伴自汗肢冷、腹痛便泄、精神萎靡、脉沉细、舌质淡胖等症，可温阳托毒，方选神功内托散。

2. 外治法

外治原则：减压，清除坏死组织，保持创面畅通引流，控制局部感染，改善局部微循环，促进组织再生修复。

（1）切开减压

急性湿性坏疽，脓液潴留，组织炎性肿胀，加之足部的腔隙结构，局部压力高且无法向外传导，压迫本已病变的血管，导致缺血坏死加重，此时切开减压并通畅引流是首务。

（2）清创

如为干性坏疽，坏死界限清楚，可采用鲸吞清创术，在麻醉下尽可能彻底地清除坏死组织。术后创面以祛腐生肌的油纱（如湿润烧伤膏）换药。如为湿性坏疽，切开减压后，可采用药刀结合蚕食清创方法。其原则是先清除远端坏死组织，再清除近端的坏死组织；液化的坏死组织应先清除，未液化的坏死组织后清除；坏死皮肤、肌腱等软组织先清除，死骨后清除；炎症完全消退或控制，坏死组织与健康组织分界明显后再做彻底清除，但应注意局部的血液供应状况。如为混合性坏疽，则鲸吞清创方法和药刀结合蚕食清创方法同用。

（3）通畅引流

糖尿病足坏疽期形成的Ⅲ度、Ⅳ度溃疡创面，因创面深达皮下组织或骨骼，往往有大小不等、形态各异的潜腔或窦道，宜用祛腐生肌的油纱条（如湿润烧伤膏）引流换药，换药时油纱条一定要放置到创面潜腔或窦道的基底部，不要留死腔，引流要充分，必要时可多处对穿引流。另外，创腔基底部引流条不要压力过大，需留有肉芽生长的余地，且外口要压紧，防止形成死腔，每 8 ～ 12 小时换药 1 次。

（4）收敛解毒

创面渗出物和分泌物多、臭秽时，应收敛解毒，以三黄熏洗剂（黄连、黄柏、黄芩、十大功劳、虎杖、地榆）煎汤浸渍或湿敷。

（5）生肌收口

创面坏死组织清除干净，创面新生肉芽组织形成后，要保护新鲜创面，促进创面快速再生复原或愈合。可继续采用祛腐生肌药膏换药，也可选用药液（如康复新液等）湿敷，每日换药 2 次，直至愈合。

（6）植皮术

Ⅲ度、Ⅳ度溃疡创面，如创面面积大，坏死组织清除后，为缩短病程，可行植皮术。

（7）截肢术

适用于感染难以控制，肢体血运无法重建者。

3. 其他疗法

（1）基础疾病的治疗

控制血糖、血压。

（2）缺血性病变的处理

可采用扩血管、改善微循环药物。对于严重的周围血管病变，可采用动脉重建术，如血管置换、血管成形或血管旁路术等。

（3）神经性足溃疡的治疗

可用B族维生素、神经生长因子等。

（4）抗感染治疗

根据细菌、真菌培养和药敏试验结果，选用有效的抗生素、抗真菌药，以控制感染。

【转诊原则】

见“下肢动脉硬化性闭塞症”。

【养生与康复】

见“血栓闭塞性脉管炎”。

【健康教育】

1. 见“下肢动脉硬化性闭塞症”。

2. 调节饮食，控制血糖。

3. 做好足部的护理及保护。每日温水泡脚，检查足部。建议使用专为糖尿病患者设计的用于减压的鞋子，穿鞋前要仔细检查鞋内有无异物，避免压迫。保持皮肤润滑、及时处理胼胝。足部外伤及时处理。

第八章　外科基本技术

第一节　伤口换药

【概述】

伤口是指由外科手术或热、电、机械、化学以及生理异常等因素造成人体皮肤组织出现的缺损或破坏，并伴有一定量正常组织的丢失及皮肤正常功能的受损。按受伤因素可分为创伤性伤口、化学损伤性伤口、溃疡性伤口和放射性伤口等。按愈合时间可分为急性伤口和慢性伤口；其中急性伤口是指自创面形成的前 2 周内的所有创面，包括手术切口、皮肤擦伤、烧伤、供皮区等；慢性伤口是指在急性伤口的基础上，由于某些不利的影响因素如感染、异物等导致创面愈合过程受阻，愈合过程部分或完全停止，使创面愈合时间超过 2 周，包括褥疮、下肢血管性溃疡、糖尿病性足溃疡以及其他难愈合创面。伤口的愈合过程分为三期：①炎症期：损伤出现至数天，伤口处形成血栓和临时细胞外基质，将伤口封闭，减少血液流失，吸引炎性细胞发挥吞噬作用和自溶性清创。②增生期：损伤出现后 1 ～ 3 周，伤口处肉芽组织形成，再上皮化。③稳定期：损伤后数月至数年，在肌成纤维细胞作用下发生基质重构，形成更稳定的细胞外基质。伤口换药（简称换药）又称敷料交换，是处理伤口和创面的必要措施。其目的主要为患者伤口更换辅料，清除刺激源及坏死组织，保持伤口清洁，保护伤口及其周围组织，预防及控制感染，为伤口愈合提供一个湿润的环境，促进愈合。

【换药方法】

伤口换药常被临床医护人员疏忽，值得强调其重要性。换药应根据伤口创面的具体情况，选择不同的方法。

1. 一期缝口的伤口应保持敷料的清洁干燥和固定位置。如果敷料被污染、浸湿或移位，应及时更换。如果临床表现可疑伤口并发感染，更应及时更换，检查有无局部红肿等，必要时提前拆线以利引流。伤口愈合过程正常者，则等待 5 ～ 7 日拆线更换敷料。

2. 薄、中层植皮的供皮区和植皮区、表皮层创伤，经清洁和制止渗血后，可用单层油纱布覆盖，外加吸水性纱布类包扎。4 ～ 5 日或更迟时间更换敷料，注意避免损伤新生的上皮。

3. 化脓性伤口和创面：

（1）有多量脓性分泌物时，需用生理盐水纱条、呋喃西林或洗必泰等溶液的纱布外敷，减少局部脓液存留。此时注意有无来自深部化脓病灶的脓液。

（2）脓液减少而有肉芽组织生长时，视肉芽组织性状选用不同的敷料。

肉芽色鲜、颗粒状、触之易渗血，表示其生长较好，可用等渗盐水或油纱布。

肉芽色淡、水肿，可用高渗盐水或 20%～ 30%硫酸镁的纱布。

肉芽色暗、触之不易渗血、无生长趋势，可能由于局部血液循环不良（如褥疮），创面暂用碘仿纱布等，并设法改善局部血液循环。

已生长的肉芽发生销蚀现象，多由于某种致病菌（如绿脓杆菌）感染所致，应用含抗生素的纱条。

肉芽生长过盛超出创缘平面，有碍新生上皮向创面中心生长，可用刮匙刮去肉芽或者以硝酸银腐蚀肉芽，敷以盐水纱条或油纱条待其重新愈合。

（3）伤口或创面局部使用抗生素，应有针对性。例如烧伤创面脓毒症，常用磺胺嘧啶银，主要为了防治绿脓杆菌感染。庆大霉素等多种抗生素对绿脓杆菌也有效，但体表创面用抗生素时致病菌容易产生耐药性，故感染创面应尽可能少用抗生素。伤口和创面有较多的一般性脓液时，可用 Dakin 液（合漂白粉、硼酸、碳酸钠）、雷佛奴尔液或洗必泰液冲洗，并用药液纱布外敷。若发现有真菌感染，则需用酮康唑等抗真菌药。

4. 中心静脉或深静脉置管（监测、给营养等）时，伤口必须保持清洁无感染，以防致病菌侵入血流。每日更换其敷料，局部行清洁消毒（可用碘伏）后覆盖干纱布。

5. 按中医传统的“外治”经验，换药也可用中药制剂。例如：对化脓的伤口可用金黄散（膏）；对迁延难愈的肉芽创面可用玉红膏。如能适当选择，疗效良好，因为所用的中药可有抗菌、刺激肉芽生长或腐蚀过盛肉芽、收敛伤口等作用。

【注意事项】

1. 对定期换药患者，应每周对伤口进行观察、测量、记录和分析。

2. 根据伤口选择伤口清洗液，一般用生理盐水，或对人体组织没有毒性的消毒液。

3. 如有多处伤口需换药，应先换清洁伤口，后换感染伤口；清洁伤口换药时，应从伤口中间向外消毒，感染伤口换药时，应从伤口外向中间消毒，感染伤口按要求进行细菌培养及药敏试验。

4. 严格执行无菌技术，根据病情及伤口情况选择适宜清创方法。

5. 胶布固定时粘贴方向应与患者肢体或躯体长轴垂直，伤口包扎松紧适宜，避免影响血液循环。

6. 告知患者及家属保持伤口敷料及周围皮肤清洁干燥；指导沐浴、翻身、咳嗽及活动时伤口的保护方法。

第二节　常用中医外治疗法

外治法是运用药物、手术、物理方法或配合一定的器械等，直接作用于患者体表某部或病变部位以达到治疗目的的一种治疗方法。外治法是指与内治法相对而言的治疗法则，是中医辨证施治的另一种体现。本节主要介绍以手术、物理方法为主的外治法。

一、手术疗法

（一）切开法

切开法就是运用手术进行脓肿切开的一种手术方法，以使脓液排出，从而达到疮疡毒随脓泄，肿消痛止，逐渐向愈的目的。

【适应证】

一切外疡，不论阴证、阳证，确已成脓者，均可使用。

【用法】

使用切开法之前，应当辨清脓成的程度、脓的深浅、患部的经络位置等情况，然后决定切开与否，具体运用如下。

1. 选择有利时机

即辨清脓成的程度和正确掌握切开排脓的有利时机，当肿疡成脓之后，且脓肿中央也有透脓之点（即脓腔中央最软的一点），确为脓成已熟，此时予以切开最为适宜。

2. 切口位置

应选择在脓肿稍低的部位，可使脓液畅流，不致袋脓，即为正确的切口位置。

3. 切口方向

一般疮疡宜循经直开，刀头向上，免伤血络；乳房部应以乳头为中心，放射形切开，免伤乳囊；面部脓肿应尽量沿皮肤的自然纹理切开；手指脓肿，应从侧方切开；关节区附近的脓肿切开，切口尽量避免越过关节；若在关节区脓肿，一般施行横切口，纵切口在瘢痕形成后可影响关节功能。

4. 切开的深浅

不同的病变部位，进刀深浅必须适度，如脓腔浅的，或疮疡生在皮肉较薄的头、颈、胁肋、腹、手指等部位，必须浅开；如脓腔深在，或生在皮肉较厚的臀、臂等部位，可以稍深无妨，但总以得脓为度。如疮疡脓浅而深开，则内脓虽出，而好肉损伤；脓深而浅开，则内脓不得外泄，血反走泄。

5. 切口大小

应根据脓肿范围大小，以及病变部位的肌肉厚薄而定。凡是脓肿范围大，肌肉丰厚而脓腔较深的，切口宜大；脓肿范围小，肉薄而脓肿较浅的，切口宜小。一般切口不能过大，以免损伤皮肉筋络，且愈合后形成瘢痕较大；但切口也不能过小，以免脓水难出，延长治愈日期。总以达到脓流通畅为度。

6. 操作方法

手术时以右手握刀，刀锋向外，拇食两指夹住刀口要进刀的尺寸，其余三指把住刀柄，并把刀柄的末端顶在鱼际上 1/3 处，这样能使进刀有力准确，同时左手拇食两指按捺在所要进刀部位的两侧，进刀时刀口直向上，在脓点部位向内直刺，深入脓腔即止，如欲刀口开大，则可将刀口向上或向下轻轻延伸；反之，将刀直出即可。如采用西医手术刀，可应用小号尖角刀以反挑式之执刀法，进行直刺，如欲刀口开大，则可将刀口向上或向下轻轻延伸。

【注意事项】

在关节和筋脉的部位宜谨慎开刀，不要损伤筋脉，致使关节不利，如患者过于体弱，应先内服调补药物，然后切开，以免晕厥；凡颜面疔疮，尤其在鼻唇部位，应忌早期切开，以免疔毒走散，并发走黄危证。切开后，由脓自流，切忌用力挤压，以免感染扩散、毒邪内攻。

（二）烙法

烙法是应用针和烙器在火上加热后，进行手术操作的一种方法。烙法分两种，一种是火针烙法，另一种是烙铁烙法，其适应证与用法均不相同。

1. 火针烙法

指将针具烧红后刺激患部的治疗方法。分粗针与细针两种，粗针用以刺脓，细针用以消散。细针应用时将针烧红后对准患部速刺速出，目前对瘰疬之病偶尔用之，至于其他外科疾病则很少应用，故这里仅介绍粗针烙法。

粗针形如细筷，系铁或铜制成，长 18 ～ 21cm，针头尖细而圆，针柄较粗或圆或方。它是借着灼烙的作用来代替开刀，从而达到脓肿溃破引流，并能防止出血的目的。

【适应证】

适用于附骨疽、流痰等肉厚脓深的阴证，脓熟未溃，或虽溃而疮口过小，脓出不畅者，均可使用。

【用法】

使用时将针头蘸麻油在炭火或酒精灯上烧红，从脓腔低处向上方斜入烙之，脓即随之流出（需要疮口开大，可在拔针时向上一拖，取斜出方向；需要疮口开小，可在拔针时取直出方向）。一烙不透，可以再烙，烙后可插入药线，使疮口一时不致粘合，便于引流排脓。至于进针宜深宜浅等，其具体要求均与“切开法”的注意相同。

【注意事项】

对红肿焮痛的阳毒小疮，用之反增肿痛，加深溃烂；筋骨关节之处，用之恐焦筋灼骨，形成残废；胸肋、腰、腹等部位，不可深刺，否则易伤及内膜；头面为诸阳之会，而且皮肉较薄，也在禁用之列。

2. 烙铁烙法

烙铁古代系用银制，现改用铁或铜制成，其头如半粒小蚕豆大小，上有一柄，它主要利用器械烧灼病变处，非但可以止血，而且又能烫治病根。目前以电灼器代替火烙。

【适应证】

适用于创伤脉络裂断出血，以及赘疣、息肉突出等。

【用法】

先在患处做局部浸润麻醉后，用烙器烧赤络之，如脉络裂断，可向出血点烧灼，如赘疣、息肉等，可用剪刀齐根剪除后再烙。

【注意事项】

使用时避免患者看见，以免引起精神上的极度紧张，而发生晕厥之变。对血瘤及岩肿等病，禁用烙灼。

（三）砭镰法

砭镰法俗称飞针，它是用三棱针或刀锋在疮疡患处，浅刺皮肤或黏膜，放出少量血液，促使内蕴热毒，随血外泄。

【适应证】

适用于急性的阳证，如丹毒、红丝疔等。

【用法】

先常规消毒，然后用三棱针或刀锋直刺皮肤或黏膜，迅速移动击刺，以患部出血或排出黏液、黄水为度。

【注意事项】

慢性的阴证、虚证禁用，并不可刺得太深，以免伤及经络，刺后可再敷药包扎或外搽收口药。

（四）挂线法

挂线法是采用普通丝线或药制丝线或纸裹药线或橡皮筋线等来挂断瘘管或窦道的治疗方法。使用之后，利用线的紧力，促使气血阻绝，肌肉坏死，达到切开的目的。

【适应证】

凡疮疡溃后，脓水不净，虽经内服、外敷等治疗无效而形成瘘管或窦道者，或疮口过深，或生于血络丛处，而不宜采用切开手术者均可应用。

【用法】

先用球头银丝自甲孔探入管道，使银丝从乙孔穿出（如没有乙孔的，可在局麻下用硬性探针顶穿，再从顶穿处穿出），然后用丝线做成双套结，将橡皮筋线一根结扎在自乙孔穿出的银丝球头部，再由乙孔回入管道，从甲孔抽出，这样，橡皮筋线与丝线贯穿瘘管管道两口，此时将扎在球头上的丝线与橡皮筋线剪开（丝线暂时保留在管道内，以备橡皮筋线在结扎折断时，用以引橡皮筋线作更换之用），再在橡皮筋线下先垫以两根丝线，然后收紧橡皮筋线，打一个单结，再将所垫的两根丝线，各自分别在橡皮筋线上打结处予以结缚固定，最后抽出管道内上述保留的丝线。

如采用普通丝线或纸裹药线挂线法，则在挂线以后，须每隔 2 ～ 3 天解开线结，收紧一次，因而延长切开日期，橡皮筋线因有弹性，一般一次结紧后即可自动收紧切开，所以目前多采用橡皮筋线挂线法。

【注意事项】

如果瘘管管道较长，发现挂线松弛时，则必须加线收紧，以免不能达到切开的目的；且须仔细探查瘘管管道，以免形成假道，而不能达到治愈的目的。

（五）结扎法

结扎法又名缠扎法。它是利用线的紧力，通过结扎，促使患部经络阻塞，气血不通，结扎上部的病变组织失去营养而致逐渐坏死脱落，从而达到治疗的目的。同时对较大脉络断裂而引起活动性出血，利用本法结扎血管，可以制止出血。

【适应证】

适用于瘤、赘疣、痔、脱疽等病，以及脉络断裂引起出血之症。

【用法】

凡头大蒂小的赘疣、痔核等，可在根部以双套结扣住扎紧。凡头小蒂大的痔核，可以缝针贯穿它的根部，再用 8 字式结扎法，两线交叉扎紧。如截除脱疽坏死的趾、指，可在其上端预先用丝线缠绕十余转，渐渐紧扎。如脉络断裂，可先找到断裂的络头，再用缝针引线贯穿出血底部，然后系紧打结。结扎所使用的线的种类有普通丝线、药制丝线、纸裹药线等，目前多采用较粗的普通丝线或医用缝合线。

【注意事项】

如内痔用缝针穿线，不可穿过患处的肌层，以免化脓；扎线应扎紧，否则不能达到完全脱落的目的；扎线未脱，应俟其自然脱落，不要硬拉，以防出血。

二、其他疗法

（一）引流法

脓肿切开或自行溃破后，需用各种方法引流，使脓液畅流，腐脱新生，防止毒邪扩散，促使溃疡早日愈合。引流法有药线引流、导管引流、扩创术等。

1. 药线引流

临床上大多应用外粘药物的药线。它是借着药物及物理作用，插入溃疡疮孔中，引流脓水外流；同时利用药线之绞形，能使坏死组织附着于药线而使之外出。此外，尚能探查脓肿的深浅，以及有否死骨的存在，探查有否死骨也是利用药线绞形之螺纹，如触及粗糙骨质者，则为疮疡已损骨无疑。采用药线引流和探查，具有方便、痛苦少、患者能自行更换等优点。目前将捻制成的药线，经过高压蒸汽消毒后应用，使之无菌而更臻完善。

【适应证】

凡溃疡疮口过小，脓水不易排出者，或已成瘘管、窦道者，均可使用。

【用法】

分有两种，一种是将搓成的纸线，临用时放在油中或水中润湿，蘸药插入疮口；另一种是预先用白及汁与药和匀，黏附在纸线上，候干存贮，随时取用。目前大多采用前法。外粘药物，多用含有升丹成分的方剂或黑虎丹等，因它有提脓祛腐的作用，故适用于溃疡疮口过深过小，脓水不易排出者。

【注意事项】

药线插入疮口中，应留出一小部分在疮口之外，并应将留出的药线末端向疮口侧方向下方折放，再以膏药或油膏盖贴固定。如脓水已尽流出淡黄色黏稠液体时，即使脓腔深，也不可再插药线，否则影响收口。

2. 扩创引流

这是采用手术的方法来进行引流，大多应用于脓肿溃破后有袋脓现象，经其他引流、垫棉法等无效的情况下，才予采用。

【适应证】

如痈、有头疽，溃后有袋脓者；瘰疬溃后形成空腔者；脂瘤继发感染化脓时。

【用法】

在消毒局麻下，对脓腔范围较小者，只需用手术刀将疮口上下延伸即可；如脓腔范围较大者则用剪刀做十字形扩创。瘰疬之溃疡，除扩创外，须将空腔之皮修剪，剪后使疮面全部暴露。有头疽溃疡的袋脓，除做十字形扩创外，切忌将空腔之皮剪去，以免愈合后形成较大的瘢痕，影响活动功能。脂瘤继发感染化脓的扩创，做十字形切开后，将疮面两侧皮肤做修剪，便于棉花嵌塞，并用刮匙将渣样物质及囊壁一并刮清。

【注意事项】

扩创后，须用消毒棉花按疮口大小，蘸八二丹或七三丹嵌塞疮口以祛腐，并加固定，以防止出血，以后可按溃疡处理。

（二）垫棉法

这是用棉花或纱布折叠成块以衬垫疮部的一种辅助疗法。它是借着加压的力量，使溃疡的脓液不至于下袋而潴留，或使过大的溃疡空腔皮肤与新肉得以粘合而达到愈合的目的。

【适应证】

适用于溃疡脓出不畅有袋脓者；或疮孔窦道形成脓水不易排尽者；或溃疡脓腐已尽，新肉一时不能粘合者。

【用法】

有袋脓者，使用时将棉花或纱布垫衬在疮口下方空隙处，并用宽绷带固定。对窦道深而脓水不易排尽者，用棉垫压迫整个窦道空腔，并用绷带扎紧。溃疡空腔的皮肤与新肉一时不能粘合者，使用时可将棉垫按空腔的范围稍为放大，满垫在疮口之上，再用绷带绷紧。至于腋部、腘窝部的疮疡，此处最易袋脓或形成空腔，影响疮口愈合或虽愈合而易复溃，故应早日加用垫棉法。具体应用需根据不同部位，在垫棉后采用不同的绷带予以加压固定，如项部用四头带，腹壁多用多头带，会阴部用丁字带，腋部、腘窝部用三角巾包扎，小范围的用阔橡皮膏加压固定。

【注意事项】

在急性炎症红肿热痛尚未消退时不可应用，否则有促使炎症扩散之弊；如应用本法，未能获得预期效果时则宜采取扩创引流手术。

（三）药筒拔法

药筒拔法是采用一定的药物，与竹筒若干个同煎，趁热急合疮上，以吸取脓液毒水的方法。它是借着药筒具有宣通气血，拔毒泄热的作用，从而达到脓毒自出，毒尽疮愈的目的。

【适应证】

适用于有头疽坚硬散漫不收，脓毒不得外出者；或毒蛇咬伤，肿势迅速蔓延，毒水不出者；以及反复发作的流火等。

【用法】

先用鲜菖蒲、羌活、紫苏、蕲艾、白芷、甘草各 15g，连须葱 60g，用清水 10 碗煎数十滚，待药浓熟为度，备用。次用鲜嫩竹数段，每段长 23cm，径口 4.2cm，一头留节，刮去青皮留白，厚约 0.3cm，靠节钻一小孔，以杉木条塞紧，放前药水内煮数十滚（药筒浮起用物压住），如疮口小可用拔火罐筒。将药水锅放在病床前，取筒倒去药水，趁热急对疮口合上，按紧，自然吸住，待片刻药筒已凉（5 ～ 10 分钟），拔去杉木塞，其筒自落。并视其需要和病体强弱，每天可拔 1 ～ 2 筒或 3 ～ 5 筒，如其坚肿不消，或肿势继续扩散，脓毒依然不能外出者，翌日可以再次吸拔，如此连用数天。如治疗丹毒，患部消毒，先用砭镰法放血，再用药筒拔吸，待拔吸处血液自然凝固后，用纱布包扎，可应用于复发性丹毒已形成象皮腿者。

【注意事项】

必须验其筒内拔出的脓血，若是鲜明红黄稠厚者预后较好，纯是败浆稀水，气秽黑绿者预后较差。操作时须避开大血管，以免出血不止。

（四）针灸法

针法与灸法常相提并论，有时则统称针灸，其实针与灸各有其适应证。在外科方面，古代则多采用灸法，但近年来针法较灸法应用广泛，很多疾病均可配合针刺治疗而提高临床疗效。

灸法是用药物在患处燃烧，借着药力、火力的温暖作用，可以温阳祛寒、活血散瘀、疏通经络、拔引郁毒等，如此则肿病未成者易于消散，既成者易于溃脓，既溃者易于生肌收口。

【适应证】

针刺适用于瘰疬、乳痈、乳癖、湿疮、瘾疹、蛇串疮、脱疽、内痔术后疼痛、排尿困难等。灸法适用于肿疡初起坚肿，特别是阴寒毒邪凝滞筋骨，而正气虚弱，难以起发，不能托毒外达者；或溃疡久不愈合，脓水稀薄，肌肉僵化，新肉生长迟缓者。

【用法】

针刺的用法，一般采取病变远隔部位取穴，手法大多应用泻法，不同疾病取穴各异。灸法中捣药成饼，或切药成片（如豆豉、附子等做饼，姜、蒜等切片），上置艾炷，于疮上灸之称隔灸。此外，还有用艾绒配伍其他药物，做成药条，隔纸燃灸称雷火神针灸。豆豉饼灸，同姜、蒜灸等，适用于疮病初起，毒邪壅滞之证，取其辛香之气，行气散邪。附子饼灸适用于气血俱虚，风邪寒湿凝滞筋骨之证，取其温经散寒，调气行血。雷火神针灸适用于风寒湿侵袭、经络痹痛之证，取其香窜经络，祛风除湿。至于灸柱的大小，壮数的多少，须视疮形的大小及疮口的深浅而定，总的原则，务必使药力达到病所，以痛者灸至不痛，不痛者灸至觉痛为止。

【注意事项】

凡针刺一般不宜直接刺于病变部位。疔疮等实热阳证，不宜灸之，以免以火济火；头面为诸阳之会，颈项接近咽喉，灸之恐逼毒入里；手指等皮肉较薄之处，灸之更增疼痛。此外，在针灸的同时，根据病情应与内治、外治等法共同施治。

（五）熏法

熏法是用药物燃烧后，取其烟气上熏，借着药力与热力的作用，使腠理疏通，气血流畅而达到治疗的目的。

【适应证】

不论肿疡、溃疡都可应用。

【用法】

神灯照法功能活血消肿，解毒止痛，适用于痈疽轻症，未成脓者自消，已成脓者自溃，不腐者即腐。桑柴火烘法功能助阳通络，消肿散坚，化腐，生肌，止痛，通用于疮疡坚而不溃，溃而不腐，新肉不生，疼痛不止之症。烟熏法功能杀虫止痒，适用于干燥而无渗液的各种顽固性皮肤病。

【注意事项】

随时听取患者对治疗部位热感程度的反映，以免引起皮肤灼伤；室内烟雾弥漫时，要适当调节空气流通。

（六）熨法

熨法是用药物加酒醋炒热，布包熨摩患处，可使腠理疏通，气血流畅，达到治疗的目的。目前常因药物的炒煮不便，而较少应用，但在临床上单纯的热敷方法还是普遍使用的。

【适应证】

风寒湿痰凝滞筋骨肌肉等证，以及乳痈初起或回乳时，均可应用。

【用法】

使用熨风散药末，取赤皮葱连须240g，捣烂后与药末和匀，醋拌炒热，布包熨患处，稍冷即换，有温经祛寒、散风止痛之功，适用于附骨疽、流痰皮色不变、筋骨酸痛。又如取皮硝80g，置布袋中，敷于乳房部，再用热水袋置于布袋上待其熔化吸收，有消肿回乳之功，适用于乳痈初起或哺乳期的回乳。

【注意事项】

阳证肿疡禁用。

（七）热烘疗法

热烘疗法是在病变部位涂药后，再加热烘的一种疗法。通过热力的作用，使局部气血流畅，腠理开疏，药物渗入，达到活血祛风以减轻或消除痒感，活血化瘀以消除皮肤肥厚等治疗目的。

【适应证】

适用于鹅掌风、慢性湿疮、牛皮癣等皮肤干燥、瘙痒之症。

【用法】

依据病情，选择相适应的药膏，如慢性湿疮用青黛膏；鹅掌风、牛皮癣用疯油膏等。操作时先将药膏涂于患部，须均匀极薄，然后用电吹风烘（或火烘）患部，每天 1 次，每次 20 分钟，烘后即可将所涂药膏擦去。

【注意事项】

一般同熏洗，此外禁用于一切急性皮肤病。

（八）浸渍法

浸渍法古称溻渍法，是用药物煎汤淋洗患部的方法。它能使疮口洁净，祛除病邪等，从而达到治疗的目的。

【适应证】

凡疮疡溃后脓水淋漓或腐肉不脱；皮肤病瘙痒、脱屑；内、外痔的肿胀疼痛等。

【用法】

临床上常用的有淋洗、坐浴、浸泡等。如 2%～10%黄柏溶液有清热解毒的作用，适用于疮疡溃后，脓水淋漓或腐肉不脱，疮口难敛者；苦参汤有祛风除湿，杀虫止痒之功，可以洗涤尖锐湿疣、白疕等病。香樟木有调和营卫、祛风止痒之功，可以煎汤沐浴，适用于瘾疹。五倍子汤有消肿止痛和收敛止血的作用，可煎汤坐浴，适用于内、外痔肿痛，脱肛等。鹅掌风浸泡方有疏通气血，杀虫止痒之功，将药加醋同煎，待温，每日浸泡 1～2 小时，连续 7 天，适用于鹅掌风。

【注意事项】

在浸渍时，冬季应该保暖，夏令宜避风凉，以免感冒。

第三节　术后康复指导

中医康复学是在中医理论指导下，采用中药及多种中医治疗方法对疾病施行康复的科学体系。作为具有外治法与手术治疗特点的外科学，由于其疾病及治疗方法的特殊之处，更是存在着较多的病后功能障碍及残疾患者需要进行康复治疗。

一、康复治疗原则

外科疾病康复的目标是消除或减轻患者在生理功能上的缺陷，使其在身体功能、精神与工作能力方面得到最大限度的恢复。具体实施，可按其疾病发展过程，分阶段达到以下三个目标。

1. 消除或缓解疾病或术后并发症及后遗症症状

在疾病的慢性期以及由手术并发症、后遗症所引起的各种症状给患者带来长期的痛苦，影响了患者实行功能恢复锻炼的效果，同时也影响着患者的心理。所以康复的目标首先应该是消除或缓解各种症状，为患者进一步的康复奠定基础。

2. 功能恢复

在通过各种手段消除病痛症状的同时，还应注意开始功能恢复的训练，长期被动的休养将导致肢体功能的用进废退，最后因肌肉萎缩、关节变形而失去康复机会。

3. 心身康复

某些慢性疾病和手术后或外伤所致残的患者，或多或少地存在着心身上的损伤，特别是像乳腺癌乳房切除术、直肠癌根治术安装假肛及各种截肢装假肢患者，由于身体部分的残缺或变形，使其感到自惭形秽，丧失了积极进取之心，甚至有轻生意念。

二、康复治疗方法

1. 药物康复

药物康复是以辨证康复观为指导，针对康复对象气血衰少、脏腑经络功能失调以及血瘀痰阻等病理特点，根据中药性味、功能特性以及方剂的配伍组成进行调治，以补益虚损，祛除痰瘀，协调脏腑经络功能，从而减轻和消除患者形神功能障碍，促使其身心康复的方法。常用方法有辨证内治、外用药物、药浴等。

（1）内治

疔疮、痈疽溃后，伤口不愈合者，应考虑其气血不足无力生养新肉，可投入人参养荣汤、八珍汤、十全大补汤等；长期肢体疼痛者应注重通调气血，以补阳还五汤、桃仁四物汤等加减；长期肢体水肿、畏寒者，可视为脾肾阳虚，予以温阳利水之真武汤、金匮肾气丸等方加减。对晚期癌症，常采用扶正固本、活血化瘀及清热解毒法。

（2）外用药物

可分为局部用药及全身用药，全身用药又可归于浴疗。局部用药包括膏药、油膏、箍围药、掺药及草药煎汤外洗。用时根据局部阴阳及时期的不同，予以消肿、止痛、提脓祛腐、生新长肉等治疗。

（3）药浴

药浴是用中草药煎煮液或提取液加水后浸泡全身的一种常用的浴疗。可在疗养院或专门康复机构里进行此治疗，家庭有条件者也可在家里施行。大部分周围血管病、截肢后残肢疼痛患者，通过此项治疗均有很好效果。药浴时，通过全身皮肤对药物进行吸收，以及浴场的温热效应，可以有效地改善血循环，调节各脏腑功能，促进新陈代谢，且有消炎抗菌作用。使用时应注意水温不宜过高，应保持在40℃左右；对于年老伴心血管系统功能不全患者要慎用或改用半身浴、局部泡浴；浴后要避免着凉。

2. 调摄情志

通过语言或非语言因素，影响和改变伤病和残疾患者的感受、认识、情绪和行为，减轻和改善患者的异常情志反应，达到减轻功能障碍和促使患者康复。具体包括说理开导法、情志相胜法、暗示疗法、行为疗法、色彩疗法等。

3. 娱乐康复

应用多种娱乐方式，通过对人体形神的影响而促使身心康复。娱乐康复活动内容丰富多彩，诸如音乐歌舞、琴棋书画、风筝钓鱼、戏剧游戏等，均有泊心志，畅神明，练形体，通气血之功效，古往今来，已成为人们喜闻乐见的康复方法，临床应用广泛。

4. 传统体育康复

传统体育康复法内容丰富，形式多样，如放松功、内养功、强壮功、五禽戏、易筋经、八段锦、太极拳、保健功等。该法强调动静结合，形神共养，通过锻炼可内养精气神、外练筋骨皮，达到燮理阴阳，流通气血，协调脏腑，扶正祛邪的功效。

5. 自然沐浴康复

在整体康复观指导下，通过自然界水、日光、空气、泥沙等因素对人体的沐浴而促使患者身心康复。临床应用时需严格掌握适应证，并严格按照规定方法，有选择性地应用，可用于治疗多种慢性皮肤病，如银屑病、皮肤瘙痒症、慢性荨麻疹、慢性湿疹、慢性肢体溃疡、神经性皮炎、硬皮病等。大部分周围血管疾病、截肢后残肢疼痛患者，通过此项治疗亦可取得很好疗效。

6. 针灸推拿康复

以经络的调整作用为基础，通过对一定腧穴经络进行适当的刺激，以激发经络气血的运行，进而宣通经脉，调和阴阳，协调脏腑，补虚泻实，从而达到扶正祛邪、身心康复的目的。它具有适应范围广、疗效明显、操作方便、经济安全等优点，是中医康复医疗的重要手段。如治疗外科疼痛性疾病、慢性顽固性皮肤病、肢体活动障碍等具有很好的疗效。但急性损伤、炎症、血栓性深静脉炎等则禁止局部推拿。

7. 饮食康复

康复饮食可分两类，一类是药物配佐食物，如冬虫夏草鸡、当归生姜炖羊肉、五加皮酒等，另一类为具有治疗作用的食物，如八宝粥、菊花茶等。康复饮食又称为药膳，可以具有养血安神、生津补气、益智安神等多种作用。外科病患者经常食用与其相适应的药膳，可以起到部分治疗或预防功效。如多发性疖病患者可长期饮用菊花茶、梅花粥；痔疮便秘患者可食用瓜蒌饼、桑椹醪、郁李仁粥；结肠炎腹泻患者可用栗子粥、豆蔻粥；胆囊炎或腹部术后恶心、纳差者用藿香粥。

中医康复疗法简便易行，患者可以在门诊治疗，也可以在接受一定训练后在家中自我进行。

附：造口护理

一、胃、空肠造口灌食法

1. 适应证

对于患者空腔脏器官（如消化道、泌尿道及生殖道等）疾病，导致不能按照正常渠道摄入或排泄，而需要人工造设瘘孔以代替。

2. 目的

早期发现造口异常，预防造口周围皮肤病变，及时更换造口袋。对于胃、空肠造口患者，还可以经造口灌入流质饮食或药物，为其提供必要的水分及营养，达到营养和治疗效果。

3. 常见并发症

胃、空肠造口术可在手术中或经皮内镜下进行，后者目前临床应用比较广泛，如经皮内镜下胃造口（PEG）和经皮内镜下空肠造口（PEJ）。PEG 导管比手术造口留置时间长，平时患者自饲方便，导管可固定在腹壁上，不易被无意间拔出，也便于活动。胃、空肠造口术的常见并发症有造口渗血或者渗漏、造口管滑脱、切口皮肤感染及裂开等。

4. 操作方法

（1）术前准备

操作前要与患者家属交流，取得患者家属配合，并注意观察全身情况。

（2）体位

卧位或半卧位。

（3）方法

①铺一次性治疗巾于造口导管下方。②将 PEG/PEJ 导管放低，打开管夹，用空针连接导管，抽取胃、空肠内容物，观察食物消化情况，再将抽出物注入，经造口导管向内灌注温开水 30mL，关闭管夹。③将灌食筒挂在高于床沿 40 ～ 45cm 的输液架上，倒入少许温开水，排尽胶管内空气后，夹闭胶管。④将胶管末端与 PEG/PEJ 导管连接，向灌食筒内倒入 250 ～ 300mL 流质食物，打开导管管夹和夹管，开始灌食。灌食速度宜缓慢，灌入时间为 15 ～ 20 分钟。灌食过程中，注意观察有无导管脱落或患者出现异常反应等。⑤灌食完毕，再向灌食筒内灌注 50mL 温开水，冲尽管内残留食物。⑥关闭导管夹，取下灌食筒。⑦灌食完毕后，嘱患者保持半卧位或坐位或抬高床头 30 ～ 60cm，以防食物反流。观察造口周围无灌食液渗出及无导管脱出后，用胶布将导管固定于腹部。

二、结肠造口护理

1. 适应证

（1）结肠梗阻、结肠癌、结肠外伤性破裂及溃疡性结肠炎，暂时减压或作为永久性人工肛门。

（2）直肠癌或肛管癌切除术后、直肠外伤性破裂、直肠感染、狭窄及梗阻等作为暂时性或永久性人工肛门。

2. 常见并发症

（1）早期并发症

主要有缺血、造口坏死、狭窄、化脓及穿孔等。

（2）晚期并发症

主要有肠脱垂、造口感染、塌陷及造口旁疝。

3. 目的

有利于维持结肠造口周围皮肤清洁，避免感染，减少异味，改善患者的生活质量。

4. 操作方法

（1）术前准备

操作前要与患者家属交流，取得患者家属配合，并注意观察全身情况。

（2）体位

半卧位，充分暴露造口部位。

（3）方法

①打开换药包，戴手套，一手按住底盘周围皮肤，另一手由上向下轻轻剥离并取下造口袋，置于污物桶中。②先用卫生纸擦拭造口周围皮肤，再用镊子夹取生理盐水棉球，由内向外擦拭造口周围皮肤，将用过的棉球置于弯盘中。③观察造口局部组织及周围皮肤，若发现颜色变黑、凹陷、回缩或出血较多等异常情况，立即通知上级医师或转诊。④用镊子夹取干棉球擦干造口周围皮肤，若造口周围皮肤出现发红或丘疹等，可在局部皮肤上撒适量造口护肤粉。⑤用造口测量表（造口标准规格板）测量造口大小。用笔在造口底盘上画出造口大小，并用剪刀修剪中间孔径，使其直径大于造口 2 ～ 3cm。⑥若放置开放式造口袋，先扣紧造口袋下方的夹子。撕去底部粘贴纸，对准造口自下而上紧密粘贴于造口周围腹部皮肤，嘱患者用手按住粘贴部位片刻，以增加黏合度。若为两件式造口袋，粘贴底盘后，再将方便袋由下而上与底盘扣紧。

三、尿路造口护理

1. 适应证

肾、肾盂、膀胱、输尿管或者尿道因创伤或疾病而造成的功能障碍后的尿液排泄问题。

2. 目的

对于膀胱癌行膀胱全切除术、输尿管下段梗阻或膀胱挛缩等患者，可通过尿路造口术解除下尿路梗阻。对于严重肾脏疾病患者，如果积脓严重、肾积水等，或肾、肾盂及输尿管术后患者，行尿路造口术，可达到引流尿液、改善肾功能的目的。

3. 操作方法

（1）术前准备

操作前要与患者家属交流，取得患者家属配合，并注意观察全身情况。

（2）体位

嘱患者先弯腰 1 分钟，排尽末段尿液，之后取半卧位，充分暴露造口部位。

（3）方法

①打开换药包，戴手套，用手轻轻按压造口周围，使尿液尽量排空。②一手按压底盘粘贴部位周围皮肤，另一手撕下造口袋置于污物桶中，并快速用纱布覆盖造口处，吸收外溢的尿液。③持镊子夹取干棉球擦拭造口周围皮肤，再用镊子夹取生理盐水棉球，由内向外擦拭造口周围皮肤，用过的棉球置于弯盘中。④观察造口颜色及周围皮肤情况，持镊子夹取干棉球擦干造口周围皮肤。⑤用造口测量表测量造

口大小。⑥用笔在造口袋底盘上画出造口大小，用剪刀修剪中间孔径，使其直径大于造口 1.5 ～ 3.0mm。⑦扣紧造口袋下方的夹子，揭去底盘粘贴纸，取下纱布，对准造口自下而上紧密粘贴于造口周围皮肤。嘱患者用手按住粘贴部位片刻，以增加黏合度。若为两件式造口袋，粘贴底盘后，再将集尿袋由下而上与底盘扣紧。

第五篇　皮肤病与性病

【学习提要】

本篇共分二章十五节，包括常见皮肤病和常见性病。全科医师应掌握社区常见皮肤病和性病的概述、临床表现、诊断、鉴别诊断；熟悉其治疗及中药溻渍疗法、药浴疗法等中医适宜技术的操作方法；熟悉皮损的检查方法，能够正确辨识皮肤的基本损害，根据皮损情况正确选择适当的外用药剂型、转诊原则、养生与康复、健康教育。

第一章　常见皮肤病

第一节　癣

【概述】

癣是发生在人体表皮、毛发、指（趾）甲的浅表真菌性皮肤病。癣是一种传染性皮肤病，依据发病部位和皮损特点不同，有头癣、手足癣（鹅掌风、脚湿气）、甲癣（灰指甲）、体癣（股癣）、花斑癣等。癣病由生活、起居不慎，感染癣虫，复因风、湿、热邪外袭，郁于腠理，淫于发肤所致。

【临床表现】

1. 头癣

头癣是指头皮和毛发的皮肤癣菌感染。好发于儿童，瘙痒难忍，日久则发焦脱落，传染性较大。头癣分黄癣、白癣、黑点癣三种，以前两者居多。

（1）黄癣

初起毛发根部皮肤发红，继而发生脓疱，干后变成蜡黄色黄癣痂。随后皮损增大而互相融合，黄癣痂变厚、堆积，富于黏性，边缘翘起，中心微凹，上有毛发贯穿，形如碟状，黄豆大小，质脆易粉碎，有特殊的鼠尿臭味。除去黄癣痂，其下为鲜红湿润的糜烂面或浅溃疡，日久毛囊破坏形成萎缩性瘢痕，遗留永久性秃发。头发常呈干枯弯曲状。

（2）白癣

好发于头顶中间，其特征为头皮覆盖灰白色鳞屑的圆形或不规则形的斑片。初起为灰白色鳞屑性局限斑片，其上头发灰暗，稍有痒感，可逐渐扩大，其周围可出现卫星状小鳞屑性斑片，可再融合成片，但界限清楚。病发无光泽，外围绕以白套样菌鞘，常在距头发 0.5cm 左右处折断而参差不齐。青春期可自愈，秃发可再生，不留瘢痕。

2. 手足癣（鹅掌风、脚湿气）

初起手掌、足底或指（趾）缝见针头大小水疱或掌部皮肤角化、脱屑。水疱多透明如晶，散在或簇集，瘙痒。水疱破后干涸，叠起白屑，中心向愈，四周继发疱疹，较严重者可延及手背、腕部及足背。如反复发病，常致手掌、脚心皮肤肥厚、枯裂疼痛，屈伸不利。皮损若侵及指（趾）甲，可引起甲癣。自觉瘙痒，反复发作。每于夏季起水疱时病情加重。鹅掌风以成人多见，男女老幼皆可发病。多为单侧发病，亦可染及双手。

3. 甲癣（灰指甲）

甲癣是指由皮肤癣菌感染甲板所引起的甲病。多见于成人，常由手足癣继发。主要表现为甲板增厚，高低不平，失去光泽，变脆，蛀空或甲缘破损，呈灰褐色，故称灰指（趾）甲。一般无自觉症状。

4. 体癣（股癣）

体癣是指发生于除头发、胡须、掌跖、甲板以外的皮肤上的一种皮肤癣菌感染。仅局限于腹股沟、会阴和肛门周围者，称为股癣。多发生于夏季，青壮年及男性多见，多有手足癣病史。皮疹好发于颜面、颈部、躯干、股内侧等处，亦可发于四肢。为圆形或钱币形红斑，指甲至钱币大小，数目不定，病灶中央呈自愈倾向，周边稍隆起，呈活动性，有炎性丘疹、水疱、痂皮、鳞屑等，可形成环形，有时亦可互相融合成多环形，或损害中央发生新皮疹而形成同心环形，可侵犯毳毛，易复发，自觉瘙痒。股癣由于患部潮热多汗，易受摩擦，常因搔抓而出现糜烂，可继发湿疹样变和苔藓样变。病情多在夏季发作或加重，入冬痊愈或减轻。

5. 花斑癣

花斑癣是由圆形糠秕孢子菌引起的一种慢性表现的皮肤浅表性真菌病，俗称汗斑。多见于温热地区，患者以多汗体质青年男性居多。皮疹以色素减退或增深的糠秕状脱屑斑为特征。好发于胸背、颈项、肩胛等多汗部位。初起为围绕毛孔的圆形点状斑疹，逐渐发展至甲盖大小，边缘清楚。相邻皮损可融合成大片，表面有少量的糠秕样鳞屑，极易剥离，呈灰色、褐色至棕黄色不等，状如花斑。皮疹无炎性反应，微痒。病程缓慢，夏重冬轻，次年又发。

【鉴别诊断】

1. 面游风

多见于青壮年。头皮上鳞屑油腻，皮损有炎症、结痂，痒感明显；无黄癣痂及白鞘，无断发；干性者鳞屑弥漫散在，界限不清。真菌镜检阴性。

2. 汗疱疹

多发于夏季手足多汗者及精神紧张者。患者掌跖部表皮内有深在性米粒或黄豆大小的圆形透明水疱，无炎症表现，有轻微痒感。干燥后脱屑，真菌检查为阴性。

3. 红癣

患者股内侧出现不规则的大片淡红斑，无丘疱疹。镜检为微细棒状杆菌，而非真菌。

4. 厚甲症

患者出生时，指、趾甲即呈肥厚性和变色性等变化，无痛痒感。真菌检查阴性。

【治疗】

1. 头癣

头癣的外治方法：剪发→洗头→搽药→消毒。

（1）剪发

治疗前，将病灶区头发剪平，剪至毛根部为宜，注意勿损害头皮，以后每周剪发1次。

（2）洗头

每天搽药前，选用10%明矾水或温肥皂水洗头。

（3）搽药

常选用复方苯甲酸软膏、10%水杨酸软膏、1%～3%克霉唑软膏、2%达克宁霜或1%联苯苄唑霜、环吡酮胺软膏等外敷患处，早、晚各1次。涂药后戴帽子，连续2个月。

（4）消毒

参见本节“养生与康复”。

（5）拔发疗法

皮损面积较小，或用药1周后头发发质较松动者，可用镊子逐根拔出病发，范围超过病区，每周1次，连续3～4次。

2. 手足癣（鹅掌风、脚湿气）

（1）脱屑型与水疱型

可用复方土槿皮酊外搽。有皮肤皲裂者，可用青黛膏或5%～10%升华硫软膏外搽。

（2）糜烂型

一般选用消肿玉红膏外涂，待糜烂面愈合后，再撒爽身粉或足癣粉。

3. 体癣（股癣）

苦参15g，白鲜皮10g，地肤子15g，百部15g，花椒15g等煎汤外洗。

4. 甲癣

可用复方土槿皮酊浸渍甲部。

5. 花斑癣

可用10%土槿皮酊等外涂，或爽身粉干扑。皮损面积较大者，可采用硫黄浴、明矾浴等沐浴疗法，亦可采取日光浴等。

【养生与康复】

1. 头癣

患者污染的衣帽、梳子、枕巾等物品，应采取晒、烫、煮、熏等措施消毒；带菌毛发、鳞屑、痂皮应烧毁。注意消毒理发用具，可采取水煮沸15分钟，或使用75%酒精等浸泡消毒。理发时避免损伤头皮。

2. 手足癣

如为糜烂型或脱屑型者，禁止撕脱翘起的皮肤，或过度搔抓，以免引起继发感染。要及时规范用药，以免继发甲癣。患者用过的鞋、袜等物品应煮沸或曝晒消毒处理。

3. 甲癣

常修剪指（趾）甲，宜先剪健甲，后剪病甲。

4. 体癣（股癣）及花斑癣

患者的内衣、被罩、床单等物品要常洗换、曝晒，并宜煮沸消毒。手搔抓患处后，禁止再抓他处，应保持手指清洁。防止出汗过度。肥胖者，夏季应保持皮肤干燥，常敷以扑粉。

【健康教育】

1. 要加强宣传教育和卫生管理，确保卫生安全。

2. 要养成良好的个人卫生习惯，平素勿与他人共用洗脚盆、浴巾、鞋袜等生活用具。勿与家养宠物猫、狗等密切接触。

3. 经常保持足部清洁干燥。

4. 对癣病患者要早发现，早治疗，坚持规范治疗，巩固疗效。同时对患癣病的动物也应及时处理，以彻底消灭传染源。

第二节　湿疮

【概述】

湿疮是一种以丘疹、水疱、糜烂、渗出，伴有瘙痒为特征的皮肤病。其临床特点为对称分布、多形损害、倾向湿润、剧烈瘙痒、反复发作、易成慢性等。该病多由禀赋不耐，饮食失节，嗜食辛辣动风之品，损伤脾胃，湿热内蕴，复感风邪，相互搏结，浸淫肌肤而发病。西医湿疹类似于湿疮。

【临床表现】

湿疹可发于任何季节，但以夏秋季节为多。无明显性别差异，皮损可发生于任何部位，但尤多见于面部、耳后、乳房、手部、四肢屈侧及外阴等处。

1. 急性湿疹

发病急，皮肤潮红、丘疹、水疱、糜烂、渗出等多形皮损存在，自觉灼热，瘙痒较剧。皮损常对称分布，以头面、四肢远端、外阴等处多见，亦可泛发全身，可发展成慢性。

2. 亚急性湿疹

常由急性湿疹发展而来，皮损较急性湿疹轻，以丘疹、结痂、脱皮为主，仅有少量丘疱疹，或小水疱及糜烂，可有轻度浸润，瘙痒较甚。

3. 慢性湿疹

多由急性或亚急性湿疹演变而来，皮损多局限于某一部位，境界清楚，有明显的肥厚浸润，表面粗糙，甚则苔藓样变，呈暗褐色，常有丘疱疹、痂皮、抓痕。倾向湿润变化，常反复发作，时轻时重，有阵发性瘙痒。

4. 婴儿湿疹

发生于婴幼儿头面部的湿疹。常在出生1个月后发生，轻者在面颊部、额部有淡红斑和小丘疹，群集或散在；重者可为大片红斑、丘疹、丘疱疹，因搔抓、摩擦可出现糜烂、渗液、结痂，甚至继发感染，可延及颈项、躯干部，伴局部淋巴结肿大，有阵发性瘙痒。多在2岁左右痊愈。

【鉴别诊断】

1. 漆疮

常有明显的接触史，皮损发生于接触部位，皮肤潮红，境界清楚，或出现丘疹、水疱、糜烂等，发病急，病程短，去除病因后较快痊愈，可与急性湿疹鉴别。

2. 牛皮癣

常有精神刺激和衣领摩擦史，多发生于颈项部、尾骶部、肘部及四肢伸侧，皮损为扁平丘疹，苔藓样变明显，皮疹色淡，边缘可见正常肤色，瘙痒剧烈，需与慢性湿疹鉴别。

【治疗】

1. 治疗原则

尽可能寻找致病原因，减少外界不良刺激。急性者以湿热为主，亚急性者以脾虚湿蕴为主，慢性者多属血虚风燥。内治以祛风止痒、健脾渗湿、养血润燥为主。

2. 辨证论治

（1）湿热浸淫证

证候：皮损潮红灼热，肿胀，水疱，糜烂，滋水淋漓，浸淫成片，瘙痒明显。伴发热，心烦口渴，便秘或腹泻，小便黄少。舌质红，舌苔黄，脉滑数。

治法：清热利湿止痒。

主方：萆薢渗湿汤加白鲜皮、地肤子等。

常用中成药：湿毒清胶囊。

（2）脾虚湿蕴证

证候：发病较缓，皮损色淡，搔之糜烂渗出，结痂，鳞屑，瘙痒。伴神疲倦怠，纳少，腹胀便溏。舌体胖大，甚则有齿痕，舌苔白腻，脉缓弱。

治法：健脾渗湿止痒。

主方：参苓白术散加减。

常用中成药：参苓白术散。

（3）血虚风燥证

证候：病久，皮损色暗或有色素沉着，粗糙肥厚脱屑，甚则苔藓样变。伴面色萎白，头昏乏力，腰酸肢软。舌唇色淡，舌苔薄白，脉细弱。

治法：养血润肤，祛风止痒。

主方：当归饮子加减。

常用中成药：养血饮口服液。

3. 外治法

（1）渗出较多者，可用10%黄柏溶液湿敷，或三黄洗剂外搽；或用蒲公英30g，野菊花15g，煎汤湿敷。

（2）无渗出或渗出不多者，可用炉甘石洗剂外搽；或用青黛膏或黄连膏外搽。

（3）皮肤粗糙脱屑者，可用青黛膏或消肿玉红膏等外涂。

4. 其他疗法

（1）体针

选用大椎、曲池、足三里、血海、三阴交、合谷、神门、环跳等穴，或根据病情就近取穴。实证湿疮用泻法，虚证湿疮用补法。

（2）耳针

选肺、肾上腺、神门等穴，隔日1次针刺，1周为1个疗程。

（3）灸法

适用于脾虚证患者，点燃艾条后直接灸皮损处，或皮损附近穴位，以患者有温热感为度，每次10分钟左右，每日1～2次。

【转诊原则】

1. 经长期治疗，疗效不明显，需要上级医院进一步明确原因，完善治疗方案者。

2. 婴幼儿湿疮患者发热明显，病情较重者，应转专科医院进一步治疗。

【养生与康复】

1. 渗出较多的湿疮患者，忌用热水烫洗，或用刺激性较强的洗涤剂搽洗患处；避免过度搔抓与摩擦患处，注意保护皮损部位。

2. 忌食辛辣、腥荤等生湿动风之品，婴儿湿疮患者的乳母更应该注意饮食宜忌。对于经常复发的婴儿湿疮，要注意使婴幼儿保持大便通畅，以免生热助火。

【健康教育】

1. 湿疮患者宜注意调节情绪，保持心情畅快。

2. 暑湿季节勿淋雨涉水，或衣被潮湿，以免湿邪浸淫肌肤而发病。

3. 哺乳妇女忌过食辛辣刺激之品。用牛乳制品哺育的婴幼儿，平时宜定期让婴儿饮水，同时调制奶粉不宜过稠，以免大便秘结。

第三节　漆疮

【概述】

漆疮是指皮肤或黏膜接触某些致病物质后，在接触部位所发生的一种变态性炎症性皮肤病。该病的特点是发病前有明显的接触史，病损与接触物形态大抵一致。该病多因禀赋不耐，皮肤腠理不密，接触某些物质（如油漆、染料、化妆品、药物等）后，使毒邪侵入皮肤，蕴郁化热，邪热与气血相搏则发病。西医接触性皮炎类似于漆疮。

【临床表现】

1. 接触史和潜伏期

发病前有明确的接触史。有的立即发病，大多有一定的潜伏期。

2. 皮损表现

皮损一般为红斑、丘疹、水疱，甚至发生局部皮肤坏死。皮损边界清楚，形态与接触物大抵一致。若发生在眼睑、包皮、阴囊等处常明显肿胀，边界多不清楚。如长期反复接触发病，皮损则为轻度增厚、脱屑及苔藓样变。

3. 自觉症状

局部瘙痒、烧灼感，重者疼痛。一般无全身症状。

4. 斑贴试验

有可疑致敏因子可做斑贴试验，如为阳性即可确定诊断和明确病因。

【鉴别诊断】

1. 湿疮

无明显接触史，皮损为皮肤潮红，有丘疹、水疱、鳞屑等，分布对称，边界不清。病情反复，易转变为慢性。

2. 丹毒

患者常有原发病灶，自觉局部灼热疼痛，皮肤颜色鲜红。伴有恶寒、发热、头痛等。

【治疗】

1. 治疗原则

本病应首先脱离接触物，然后进行中、西医治疗。一般常用抗组胺类药和中医辨证论治；病情较重者，可配合用皮质类固醇激素。局部应用性质较为温和的药物，避免外用刺激性较强的药物。

2. 辨证论治

（1）热毒湿蕴证

证候：皮损鲜红肿胀，有水疱、糜烂、渗液，自觉灼热瘙痒。伴发热，口渴，大便干结，小便短赤。舌质红，舌苔黄腻，脉滑数。

治法：清热利湿解毒。

主方：龙胆泻肝汤加减。

常用中成药：龙胆泻肝丸。

（2）血虚风燥证

证候：皮损反复发作，局部肥厚干燥，有鳞屑，或呈苔藓样变，瘙痒较甚。舌质淡红，舌苔薄，脉细数。

治法：清热祛风，养血润燥。

主方：当归饮子加减。

常用中成药：润燥止痒胶囊。

3. 外治法

（1）皮损以潮红、丘疹、水疱为主者，可选用炉甘石洗剂或三黄洗剂等外搽，每日 2 ～ 3 次；若红肿或渗出明显者，可选用苦参汤或黄柏 12g，马齿苋 15g，蒲公英 30g 等煎水湿敷。

（2）以糜烂、结痂为主者，可用三石散糊剂等外搽，每日 2 ～ 3 次。

（3）皮损肥厚粗糙，有鳞屑，或呈苔藓样变者，选用青黛膏、疯油膏等外敷。

4. 其他疗法

（1）外洗

生山楂 30g，生大黄 30g，煎汤湿敷或外洗。

（2）针刺疗法

取穴曲池、合谷、曲泽、委中，以上穴位可双侧交替针刺，每次 30 分钟，每日 1 次。

【转诊原则】

1. 如为强碱强酸及放射线等意外事故，造成严重皮肤接触伤害者，要及时转上级医院或职业防护机构做专业处理。

2. 由于接触有毒有害物质造成毁容，甚至危及生命者，要及时转上级医院检查治疗。

【养生与康复】

1. 皮损处不宜用热水或刺激性较强的洗涤剂外洗，避免过度摩擦、搔抓，禁用刺激性较强的外用药物，以免加重皮肤损害。

2. 发病期间饮食宜清淡，多饮水，忌食辛辣、烟酒等刺激之物。

【健康教育】

1. 加强职业防护，避免接触有毒有害物品，保护职工身体健康。

2. 尽量避免使用化学合成品或重金属制品，以免造成皮肤意外伤害。

第四节　瘾疹

【概述】

瘾疹是一种以风团为主要表现的常见皮肤病。其特征为身体瘙痒，搔之出现红斑隆起，形如豆瓣，堆集成片，发无定处，忽隐忽现，消退后不留痕迹。该病相当于西医的荨麻疹。本病多由风邪引起。如患者禀赋不耐，或素体虚弱，或因进食鱼虾荤腥等助火生风之物，或情志内伤，或冲任不调，风邪与气血搏结而发病。

【临床表现】

1. 急性荨麻疹

起病常较急。患者常突然自觉皮肤瘙痒，很快于瘙痒部位出现大小不等的红色风团，呈圆形、椭圆形或不规则形，开始孤立或散在，逐渐扩大并融合成片；数小时内水肿减轻，风团变为红斑并逐渐消失，持续时间一般不超过 24 小时，但新风团可此起彼伏，不断发生。病情严重者可伴有心慌、烦躁、恶心、呕吐甚至血压降低等过敏性休克样症状，胃肠道黏膜受累时可出现恶心、呕吐、腹痛和腹泻等，累及喉头、支气管时，出现呼吸困难甚至窒息，感染引起者可出现寒战、高热、脉速等全身中毒症状。

2. 慢性荨麻疹

皮损反复发作超过 6 周者称为慢性荨麻疹。全身症状一般较急性者轻，风团时多时少，反复发生，常达数月或数年之久，偶可急性发作，表现类似急性荨麻疹，部分患者皮损发作时间有一定规律性。

3. 皮肤划痕症

亦称人工荨麻疹。表现为用手搔抓或用钝器划过皮肤后，沿划痕出现条状隆起，伴瘙痒，不久后可自行消退。本型可单独发生或与荨麻疹伴发。

4. 寒冷性荨麻疹

寒冷性荨麻疹可分为两种类型：一种为家族性，为常染色体显性遗传，较罕见，出生后不久或早年发病，皮损终身反复出现。另一种为获得性，较常见，表现为接触冷风、冷水或冷物后，暴露或接触部位产生风团或斑块状水肿，病情严重者可出现手麻、唇麻、胸闷、心悸、腹痛、腹泻、晕厥甚至休克等，有时进食冷饮可引起口腔和喉头水肿。寒冷性荨麻疹患者被动转移试验可阳性，冰块可在局部诱发风团。本病可为某些疾病的临床表现之一，如冷球蛋白血症、阵发性冷性血红蛋白尿症等。

5. 胆碱能性荨麻疹

多见于青年。主要由于运动、受热、情绪紧张、进食热饮或乙醇饮料后，躯体深部温度上升，促使乙酰胆碱作用于肥大细胞而发病。

6. 胃肠型荨麻疹

部分患者由于胃肠道黏膜严重水肿，分泌物增多，在发生皮肤风团的同时，常伴有明显的胃肠道症状和体征，如恶心、呕吐、腹泻、腹痛等，少数患者腹痛尤为突出，甚至发生绞痛等。

7. 自身免疫性慢性荨麻疹

此病对常规抗组胺药无效，而且找不到明确病因，近年来认为部分此类荨麻疹是由于自身抗体所致。当荨麻疹多方治疗无效时，应测此类患者是否为自身免疫性荨麻疹。

【鉴别诊断】

药疹：患者常有用药史。皮疹多有瘙痒性风团，但比瘾疹更红艳，持续时间更长，剧痒刺痛，严重者可昏迷。

【治疗】

1. 治疗原则

首先寻找瘾疹的病因，去除发病因素。急性者以西医抗过敏为主，慢性者以中医辨证论治为主。

中医治疗当以祛风为主，属于风热者，以疏散风热为主；属于风寒者，以祛风散寒为主；属于血虚风燥者，以养血润燥为主；属于脾胃湿热者，以清利湿热为主；属于冲任不调者，应以补益肝肾，调理冲任为宜。

2. 辨证论治

（1）风热犯表证

证候：风团鲜红，灼热剧痒，遇热加重，得冷则减，多夏季发病。伴发热恶寒，咽喉肿痛。舌苔薄黄，脉浮数。

治法：疏风清热。

主方：消风散加减。

常用中成药：银翘解毒片。

（2）风寒束表证

证候：皮疹色白，遇风寒加重，得暖则减，多冬春季节发病。口淡不渴。舌淡，苔薄白，脉浮紧。

治法：祛风散寒。

主方：荆防败毒散加减。

常用中成药：防风通圣丸。

（3）血虚风燥证

证候：反复发作，迁延日久，午后或夜间加剧。伴心烦易怒，口干，神疲乏力，手足心热。舌淡少津，脉沉细。

治法：养血祛风润燥。

主方：当归饮子加减。

常用中成药：润燥止痒胶囊。

（4）胃肠湿热证

证候：发疹时伴有脘腹疼痛，大便秘结或泄泻，神疲纳呆，甚至恶心呕吐。苔黄腻，脉滑数。

治法：清热化湿，疏风解表。

主方：甘露消毒丹加减。

常用中成药：复方小檗碱片。

（5）冲任不调证

证候：多在月经前数天出现风团，经后消失。常伴有月经不调，呈周期性发病。舌淡苔薄，脉弦细或细弱。

治法：调摄冲任，养血祛风。

主方：二仙汤加减。

常用中成药：乌鸡白凤丸。

3. 外治法

（1）用百部酊（百部 20g，75%酒精 100mL，浸泡 7 天后使用）外搽。

（2）荆芥 30g，防风 30g，川芎 20g，当归 20g，苏叶 20g，蛇床子 20g，水煎外洗。

4. 其他疗法

（1）针灸疗法

①体针法：取双侧曲池、风池、足三里、血海为主穴，腰以上者加内关，腰以下者加三阴交，全身者加风市、大椎、大肠俞。操作法为直刺进针，强刺激，留针 30 分钟。

②耳针法：取神门、交感、肺、脾、肾上腺、皮质下等穴，针刺后留针 20 分钟，每日 1 次。

③耳压法：取肺、肾上腺、神门、内分泌，用医用胶布黏附王不留行籽贴于耳穴上，每次持续按压 1 分钟左右，以耳穴部位产生酸麻热胀感为度。每日按压 3 ～ 5 次。间隔 3 日可换一次王不留行籽。

（2）放血疗法

湿热型者，可选双耳尖，或双中指尖常规消毒后用三棱针点刺放血；风热型瘾疹，可在耳背静脉处用三棱针点刺放血。两者均为 3 日 1 次，10 次为 1 个疗程。

（3）拔罐疗法

选用大椎、肺俞穴，留罐 10 分钟，每日 1 次，10 次为 1 个疗程。

【转诊原则】

1. 伴有严重腹痛腹泻，或呼吸困难者，在及时对症处理的同时，要转上级医院进一步诊断和治疗。

2. 瘾疹反复发生，缠绵难愈者。

【养生与康复】

1. 避免过度的搔抓或烫洗，内衣宜穿着柔软的棉织品。

2. 如果属药物引起发病者，应立即停用该药品。

3. 积极治疗肠道寄生虫病及龋齿、扁桃体炎等。

【健康教育】

1. 禀赋不耐者，应注意气候和天气变化，及时增减衣服，同时要加强身体锻炼，增强身体素质。

2. 严格规范用药，避免药物过敏而发疹。

3. 饮食应清淡平和，慎用辛辣、醇酒及海鲜等刺激之品。

第五节 冻疮

【概述】

冻疮是因患者感受寒邪而引起的一种局限性或全身性寒冷性损伤。临床表现为局部肿胀、麻木、痛痒、青紫或起水疱，甚则破溃。西医的冻伤可参照本节内容辨证施治。

【临床表现】

多发生于末梢血循环较差的部位和暴露部位，如手足、鼻、耳郭、面颊等处。患部皮肤苍白、冰冷、疼痛和麻木，复温后局部表现和烧伤相似，但局部肿胀一般并不明显。按其损伤深度和严重程度可分为四度。

1. 一度冻伤

为皮肤浅层冻伤。局部皮肤初为苍白色，渐转为蓝紫色，继之出现红肿、发痒、刺痛和感觉异常，无水疱形成。约1周后，症状消失，表皮逐渐脱落，愈后不遗留瘢痕。

2. 二度冻伤

为全层皮肤冻伤。局部皮肤红肿、瘙痒、灼痛，可于24～48小时内出现水疱，如无继发感染，经2～3周，水疱干涸，形成黑色干痂，脱落后创面有角化不全的新生上皮覆盖，局部可能有持久的僵硬和痛感，但不遗留瘢痕和发生痉挛。

3. 三度冻伤

皮肤全层及皮下组织被冻伤。皮肤由苍白逐渐变为蓝色，再转为黑色。皮肤感觉消失，冻伤周围组织出现水肿和水疱，并伴较剧烈的疼痛和灼痒。坏死组织脱落后留有创面，易继发感染。愈合缓慢，愈后遗留瘢痕，并可影响功能。

4. 四度冻伤

皮肤、皮下组织、肌肉甚至骨骼都被冻伤。伤部感觉和运动功能完全消失。患处呈暗灰色，与健康组织交界处可出现水肿和水疱。2～3周内有明显的坏死分界线出现，一般为干性坏疽，但有时由于静脉血栓形成，周围组织水肿以及继发感染，形成湿性坏疽。往往留下伤残和功能障碍。

某些冻伤患者可发生并发症，最常见的为局部创面坏死组织的继发感染，如急性淋巴管炎和淋巴结炎、急性蜂窝织炎、丹毒等。较严重的则有破伤风、气性坏疽和败血症，此外，尚有少数并发肝炎、心包炎、肾盂肾炎和关节炎等。当人体在极低温度环境下过度停留，可导致患者全身冻伤，甚至出现表情淡漠，呼吸、心率均减慢，肌肉强直；严重者可昏迷、死亡。

【鉴别诊断】

多形红斑：多发生在手足背、前臂、小腿伸侧及面颈等处，皮疹为红斑、水疱，典型的为虹膜状红斑。常伴有发热、关节痛等症状。

【治疗】

1. 辨治要点

重在预防。若为寒凝血瘀证，当以温寒化瘀为主；若为气血两虚证，当以益气养血为主；若为瘀滞化热证，当以化瘀清热为主；若为寒盛阳衰证，当以温阳祛寒为主；对于局限性冻疮采用中医外治即可。

2. 辨证论治

（1）血虚寒凝证

证候：局部疼痛喜暖，感觉迟钝，形寒肢冷。舌淡而暗，苔白，脉沉细。

治法：益气养血，温经散寒。

主方：当归四逆汤加减。

常用中成药：右归丸。

（2）气血两虚证

证候：疮口脓水淋漓久不敛口。面色苍白或萎黄，头晕目眩，少气懒言，四肢倦怠。舌质淡，苔薄白，脉细弱或虚大无力。

治法：益气养血，祛瘀通脉。

主方：八珍汤合桂枝汤加减。

常用中成药：八珍丸。

（3）瘀滞化热证

证候：患处暗红微肿，疼痛喜冷，或红肿灼热，溃烂腐臭，脓水淋漓，筋骨暴露。发热口干。舌暗红，舌苔黄，脉数。

治法：清热解毒，活血止痛。

主方：四妙勇安汤加减。

常用中成药：复方益母胶囊。

（4）寒盛阳衰证

证候：时时寒战，四肢逆冷，感觉麻木，意识模糊，蜷卧嗜睡，呼吸微弱，甚则神志不清。舌质淡紫，舌苔白，脉微细。

治法：回阳救逆，散寒通脉。

主方：四逆加人参汤加减。

常用中成药：金匮肾气丸。

3. 外治法

（1）局部皮肤肌肉红肿者，用 10%胡椒酊或冻伤膏涂敷患处，每日 2 次。如有较大水疱者，应先排出疱液，再涂药膏；如发生糜烂者，可用红油膏外敷，每日 1 次。发生冻疮肿块者，可用红灵酒轻柔按摩。

（2）冻疮出现溃烂时，可用红油膏掺八二丹外敷；必要时，可手术切除坏死组织；腐脱新生时，用消肿玉红膏掺生肌散外敷。

4. 其他疗法

（1）如冻疮红肿疼痛结块时，可用辣椒 50g 煎汤熏洗。

（2）火针点刺中脘穴：针刺前，应向患者介绍针刺原理，解除其恐惧心理。将中脘穴局部常规消毒，然后用火针点刺中脘穴，针后消毒敷料包扎。如在立冬前针刺可预防冻疮。

【转诊原则】

1. 大面积冻伤，或出现神志模糊时，应及时转上级医院治疗。

2. 如严重冻伤，须行截肢等特殊治疗时，应立即转上级医院处理。

【养生与康复】

1. 受冻后，不宜立即用火烘烫熨，应使肢体逐渐复温，以防溃烂成疮。

2. 在冻疮遇暖瘙痒时，避免过度搔抓，以免加重局部皮肤损伤。

【健康教育】

1. 进行耐寒锻炼，如冷水洗脸、洗足，冷水浴，冰上运动等，提高身体的耐寒能力。

2. 在寒冷环境中工作的人员应加强职业保护，注意防寒保暖。

第六节　疥疮

【概述】

疥疮是由疥虫侵袭肌肤所致的传染性皮肤病。临床特点为指缝、手腕、肘窝、腋窝、脐周、阴股部等皮肤薄嫩处发生丘疹、丘疱疹、隧道，夜间痒甚。本病传染性极强，易在居住环境潮湿污浊及个人卫生不佳的人群中传播，并造成集体发病。

【临床表现】

疥疮一般有密切接触传染史，常在冬春季节发病。发病多从手指间开始，好发于手腕屈侧、腋前缘、乳晕、脐周、阴部及大腿内侧。幼儿和婴儿疥疮常继发湿疹样变化，分布部位不典型，可累及头、颈、掌及趾。

皮损初发为米粒大红色丘疹、水疱、脓疱和疥虫隧道。隧道长 0.5 ～ 1cm，呈灰色或浅黑色弯曲线，顶端与丘疹和水疱相接，日久因搔抓可继发化脓感染、湿疹样变或苔藓化等。在阴囊、阴茎、龟头等处，可发生红褐色结节。亦可发生全身风团样丘疹、荨麻疹。夜间奇痒，白天轻微瘙痒，常致全身抓伤、结痂及色素沉着。严重者偶可伴发急性肾炎。

【鉴别诊断】

1. 痒疹

秋冬季节发病或加重，好发于四肢伸侧面，丘疹顶端有微小的水疱，水疱由于搔抓擦破后形成有痂的丘疹，苔藓化、脓疱化。多数自儿童时期发病，病程缓慢。

2. 虱病

患者腋窝、两胁、腰围、会阴部等处，自觉瘙痒，可见抓痕及血痂，在衣缝处常可找到虱及虱卵；指缝处无皮损。

【治疗】

1. 治疗原则

以杀虫止痒为主，外治的关键在于坚持搽药，彻底消毒，同时治疗同居的同病患者。

2. 辨证论治

湿热蕴结证

证候：皮损以水疱多见，丘疱疹泛发，壁薄液多，破流黄水，浸淫糜烂。或红丝走窜，臀核肿痛。舌质红，舌苔黄腻，脉滑数。

治法：清热化湿，解毒杀虫。

主方：黄连解毒汤合三妙丸加地肤子、白鲜皮、百部、苦参等。

常用中成药：解毒消炎丸。

3. 外治法

（1）硫黄膏外涂法：硫黄膏是治疗疥疮最有效的药品之一。临床上，儿童用5%～10%硫黄膏，成人用10%～15%硫黄膏。若患病时间较长，可用至20%等。涂药方法：

①沐浴：先以花椒9g，地肤子30g，煎汤洗涤全身。

②搽药：一般先搽皮损处，再自颈部向下搽遍全身，每日2次，连续4天为1个疗程。搽药期间，不洗澡，不换衣服。

③更衣、消毒：1个疗程结束后，沐浴换衣，并将换下的衣物、床上用品彻底煮沸或曝晒消毒处理。如浴后发现有新皮疹，可再重复第2个疗程。

（2）可选用10%百部酊、雄黄膏、一扫光等外搽，涂搽方法同上。

【转诊原则】

如并发脓疱疮、疖、臖核肿大等，甚至继发水肿、眩晕者，要及时转科转院进一步诊断治疗。

【养生与康复】

1. 要对患者隔离治疗，对其污染的衣物及床上用品要予以煮沸或曝晒消毒处理；同时要对密切接触者检查治疗，彻底消灭传染源。

2. 治疗期间，患者要避免过度搔抓，以免损伤皮肤造成自身广泛传播和继发感染。

【健康教育】

1. 加强个人卫生习惯，养成勤洗澡、勤换衣、勤晒衣被的卫生习惯。

2. 在集体生活场所，个人生活用品应独自使用，不得相互共用，以免染病。

3. 要注意改善生活环境，保持室内清洁干燥，避免潮湿污浊，特别是要加强建筑工人和中学生宿舍等的环境卫生管理；对公共浴室、旅馆、车船的床上用品要定期清洗、消毒，力求做到一人一用，确保公共卫生安全。

第七节　蛇串疮

【概述】

蛇串疮是一种皮肤上出现成簇水疱，呈带状分布，痛如火燎的急性疱疹性皮肤病。临床特点为皮肤上有红斑、水疱，累累如串珠，排列如蛇行，每多缠腰而发，伴神经痛。本病多由肝郁化火、湿热内蕴、外感毒邪、血虚肝旺等致病。西医的带状疱疹可参照本病的辨证施治内容治疗。

【临床表现】

春秋季节多发，以老年人及免疫缺陷者多见，儿童较少见，常见于胸腹或腰部。发病前可有发热、全身不适等前驱症状。患侧皮肤开始有烧灼感、疼痛。继之皮肤出现不规则红斑，成簇的疱疹，呈粟粒大小透明水疱，周围有红晕，7～10天结痂脱落，多数2～4周愈合。带状疱疹病毒可侵犯面、颈、胸、腰部神经，严重者可并发肺炎、脑膜炎。带状疱疹随年龄增长，而症状加重，病程延长。有些患者在疱疹愈合后，仍有神经痛症状持续数月或更长时间。

【鉴别诊断】

热疮：多见于发热性疾病的中、后期，好发于皮肤与黏膜交界处，分布无一定规律。皮疹为针头至绿豆大小的水疱，常为一群，疼痛不显。1周左右痊愈，但易复发。

【治疗】

1. 辨证论治

（1）肝经郁热证

证候：皮损鲜红，疱壁紧张，灼热刺痛。口苦咽干，烦躁易怒，大便干或小便黄。舌红，苔薄黄或黄厚，脉滑数。

治法：清肝泻火，利湿解毒。

主方：龙胆泻肝汤加减。

常用中成药：龙胆泻肝丸。

（2）脾虚湿蕴证

证候：皮损颜色较淡，疱壁松弛。口不渴，食少腹胀，大便时溏。舌淡，苔白或白腻，脉沉缓或滑。

治法：健脾利湿。

主方：除湿胃苓汤加减。

常用中成药：茵陈五苓丸。

（3）气滞血瘀证

证候：皮疹消退后局部疼痛不止。或伴心烦，夜寐不安。舌暗，苔白，脉弦细。

治法：理气活血，重镇止痛。

主方：桃红四物汤加减。

常用中成药：活血通脉胶囊。

2. 外治法

（1）初起，用玉露膏或青黛膏外敷；或选用三黄洗剂、炉甘石洗剂，每日 3 次。

（2）水疱破后，用四黄膏或青黛散麻油调成糊状外涂；或用六神丸研成细粉，醋调外涂。眼部带状疱疹可用 0.1%～ 0.5%碘苷眼药水滴眼。

3. 其他疗法

（1）针灸疗法

选神门、内关、合谷、支沟、阳陵泉、足三里、阴陵泉等，针刺用泻法，每日 1 次。

（2）艾灸法

艾条点燃后灸皮损局部，尤适用于皮损消退后遗疼痛者，每次 20 分钟，5 次为 1 个疗程。

（3）皮肤针法

如皮损消退后遗疼痛，可用皮肤针击刺皮损局部，以皮肤潮红、发热为度，隔日 1 次。

【转诊原则】

1. 如皮损在头面的眼部或耳部，病情严重，可能影响患者视力或听觉者，要及时转上级医院治疗。

2. 年老体弱患者，皮损消退后，如遗留严重疼痛者，要及时转上级医院进一步检查，排除其他内脏疾病。

【养生与康复】

1. 如果有较大水疱，可用消毒注射器抽取疱液，使疱壁贴附皮肤，禁止撕脱疱壁，以免染毒。

2. 保持局部皮损干燥、清洁；避免衣服摩擦皮损造成疼痛。

3. 要加强营养，忌食辛辣肥甘厚味和饮酒，忌忧思郁怒，以免加重病情。

【健康教育】

1. 注意调畅情绪，忌忧思、郁怒、悲恐等过度情绪波动。

2. 要劳逸结合，勿过度劳累，降低抵抗力。

3. 要加强身体锻炼，避免感冒。

第八节　粉刺

【概述】

粉刺是青春期颜面部出现丘疹如刺，可挤出白色碎米样粉汁的疾病。本病多为患者素体阳盛，肺胃积热，风热袭表，痰瘀互结，经络阻遏而发病。西医的寻常性痤疮可参照本节内容辨证论治。

【临床表现】

本病多见于 17 ～ 25 岁的青年男女，男多于女，皮损好发于面颊、额部、颏部和鼻颊沟等多脂区，其次是胸部、背部及肩部。初起为粉刺，有白头粉刺与黑头粉刺，内含角质及皮脂。白头粉刺为皮色丘疹，针头大小，毛囊开口不明显，不易挤出脂栓；黑头粉刺丘疹中央为扩大的毛孔，脂栓阻塞于毛囊口，挤压后可见有黄色半透明脂栓排出，因其顶部暴露，皮脂氧化及灰尘影响，形成黑头，故称黑头粉刺。粉刺中除有皮脂氧化及角质脱落碎屑，同时还包含多根炭化的毛发。病程呈慢性，时轻时重，女性常在月经前呈周期性加重。绝大多数患者青春期后逐渐减轻，甚至消失。

【鉴别诊断】

酒渣鼻：多见于中年人，好发于以鼻尖为中心的颜面部，患部潮红、充血，鼻翼增大，常伴有毛细血管扩张，无黑头粉刺。

【治疗】

1. 辨证论治

（1）肺经风热证

证候：丘疹色红，或有痒痛，甚至有脓疱，颜面潮红。伴口渴喜饮，大便秘结，小便短赤。舌质红，舌苔薄黄，脉浮数。

治法：疏风清肺解毒。

主方：枇杷清肺饮加减。

常用中成药：银翘解毒丸。

（2）湿热蕴结证

证候：皮疹红肿疼痛，有脓疱或囊肿。胸脘痞闷，口臭纳呆，大便秘结，小便短黄。舌质红，舌苔黄腻，脉滑数。

治法：清热化湿。

主方：茵陈蒿汤合黄连解毒汤加减。

常用中成药：清热解毒口服液。

（3）痰湿瘀滞证

证候：皮疹暗红，反复发作，结节、脓肿、囊肿、瘢痕等。神疲乏力，纳呆腹胀，大便溏薄。舌质暗红，胖大齿痕，苔白腻，脉弦滑。

治法：化痰除湿散结。

主方：海藻玉壶汤加减。

常用中成药：脉络舒通颗粒。

2. 外治法

（1）三黄洗剂或颠倒散洗剂外搽或外洗，每日 2 ～ 3 次。

（2）采用黄瓜皮、西瓜皮等覆面，或用石膏面膜等治疗。

【转诊原则】

1. 如皮损面积较大，形成巨大的囊肿、脓肿，要及时转上级医院治疗。

2. 瘢痕体质颜面有囊肿、结节者，如需要美容康复的，须及时转专科医院做进一步处理。

【养生与康复】

1. 经常用温水和硫黄皂清洗颜面，促进皮脂及时排泄。

2. 禁止挤捏皮疹，避免毛孔扩开，遗留瘢痕或色素沉着。

3. 积极做好劳动保护。长期服用碘化物、溴化物等药物的患者，要注意防止药疹。

【健康教育】

1. 饮食宜清淡，多吃新鲜蔬菜水果，少食肥腻、辛辣及糖类食品。

2. 保持心情舒畅，忌忧思、郁怒不良情绪刺激，保持大便通利。

3. 如面部皮肤干燥不舒，可使用含油脂较少的化妆品或植物面膜，或用热毛巾敷面，增加皮肤水分吸收。避免使用含油脂较多的化妆品。

第九节　牛皮癣

【概述】

牛皮癣是一种以皮肤局限性苔藓样变为主的慢性瘙痒性皮肤病。以扁平丘疹融合成片，皮损肥厚，皮沟加深，皮嵴隆起，易形成苔藓样变，阵发性瘙痒为临床特征。该病总由情志内伤，风邪入侵所致。病久则阴液亏损，血虚生风化燥，肌肤失养。该病类似于西医的神经性皮炎。

【临床表现】

本病多发于青壮年人。皮损多见于颈项、四肢伸侧、骶尾、外阴等处，也可泛发全身，常对称分布。皮疹为针头至米粒大小的圆形或多角形扁平丘疹，颜色正常或淡褐色，表面光滑，易于融合成片，逐渐扩大，皮肤增厚干燥呈席纹状，覆有少许鳞屑。长期搔抓可致皮肤浸润肥厚、粗糙而呈苔藓样变。自觉阵发性奇痒，夜间更甚，情绪波动时瘙痒也随之加剧。呈慢性病程，迁延难愈，反复发作。

【鉴别诊断】

湿疮：好发于四肢屈侧，皮损虽有苔藓样变，但有少许丘疹、丘疱疹、糜烂、渗出等。

【治疗】

1. 治疗原则

本病若为肝郁化火者，当以疏肝泻火为主；若为风湿蕴肤者，当以祛风利湿为主；若为血虚风燥者，当以养血润燥为主。如皮疹反复发作，瘙痒剧烈者，可用止痒药物外治。

2. 辨证论治

（1）肝郁化火证

证候：皮疹色红，瘙痒剧烈。伴心烦易怒，失眠多梦，眩晕，心悸，口苦咽干。舌边尖红，苔薄黄，脉弦数。

治法：疏肝理气，清肝泻火。

主方：龙胆泻肝汤加减。

常用中成药：龙胆泻肝丸。

（2）风湿蕴肤证

证候：皮损呈淡褐色片状，粗糙肥厚，剧痒时作，夜间尤甚。舌质淡红，舌苔薄白，脉濡缓。

治法：祛风利湿，清热止痒。

主方：消风散加减。

常用中成药：消风止痒颗粒。

（3）血虚风燥证

证候：病程日久，皮损色淡干燥，肥厚、粗糙似牛皮。伴头晕耳鸣，失眠健忘，心悸。舌质淡，舌苔薄白，脉细。

治法：养血润燥，祛风止痒。

主方：当归饮子加减。

常用中成药：润燥止痒颗粒。

3. 外治法

（1）瘙痒较剧者，可外搽三黄洗剂。

（2）如皮损肥厚、干燥，甚至苔藓样变者，可外用疯油膏加热烘治疗。

4. 其他疗法

（1）体针法

取曲池、血海、大椎、足三里、合谷、三阴交等穴，隔日 1 次针刺。

（2）梅花针法

如苔藓化明显者，可用梅花针叩刺患处，以微微渗血为度，每周 1 ～ 2 次。

【转诊原则】

1. 如瘙痒剧烈，搔抓无度，患者难以忍受者，可转专科医疗机构治疗。

2. 如皮损肥厚、干燥，甚至苔藓样变，严重影响美观者；或皮损广泛，遍及全身者，应及时转专科医院治疗。

【养生与康复】

1. 培养良好的生活习惯，慎用辛辣、油腻食物，避免酗酒；提倡食用新鲜蔬菜及水果，适度饮水，避免大便秘结。

2. 适度调节心理状态，避免情绪受到刺激产生剧烈波动，加重或诱发病情。

【健康教育】

1. 穿着棉质、柔软衣领的衣服，避免衣领坚挺刺激局部皮肤。寒冬季节皮肤干燥，尤其是中老年人应适度洗浴，不可过度搓洗皮肤，造成皮肤过度干燥瘙痒，诱发该病发生。

2. 避免过度搔抓、摩擦及热水烫洗，以免造成恶性刺激。

第十节　白疕

【概述】

白疕是一种红斑上反复出现多层银白色干燥鳞屑的慢性复发性皮肤病。其特点为红色丘疹或斑丘疹上覆有多层银白色鳞屑。刮去鳞屑可见红色薄膜及点状出血，病程长，变化多，时轻时重，愈后易复发，不易根治。总由营血亏损，内有血热，外感风邪，化燥伤阴，肌肤失养所致。西医的银屑病可参照本病证治疗。

【临床表现】

1. 发病年龄和季节性

本病可发生于任何年龄，以青壮年多见。初期多冬重夏轻，易反复发作，病久者季节性不显。

2. 皮损特征

皮损初为针头至扁豆大的炎性红色丘疹或斑丘疹，边界清楚，表面覆有多层银白色云母状鳞屑。刮去鳞屑，可见淡红色发亮的薄膜，称为“薄膜现象”；搔刮薄膜可见筛状出血，称点状出血现象。云母状鳞屑、薄膜现象及点状出血为白疕的特征性表现。皮损可呈点滴状、钱币状、地图状等多种形态。自觉瘙痒，病程缓慢，反复发作。

3. 发病部位

好发于头皮、躯干及四肢伸侧，发于头皮者，皮损鳞屑较厚，使毛发成束状，但不致脱发。皮损累及指（趾）甲可使甲板出现点状凹陷，无光泽，变形及剥蚀。发生在皱襞部者，鳞屑较薄，常因汗渍、搔抓而出现湿疹样变。

4. 同形反应

白疕在进行期如针刺、搔抓及外伤，可在受损部位引起新的皮损，称为同形反应。

【鉴别诊断】

1. 面游风

好发于头皮部位，为片状鳞屑红斑，浸润较轻，境界不清，鳞屑小而薄，呈油腻性，略带黄色，毛发不呈束状，常合并有脱发。

2. 玫瑰糠疹

好发于躯干及四肢近端，皮损多数为椭圆形淡红斑，其长轴与皮纹一致，上覆糠秕样细小鳞屑，病程仅数周，愈后不复发。

【治疗】

1. 辨证论治

（1）风热血燥证

证候：皮疹不断出现，皮损鲜红，自觉瘙痒，搔之可见点状出血。伴心烦易怒，口干舌燥，咽喉肿痛，大便干结，小便黄赤。舌质红，苔薄黄，脉滑数。

治法：清热解毒，疏风凉血。

主方：凉血地黄汤加减。

常用中成药：克银丸。

（2）血虚风燥证

证候：病久不愈，皮损呈斑片状，红斑变淡，鳞屑减少，干燥皲裂，瘙痒。伴口咽干燥，大便秘结，失眠多梦，面色无华，神疲乏力。舌质淡红，苔薄白，脉沉细。

治法：养血祛风，滋阴润燥。

主方：四物汤合消风散加减。

常用中成药：消银片。

（3）瘀滞肌肤证

证候：皮损呈斑片状，颜色暗红，鳞屑肥厚，经久不退。舌质紫暗或有瘀斑、瘀点，脉涩细。

治法：活血化瘀，解毒通络。

主方：桃红四物汤加减。

常用中成药：银屑灵。

（4）湿毒蕴阻证

证候：皮疹多见于皮肤皱褶处，红斑糜烂，鳞屑黏厚，瘙痒，脱屑。伴关节肿胀酸痛，下肢沉重，神疲困倦。舌质红，舌苔厚腻，脉滑数。

治法：清利湿热，解毒通络。

主方：萆薢渗湿汤加减。

常用中成药：湿毒清胶囊。

2. 外治法

（1）皮损瘙痒者，可用三黄洗剂外搽。

（2）皮损红斑，鳞屑较多者，可用黄连软膏、疯油膏、黄柏膏、青黛膏等外搽。

（3）皮损广泛者，可采用硫黄浴、糠浴、矿泉浴、海水浴、泥浴、沙浴、中草药浴等疗法。

3. 其他疗法

（1）针刺疗法

选大椎、肺俞、合谷、曲池、血海、三阴交等，头面部加风池、迎香等，下肢加足三里、丰隆等，针刺手法中等强度，每日 1 次。

（2）耳针法

选取肺、神门、内分泌、心、大肠等，耳穴埋压或压王不留行籽，每周一次，5 次为 1 个疗程。

（3）拔罐法

选大椎、陶道、肝俞、脾俞等，留罐 5 ～ 10 分钟，隔日 1 次。

（4）中药注射剂

复方丹参注射液 8 ～ 16mL 加入 5%葡萄糖液 250mL 中，静脉点滴，每日 1 次。

【转诊原则】

1. 如为关节病型白疕，可能出现关节变形损害，影响关节功能者，要及时转上级医院进一步明确诊断和治疗。

2. 皮损红皮裸露渗血，高热不退，甚或出现神昏、谵语者，要及时转专科医院治疗。

【养生与康复】

1. 对初发或反复发作的进行期及红皮病型白疕患者，外用药物要慎重，以免加重局部皮肤损害或造成中毒。

2. 使用外用药物应从低浓度开始，以后根据皮损情况选用相应浓度的制剂。

3. 瘙痒明显或拘挛不适者，可酌情给予止痒剂或滋润剂，避免搔抓摩擦，加重局部皮肤损害。

【健康教育】

1. 患病期间忌食辛辣醇酒、腥膻荤发之品，以免生热动风，进一步加重病情。

2. 由于本病明显毁容，给患者造成巨大的心理压力，要认真做好心理疏导工作，建立战胜疾病的信心。

3. 对于进行期的白疕患者，严禁搔抓等形式的外伤，以免引起同形反应，产生新的皮肤损害。

第十一节　油风

【概述】

油风为头发突然成片脱落、头皮油滑光亮。可发于任何年龄，常在过度劳累，睡眠不足或受到情绪刺激后发生。患者大多素体血虚，或遭受风邪侵袭，或肝气郁结，或肝肾亏损，致使气血不和，营卫失司，毛发失养而发病。西医的斑秃可参照本节内容辨证施治。

【临床表现】

斑秃多突然发生，表现为头皮出现圆形或椭圆形的脱发斑。多在无意中发现。脱发斑的数目、大小不一，多为甲盖至钱币大小，毗邻的脱发斑可迅速融合。脱发斑周缘的头发松动，易于拔下，发根成感叹号形。脱落的发干近端萎缩，无光泽，末端粗黑。患者多在 3 ～ 4 个月后，有新毛发长出，最初为细软色浅的绒毛，类似毳毛，时久渐变粗变黑，然后恢复正常。斑秃亦可见于眉毛、睫毛、腋毛、阴毛及胡须等，且有可能是唯一的受累部位。少数斑秃患者可反复发生或边长边脱落，严重者脱发持续进行，脱发区彼此融合，逐渐形成大片状脱发，病程可持续数年。

【鉴别诊断】

1. 面游风

多见于成年男性，头发呈稀疏、散在性脱落，脱发多从额角开始，延及头前部及头顶部。患者头部覆有糠秕状或油腻性鳞屑，常有不同程度的瘙痒感。

2. 头癣

表现为不完全性脱发，毛发易折断，残留毛根，覆有鳞屑或癣痂。

【治疗】

1. 辨证论治

（1）血虚风燥证

证候：脱发呈圆形或椭圆形，头皮光滑，轻度瘙痒。伴有面色萎黄，头晕，失眠。舌质淡红，舌苔薄，脉细数。

治法：养血祛风生发。

主方：神应养真丹加减。

常用中成药：养血生发胶囊。

（2）气滞血瘀证

证候：头发突然成片脱落，头皮紫暗不泽，患处或有外伤血肿史，病程较长。面色晦暗，头痛，胸胁胀痛或刺痛，女子月经不调、痛经。口唇紫暗，舌有瘀点、瘀斑，脉细涩。

治法：理气活血生发。

主方：逍遥散合通窍活血汤加减。

常用中成药：活血通脉胶囊。

（3）肝肾亏损证

证候：病程日久，患处头皮光滑，此愈彼脱，甚至全秃或普秃。伴头晕目眩，耳鸣耳聋，失眠，腰膝酸软。舌质红，舌体瘦小，舌苔薄，脉沉细。

治法：补益肝肾生发。

主方：七宝美髯丹加减。

常用中成药：七宝美髯丹。

2. 外治法

（1）5%～10%斑蝥酊或10%辣椒酊等外搽，每日2～3次，1个月为1个疗程。

（2）毛姜外擦，或川乌粉调醋外搽，每日2次。

3. 其他疗法

（1）养血生发丸，每日3次，每次1丸；或首乌片、当归片每次各5片，每日3次。或养血安神片，每次10片，每日3次。

（2）蒲公英30g，黑豆500g，加水煮熟，去蒲公英渣，再加冰糖120g，收干，每日吃黑豆60g。

（3）体针疗法：选用百会、风池、太渊、阿是穴。血虚加膈俞、足三里；血瘀加血海、合谷穴。针法为补泻兼施。

（4）皮肤针疗法：病期延久者，可在脱发处用皮肤针移动击刺，以患处微红为度；病期短者，局部击刺以微微出血为度，均隔日1次，10次为1个疗程。

（5）艾灸法：多用于虚证，可用艾条在患处熏灸，至皮肤微微潮红为度。

【转诊原则】

1. 如果患者病情较重，头发全部脱落，或全身毛发脱落者，可转上级医院进一步明确病因和治疗。

2. 油风伴有严重的眩晕、失眠等全身症状者，转上级医院进一步检查和治疗。

【养生与康复】

1. 使用酊剂涂搽患处时，要适当掌握药物浓度和涂搽次数，以免造成局部皮肤再损伤。

2. 注意加强营养，食品宜清淡平和，避免辛辣及醇酒刺激。

【健康教育】

1. 要注意劳逸结合，保持乐观向上的心态，禁忌急躁郁怒等不良情绪刺激。要保持良好的睡眠，避免睡眠障碍发生。

2. 要勤理发，勤洗头，保持头发整洁；要勤梳发，促进头部皮肤血液循环。

3. 要做好头发护理，合理使用染发剂或定型剂，防止有毒有害物品侵袭头发，避免意外脱发。

第二章　常见性病

第一节　淋病

【概述】

淋病是由淋病双球菌感染引起的一种泌尿生殖系统传染病。好发于青壮年，为常见的性传播疾病之一。多因性生活不洁，或误用秽浊邪毒污染之器具，秽浊邪毒由前阴入侵，与下焦湿热互结，以致经络阻滞，气血不畅；湿热熏酿，秽浊败精而成脓，致使膀胱气化失司而发病。若秽浊邪毒久恋，伤津耗气，阻滞气血，久病及肾，导致肾之阴阳亏虚，而成本虚标实、虚实夹杂之证。

【临床表现】

淋球菌感染具有一定的潜伏期。

1. 男性淋病

（1）原发性感染

①急性淋病：潜伏期为 1 ～ 14 天，常为 2 ～ 5 天。临床表现为尿道口红肿，瘙痒及轻微刺痛，继而有稀薄黏液流出，排尿不适。约 2 天后，分泌物变得黏稠，尿道口溢脓并呈深黄色或黄绿色，红肿发展至整个阴茎龟头及部分尿道，出现尿频、尿急、尿痛、排尿困难、行动不便，夜间阴茎常有痛性勃起。附近腹股沟淋巴结肿大，红肿疼痛，亦可化脓。50% ～ 70% 的患者伴有淋球菌侵犯后尿道，表现为尿意窘迫、尿频、急性尿潴留。全身症状一般较轻，少数患者发热 38℃左右，全身不适，食欲缺乏等。

②慢性淋病：病程持续 2 个月以上。淋球菌可隐伏于尿道体、尿道旁腺、尿道隐窝等，使病程转为慢性。如患者体质虚弱，发病初始就呈慢性经过，多为前、后尿道合并感染，侵犯尿道球部、膜部及前列腺部。表现为尿道有痒感，排尿时有灼热感或轻度刺痛、尿流变细、排尿无力、滴尿。多数患者清晨尿道口常有少量浆液痂封口。

若挤压会阴部或阴茎根部，常见稀薄黏液溢出。尿液基本清澈，可见到淋丝。

（2）继发性感染

①前列腺炎：急性前列腺炎有发热、寒战，会阴疼痛，伴有排尿困难等。检查见前列腺肿胀、压痛。前列腺按摩液涂片或培养找到淋球菌。慢性前列腺炎症状轻微，仅在早晨尿道口有分泌物。

②附睾炎和精囊炎：单侧附睾肿大疼痛，睾丸触痛、肿大。精囊炎时，有发热、尿频、尿急、尿痛，终末尿浑浊并带血，直肠检查可触及肿大的精囊，同时有剧烈的触痛。慢性精囊炎一般无自觉症状，直肠镜检可发现精囊发硬，有纤维化。

③尿道球腺炎：发生在会阴或其左右，出现指头大小结节、疼痛，压迫尿道而排尿困难，急性可化脓破溃，可有发热等全身症状。

④尿道狭窄：反复发作者可引起尿道狭窄，少数可发生输精管狭窄或梗阻，出现排尿困难，严重时尿潴留。可继发输精管狭窄、精囊囊肿与不育。

2. 女性淋病

（1）原发淋病

淋球菌感染多在子宫颈处，部分患者无自觉症状。临床表现为白带增多，多为脓性，常有外阴刺痒和烧灼感。伴宫颈充血，触痛，偶有下腹痛及腰痛。尿道口充血，有触痛及脓性分泌物，有轻度尿频、尿急、尿痛，排尿时有烧灼感；淋菌性阴道炎较少见，症状轻微，有些患者有腹部坠胀，腰背酸痛，白带较多，有些患者有下腹痛和月经过多等。

（2）继发性感染

女性主要有淋菌性盆腔炎，如急性输卵管炎，子宫内膜炎，继发性输卵管卵巢脓肿及其破裂所致的盆腔脓肿，腹膜炎等。多在月经后突然发病，有高热、寒战、头痛、恶心、呕吐、下腹痛，脓性白带增多，双侧附件增厚、压痛。

3. 其他部位淋病

（1）淋病性结膜炎

新生儿常在出生后 2 ～ 3 天出现症状，多为双侧，表现为眼睑红肿，有脓性分泌物。成人多为自身感染，常为单侧，表现同新生儿。一旦延误治疗，可出现角膜穿孔导致失明。

（2）淋球菌性咽炎

表现为急性咽炎或急性扁桃体炎，偶伴发热和颈淋巴结肿大。有咽干不适、咽痛、吞咽痛等症状。

（3）淋球菌性肛门直肠炎

表现为里急后重，有脓血便，肛管黏膜充血，脓性分泌物，淋球菌培养阳性。

4. 播散性淋球菌感染

播散性淋球菌感染是由于淋球菌通过血行播散到全身，出现较严重的全身感染。如淋球菌性败血症、关节炎、心内膜炎、脑膜炎等。

【鉴别诊断】

淋证：患者小便频数短涩，淋沥刺痛，小腹拘急，或痛引腰腹的病证。

【治疗】

1. 治疗原则

本病治疗应遵循及时、足量、规范用药及疗后随访的原则，选择有效抗生素及结合中医辨证治疗。

2. 辨证论治

（1）湿热毒蕴证（急性淋病）

证候：尿道口红肿，尿急、尿频、尿痛，尿液滴沥不止，浑浊如脂，尿道口溢脓，严重者尿道红肿，局部淋巴结红肿疼痛。女性宫颈充血、触痛、脓性分泌物，前庭大腺红肿热痛。伴发热、纳差等全身症状。舌红，苔黄腻，脉滑数。

治法：清热解毒，利尿通淋。

主方：八正散加减。

常用中成药：泌淋清胶囊。

（2）正虚毒恋证（慢性淋病）

证候：小便不畅、短涩、滴沥不尽，女性带下多。酒后或疲劳易发。腰酸腿软，五心烦热，食少纳差。舌淡有齿痕，苔白腻，脉沉细弱。

治法：滋阴降火，利湿祛浊。

主方：知柏地黄丸加减。

常用中成药：知柏地黄丸。

（3）毒邪流窜证

证候：前列腺肿痛、拒按，小便溢浊或点滴不尽，腰酸下坠。女性下腹隐痛、压痛，外阴瘙痒，白带多，有低热等全身不适感。舌红，苔薄黄，脉滑数。

治法：清热解毒，化浊通淋。

主方：龙胆泻肝汤加减。

常用中成药：龙胆泻肝丸。

3. 外治法

可选用土茯苓 30g，地肤子 30g，苦参 30g，芒硝 30g，煎水外洗局部，每日 3 次。

【转诊原则】

1. 发现急性尿道炎症状，并有尿道溢脓者，要及时转法定性病诊疗机构治疗。

2. 如女性患者外阴红肿明显，前庭大腺及阴道有脓性分泌物者，要及时转上级医院明确诊断。

【养生与康复】

1. 急性期和有严重并发症的患者宜卧床休息，禁止一切剧烈活动，避免进食醇酒、辛辣等刺激性饮食。

2. 患病期间禁止性生活，禁止与婴儿同床同浴，严格消毒污染衣物，保持局部清洁卫生。

【健康教育】

1. 要净化社会风气，禁止嫖娼卖淫，普及淋病防治知识，积极倡导健康的性道德观。

2. 患者应注意消毒隔离，生活用品宜独自使用，严禁与他人共用。

3. 患者的性伴侣应同时进行诊治，提倡安全性行为，正确使用安全套。

第二节　梅毒

【概述】

梅毒是由梅毒螺旋体引起的慢性性传播疾病。主要通过性接触和血液传播。本病危害性极大，可侵犯全身各组织器官或通过胎盘传播引起流产、早产、死胎和胎传梅毒。

梅毒多由性交不洁，或接触染毒，或母体受毒等感染淫秽之邪毒而发病。传染途径分为精化、气化及胎传。精化传染主要是与梅毒患者性交，淫秽之毒乘虚入里而发病；气化传染是通过接吻、哺乳、接触污染秽毒的用具等，毒气循经传入；胎传梅毒则是禀受母体之毒而发。秽毒之邪可内聚于脏腑，亦可外发于阴器肌肤，则可导致关窍、血脉、骨髓、脏腑等病变多端，证候复杂。

【临床表现】

患者多有不洁性生活史，潜伏期 2 ～ 4 周。

1. 一期梅毒

最常发生于外生殖器部位，少数发生于唇、咽、宫颈、肛门等处。可伴单侧或双侧腹股沟淋巴结肿大。特征皮损为硬下疳，常为单发圆形，无痛无痒，境界清楚，约 1cm 大小，触之坚韧，表面可糜烂，渗出物较少的皮损。不经治疗 3 ～ 8 周内可自然消失，不留痕迹或仅留轻度萎缩性瘢痕。暗视野螺旋体检查阳性，梅毒血清试验，硬下疳早期 1 ～ 2 周内可阴性，后期可阳性。

2. 二期梅毒

多在不洁性交后 7 ～ 10 周，或硬下疳后 6 ～ 8 周发病。早期可有发热、乏力、关节痛、头痛、纳差等。

（1）皮疹多样

可呈斑疹、斑丘疹、丘疹、脓疱疹、鳞屑性皮损等，掌跖部的棕铜色脱屑性斑疹具有特征性。初发二期梅毒疹常泛发全身，对称分布。

（2）黏膜损害

肛周、外生殖器附近可发生增殖性的隆起性扁平丘疹，表面湿润，称扁平湿疣，内含大量梅毒螺旋体。

（3）骨及五官损害

有时可出现骨膜炎、虫蚀状脱发及眼部虹膜炎、虹膜睫状体炎及视网膜炎等，神经系统亦可受侵。全身淋巴结肿大。

（4）扁平湿疣

扁平湿疣分泌物暗视野检查梅毒螺旋体阳性，梅毒血清学试验强阳性。

3. 三期梅毒

多感染 2 年以上，三期梅毒除皮肤黏膜发生病变外，常侵犯内脏而发生心血管系统、神经系统或其他脏器梅毒。

（1）皮肤黏膜梅毒：①结节性梅毒疹：常见于前额、躯干、四肢等处，多数为皮下小结节，粟粒至豌豆大小，可自然消失，遗留萎缩性斑，或发生浅溃疡，愈合后遗留浅瘢痕。②树胶样肿：初为皮下小硬结，渐发展与皮肤粘连，形成浸润性斑块，中心可破溃形成溃疡，好发于头、面、小腿等处，亦可累及上腭及鼻中隔的黏膜及骨骼等。

（2）梅毒血清试验：非梅毒螺旋体抗原血清试验大多阳性，部分患者亦可阴性；梅毒螺旋体抗原血清试验为阳性。神经梅毒脑脊液检查白细胞及蛋白量增加，VDRL 试验阳性。

（3）累及心血管时，主要引起主动脉瓣关闭不全，升主动脉扩张，久之形成升主动脉瘤，严重时于体表即可见膨隆的主动脉瘤。

4. 先天性梅毒

指孕妇体内的梅毒螺旋体通过胎盘经血直接传染给胎儿而发生的梅毒。2 岁内的患儿为早期先天梅毒，2 岁之后称晚期先天梅毒。

（1）早期先天梅毒

多在生后 3 周发病。初期表现为鼻炎、咽喉炎症状。口周皲裂，常遗留放射状沟纹。肝脾肿大，亦可出现淋巴结肿大及骨膜炎。皮肤表现为鳞屑性斑丘疹、水疱及大疱、扁平湿疣样损害等，可伴脱发、甲沟炎、甲床炎。斑疹多见于掌跖、口周、臀部，丘疹、水疱可发生于全身各处，扁平湿疣样损害多发生于肛门部及外生殖器。暗视野螺旋体检查阳性，梅毒血清试验阳性。

（2）晚期先天梅毒

皮肤损害基本与后天三期梅毒相似，亦可侵犯眼、耳、骨骼及中枢神经系统，心血管系统受侵罕见。晚期先天梅毒还有三个特殊症状，即哈氏齿（半月形门齿）、间质性角膜炎及神经性耳聋，称哈氏三联征，是特征性诊断指标。

【鉴别诊断】

1. 软下疳

溃疡数目多，边缘柔软，脓液较多，疼痛明显。实验室检查可找到杜克雷链状杆菌。

2. 药疹

患者有用药史，皮损为水肿性红斑，中央可有大疱，易破溃、糜烂，有痛痒感。

【治疗】

1. 治疗原则

应早期、足量、规范用药。中医治疗，属于肝经湿热者，应以清热利湿为主；属于痰瘀互结者，应以化痰散结为主；属于气阴两虚者，应以益气养阴为主。

2. 辨证论治

（1）肝经湿热证

证候：外阴及肛周、乳房等处有单个质硬丘疹，四周发热红肿，腹股沟处有肿块，或全身出现杨梅疹、杨梅痘或杨梅斑。伴口苦纳呆，小便短赤，大便秘结。舌苔黄腻，脉弦数。

治法：清肝利湿，解毒化斑。

主方：龙胆泻肝汤加减。

常用中成药：龙胆泻肝丸。

（2）痰瘀互结证

证候：疳疮色紫红，四周坚硬突起，或淋巴结质地坚韧，或杨梅结节呈紫色。或腹按坚硬，肝脾肿大。舌淡紫，苔腻滑，脉滑涩。

治法：祛瘀化痰，解毒散结。

主方：二陈汤合消瘰丸加减。

常用中成药：清气化痰丸。

（3）气阴两虚证

证候：病程日久，疮面干枯，久不收口。低热不退，皮肤干燥，口干咽燥，头晕目眩。舌红苔少，脉细数无力。

治法：益气养阴，填补肾精。

主方：生脉散合大补阴丸加减。

常用中成药：生脉饮合大补阴丸。

3. 外治法

（1）疳疮

糜烂者，可选用鹅黄散或珍珠散，掺于患处，红油膏纱条盖贴，每日 2 次；溃疡者，疮面上撒七三丹，外盖红油膏纱条，每日 1 次。

（2）杨梅结毒

未溃时选用冲和膏外敷，每日 2 次；破溃时先用五五丹掺疮面，外盖生肌玉红膏，每日 1 次；脓腐已尽时，再用生肌散、生肌玉红膏外敷。

4. 其他疗法

（1）选用传统的驱梅疗法，治以清热解毒，如土茯苓合剂、升丹合剂、复制五宝散、小金丹等。

（2）金蟾脱甲酒：白酒 2500g，大蟾蜍 1 只，土茯苓 200g，浸泡饮酒，以微醉为度，用于二期梅毒。

【转诊原则】

梅毒严重危害患者身体健康，一旦诊断明确，或疑似病例者，应及时转专科医院治疗。

【养生与康复】

1. 发现外阴部有类似疳疮出现者，勿讳疾忌医，应及早就医，明确诊断，规范治疗。

2. 患病期间忌辛辣、醇酒等刺激之品，以免加重病情。

3. 做好孕妇普查工作，发现梅毒患者怀孕，要引导其及早终止妊娠，确保下一代的健康。

【健康教育】

1. 开展性病防治知识的宣传和教育，提倡健康的性道德观，禁止嫖娼卖淫，推广安全套的正确使用。

2. 坚持早发现、早诊断、早治疗的原则，患者及性伴侣均应同时进行检查治疗，消除传染源，防止梅毒传染蔓延。

第三节　尖锐湿疣

【概述】

尖锐湿疣是由人类乳头瘤病毒等感染引起的性传播疾病。本病多由性滥交或房事不洁，感受秽浊淫毒，毒邪蕴聚下焦，酿生湿热，湿热下注阴器或肛门，凝聚肌肤而发病。

【临床表现】

1. 性生活史和潜伏期

多有不洁性生活史，少数通过接触污染的用具感染，新生儿亦可通过产道受染。该病多发于性活跃的中青年男女，潜伏期平均为 3 个月。

2. 皮肤损害

初发损害为小而柔软的淡红色丘疹，渐发展增多、增大，相互融合可形成乳头瘤样、菜花样、鸡冠样及蕈样等不同形态的赘生物，可破溃、渗出和继发感染。

3. 发病部位

最常发生于男女外生殖器及肛周，以男性的冠状沟、包皮系带及女性后联合、小阴唇内侧较为常见，也可见于阴道及宫颈，生殖器以外的部位偶可发生。

4. 继发病变

少数患者，尤其是巨大尖锐湿疣可继发癌变。

5. 醋酸白试验

应用 3%～5%冰醋酸溶液涂搽可疑受侵皮肤，3～5 分钟后变白，则为醋白试验阳性，有助于检出临床不典型的损害及亚临床感染。

【鉴别诊断】

1. 假性湿疣

好发于青壮年。皮疹局限分布在两侧小阴唇内侧面，表面为淡红色或红色绒状、鱿籽状、息肉状密集小丘疹，丘疹大小相近，触之有颗粒感及柔软感，表面潮湿，一般无自觉症状，或有轻度痒感。

2. 扁平湿疣

常见于二期梅毒的皮肤损害，多发生于肛门及外生殖器周围。疣体较大，表面扁平，略高出皮肤，界清质韧，潮湿，基底宽。镜检可找到梅毒螺旋体，梅毒血清试验阳性。

3. 阴茎珍珠状丘疹

多见于青壮年男性，皮损为沿冠状沟排列一行或数行的珍珠样半透明针头大的小丘疹，呈球状、圆锥状或不规则状，色白或淡红，无自觉症状。醋酸白试验阴性。

【治疗】

1. 治疗原则

一般以外治为主，辅以内治，内治重在防止复发。

2. 辨证论治

（1）湿毒下注证

证候：外生殖器或肛门等出现疣状赘生物，色灰白或褐，质地柔软，形如乳头、鸡冠等，表面潮湿，触之易出血，有秽臭或恶臭味。伴尿赤便结。舌质红，舌苔黄腻，脉滑数。

治法：利湿化浊，清热解毒。

主方：龙胆泻肝汤加夏枯草、玄参、牡蛎、浙贝母、虎杖、板蓝根等。

常用中成药：龙胆泻肝丸。

（2）火毒炽盛证

证候：外生殖器或肛门等出现疣状赘生物，色淡红，易出血，表面覆有大量黄白色分泌物，恶臭，瘙痒，疼痛。伴口渴欲饮，小便黄短，大便干结。舌红苔黄，脉弦数。

治法：泻火解毒，化浊利湿。

主方：黄连解毒汤加苦参、萆薢、土茯苓、大青叶等。

常用中成药：湿毒清胶囊。

3. 外治法

（1）疣体小而分散者，可在局麻下用电灼、激光、冷冻等疗法去除疣体，或用鸦胆子油点除疣体。疣体清除后用土茯苓、大青叶、百部、苦参、明矾各30g，煎水熏洗，每日2次，每次20分钟。洗浴后外扑六一散或青黛散，以保持患部清洁干燥。亦可用0.5%足叶草毒素酊（尤脱欣）、50%三氯醋酸溶液，或5%氟尿嘧啶软膏等外搽，每日2～3次，连用5日。

（2）手术：因疣体增长较快，怀疑恶变者，妊娠期尖锐湿疣和巨大型尖锐湿疣者，均应采取手术疗法。

4. 其他疗法

（1）根据病情可选用3%～5%酞丁胺、0.5%～8%秋水仙碱、5%阿昔洛韦及0.25%碘苷等在病损表面涂敷，使用时要注意保护正常皮肤黏膜。

（2）肤阴洁洗剂外搽疣体，每日1次。

（3）板蓝根注射液局部湿敷，每日2～3次，10日为1个疗程。

【转诊原则】

1. 发现外阴部疑似疣体，醋酸白试验阳性者，应及时转专业性病防治机构检查治疗。

2. 如患者为巨大型尖锐湿疣、宫颈尖锐湿疣及孕妇病变者，应尽早转上级医院治疗。

【养生与康复】

1. 患者配偶应同时检查治疗，治愈前禁止性生活，或使用安全套。

2. 巨大型尖锐湿疣、宫颈尖锐湿疣及孕妇尖锐湿疣均应及早手术治疗，以防止癌变。

【健康教育】

1. 加强性病防治知识的普及宣传，禁止嫖娼卖淫，推广正确使用安全套，防止尖锐湿疣等性病的传播。

2. 积极治疗诱发尖锐湿疣的疾病，如包皮过长、慢性淋病、非淋菌性尿道炎、宫颈炎、生殖器疱疹等。

第四节　非淋菌性尿道炎

【概述】

非淋菌性尿道炎是衣原体和支原体引起的一种泌尿生殖道炎症。临床过程隐匿、迁延，症状轻微，常并发上生殖道感染。主要通过不洁性生活传播。本病多由性紊乱，秽浊之气侵入阴窍，与下焦湿热互结，以致经络阻滞，膀胱气化失司，水道不利而发病。

【临床表现】

男性常表现为尿频、尿急、尿道口红肿，尿道内有瘙痒、刺痛或烧灼感，尿末常有浆性或黏液性分泌物，长时间不排尿或晨尿时可发现分泌物结痂封住尿道口（称为“糊口”)。患者排尿时有阻塞感和尿液分叉现象出现，分泌物常引起尿道口黏湿感及污染内裤等。男性患者转入慢性后，可并发前列腺炎、附睾炎、精囊及精索炎等。女性患者发生尿道炎时，也可有尿频、尿急及排尿困难，一般无尿痛感。检查时可发现尿道口红肿，压迫尿道后有少量淡黄色分泌物，易发生黏液脓性宫颈内膜炎，可见宫颈外翻、充血和水肿等。感染继续发展，可引起急慢性盆腔炎、前庭大腺炎，甚至发生肝周炎及直肠炎等并发症。如母亲有衣原体感染，有35%～50%的新生儿通过产道时可发生衣原体眼炎。

【鉴别诊断】

淋病：淋病是由淋病双球菌感染引起的一种泌尿生殖系统传染病。好发于青壮年。

【治疗】

1. 辨证论治

（1）湿热下注证

证候：尿道口红肿，尿道涩痛、灼热刺痒，小便频急，短赤浑浊，滴沥不尽，尿末溢出少量稀薄脂液。伴口渴，少腹不适，便结等。舌苔黄腻，脉滑数。

治法：清热利湿，通淋止痛。

主方：八正散加金银花、蒲公英等。

常用中成药：清热通淋胶囊。

（2）肝郁化火证

证候：小便短赤涩滞、频数，尿毕时流出淡黄脂液，尿道灼热刺痛，子肿微痛，阴部胀痛。伴双目红肿，羞明多眵，少腹满痛等。舌红苔黄，脉弦数。

治法：疏肝解郁，清泻肝火。

主方：龙胆泻肝汤加减。

常用中成药：龙胆泻肝丸。

（3）肾阳亏虚证

证候：尿道刺痒，小便艰涩无力，滴沥不已，时有白浊物滑出，阳事不坚；女性白带增多等。伴面白肢冷，腰膝酸软，头昏耳鸣。舌淡苔薄，脉细弱无力。

治法：温补肾阳，佐以化湿解毒。

主方：无比山药丸加减。

常用中成药：右归丸。

2. 外治法

（1）苦参汤外洗

黄柏15g，地肤子15g，石菖蒲9g，薏苡仁20g，茯苓12g，牡丹皮12g，苦参60g，蛇床子30g，白芷15g，金银花30g，菊花60g，水煎先熏后洗，每晚1次，每次20分钟左右。

（2）坐浴

大黄20g，芒硝15g，野菊花30g，血竭12g，苏木15g，马齿苋20g，紫草12g，白花蛇舌草30g，鱼腥草30g，水煎坐浴，每晚1次，每次15分钟。

【转诊原则】

1. 如果患者有尿道炎、宫颈炎、前列腺炎等病，经规范治疗而检查衣原体、支原体仍阳性者，应及时转专业性病防治机构治疗。

2. 如患者伴有阳痿、早泄，女子性欲减退、不孕者，应及时转上级医院进一步检查治疗。

【养生与康复】

1. 本病常反复发作，缠绵难愈，易给患者造成一定的精神和心理负担，应做好患者的心理疏导工作。

2. 避免进食辛辣刺激之品，如大量饮酒、进食辣椒等，以免加重炎症反应。应鼓励患者多饮水，加大尿量排出，对尿道起到良好的清洁治疗作用。

【健康教育】

1. 加强性病等传染病知识宣传，普及性病防治知识，积极倡导健康文明的性道德观，禁止婚外性生活，阻止非淋菌性尿道炎等性病传播。

2. 对高危人群，要加强安全性生活教育，推广和普及安全套的正确使用。必要时对该人群进行性病普查，及时发现无症状的带菌者。

第六篇　妇科

【学习题要】

本篇共分五章。第一章为月经病，第二章为带下病，第三章为妊娠病证，第四章为常见产后病证，第五章为妇科杂病。全科医师应掌握社区中医妇科常见病证（月经病、带下病、妇人腹痛等）的概念、病因病机、临床表现、辨证要点、类证鉴别、转诊原则、理法方药、养生与康复、健康教育、常用西药参考。了解常见妇科疾病（痛经、宫颈炎、阴道炎、盆腔炎、子宫内膜异位症、绝经期综合征、卵巢癌等）的诊断、鉴别诊断、转诊原则及治疗方法。掌握中医妇科四诊内容与特点，掌握针灸、推拿等中医适宜技术在妇科疾病中的应用，掌握妇科检查方法，掌握基础体温（BBT）的测量方法与临床意义，早孕 HCG 试纸的使用。

【概述】

中医妇科学是运用中医学的理论，认识与研究妇女的解剖、生理与病理特点、诊疗规律，防治妇女特有疾病的一门临床科学。

一、女性解剖与生理特点

女性的解剖特点是具有与生殖有关的阴道、子宫、卵巢、输卵管等生殖脏器。女性的生理特点是月经、带下、妊娠、产育和哺乳。

（一）女性生殖解剖特点

阴户，即女性外阴，包括阴道前庭及其两侧的大阴唇和小阴唇、阴蒂和阴唇系带、会阴。

阴道，位于子宫与外阴之间，上端包绕子宫颈，下端开口于阴道前庭。阴道是性交的器官，月经血排出及胎儿娩出的通道。环绕子宫颈的部分称为阴道穹隆。阴道口位于尿道口下方、前庭的后部，其形状、大小常不规则。阴道口周缘附有一层薄膜，称处女膜。

子宫，又称女子胞、胞宫，位于小腹正中，前为膀胱，后为直肠，下接阴道。是女性主要生殖脏器。其形态如倒置的梨形，下为子宫颈，底部两侧为子宫角，连接两条输卵管。子宫的主要功能是排出月经和孕育胎儿。具有定期藏泻的特点。

输卵管为精子与卵子相遇的场所，也是向宫腔运送受精卵的管道。卵巢位于输卵管的后下方，为女性生殖腺，左右各一，具有排卵和产生女性激素的内分泌功能。

（二）女性生理特点

月经是指有规律的、周期性的子宫出血。一般以一个阴历月为一个周期，经常不变，信而有期。故又称“月事”“月水”。月经初潮一般在 11 ～ 16 岁，平均 14 岁左右。月经来潮是女子发育趋于成熟并开始具有生育能力的标志。月经周期一般为 28 ～ 30 天，出血的第 1 天为月经周期的开始，两次月经第 1 天的间隔时间为一个月经周期。周期提前或延后不超过 7 天者仍可算正常范畴。每次月经的持续时间称为经期。正常为 2 ～ 7 天，月经量 30 ～ 80mL，少女在月经初潮后周期可不规律，一般在 1 ～ 2 年内逐渐形成正常周期。妊娠期和哺乳期月经停闭，属于生理性停经。一般在 44 ～ 54 岁绝经，平均 49 岁左右。以停经一年以上的最后一次月经为标志。绝经后一般不具备生育能力。

带下是润泽于阴户和阴道内的无色无臭、黏而不稠的液体。也称白带。在月经初潮后开始有带下分泌，其量不多，无色透明，黏而不稠，无特殊气味。月经前、经间期和妊娠早期则稍有增加，绝经后减少。

妊娠是指从受孕到分娩的过程。妊娠后，首先是月经停止来潮，在妊娠早期可出现晨起头晕，择食或恶心欲吐等症状，属于妊娠反应，一般在妊娠 3 个月后自然缓解。妊娠脉象为六脉平和滑利，按之不绝，尺脉尤甚。孕后子宫增大、变软。妊娠 3 个月末，可从腹部扪及增大的子宫。妊娠 4 ～ 5 个月，小腹逐渐膨隆，孕妇可自觉胎动。预产期的推算，是从末次月经的首日算起，月数加 9（或减 3），日数加 7（阴历则加 14）。

（妇科检查和常用特殊检查）

分娩后半小时即可开始哺乳。产后 1 周内分泌的乳汁称为初乳，有助于提高新生儿的抵抗力。

二、妇科疾病的诊法

妇科疾病的诊断，是以望、闻、问、切四诊为基础，结合女性解剖与生理特点，诊察月经、带下、胎孕、产育等情况，以辨别病性、病位，从而得出正确的诊断。

主要通过询问患者或其亲友，了解疾病的发生、发展、治疗经过。应依次询问年龄、主证、现病史；以及月经初潮年龄、周期、经期、经量、经色、经质和末次月经；带下情况；婚育情况；既往病史等。并注意全身状态、神态、面色、舌脉的诊察。

第一章　月经病

月经病是指月经的周期、经期、经量异常，或以伴随月经周期出现的各种症状为特征，或在绝经前后出现一系列症状的一类疾病。是最常见的妇科疾病之一。主要有月经不调（包括月经先期、月经后期、月经先后不定期、月经过多、月经过少、经期延长）、闭经、崩漏、痛经、月经前后诸症、绝经前后诸症等。

月经病的病因病机主要是外感六淫、内伤七情，饮食、劳倦或多产房劳，或先天禀赋不足，使脏腑功能失常，气血失调，冲任二脉损伤，胞宫定期藏泻失常，从而发生月经病。

月经病的辨证主要根据月经的周期、经期、经量、经色、经质特点及伴随月经出现的全身症状，结合形体、面色、舌脉的诊察，全面分析四诊所获资料，确定病性及病位。

月经病的治疗原则重在调经治本。调经之法重在补肾、疏肝、扶脾，调理气血、冲任。补肾以填补精血、补益肾气为主。疏肝以调达肝气为主，佐以养血柔肝。扶脾在于健运脾胃以益血之源，补气升阳以止血调经。调理气血，首先辨病在气在血，病在气者，以治气为主，佐以养血活血；病在血者，则以治血为主，佐以补气行气。调理冲任，在于使冲任通盛、血海按期满盈。调经又当辨清病之先后，因月经病而导致其他疾病，当先调经；因其他疾病而导致月经病，则应先治疗其原发疾病，病愈则经调。还应分清标本缓急，掌握急则治其标，缓则治其本的原则。此外，应该结合不同年龄阶段的生理特点，青春期重在调养肾气；育龄期注重疏肝养肝；老年期注重健脾益阴。同时配合月经周期的不同阶段，因时制宜，因势利导。

第一节　月经不调

【概述】

月经不调是指月经的周期、经期、经量的异常，包括月经先期、月经后期、月经先后无定期、经期延长、月经过多、月经过少等。若月经周期、经期或经量严重紊乱，可进一步发展为崩漏或闭经。月经失调的主要病因病机是气虚、血热、血寒、血瘀、血虚、肾虚、肝郁、痰湿等导致冲任气血失调，胞宫藏泻失常。

西医的排卵性功能失调性子宫出血可参照月经不调治疗。

【类证鉴别】

1. 月经先期是指周期缩短，月经提前 7 天以上，甚至半个月一行者。

2. 月经后期是指周期延长，月经延后 7 天以上，甚至 3 ～ 5 个月一行者。

3. 月经先后无定期是指月经周期时或提前、时或错后 7 天以上者。

4. 月经过多是指每次经行血量较平常明显增多者。

5. 月经过少是指经量明显减少，或行经时间缩短至 1 ～ 2 天，经量亦少，甚至点滴即止者。

6. 经期延长是指月经周期基本正常，经行持续时间达 7 天以上，甚至淋沥不净达半月之久者。

7. 崩漏是月经周期、经期、经量严重紊乱的月经病。是指经血非时暴下不止或淋沥不尽，前者称崩中，后者称漏下，由于崩与漏两者常相互转化，故概称崩漏。

8. 闭经是指女子年满 16 周岁，月经从未来潮，或已正常行经后又中断达 6 个月以上者。

9. 月经先期当与经间期出血相鉴别，经间期出血常发生在月经周期第 12 ～ 16 天，出血量较少，出血常持续数小时以至 2 ～ 7 天自行停止。结合 BBT 测定，即可确诊。

10. 月经后期，首先要与妊娠相鉴别。凡是有性行为者，月经过期不至或停经后有阴道流血，当首先诊断是否妊娠。尿妊娠试验及 B 超检查即可鉴别。

11. 月经过少当与激经相鉴别，激经是妊娠早期仍按月经周期有少量阴道流血，但无损于胎儿，可伴有早孕反应，妊娠试验阳性，B 超检查可见子宫腔内有孕囊、胚芽或胎心搏动等。

【辨证论治】

1. 辨治要点

月经不调的辨证，主要根据月经的周期、经期、经量、经色、经质，并结合全身症状、舌脉辨其寒热虚实。一般而言，经血量多，色淡，质清稀，多为气虚；量少，色淡红，质清稀，多为血虚；经血量少，色鲜红，质黏，多为虚热；量多，色深红，质稠，多为实热；量少，色淡暗，质清稀，多为虚寒；经量多少不定，色紫暗有块，多为血瘀。

2. 治疗原则

月经先期、月经过多、经期延长的治疗原则重在调经止血，本着虚者补之，热者清之，活血调经的原则；月经后期、月经过少的治疗原则应根据辨证，虚者补之，实者泻之，寒者温之，痰者化之，滞者行之，瘀者通之，通调冲任以调经。月经先后无定期的治疗原则以疏肝补肾调冲任为主。

3. 证治分类

（1）月经先期、月经过多

1）气虚证

证候：月经周期提前，经行量多，色淡，质清稀。神疲乏力，倦怠嗜卧，气短懒言，小腹空坠，面色㿠白，食少纳呆，便溏。舌淡，苔薄白，脉缓弱。

治法：益气固冲，摄血调经。

主方：补中益气汤或举元煎加减。

月经先期选用补中益气汤。月经过多选用举元煎。

常用中成药：补中益气颗粒、归脾丸、复方阿胶浆。

2）血热证

①阳盛血热证

证候：经行提前，经来量多，色紫红或深红，质稠黏。心烦口渴、尿黄、便结。舌红，苔黄，脉滑数。

治法：清热凉血，止血调经。

主方：清经散或保阴煎加减。

月经先期选用清经散。月经过多选用保阴煎。

常用中成药：安坤颗粒。

②肝郁血热证

证候：月经提前，经量或多或少，色紫红，有小血块。乳房、胸胁、少腹胀满疼痛，烦躁易怒，口苦咽干。舌红，苔薄黄，脉弦数。

治法：疏肝解郁，清热调经。

主方：丹栀逍遥散加减。

常用中成药：逍遥丸。

③阴虚内热证

证候：月经提前，经量少，色红。形体瘦弱，潮热颧红，咽干，五心烦热。舌体瘦红，少苔，脉细数。

治法：滋阴清热，养血调经。

主方：两地汤加减。

常用中成药：葆宫止血颗粒、知柏地黄丸、大补阴丸。

3）血瘀证

证候：经行量多，或持续时间延长，经色紫暗，有血块，小腹疼痛，拒按，经行后痛减。舌质紫暗，或有瘀斑、瘀点，脉沉涩。

治法：活血化瘀，止血调经。

主方：失笑散加益母草、三七、茜草。

常用中成药：茜芷胶囊、益母草膏、调经活血片。

（2）月经后期、月经过少

1）血寒证

证候：经期延后，量少，色暗有血块，小腹冷痛。畏寒肢冷，面色苍白，小便清长。舌暗红，苔白，脉沉紧或沉迟。

治法：温经散寒调经。

主方：温经汤加减。

常用中成药：右归丸、艾附暖宫丸。

2）血虚证

证候：经行错后，月经量少或点滴即净，色淡，质稀，无块。头晕眼花，心悸气短，面色萎黄。舌质淡，脉细弱。

治法：养血益气调经。

主方：大补元煎或滋血汤加减。

月经后期选用大补元煎。月经过少选用滋血汤。

常用中成药：定坤丹、八珍丸、当归丸。

3）肾虚证

证候：月经量少，或经期延后，色淡，质稀。腰膝酸软，性欲淡漠，头晕耳鸣，小便清冷，或夜尿多，大便溏泄。舌淡，脉沉弱或沉迟。

治法：补肾填精，温肾助阳，养血调经。

主方：归肾丸或温胞饮加减。

月经过少选用归肾丸。月经后期选用温胞饮。

常用中成药：乌鸡白凤丸、桂附地黄丸。

4）气滞证

证候：月经周期延后，经行量少，色暗红，或有血块，小腹胀痛，精神抑郁，胸胁乳房胀痛。舌质正常或红，苔薄白或微黄，脉弦或弦数。

治法：理气行滞调经。

主方：乌药汤加减。

常用中成药：逍遥丸。

5）血瘀证

证候：经行量少，色紫暗，有血块，小腹疼痛，拒按，经行后痛减。舌质紫暗，或有瘀斑、瘀点，脉沉涩。

治法：活血化瘀，养血调经。

主方：桃红四物汤加减。

常用中成药：女金胶囊、调经活血片。

6）痰湿证

证候：经量减少，或经行延后，色淡红，质黏稠或夹杂黏液。形体肥胖，胸脘满闷，倦怠乏力，或带下量多。舌体胖大，边有齿痕，苔白腻，脉弦滑。

治法：燥湿化痰，活血调经。

主方：二陈加芎归汤加减。

常用中成药：二陈丸、越鞠丸。

（3）月经先后无定期

1）肝郁证

证候：月经周期不定，或提前，或推后，经量或多或少，色暗红有块。伴胸胁、乳房、少腹胀痛，脘闷不舒，时叹息，嗳气，食少。苔薄白或薄黄，脉弦。

治法：疏肝解郁，和血调经。

主方：逍遥散加减。

常用中成药：逍遥丸、七制香附丸。

2）肾虚证

证候：经行或先或后，量少，色淡，质清稀。伴面色晦暗，头晕耳鸣，腰膝酸痛，小腹空坠，小便频数。舌淡，苔薄，脉沉细弱。

治法：补肾益气，固冲调经。

主方：固阴煎加减。

常用中成药：乌鸡白凤丸。

（4）经期延长

1）血瘀证

证候：经行时间延长，经色紫暗，有块，经行涩滞不畅，小腹疼痛。舌质紫暗，或有瘀斑、瘀点，脉沉涩。

治法：活血化瘀，止血调经。

主方：桃红四物汤合失笑散加减。

常用中成药：益母草膏、调经活血片。

2）血热证

证候：经行时间延长，量不多，色鲜红，形体消瘦，颧红潮热，咽干口燥，五心烦热，大便干，小便黄，脉细数。

治法：滋阴养血，清热调经。

主方：固经丸加减。

常用中成药：知柏地黄丸。

3）气虚证

证候：经行时间延长，经量多，色淡红，质清稀，面色无华，神疲乏力，气短懒言，头晕眼花，心悸失眠，食少纳呆。舌淡红，苔薄白，脉沉细弱。

治法：补气健脾，止血调经。

主方：归脾汤加乌贼骨、棕榈炭、仙鹤草。

常用中成药：归脾丸。

【其他疗法】

1. 益母草 30 ～ 60g，红糖适量，水煎服。适用于月经后期者。

2. 当归 9g，益母草 30g，水煎服。适用于月经过少者。

3. 黄芪 20g，五味子 15g，适用于月经过多者。

【转诊原则】

1. 月经过多，经常规治疗 3 天出血仍不减少，失血性贫血，全身症状加重者。

2. 月经过多，子宫增大，考虑为子宫肌瘤所致，需要手术治疗者。

3. 月经过多，无血块，疑有凝血障碍性疾病，需进一步检查以诊断治疗。

4. 月经后期、经期延长，未排除妊娠病，如胎漏、异位妊娠者，需进一步检查以明确诊断。

5. 月经过少，伴有贫血，气血虚弱症状较重，疑有血液病者。

【养生与康复】

1. 节饮食，经期不宜过食肥甘滋腻、生冷寒凉、辛烈香燥之品，以免损伤脾胃，或生热灼血。

2. 调情志，宽心胸，乐观向上，保持心情舒畅，避免忧思郁怒，损伤肝脾，因郁气滞，或七情过极，五志化火，冲任蕴热。

3. 适劳逸，经期不宜过度劳累，不宜剧烈运动和重体力劳动，以免耗气。

4. 节房事和节制生育，避免生育过多、过频，经期禁止性生活。

5. 适寒温，经期身体卫外能力差，宜适当增减衣被，以免受寒，经期避免淋雨、冷水浴、游泳。

6. 经期应加强营养，不宜节食，保持大小便通畅。

【健康教育】

1. 加强锻炼，增强体质，注意经期卫生，避免过度疲劳，合理安排休息，保证充足睡眠。

2. 重视精神心理调护，改善情绪，保持身心健康。给青春期少女讲解月经生理。首先认识月经是一种生理现象，解除不必要的思想顾虑。

3. 经期应注意外阴卫生，保持外阴清洁，勤换卫生垫及内裤。

4. 营养均衡，勿因瘦身节食，而致气血亏虚，经血化源不足，致月经不调。

第二节　崩漏

（异常子宫出血定义、异常子宫出血的鉴别诊断）

【概述】

崩漏是指经血非时暴下不止或淋沥不尽，前者称崩中，后者称漏下，由于崩与漏两者常相互转化，故概称崩漏。崩漏是月经周期、经期、经量严重紊乱的月经病。崩漏的病因病机有虚、热、瘀三个方面；主要是劳伤血气，脏腑损伤，血海蓄溢失常，冲任二脉不能制约经血，以致经血非时而下。西医的排卵障碍性异常子宫出血可参照本病证辨证论治。

【类证鉴别】

1. 月经不调

指月经的周期、经期、经量的异常，包括月经先期、月经后期、月经先后无定期、经期延长、月经过多、月经过少等。崩漏是指月经周期、经期或经量的严重紊乱。

2. 胎漏

妊娠期间的阴道少量出血或淋沥不断，应按妊娠病治疗。

3. 赤带

指带下色赤，质黏，多见于未行经之时，月经多属正常。

4. 产后恶露不绝

产后恶露持续 3 周以上仍然淋沥不断者，有分娩、引产、堕胎、小产病史。

【辨证论治】

1. 辨治要点

崩漏的主证是血证，故辨证应根据出血的量、色、质变化，参合舌脉以辨其虚、实、寒、热。经血非时崩下，量多势急，继而淋沥不止，色淡，质稀，多属虚；经血非时暴下，血色鲜红或深红，质黏稠，多属实热；淋沥漏下，色红质稠，多属虚热；经来无期，时来时止，时多时少，或久漏不止，色暗夹血块，多属瘀滞。一般而言，崩漏虚证多而实证少，热证多而寒证少。

2. 治疗原则

应本着“急则治其标，缓则治其本”的原则，灵活掌握塞流、澄源、复旧三法。塞流：即是止血。暴崩之际，急当止血防脱。澄源：即正本清源，求因治本，根据不同证型辨证论治。复旧：即固本善后，恢复月经周期。

3. 证治分类

（1）血热证

①实热证

证候：经血非时暴下，或淋沥不净又时而增多，血色深红。口干喜饮，唇红面赤，烦躁不寐，小便黄，大便干结。舌红，苔黄，脉滑数。

治法：清热养阴，凉血止血。

主方：清热固经汤加减。

常用中成药：宫血宁胶囊、固经丸。

②虚热证

证候：经血非时而下，量少淋沥，经色鲜红，质稠。心烦潮热，小便黄，大便燥结。舌红，苔薄黄，脉细数。

治法：养阴清热，止血调经。

主方：加减一阴煎加减。

常用中成药：葆宫止血颗粒、大补阴丸、六味地黄丸。

（2）肾虚证

①肾阴虚证

证候：经乱无期，出血量少或淋沥不断，色鲜红，质稠。头晕耳鸣，五心烦热，失眠盗汗，腰膝酸软。舌质红，少苔或无苔，脉细数无力。

治法：滋肾养阴，固冲止血。

主方：左归丸加减。

常用中成药：左归丸、六味地黄丸。

②肾阳虚证

证候：经来无期，出血量多或淋沥不断，色淡红，质清稀。畏寒肢冷，面色晦暗，小便清长，大便溏薄。舌淡，苔薄白，脉沉细。

治法：温补肾阳，固冲止血。

主方：右归丸加减。

常用中成药：右归丸、金匮肾气丸。

（3）脾虚证

证候：经血非时而至，崩中暴下继而淋沥，血色淡而质薄。气短神疲，面色㿠白，或面浮肢肿，手足不温。舌质淡，苔薄白，脉弱或沉细。

治法：补气摄血，止血调经。

主方：固本止崩汤加减。

常用中成药：归脾丸、补中益气颗粒。

（4）血瘀证

证候：经血非时而下，时下时止，或淋沥不净，或停闭日久又突然崩中下血，继而淋沥不断，色紫黑有块。小腹疼痛或胀痛，块下痛减。舌质紫暗，舌尖边有瘀点，脉涩。

治法：活血化瘀，止血调经。

主方：桃红四物汤合失笑散加减。

常用中成药：宫宁颗粒、益母草膏。

【其他疗法】

1. 验方

（1）仙鹤草、血见愁、旱莲草各 30g，水煎服。

（2）马鞭草 30g，鹿衔草 30g，茜草 15g，益母草 15g，水煎服。

2. 针灸

（1）艾灸

神阙、隐白，艾灸20分钟。

（2）耳针

子宫穴、内分泌、皮质下针刺，留针15～20分钟。

【转诊原则】

1. 阴道流血量多，经常规治疗24小时出血未减，严重贫血，血压下降，有失血性休克倾向。

2. 阴道流血量多，子宫增大，考虑为子宫肌瘤，需要手术治疗者。

3. 阴道流血量多，色鲜红，疑有生殖道损伤，需要手术修补治疗者。

4. 阴道流血时间较长，曾有停经史，HCG阳性，子宫增大，疑为滋养细胞疾病，诊断未明确者。

5. 出血量多，无血块，疑有凝血障碍，需进一步检查以明确诊断。

6. 未排除胎漏、异位妊娠、产后出血、绒毛膜癌等病症，需进一步检查治疗。

【养生与康复】

1. 有阴道流血时，应卧床休息，并应避免性生活，以免邪入血室。

2. 宜调情志，慎起居，适寒温。

【健康教育】

1. 注意保持外阴清洁，及时更换卫生垫。

2. 应适当休息，不宜过度劳累、过度站立、持重。

3. 饮食要营养均衡，不宜过于寒凉或温热。

4. 如无虚证，不宜乱用温补之药，以免燥热动血。

第三节　闭经

【概述】

女子年逾16周岁月经尚未初潮，或已行经而又中断达6个月以上者，称为闭经。妊娠期、哺乳期暂时性的停经、绝经期的绝经或有些少女初潮后，一段时间内有停经现象等，均属生理现象不作闭经论。本病的病因病机可分为虚、实两端。虚者多为精血不足，血海空虚，无血下行；实者多为冲任胞宫阻滞，脉道不通，经血不得下行。西医的多囊卵巢综合征、闭经泌乳综合征、卵巢早衰、子宫内膜炎及因精神、营养、剧烈运动等引起的闭经可参照本节辨证论治。

闭经原因较复杂，因先天性生殖器官缺如或畸形，或后天器质性损伤无月经者，药物常不能奏效。

（闭经的西医诊断要点）

【类证鉴别】

1. 早孕

以往月经正常而突然停经，常伴厌食、恶心、喜食酸味等早孕反应。

2. 月经后期

指周期延长，月经延后 7 天以上，甚至 3 ～ 5 个月一行者；闭经指月经停闭达 6 个月以上者。

【辨证论治】

1. 辨治要点

闭经的辨证，首当分清虚实。一般而论，已逾 16 周岁尚未行经或月经逐渐稀发而停闭者，多属虚证。如以往月经尚属正常而突然停闭，或伴有痰饮、瘀血等征象者，多属实证。

根据辨证，虚者补而通之，或补益肝肾，或调养气血；实者泻而通之，或活血化瘀，或理气行滞，或化痰调经。切不可不分虚实，滥用攻破方药，亦不可一味峻补，反而涩血留邪。

2. 证治分类

（1）肝肾不足证

证候：年逾 16 周岁尚未行经，或由月经后期量少逐渐至经闭。头晕耳鸣，腰酸腿软。舌淡红，苔少，脉沉弱或细涩。

治法：补肾养肝调经。

主方：归肾丸加减。

常用中成药：乌鸡白凤丸。

（2）气血虚弱证

证候：月经逐渐延后，量少，经色淡而质薄，继而停闭不行。头晕眼花，心悸气短，神疲肢倦，食欲不振，毛发不泽，羸瘦萎黄。舌淡，苔少或白薄，脉沉缓或虚数。

治法：补气养血调经。

主方：人参养荣汤加减。

常用中成药：人参养荣丸。

（3）阴虚血燥证

证候：经血量少而渐至停闭。五心烦热，两颧潮红，交睫盗汗，咳嗽唾血。舌红，苔少，脉细数。

治法：养阴清热调经。

主方：加减一阴煎。

常用中成药：大补阴丸、知柏地黄丸。

（4）气滞血瘀证

证候：月经数月不行。精神抑郁，烦躁易怒，胸胁胀满，少腹胀痛或拒按。舌边紫暗，或有瘀点，脉沉弦或沉涩。

治法：理气活血，祛瘀通经。

主方：血府逐瘀汤加减。

常用中成药：逍遥丸、血府逐瘀丸、少腹逐瘀丸。

（5）痰湿阻滞证

证候：月经停闭。形体肥胖，胸胁满闷，呕恶痰多，神疲倦怠，面浮足肿，带下量多，色白。苔腻，脉滑。

治法：豁痰除湿，调气活血通经。

主方：苍附导痰丸合佛手散加减。

常用中成药：二陈丸、越鞠丸。

【其他疗法】

1. 验方

（1）益母草 30 ～ 60g，红糖适量，水煎服。

（2）红花 9g，黑豆 90g，红糖 60g，水煎服。

（3）当归 9g，益母草 30g，水煎服。

2. 针灸

（1）体针

取三阴交、关元穴。虚证配足三里、血海、肾俞；实证配太冲、中极。

（2）耳针

取子宫、内分泌、卵巢、皮质下、神门、交感等穴。

【转诊原则】

1. 闭经由垂体肿瘤、卵巢肿瘤等器质性疾病引起，需手术治疗者。

2. 闭经由甲状腺、肾上腺等内分泌功能异常的内科疾病引起者，需结合内科或到上级医院治疗。

【养生与康复】

1. 虚证闭经，应多服血肉有情之品以滋补，如紫河车、鹿茸、阿胶、羊肉等。

2. 保持情志舒畅，心胸豁达，避免因郁而滞，致经血阻滞不通。

【健康教育】

1. 正常月经每28天一行，偶因地域、环境改变，或工作紧张提前或推后3～5日者，不作病论，一般可自动恢复正常。

2. 如育龄期妇女，未避孕而月经推后者，应排除早孕。

3. 加强营养，增强体质，适当锻炼身体，提高健康水平。

4. 积极治疗全身性疾病；同时积极治疗内分泌疾病。子宫内膜结核导致闭经者，应该积极抗结核治疗。

5. 心理治疗，消除焦虑心理，保持心情舒畅。

【常用西药参考】

1. 妊马雌酮。

2. 甲羟孕酮。

3. 溴隐亭。

第四节　痛经

【概述】

妇女正值经期或经行前后，出现周期性小腹疼痛，或痛引腰骶，甚则剧痛昏厥者，称为“痛经”。若经前或经期仅有轻微的小腹或腰部胀痛不适，不影响日常工作和生活者，则属经期常见生理现象，不作病论。痛经的发病机理主要是在此期间受到致病因素的影响，导致冲任、胞宫气血阻滞，“不通则痛”；或冲任胞宫失于濡养，“不荣而痛”。其病位在冲任、胞宫，变化在气血，表现为痛证。

痛经分原发性和继发性。原发性痛经常见于年轻未产女性。继发性痛经常见于盆腔炎、子宫内膜异位症、子宫腺肌病、宫腔粘连、宫颈狭窄、宫腔异物等引起的月经期疼痛，多发于育龄期妇女。

【类证鉴别】

1. 异位妊娠

突然下腹一侧撕裂样疼痛，甚至晕厥或休克，多有停经或不孕史，阴道不规则流血，HCG 阳性或弱阳性。

2. 胎动不安

妊娠期间出现腰酸，腹痛，小腹下坠，或伴有少量阴道出血者。HCG 阳性。

3. 堕胎

妊娠 14 周内，胚胎自然殒堕。多有反复阴道流血，量多，腹痛加剧，排出胚胎组织物。如排出少许胚胎组织仍阴道流血持续不止，多为堕胎不全，需行清宫术。

4. 卵巢囊肿破裂或扭转

有卵巢囊肿史，常感腹胀，典型症状为突然发生一侧下腹剧痛，常伴恶心、呕吐，甚至休克，一旦确诊，应立即手术治疗。

【辨证论治】

1. 辨治要点

痛经辨证首先当识别痛证的属性。根据疼痛发生的时间、性质、部位以及痛的程度，结合月经期、量、色、质及兼证、舌脉，并根据素体情况等辨其寒、热、虚、实。一般痛在经前、经期多属实，痛在经后多属虚；疼痛剧烈拒按多属实，隐隐作痛、喜揉喜按多属虚；得热痛减多为寒，得热痛增多为热；痛甚于胀，血块排出则疼痛减轻或刺痛者多为血瘀；胀甚于痛者多为气滞；绞痛、冷痛者属寒，灼痛者属热；痛在两侧少腹病多在肝，痛连腰际病多在肾。

2. 治疗原则

痛经的治疗原则，以调理冲任气血为主。又须根据不同的证候，或行气，或活血，或散寒，或清热，或补虚，或泻实。治法分两步：月经期调血止痛以治标；平时辨证求因而治本。同时应因时制宜，实证着重经前 5 ～ 10 天以疏通气血为主；虚证着重在行经末期和经后 3 ～ 7 天以养血益精为主。

3. 证治分类

（1）气滞血瘀证

证候：每于经前一二日或经期小腹胀痛，拒按，经量少或经行不畅，经色紫黯有块，血块排出后痛减，经净疼痛消失。或伴胸胁乳房作胀。舌紫黯或有瘀点，脉弦或弦滑。

治法：理气化瘀止痛。

主方：膈下逐瘀汤加减。

常用中成药：元胡止痛片、田七痛经胶囊。

（2）寒湿凝滞证

证候：经前或经期小腹冷痛，得热痛减，按之痛甚，经量少，经色黯黑有块。形寒肢冷，小便清长。苔白腻，脉沉紧。

治法：温经散寒除湿，化瘀止痛。

主方：少腹逐瘀汤加减。

常用中成药：少腹逐瘀丸、痛经宝颗粒。

（3）阳虚内寒证

证候：经期或经后小腹冷痛，喜按，得热则舒，经量少，经色黯淡。腰腿酸软，小便清长。苔白润，脉沉。

治法：温经暖宫止痛。

主方：温经汤加减。

常用中成药：温经丸、右归丸、艾附暖宫丸。

（4）湿热瘀阻证

证候：经前小腹疼痛拒按，有灼热感，或伴腰骶胀痛；或平时少腹时痛，经来疼痛加剧。低热起伏，经色黯红，质稠有块，带下黄稠，小便短黄。舌红，苔黄而腻，脉弦数或濡数。

治法：清热除湿，化瘀止痛。

主方：清热调血汤加减。

常用中成药：散结镇痛胶囊。

（5）气血虚弱证

证候：经后一两日或经期小腹隐隐作痛，或小腹及阴部空坠，喜揉按，月经量少，色淡质薄。神疲乏力，面色不华，纳少便溏。舌质淡，脉细弱。

治法：益气补血止痛。

主方：圣愈汤加减。

常用中成药：八珍丸、女金胶囊。

（6）肝肾虚损证

证候：经行后一两日内小腹绵绵作痛，经色黯淡，量少，质稀薄。腰膝酸软，头晕耳鸣。舌淡红，苔薄白，脉沉细。

治法：益肾养肝，缓急止痛。

主方：调肝汤加减。

常用中成药：乌鸡白凤丸、复方阿胶浆。

【其他疗法】

1. 单方验方

（1）云南白药，按说明服。

（2）伤科七厘散，每次一支，一日 2 ～ 3 次。于经前及痛经时温开水送服。

（3）田七末 2 ～ 3g，经前及痛经时温开水送服，每日 1 ～ 2 次。

2. 针灸

（1）体针

中极、次髎、地机，或足三里（双）、三阴交（双），实证用泻法，留针 15 ～ 20 分钟。

（2）耳针

子宫、内分泌、交感、肾，每次选 2 ～ 4 穴，用中、强刺激，留针 10 ～ 15 分钟，也可用耳穴埋针。

【转诊原则】

1. 腹痛剧烈，经常规治疗 3 天疼痛仍不能缓解者。

2. 若小腹疼痛剧烈甚至晕厥，应详细询问月经史，做妊娠试验。疑有异位妊娠、胎动不安者，需立即转院检查处理。

3. 未排除卵巢囊肿蒂扭转、膀胱炎、结肠炎、急性阑尾炎等所致腹痛者，需转上级医院，进一步检查治疗。

【养生与康复】

1. 经期应适当休息，保持半卧位，有利于经血排出。

2. 经期下腹、腰部应保暖，寒冷季节可用暖水袋温暖小腹、腰部，有助经血畅行。

3. 经期禁用寒凉泻火药物，以免引起下血过多。

【健康教育】

1. 正确认识月经生理，经前或经期仅有小腹或腰部轻微不适，属正常现象。

2. 经期避免剧烈的运动和过度的体力劳动，勿久站、持重，以免耗气伤血。

3. 经期避免涉水、冒雨，饮食勿过寒凉或辛辣，以免寒凝滞血或辛温动血。

4. 经期应禁止性生活，以免邪入血室。

【常用西药参考】

1. 吲哚美辛。

2. 地西泮。

第五节　月经前后诸证

【概述】

月经前后诸证是指经行前后及经期出现的一些症状，如乳房胀痛、头痛、身痛、头晕、肿胀、泄泻、吐血衄血、烦躁易怒、失眠、情志异常、发热等症状。上述症状可单独出现，也可二或三症同见，多在月经前 1 ～ 2 周出现，月经来潮后症状即减轻或消失。本病的发生与经期的生理变化、患者情志因素和体质因素有密切关系。与肝、脾、肾三脏紧密相关。女子以血为用，肝藏血，肾藏精，精化血，脾生血、统血，肝、脾、肾功能失调，气血失和是月经前后诸证的主要病机。西医的经前期综合征、倒经等可参照本节论治。

【类证鉴别】

1. 乳癖

乳癖可出现经前乳房胀痛，检查多见乳房有包块。经行乳房胀痛每随月经周期而发，经后消失，检查多无器质性改变。乳房 B 超或红外线扫描有助于鉴别诊断。

2. 外感头痛

经期偶感风寒或风热以致头痛者，常伴表证，如恶寒发热、鼻塞、流涕、咽痒、脉浮等。无月经周期性发病特点。

3. 脏躁

妇人无故自悲伤，不能控制，甚或哭笑无常，呵欠频作者，称为脏躁。虽与经行情志异常都有情志改变，但脏躁无月经周期性发作，而经行情志异常则伴随月经周期而发作。

由于月经前后诸证的临床表现复杂，应注意排除相关专科的器质性病变。

【辨证论治】

1. 辨治要点

本病症状复杂，应根据主证的性质、部位、特点，参考月经的期、量、色、质，结合全身症状及舌脉，综合分析。本病的治疗重在补肾、健脾、疏肝、调理气血。治疗分两步，经前、经期重在辨证基础上控制症状，平时辨证论治以治本。

2. 证治分类

（1）经行乳房胀痛

①肝气郁滞证

证候：经前或经行乳房胀满疼痛，或乳头痒痛，甚至不能触衣。小腹胀痛，胸胁胀满，精神抑郁，时叹息。月经先后不定期，经量或多或少，经行不畅。舌苔薄白，脉弦。

治法：疏肝解郁，理气止痛。

主方：柴胡疏肝散加郁金、川楝子。

常用中成药：逍遥丸、元胡止痛片。

②肝肾阴虚证

证候：经行或经后乳房胀痛，乳房柔软无块。月经量少，色淡，耳鸣目涩咽干，五心烦热。舌红，少苔，脉细数。

治法：滋肾养肝，通络止痛。

主方：一贯煎加麦芽、鸡内金。

常用中成药：乌鸡白凤丸。

（2）经行头痛

①血虚证

证候：经期或经后，头部绵绵作痛。头晕眼花，心悸少寐，神疲乏力，月经量少，色淡质稀。舌淡，苔薄，脉虚细。

治法：养血益气，通络止痛。

主方：八珍汤加何首乌、蔓荆子、鸡血藤。

常用中成药：八珍颗粒。

②阴虚阳亢证

证候：经前或经期头痛，甚或颠顶掣痛。头晕目眩，烦躁易怒，腰膝酸软，五心烦热，月经量少，色鲜红。舌红，少苔，脉细数。

治法：滋阴潜阳，平肝止痛。

主方：杞菊地黄丸加钩藤、石决明。

常用中成药：杞菊地黄丸。

③血瘀证

证候：经前或经期头痛剧烈，痛如锥刺，或经行不畅，色紫暗有块，小腹疼痛拒按。舌黯或边尖有瘀点，脉细涩或弦涩。

治法：活血化瘀，通窍止痛。

主方：通窍活血汤加减。

常用中成药：复方丹参片、血府逐瘀胶囊。

④痰浊上扰证

证候：经前或经期头痛头重。眩晕，胸闷泛恶，少食多寐，口黏。舌淡胖，苔厚腻，脉弦滑。

治法：健脾化湿除痰。

主方：半夏白术天麻汤加减。

常用中成药：天麻丸。

（3）经行吐衄

①肝经郁火证

证候：经前或经期吐血、衄血，量较多，色鲜红，月经量可提前，量少，或无月经，胸闷胁胀，尿黄便结，口苦咽干，头晕耳鸣。舌红，苔黄，脉弦数。

治法：疏肝清热，引血下行。

主方：清肝引经汤加减。

常用中成药：龙胆泻肝丸。

②肺肾阴虚证

证候：经前或经期吐血、衄血，量少，色黯红。月经先期，量少，色鲜红，头晕耳鸣，手足心热，两颧潮红，咽干口渴。舌红，少苔或无苔，脉细数。

治法：滋阴润肺，引血下行。

主方：顺经汤加牛膝加减。

常用中成药：知柏地黄丸。

（4）经行泄泻

①脾虚证

证候：经前或经期，大便泄泻。脘腹胀满，神疲肢软，或面浮肢肿，经行量多，色淡质稀。舌淡胖，边有齿痕，苔白，脉濡缓。

治法：健脾益气，除湿止泻。

主方：参苓白术散加减。

常用中成药：参苓白术散、归脾丸。

②肾阳虚证

证候：经行前后，大便泄泻，或五更泄泻。腰膝酸软，畏寒肢冷，头晕耳鸣，月经量少，色淡，质稀。舌淡，苔白，脉沉迟。

治法：温肾健脾，除湿止泻。

主方：健固汤合四神丸加减。

常用中成药：参苓白术散、四神丸。

（5）经行情志异常

①肝气郁结证

证候：经前、经期抑郁不乐，情绪不宁，失眠，烦躁易怒，甚至怒而发狂，经后症状逐渐减轻，复如常人。经期提前，量多，色红，胸闷胁胀，不思饮食。苔薄白，脉弦细。

治法：疏肝解郁，养血调经。

主方：逍遥散加减。

常用中成药：逍遥丸、龙胆泻肝丸。

②痰火上扰证

证候：经行狂躁不安，头痛失眠，经后复如常人。面红目赤，心胸烦闷，尿黄便结。舌红，苔黄厚或腻，脉弦滑而数。

治法：清热化痰，宁心安神。

主方：生铁落饮加郁金、黄连。

常用中成药：黄连上清丸。

【其他疗法】

1. 衄血多时可口服田七粉、云南白药，外用纱条压迫鼻腔部止血。

2. 针灸：经行情志异常，选用三阴交、合谷、内关等穴。

【转诊原则】

1. 若经常规治疗疼痛不减轻，乳房可触及肿块，或乳头有溢液或溢血者，应到上级医院进一步检查，排除器质性病变。

2. 经行头痛剧烈，经常规治疗痛未止，与月经周期无明显关系，疑为内科疾病或头部占位性病变者。

3. 衄血量多，止血无效或由内科、耳鼻喉科疾病引起者。

【养生与康复】

1. 本病的发生，多与精神因素有关，故应重视情志调节，尤其在经期，应保持心情舒畅，避免情绪紧张及恼怒，使气血调和，减少本病发生。

2. 均衡饮食，经前经期勿过食寒凉，以免损伤脾阳；勿过食辛辣，以免伤阴。

3. 经期不宜过度消耗脑力或体力，以免耗气伤血，劳伤心脾。

【健康教育】

1. 经行泄泻，饮食宜清淡，经期慎食生冷瓜果之类。

2. 经行吐衄，特别应保持大便通畅，饮食宜清淡，忌食辛辣如椒、姜、葱之类。

3. 经行情志异常除药物治疗外，必须进行心理疏导，解释安慰。

第六节　绝经前后诸证

【概述】

妇女在绝经期前后，出现烘热汗出，烦躁易怒，头晕耳鸣，心悸失眠，或浮肿，便溏，纳呆，倦怠乏力，或伴月经紊乱等与绝经有关的症状，称为绝经前后诸证。这些证候常参差出现，发作次数和时间无规律性，病程长短不一，短者数月，长者可迁延数年。本病以肾虚为主，或偏于阴虚或偏于阳虚，或阴阳两虚而出现不同证候，并可累及心、肝、脾。本病相当于西医的绝经综合征。

【类证鉴别】

1. 癥瘕

绝经前后为癥瘕的好发期，常伴月经过多或经断复来，或身体明显消瘦。表现为妇女下腹胞中结块，伴有或胀，或痛，或满，或异常出血。

2. 眩晕

眩是指眼花或眼前发黑，晕是指头晕甚或感觉自身或外界景物旋转。两者常并见，故统称为“眩晕”。轻者闭目即止；重者如坐车船，旋转不定，不能站立，或伴有恶心、呕吐、汗出，甚则昏倒等症状。导致眩晕的原因复杂，应检查血压、血糖、血脂以及颈椎等情况以明确诊断。

3. 心悸

心悸是指患者自觉心中悸动，惊惕不安，甚则不能自主的一种病证，常伴胸闷、气短、眩晕等症，是内科心血管疾病的常见症状。应做心电图检查等明确诊断。

4. 水肿

水肿是体内水液潴留，泛滥肌肤，表现以头面、眼睑、四肢，甚至全身浮肿为特征的一类病证。应注意诊察心、肝、肾功能与器质性病变。

【辨证论治】

1. 辨治要点

本病以肾虚为主，可根据月经情况、全身症状及舌脉辨证。经量少，经色鲜红，烘热汗出，五心烦热，舌红，苔少，脉细数，属肾阴虚；月经量多，色淡，质稀，形寒肢冷，纳呆便溏，尿频，舌淡，苔薄白，脉沉细无力，属肾阳虚。

2. 治疗原则

以补肾气，调冲任为主，注意调理肾阴肾阳，使阴阳恢复平衡。

3. 证治分类

（1）肾阴虚证

证候：经断前后，头晕耳鸣，头部面颊阵发性烘热汗出，五心烦热，腰膝酸软，皮肤干燥瘙痒，月经周期紊乱，量少或多，经色鲜红。舌红，苔少，脉细数。

治法：滋养肾阴，佐以潜阳。

主方：左归饮加减。

常用中成药：坤泰胶囊、更年安片、天王补心丹。

（2）肾阳虚证

证候：经断前后，头晕耳鸣，形寒肢冷，腰膝酸冷，面色晦暗，精神萎靡，纳呆腹胀，大便溏薄，月经量多，色淡，质稀，带下量多，夜尿多或尿频失禁。舌淡，或胖嫩边有齿印，苔薄白，脉沉细无力。

治法：温肾扶阳，佐以温中健脾。

主方：右归丸加减。

常用中成药：龙凤宝胶囊、右归丸。

（3）肾阴阳两虚证

证候：经断前后，时而畏寒恶风，时而潮热汗出，腰酸乏力，头晕耳鸣，五心烦热，月经紊乱，量少或多。舌红，苔薄，脉沉细。

治法：补肾扶阳，滋肾养血。

主方：二仙汤加减。

常用中成药：龟鹿二仙膏。

【其他疗法】

1. 单方验方

甘草 10g，浮小麦 10g，大枣 6 枚，夜交藤 10g，白芍 10g，酸枣仁 10g，麦冬 10g，生龙骨、生牡蛎各 15g。水煎服，日一剂。

2. 针灸治疗

①体针：肾阴虚取肾俞、心俞、太溪、三阴交、太冲。

肾阳虚取关元、肾俞、脾俞、章门、足三里。

②耳针：取卵巢、内分泌、神门、交感、皮质下、心、肝、脾等穴。

（围绝经期抑郁症）

3. 心理治疗

通过心理疏导，解除疑惑。

【转诊原则】

1. 如出现月经过多或经断复来，或有腹痛、五色带下、身体明显消瘦者，应首先考虑子宫内膜不典型增生、子宫内膜癌、子宫颈癌等，应行专科检查，明确诊断。

2. 眩晕、心悸、水肿等症状较重，应进一步检查，与内科疾病相鉴别。

【养生与康复】

1. 食补：偏于阴虚者，选西洋参、麦冬、沙参、冰糖、枸杞子，泡茶，多食木耳、银耳、山药等。偏于阳虚者，选红参、枸杞子，泡茶，药食选用当归生姜羊肉汤。

2. 多参加集体活动，勤锻炼，有利于心身健康。

【健康教育】

1. 饮食勿过于辛辣刺激或生冷寒凉，以免耗阴或伤阳。

2. 正确对待围绝经期所出现的症状，提高自我调节和控制能力，建立良好的心理状态。

3. 如症状较重，或出血较多，应及时进行检查，及早排除器质性疾病及恶性肿瘤。

4. 应该重视患者的心理问题，指导患者正确服用激素类药物或镇静剂。

第二章　带下病

【概述】

带下病是指带下量明显增多，色、质、气味发生异常，或伴有全身或局部症状者。湿是带下病的主要病因，包括湿邪外侵和湿浊内生。主要病机是任脉不固，带脉失约。西医的各类阴道炎、子宫颈炎、盆腔炎性疾病、妇科肿瘤以及内分泌功能失调等疾病引起的阴道分泌物异常与中医带下过多的临床表现相类似，可以参照本病证治疗。

（各种阴道炎的特征）

【类证鉴别】

1. 白浊

白浊是指尿窍流出浑浊如米泔样物的一种疾患，色白者谓之白浊。多随小便时排出，可伴有小便淋沥涩痛，属泌尿系疾病。而带下秽物出自阴道。

2. 白淫

白淫指因欲念过度，心愿不遂，或纵欲过度，房事频繁，从阴道内流出的白液，一般无臭味，有的偶然发作，有的反复发生，与男子遗精相类。

3. 漏下

经血非时而下，量少淋沥不断，以血液为主，一般无臭味，易与赤带相混。赤带者，月经正常，非经期不时从阴道流出少许赤白黏液，似血非血，绵绵不断，以黏液为主，夹少量血液。

4. 经间期出血

经间期出血是指在两次月经之间（排卵期）少量阴道出血，有周期性，一般无臭味。而赤带则绵绵不断，无周期性。

【鉴别诊断】

1. 宫颈炎

急性宫颈炎有黄色或脓性分泌物；宫颈息肉常有性交后出血。

2. 宫颈上皮内瘤变（CIN Ⅰ、Ⅱ、Ⅲ级）

可有阴道分泌物增多。需要做宫颈细胞学检查（TCT）、高危型 HPV 测定。

3. 宫颈癌

多数宫颈癌患者有不同程度的带下异常，早期为少量血性分泌物或性交后出血；晚期可出现大量脓血样或米汤样恶臭白带；应做宫颈活检。

4. 淋病

淋病急性期可有黄色脓性阴道分泌物，阴道分泌物检查有淋病奈瑟菌。

【辨证论治】

1. 辨治要点

首先根据带下量、色、质、气味，辨别寒热虚实。其次注重兼证舌脉，结合体质、病程等进行综合分析。

2. 治疗原则

祛湿为治带之首。湿热的宜清、宜利；脾肾两虚的，以调补脾肾为主。治脾宜升、宜燥，治肾宜补、宜涩。同时应结合使用外治法。

3. 证治分类

（1）脾虚型

证候：带下量多，色白或淡黄，质黏稠，无臭气，如涕如唾，绵绵不断，神疲倦怠，四肢不温，纳少便溏，两足浮肿，面色㿠白。舌质淡，苔白腻，脉缓弱。

治法：健脾益气，升阳除湿。

主方：完带汤加减。

若脾虚湿郁化热，带下黄稠有臭味者，宜健脾除湿，清热止带，方可选易黄汤。

常用中成药：补中益气丸、千金止带丸。

（2）肾阳虚

证候：带下量多，色白清冷，稀薄如水，淋沥不断，头晕耳鸣，腰痛如折，畏寒肢冷，小腹冷感，小便频数清长，夜间尤甚，大便溏薄，面色晦暗，舌质淡润。苔薄白，脉沉迟。

治法：温肾培元，固涩止带。

主方：内补丸加减。

常用中成药：右归丸。

（3）阴虚夹湿证

证候：带下量多，色黄或赤白相兼，质稠或有臭气，腰膝酸软，头晕耳鸣，颧赤唇红，五心烦热，失眠多梦。舌红，苔少或黄腻，脉细数。

治法：益肾滋阴，清热祛湿。

主方：知柏地黄汤加芡实、金樱子。

常用中成药：知柏地黄丸。

（4）湿热下注证

证候：带下量多，色黄，黏稠，有臭气，或伴阴部瘙痒，胸闷心烦，口苦咽干，纳差，小腹或少腹作痛，小便短赤。舌红，苔黄腻，脉濡数。

治法：清热利湿止带。

主方：止带汤加减。

常用中成药：康妇炎胶囊。

（5）湿毒蕴结证

证候：带下量多，黄绿如脓，或赤白相兼，或五色杂下，状如米泔，臭秽难闻，小腹疼痛，腰骶酸痛，口苦咽干，小便短赤。舌红，苔黄腻，脉滑数。

治法：清热解毒除湿。

主方：五味消毒饮加土茯苓、薏苡仁。

常用中成药：花红片、金刚藤胶囊。

【其他疗法】

1. 外洗法

用洁尔阴、甘霖洗液、苦参洗剂、红核妇洁洗液等，稀释后坐浴。亦可选清热利湿解毒中药组方，煎煮后滤去药渣，先熏后洗。

2. 阴道纳药

保妇康栓、苦参凝胶、妇炎栓等用于各种阴道炎。

【转诊原则】

1. 复发性外阴阴道假丝酵母菌病，或糖尿病患者反复阴道炎，疗效不佳者。

2. 未能排除性传播疾病，应与配偶同时进行专科检查和治疗。

3. 对老年性阴道炎患者，应了解有无糖尿病等全身疾患，做尿糖、血糖等检查，进一步诊治。

4. 宫颈细胞检查发现异常（TBS 中 ASC 及其以上），宫颈上皮内瘤变（CIN），早期宫颈癌者，需进行宫颈活组织检查或宫颈椎形切除、子宫切除术。

【养生与康复】

1. 食疗方：木棉花粥（木棉花 30g，大米适量），用于湿热型；白果薏苡仁猪肚汤（白果 10 个、生薏苡仁 30g、猪小肚 3 个），用于脾虚型。

2. 饮食宜清淡，以免辛辣油腻滋生湿热。

3. 经期产后避免水中作业及饮食生冷，以免外湿内侵。

【健康教育】

1. 保持外阴清洁，提倡淋浴及蹲式厕所。

2. 定期进行体检，已婚妇女每年做妇科检查和宫颈细胞检查，发现病变，及时治疗。

3. 滴虫性阴道炎和假丝酵母菌感染者，应及时治疗，治疗期间注意内衣裤和浴巾的消毒，不能到泳池游泳，以免导致交叉感染，治疗期间应避免性生活。夫妇双方应同时进行治疗。

4. 注意阴部清洁，尤其是经期、产褥期，应勤换卫生巾，经期避免性生活。

5. 避免过度的阴道冲洗，以免破坏阴道的微生态，影响正常防御功能。

6. 医务人员行妇科检查及手术操作时应严格执行无菌操作，防止交叉感染。

【常用西药参考】

1. 氟康唑、伊曲康唑、达克宁栓剂、克霉唑栓剂或片剂，用于假丝酵母菌病。

2. 甲硝唑、替硝唑，用于细菌性阴道病或滴虫性阴道炎。

第三章　妊娠病证

妊娠期间，发生与妊娠有关的疾病，称为妊娠病。妊娠病既影响孕妇的身体健康，又可能妨碍胎儿的发育，甚至危及生命，因此必须重视平时的预防和发病后的调治。

（妊娠的诊断）

妊娠病的治疗原则：以胎元的正常与否为前提。胎元正常者，治病与安胎并举，安胎之法，以补肾培脾、调理气血为主。若母体有病，则当先治病，或辅以补肾培脾，使病去则胎可安。若胎元不正，胎堕难留，或胎死不下，则宜从速下胎以益母体健康。

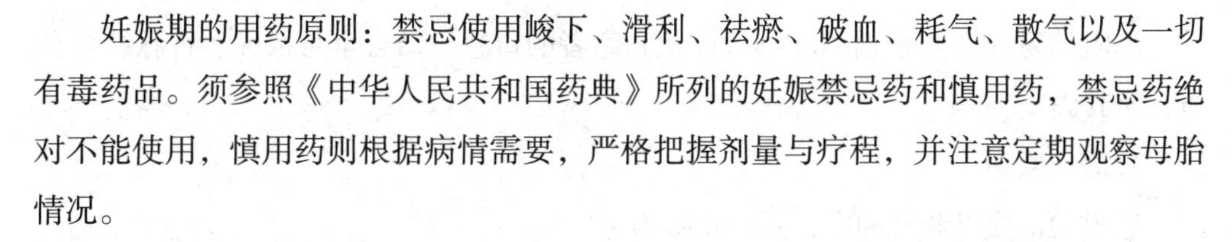

妊娠期的用药原则：禁忌使用峻下、滑利、祛瘀、破血、耗气、散气以及一切有毒药品。须参照《中华人民共和国药典》所列的妊娠禁忌药和慎用药，禁忌药绝对不能使用，慎用药则根据病情需要，严格把握剂量与疗程，并注意定期观察母胎情况。

第一节　妊娠恶阻

【概述】

妊娠早期出现恶心呕吐，头晕厌食，甚则食入即吐者，称为“恶阻”，又称“子病”“病儿”“阻病”。其病机主要是冲气上逆，胃失和降。

若妊娠早期有轻微恶心，胃纳欠佳，或晨起吐清涎者，属于早孕反应。一般对生活和工作影响不大，不需要治疗，多在妊娠 12 周前后自然消失。

西医的妊娠剧吐可以参照本病证辨治。

【鉴别诊断】

1. 葡萄胎

恶心呕吐较剧烈，常伴不规则阴道流血，偶可见水泡状组织排出，子宫增大超过停经周数，质软，HCG 水平明显升高，B 超有助明确诊断。

2. 妊娠合并急性胃肠炎或慢性胃炎急性发作

多有饮食不当或食物中毒史，除了恶心呕吐外，常伴有上腹部或全腹阵发性疼痛，肠道受累时伴腹泻，大便检查可见白细胞及脓细胞。

3. 妊娠合并肝炎

多有肝炎接触史。恶心呕吐，发热，皮肤、巩膜黄染。肝功能检查有助诊断。

4. 妊娠合并急性阑尾炎

急性阑尾炎典型的临床表现是疼痛开始于脐周或中上腹，伴恶心呕吐，随后腹痛转移至右下腹；体格检查见麦氏点压痛、反跳痛，伴腹紧张；可见体温升高和白细胞增高。

【治疗】

1. 辨治要点

恶阻的辨证主要根据呕吐物的性状和患者的口感，结合全身情况、舌脉综合分析，辨其虚实。

2. 治疗原则

恶阻的治疗以调气和中，降逆止呕为主。

3. 证治分类

（1）脾胃虚弱证

证候：妊娠早期，恶心，呕吐不食，恶闻食气，食入即吐；口淡，呕吐清涎或食糜；头晕，纳呆，神疲倦怠，嗜卧嗜睡。舌淡，苔白，脉缓滑无力。

治法：健脾和胃，降逆止呕。

主方：香砂六君子汤加减。

常用中成药：香砂六君子丸。

（2）肝胃不和证

证候：妊娠早期，恶心呕吐，恶闻食气，甚则食入即吐；口苦咽干，呕吐酸水或苦水；头晕而胀，胸胁胀痛，心烦躁急，嘈杂不安，溺黄便结而臭。舌红，苔黄而干，脉弦滑数。

治法：调肝养胃，降逆止呕。

主方：加味温胆汤加减。

（3）气阴两亏证

证候：妊娠期呕吐频繁，而见精神萎靡，形体消瘦，双目无神，眼眶下陷，皮肤干燥，尿少，大便秘结，甚或发热。舌质红，苔少，脉细滑数无力。

治法：益气养阴，和胃止呕。

主方：生脉散合增液汤加石斛、玉竹、芦根、代赭石。

若呕吐带血，加乌贼骨 12g，乌梅炭 15g，藕节 12g 养阴清热，凉血止血。

常用中成药：生脉口服液。

【其他疗法】

1. 针灸

（1）艾灸至阴，配中脘、足三里、内关。

（2）针刺中脘、内关、足三里，平补平泻。

2. 外治法

（1）点舌法

对妊娠呕吐不能进食者，用姜盐饮（生姜、食盐按 8 ∶ 1 比例捣汁制成）滴于舌面，再服中药或进食。或单用生姜汁涂于舌面。

（2）负压吸引法

用穴位吸引器吸紧中脘穴后，嘱患者立即进食，食后 15 ～ 20 分钟放去负压，取下穴位吸引器，每次食前使用 1 次。

【转诊原则】

1. 呕吐剧烈，完全不能进食，尿酮体阳性者，考虑代谢性酸中毒和电解质紊乱。

2. 经过治疗，病情不见好转，出现体温升高，心率超过 120 次 / 分，并有黄疸、谵妄或昏迷、视网膜出血等现象时，应及时转送上级医院，考虑是否终止妊娠，以保母体安全。

【养生与康复】

1. 保持乐观的情绪，避免精神刺激。

2. 饮食宜清淡，易于消化，忌肥甘厚味及辛辣饮食，少吃多餐。

3. 起居有常，劳逸适度，以免损伤脾胃，呕吐频繁者更应卧床休息。

【健康教育】

1. 做好婚前和孕前检查。

2. 了解妊娠的生理变化，掌握养胎的基本方法，营养均衡，心态平和，起居有节。

3. 孕后注意补充多种维生素与叶酸。

第二节　胎漏、胎动不安

【概述】

妊娠期间阴道有少量出血，时出时止，或淋沥不断，而无腰酸、腹痛或小腹下坠者，称为“胎漏”。妊娠期间出现腰酸，腹痛，小腹下坠，或伴有少量阴道出血者，称为“胎动不安”。其主要病机是冲任损伤、胎元不固。胎漏、胎动不安常发生在妊娠早期或中期，尤以妊娠早期多见，是堕胎、小产的先兆。西医中的先兆流产可参照本节辨治。

【类证鉴别】

1. 堕胎

妊娠 14 周内，胚胎自然殒堕。多有反复阴道流血，量多，腹痛加剧，排出胚胎组织物。如排出少许胚胎组织仍阴道流血持续不止，多为堕胎不全。需行清宫术。

2. 小产

妊娠 14 ～ 28 周内，胎儿已成形而自然殒堕。一般先出现小腹阵发性疼痛，继而阴道流血，或羊水流出，并娩出胎儿。

3. 胎死不下

怀孕后可有少量阴道流血，下腹冷痛，早孕反应消失，B 超提示胚胎停止发育。

【鉴别诊断】

1. 异位妊娠（俗称宫外孕）

停经后下腹隐痛、阴道少许流血，与胎动不安症状相似。但早孕试验弱阳性或血清 HCG 水平偏低，B 超检查提示宫内无孕囊而附件有小包块。若突然发生下腹撕裂样疼痛，阴道流血量少但出现明显的贫血，阴道后穹隆抽出不凝固的血液，则提示异位妊娠破裂。应紧急抢救，准备手术、输血。

2. 葡萄胎

妊娠后反复阴道流血或夹有水泡状胎块，妊娠反应较重，子宫异常增大，血清 HCG 水平较高，B 超检查提示子宫内大量落雪样斑点。

【治疗】

1. 辨治要点

胎漏的辨证主要根据阴道下血的量、色、质和持续时间，并结合全身脉证以辨虚实；胎动不安的辨证主要根据阴道下血、腰酸、小腹疼痛、腰腹下坠等四大症状的性质、轻重程度及全身脉证以辨虚实。并结合 B 超判断胎元是否在子宫内存活。

2. 治疗原则

胎元正常者，以固冲安胎为大法，根据不同的证型辅以清热凉血、益气养血或化瘀固冲。并需要定期复查胎元情况。

如子宫内仅有孕囊，未见胚胎，或曾有胚胎心管搏动，其后消失，提示胚胎停止发育，则宜下胎益母。

3. 证治分类

（1）肾虚证

证候：妊娠期阴道少量出血，色淡黯，腰酸、腹痛、下坠，或曾屡孕屡堕；头晕耳鸣，夜尿多，眼眶黯黑或有面部黯斑；舌淡黯，苔白，脉沉细滑，尺脉弱。

治法：补肾固冲，益气安胎。

主方：寿胎丸加减。

常用中成药：滋肾育胎丸、孕康口服液。

（2）气血虚弱证

证候：妊娠期少量阴道出血，色淡红，质清稀。或小腹空坠而痛、腰酸；面色㿠白，心悸气短，神疲肢倦；舌质淡，苔薄白，脉细弱略滑。

治法：补气养血，固肾安胎。

主方：胎元饮加减。

常用中成药：补中益气丸、阿胶补血颗粒。

（3）血热证

证候：妊娠期阴道少量下血，色鲜红或深红，质稠，或腰酸；口苦咽干，心烦不安，便结溺黄；舌质红，苔黄，脉滑数。

治法：清热凉血，养血安胎。

主方：保阴煎加减。

（4）血瘀证

证候：宿有癥积，孕后常有腰酸腹痛下坠，阴道不时下血，色黯红，或妊娠期跌仆闪挫，继而小腹隐痛或阴道少量下血；舌黯红，或有瘀斑，脉弦滑或沉弦。

治法：活血消癥，固冲安胎。

主方：圣愈汤合寿胎丸加减。

【其他疗法】

食疗：

1. 人参、阿胶各 10g 炖服。

2. 桑寄生 30g，红枣 3 枚，鸡蛋两枚，水煎做茶。

【转诊原则】

1. 常规治疗 3 天阴道流血未止或下腹痛等症状加重者。

2. 阴道流血量增加，腹痛加重，考虑为难免流产或不全流产。

3. 反复阴道流血，或 HCG 下降，考虑为胚胎停止发育，需手术处理。

4. 有复发性流产病史，原因未明，需进一步检查治疗者。

5. 未排除异位妊娠、葡萄胎等，需进一步检查和治疗。

【养生与康复】

1. 有阴道流血时，应卧床休息，并应避免性生活。

2. 饮食均衡，不宜用辛燥刺激或生冷寒凉的药物或食物。

3. 情志安和，消除紧张、焦虑等情绪。

【健康教育】

1. 妊娠早期（12 周以内）和晚期（28 周以上）均不宜性生活，以免引起流产、早产或感染。

2. 妊娠期间应保持均衡营养，多进食肉类、奶类、五谷、蔬菜、水果，适当补充钙、铁、叶酸、多种维生素等。

3. 妊娠期应适当休息，不宜过度劳累，尤其应避免增加腹压的劳动或运动。

第三节　异位妊娠

【概述】

凡孕卵在子宫体腔以外着床发育，称为“异位妊娠”。其中以输卵管妊娠最常见，占 95% 左右，俗称“宫外孕”。但异位妊娠的含义更广，还包括子宫颈妊娠等。异位妊娠是妇产科常见急症。处理不当可危及生命。本节主要介绍输卵管妊娠。

【诊断】

1. 病史

可有不孕、输卵管炎、盆腔炎、宫内节育环史等，或短期停经及点滴阴道流血史。

2. 临床表现

（1）症状

输卵管妊娠在流产或破裂之前，往往无其他不适。其典型临床症状如下。

①停经：一般在 6 ～ 8 周，有时无明显停经史。

②阴道不规则出血：孕卵死亡后，蜕膜分离而表现为少量不规则阴道出血。出血时间与输卵管妊娠部位有关，在峡部者较早，在间质部者较晚。

③腹痛：早期可无明显腹痛，或一侧少腹隐隐作痛。破裂时则突然出现下腹撕裂样疼痛，常伴有恶心呕吐。疼痛范围与出血量有关。

④晕厥、休克：1/3 以上病例出现晕厥，休克仅占少数，均为疼痛和低血容量所致。

（2）体征

异位妊娠破裂所致急性内出血者，往往有腹痛、贫血或休克状态。腹部压痛、反跳痛，以患侧为重。内出血较多者，叩诊有移动性浊音，血压下降，脉搏微弱。

（3）妇科检查

后穹隆饱胀，宫颈举摆痛，一侧附件或盆腔压痛。内出血较多时，子宫有漂浮感，子宫稍增大、质软。输卵管妊娠破裂或流产形成血肿者（陈旧性输卵管妊娠），可在后穹隆或阔韧带部触及半实质感的压痛包块。

（4）辅助检查

①血象：失血初期血红蛋白和红细胞可在正常值范围内，但有进行性贫血，白细胞正常或略偏高。

②后穹隆穿刺：异位妊娠所致的盆腔积血，一般不凝。如抽出血液很快凝固，则表示为静脉血。但如抽不出任何液体，也不能排除输卵管妊娠的可能性。

③妊娠试验：妊娠试验可为阳性或弱阳性。但妊娠试验阴性者，不能绝对排除异位妊娠。

④超声检查：子宫略增大但宫腔内未见孕囊，宫旁出现低回声区，若见胚芽及原始心管搏动，即可诊断；输卵管妊娠流产或破裂后，腹腔或子宫直肠陷凹处见积液暗区。

⑤诊断性刮宫：仅有蜕膜而未见绒毛，很可能为异位妊娠。

⑥剖腹探查或腹腔镜检查：可以明确诊断和处理。

结合病史、临床表现及辅助检查，典型病例不难诊断。但在未破损前，诊断较困难，常易漏诊、误诊，须详问病史，严密观察病情变化。

【鉴别诊断】

1. 黄体破裂

同样具有内出血症状及体征，但多发生在月经中后期，无停经及早孕反应，亦无阴道流血。但正常妊娠的黄体破裂则术前较难鉴别。

2. 急性输卵管炎

有急性腹痛，体温升高，腹肌紧张，压痛。但一般无停经及早孕反应（合并早孕者例外）。经后穹隆穿刺，能抽出脓液。但急性出血性输卵管炎者，往往后穹隆穿刺能抽出不凝血，极易误诊。

3. 卵巢囊肿蒂扭转

常有腹痛发作或腹部包块史，无停经或早孕反应。

4. 早期妊娠流产

有停经、阴道流血及腹痛。但无腹肌紧张及压痛、反跳痛。血压变化与阴道流血量成正比。

5. 急性阑尾炎

腹痛由上腹部或脐周开始，然后局限于右下腹，常伴有发热、恶心、呕吐。麦氏点压痛、反跳痛。如已形成阑尾脓肿，脓肿部位较一般附件包块为高。

【治疗】

根据病情缓急，在有输血、输液及手术准备的条件下进行动态观察，及时处理。

1. 未破损期

输卵管妊娠尚未破损或流产。应留院观察。

2. 已破损期

输卵管妊娠流产或破裂。大量内出血可导致休克。患者下腹剧痛，面色苍白，四肢厥冷，冷汗淋漓，血压下降，脉微欲绝。腹部压痛、反跳痛。后穹隆穿刺抽出不凝血。应立即给予吸氧、输液，必要时输血，立即转院手术抢救。

3. 陈旧性宫外孕

输卵管妊娠破损后时间较长，腹腔内血液已形成血肿包块。腹痛减轻，并逐渐消失，可有下腹坠胀或便意感，阴道出血逐渐停止，腹部检查或妇科检查扪及盆腔包块。脉细涩。治法用破瘀消癥方药：宫外孕Ⅱ号方。

【转诊原则】

1. 未破裂的异位妊娠，虽症状不重，但需进行专科检查与评估，以判断是否需要手术治疗。

2. 异位妊娠破裂，需紧急手术者。

【养生与康复】

1. 注意卫生，避免生殖道感染。

2. 积极治疗盆腔炎性疾病。

【健康教育】

1. 曾有盆腔炎史、不孕史，或戴宫内节育器而妊娠者，应警惕异位妊娠的发生，在停经 6 ～ 7 周时应进行超声检查以确定孕囊的位置。

2. 输卵管妊娠破裂前及时诊断，可根据 HCG 值和输卵管包块的大小进行评估，是否适合非手术治疗，若及时治疗，预后大多良好；对输卵管妊娠破裂或流产者应尽量清除腹腔积血，以免形成粘连。

3. 有生育要求者，在手术或非手术治疗后仍需积极治疗输卵管炎症。

第四节　妊娠肿胀

【概述】

妊娠中晚期，肢体面目发生肿胀者，称为“妊娠肿胀”，亦称“子肿”。病机主要是脾肾阳虚，水湿不化或胎阻气机，气滞湿停。若在妊娠七八个月以后，只是脚部轻度浮肿，休息后可消退，并无其他不适者，为妊娠晚期常见现象，可不必治疗，产后自消。西医的妊娠高血压疾病早期可参照本病证治疗。

【类证鉴别】

1. 妊娠眩晕

妊娠水肿继而出现头晕眼花，视物模糊，头痛，恶心等。应注意定期测量血压，检查尿蛋白。如血压持续升高，应及时到产科做进一步检查。

2. 妊娠痫证

妊娠晚期、临产前或产后 2 天内，剧烈头痛，上腹部不适，呕吐，突然发生抽搐、昏迷，为子痫发作。应立即转院抢救。

【辨证论治】

1. 辨治要点

辨水病和气病：因于水者，皮薄色白而光亮，按之凹陷不起；因于气者，皮厚而色不变，按之凹陷即起。治疗原则为治病与安胎并举，以运化水湿为主，适当佐以养血安胎之品，慎用温燥、寒凉、峻下、滑利之品。

2. 证治分类

（1）脾虚证

证候：妊娠数月，四肢面目浮肿，甚则遍及全身，皮薄光亮，按之凹陷不起，伴脘腹胀满，气短懒言，口淡而腻，食欲不振，小便短少，大便溏薄。舌淡体胖，边有齿印，苔白润而腻，脉缓滑。

治法：健脾除湿，行水消肿。

主方：白术散加减。

（2）肾虚证

证候：妊娠数月，面浮肢肿，下肢尤甚，按之没指，伴心悸气短，腰酸乏力，下肢逆冷，小便不利。舌淡，苔白润，脉沉迟。

治法：补肾温阳，化气行水。

主方：肾气丸加减。

常用中成药：肾气丸。

（3）气滞证

证候：妊娠三四个月后，肢体肿胀，始于两足，渐延于腿，皮色不变，随按随起，伴胸闷胁胀，头晕胀痛。苔薄腻，脉弦滑。

治法：理气行滞，除湿消肿。

主方：正气天香散加减。

【转诊原则】

1. 血压持续升高，水肿较严重，甚至出现腹水，尿蛋白阳性，头痛，头晕，眼花，属于重度子痫前期，应及时转院治疗。

2. 若突然发生子痫，必须密切观察血压、呼吸，放置压舌板以防止口舌咬伤，给予吸氧，立即送院救治。降低孕产妇及胎婴儿死亡率。

【养生与康复】

1. 卧床休息；以左侧卧位为佳。

2. 饮食清淡，注意控制食盐的摄入量，一般盐量每天 6g 水平。

3. 充足补钙，从妊娠 20 周开始，每天补钙 2g，可降低妊娠高血压疾病的发生率。

【健康教育】

1. 子肿通常是妊娠高血压疾病的始发症状，应定期检查血压、尿蛋白，及早发现，积极治疗。

2. 加强营养，孕妇需摄入足够的蛋白质、叶酸、维生素。

第五节　胎水肿满

【概述】

妊娠五六个月后出现腹大异常，胸膈满闷，甚或喘息不得卧者，称“胎水肿满”，亦称“子满”。其主要病机是湿聚胞中。西医之“羊水过多”可参照本病证治疗。

【类证鉴别】

子肿：子肿以肢体面目浮肿为主，而子满主要是胞中蓄水，腹大异常，甚则喘不得卧。

【鉴别诊断】

本病应与多胎妊娠、巨大胎儿、葡萄胎相鉴别，B超检查有助于诊断。

胎儿畸形，尤其是神经管畸形，常伴有羊水过多，因此，需要通过相关检查了解胎儿是否存在畸形。

【治疗】

1. 治疗原则

胎儿正常者，以“治病与安胎并举”为治则，治疗大法以利水除湿为主。若有胎儿畸形则下胎益母。

2. 辨证论治

证候：妊娠中期，腹大异常，腹部皮肤薄而光亮，胸膈满闷，甚或喘息不得卧，食少腹胀，神疲肢软。舌淡苔白，脉沉滑无力。

治法：健脾渗湿，养血安胎。

主方：鲤鱼汤（《备急千金要方》）。

【其他疗法】

食疗：

1. 冬瓜皮汤：冬瓜连皮不拘多少，将冬瓜洗净切块煮熟，入少许盐，随意服。适用于体质壮实，水湿蕴蓄之羊水过多。

2. 红茶和红糖各 150g，分 7 ～ 10 次用沸水泡饮，早晚各 1 次。

3. 白扁豆、赤小豆各 30g，红枣 10 枚，煎水代茶饮。

【转诊原则】

发现羊水过多，未确定是否存在胎儿畸形，应转院做进一步检查以确诊。

【养生与康复】

1. 孕后注意调理脾胃，饮食宜清淡，禁辛辣、生冷、暴饮暴食。

2. 适当休息，定期检查，每周一次测体重。

【健康教育】

1. 调理饮食，注意控制食盐的摄入量。

2. 妊娠中期应进行产前诊断，了解胎儿发育情况。

第四章　产后病证

产妇在新产后及产褥期内发生的与分娩或产褥有关的疾病，称为“产后病”。产褥期是指产妇分娩后除乳腺以外全身各器官恢复或接近正常未孕状态所需的时间，一般为6周。新产后指产后7天之内。

产后病的病因病机一是亡血伤津，元气亏损，虚火易动；二是瘀血内阻，败血妄行；三是饮食劳倦，外邪所伤。产后病以正虚邪盛，多虚多瘀为特点。

产后病的诊断除以四诊八纲为基本方法外，尤其要注意“三审”：先审小腹痛与不痛，以辨有无恶露停滞；次审大便通与不通，以验津液之盛衰；再审乳汁的行与不行及饮食多少，以察胃气之强弱。

产后病的治疗应本着“勿拘于产后，亦勿忘于产后”的原则，注意补虚与祛邪的关系。产后用药注意用药“三禁”：禁大汗、禁峻下、禁通利小便。

第一节　产后发热

【概述】

产褥期内以发热为主症，并伴有其他症状者，称为“产后发热”。产后一两天内，由于阴血骤虚，营卫失调，常有轻微的发热，不兼有其他症状，一般能自行退热，属生理性发热；或产后三四天内，泌乳期间有低热，俗称“蒸乳”，也不属病理范围。产后发热的病因病机主要有感染邪毒，正邪相争；风寒客表，营卫不和；阴血骤虚，阳浮于外；瘀血停滞，瘀而发热。

【类证鉴别】

1. 蒸乳发热

由于乳汁未吸吮干净，或乳孔阻塞，乳汁壅积而致发热。恶露多属正常。伴乳房憋胀，局部发热。

2. 伤食发热

由于饮食辛燥，或脾胃虚弱，食积而发热。恶露正常而有嗳腐吞酸，胃脘胀满，大便干结等症。

3. 产后淋证

发热伴尿频、尿急、尿痛，或伴小腹疼痛，恶露正常。

4. 产后乳痈

发热伴乳房局部红肿、灼热，甚至破溃化脓，乳房皮下或腋下可触及肿大淋巴结。

【辨证论治】

1. 辨治要点

主要根据发热的特点，参照恶露的量、色、质、气味及腹痛的性质以及兼症、舌脉，辨其虚实寒热。高热寒战，恶露臭秽，腹痛拒按，舌红，苔黄，脉弦数，属感染邪毒证；恶寒发热，无汗，头痛鼻塞，舌苔薄白，脉浮紧，属外感证；低热自汗，恶露色淡，舌淡红，脉细无力，属血虚；寒热时作，恶露甚少，有血块，舌紫暗，脉涩，属血瘀。

2. 治疗原则

以调气血、和营卫为主。病情危重者，应中西医结合治疗。

3. 证治分类

（1）感染邪毒证

证候：产后高热寒战，恶露量或多或少，色紫暗，气臭秽，腹痛拒按。烦躁口渴，尿少而赤，大便秘结。舌红，苔黄，脉弦数。

治法：清热解毒，活血化瘀。

主方：五味消毒饮合失笑散加减。

若腹痛拒按，大便不通，恶露不下，此为实热内结，用大黄牡丹皮汤（《金匮要略》）。

此型多为产褥感染，属急重症，加之产后多虚，邪毒传变迅速，治疗务必及时，应中西医结合治疗，随症用药。

常用中成药：清开灵口服液、安宫牛黄丸、柴胡口服液。

（2）外感证

①外感风寒证

证候：产后恶寒发热，头痛身痛，无汗，鼻塞流涕。舌苔薄白，脉浮紧。

治法：养血疏风。

主方：荆防四物汤加减。

常用中成药：小柴胡颗粒。

②外感风热证

证候：发热恶风，头痛自汗，口干咽痛。舌尖红，苔白，脉浮数。

治法：辛凉解表，疏风清热。

主方：银翘散加减。

常用中成药：抗病毒口服液。

③外感暑热证

证候：暑天感暑，高热，多汗，口渴心烦，体倦少气。舌红少津，脉虚数。

治法：清暑益气，养阴生津。

主方：清暑益气汤加减。

常用中成药：板蓝根颗粒。

（3）血虚证

证候：产时或产后失血过多，低热不退。自汗，恶露量少，色淡质稀，小腹绵绵作痛，喜按，头晕眼花，心悸失眠。舌淡红，脉细无力。

治法：补血益气。

主方：八珍汤加减。

常用中成药：八珍丸、人参养荣丸。

（4）血瘀证

证候：产后寒热时作，恶露不下或下而甚少，色紫暗有血块，小腹疼痛拒按，块下痛减。口干不欲饮。舌质紫暗或有瘀点，脉弦数或涩。

治法：活血化瘀。

主方：生化汤加减。

常用中成药：妇科千金片、生化丸、益母草冲剂。

【其他疗法】

1. 验方

①马齿苋 120g，蒲公英 60g，金银花 30g，皂角刺 12g，水煎服。适用于产后发热感染邪毒者。

②当归25g，黄芪30g，生姜5g，红枣5枚，水煎服，每日一剂，连服5～6剂。适用于产后血虚发热。

2. 针灸

针刺人中、合谷、涌泉、内关、少商穴，灸百会、关元、神阙穴。

3. 中药肛门导入

化瘀散结灌肠液，保留灌肠，每日一次。

【转诊原则】

1. 产褥感染：持续高热寒战，可出现脓毒血症及败血症，全身中毒症状明显，腹部有压痛、反跳痛，白细胞尤其是中性粒细胞明显增多，子宫压痛明显，须立即转院救治。

2. 中暑高热，有虚脱表现。

3. 经常规治疗3天仍发热不退者或伴随症状加重者。

4. 胎盘、胎膜残留宫腔，需手术清宫。

5. 发热原因不明，需进一步检查治疗。

【养生与康复】

1. 起居适宜，根据气候适当增减衣被。

2. 预防感冒及产褥感染，产后室内尽量减少外人进入，避免到人多地方久留。

3. 新产后尽量采取半卧位，有利于恶露排出。

【健康教育】

1. 产时、产后房间温度要适宜，注意空气流通，勿过于密闭。

2. 产褥期内，禁忌性生活，以免邪入血室。

3. 注意保持外阴清洁及乳房卫生。

4. 产褥期饮食要富有营养并易于消化，不要过于肥腻，亦不宜过于寒凉。

5. 产褥期应多休息，可进行适当活动，但不宜过度劳累，不宜过度站立、持重。

【常用西药参考】

选用青霉素、克林霉素或诺氟沙星。

第二节　产后恶露不绝

【概述】

产后血性恶露持续3周以上仍然淋沥不断者，称为“产后恶露不绝”。恶露指胎儿、胎盘娩出后，胞宫中遗留的余血浊液，随胞宫缩复而逐渐排出，总量250～500mL。正常恶露约3周干净。若产后子宫复旧不全或宫腔内残留胎盘、胎膜或合并感染时，恶露时间会延长。产后恶露不绝的主要病机是气虚、血热、血瘀引起胞宫藏泄失度，冲任不固，血海不宁。西医的晚期产后出血及人工流产后表现为不规则阴道流血可参照本节辨治。

（晚期产后出血的鉴别诊断）

【类证鉴别】

1. 产后月经不调

部分产妇在产后1个月左右月经来潮，但周期不规则、经期较长或经量多少不定。多见分娩后无哺乳或乳汁不足者。

2. 产后发热

以发热为主症，但可伴有恶露异常。

【辨证论治】

1. 辨治要点

产后恶露不绝的辨证，应从恶露的量、色、质、气味等辨别寒、热、虚、实。量多、色淡红、质清稀、无臭气，多为气虚；色红或紫、质黏稠而臭秽，多为血热；色紫暗有块，多为血瘀。

2. 治疗原则

虚者补之，热者清之，瘀者攻之。

3. 证治分类

（1）气虚证

证候：产后恶露过期不止，量多，或淋沥不断，色淡红、质稀薄、无臭气。小腹空坠，神疲倦怠，气短懒言，面色㿠白。舌淡，苔白，脉缓弱。

治法：补气摄血。

主方：补中益气汤加减。

常用中成药：补中益气颗粒、妇康宝口服液。

（2）血热证

证候：恶露过期不止，量较多，色深红、质黏稠、有臭秽气。面色潮红，口燥咽干。舌质红，脉滑数或细数。

治法：养阴清热止血。

主方：保阴煎加减。

常用中成药：固经丸、葆宫止血颗粒。

（3）血瘀证

证候：产后恶露过期不止，量时多时少，色紫暗有块，腹痛拒按，块下痛减。舌紫黯或边有瘀斑、瘀点，脉弦涩。

治法：活血化瘀止血。

主方：生化汤加减。

常用中成药：新生化颗粒、生化丸、益母草颗粒。

【其他疗法】

1. 验方

（1）马齿苋 30g，水煎服。

（2）益母草 30g，红糖适量，水煎服。

2. 腹带法

在腹壁上放棉花 4 ～ 5 层，用软布围而缚之。

【转诊原则】

1. 阴道流血量多，色鲜红，疑为产道损伤需要手术修补者。

2. 常规治疗 3 天出血未见减少，腹痛等全身症状加重者。

3. 阴道流血量增加，腹痛加重，考虑为胎盘、胎膜残留者。

4. 阴道流血时间较长，HCG 升高，子宫增大，疑为滋养细胞肿瘤者。

5. 出血量多，无血块，疑有凝血障碍性疾病，需进一步到上级医院进行检查治疗者。

【养生与康复】

1. 新产后尽量采取半卧位，有利于恶露排出。

2. 有阴道流血时，应卧床休息，避免性生活。

3. 饮食均衡，不宜过食生冷寒凉。

4. 宜调情志，慎起居，适寒温。

【健康教育】

1. 产褥期不宜性生活，以免邪入血室，感染邪毒。

2. 产褥期饮食要富有营养并易于消化，不要过于肥腻，亦不宜过于寒凉。

3. 注意保持外阴清洁，勤换内裤及卫生垫，用温水及时清洗外阴。

4. 产褥期应适当休息，不宜过度劳累、过度站立、持重。

【常用西药参考】

1. 缩宫素。

2. 麦角新碱。

第三节　产后身痛

【概述】

产妇在产褥期内，出现肢体或关节酸楚、疼痛、麻木、重着者，称为“产后身痛”。主要发病机理是产后血虚、肾虚等引起营血亏虚，经脉失养或风寒湿邪乘虚而入，稽留关节经络，血瘀阻滞经脉所致。西医产褥期中因风湿、类风湿引起的关节痛、产后坐骨神经痛、多发性肌炎、产后血栓性静脉炎出现类似症状者，可参照本病证辨证论治。

【类证鉴别】

1. 痹证

产后身痛外感风寒型与痹证的发病机理相近，临床表现也相类似，两者病位都在肢体关节。但痹证在任何时候均可发病。产后身痛只发生在产褥期，与产褥生理有关。若身痛日久不愈，迁延至产褥期后，当属痹证论治。

2. 痿证

两者症状均在肢体关节。痿证以肢体瘦弱不用、肌肉瘦削为特点，肢体关节一般不痛。产后身痛以肢体、关节疼痛、重着、屈伸不利为特点，有时亦兼麻木不仁或肿胀，但无瘫痿的表现。

【辨证论治】

1. 辨治要点

重在辨其疼痛的部位、性质，并结合全身症状和舌脉。肢体关节酸楚麻木多属血虚；疼痛较重，痛有定处，多属血瘀；腰酸，足跟疼痛，多属肾虚。疼痛走窜不定者多属风，冷痛而喜热者多属寒，重着而痛者多属湿。

2. 治疗原则

以养血益气补肾为主，兼活血通络，祛风止痛。

3. 证治分类

（1）血虚证

证候：产褥期中，遍身关节酸痛，麻木。面色萎黄，头晕心悸，气短乏力。舌淡红，苔薄白，脉细弱。

治法：养血益气，温经通络。

主方：黄芪桂枝五物汤加当归、秦艽、丹参、鸡血藤。

常用中成药：八珍益母丸。

（2）风寒证

证候：产后关节疼痛，屈伸不利，或痛无定处，或冷痛剧烈，或肢体关节肿胀、麻木、重着。恶风怕冷。舌淡，苔白或白腻，脉浮紧或濡细。

治法：养血祛风，散寒除湿。

主方：独活寄生汤加减。

常用中成药：麝香追风膏。

（3）血瘀证

证候：产后遍身疼痛，或四肢关节刺痛，屈伸不利，小腿压痛。小腹疼痛拒按，恶露不畅。色黯红。舌质紫暗，苔白，脉弦涩。

治法：养血活血，通络止痛。

主方：身痛逐瘀汤加减。

常用中成药：益母草冲剂。

（4）肾虚证

证候：产后腰背、膝关节、足跟疼痛，腿脚无力。头晕耳鸣，夜尿多。舌淡黯，脉沉细弦。

治法：补肾通络，温经止痛。

主方：养荣壮肾汤加秦艽、熟地黄。

常用中成药：仙灵骨葆胶囊。

【其他疗法】

1. 食疗

羊肉500g，莲藕50g，山药50g，黄芪15g，黄酒、食盐适量。羊肉洗净切块，黄芪加水3碗，煎取汁2碗，将羊肉、莲藕、山药、黄芪水与黄酒一同炖煮成汤，调入食盐即可服用，连服5～7日。功能补气血。适用于血虚证。

2. 针灸治疗

全身痛者，选穴合谷、足三里、三阴交；上肢痛选穴肩髃、曲池、合谷、外关；下肢痛选穴环跳、足三里、阳陵泉、三阴交、大冲，留针20分钟，虚证用补法，风寒湿证用平补平泻法。

【转诊原则】

1. 经常规治疗3天，疼痛未减轻者或伴随症状加重者。

2. 疑有风湿性关节炎、类风湿关节炎，需进一步检查治疗。

【养生与康复】

1. 产褥期要慎起居，避风寒，注意保暖，避免居住在寒冷潮湿的环境。

2. 加强营养，增强体质，适当活动，保持心情舒畅。

【健康教育】

1. 产后注意居所空气清新、流通，但又应注意保暖防寒；不过早用冷水洗涤，暑热天气不能用空调或电扇直接吹身体。

2. 产后应适当活动，促进机体气血运行，帮助身体早日康复，不宜过度疲劳，以免损伤关节、韧带。

3. 产后应注意清洁外阴，严禁房事。

第四节　产后缺乳

【概述】

产后哺乳期内，产妇乳汁甚少或全无，不足以喂养婴儿者，称为“产后缺乳”。本病主要病机为气血虚弱、乳汁生化不足或肝郁气滞、痰浊阻滞，乳络不畅。西医的产后泌乳过少可参照本病证论治。

【类证鉴别】

乳痈：本病应与乳痈引起的缺乳相鉴别，乳痈为邪毒外侵，乳汁壅积成痈。初起时乳房局部红肿热痛，恶寒发热，乳汁排出不畅。一般单侧发病。

【辨证论治】

1. 辨治要点

应根据乳汁和乳房的情况，结合舌脉及其他症状以辨虚实。乳汁甚少而清稀，乳房柔软，不胀不痛者，多为气血虚弱；乳汁较稠，乳房胀硬疼痛，胸胁胀满者，多为肝郁气滞；乳汁少或无，质不稠，乳房不胀满，形体肥胖，痰多胸闷，多为痰浊阻滞。

2. 治疗原则

以调理气血，通络下乳为主。气血虚弱者应补气养血，肝郁气滞者应疏肝解郁，两者均应佐以通乳。

3. 证治分类

（1）气血虚弱证

证候：产后乳汁少或无，质清稀，乳房柔软无胀感。面色无华，倦怠乏力，食欲不振。舌淡，苔薄白，脉细弱。

治法：补气养血，佐以通乳。

主方：通乳丹加减。

常用中成药：十全大补丸、归脾丸。

（2）肝郁气滞证

证候：乳汁少或无，质稠，乳房胀硬疼痛，或乳房局部发热。胸胁胀满，情志抑郁，食欲不振。舌苔薄黄，脉弦或弦数。

治法：疏肝解郁，通络下乳。

主方：下乳涌泉散加减。

常用中成药：乳泉颗粒、逍遥丸。

（3）痰浊阻滞证

证候：乳汁少或无，质不稠，乳房硕大或下垂，不胀满。形体肥胖，胸闷痰多，纳少便溏。舌淡胖，苔腻，脉沉细。

治法：健脾化痰，通乳。

主方：苍附导痰丸合漏芦散。

常用中成药：二陈丸。

【其他疗法】

1. 验方

（1）通草 24g，猪蹄 2 只，同炖，去通草，食猪蹄饮汤。

（2）黄芪 30g，当归 9g，炖猪蹄。

（3）王不留行 50g，研细末，取药末 10g，黄酒调匀，猪蹄 3 ～ 4 只煮汤，冲入药末食用。

2. 针刺治疗

选穴膻中、乳根、少泽、足三里、太冲、脾俞、胃俞等，用补法，留针 20 分钟。

3. 推拿按摩

取穴乳根、膻中、期门、肝俞、少泽。取仰卧位，单掌和多指摩擦胸腹数分钟，以膻中和乳根、中脘部为主，捏拿背部脊柱两侧数十遍，拇食指由下向上施捏脊手法数遍，重提肝俞、三焦俞、脾俞，最后掐少泽穴 1 ～ 2 分钟，捏提肩井多次。

【转诊原则】

1. 产后失血较多，贫血较严重，需进一步检查治疗。

2. 乳房局部红肿热痛，伴发热，属急性化脓性乳腺炎，需专科治疗者。

【养生与康复】

1. 注意产后调理，饮食要富于营养，容易消化，不偏食。要有足够的营养和水分摄入。

2. 要保证产妇充分休息，避免劳逸过度。

3. 调理情志，保持心情舒畅，避免精神紧张及情绪抑郁。

【健康教育】

1. 产后半小时内开始哺乳，以刺激泌乳。

2. 注意乳房护理，哺乳前可用温毛巾擦拭乳头、乳房。

3. 每次让婴儿吸空一侧乳房后，再吸吮另侧乳房。

4. 孕期做好乳头护理，产检时若发现乳头凹陷者，要嘱孕妇经常把乳头向外拉，并要常用肥皂擦洗乳头，防止乳头皲裂造成哺乳困难。

第五章　妇科杂病

第一节　盆腔炎性疾病

【概述】

盆腔炎性疾病是指女性内生殖器官及其周围结缔组织、盆腔腹膜发生的炎症，是妇科常见病之一，多见于已婚生育年龄之妇女。按其发病部位，有子宫内膜炎、子宫肌炎、输卵管炎、卵巢炎、盆腔结缔组织炎、盆腔腹膜炎等。炎症可局限于一个部位，也可以几个部位同时发病；急性炎症可引起弥漫性腹膜炎、败血症、脓毒血症，甚至感染性休克而危及生命；部分患者无急性炎症经过，仅表现为炎症反复发作、盆腔粘连、慢性盆腔疼痛，属于盆腔炎后遗症。以往称为“慢性盆腔炎”。可导致输卵管阻塞、不孕、异位妊娠。由于本病有反复发作的倾向，缠绵难愈，影响妇女的生殖健康，故应予以重视及积极防治。

中医古籍中无盆腔炎病名，根据其临床特征，可属“热入血室”“带下病”“产后发热”“癥瘕”“不孕”等范畴。本病为感染湿热、湿毒之邪所致。经期、产后、流产后，或手术后，邪毒乘虚而入，蕴积胞宫、胞脉、胞络。瘀血内阻则导致癥瘕、痛经、月经不调，甚至不孕等。

西医学认为盆腔炎是由于产褥期、流产后或经宫腔、盆腔手术等原因，破坏机体自然防御机制，致病菌从外阴、阴道、子宫颈、子宫体的创伤处，经淋巴系统、血液循环系统，或沿生殖器黏膜上行蔓延，或经腹腔其他脏器感染后，直接蔓延侵入生殖器所致。引起盆腔生殖器炎症的病菌常见的有葡萄球菌、链球菌、大肠杆菌、厌氧菌、结核菌，还有衣原体、支原体及淋球菌等。

一、急性盆腔炎

女性生殖器官及其周围结缔组织和腹膜的急性炎症，称“急性盆腔炎”。根据其发病部位的不同，可有急性子宫内膜炎、急性子宫肌炎、急性输卵管炎、输卵管积脓、输卵管卵巢脓肿、急性盆腔结缔组织炎、急性盆腔腹膜炎。严重时则产生败血症及脓毒血症、休克，危及生命。

【诊断】

1. 病史

可有经期性交、产褥期感染、宫腔手术创伤史，或盆腔炎症反复发作病史等。

2. 临床表现

高热寒战，腹痛拒按，带下增多，黄色脓样，秽臭，腰骶酸痛，月经期发病可出现月经过多，经期延长；伴腹膜炎时可有恶心呕吐，腹胀腹泻；炎性肿块形成时可有局部压迫刺激症状，或有尿频、尿痛，排便困难，里急后重等症。

3. 体征

急性病容，下腹部肌紧张、压痛及反跳痛，肠鸣音减弱或消失。妇科检查见阴道黏膜充血，分泌物呈黄色脓性；宫颈充血水肿，明显举痛，穹隆部有明显触痛，宫体正常大小或略大，压痛明显，或活动受限；两侧附件压痛明显，可扪及增粗的输卵管，或可扪及炎性增厚；或可扪及炎性肿块，压痛明显；宫骶韧带水肿增粗，触痛。

4. 实验室检查与其他检查

（1）血常规

周围血白细胞明显增高，中性粒细胞升高，血沉加快。

（2）宫腔分泌物培养

可找到致病菌。

（3）后穹隆穿刺

可抽出炎性渗出液或脓液，经培养可找到致病菌。

（4）B超

提示子宫直肠凹陷积液、盆腔炎性包块或脓肿。

（5）血培养

菌血症时血培养可找到致病菌。

【鉴别诊断】

1. 急性阑尾炎

腹痛多由脐周开始后转移局限于右下腹，麦氏点压痛、反跳痛明显，妇科检查盆腔可正常。白细胞增高，妊娠试验阴性，后穹隆穿刺为阴性。

2. 异位妊娠

多有停经史，下腹部突然撕裂样剧痛，自下腹一侧开始向全腹扩散。可有不规则阴道出血。妇科检查后穹隆饱胀，宫颈有抬举痛和摇摆痛，子宫大小正常，患侧附件可扪及包块，压痛明显。妊娠试验阳性，血红蛋白下降，后穹隆穿刺可抽出不凝固血液。

3. 卵巢囊肿蒂扭转

下腹一侧突然发作疼痛，疼痛与体位改变有关，无阴道出血，体温稍高，妇科检查宫颈举痛，一侧宫旁包块边界清晰，蒂部触痛明显。B超提示附件有包块。

4. 黄体破裂

多发生在经前期，下腹一侧突发性疼痛，无发热，阴道分泌物无异常，妇科检查盆腔无肿块触及，一侧附件压痛，白细胞正常，血红蛋白下降，后穹隆穿刺可抽出不凝血，妊娠试验阴性。

【西医治疗】

1. 一般治疗

卧床休息，取半卧位。给予充分营养，纠正电解质紊乱，体质虚弱者可多次少量输血，高热时采用物理降温，避免不必要的妇科检查以免炎症扩散。

2. 抗生素治疗

根据病原体选用抗生素，在细菌培养结果不明或无培养条件时，则根据经验选用，力求彻底治愈，以免形成慢性盆腔炎。

常用联合用药方案如下。

（1）青霉素或红霉素与氨基糖苷类药物及甲硝唑联合方案

青霉素每日剂量320万～960万单位，分3～4次静脉滴注，红霉素1～2g/d静脉滴注，庆大霉素16万～24万单位/天静脉滴注，甲硝唑0.5g或替硝唑0.4g静脉滴注，每日2次。

（2）头孢菌素类抗生素

头孢唑林2～4g/d或头孢拉定2～4g/d，分2～4次静脉注射或静脉滴注。与庆大霉素合用可增强抗菌活性，配合甲硝唑治疗厌氧菌感染。头孢噻肟2～6g/d（严重感染增至12g/d）或头孢哌酮2～4g/d（严重感染增至6～8g/d），分2～4次静脉给药；头孢曲松钠2～4g/d，分2～4次静脉滴注，后者对淋球菌的抗菌活性为第三代头孢菌素中最强，是治疗淋菌性盆腔炎的首选方案。若考虑衣原体或支原体感染，应同时加服多西环素100mg，每日2次，服用1～2周，或阿奇霉素1g顿服。

（3）喹诺酮类药物与甲硝唑联合应用

环丙沙星200mg，或氧氟沙星400mg，静脉滴注，每日2次。甲硝唑0.5g静脉滴注，每日2次。

（4）克林霉素与氨基糖苷类药物联合应用

克林霉素 0.6 ～ 1.2g/d，分 2 ～ 3 次静脉滴注，联合阿米卡星 0.2g 静脉滴注，每日 2 次。常用于治疗输卵管卵巢脓肿。

3. 手术治疗

以下情况可考虑手术。

（1）经药物治疗无效

凡有脓肿形成，经药物治疗 48 ～ 72 小时。体温持续不降，患者中毒症状加重或肿块增大者，应及时手术，以免发生脓肿破裂。

（2）输卵管脓肿或卵巢脓肿

经药物控制炎症数日后应手术切除。

（3）脓肿破裂

突然腹痛加剧，寒战、高热、恶心、呕吐、腹胀、拒按或有中毒性休克表现，需立即剖腹探查。

【辨证论治】

1. 辨治要点

急性盆腔炎发病急，病情重，病势凶险。临床以实证为主，病因以热毒为主，兼有湿、瘀，故以清热解毒为主，祛湿化瘀为辅。

2. 证治分类

（1）热毒炽盛证

证候：高热恶寒，甚或寒战，腹痛甚剧，拒按，腰骶胀痛，带下量多，色黄如脓，或夹杂血丝，气臭秽，伴见口渴喜冷饮，头痛烦躁，倦怠乏力，小便短赤，大便干结。舌质红，苔黄少津，脉滑数。

治法：清热解毒，化瘀止痛。

主方：五味消毒饮合大黄牡丹皮汤加减。

常用中成药：金刚藤胶囊、妇乐颗粒、清开灵颗粒。

（2）湿热瘀结证

证候：发热恶寒，或低热起伏，下腹胀坠，疼痛拒按，或灼热疼痛，带下量多，黄稠，有臭气，纳差食少，口干，大便不爽或便秘，小便频急涩痛。舌红，苔黄腻，脉弦数。

治法：清热利湿，活血止痛。

主方：仙方活命饮加减。

常用中成药：康妇炎胶囊、花红片、

【其他疗法】

1. 直肠用药

康妇消炎栓。

2. 中药保留灌肠

化瘀散结灌肠液。

3. 针灸疗法

取穴中极、关元、归来、三阴交、足三里、肾俞，平补平泻。

【转诊原则】

1. 高热不退，抗生素治疗未能有效控制病情，或有中毒性休克表现。

2. 腹部压痛和反跳痛明显，已形成盆腔腹膜炎；或外周血白细胞和中性粒细胞很高，考虑有输卵管卵巢脓肿或盆腔脓肿，需手术引流。

【养生与康复】

1. 及时治疗，中西医结合，避免盆腔炎性疾病后遗症。

2. 注意外阴阴道清洁，治疗期间避免性生活。

3. 饮食清淡，忌辛辣燥热之品。

4. 增强体质，提高机体抗病能力。

【健康教育】

1. 注意经期、孕期及产褥期卫生。

2. 妇科检查、手术操作应规范；严格遵守无菌操作规程，术后做好护理，预防感染。

二、盆腔炎性疾病后遗症

本病常为盆腔炎延误诊治，或治疗不彻底，或患者体质差，病程迁延所致，或无明显急性期症状和病史，如沙眼衣原体所致输卵管炎。

【诊断】

1. 病史

多有急性盆腔炎史，有产褥期、手术等感染史，有产后、流产后、经期性生活史等诱因，以及邻近器官炎症的病史。

2. 临床表现

全身症状可不明显，有时可有低热，易感疲乏；如病程时间长，部分患者可有神经衰弱症状，如精神不振、失眠等；下腹胀坠、疼痛及腰骶部酸痛，常在劳累、性交后、排便时及月经前后加剧；月经过多或紊乱、痛经及带下增多；输卵管粘连堵塞时可致不孕。

3. 体征

子宫常呈后位、活动受限或粘连固定；若为输卵管炎，则在子宫一侧或两侧触及增粗的输卵管，呈条索状，并有轻度压痛；若为输卵管积水或输卵管卵巢囊肿，则在盆腔一侧或两侧扪及囊性肿物；若为盆腔结缔组织炎时，子宫一侧或两侧有片状增厚、压痛；宫骶韧带增粗、变硬、有触痛。

4. 辅助检查

（1）血常规

外周血白细胞可轻度升高，或不高。

（2）B超检查

见炎性包块，边界不清，质地不均的暗区，内有较密的光点或液性暗区，有输卵管积水时为液性暗区。

（3）子宫输卵管造影

输卵管弯曲、部分或完全阻塞，或呈油滴状集聚。

【鉴别诊断】

1. 子宫内膜异位症

可有进行性痛经，体征可与慢性盆腔炎相似，但妇科检查可在宫体后壁、宫骶韧带处扪及触痛性结节；若伴有巧克力囊肿则可在一侧或双侧附件扪及囊性肿块；B超及腹腔镜检查可以鉴别。

2. 盆腔瘀血综合征

临床表现与盆腔炎有相似处，长期慢性下腹坠胀，低位疼痛；但体征、妇科检查可无异常表现，有时亦可见宫颈紫黯或有抬举痛，宫旁组织有压痛，但无明显增厚，腹腔镜检查可资鉴别。

【辨证论治】

1. 辨治要点

本病由湿热、湿毒之邪与气血互结，蕴积胞脉、胞络，气血瘀滞，久则内结成癥所致。病情缠绵难愈，重伤正气，故临床常见寒热错综、虚实夹杂之证。治疗除内服药外，还可结合保留灌肠、中药热敷、理疗等方法，以提高疗效。

2. 证治分类

（1）湿热蕴结证

证候：低热起伏，少腹隐痛或腹痛拒按，带下增多，色黄黏稠或有秽气，尿赤便秘，口干欲饮。舌红，苔黄腻，脉弦数。

治法：清热利湿，祛瘀止痛。

主方：银甲方加减。

常用中成药：花红片、金鸡胶囊。

（2）寒凝血滞证

证候：少腹冷痛，得温则舒，或坠胀疼痛，月经后期，量少色黯有块，白带增多。舌略胖，苔白腻，脉沉迟。

治法：温经散寒，活血祛瘀。

主方：少腹逐瘀汤加减。

常用中成药：桂枝茯苓胶囊。

（3）气滞血瘀证

证候：少腹胀痛、刺痛，白带增多，经行腹痛，量多有血块，瘀块排出则痛减，经前乳房胀痛，情志抑郁。舌黯，有瘀点或瘀斑，苔薄，脉弦涩。

治法：调气活血，消癥散结。

主方：膈下逐瘀汤加减。

常用中成药：血府逐瘀胶囊。

（4）肾虚瘀滞证

证候：少腹疼痛，绵绵不休，白带增多，腰脊酸楚，头晕目眩，神疲乏力。舌黯或有瘀点，苔薄，脉沉细。

治法：补益肝肾，和营祛瘀。

主方：左归丸加丹参、当归、白芍、甘草、鸡血藤。

常用中成药：女金胶囊。

（5）气虚血瘀证

证候：少腹坠痛、疼痛，少气乏力，心悸怔忡，月经量少，甚或闭经，或月经失调。舌淡红或尖有瘀点或瘀斑，苔薄，脉细涩。

治法：益气化瘀，养血止痛。

主方：参苓白术散合桃红四物汤加减。

常用中成药：丹黄祛瘀胶囊。

【其他疗法】

1. 直肠用药

野菊花栓、康妇消炎栓。

2. 中药保留灌肠

化瘀散结灌肠液。

3. 中药外敷

四黄散。

4. 隔姜艾灸法

主穴取气海、中极、归来，配穴取大肠俞、次髎。艾炷置鲜姜片上点燃灸之，每穴灸3壮。

【转诊原则】

1. 反复发作，症状加重，需进一步检查和鉴别诊断。

2. 已形成较大的炎性包块，需手术治疗。

3. 因盆腔粘连、输卵管阻塞、积液，影响生育者。

【养生与康复】

1. 注意经期、产后保健，避免反复感染。

2. 饮食清淡，忌辛辣燥热之品。

3. 劳逸结合，加强体育锻炼，适当增加营养，增强体质，提高抗病能力。

【健康教育】

1. 普及妇女保健知识，尤其是月经期、产后及流产后的卫生保健。

2. 普及避孕知识，避免非意愿妊娠，减少宫腔手术的操作。

3. 卫生宣教，普及生殖健康知识。

第二节　子宫肌瘤

【概述】

子宫肌瘤是女性生殖器常见的良性肿瘤，也是人体常见的肿瘤。瘤体主要由平滑肌细胞增生而成，其间有少量纤维结缔组织。肌瘤为单个或多个，大部分为多发。最常见的类型为肌壁间肌瘤、浆膜下肌瘤及黏膜下肌瘤。本病好发年龄为30～50岁，35岁以上妇女的发病率为20%～25%。子宫肌瘤属于“癥瘕”范畴。主要是瘀血内蓄子宫，日久形成癥块。

【诊断】

1. 病史

多有月经异常病史，或有盆腹腔压迫症状。

2. 临床表现

早期多无明显症状。症状出现与肌瘤大小、部位、生长速度及肌瘤变性关系密切。黏膜下肌瘤多导致月经改变，往往是月经过多，伴有血块，或经期延长，或月经提前，如果发生坏死、溃疡、感染时，则为不规则阴道出血；若继发性贫血，有全身乏力、面色苍白、气短、心悸等症状；浆膜下肌瘤蒂扭转时出现急性腹痛；肌瘤红色样变时腹痛剧烈且伴发热，多见于妊娠期；瘤体较大者，可发现腹部胀大，下腹正中扪及块物，质硬；白带增多；压迫膀胱则尿频、排尿困难、尿潴留等，压迫输尿管可致肾盂积水，压迫直肠可致排便困难；还可以导致不孕或流产。

3. 体征

（1）腹部体征与肌瘤大小、位置、数目以及有无变性有关。肌瘤较大在腹部扪及质硬、不规则、结节状块物。

（2）妇科检查时，肌壁间肌瘤之子宫常增大，表面不规则、单个或多个结节状突起；浆膜下肌瘤可扪及质硬、球状块物与子宫有细蒂相连，活动；黏膜下肌瘤子宫多为均匀增大，有时宫口扩张，肌瘤脱出于宫口外或脱出在阴道内。

4. 辅助检查

B 超可协助诊断。

【鉴别诊断】

1. 卵巢肿瘤

一般无月经改变，多为偏于一侧的囊性肿块，能与子宫分开。实质性卵巢肿瘤可误认为带蒂浆膜下肌瘤；应仔细询问病史，行三合诊检查，注意肿块与子宫的关系。对鉴别有困难者应用 B 型超声检查可确诊。

2. 子宫腺肌病及腺肌瘤

子宫腺肌病时，子宫常均匀性增大，子宫很少超过妊娠 3 个月大小，且会表现为经期子宫增大、经后缩小。腺肌病及腺肌瘤患者多有继发性痛经，进行性加重。

3. 盆腔炎性块物

常有盆腔感染病史，块物边界不清，有压痛，质地多较肌瘤软，抗感染治疗后包块会减小，压痛减轻。B 超检查可协助鉴别。

【辨证论治】

1. 辨治要点

本病以血瘀为主。辨证重在分虚实、寒热。根据体质、症状、舌脉和病程长短，辨其属实证或虚实夹杂以及属寒属热。治疗以活血化瘀、软坚散结为主，佐以行气、化痰、补虚，兼调寒热。

2. 证治分类

（1）气滞血瘀证

证候：胞中积块坚硬，固定不移，疼痛拒按，少腹胀痛或刺痛，块下痛减。胸胁不舒，情志抑郁，面色晦黯，肌肤乏润，月经量多或经期延后，口干不欲饮。舌边瘀点，脉沉涩。

治法：行气活血，破瘀消癥。

主方：香棱丸加减。

常用中成药：桂枝茯苓胶囊、大黄䗪虫胶囊。

（2）气虚血瘀证

证候：胞中结块，月经先期、量多、色淡、质稀、夹有血块，小腹坠痛，带下量多、色白、质稀，四肢乏力，少气懒言。舌淡黯，苔薄白，脉虚细而涩。

治法：补气健脾，化瘀散结。

主方：补气消瘕丸加减。

常用中成药：宫瘤宁胶囊。

（3）痰瘀互结证

证候：胞中结块，时或作痛，经色暗红，质稠有块，量或多，带下量多，色白，质黏腻，胸脘痞闷，形体肥胖。苔白腻，舌质暗紫，脉细濡或沉滑。

治法：理气化痰，破瘀消癥。

主方：开郁二陈汤加减。

常用中成药：宫瘤消胶囊。

（4）寒凝血瘀证

证候：胞中结块，月经后期，量少，色黯红，夹有血块，小腹冷痛、拘急，块下腹痛减轻，带下量多、色白、质稀，四末不温。舌淡黯，苔薄白，脉沉紧。

治法：暖宫散寒，化瘀散结。

主方：少腹逐瘀汤加减。

常用中成药：桂枝茯苓胶囊。

【其他疗法】

1. 经导管子宫动脉栓塞术。

2. 海扶刀治疗。

【转诊原则】

1. 肌瘤在 5cm 以上，或增大较迅速，或黏膜下肌瘤从宫颈脱出，需手术治疗。

2. 合并月经过多、经期延长，需进一步明确诊断或手术治疗。

【养生与康复】

1. 调畅情志，避免忧思恚怒。

2. 饮食清淡，营养均衡。

【健康教育】

1. 合理使用性激素类药物，用药期间定期复查评估。

2. 定期体检。发现肌瘤者，宜半年做一次 B 超或妇科检查。

第三节　子宫内膜异位症

【概述】

子宫内膜异位症（简称内异症），系指具有生长功能的子宫内膜组织出现在子宫腔被覆黏膜以外的身体其他部位所引起的一种疾病。最常发生的部位是盆腔。其中，卵巢型子宫内膜异位症形成囊肿者，称为子宫内膜异位囊肿（俗称“巧克力囊肿”）。中医病机主要是瘀阻胞中，离经之血阻滞冲任、胞宫、胞脉、胞络，属于“痛经”“癥瘕”“不孕”的范畴。

本病是常见的妇科疾病。多发于 25 ～ 45 岁，约 40% 合并不孕症。

【诊断】

1. 病史

多有痛经或盆腔、宫腔手术病史。

2. 临床表现

（1）疼痛

继发性、进行性加剧的痛经，可放射至阴道、会阴、肛门或大腿内侧。从经前

1～2天开始，经期第1天疼痛最剧烈，通常持续整个经期，但逐渐减轻。可伴有性交痛、肛门坠胀感。少数患者可有长期下腹痛，经期加重。

（2）月经异常

经量增多、经期延长、月经淋沥不尽或经前点滴出血。

（3）不孕或流产

约40%的患者伴有原发或继发性不孕。妊娠后亦有约40%自然流产。

（4）其他

盆腔内异症可引起肠道或尿道症状，如腹痛、腹泻或便秘，周期性少量便血。或周期性尿血。若为腹壁瘢痕内异症，则切口瘢痕处有结节，经期增大，疼痛加重。

3. 体征

（1）腹部体征

较大的卵巢内异症囊肿在腹部可扪及，若病变累及腹壁切口、脐部等，在相应部位可触及硬韧、不活动、边界不甚清楚的触痛性结节。

（2）妇科检查

子宫多后倾、活动或固定，大小正常或稍大。宫颈后上方、子宫后壁、宫骶韧带或子宫直肠窝处可扪及硬性触痛性结节，经前尤为明显。若病变位于宫颈，可见宫颈表面有稍突出的紫蓝色小点或出血点，质硬光滑有触痛。若病变累及直肠阴道隔，可在阴道后穹隆扪及隆起的小结节或包块。

4. 辅助检查

（子宫内膜异位症的ASRM修正分期法）

（1）血液检查

血清CA125、CA199、抗子宫内膜抗体（EMAb）值测定可提高内异症的诊断率，并可作为药物疗效评价的指标。

（2）影像学检查

B超检查有助于发现盆腔或其他病变累及部位的包块，了解病灶位置、大小和形状，对诊断卵巢内异症囊肿有重要意义。

（3）腹腔镜检查

这是内异症诊断的金标准。腹腔镜检查的最佳时间是经净后立即进行，可直接了解病灶范围和程度。

盆腔子宫内膜异位症的临床分期标准如下。

轻度：①散在的病灶种植，卵巢触痛，正常大或略大，但无明显的内膜囊肿形成。②粘连轻微或不明显，子宫、卵巢均活动。

中度：①卵巢单侧或双侧有多个病灶，卵巢增大，或有小的内膜囊肿形成，但囊肿直径不超过 3cm。②输卵管、卵巢有粘连。③有明显的散在病灶硬结，可触及触痛结节。

重度：①卵巢子宫内膜囊肿大于 3cm（单侧或双侧）。②盆腔粘连明显。③子宫直肠陷凹封闭，片状增厚，伴触痛结节。④病变累及直肠、膀胱，伴子宫固定不动（重度广泛性）。

【鉴别诊断】

1. 卵巢肿瘤

较常见为卵巢畸胎瘤。多数没有痛经，一侧或双侧的肿块，囊性、实性或混合性，卵巢恶性肿瘤常有腹水，B 超或 MRI 检查有助于鉴别。

2. 子宫腺肌病

常合并内异症，痛经较剧烈，经期延长，子宫常均匀性增大，呈球状，且会表现为经期子宫增大、经后缩小。

3. 盆腔炎性疾病

常有盆腔感染病史，附件包块边界不清，有压痛，抗感染治疗后包块会减小，压痛减轻。B 超检查可协助鉴别。

【辨证论治】

1. 辨治要点

根据疼痛的特点，月经情况以及包块的性质、大小、部位，病程的长短辨其寒热虚实。治疗以活血化瘀为主，根据患者证候和生育需求，辨证施治，解决不同阶段的需要。本病应按慢病管理的原则，以减灭和消除病灶、减轻和消除疼痛为近期目标，以改善和促进生育，减少和避免复发为远期目标，达到长期管理，维持治疗。

2. 证治分类

（1）气滞血瘀证

证候：经前或经期小腹胀痛或刺痛，拒按，甚或前后阴坠胀欲便，经行量或多或少，色暗有血块，盆腔有包块或结节；经前心烦易怒，胸胁乳房胀痛，口干便结；舌紫暗或有瘀斑瘀点，苔薄白，脉弦涩。

治法：行气活血，化瘀消癥。

主方：膈下逐瘀汤加减。

常用中成药：散结镇痛胶囊、丹莪妇康煎膏。

（2）寒凝血瘀证

证候：经前或经期小腹冷痛或绞痛，拒按，得热痛减，经行量少，色紫暗有块，或经血淋沥不净，或见月经延后，盆腔有包块或结节；形寒肢冷，大便不实；舌淡胖而紫暗，苔白，脉沉迟而涩。

治法：温经散寒，化瘀消癥。

主方：少腹逐瘀汤加减。

常用中成药：少腹逐瘀胶囊、桂枝茯苓胶囊、田七痛经胶囊。

（3）热灼血瘀证

证候：经期或经前后发热，腹痛拒按，痛连腰骶；口苦咽干，烦躁不宁，大便干结；舌质红，有瘀点瘀斑，苔薄黄，脉细数。

治法：清热凉血，活血消癥。

主方：血府逐瘀汤加减。

常用中成药：血府逐瘀胶囊。

（4）气虚血瘀证

证候：经期腹痛，肛门坠胀，经量或多或少，色淡黯，质稀或夹血块，盆腔有结节或包块；面色㿠白，神疲乏力，少气懒言，纳差便溏；舌淡胖，有瘀斑，苔薄白，脉沉涩。

治法：益气活血，化瘀消癥。

主方：举元煎合桃红四物汤加减。

常用中成药：八珍益母丸。

（5）肾虚血瘀证

证候：经前或经期腹痛，月经先后不定期，经量或多或少，盆腔有结节或包块；面色晦暗，头晕耳鸣，腰膝酸软，性欲减退，夜尿频；舌质黯淡，苔白，脉沉细涩。

治法：补肾活血，化瘀消癥。

主方：归肾丸合桂枝茯苓丸加减。

常用中成药：定坤丹、桂枝茯苓胶囊。

【其他疗法】

1. 中药外敷

选用活血化瘀，消癥散结药物，外敷下腹部。

2. 中药保留灌肠

化瘀散结灌肠液。

3. 针刺

取中极、关元、足三里、三阴交、大横、天枢，平补平泻。

【转诊原则】

1. 内异症囊肿破裂或扭转：突发小腹剧痛，下腹压痛、反跳痛，或伴有恶心呕吐，需转院进行专科诊治，必要时手术探查。

2. 手术后复发，或合并不孕症，需要做进一步检查治疗。

【养生与康复】

1. 经前、经期忌饮食生冷和涉水受寒。

2. 适龄生育，减少流产、清宫等损伤。

3. 长期管理，避免复发与恶变。

【健康教育】

1. 内异症是具有恶性侵袭行为的良性疾病。保守性手术后复发率较高，内异症病灶会发生在子宫直肠窝、膀胱腹膜反折等部位，引起盆腔广泛粘连，对生育影响较大。手术后宜尽快妊娠，孕期要定期检查血 HCG，预防流产。

2. 中医药治疗的优势是不抑制排卵。有生育要求者，手术后可采用中医药治疗来预防复发，但需要定期复查。

第四节　多囊卵巢综合征

【概述】

多囊卵巢综合征（polycystic ovary syndrome，PCOS）是一种最常见的妇科内分泌疾病之一。在临床上以雄激素过高的临床或生化表现、持续性无排卵、卵巢多囊改变为特征，常伴有胰岛素抵抗和肥胖。其病理变化见双侧卵巢均匀性增大，多囊性改变，包膜增厚、坚韧。无成熟卵泡生成及排卵迹象。因无排卵，子宫内膜长期受雌激素刺激，呈现不同程度增殖性改变，甚至呈不典型增生。长期持续无排卵增加子宫内膜癌的发生概率。

根据其症状，多囊卵巢综合征可归于“闭经”“崩漏”“癥瘕”等范畴。本病的主要病因病机为肾虚、痰湿阻滞、气滞血瘀、肝郁化火导致肾 – 天癸 – 冲任 – 胞宫轴失调。多为虚实夹杂、本虚标实之证。

【诊断】

1. 病史

多起病于青春期，初潮后渐见月经稀发，量少，甚则闭经，或月经频发、淋沥不尽等，多表现为继发性闭经、不孕、肥胖、多毛等症状。

2. 临床表现

（1）月经失调

为最主要症状。多表现为月经稀发（月经周期35日～6个月）或闭经，闭经前经常有经量过少或月经稀发。或不规则子宫出血，月经周期或行经或经量无规律性。

（2）不孕

生育期妇女因排卵障碍导致不孕。

（3）多毛、痤疮

这是高雄激素血症最常见的表现。以性毛为主，阴毛浓密且呈男性型倾向，延及肛周、腹股沟或腹中线，也有出现上唇和（或）下颌细须或乳晕周围有长毛等。常见油脂性皮肤及痤疮，与体内雄激素积聚刺激皮脂腺分泌旺盛有关。

（4）肥胖

50%以上患者肥胖（体重指数≥ $25kg/m^2$），且常呈腹部肥胖型（腰围/臀围≥0.80），肥胖与胰岛素抵抗、雄激素过多、游离睾酮比例增加及与瘦素抵抗有关。

（5）黑棘皮症

阴唇、颈背部、腋下、乳房及腹股沟等处皮肤褶皱部位出现灰褐色色素沉着，呈对称性，皮肤增厚，质地柔软。

3. PCOS的诊断标准

①稀发排卵或无排卵。②高雄激素的临床表现或高雄激素血症。③卵巢多囊改变：超声提示一侧或双侧卵巢直径2～9mm的卵泡≥12个，或卵巢体积≥10mL。④3项中符合2项并排除其他导致高雄激素的因素。

【鉴别诊断】

1. 卵泡膜细胞增殖症

临床表现及内分泌检查与PCOS相仿但更严重，血睾酮高值，血硫酸脱氢表雄酮正常，LH/FSH比值可正常。卵巢活组织检查，镜下见卵巢皮质黄素化的卵泡膜细胞群，皮质下无类似PCOS的多个小卵泡。

2. 肾上腺皮质增生或肿瘤

血清硫酸脱氢表雄酮值超过正常上限2倍时，应与肾上腺皮质增生或肿瘤相鉴别。肾上腺皮质增生患者 17–α 羟孕酮明显增高，ACTH 兴奋实验反应亢进，地塞米松抑制试验抑制率≤ 0.70。肾上腺皮质肿瘤患者对上诉两项试验均无明显反应。

3. 分泌雄激素的卵巢肿瘤

卵巢支持细胞 – 间质细胞肿瘤、卵巢门细胞瘤等均产生大量雄激素。多为单侧、实性肿瘤。超声、CT 或磁共振可协助诊断。

4. 其他

催乳素水平升高明显，应排除垂体催乳素腺瘤。

【西医治疗】

1. 调节生活方式

对肥胖型多囊卵巢综合征患者，应控制饮食和增加运动以降低体重和缩小腰围，可增加胰岛素敏感性，降低胰岛素、睾酮水平，从而恢复排卵及生育功能。

2. 药物治疗

（1）调节月经周期

定期合理应用药物，对控制月经周期非常重要。

①口服避孕药：为雌孕激素联合周期疗法，常用口服短效避孕药，周期性服用，疗程一般为 3 ～ 6 个月，可重复使用。能有效抑制毛发生长和治疗痤疮。

②孕激素后半周期疗法：可调节月经并保护子宫内膜。对 LH 过高分泌同样有抑制作用。亦可达到恢复排卵效果。

（2）降低雄激素水平

①糖皮质类固醇：适用于多囊卵巢综合征的雄激素过多为肾上腺来源或肾上腺和卵巢混合来源者，常用药物为地塞米松，每晚 0.25mg 口服，能有效抑制脱氢表雄酮硫酸盐浓度。

②环丙孕酮：为 17–α 孕酮类衍生物，具有很强的抗雄激素作用，能抑制垂体促性腺激素的分泌，使体内睾酮水平降低。

③螺内酯：它是醛固酮受体的竞争性抑制剂，抗雄激素机制是抑制卵巢和肾上腺合成雄激素，增强雄激素分解，并有在毛囊竞争雄激素受体的作用。

（3）改善胰岛素抵抗

对肥胖或有胰岛素抵抗患者常用胰岛素增敏剂。二甲双胍可通过降低血胰岛素水平达到纠正其高雄激素状态，提高促排卵治疗的效果。

（4）诱发排卵

对有生育要求者在生活方式调整、抗雄激素和改善胰岛素抵抗等基础治疗后，进行促排卵治疗。常用药物为氯米芬或来曲唑。

【中医治疗】

1. 辨治要点

本病为肾、脾、肝三脏功能失调为本，痰湿、血瘀为标，且两者互为因果作用于机体而致病，故临床以虚实夹杂证多见。辨证主要根据临床症状、体征与舌脉。辨治分青春期和育龄期两个阶段，青春期重在调经，以调畅月经为先，恢复周期为根本，育龄期以助孕为要。

2. 治疗原则

以补肾治其本，除湿化痰、疏肝泻火、活血化瘀调经治其标，标本同治。

3. 证治分类

（1）肾阴虚证

证候：月经后期，量少，渐至闭经，婚久不孕；腰膝酸软，五心烦热，失眠盗汗，烘热汗出；舌红，少苔或无苔，脉细数。

治法：滋肾填精，调经助孕。

主方：左归丸去川牛膝。

常用中成药：左归丸。

（2）肾阳虚证

证候：月经后期，量少色淡质稀，或月经稀发，渐至闭经，婚久不孕；面色晦暗，性欲淡漠，畏寒肢冷；舌淡，苔白，脉沉弱。

治法：温肾助阳，调经助孕。

主方：右归丸去肉桂，加补骨脂、淫羊藿。

常用中成药：右归丸。

（3）痰湿阻滞证

证候：月经量少，经行延后甚或闭经，婚久不孕，或带下量多；头晕头重，胸闷泛恶，四肢倦怠，形体肥胖，多毛；苔白腻，脉滑或濡。

治法：燥湿化痰，理气行滞。

主方：苍附导痰丸加减。

常用中成药：二陈丸、归脾丸。

（4）气滞血瘀证

证候：月经后期，或量少不畅，或闭经，婚久不孕，经行腹痛，拒按；精神抑郁，胸胁乳房胀满；舌质暗红，舌边尖有瘀点，脉沉弦或沉涩。

治法：行气活血，化瘀通经。

主方：膈下逐瘀汤加减。

常用中成药：血府逐瘀颗粒。

（5）肝郁化火证

证候：月经稀发，量少，闭经或先后无定期；毛发浓密，面部痤疮，经前乳房、胸胁胀痛，或有溢乳，口干喜冷饮，大便秘结；苔薄黄，脉弦数。

治法：疏肝解郁，清热泻火。

主方：丹栀逍遥散加减。

常用中成药：丹栀逍遥丸。

4. 其他治法

（1）体针

取关元、中极、子宫、三阴交，平补平泻。

（2）艾灸、拔罐

取关元、中极、水道。

（3）耳针

取肾、肾上腺、内分泌、卵巢、神门。

【转诊原则】

1. 未排除肾上腺等疾病所致高雄激素血症。

2. 有生育要求，需要做系统检查与治疗。

【养生与康复】

1. 加强锻炼，控制体重。

2. 调畅情志，避免忧思恚怒。

3. 饮食清淡，起居有节。

【健康教育】

1. 积极治疗月经不调，调整月经周期。

2. 对肥胖、多毛、痤疮患者要及早查出病因，早期治疗。

3. 避免不良精神刺激及不良的饮食习惯，适劳逸，作息规律。

第七篇　儿科

【学习提要】

本篇共分两章。第一章儿科概论，第二章儿科常见疾病。全科医师应掌握儿科常见病证（感冒、咳嗽、腹泻、腹痛、虫积、疳积、佝偻病等）的概念、病因病机、临床表现、辨证要点、类证鉴别、转诊原则、理法方药、儿童保健、健康教育和康复指导；熟悉儿科常见病（上呼吸道感染、支气管炎、小儿肺炎、小儿腹痛、贫血及小儿常见急性传染病）的诊断、鉴别诊断、转诊原则及预防护理措施；掌握中医儿科四诊特点及体格检查方法；掌握小儿捏脊手法、食疗等中医适宜技术在儿科疾病中的应用；掌握小儿用药特点、药物剂量计算及喂药方法。

第一章　儿科概论

小儿从出生到青春期，一直处于不断生长发育的过程中。生长发育是小儿不同于成人的重要特点。掌握小儿生长发育规律、生理常数、生理病理特点、辨证与治疗特点，对于指导儿童保健、做好儿科疾病防治，具有重要意义。

第一节　小儿年龄分期

胎儿期：从受孕至分娩断脐属于胎儿期。胎龄满 28 周至出生后 7 足天，为围生期。

新生儿期：从出生后脐带结扎开始，至生后满 28 天，为新生儿期。

婴儿期：出生 28 天后至 1 周岁为婴儿期。

幼儿期：1 周岁后至 3 周岁为幼儿期。

学龄前期：3 周岁后到 7 周岁为学龄前期，也称幼童期。

学龄期：7 周岁后至青春期来临（一般为女 12 岁，男 13 岁）称学龄期。

青春期：一般女孩自 11 ～ 12 岁到 17 ～ 18 岁，男孩自 13 ～ 14 岁到 18 ～ 20 岁。

第二节　小儿生长发育

一、体格生长

1. 体重

出生时体重约为 3kg，出生后前半年平均每月增长约 0.7kg，后半年平均每月增长约 0.5kg，1 周岁以后平均每年增加约 2kg。临床可用以下公式推算小儿体重。

＜ 6 个月：体重（kg）＝ 3+0.7× 月龄

7 ～ 12 个月体重:（kg）＝ 7+0.5×（月龄 – 6）

1 岁以上：体重（kg）＝ 8+2× 年龄

2. 身高（长）

出生时身长约为 50cm，生后第一年身长约增长 25cm，第二年身长约增长 10cm，2 周岁后至青春期身高每年约增长 7cm。

临床可用以下公式推算 2 岁后至 12 岁儿童的身高。

身高（cm）＝70+7× 年龄

3. 囟门

前囟应在小儿出生后的 12 ～ 18 个月闭合；后囟在部分小儿出生时就已闭合，未闭合者正常情况应在生后 2 ～ 4 个月内闭合。

4. 头围

足月儿出生时头围为 33 ～ 34cm，出生后前 3 个月和后 9 个月各增长 6cm，1 周岁时约为 46cm，2 周岁时约为 48cm，5 周岁时约增长至 50cm，15 岁时接近成人，为 54 ～ 58cm。

5. 胸围

新生儿胸围约 32cm；1 岁时约 44cm，接近头围；2 岁后胸围渐大于头围。

6. 牙齿

生后 4 ～ 10 个月乳牙开始萌出，乳牙在 2 ～ 2.5 岁出齐。6 岁左右开始萌出恒牙，乳牙脱落。

2 岁以内乳牙颗数可用以下公式推算。

乳牙数＝月龄 –4（或 6）

7. 呼吸、脉搏

各年龄组小儿呼吸、脉搏次数（每分钟）见表 7–1–2–1。

表 7–1–2–1　各年龄组小儿呼吸、脉搏次数（每分钟）

年龄	呼吸	脉搏	呼吸：脉搏
新生儿	45 ～ 40	140 ～ 120	1 ：3
≤ 1 岁	40 ～ 30	130 ～ 110	1 ：（3 ～ 4）
1+ ～ 3 岁	30 ～ 25	120 ～ 100	1 ：（3 ～ 4）
3+ ～ 7 岁	25 ～ 20	100 ～ 80	1 ：4
7+ ～ 14 岁	20 ～ 18	90 ～ 70	1 ：4

8. 血压

收缩压（mmHg）＝ 80+2× 年龄

舒张压（mmHg）＝收缩压 ×2/3

二、智能发育

1. 感知发育

①视感知的发育：新生儿视觉在 15 ～ 20cm 距离处最清晰；3 个月时头眼协调好；6 个月时能转动身体协调视觉；9 个月时出现视深度感觉，能看到小物体；1 岁半时能区别各种形状。

②听感知的发育：新生儿出生3～7天听觉已相当良好；3个月时可将头转向声源；4个月时听到悦耳声音会有微笑；5个月时对母亲语声有反应；8个月时能区别语声的意义；9个月时能寻找来自不同方向的声源；1岁时听懂自己的名字。

2. 运动发育

发育顺序是由上到下、由粗到细、由不协调到协调地进展。新生儿仅有反射性活动（如吸吮、吞咽等）和不自主的活动；1个月小儿睡醒后常做伸欠动作；2个月时扶坐或侧卧时能勉强抬头；4个月时可用手撑起上半身；6个月时能独坐片刻；8个月会爬；10个月可扶走；12个月能独走。

手指精细运动的发育过程：新生儿时双手握拳；3～4个月时可自行玩手，并企图抓东西；5个月时眼与手的动作取得协调，能有意识地抓取面前的物品；5～7个月时出现换手与捏、敲等探索性的动作；9～10个月时可用拇指、食指拾东西；12～15个月时学会用匙，乱涂画。

3. 语言发育

新生儿已会哭叫；2个月能发出和谐喉音；3个月发出咿呀之声；4个月能发出笑声；7～8个月会发复音，如“妈妈”“爸爸”等；1岁时能说出简单的生活用语，如吃、走、拿等。

第三节　小儿生理病理特点

一、生理特点

1. 脏腑娇嫩，形气未充

小儿处于生长发育时期，无论是物质基础还是生理功能都是幼稚和不完善的。小儿脏腑娇嫩以肺、脾、肾三脏不足更为突出，表现为“肺常不足”“脾常不足”“肾常虚”。

2. 生机蓬勃，发育迅速

小儿机体在形态结构与生理功能方面，都是处于不断的生长发育中，如小儿的身长、胸围、头围随着年龄的增加而增长，小儿的思维、语言、动作能力随着年龄的增加而迅速地提高。小儿的年龄越小，这种蓬勃的生机、迅速的生长发育就越明显。

二、病理特点

1. 发病容易，传变迅速

小儿为“稚阴稚阳”之体，年龄越小，脏腑娇嫩的表现就越突出。正是由于小儿机体的这种不够成熟、不够完善的生理特点，导致小儿御邪能力较弱，抗病能力不强，容易被外邪所伤，且一旦患病常出现易虚易实、易寒易热、病情多变而迅速传变的特点。

（稚阴稚阳定义）

2. 脏气清灵，易趋康复

小儿为纯阳之体，生机蓬勃，活力充沛，脏器清灵，对各种治疗反应敏捷，且病因单纯，宿疾较少，又少有七情伤害，故在患病以后经过及时恰当的治疗和护理，病情好转比成人快，易恢复健康。

（纯阳定义）

第四节　儿科诊法概要

小儿疾病的诊断，亦用望、闻、问、切四种诊法，但有别于成人。因婴儿不会说话，较大儿童虽已会说话，但也不能正确叙述自己的病情，所以古称儿科为“哑科”。加上就诊时常啼哭吵闹，影响气息脉象，所以小儿“脉难以消息求，证不可言语取”。历代儿科医家对于小儿诊法，既主张四诊合参，又特别重视望诊。

望诊内容可分为总体望诊（望神色、望形态）和分部望诊（审苗窍、辨斑疹、察二便、察指纹）。

一、望诊

1. 望神色

五色主病：面呈白色，多为寒证、虚证；面呈红色，多为热证；面呈黄色，多为脾虚证或有湿浊；面呈青色，多为寒证、痛证、瘀证、惊痫；面呈黑色，多为寒证、痛证、瘀证、水饮证。

2. 望形态

凡发育正常、筋骨强健、肌丰肤润、毛发黑泽、姿态活泼者，是胎禀充足，营养良好，属健康表现；若生长迟缓、筋骨软弱、肌瘦形瘠、皮肤干枯、毛发萎黄、囟门逾期不合、姿态呆滞者，为胎禀不足，营养不良，属于病态。

3. 审苗窍

（1）察舌

正常小儿舌体柔软、淡红润泽、伸缩自如，舌面有干湿适中的薄苔，舌质较成人红嫩。新生儿舌红无苔和哺乳婴儿的乳白苔，均属正常舌象。

舌体：舌体胖嫩，舌边齿痕显著，多为脾肾阳虚，或有水饮痰湿内停；舌体肿大，色泽青紫，可见于气血瘀滞；舌体强硬，多为热盛伤津；急性热病中出现舌体短缩，舌干绛者，则为热甚津伤，经脉失养；舌体肿大，板硬麻木，转动不灵，甚则肿塞满口，称为木舌，由心脾积热，火热循经上行所致；舌下红肿突起，形如小舌，称为重舌，属心脾火炽，上冲舌本所致；舌体不能伸出唇外，转动伸缩不灵，语音不清，称为连舌，因舌系带过短所致；舌吐唇外，掉弄如蛇，称为弄舌，多为大病之后，心气不足或惊风之兆；舌吐唇外，缓缓收回，称吐舌，常为心经有热所致，吐舌不收，心气将绝；若舌常吐于唇外，伴见眼裂增宽，表情愚钝者，为智力低下之表现。时时用舌舔口唇，以致口唇四周发红或有脱屑、作痒，称舔舌，多因脾经伏热所致。

舌质：正常舌质淡红。若舌质淡白为气血虚亏；舌质绛红，舌有红刺，为温热病邪入营入血；舌质红少苔，甚则无苔而干，为阴虚火旺；舌质紫暗或紫红，为气血瘀滞；舌起粗大红刺，状如杨梅者，常见于猩红热。

舌苔：苔白为寒；苔黄为热；苔白腻为寒湿内滞，或有寒痰食积；苔黄腻为湿热内蕴，或乳食内停；热性病见剥苔，多为阴伤津亏所致；舌苔花剥，状如地图，时隐时现，经久不愈，多为胃之气阴不足所致；舌苔厚腻垢浊不化，状如霉酱伴便秘腹胀者，为宿食内积，中焦气机阻滞。当出现异常苔色时，要询问是否吃过某种食物或药品，注意是否系染苔。

（2）察口

主要观察口唇、口腔、齿龈、咽喉的颜色、润燥及外形变化。唇色淡白为气血不足；唇色淡青为风寒束表；唇色红赤为热；唇色红紫为瘀热互结；唇色樱红，为暴泻伤阴；唇白而肿，是为唇风；面颊潮红，唯口唇周围苍白，是猩红热征象。

口腔黏膜色淡白为虚为寒，色红为实为热。口腔破溃糜烂，为口疮；口内白屑成片，为鹅口疮；两颊黏膜有针尖大小的白色小点，周围红晕，为麻疹黏膜斑；上下臼齿间腮腺管口红肿如粟粒，按摩肿胀腮部无脓水流出者为痄腮，有脓水流出者为发颐。

牙齿萌出延迟，为肾气不足；齿衄龈痛，为胃火上炎；牙龈红肿，为胃热熏蒸；新生儿牙龈上有白色斑点斑块，称为马牙。

咽红恶寒发热是外感之象；咽红乳蛾肿痛为外感风热或肺胃之火上炎；乳蛾溢脓，是热壅肉腐；乳蛾大而不红，是为肥大，多为瘀热未尽，或气虚不敛；咽痛微红，有灰白色假膜，不易拭去，为白喉之症。

（3）察耳

小儿耳壳丰厚，颜色红润，是先天肾气充沛的表现；耳壳薄软，耳舟不清，是先天肾气未充的证候；耳内疼痛流脓，为肝胆火盛之证；以耳垂为中心的腮部漫肿疼痛，是痄腮之表现。

（4）察二阴

男孩阴囊不紧不松是肾气充沛的表现。若阴囊松弛，多为体虚或发热；阴囊肿大透亮不红，为水疝；阴囊中有物下坠，时大时小，上下可移，为小肠下坠之狐疝。阴囊水肿，常见于阳虚阴水。女孩前阴部潮红灼热，常见于湿热下注，亦须注意是否有蛲虫病。

小儿肛门潮湿红痛，多属尿布皮炎；肛门脱出，为中气下陷之脱肛；肛门裂开出血，多因大便秘结，热迫大肠所致。

4. 辨斑疹

一般说来，皮肤之发斑，形态大小不一，不高出皮面，压之不退色；皮肤之出疹，高出皮面，压之退色。斑与疹在儿科多见于外感时行疾病，如麻疹、幼儿急疹、风疹、猩红热、水痘等；也见于杂病，如紫癜等。

5. 察二便

新生儿生后3～4天内，大便呈黏稠糊状，褐色，无臭气，日行2～3次，是为胎粪。单纯母乳喂养之婴儿大便呈卵黄色，稠而不成形，稍有酸臭气，日行3次左右。牛乳、羊乳为主喂养者，大便色淡黄，质较干硬，有臭气，日行1～2次。

小便清澈量多为寒；小便色黄量少为热；尿色深黄为湿热内蕴；黄褐如浓茶，多为湿热黄疸。尿色红如洗肉水或镜检红细胞增多者为尿血，大体鲜红色为血热妄行，淡红色为气不摄血，红褐色为瘀热内结，暗红色为阴虚内热。

6. 察指纹

儿科对于3岁以下小儿察指纹。自虎口向指端，第1节为风关，第2节为气关，第3节为命关。指纹的辨证纲要归纳为“浮沉分表里，红紫辨寒热，淡滞定虚实，三关测轻重”。“浮”指指纹浮现，显露于外，主病邪在表；“沉”指指纹沉伏，深而不显，主病邪在里。纹色鲜红浮露，多为外感风寒；纹色紫红，多为邪热郁滞；纹色淡红，多为内有虚寒；纹色青紫，多为瘀热内结；纹色深紫，多为瘀滞络闭，病情深重。指纹色淡，推之流畅，主气血亏虚；指纹色紫，推之滞涩，复盈缓慢，主实邪内滞，如瘀热、痰湿、积滞等。纹在风关，示病邪初入，病情轻浅；纹达气关，示病邪入里，病情较重；纹进命关，示病邪深入，病情加重；纹达指尖，称透关射甲，则示病情重危。

二、闻诊

1. 听声音

（1）啼哭声

小儿啼哭以洪亮为实证；哭声微细而弱为虚证；哭声清亮和顺为正常或病轻；哭声尖锐或细弱无力为病重。

（2）呼吸声

乳儿呼吸稍促，用口呼吸者，常因鼻塞所致；若呼吸气粗有力，多为外感实证，肺蕴痰热；若呼吸急促，喉间哮鸣者，为邪壅气道，是为哮喘；呼吸急迫，甚则鼻扇，咳嗽频作者，是为肺气闭郁之肺炎；呼吸窘迫，面青不咳或呛咳，常为异物堵塞气道；呼吸微弱及吸气如哭泣样，为肺气欲绝之状。

（3）咳嗽声

如干咳无痰或痰少黏稠，多为燥邪犯肺，或肺阴受损；咳声清高，鼻塞声重，多为外感；咳嗽频频，痰稠难咳，喉中痰鸣，多为肺蕴痰热，或肺气闭塞；咳声嘶哑如犬吠状者，常见于白喉、急喉风；连声咳嗽，夜咳为主，咳而呕吐，伴鸡鸣样回声者为顿咳（百日咳）。

（4）语言声

语声低弱，为气虚的表现；呻吟不休，多为身体不适；突然语声嘶哑，多为外感；高声尖叫，多为剧痛所致；谵语妄言，声高有力，兼神识不清，为热闭心包；语声謇涩，多为温病高热伤津，或痰湿蒙闭心包。

2. 嗅气味

（1）口中气味

口气秽臭，多为肺胃积热，伤食积滞，浊气上蒸；口气血腥，多见于齿龈、肺部出血；口气腐臭，兼吐脓痰带血，多属肺痈。

（2）大小便气味

大便酸腐，多因伤食；臭味不著，完谷不化，多为脾肾虚寒。小便气味臊臭，多因湿热下注；小便清长如水，多属脾肾阳虚。

（3）呕吐物气味

吐物酸腐，多因食滞化热；吐物臭秽如粪，多因肠结气阻，秽粪上逆。

三、问诊

1. 问年龄

问年龄要询问实足年龄，新生儿应问明出生天数；2 岁以内的小儿应问明实足月龄；2 岁以上的小儿，应问明实足岁数及月数。

2. 问病情

（1）问寒热

主要问清寒热的微甚进退，发作时间与持续时间，温度高低最好用体温计测量。

（2）问出汗

常见入睡之时，头额汗出，若汗出不多，又无他症者，不属病态。问汗主要询问汗出的多少、部位、时间等。

（3）问头身

较大儿童能诉说头痛、头晕及身体其他部位的疼痛和不适。

（4）问二便

患儿大小便的数量、性状、颜色及排便时的感觉。

（5）问饮食

不思饮食，或所食不多，兼见面白神疲，为脾胃虚弱；若腹部胀满，纳食不下，或兼呕恶，为乳食积滞；嗜食异物，多为疳证、虫证。热病时渴饮为津伤；渴而不欲饮，或饮而不多，多为湿热内蕴。

（6）问睡眠

小儿睡眠总以安静为佳。年龄越小，睡眠时间越长。

3. 问个人史

（1）胎产史

要问清胎次、产次，是否足月，顺产或难产，有否流产以及接生方式、出生地黄点、出生情况、孕期母亲的营养和健康状况等。

（2）喂养史

包括喂养方式和辅助食品添加情况，是否已经断奶和断奶的情况。对年长儿还应询问饮食习惯，现在的食物种类和食欲等。

（3）生长发育史

包括体格生长和智能发育。如坐、立、行、语、齿等出现的时间；囟门闭合的时间；体重、身长增长情况；对已入学小儿还应了解学习成绩，推测智力情况。

（4）预防接种史

包括卡介苗、麻疹减毒活疫苗、脊髓灰质炎减毒活疫苗等疫苗的预防接种情况。记录接种年龄和反应等。

四、切诊

1. 脉诊

较小儿童采用一指定三关的方法。再根据指力轻、中、重的不同，取浮、中、沉，来体会小儿脉象的变化。较大儿童可采用成人三指定寸关尺三部的切脉方法。切脉时间应在 1 分钟以上，最好在小孩安静或入睡时进行。

小儿脉象较成人软而稍数，年龄越小，脉搏越快。注意恐惧、活动、啼哭等会影响脉象。

浮为病在表，沉为病在里；迟为寒，数为热；有力为实，无力为虚。结脉为心气伤；代脉为脏气损；细脉为阴虚；弦脉为肝旺或为痛为惊；滑脉为痰食中阻；脉律不整，时缓时数，为心之气血失和。

2. 按诊

（1）按头囟

按察小儿头囟的大小、凹凸、闭合的情况，头颅的坚硬程度等。

（2）按颈腋

正常小儿在颈项、腋下部位可触及少许绿豆大小之臖核（淋巴结），活动自如，不痛，不为病态。若臖核增大，按之疼痛，或肿大灼热，为痰热之毒；若仅见增大，按之不痛，质坚成串，则为瘰疬。

（3）按胸腹

左侧前胸心尖搏动处若搏动太强，节律不匀，为宗气内虚外泄；若搏动过速，伴喘促，是宗气不继之证。按察腹部，右上腹胁肋下触及痞块，或按之疼痛，为肝肿大；左上腹胁肋下触及痞块，为脾肿大，俱多为气滞血瘀之征。剑突下疼痛多属胃脘痛；脐周按之痛，可触及团块、推之可散者，多为虫证。大凡腹痛喜按，为虚为寒；腹痛拒按，多为实为热；腹部胀满，叩之如鼓者为气胀；叩之音浊，按之有液体波动之感，脐突者，多有腹水；右下腹按之疼痛，兼发热，右下肢拘急者多属肠痈。

（4）按四肢

高热时四肢厥冷为热深厥甚；平时肢末不温为阳气虚弱；手足心发热多为阴虚内热。四肢肌肉结实者体壮，松弛软弱者脾气虚弱。

（5）按皮肤

肤冷汗多为阳气不足；肤热无汗为热闭于内；肤热汗出，为热蒸于外；皮肤干燥失去弹性，为吐泻阴液耗脱之证。肌肤肿胀，按之随手而起，属阳水水肿；肌肤肿胀，按之凹陷难起，属阴水水肿。

第五节　儿科治法概要

一、内治法

1. 用药原则

（1）治疗要及时、正确和审慎

由于小儿具有脏腑娇嫩，形气未充，发病容易，变化迅速的特点，因此要掌握有利时机，及时采取有效措施，争取主动，力求及时控制病情的发展变化。

（2）处方轻巧灵活

小儿脏气清灵，随拨随应，在治疗时，处方也就应轻巧灵活。对于大苦、大寒、大辛、大热、峻下、毒烈之品，均当慎用，即便有是证而用是药，也应中病即止，或衰其大半而止，不可过剂，以免耗伤小儿正气。

（3）注意顾护脾胃

小儿的生长发育，全靠后天脾胃化生精微之气以充养；疾病的恢复赖脾胃健运生化；先天不足的小儿也要靠后天来调补。患病后注重调理脾胃是儿科的重要治则。

（4）重视先证而治

由于小儿发病容易，传变迅速，虚实寒热的变化较成人为快，故应见微知著，先证而治，挫病势于萌芽之时，挽病机于欲成未成之际。

（5）不可乱投补益

补益之剂对体质虚弱的小儿有增强机体功能，助长发育的作用。但是，由于药物每多偏性，有偏性即有偏胜，故虽补剂也不可乱用。健康小儿不必靠药物来补益，长期补益可能导致性早熟。

（6）掌握用药剂量

小儿用药剂量常随年龄大小、个体差异、病情轻重、方剂的组合、药味多少、医师的经验而异。新生儿用成人量的1/6，乳婴儿用成人量的1/3，幼儿用成人量的1/2，学龄儿童用成人量的2/3或接近成人用量。

2. 给药方法

（1）口服给药法

汤剂及各种内服中成药均可口服。汤剂的煎煮，药汁不宜太多，并可采取少量多次喂服的方法，不必限于1日2次服。

（2）鼻饲给药法

对于昏迷或吞咽困难的患儿，可采取鼻饲给药的方法，取消毒鼻饲管轻轻由鼻腔插入食管至胃中，用针筒吸取药液，徐徐注入鼻饲管内。

（3）蒸汽及气雾吸入法

用蒸汽吸入器械或气雾吸入器，使水蒸气或气雾由病儿口鼻吸入。使用中药做气雾吸入，只能用注射液类药剂，如鱼腥草注射液、双黄连注射液等。

（4）吹鼻法

用药末吹入鼻腔内取嚏，或将药液滴入鼻腔内，可治疗窍闭神昏等病证。

（5）直肠给药法

取导尿管做常规消毒后，轻轻插入肛门直肠中，用针筒吸入药液缓缓注入直肠；或将药液倒入点滴瓶中，接上输液管，使药液徐徐滴入直肠中，通过直肠吸收以治疗疾病。

（6）注射给药法

将供肌内注射、静脉滴注的中药制剂，按要求给予肌内注射、静脉注射或静脉点滴。

3. 常用内治法

“汗、吐、下、和、温、清、补、消”是最基本的治法。儿科临床多应用以下治法。

（1）疏风解表法

主要适用于外邪侵袭肌表所致的表证。可用疏散风邪的药物，使郁于肌表的邪毒从汗而解。

（2）止咳平喘法

主要适用于邪郁肺经，痰阻肺络所致的咳喘。寒痰内伏可用温肺散寒、化痰平喘的方药；热痰内蕴可用清热化痰、宣肺平喘的方药；咳喘久病，出现肾虚的证候，此时在止咳平喘的方剂中，可加入温肾纳气的药物。

（3）清热解毒法

主要适用于邪热炽盛的实热证，其中可分为甘凉清热、苦寒清热、苦泄降热、咸寒清热等，应按邪热之在表、在里，属气、属血，入脏、入腑等，分别选方用药。

（4）凉血止血法

主要适用于诸种出血的证候。小儿血证常由血热妄行、血不循经引起，用清热凉血法治疗居多；但是，气不摄血、脾不统血、阴虚火旺等其他原因引起的出血临床也不少见，可用补气、健脾、养阴等法治疗。

（5）安蛔驱虫法

主要适用于小儿肠道虫证。其中尤其以蛔虫病变化多端，可合并蛔厥（胆道蛔虫症）、虫瘕（蛔虫性肠梗阻）等，发生这些情况，当先安蛔缓痛为主，待病势缓和后，再予驱虫。

（6）消食导滞法

主要适用于小儿饮食不节、乳食内滞之证，如积滞、伤食泻、疳证等。

（7）镇惊开窍法

主要适用于小儿惊风、癫痫等证。

（8）利水消肿法

主要适用于水湿停聚，小便短少而水肿的患儿。

（9）健脾益气法

主要适用于脾胃虚弱、气血不足的小儿，如泄泻、疳证及病后体虚等。

（10）培元补肾法

主要适用于小儿胎禀不足，肾气虚弱及肾不纳气之证，如解颅、五迟、五软、遗尿、哮喘等。

（11）活血化瘀法

主要适用于各种血瘀之证。如肺炎喘嗽、哮喘口唇青紫、肌肤有瘀斑瘀点，以及腹痛如针刺、痛有定处、按之有痞块等。

（12）回阳救逆法

主要适用于小儿元阳虚衰欲脱之危重证候。临床可见面色苍白、神疲肢厥、冷汗淋漓、气息奄奄、脉微欲绝等，此时必须用峻补阳气的方药加以救治。

二、外治法

1. 熏洗法

利用中药的药液及蒸汽熏洗人体外表的一种治法。

2. 涂敷法

将新鲜的中草药捣烂，或用药物研末加入水或醋调匀后，涂敷于体表的一种外治法。

3. 罨包法

将药物置于皮肤局部，并加以包扎的一种外治法。

4. 热熨法

将药炒热后，用布包裹以熨肌表的一种外治法。

5. 敷贴法

将药物制成软膏、药饼，或研粉撒于普通膏药上，敷贴于局部的一种外治法。

6. 擦拭法

用药液或药末擦拭局部的一种外治法。

7. 药袋疗法

选用山柰、苍术、白芷、砂仁、丁香、肉桂、甘松、草豆蔻、沉香、檀香等芳香药物，根据病情，选药配合成方，研成粉末，制成香袋、肚兜、香枕等。

三、其他治法

1. 推拿疗法

推拿疗法常用于5岁以下小儿泄泻、腹痛、厌食、痿证、斜颈等疾病的治疗。其手法应轻快柔和，取穴和操作方法与成人有所不同。常用推、拿、揉、掐等手法，常用穴有手部的六腑、天河水、三关，掌部的大肠、脾经、板门，背部的大椎、七节骨、龟尾，腹部的脐中、丹田等。

2. 捏脊疗法

捏脊疗法常用于厌食、疳气等病证的治疗。具体操作方法：患儿俯卧，医者两手半握拳，两示指抵于背脊之上，再以两手拇指伸向示指前方，合力夹住肌肉提起，而后示指向前，拇指向后退，做翻卷动作，两手同时向前移动，自长强穴起，一直捏至大椎穴止，如此反复3～5次，捏到第3次后，每捏3把，将皮肤提起1次。每日1次，6日为1个疗程。对有脊背皮肤感染、紫癜等疾病的患儿禁用此法。

3. 针灸疗法

儿科针灸疗法常用于治疗遗尿、哮喘、泄泻、痢疾、痹证等疾病。小儿针灸所用的经穴基本与成人相同。但是，由于小儿接受针刺的依从性较差，故一般采用浅刺、速刺的针法，又常用腕踝针、耳针、激光穴位照射治疗；小儿灸治常用艾条间接灸法，与皮肤有适当距离，以皮肤微热微红为宜。

4. 拔罐疗法

拔罐疗法有促进气血流畅、营卫运行、祛风散寒、舒筋止痛等作用，常用于肺炎喘嗽、哮喘、腹痛、遗尿等病证。

第二章　儿科常见疾病

第一节　感冒

【概述】

感冒又称伤风，是感受外邪引起的一种常见的外感疾病。以发热、鼻塞流涕、喷嚏、咳嗽为主要临床表现。本病一年四季均可发生，以气候骤变及冬春时节发病率较高。任何年龄小儿皆可发病，婴幼儿更为常见。西医的上呼吸道感染可参照本节辨证施治。

小儿感冒内因责之于正气不足，表卫未固，外因责之于风夹时邪外袭。病变部位主要在肺，可累及肝脾。病机关键为肺卫失宣。

（感冒的临床症状）

小儿感冒出现的兼证多为外邪使脏腑功能失调所致。肺脏受邪，失于清肃，津液凝聚为痰，壅结咽喉，阻于气道，加剧咳嗽，此即感冒夹痰。小儿脾常不足，感受外邪后往往影响中焦气机，减弱运化功能，致乳食停积不化，阻滞中焦，出现脘腹胀满、不思乳食，或伴呕吐、泄泻，此即感冒夹滞。小儿神气怯弱，感邪之后热扰肝经，易导致心神不宁，生痰动风，出现一时性惊厥，此即感冒夹惊。卫外功能不固之小儿，稍有不慎则感受外邪，久之肺脾气虚、营卫不和，或肺阴不足，更易反复感邪，屡作感冒。

【诊断】

1. 病史

有感受外邪病史。

2. 症状

婴幼儿起病急，全身症状为主，局部症状较轻，多有发热，体温可高达39～40℃，热程2～3天至1周左右，起病1～2天可因高热引起惊厥。年长儿以局部症状为主，全身症状较轻，可仅轻度发热。

3. 体征

体检可见咽部充血，扁桃体肿大。有时可见下颌和颈淋巴结肿大。肺部听诊一般正常。肠道病毒感染者可见不同形态的皮疹。

4. 血常规

病毒感染者白细胞计数正常或偏低，中性粒细胞减少，淋巴细胞计数相对增高。病毒分离和血清学检查可明确病原。细菌感染者白细胞可增高，中性粒细胞增高。

5. 病原学检查

鼻咽或气管分泌物病毒分离或桥联酶标法检测，可做病毒学诊断。咽拭子培养可有病原菌生长。链球菌感染者，血中抗链球菌溶血素“O”（ASO）滴度增高。

【鉴别诊断】

很多疾病的早期常常表现为上呼吸道感染症状，应注意鉴别，以防误诊。本病应与咽结合膜热、疱疹性咽峡炎、流行性感冒、急性感染性喉炎、麻疹、风疹、猩红热等病的早期症状相鉴别。

1. 咽结合膜热

以 2 ～ 3 岁幼儿多见。常有高热，咽痛，单侧或双侧眼睑红肿及咽结合膜充血，耳后、双侧颈及颌下淋巴结肿大，咽充血，偶有腹泻。病程 1 ～ 2 周。

2. 疱疹性咽峡炎

多见于婴幼儿，高热，婴儿流涎增多，咽痛，吞咽不适，拒奶，烦躁，爱哭闹。咽部初为散在性红疹，旋即变为疱疹，直径 2 ～ 4mm，破溃后成为黄白色浅溃疡，周围有红晕，数目多少不定，主要分布于咽腭弓、软腭、扁桃体及悬雍垂上。发热在 2 ～ 4 天后下降，溃疡一般持续 4 ～ 10 天。

3. 流感

流行病学史，发热、头痛、肌痛明显，呼吸道症状轻。病毒分离、病毒免疫荧光快速诊断、血凝抑制试验等有助于确诊。

4. 急性感染性喉炎

本病初起仅表现发热、微咳，患儿哭叫声音嘶哑，病情较重时可闻及犬吠样咳嗽及吸气性喉鸣。

5. 其他多种急性传染病

如麻疹、风疹、猩红热等早期有类似感冒的症状，应注意鉴别。

【治疗】

1. 辨治要点

本病辨证重在辨风寒、风热、暑湿及表里、虚实。根据发病季节及流行特点，冬春之季多为风寒、风热感冒；夏季多为暑邪感冒；发病呈流行性者多为时行感冒。

（1）基本治疗原则

疏风解表。主要治法：风寒者，辛温解表；风热者，辛凉解表；暑热者，清暑解表；毒热者，清热解毒；体虚者，扶正解表。兼证治法：在解表基础上，分别佐以化痰、消导、镇惊之法。

（2）治疗宜忌

发汗不宜太过，防止津液耗损。小儿感冒易于寒从热化，或热为寒闭，形成寒热夹杂证。单用辛凉药汗出不透，单用辛温药助热化火，故常以辛凉辛温药并用。对于体虚感冒治疗不可过于辛散，单纯祛邪，强发其汗，耗气伤津，重伤正气。

2. 证治分类

（1）风寒感冒

证候：发热，恶寒，无汗，头痛，鼻流清涕，喷嚏，咳嗽，咽部不红肿。舌淡红，苔薄白，脉浮紧或指纹浮红。

治法：辛温解表。

主方：荆防败毒散加减。

常用中成药：小儿清感灵片、小儿柴桂退热颗粒、风寒感冒颗粒、感冒清热口服液、正柴胡饮颗粒。

（2）风热感冒

证候：发热重，恶风，有汗或少汗，头痛，鼻塞，鼻流浊涕，喷嚏，咳嗽，痰稠色白或黄，咽红肿痛，口干渴。舌质红，苔薄黄，脉浮数或指纹浮紫。

治法：辛凉解表。

主方：银翘散加减。

常用中成药：小儿风热清口服液、小儿宝泰康颗粒、疏清颗粒、小儿热速清糖浆、柴银口服液、小儿感冒宁糖浆、小儿感冒退热糖浆、小儿解表口服液。

（3）暑邪感冒

证候：发热，无汗或汗出热不解，头晕、头痛，鼻塞，身重困倦，胸闷，泛恶，口渴心烦，食欲不振，或有呕吐、泄泻，小便短黄。舌质红，苔黄腻，脉数或指纹紫滞。

治法：清暑解表。

主方：新加香薷饮加减。

常用中成药：藿香正气口服液、复方香薷水、香苏正胃丸、暑湿感冒颗粒。

（4）时邪感冒

证候：起病急骤，全身症状重。高热，恶寒，无汗或汗出热不解，头痛，心烦，目赤，咽红，肌肉酸痛，腹痛，或有恶心、呕吐。舌质红，舌苔黄，脉数。

治法：清热解毒。

主方：银翘散合普济消毒饮加减。

常用中成药：抗病毒口服液。

（5）感冒兼夹证

①夹痰

证候：感冒兼见咳嗽较剧，痰多，喉间痰鸣。

治法：辛温解表，宣肺化痰；辛凉解表，清肺化痰。

主方：在疏风解表的基础上对症选方治疗。

风寒夹痰证加用三拗汤、二陈汤；风热夹痰证加用桑菊饮加减。

常用中成药：风寒夹痰：解肌宁嗽口服液、杏苏止咳糖浆；风热夹痰：减味小儿化痰散、小儿消积止咳口服液。

②夹滞

证候：感冒兼见脘腹胀满，不思饮食，呕吐酸腐，口气秽浊，大便酸臭，或腹痛泄泻，或大便秘结，小便短黄。舌苔厚腻，脉滑。

治法：解表兼以消食导滞。

主方：在疏风解表的基础上，加用保和丸加减。

常用中成药：午时茶，用于风寒感冒夹滞；健儿清解液，用于风热感冒夹滞。

③夹惊

证候：感冒兼见惊惕哭闹，睡卧不宁，甚至骤然抽风。舌质红，脉浮弦。

治法：解表兼以清热镇惊。

主方：在疏风解表的基础上，加用镇惊丸加减。

常用中成药：风寒夹惊：小儿至宝丸；风热夹惊：小儿回春颗粒、小儿金丹片、紫雪散。

（6）体虚感冒

①气虚感冒

证候：恶寒较甚，发热，无汗，头痛身楚，咳嗽，痰白，咳痰无力，平素神疲体弱，气短懒言，反复易感。舌淡苔白，脉浮而无力。

治法：益气解表。

主方：参苏饮加减。

常用中成药：玉屏风冲剂。

②阴虚感冒

证候：身热，微恶风寒，少汗，干咳少痰，头昏，心烦，口干。舌红少苔，脉细数。

治法：滋阴解表。

主方：加减葳蕤汤加减。

3. 西医治疗

（1）一般治疗

病毒性上呼吸道感染者，应告诉患者家属该病的自限性和治疗的目的：防止交叉感染及并发症。注意休息、保持良好的周围环境、多饮水和补充大量维生素 C 等。

（2）抗感染治疗

①大多数上呼吸道感染由病毒引起，可试用三氮唑核苷（病毒唑）。②细菌性上呼吸道感染或病毒性上呼吸道感染继发细菌感染者可选用抗生素。

（3）对症治疗

高热可口服对乙酰氨基酚或布洛芬，亦可用冷敷、温湿敷或酒精浴降温。发生高热惊厥者可予以镇静、止惊等处理。

4. 其他疗法

（1）中药药浴

香薷 30g，柴胡 30g，扁豆花 30g，防风 30g，金银花 50g，连翘 50g，豆豉 50g，鸡苏散 50g，石膏 50g，板蓝根 50g。煎水 3000mL，候温沐浴，每日 1 ～ 2 次。用于暑邪感冒。

（2）针灸疗法

①针法：取大椎、曲池、外关、合谷。头痛加太阳，咽喉痛加少商。用泻法，每日 1 ～ 2 次。用于风热感冒。

②灸法：取大椎、风池、肺俞。用艾炷 1 ～ 2 壮，依次灸治，以表面皮肤潮热为宜，每日 1 ～ 2 次。用于风寒感冒。

【转诊原则】

1. 高热不退，反复惊厥，诊断不明，需进一步到上级医院做相关检查者。

2. 有皮肤出疹，诊断未明者。

3. 常规治疗无效或病情加重者。

【预防保健】

1. 居室保持空气流通、新鲜，每天可用食醋50mL，加水熏蒸20～30分钟，进行空气消毒。

2. 发热期间多饮热开水，汤药应热服。服药出汗后尤应避风，以防复感。

3. 注意观察病情变化。高热患儿及时物理降温。做好口腔护理。

4. 对复感儿，坚持每天按摩迎香穴。

5. 时邪毒胜，流行广泛，可用贯众、板蓝根、生甘草煎服。

6. 饮食需易消化、清淡，如米粥、新鲜蔬菜、水果等，忌食辛辣、冷饮、油腻食物。

【健康教育】

1. 注意气候变化，尤其在秋冬季节，注意保暖，防止受凉感冒。

2. 改善居住环境，保持室内空气流通，避免煤气、尘烟等刺激。

3. 注意合理喂养，加强户外锻炼，增强小儿抗病能力。

4. 保护易感儿，按时接种流感疫苗。

第二节　咳嗽

【概述】

咳嗽是小儿时期常见的一种肺系病证。本病以婴幼儿为多见，以冬春二季发病率高。小儿咳嗽发生的原因，主要为感受外邪，其中又以感受风邪为主。此外，肺脾虚弱则是本病的主要内因。其发病机理为肺脏受累，肺失宣肃而成。外感咳嗽病起于肺，内伤咳嗽可因肺病迁延，或他脏先病，累及肺所致。

西医的气管炎和支气管炎可以参照本节的辨治。

【诊断】

1. 有流行特点，好发于冬春二季，常因气候变化而发病。

2. 病前多有感冒病史。

3. 咳嗽为主要临床症状。

4. 肺部听诊：两肺呼吸音粗，或闻及干啰音。

5. 血常规检查：病毒感染者血白细胞计数正常或偏低；细菌感染者血白细胞计

数及中性粒细胞增高。

6. 病原学检查：可于起病 7 日内取鼻咽或气管分泌物标本做病毒分离或桥联酶标法检测，有助于病毒学的诊断。冷凝集试验可作为肺炎支原体感染的过筛试验，一般病后 1 ～ 2 周开始上升，滴度＞ 1 ∶ 32 为阳性，可持续数月，50%～ 76%的肺炎支原体感染患儿可呈阳性。痰细菌培养，可作为细菌学诊断依据。

7. X 线检查：胸片显示正常，或肺纹理增粗，肺门阴影增深。

【鉴别诊断】

急性支气管炎是支气管黏膜的急性炎症，临床以咳嗽、咳痰为主要症状，多继发于上呼吸道感染之后，或为麻疹、百日咳、伤寒等急性传染病的一种临床表现。冬春季发病较多，3 岁以内小儿多见。临床需与下列疾病相鉴别。

1. 肺炎

早期常有发热、咳嗽、呼吸急促，双肺听诊吸气末可闻及固定细湿啰音或捻发音，胸部 X 线检查可见斑片状阴影。

2. 咳嗽变异性哮喘

咳嗽持续或反复发作大于 1 个月，常在夜间或清晨发作，痰少，运动后加重，临床上常无感染征象或经长期抗生素治疗无效，支气管扩张剂可使咳嗽发作缓解，追问病史，有个人过敏史或家族过敏史，气道呈高反应性，过敏原试验阳性。

3. 化脓性肺部疾患

如长期持续性咳嗽、咳脓性痰，应考虑有慢性肺不张，X 线检查肺实质常有改变，可进一步做 CT、MRI 检查。

4. 原发性肺结核

以低热、咳嗽、盗汗为主症。多有结核病接触史，结核菌素试验阳性，气道排出物中找到结核菌，胸部 X 线检查显示活动性原发性肺结核改变，纤维支气管镜检查可见明显的支气管结核病变。

【治疗】

1. 辨治要点

本病辨证重在辨虚实、辨寒热。可以根据症状特点及病程长短来辨别。

（1）基本治疗原则

宣通肺气。临证应根据寒、热证候不同治以散寒宣肺、解热宣肺。

（2）治疗注意点

外感咳嗽一般邪气盛而正气未虚，治疗时不宜过早使用滋腻、收涩、镇咳之药，以免留邪。内伤咳嗽应辨别病位、病性，随证施治。痰盛者，按痰热、痰湿不同，分别治以清肺化痰、燥湿化痰。气阴虚者，按气虚、阴虚之不同，分别治以健脾补肺、益气化痰，养阴润肺、兼清余热之法。

2. 证治分类

（1）外感咳嗽

证候：咳嗽频作、声重，咽痒，痰白清稀，鼻塞流涕，恶寒无汗，发热头痛，全身酸痛。舌苔薄白，脉浮紧或指纹浮红。

治法：疏风散寒，宣肺止咳。

主方：金沸草散加减。

常用中成药：通宣理肺口服液、复方川贝精片、桂龙咳喘宁颗粒、杏苏止咳糖浆。

（2）风热咳嗽

证候：咳嗽不爽，痰黄黏稠，不易咳出，口渴咽痛，鼻流浊涕，伴有发热恶风，头痛，微汗出。舌质红，苔薄黄，脉浮数或指纹浮紫。

治法：疏风解热，宣肺止咳。

主方：桑菊饮加减。

常用中成药：小儿清热利肺口服液、急支糖浆、小儿清肺止咳片、小儿止嗽糖浆、清宣止咳颗粒。

（3）痰热咳嗽

证候：咳嗽痰多，色黄黏稠，难以咳出，甚则喉间痰鸣，发热口渴，烦躁不宁，尿少色黄，大便干结。舌质红，苔黄腻，脉滑数或指纹紫。

治法：清肺化痰止咳。

主方：清金化痰汤加减。

常用中成药：金振口服液、橘红颗粒、小儿咳喘颗粒、川贝枇杷糖浆、蛇胆川贝液、小儿宣肺止咳颗粒、小儿消积止咳口服液、满山白颗粒。

（4）痰湿咳嗽

证候：咳嗽重浊，痰多壅盛，色白而稀，喉间痰声辘辘，胸闷纳呆，神乏困倦。舌淡红，苔白腻，脉滑。

治法：燥湿化痰止咳。

主方：三拗汤合二陈汤加减。

（5）气虚咳嗽

证候：咳而无力，痰白清稀，面色苍白，气短懒言，语声低微，自汗畏寒。舌淡嫩，边有齿痕，脉细无力。

治法：健脾补肺，益气化痰。

主方：六君子汤加减。

（6）阴虚咳嗽

证候：干咳无痰，或痰少而黏，或痰中带血，不易咳出，口渴咽干，喉痒，声音嘶哑，午后潮热或手足心热。舌红，少苔，脉细数。

治法：养阴润肺，兼清余热。

主方：沙参麦冬汤加减。

常用中成药：罗汉果止咳糖浆。

3. 西医治疗

（1）一般治疗

防止交叉感染及并发症，注意休息，保持良好的周围环境和补充大量维生素 C，经常变换体位，多饮水，使呼吸道分泌物易于咳出。

（2）控制感染

由于病原体多为病毒，一般不采用抗生素，怀疑有细菌感染者则可用青霉素类，如系支原体感染则应予以大环内酯类抗生素。

（3）对症治疗

可使用化痰止咳药物，应使痰易于咳出，不用镇咳剂。

4. 其他疗法

（1）脐疗

①鱼腥草 15g，青黛 10g，海蛤壳 10g，葱白 3 根，冰片 0.3g。将前三味研末，取葱白、冰片与药末捣烂如糊状，外敷脐部，适用于风热咳嗽。②白芥子 3g，半夏 3g，细辛 3g，麻黄 5g，肉桂 5g，丁香 0.5g。共研细末，外敷脐部，适用于风寒咳嗽。

（2）针灸疗法

取穴：①天突、内关、曲池、丰隆。②肺俞、尺泽、太白、太冲。每日取 1 组，两组交替使用，每日 1 次，10 ～ 15 次为 1 个疗程。中等刺激，或针后加灸，用于气虚咳嗽。

【转诊原则】

1. 诊断未明或症状加重者应转上级医院以明确诊断。

2. 出现合并症如代谢性酸中毒、呼吸性酸中毒、心力衰竭及呼吸衰竭者应立即转诊。

【预防保健】

1. 饮食宜清淡，避免辛辣、油腻之品，多饮水。

2. 经常变换体位及拍背部，以促进痰液排出。

3. 注意背、腹部保暖。

【健康教育】

1. 注意气候变化，尤其在秋冬季节，注意保暖，防止受凉感冒。

2. 改善居住环境，保持室内空气流通，避免煤气、烟尘等刺激。

3. 注意合理喂养，加强户外锻炼，增强小儿抗病能力。

第三节　小儿肺炎

【概述】

肺炎是不同致病因素引起的小儿时期的常见疾病，以发热、咳嗽、气急、鼻扇为主要症状，多见于婴幼儿。一年四季均可发病，尤以冬春季节气候变化时发病率尤高。多发于上呼吸道感染之后，也可继发于麻疹、百日咳等疾病。体质虚弱和营养不良小儿患本病后，病程较长，病情亦重，易合并心功能衰竭等症。

中医学认为本病外因责之于感受风邪，或由其他疾病传变而来；内因责之于小儿形气未充，肺脏娇嫩，卫外不固。邪犯肺卫，肺失宣降，肺气闭塞，发为肺炎喘嗽。

若邪气壅盛或正气虚弱，病情进一步发展，可由肺而涉及其他脏腑。如未能得到及时正确的治疗使病情好转，有可能迅速导致阳气虚脱。

（小儿肺炎的分类）

【诊断】

1. 支气管肺炎

（1）起病多急骤，有发热、咳嗽、呼吸急促、喘憋等症状，婴儿常伴拒奶、呕吐、腹泻等。

（2）两肺可闻及中、细湿啰音。若有病灶融合扩大，可闻及管状呼吸音，叩诊可呈浊音。

（3）重症病儿呼吸急促，呼吸频率增快超过 40 次 / 分；可出现点头呼吸、三凹征，口周、指甲青紫。合并心衰时患儿脸色苍白或发绀，烦躁不安，呼吸困难加重，呼吸频率超过 60 次 / 分，有浮肿、心音低钝、心率突然增快，超过 160 次 / 分（除外体温因素）或出现奔马律及肝脏短时间内迅速增大。

（4）血常规：细菌感染引起者白细胞计数及中性粒细胞增高；病毒感染引起者降低或正常。

（5）X 线检查：肺纹理增粗，有点状、斑片状阴影，或大片融合病灶。

2. 大叶性肺炎

（1）急性发病，发热、咳嗽、胸痛，肺局部叩诊浊音，呼吸音减弱，或胸部呼吸运动一侧减弱，语颤增强。

（2）胸部 X 线摄片或透视有节段或大片阴影。

（3）白细胞计数及中性粒细胞增多。

3. 支原体肺炎

（1）起病急或缓，体温可高可低，刺激性频咳，呼吸困难和肺部体征不明显，偶见呼吸音减低，局部少许干湿啰音。

（2）X 线检查：常在肺门附近有毛玻璃样片状阴影，自肺门蔓延至肺野或呈斑点状阴影。

（3）血清冷凝集反应（＞1∶32）呈阳性，双份血清第二次滴度较第一次增高 4 倍以上更有助于临床诊断。

【鉴别诊断】

1. 急性支气管炎

全身症状轻，一般无明显的呼吸困难及缺氧症状，肺部闻及中湿啰音，多不固定，随咳嗽而改变。

2. 急性粟粒性肺结核

粟粒性肺结核也可表现为高热、气促、咳嗽、发绀等与肺炎相似症状，但肺部啰音常不明显。根据有结核病接触史、结核菌素试验阳性及 X 线检查肺部呈粟粒状阴影可资鉴别。

3. 支气管异物

有异物吸入史，突然出现呛咳，并结合胸部 X 线检查可以区别，必要时可行纤支镜检查。

【治疗】

1. 辨治要点

（1）辨风热风寒，风寒者多恶寒无汗，痰多清稀，风热者则发热重，咳痰黏稠。

（2）辨热重痰重，热重者高热稽留不退，面红唇赤，烦渴引饮，便秘尿黄；痰重者喉中痰声辘辘，胸高气急。若高热炽盛，则喘憋严重，张口抬肩。

（3）治疗原则：以开肺化痰，止咳平喘为基本治疗原则。痰多壅盛者，首先降气涤痰；喘憋严重者，治以平喘利气；气滞血瘀者，佐以活血化瘀；肺与大肠相表里，壮热炽盛时宜用通下药以通腑泄热。

2. 证治分类

（1）风寒闭肺证

证候：恶寒发热，无汗，呛咳不爽，呼吸气急，痰白而稀，口不渴，咽不红。舌质不红，舌苔薄白或白腻，脉浮紧，指纹浮红。

治法：辛温宣肺，化痰止咳。

主方：华盖散加减。

（2）风热闭肺证

证候：初起证稍轻，见发热恶风，咳嗽气急，痰多，痰黏稠或黄，口渴咽红。舌红，苔薄白或黄，脉浮数。重症则见高热烦躁，咳嗽微喘，气急鼻扇，喉中痰鸣，面色红赤，便干尿黄。舌红苔黄，脉滑数，指纹紫滞。

治法：辛凉宣肺，清热化痰。

主方：银翘散合麻杏石甘汤加减。

常用中成药：小儿肺热咳喘口服液、小儿咳喘灵口服液、小儿麻甘颗粒、小儿宣肺止咳颗粒。

（3）痰热闭肺证

证候：发热烦躁，咳嗽喘促，呼吸困难，气急鼻扇，喉间痰鸣，口唇发绀，面赤口渴，胸闷胀满，泛吐痰涎。舌质红，舌苔黄，脉象弦滑。

治法：清热涤痰，开肺定喘。

主方：五虎汤合葶苈大枣泻肺汤加减。

常用中成药：小儿咳喘颗粒、小儿清肺化痰口服液、小儿肺闭宁片、小儿白贝止咳糖浆、小儿消积止咳口服液。

（4）阴虚肺热证

证候：病程较长，低热盗汗，干咳无痰，面色潮红。舌质红乏津，舌苔花剥、苔少或无苔，脉细数。

治法：养阴清肺，润肺止咳。

主方：沙参麦冬汤加减。

常用中成药：养阴清肺糖浆。

（5）肺脾气虚证

证候：低热起伏不定，面白少华，动则汗出，咳嗽无力，纳差便溏，神疲乏力。舌质偏淡，舌苔薄白，脉细无力。

治法：补肺健脾，益气化痰。

主方：人参五味子汤加减。

常用中成药：小儿肺咳颗粒、参苓白术丸。

3. 西医治疗

采用综合治疗，原则为控制感染、改善通气功能、对症治疗、防止和治疗并发症。

（1）一般治疗

室内空气要流通，给予营养丰富的饮食，重症患儿进食困难者可给予肠道外营养。经常变换体位，注意防止交叉感染。注意补充水和电解质，纠正酸中毒和电解质紊乱。

（2）抗感染治疗

抗生素治疗：明确为细菌感染者或病毒感染继发细菌感染者应正确选用抗生素。①根据不同病原选择抗生素。②用药时间：一般应持续至体温正常后 5 ～ 7 天，症状、体征消失后 3 天停药。支原体肺炎至少使用抗菌药物 2 ～ 3 周，葡萄球菌肺炎在体温正常后 2 ～ 3 周可停药，一般总疗程≥ 6 周。

抗病毒治疗：①三氮唑核苷：可滴鼻、雾化吸入、肌内注射和静脉点滴。② α- 干扰素：常用基因 α- 干扰素肌内注射，5 ～ 7 天为 1 个疗程，亦可雾化吸入。

（3）对症治疗

氧疗：有缺氧表现，如烦躁、口周发绀时需吸氧，多用鼻前庭导管给氧，经湿化的氧气流量为 0.5 ～ 1L/min，氧浓度不超过 40%。

气道管理：及时清除鼻痂、鼻腔分泌物和吸痰，以保持呼吸道通畅，改善通气功能。

其他：高热患儿可用物理降温。

4. 其他疗法

（1）敷贴疗法

①天花粉、黄柏、乳香、没药、樟脑、大黄、生天南星、白芷各等份，共研细末。以温食醋调和成膏状，置于纱布上，贴在胸部两侧中府、屋翳穴，每日 1 ～ 2 次。用于支气管肺炎。

②肉桂 12g，丁香 16g，制川乌 15g，制草乌 15g，乳香 15g，没药 15g，当归 30g，红花 30g，赤芍 30g，川芎 30g，透骨草 30g，制成 10% 油膏。敷背部湿啰音显著处，每日 1 次，5 ～ 7 日为 1 个疗程。用于肺部湿啰音持续不消者。

（2）针灸疗法

主穴：尺泽、孔最、列缺、合谷、肺俞、足三里。配穴：少商、丰隆、曲池、中脘，用于痰热闭肺证；气海、关元、百会，用于阳气虚脱证。

（3）拔罐疗法

取穴双侧肩胛下部，拔火罐。每次 5 ～ 10 分钟，每日 1 次，5 日为 1 个疗程。用于肺炎后期湿啰音久不消失者。

【转诊原则】

1. 若在治疗中突然出现剧烈的咳嗽、气急、口周发紫、神情萎靡、高热、烦躁不安，提示病情恶化者应立即转诊。

2. 常规治疗症状无改善者。

3. 出现严重的并发症者：①发热持续不退或退而复升。中毒症状加重，呼吸困难、咳嗽频繁，咳出大量脓性痰多提示可能并发肺脓肿。②若突然病情加重，出现剧烈咳嗽，呼吸困难，胸痛，发绀，脉率加快，烦躁不安，患侧呼吸运动受限等，考虑并发脓胸或脓气胸的可能，应及时转诊。

【预防保健】

1. 保持呼吸道通畅，稀释痰液，以利咳出，保持适宜的室内温度 18 ～ 20℃和湿度 60%，鼓励患儿多饮水。

2. 帮助患儿排痰，如帮患儿翻身，进行体位引流，吸痰等。

3. 预防心力衰竭的发生，保持安静，减少刺激，控制输液速度，滴速应控制在 10 ～ 15 滴 / 分。

【健康教育】

1. 加强锻炼，增强体质，适当进行户外活动，接受新鲜空气、阳光，居室每日定时开窗换气。

2. 注意饮食营养，增强抗病防病能力。随温度变化而增减衣服，衣着不过厚或过薄。

3. 注意做好计划免疫，预防容易引起肺炎的疾病，如百日咳、流感、麻疹等。积极治疗佝偻病、营养不良、贫血等疾病。

4. 尽可能避免接触呼吸道感染的患者，流行季节少到公共场所去。成人患感冒应尽量减少与婴幼儿接触。

第四节　哮证

【概述】

哮证是小儿时期常见的一种反复发作的哮鸣气喘性肺系疾病。哮指声响言，喘指气息言，哮必兼喘，故通称哮喘。临床以反复发作性喘促气急，喉间哮鸣，呼气延长，严重者不能平卧，张口抬肩，摇身撷肚，唇口青紫为特征。常在夜半至清晨发作或加剧。大多数患儿经治疗可缓解或自行缓解，在正确的治疗和调护下，随年龄的增长，大都可以治愈。但若失于防治，喘息持续，或反复发作，迁延不愈，可延及成年，甚至遗患终身。本病包括了西医的喘息性支气管炎、支气管哮喘。

哮证的病因既有外因，也有内因。内因责之于先天禀赋有异，素体肺、脾、肾三脏功能不足，痰饮留伏于肺，成为哮喘之夙根。外因责之于感受外邪，接触异物、异味以及嗜食咸酸等，其中感受外邪是常见的诱因。

【诊断】

1. 多有婴儿期湿疹等过敏性疾病史，家族哮喘史。有反复发作的病史。发作多与某些诱发因素有关，如气候骤变、受凉受热、接触或进食某些过敏物质等。

2. 常突然发作，发作之前，多有喷嚏、咳嗽等先兆症状。发作时喘促，气急哮鸣，咳嗽，甚者不能平卧、烦躁不安、口唇青紫。

3. 肺部听诊：发作时两肺闻及哮鸣音，以呼气时显著，呼气延长。支气管哮喘如有继发感染，可闻及湿啰音。

4. 血常规：白细胞计数正常，嗜酸性粒细胞可增高；伴肺部细菌感染时，白细胞计数及中性粒细胞均可增高。

【鉴别诊断】

哮喘需与肺炎喘嗽鉴别。哮喘以咳嗽、哮鸣、气喘、呼气延长为主症，大都不发热，常反复发作，多有过敏史，两肺听诊以鸣音为主；肺炎喘嗽以气喘、咳嗽、痰壅、发热为主症，多数发热，两肺听诊以湿啰音为主。

【治疗】

1. 辨治要点

（1）哮喘临床分发作期、迁延期与缓解期，发作期、迁延期以八纲辨证为主，缓解期以脏腑辨证为主。

（2）治疗原则：本病应坚持长期、规范、个体化的治疗，按发作期治其标、迁延期标本兼治、缓解期治其本为基本原则。本病应重视缓解期的持续治疗，以图长期缓解。哮喘属于顽疾，宜采用多种疗法综合治疗，除口服药外，雾化吸入、敷贴、针灸疗法，以及配合环境疗法、心身疗法可增强疗效。

2. 证治分类

（1）发作期

①寒性哮喘

证候：气喘咳嗽，喉间哮鸣，痰稀色白，多泡沫，形寒肢冷，鼻塞，流清涕，面色淡白，唇青，恶寒无汗。舌质淡红，苔白滑或薄白，脉浮紧，指纹红。

治法：温肺散寒，涤痰定喘。

主方：小青龙汤合三子养亲汤加减。

常用中成药：小青龙口服液、镇咳宁糖浆、桂龙咳喘宁颗粒。

②热性哮喘

证候：咳嗽喘息，声高息涌，喉间哮吼痰鸣，痰稠黄难咳，胸膈满闷，身热，面赤，鼻塞流黄稠涕，口干，咽红，尿黄，便秘。舌质红，苔黄，脉滑数，指纹紫。

治法：清肺涤痰，止咳平喘。

主方：麻黄杏仁甘草石膏汤合苏葶丸加减。

常用中成药：小儿咳喘灵口服液、肺力咳合剂、贝羚胶囊、止嗽化痰丸。

③虚实夹杂

证候：喘促气急，咳嗽痰鸣，咳痰黏稠色黄，胸闷，鼻塞喷嚏，流清涕，或恶寒发热，面赤口渴，夜卧不安，大便干结，小便黄赤。舌质红，苔薄白或黄，脉滑数或浮紧，指纹浮红或沉紫。

治法：解表清里，定喘止咳。

主方：大青龙汤加减。

常用中成药：小儿宣肺止咳颗粒。

（2）迁延期

①风痰内蕴，肺脾气虚

证候：咳喘减而未平，静时不发，活动则喘鸣发作，面色少华，易于出汗，平素易感冒，晨起及吹风后易作喷嚏、流涕，神疲纳呆，大便稀溏。舌质淡，苔薄白或白腻，脉弱，指纹淡滞。

治法：祛风化痰，补益肺脾。

主方：二陈汤合人参五味子汤加减。

②风痰内蕴，肾气亏虚

证候：气喘、喉间哮鸣久作未止，动则喘甚，喘促胸满，咳嗽，喉中痰鸣，痰多质稀、色白、易咳，面色欠华，畏寒肢冷，神疲纳呆，小便清长。舌质淡，苔薄白或白腻，脉细弱或沉迟，指纹淡滞。

治法：泻肺祛痰，补肾纳气。

主方：偏于上盛者用苏子降气汤加减。偏于下虚者用都气丸合射干麻黄汤加减。

（3）缓解期

①肺脾气虚

证候：反复感冒，气短自汗，咳嗽无力，神疲懒言，形瘦纳差，面白少华或萎黄，便溏。舌质淡胖，苔薄白，脉细软，指纹淡。

治法：健脾益气，补肺固表。

主方：人参五味子汤合玉屏风散加减。

常用中成药：参苓白术口服液（丸）、玉屏风口服液（颗粒）。

②脾肾阳虚

证候：动则喘促，咳嗽无力，气短心悸，面色苍白，形寒肢冷，脚软无力，腹胀纳差，大便溏泄，夜尿多，发育迟缓。舌质淡，苔薄白，脉细弱，指纹淡。

治法：健脾温肾，固摄纳气。

主方：金匮肾气丸加减。

常用中成药：固本咳喘片、固肾定喘丸、金匮肾气丸、复方太子参止咳益气散。

③肺肾阴虚

证候：喘促乏力，咳嗽时作，干咳或咳痰不爽，面色潮红，形体消瘦，潮热盗汗，口咽干燥，手足心热，便秘，舌红少津。苔花剥，脉细数，指纹淡红。

治法：养阴清热，补益肺肾。

主方：麦味地黄丸加减。

常用中成药：蛤蚧定喘胶囊（丸）、麦味地黄口服液（丸、片）。

3. 西医治疗

（1）糖皮质激素

①丙酸氟替卡松气雾剂（辅舒酮）。②布地奈德粉吸入剂（普米克都保粉剂）。③布地奈德雾化混悬液（普米克令舒）。

（2）吸入型短效 β_2 受体激动剂

①硫酸沙丁醇吸入气雾剂（万托林）。②特布他林雾化混悬液（博利康尼）。

（3）抗胆碱能药物

异丙托溴铵雾化溶液（爱全乐）。

（4）白三烯调节剂

孟鲁司特钠（顺尔宁）。

4. 其他疗法

（1）敷贴疗法

白芥子 21g，延胡索 21g，甘遂 12g，细辛 12g。共研细末，分成 3 份，每隔 10 天使用 1 份。用时取药末 1 份，加生姜汁调稠如 1 分硬币大药饼 7 枚，分别贴在肺俞、心俞、膈俞、膻中穴，贴 2 ～ 4 小时后揭去。若贴后皮肤发红，局部出现小疱疹，可提前揭去。贴药时间为每年夏天的初伏、中伏、末伏 3 次，连用 3 年。

（2）针灸疗法

①发作期取定喘、天突、内关。咳嗽痰多者，加膻中、丰隆。

②缓解期取大椎、肺俞、足三里、肾俞、关元、脾俞。每次取 3 ～ 4 穴，轻刺加灸，隔日 1 次。在好发季节前做预防性治疗。

【转诊原则】

1. 对哮喘诊断存在疑问，如诊断性吸入治疗后，呼吸道症状改善不明显。

2. 哮喘症状持续状态、控制不理想或急性加重频繁发生。

3. 哮喘相关死亡的危险因素，如既往曾有致命哮喘发作，需要 ICU 治疗或机械通气，过敏性哮喘或哮喘患者合并确诊的食物过敏。

4. 患者需要长期口服糖皮质激素治疗，需频繁接受口服糖皮质激素治疗，但存在明显的治疗副作用。

【预防保健】

1. 重视预防，积极治疗和清除感染病灶，避免各种诱发因素如海鲜发物、尘螨、花粉、吸烟、漆味、冰冷饮料等。

2. 注意气候影响，做好防寒保暖工作，冬季外出防止受寒。尤其气候转变、换季时或流感流行时，要预防外感诱发哮喘。

3. 发病季节，避免活动过度和情绪激动，以防诱发哮喘。

4. 注意呼吸、心率、脉象变化，防止哮喘大发作产生。

【健康教育】

1. 居室宜空气流通，阳光充足。冬季要保暖，夏季要凉爽通风。避免接触特殊气味。

2. 饮食宜清淡而富有营养，忌进生冷油腻、辛辣酸甜以及海鲜鱼虾等可能引起过敏的食物。

3. 加强自我管理教育，将防治知识教给患儿及家属，调动他们的抗病积极性。鼓励患儿参加日常活动和体育锻炼以增强体质。

第五节　反复呼吸道感染

【概述】

呼吸道疾病中的感冒、急性扁桃体炎、支气管炎、肺炎等是儿童时期常见的疾病。由于免疫功能下降，可导致这些疾病反复发作，影响小儿生长发育。反复呼吸道感染的发病年龄多见于 6 个月～ 6 岁，尤以 1 ～ 3 岁的婴幼儿最为多见。本病属中医“虚证”范畴。

本病病因，外因责之于反复感受六淫之邪，六淫之邪反复从皮毛或口鼻而入，犯肺而发病。内因责之于脏腑娇嫩，形气未充，特别是肺脾肾三脏不足，卫外功能薄弱，对外邪的抵抗力差。病位在肺脾，与肾有密切关系。

【诊断】

1. 发病年龄常在 6 个月～ 6 岁间，尤以 1 ～ 3 岁婴幼儿多见。春、秋、冬三季好发，夏季较少见。

2. 以反复不断感冒、扁桃体炎、支气管炎为主要特征。上呼吸道感染 1 年达 5 ～ 7 次，下呼吸道感染 1 年达 2 ～ 3 次。发病特点为病程长，每次上呼吸道感染可达 10 天以上，下呼吸道感染可达 3 周以上，或初期是上呼吸道感染，很快发展为下呼吸道感染。

3. 平时血白细胞计数正常或偏低，血清免疫球蛋白 IgA 偏低，微量元素锌缺乏。或有血红细胞减少，血红蛋白降低，有轻、中度贫血。X 线胸片在未感染时，可无异常或有两肺纹理增多增深。

【治疗】

1. 辨治要点

（1）辨虚实

辨证重在辨明邪正消长与变化。感染期：以邪实为主；迁延期：正虚邪恋，邪毒渐平，热、痰、瘀、积未尽，而有明显的肺脾肾虚表现；恢复期：以正虚为主，肺虚者气弱，脾虚者运艰，肾虚者骨弱。

（2）辨表里

感染期：初起多有外感表证，当辨风寒、风热、外寒里热之不同，夹积、夹痰之差异，但多为本虚标实之证。

迁延期、恢复期：多以里证为主。

（3）治疗原则

治疗大法：以扶正为主，兼以祛邪，正复邪自退。

各证型治法：补气固表，运脾和营，补肾壮骨。

治疗宜忌：把握正邪消长关系，治疗时注意扶正不留邪，祛邪不伤正。

2. 证治分类

（1）营卫不和证

证候：反复感冒，神疲，午后低热，咽红不消退，扁桃体肿大。自汗盗汗，恶风怕热，纳呆食少，形体较瘦，或肺炎喘嗽后久不康复。舌质淡红，舌苔薄白或有花剥，脉浮数无力，指纹紫滞。

治法：扶止固表，调和营卫。

主方：黄芪桂枝五物汤加减。

常用中成药：玉屏风口服液。

（2）肺脾气虚证

证候：易反复感冒、反复咳嗽，病程迁延，或愈后又发，神疲乏力，面色不荣，形体瘦弱，毛发黄软，纳呆食少，易汗出，大便稀薄，时有咳嗽，喉中痰声，口唇色淡。舌质淡红，脉数无力，指纹淡。

治法：健脾益气，补土生金。

主方：玉屏风散合生脉散加减。

（3）肺肾不足证

证候：经常感冒咳嗽，面色白，肌肉松弛，自汗盗汗，夜寐不宁，走路不稳，或有鸡胸龟背，发育迟缓，囟门迟闭。苔薄白，脉细。

治法：补益肺肾，填精固表。

主方：河车大造丸合生脉散加减。

3. 其他疗法

（1）验方

黄芪 10g，红枣 30g，煎汤代茶饮连续 1 ～ 3 个月。

（2）推拿

捏脊的部位为脊背的正中线，从尾骨部起至第 7 颈椎，即沿着督脉的循行路线，从长强穴直至大椎穴，重复 3 ～ 5 遍后，再按揉肾俞穴 2 ～ 3 次。一般每天或隔天捏脊 1 次，6 次为 1 个疗程。

（3）耳压法

取穴咽喉、气管、肺、大肠、脾、肾、内分泌、皮质下、神门、脑干、耳尖（放血）。先将耳郭皮肤用 75%酒精棉球消毒，取 0.4cm×0.4cm 方形胶布，中心贴 1 粒王不留行籽，对准耳穴贴压，用手轻按片刻，每治疗 6 日为 1 个疗程。

【转诊原则】

下呼吸道感染期，常规治疗无效，症状加重者应转诊。

【预防保健】

1. 居室空气流通，阳光充足，要注意环境清洁卫生。

2. 适当进行户外活动，直接接触太阳光，提高机体抗病能力。按时预防接种。

3. 注意饮食卫生，营养要合理，富于蛋白质，保证多种维生素摄入。注意冷暖，穿着不宜过热，也要防止受凉，注意保护颈部及两手臂处不使着冷。

【健康教育】

1. 让家长了解患儿因长期生病易产生焦虑、沮丧、孤独和恐惧心理，应及时给予心理支持，帮助树立战胜疾病的信心。

2. 介绍预防感染的卫生知识，指导合理的喂养，养成良好的生活习惯。

第六节　乳蛾

【概述】

乳蛾是指以咽痛或异物感不适，喉核红肿，表面或有黄白脓点为主要特征的咽部疾病。本病是临床常见病、多发病之一，以儿童及青年为多见。本病起病急骤者，多为风热之邪乘虚外袭，肺经有热，火热邪毒搏结喉核而致。若病久体弱，脏腑失调，肺肾阴虚，虚火上炎，邪毒久滞喉核，脾胃虚弱，喉核失养，易致病程迁延，痰瘀互结，凝聚喉核，反复发作。急性发病者，多为实热证，好发于春秋两季，有传染性，偶可流行暴发。病程迁延、反复发作者，多为虚证或虚实夹杂证。本病可诱发喉痹、痹证、水肿、心悸、怔忡等全身疾病。

西医的急、慢性扁桃体炎可参考本节进行辨证施治。

【诊断】

1. 症状体征

一般有受凉史，咽部症状以咽痛、咽痒、吞咽困难、咽异物感为主；体征以喉核红肿，或表面有脓点、颌下淋巴结肿大压痛为主；轻者可无全身症状，重者可见发热、恶寒或微恶寒、头身疼痛、咳嗽、口臭、纳呆为主。起病较急，病程较短。

2. 实验室检查

（1）血常规可见白细胞计数增高，中性粒细胞增高。

（2）抗链球菌溶血素“O”反应增高。

（3）C 反应蛋白阳性。

【鉴别诊断】

（猩红热、喉痹、白喉的临床表现）

本病应与猩红热、喉痹、白喉等疾病相鉴别。

【治疗】

1. 辨治要点

本病以“清、消、补”为治疗之大法。发病急骤者，多为实证、热证，宜疏风清热，利咽消肿；泄热解毒，利咽消肿。病程迁延或反复发作者，多为虚证或虚实夹杂证，宜滋养肺肾，清利咽喉；健脾和胃，祛湿利咽；活血化瘀，祛痰利咽。

2. 证治分类

（1）风热外袭证

证候：咽喉干燥、灼热、疼痛，吞咽时加剧。全身见头痛，发热，微恶风，咳嗽。舌质红，苔薄黄，脉浮数。

治法：疏风清热，利咽消肿。

主方：疏风清热汤加减。

常用中成药：小儿咽扁颗粒、利咽解毒颗粒、清降片、灵丹草合剂、银黄口服液。

（2）肺胃热盛证

证候：咽痛剧烈，痛连耳窍、耳根，吞咽困难，呼吸不利，面赤气粗，口气热臭喷人。高热神烦，口渴引饮，咳嗽痰黄稠，腹胀，大便燥结，小便短赤。舌质红，苔黄厚，脉洪大而数。

治法：泄热解毒，利咽消肿。

主方：清咽利膈汤加减。

常用中成药：热炎宁合剂、清开灵泡腾片、山香圆颗粒、万应锭。

（3）肺肾阴虚证

证候：咽部干燥灼热，异物感，疼痛不盛，吞咽不利，午后症状加重。或可兼见唇赤颧红，潮热盗汗，手足心热，失眠多梦，耳鸣眼花，腰膝酸软。舌质干红少苔，脉细数。

治法：滋养肺肾，清利咽喉。

主方：百合固金汤加减。

（4）脾胃虚弱证

证候：咽部不适，异物感，咽干，不欲饮、口淡、纳呆、咽痒，咳嗽痰白。可兼见脘腹痞闷，恶心呕吐，少气懒言，四肢倦怠，形体消瘦，大便溏泄。舌质淡，苔白腻，脉缓弱。

治法：健脾和胃，祛湿利咽。

主方：六君子汤加减。

（5）痰瘀互结证

证候：咽干不适，咽部异物感，吞咽不利，或咽部刺痛，痰涎黏稠量多，不易咳出，喉核肿痛反复发作，迁延不愈。舌质暗有瘀点，苔白腻，脉细涩。

治法：活血化瘀，祛痰利咽。

主方：会厌逐瘀汤合二陈汤加减。

3. 西医治疗

（1）一般治疗包括注意休息、多饮水和适当的对症治疗。饮食方面应进易于消化和富于营养的流质或半流质。

（2）局部治疗包括含漱、含片和喷药等，目的是止痛、口咽消毒、保持口腔和咽部的清洁及帮助排除黏稠分泌物。

（3）适当应用抗生素对预防和治疗并发症具有积极意义，根据病原学检查及治疗反应调整治疗用药。

4. 其他疗法

（1）含漱法

用金银花、甘草、桔梗适量，或荆芥、菊花适量煎水含漱，每日数次。

（2）雾化吸入

用清热解毒利咽的中草药煎水，雾化吸入，每日 1 ～ 2 次。

（3）针灸疗法

①体针：实热证，选合谷、内庭、曲池，配天突、少泽、鱼际，每次 2 ～ 4 穴，针刺，用泻法，每日 1 ～ 2 次。虚证，选太溪、鱼际、三阴交、足三里，平补平泻，留针 20 ～ 30 分钟，每日 1 次。

②耳针：实热证，取扁桃体、咽喉、肺、胃、肾上腺，强刺激，留针10～20分钟，每日1次或取扁桃体穴埋针，每日按压数次以加强刺激。虚证，取咽喉、肾上腺、皮质下、脾、肾等穴，用王不留行籽贴压，每日以中强度按压2～3次，以加强刺激。

（4）刺血法

喉核红肿疼痛、高热者，可点刺扁桃体、耳尖等耳穴或耳背静脉放血，亦可点刺少商或商阳放血，每穴放血数滴，每日1次，以泄热消肿。

【转诊原则】

伴有影响本病治疗效果的合并症或并发症，如气管－支气管炎、急性鼻窦炎、中耳炎、肾小球肾炎、心肌炎，需要进行相关诊断和治疗。

【预防保健】

1. 饮食均衡，保持大便通畅，少食辛辣炙煿、甘甜之品，以免脾胃蕴生内热。

2. 起居有常，陶冶、调摄孩子性情，不过分宠爱，宣泄孩子情绪，增进与同龄人交流，以免情绪郁结，虚火内生。衣被适身，以防汗出当风，瘥而复感风邪再发。

3. 可选择天柱、天突、合谷、太溪、孔最、华佗夹脊等穴位推拿或按压、刮痧，以疏通气血，提高脏腑功能。

【健康教育】

1. 重视体育运动与锻炼，增强机体抗病能力。

2. 在治疗、防复、饮食等方面进行分类指导，增加和提高家长与患儿的防病知识和防病能力。

第七节　口疮

【概述】

小儿口疮，是以齿龈、舌体、两颊、上腭等处出现黄白色溃疡，疼痛流涎，或伴发热为特征。若满口糜烂，色红作痛者，称为口糜；溃疡只发生在口唇两侧，称为燕口疮。口疮一年四季均可发病，无明显的季节性。发病年龄以2～4岁为多见，预后良好。若体质虚弱，则口疮可反复出现，迁延难愈。

小儿口疮发生的原因，以外感风热乘脾、心脾积热上熏、阴虚虚火上浮为多见。其主要病变在心脾胃肾。因脾开窍于口、心开窍于舌、肾经连舌本、胃经络齿龈，若感受风热之邪，或心脾积热，或虚火上炎，均可熏蒸口舌而致口疮。

【诊断】

1. 有喂养不当，过食炙煿，或有外感发热的病史。

2. 齿龈、舌体、两颊、上腭等处出现黄白色溃疡点，大小不等，甚则满口糜腐，疼痛流涎，可伴发热或颌下淋巴结肿大、疼痛。

3. 血象检查：白细胞计数及中性粒细胞偏高或正常。

【鉴别诊断】

1. 鹅口疮

多发生于初生儿或体弱多病婴幼儿。口腔及舌上满布白屑，周围有红晕，其疼痛、流涎一般较轻。

2. 手足口病

多见于 4 岁以下小儿，春夏季流行。除口腔黏膜溃疡之外，伴手、足、臀部皮肤疱疹。

【治疗】

1. 辨治要点

首辨虚实：实证是凡起病急，病程短，口腔溃烂及疼痛较重，局部有灼热感，或伴发热者，病位多在心脾。虚证是起病缓，病程长，口腔溃烂及疼痛较轻者，病位多在肝肾。

再辨脏腑：若口疮见于舌上、舌边溃烂者，多属心；口颊部、上腭、齿龈、口角溃烂为主者，多属脾胃。

实证治以清热解毒，泄心脾积热；虚证治以滋阴降火，引火归原。应配合口腔局部外治疗法。

2. 证治分类

（1）风热乘脾证

证候：以口颊、上腭、齿龈、口角溃烂为主，甚则满口糜烂，周围焮红，疼痛拒食，烦躁不安，口臭，涎多，小便短赤，大便秘结，或伴发热。舌红，苔薄黄，指纹紫，脉浮数。

治法：疏风散火，清热解毒。

主方：银翘散加减。

常用中成药：牛黄解毒片。

（2）心火上炎证

证候：舌上、舌边溃烂，色赤疼痛，饮食困难，心烦不安，口干欲饮，小便短黄。舌尖红，苔薄黄，指纹紫，脉细数。

治法：清心凉血，泻火解毒。

主方：泻心导赤散加减。

常用中成药：小儿化毒散。

（3）虚火上浮证

证候：口腔溃烂、周围色不红或微红，疼痛不甚，反复发作或迁延不愈，神疲颧红，口干不渴。舌红，苔少或花剥，指纹淡紫，脉细数。

治法：滋阴降火，引火归原。

主方：六味地黄丸加肉桂。

常用中成药：知柏地黄丸。

3. 西医治疗

（1）针对病因选用抗生素治疗。

（2）做好口腔护理，多清洁口腔，以 0.1%～0.3%利凡诺溶液漱口；1%～3%过氧化氢，或 1 ∶ 2000 高锰酸钾液清洗溃疡面，然后涂 5%金霉素鱼肝油、锡类散等。补充足够的营养和液体，供给多种维生素；预防和纠正水、酸碱失衡；及时控制感染。

4. 其他疗法

（1）冰硼散少许，涂敷患处，每日 3 次。用于风热乘脾证、心火上炎证。

（2）锡类散少许，涂敷患处，每日 3 次。用于心火上炎证、虚火上浮证。

（3）吴茱萸适量，捣碎，醋调敷涌泉穴，临睡前固定，翌晨去除。用于虚火上浮证。

【预防保健】

1. 食物宜新鲜、清洁，多食新鲜蔬菜和水果，不宜过食肥甘厚腻之食物。

2. 给初生儿、小婴儿清洁口腔时，动作宜轻，避免损伤口腔黏膜。

3. 注意口腔外周皮肤卫生，颈项处可围上清洁毛巾，口中涎水流出及时擦干。

4. 补充水分，保持大便通畅。

【健康教育】

保持口腔清洁，注意饮食卫生，餐具应经常消毒。

附：疱疹性咽峡炎

【概述】

疱疹性咽峡炎是由肠道病毒引起的以急性发热和咽峡部疱疹溃疡为特征的急性传染性咽颊炎，以粪－口或呼吸道为主要传播途径，传染性很强，传播快，遍及世界各地，呈散发或流行，夏秋季为高发季节，主要侵犯 1 ～ 7 岁小儿。临床以发热、咽痛、咽峡部黏膜小疱疹和浅表溃疡为主要表现。为自限性疾病，一般病程 4 ～ 6 日，重者可至 2 周。同一患儿可重复多次发生本病，系不同型病毒引起。

【临床表现】

潜伏期为 2 ～ 4 天。常急剧发热，热多为低度或中等度，偶见高达 40℃以上，甚至引起惊厥。热程大都 2 ～ 4 天。年龄较大的患儿可诉咽痛，咽痛重者可影响吞咽。婴幼儿则表现为流涎、拒食、烦躁不安。有时伴头痛、腹痛或肌痛，5 岁以下小儿有 1/4 可伴发呕吐。

典型症状出现在咽部。表现为咽部充血，起病 2 日内口腔黏膜出现数个（少则 1 ～ 2 个，多达 10 余个）小的（直径 1 ～ 2mm）灰白色疱疹，周围绕以红晕。2 ～ 3 日后红晕加剧扩大，疱疹破溃形成黄色溃疡。病程一般为 4 ～ 6 天，偶有延至 2 周者。

【诊断】

在疾病流行期间，根据典型症状和特征性咽峡部损害即做出诊断。最好通过从损害处分离到病毒或通过特征性抗体滴度升高加以证实。

【鉴别诊断】

1. 手足口病

由柯萨奇 A16、EV71 病毒引起，在口腔黏膜、手掌、足底、臀部、膝部皮肤出现散在水疱、丘疹，数量不等，口腔内水疱易破形成溃疡。疱疹性咽峡炎也可是手足口病的初期症状。

2. 三叉神经带状疱疹

由水痘－带状疱疹病毒引起，水疱沿三叉神经分布成带状排列，不超过中线，疼痛剧烈，愈后一般不再复发。

【转诊原则】

部分手足口病患儿以疱疹性咽峡炎为首发症状，若随后在手掌、足底、臀部等部位出现红色皮疹，要转诊至定点医院治疗。

【治疗】

1. 全身抗病毒治疗

核苷类抗病毒药和利巴韦林，可口服阿昔洛韦或者利巴韦林。

2. 口腔黏膜局部用药

如复方硼酸溶液、洗必泰溶液含漱，阿昔洛韦软膏局部涂擦，锡类散、养阴生肌散局部使用。

3. 中医中药治疗

中药治疗已取得良好疗效，主要应用为清热解毒类中草药或中成药。初期应用小儿咽扁颗粒或蒲地蓝消炎口服液，可缩短病程。后期如果患儿溃疡明显、流涎、拒食可加用口炎清。应根据病情选择用药。

【预防】

1. 本病有较强传染性，已患病患儿要隔离 2 周，患儿用过的食具、玩具及其他器具一定要进行消毒处理。

2. 防止交叉感染，因致病病毒多样化，目前本病无有效疫苗，同一患儿多次发病比较常见。

3. 患儿治疗期间应注意休息、保存体力、不要剧烈活动，保证水分和热量的供应，饮食注意清淡，不食零食及刺激性食物，避免酸、甜、辣、热等食物刺激口腔患处引起疼痛。

第八节　鹅口疮

【概述】

鹅口疮是以口腔、舌上满布白屑为主要临床特征的一种口腔疾病。本病一年四季均可发生。多见于初生儿，以及久病体虚婴幼儿。轻者治疗得当，预后良好；若体虚邪盛者，鹅口疮白屑蔓延，阻碍气道，也可影响呼吸，甚至危及生命。

鹅口疮的发病，可由胎热内蕴，口腔不洁，感受秽毒之邪所致。其主要病变在心脾。感受秽毒之邪，循经上炎，则发为口舌白屑之症。本病系感染白色念珠菌所致。

【诊断】

1. 多见于新生儿，久病体弱者，或长期使用抗生素及激素患者。

2. 舌上、颊内、牙龈或上腭散布白屑，可融合成片。重者可向咽喉处蔓延，影响吸奶与呼吸，偶可累及食管、肠道、气管等。

3. 取白屑少许涂片，加 10%氢氧化钠液，置显微镜下，可见白色念珠菌芽孢及菌丝。

【鉴别诊断】

鹅口疮是由白色念珠菌感染，在黏膜表面形成的白色斑膜疾病，应注意与下列疾病相鉴别。

1. 白喉

这是一种传染病。白喉假膜多起于扁桃体，渐次蔓延于咽或鼻腔等处，其色灰白，不易擦去，若强力擦去则易出血，多有发热、喉痛、疲乏等症状，病情严重。

2. 残留奶块

其状与鹅口疮相似，但以温开水或棉签轻拭，即可除去奶块。

【治疗】

1. 辨治要点

虚证者：多病程较长，口腔白屑较少，周围不红，疼痛不著，大便稀溏，食欲不振，或形体瘦弱等。

实证者：一般病程短，口腔白屑堆积，周围焮红，疼痛哭闹，尿赤便秘。

本病以清火为基本治疗原则。根据虚实辨证，实火证应治以清泄心脾积热，虚火证应治以滋肾养阴降火。

2. 证治分类

（1）心脾积热证

证候：口腔满布白屑，周围焮红较甚，面赤，唇红，或伴发热、烦躁、多啼，口干或渴，大便干结，小便黄赤。舌红，苔薄白，脉滑或指纹青紫。

治法：清心泻脾。

主方：清热泻脾散加减。

常用中成药：小儿清热解毒口服液。

（2）虚火上浮证

证候：口腔内白屑散在，周围红晕不著，形体瘦弱，颧红，手足心热，口干不渴。舌红，苔少，脉细或指纹紫。

治法：滋阴降火。

主方：知柏地黄丸加减。

3. 西医治疗

2%碳酸氢钠溶液于哺乳前后清洗口腔。制霉菌素甘油涂患处，每日 3 ～ 4 次。

4. 其他疗法

（1）生石膏 2.5g，青黛 1g，黄连 1g，乳香 1g，没药 1g，冰片 0.3g。共研细末，瓶装贮存。每次少许涂患处，每日 4 ～ 5 次。用于心脾积热证。

（2）选用冰硼散、青黛散、珠黄散。每次适量，涂敷患处，每日 3 次。用于心脾积热证。

（3）吴茱萸 15g，胡黄连 6g，大黄 6g，生南星 3g。共研细末。1 岁以内每次用 3g，1 岁以上可增至 5 ～ 10g，用醋调成糊状，晚上涂于患儿两足心，外加包扎，晨起除去。

【转诊原则】

注意观察口腔黏膜白屑变化，如发现患儿吞咽或呼吸困难，应立即转诊。

【预防保健】

1. 母乳喂养时，应用冷开水清洗奶头，喂奶后给服少量温开水，清洁婴儿口腔。

2. 用金银花甘草水轻轻搽洗患儿口腔，每日 3 次。

3. 保持大便通畅，大便干结者，适当食用水果及蜜糖。

【健康教育】

1. 孕妇注意个人卫生，患念珠菌性阴道病者要及时治愈。

2. 注意口腔清洁，婴儿奶具要消毒。

3. 避免过烫、过硬或刺激性食物，防止损伤口腔黏膜。

4. 注意患儿营养，积极治疗原发病。长期用抗生素或肾上腺皮质激素者，尽可能暂停使用。

第九节　积滞

【概述】

积滞是指小儿内伤乳食，停聚中焦，积而不化，气滞不行或脾胃虚弱，腐熟运化不及，乳食停滞不化致脾胃运化功能失调所形成的一种胃肠疾患。以不思乳食，食而不化，脘腹胀满，嗳气酸腐，大便溏薄或秘结酸臭为特征。以婴幼儿为多见。

若积久不消，迁延失治，则可进一步损伤脾胃，导致气血生化乏源，营养及生长发育障碍，形体日渐消瘦而转为疳证，“积为疳之母，无积不成疳”。

【诊断】

1. 伤乳、伤食史。

2. 以不思乳食，食而不化，脘腹胀满，大便溏泄，臭如败卵或便秘为特征。

3. 可伴有烦躁不安、夜间哭闹或呕吐等症。

4. 大便化验检查，可见不消化食物残渣、脂肪滴。

【鉴别诊断】

厌食：长期食欲不振，厌恶进食，一般无脘腹胀满、大便酸臭等症。

【治疗】

1. 辨治要点

本病病位以脾胃为主，根据病史、伴随症状以及病程长短以辨别其虚、实、寒、热。

（1）辨虚实

初病多实，积久则虚实夹杂，或实多虚少，或实少虚多。由脾胃虚弱所致者，初起即表现虚实夹杂证候。若素体脾虚，腐熟运化不及，乳食停留不消，日久形成积滞者为虚中夹实证。

（2）辨寒热

若素体阴盛，喜食肥甘辛辣之品，致不思乳食，脘腹胀满或疼痛，得热则甚，遇凉稍缓，口气臭秽，呕吐酸腐，面赤唇红，烦躁易怒，大便秘结臭秽，手足胸腹灼热，舌红苔黄厚腻，此系热证。若素体阳虚，贪食生冷，或过用寒凉药物，致脘腹胀满，喜温喜按，面白唇淡，四肢欠温，朝食暮吐，或暮食朝吐，吐物酸腥，大便稀溏，小便清长，舌淡苔白腻，此系寒证。

（3）治疗原则

治疗大法为消食化积，理气行滞。具体治法：实证以消食导滞为主；积滞化热者，佐以清解积热；偏寒者，佐以温阳助运。积滞较重，或积热结聚者，当通腑导滞，泄热攻下。虚实夹杂者，宜消补兼施；积重而脾虚轻者，宜消中兼补；积轻而脾虚重者，宜补中兼消。

治疗注意点：需用攻下之法时，应中病即止，不可过用。

2. 证治分类

（1）乳食内积证

证候：不思乳食，嗳腐酸馊或呕吐食物、乳片，脘腹胀满疼痛，大便酸臭，烦躁啼哭，夜眠不安，手足心热。舌质红，苔白厚或黄厚腻，脉象弦滑，指纹紫滞。

治法：消乳化食，和中导滞。

主方：乳积者，选消乳丸加减；食积者，选保和丸加减。

常用中成药：化积口服液，用于乳食内积证；枳实导滞丸，用于积滞较重，郁而化热者。

（2）脾虚夹积证

证候：面色萎黄，形体消瘦，神疲肢倦，不思乳食，食则饱胀，腹满喜按，大便稀溏酸腥，夹有乳片或不消化食物残渣。舌质淡，苔白腻，脉细滑，指纹淡滞。

治法：健脾助运，消食化滞。

主方：健脾丸加减。

3. 其他疗法

（1）敷贴疗法

①玄明粉 3g，胡椒粉 0.5g，研细粉拌匀。置于脐中，外盖纱布，胶布固定。每日换 1 次。用于乳食内积证。②神曲 30g，麦芽 30g，山楂 30g，槟榔 10g，生大黄 10g，芒硝 20g，共研细末。以麻油调上药，敷于中脘、神阙穴，先热敷 5 分钟后继续保留 24 小时。隔日 1 次，3 次为 1 个疗程。用于食积腹胀痛者。③酒糟 100g，入锅内炒热，分 2 次装袋，交替放腹部热熨。每次 2 ～ 3 小时，每日 1 次。用于脾虚夹积证。

（2）推拿疗法

①清胃经，揉板门，运内八卦，退四横纹，揉按中脘、足三里，推下七节骨，分腹阴阳。用于乳食内积证。②以上取穴，加清天河水、清大肠。烦躁不安加清心、平肝，揉曲池。用于食积化热证。③补脾经，运内八卦，摩中脘，清补大肠，揉按足三里。用于脾虚夹积证。以上各证均可配合使用捏脊法。

（3）针灸疗法

①体针：取足三里、中脘、梁门。乳食内积加里内庭、天枢；积滞化热加曲池、大椎；烦躁加神门；脾虚夹积加四缝、脾俞、胃俞、气海。每次取 3 ～ 5 穴，中等刺激，不留针，实证用泻法为主，辅以补法，虚证用补法为主，辅以泻法。②耳穴：取胃、大肠、神门、交感、脾。每次选 3 ～ 4 穴，用王不留行籽贴压，左右交替，每日按压 3 ～ 4 次。

【转诊原则】

症状加重或诊断未明应转诊。

【预防保健】

1. 调节饮食，合理喂养，乳食宜定时定量，富含营养，易于消化，忌暴饮暴食、过食肥甘炙煿、生冷瓜果、偏食零食及妄加滋补。

2. 应根据小儿生长发育需求，逐渐给婴儿添加辅食，按由少到多、由稀到稠、由一种到多种，循序渐进的原则进行。既不可骤然添加过多，造成脾胃不能适应而积滞不化；亦不可到期不给添加，使婴儿脾胃运化功能不能逐渐增强而不耐饮食。

3. 伤食积滞患儿应暂时控制饮食，给予药物调理，积滞消除后，逐渐恢复正常饮食。

4. 注意病情变化，给予适当处理。呕吐者，可暂停进饮食，并给生姜汁数滴加少许糖水饮服；腹胀者，可揉摩腹部；便秘者，可予蜂蜜 10 ～ 20mL 冲服，严重者可予开塞露外导；脾胃虚弱者，常灸足三里穴。

【健康教育】

1. 提倡母乳喂养，乳食宜定时定量，不宜过饥过饱，选择易于消化和富有营养食物。

2. 随年龄及生长发育的需要，逐渐添加供应各种辅助食品，但要注意由一种到多种，由少到多，由稀到稠，务必使乳婴儿逐步适应。

3. 发现有积滞者，应及时查明原因，暂时控制饮食，给予药物调理，积滞好转后，饮食要逐步恢复。

第十节　厌食

【概述】

厌食以较长时期厌恶进食、食量减少为特征的一种小儿常见病证。本病多由喂养不当、他病伤脾、先天不足、情志失调引起，其病变脏腑主要在脾胃，病机关键为脾胃失健，纳化失和，造成厌食。本病可发生于任何季节，但夏季暑湿当令之时，可使症状加重。各年龄儿童均可发病，以 1 ～ 6 岁多见，城市儿童发病率较高。患儿除食欲不振外，一般无其他明显不适，预后良好，但长期不愈者，可使气血生化乏源，抗病能力低下，而易患他病，甚至影响生长发育，转为疳证。

【诊断】

（1）有喂养不当、病后失调、先天不足或情志失调史。

（2）长期食欲不振，厌恶进食，食量明显少于同龄正常儿童。

（3）面色少华，形体偏瘦，但精神尚好，活动如常。

（4）除外其他外感、内伤慢性疾病。

【鉴别诊断】

疰夏：为季节性疾病、有“春夏剧，秋冬瘥”的发病持点，临床表现除食欲不振外，可见精神倦息，大便不调，或有发热等症，秋凉后则自行恢复正常。

【治疗】

1. 辨治要点

（1）本病以脏腑辨证为主，根据病程长短及临床表现，区别是以脾主运化功能失健为主，还是以脾胃气阴亏虚为主。

（2）基本治则：运脾开胃。

2. 证治分类

（1）脾失健运证

证候：食欲不振，厌恶进食，食而乏味，食量减少，或伴胸闷，嗳气泛恶，大便不调，偶尔多食后则脘腹饱胀，形体尚可，精神正常，病程较短。舌淡红，苔薄白或薄腻，脉尚有力。

治法：调和脾胃，运脾开胃。

主方：不换金正气散加减。

常用中成药：儿康宁糖浆、食积颗粒、醒脾养儿颗粒、太子金颗粒、益气健脾口服液、薏芽健脾凝胶、儿脾醒颗粒、小儿健胃宁口服液。

（2）脾胃气虚证

证候：不思进食，食而不化，大便偏稀夹不消化食物，面色少华，形体偏瘦，肢倦乏力。舌质淡，苔薄白，脉缓无力。

治法：健脾益气，佐以助运。

主方：异攻散加味。

常用中成药：健胃消食口服液、醒脾养儿颗粒。

（3）脾胃阴虚证

证候：不思进食，食少饮多。皮肤失润，大便偏干，小便短黄，甚或烦躁少寐，手足心热。舌红少津，苔少或花剥，脉细数。

治法：滋脾养胃，佐以助运。

主方：养胃增液汤加减。

（4）肝脾不和证

证候：厌恶进食，嗳气频繁，胸胁痞满，性情急躁，面色少华，神疲肢倦，大便不调。舌质淡，苔薄白，脉弦细。

治法：疏肝健脾，理气助运。

主方：逍遥散加减。

常用中成药：逍遥颗粒。

3. 其他疗法

（1）推拿疗法

①脾失健运证：补脾土，运内八卦，清胃经，掐揉掌横纹，摩腹，揉足三里。

②脾胃气虚证：补脾土，运内八卦，揉足三里，摩腹，捏脊。

③脾胃阴虚证：揉板门，补胃经，运八卦，分手阴阳，揉二马。

④肝脾不和证：清肝经，运内八卦，补脾土，揉中，揉脾俞，摩腹。

（2）针灸疗法

①体针：

脾失健运证：取脾俞、足三里、阴陵泉、三阴交，用平补平泻法。

脾胃气虚证：取脾俞、胃俞、足三里、三阴交，用补法。

脾胃阴虚证：取足三里、三阴交、阴陵泉、中脘、内关，用补法。

肝旺脾虚证：取肝俞，用泻法；脾俞、胃俞、足三里，用补法。

以上各证均用中等刺激，不留针，1日1次，10次为1个疗程。

②耳穴：取脾、胃、肾、神门、皮质下。用胶布粘王不留行籽贴按于穴位上隔日1次，双耳轮换，10次为1个疗程。每日按压3～5次，每次3～5分钟，以稍感疼痛为度。用于各证。

【转诊原则】

疗效不佳，病情进行性加重，出现神经性厌食症。

【预防保健】

1. 母乳喂养的婴儿4个月后应逐步添加辅食。

2. 纠正不良饮食习惯，做到“乳贵有时，食贵有节”，不偏食、挑食，不强迫进食，饮食定时适量，荤素搭配，少食肥甘厚味、生冷坚硬等不易消化食物，鼓励多食蔬菜及粗粮，勿随便服用补品补药。

3. 纠正微量元素失衡儿童较长时间食欲减退，可到医院进行微量元素测定，如检查血锌低下，可遵医嘱适当补锌。另外可进食含锌较多的食物如动物肝脏、海产品、核桃、花生、黄豆、菠菜等。

【健康教育】

1. 家长要教育孩子从小养成好的饮食习惯，少吃甚至不吃零食，少吃冷饮，规律进食，避免对食物品种的特殊偏好等。

2. 重视食品的色、香、味：食物良好的色、香、味，可通过视觉、嗅觉和味觉全方位地刺激大脑进食中枢，增加食欲和食量，改善厌食状态。

第十一节　泄泻

【概述】

泄泻是以大便次数增多，粪质稀薄或如水样为特征的一种小儿常见病。2岁以下小儿发病率高。本病一年四季均可发生，但以夏秋季节发病率为高。秋冬季节发生的泄泻，容易引起流行。引起小儿泄泻的病因，以感受外邪、伤于饮食、脾胃虚弱为多见。其主要病变在脾胃。由于小儿稚阳未充、稚阴未长，患泄泻后较成人更易于损阴伤阳发生变证。轻者治疗得当，预后良好；重者泻下过度，易见气阴两伤，甚至阴竭阳脱；久泻迁延不愈者，则易转为疳证或出现慢惊风。

西医的小儿腹泻病可参照本节辨证治疗。

【诊断】

1. 有乳食不节、饮食不洁，或冒风受寒、感受时邪病史。

2. 大便次数增多，重者1日达10次以上。粪呈淡黄色或清水样；或夹奶块、不消化物，如同蛋花汤；或黄绿稀溏，或色褐而臭，夹少量黏液。可伴有恶心、呕吐、腹痛、发热、口渴等症。

3. 重症泄泻，可见小便短少、高热烦渴、神疲萎软、皮肤干瘪、囟门凹陷、目眶下陷、啼哭无泪等脱水征，以及口唇樱红、呼吸深长、腹胀等脱水、酸碱平衡失调和电解质紊乱的表现。

4. 大便镜检可有脂肪球或少量白细胞、红细胞。

5. 大便病原学检查：可有轮状病毒等病毒检测阳性，或致病性大肠杆菌等细菌培养阳性。临床上常需与细菌性痢疾进行鉴别。

【临床表现】

小儿腹泻临床表现有轻重之分，临证当加以区分。因病原不同临床表现亦不同。

1. 轻型腹泻

多数由饮食不当或肠道外感染引起，少数可因致病性大肠杆菌或肠道病毒感染所致。

（1）临床症状较轻，腹泻次数多在 10 次 / 天以内，大便黄色或黄绿色，偶有呕吐。

（2）患儿精神状态较好，无明显脱水及电解质紊乱症状。

（3）大便镜检仅有少量白细胞、脂肪球。

（4）常伴发肠道外感染的病灶。

2. 重型腹泻

为致病性大肠杆菌或病毒性感染引起，或由轻型转为重型。

（1）腹泻一般每天 20 次左右，大便呈水样或蛋花汤样，黄色或绿色，含水较多，呕吐频繁，每天在 10 次以上。

（2）全身中毒症状：烦躁，精神萎靡，意识蒙胧甚至昏迷。

（3）脱水及电解质紊乱：因腹泻与呕吐导致液体丢失及摄入不足而引起。

①脱水：按血清中钠离子浓度分为等渗、低渗、高渗性脱水，临床上以等渗性脱水多见；低渗性脱水见于营养不良伴腹泻患儿；高渗性脱水见于高热伴急剧大量腹泻患儿。按脱水程度分轻、中、重度。

②低钾血症：精神萎靡，肌张力低下，心音低钝，腹胀，肠鸣音减少或消失，膝反射迟钝或消失。心电图示 T 波低平、倒置，出现 U 波，Q–T 间期延长，ST 段下移。多见于营养不良儿的慢性腹泻或急性腹泻脱水纠正后。

（各型腹泻临床特点）

③代谢性酸中毒：轻症仅呼吸增快，恶心，呕吐，口唇呈樱桃红色；重症萎靡，嗜睡，昏迷，当 $pH < 7.2$ 时，心率减慢，可发生低血压，心力衰竭。

3. 各型腹泻临床特点

（1）轮状病毒性肠炎。

（2）致病性大肠杆菌性肠炎。

（3）侵袭性大肠杆菌性肠炎。

（4）金黄色葡萄球菌性肠炎。

（5）真菌性肠炎。

4. 腹泻病程分类

分为急性腹泻、迁延性腹泻和慢性腹泻。

【鉴别诊断】

1. 生理性腹泻

多见于6个月以内婴儿，外观虚胖，常有湿疹，生后不久即出现腹泻，除大便次数增多外，无其他症状，食欲好，不影响生长发育。近年来发现此类腹泻可能为乳糖不耐受的一种特殊类型，添加辅食后，大便即逐渐转为正常。

2. 导致小肠消化吸收功能障碍的各种疾病

如乳糖酶缺乏、葡萄糖－半乳糖吸收不良、失氯性腹泻、原发性胆酸吸收不良、过敏性腹泻等，可根据各病特点进行粪便酸度、还原糖试验等检查方法加以鉴别。

3. 痢疾（细菌性痢疾）

急性起病，便次频多，大便稀，有黏冻脓血，腹痛明显，里急后重。大便常规检查见脓细胞、红细胞，可找到吞噬细胞，大便培养有痢疾杆菌生长，则考虑为痢疾。

4. 坏死性肠炎

中毒症状较严重，腹痛、腹胀、频繁呕吐、高热，大便暗红色糊状，渐出现典型的赤豆汤样血便，常伴休克。腹部立、卧位X线摄片呈小肠局限性充气扩张，肠间隙增宽，肠壁积气等。

【治疗】

1. 辨治要点

常证重在辨寒、热，虚、实；变证重在辨阴、阳之伤。常证按起病缓急、病程长短分为暴泻、久泻，暴泻多属实，久泻多属虚或虚中夹实。

（1）辨因

湿热泻：便次多，便下急迫，色黄褐气秽臭，或见少许黏液，舌苔黄腻。

风寒泻：大便清稀多泡沫，臭气轻，腹痛重，伴外感风寒症状。

伤食泻：有伤食史，纳呆腹胀，便稀夹不消化物，泻下后腹痛减。

（2）辨脏腑

脾虚泻：大便稀溏，色淡不臭，多于食后作泻，时轻时重，面色萎黄，形体消瘦，神疲倦怠，舌淡苔白，脉缓弱。

脾肾阳虚泻：大便澄澈清冷，完谷不化，阳虚内寒症状显著。

（3）辨变证

泻下不止，神疲肢软，皮肤干燥，属气阴两伤之变证、重症。

精神萎靡，尿少或无，四肢厥冷，脉细欲绝，属阴竭阳脱之变证、危症。

（4）治疗要点

基本治疗原则：运脾化湿，实证以祛邪为主，分别治以清肠化湿、祛风散寒、消食导滞。虚证以扶正为主，分别治以健脾益气、温补脾肾。

变证治法：针对阴阳耗伤之变化，分别采用益气养阴、酸甘敛阴，护阴回阳、救逆固脱之法。

2. 证治分类

（1）湿热泻

证候：大便水样，或如蛋花汤样，泻下急迫，量多次频，气味秽臭，或见少许黏液，腹痛时作，食欲不振，或伴呕恶，神疲乏力，或发热烦闹，口渴，小便短黄。舌质红，苔黄腻，脉滑数，指纹紫。

治法：清肠解热，化湿止泻。

主方：葛根黄芩黄连汤加减。

常用中成药：葛根芩连丸、苍苓止泻口服液、儿泻停颗粒、小儿泻速停颗粒、肠炎宁糖浆、枫蓼肠胃康合剂、小儿肠胃康颗粒。

（2）风寒泻

证候：大便清稀，夹有泡沫，臭气不甚，肠鸣腹痛，或伴恶寒发热，鼻流清涕，咳嗽。舌质淡，苔薄白，脉浮紧，指纹淡红。

治法：疏风散寒，化湿和中。

主方：藿香正气散加减。

常用中成药：泻定胶囊、藿香正气口服液、小儿广朴止泻口服液。

（3）伤食泻

证候：大便稀溏，夹有乳凝块或食物残渣，气味酸臭，或如败卵，脘腹胀满，便前腹痛，泻后痛减，腹痛拒按，嗳气酸馊，或有呕吐，不思乳食，夜卧不安。舌苔厚腻，或微黄，脉滑实，指纹滞。

治法：运脾和胃，消食化滞。

主方：保和丸加减。

常用中成药：胃肠安丸、小儿泄泻停颗粒、小儿香橘丸、枫蓼肠胃康合剂。

（4）脾虚泻

证候：大便稀溏，色淡不臭，多于食后作泻，时轻时重，面色萎黄，形体消瘦，神疲倦怠。舌淡苔白，脉缓弱，指纹淡。

治法：健脾益气，助运止泻。

主方：参苓白术散加减。

常用中成药：小儿腹泻宁糖浆、宝儿康糖浆、婴儿健脾口服液、健脾止泻宁口服液。

（5）脾肾阳虚泻

证候：久泻不止，大便清稀，澄澈清冷，完谷不化，或见脱肛，形寒肢冷，面色白，精神萎靡，睡时露睛。舌淡苔白，脉细弱，指纹色淡。

治法：温补脾肾，固涩止泻。

主方：附子理中汤合四神丸加减。

常用中成药：附子理中口服液（丸）、四神丸（片）。

3. 其他疗法

（1）单方验方

①苍术、山楂各等份，炒炭存性，研末。每次 1 ～ 2g，每日 3 ～ 4 次，开水调服。有运脾止泻之功，用于湿浊泻、伤食泻。久泻脾阳伤者加等份炮姜炭粉，用于脾虚泻。

②饭锅巴 100g，莲子肉 100g，白糖 100g 研末和匀，每服 10g，每日 3 次。用于脾虚泻。

③车前子、白茯苓、山药各 60g，甘草 20g，共研末，每服 10g，炒米汤下，每日 3 次。用于脾虚泻。

④杏仁滑石汤：杏仁、滑石、半夏各 10g，黄芩、厚朴、郁金各 6g，橘红 4g，黄连、甘草各 3g。水煎服，每日 1 剂。用于湿热泻。

⑤黄连 10g，车前子 10g。水煎服，用于湿热泻。

（2）外治法

①丁香 2g，吴茱萸 30g，胡椒 30 粒，共研细末。每次 1 ～ 3g，醋调成糊状，敷贴脐，每日 1 次。用于风寒泻、脾虚泻。

②鬼针草 30g，加水适量，煎煮后倒入盆内，先熏蒸、后浸泡双足，每日 2 ～ 4 次，连用 3 ～ 5 日。用于小儿各种泄泻。

（3）针灸疗法

①针法：取足三里、中脘、天枢、脾俞。发热加曲池，呕吐加内关、上脘，腹胀加下脘，伤食加刺四缝，水样便多加水分。实证用泻法，虚证用补法，每日 1 ～ 2 次。

②灸法：取足三里、中脘、神阙。隔姜灸或艾条温和灸。每日 1 ～ 2 次。用于脾虚泻、脾肾阳虚泻。

（4）推拿疗法

①清补脾土，清大肠，清小肠，推六腑，揉小天心。用于湿热泻。

②揉外劳宫，推三关，摩腹，揉脐，揉龟尾。用于风寒泻。

③推板门，清大肠，补脾土，摩腹，逆运内八卦，点揉天突。用于伤食泻。

④推三关，补脾土，补大肠，摩腹，推上七节骨，捏脊，重按肺俞、脾俞、胃俞、大肠俞。用于脾虚泻。

【转诊原则】

1. 常规治疗无效或病情加重者。

2. 出现其他脏腑并发症。

3. 腹泻出现严重脱水、酸碱平衡失调和电解质紊乱者。

【预防保健】

1. 提倡母乳喂养，不宜在夏季及小儿有病时断奶，遵守添加辅食的原则，注意科学喂养。

2. 注意饮食卫生，食品应新鲜、清洁，不吃变质食品，不要暴饮暴食。忌食油腻、生冷及不易消化的食物。饭前、便后要洗手，餐具要卫生。

3. 适当控制饮食，减轻脾胃负担。对吐泻严重及伤食泄泻患儿暂时禁食，以后随着病情好转，逐渐增加饮食量。

4. 其他内容见“积滞”。

【健康教育】

见“积滞”。

第十二节　腹痛

【概述】

腹痛是指胃脘以下、脐之四旁以及耻骨以上部位发生的疼痛。腹痛为小儿常见的证候，可见于任何年龄与季节。由于小儿常难以诉说清楚，婴幼儿不能描述，常表现为啼哭。

产生腹痛的原因主要有三类：第一类为全身性疾病及腹部以外器官疾病产生的腹痛；第二类为腹部器官的器质性疾病；第三类为功能性腹痛，主要为再发性腹痛，占腹痛患儿总数的 50% ～ 70%，也是本节所讨论的腹痛类型，这类腹痛常有反复发作史，常时作时止、时轻时重，发作时可以自行缓解。疼痛的性质，有钝痛、胀痛、刺痛、掣痛等不同。其他类型的腹痛应在明确病因诊断，并给予相应治疗的基础上，参考本节内容辨证论治。

引起小儿腹痛的原因较多，主要有感受寒邪、伤于乳食、脾胃虚寒、情志不畅、外伤损络等，病位主要在脾、胃、小肠、大肠，也有的与肝有关，病机关键为脾胃肠腑气滞，不通则痛。小儿脾胃薄弱，经脉未盛，易为各种病邪所干扰。六腑以通降为顺，经脉以流通为畅，凡外邪内侵，或乳食积滞，或脾胃虚寒，或情志内伤，或外伤损络，而致脾胃纳化失司，肠腑壅滞不通者，皆可发生腹痛。上述不同的病因，加上小儿素体差异，形成病机属性有寒热之分。

【诊断】

腹痛是小儿常见症状之一，必须仔细观察客观症状、体征及其变化，及时明确诊断。诊断步骤如下。

1. 病史及临床表现

（1）年龄

①肠痉挛多见于 3 个月以下的幼婴，常由于喂养不当或吞咽空气过多所致。

②肠套叠、嵌顿性疝以及肠道感染多见于两岁以内小儿，急性阑尾炎、肠道寄生虫病则相对少见。

③胃肠道感染、肠寄生虫病、肠系膜淋巴结炎、胆道蛔虫症、大叶性肺炎、腹型癫痫、过敏性紫癜等以年长儿为多见。

（2）腹痛发生的急缓

①发病急骤或阵发性加剧者常为外科疾病，如急性阑尾炎、绞窄性肠梗阻、胃肠道穿孔、肠套叠及腹股沟疝嵌顿等。

②发病缓慢而疼痛持续者常为内科疾病，如肠蛔虫症、胃及十二指肠溃疡、肠炎及病毒性肝炎等。

对原有慢性腹痛者，如腹痛转为持续性或突然剧痛，应注意急腹症的可能，如溃疡病原属慢性腹痛，在合并穿孔时即为急腹症。

（3）腹痛的性质

①阵发性疼痛或绞痛有梗阻性疾病，若局部喜按或热敷后腹痛减轻者，常为胃、肠、胆管等空腔脏器的痉挛；持续腹痛加剧多见于胃肠穿孔；持续性钝痛，改变体位时加剧、拒按，常为腹腔脏器炎症、包膜牵张、肿瘤以及腹膜脏层受到刺激所致。

②隐痛多见于消化性溃疡。

③放射性疼痛为一个局部病灶通过神经或邻近器官而波及其他部位的疼痛，如大叶性肺炎引起同侧上腹部疼痛。

④腹痛伴排粪或排尿困难，可能为粪块堵塞或尿路感染、结石。

总之，腹部器质性病变的疼痛特点：①持续性钝痛，阵发性加剧；②局部压痛明显；③有腹肌紧张；④肠鸣音异常。

（4）腹痛的部位

①右上腹痛常见胆道蛔虫症、病毒性肝炎以及同侧的胸膜病变或大叶性肺炎。

②剑突下疼痛见于消化性溃疡。

③右下腹痛以阑尾炎及肠系膜淋巴结炎等可能性最大。

④左下腹痛要想到便秘或菌痢的可能性。

⑤脐部疼痛以肠蛔虫症及急性肠炎为多见。

⑥全腹剧烈疼痛，伴高热及全身中毒症状者，多提示原发性腹膜炎。

⑦沿输尿管部位的绞痛，伴腰痛者，应多考虑尿路结石的可能。

⑧但有的疾病，起病时的疾病部位可能与病变部位不同，如阑尾炎最早可在脐周、中上腹痛，6～12 小时后转移局限于右下腹痛。

（5）伴随症状

①先发热、后腹痛多为内科疾病，如上呼吸道感染、扁桃体炎常并发急性肠系膜淋巴结炎。

②先腹痛、后发热多为外科疾病，如急性阑尾炎、继发性腹膜炎等。

③更应注意腹痛与伴随症状属于哪个系统：如腹痛伴发热、咳嗽则为呼吸系统疾病；伴恶心、呕吐、腹泻、便血或呕血等多为胃肠道疾病；伴尿频、尿痛、血尿或脓尿者，多为泌尿道疾患，但阑尾脓肿、髂窝脓肿也见有泌尿道刺激症状或里急后重等肠壁刺激症状，需注意鉴别；伴黄疸者多系肝胆疾病。

④阵发性腹痛伴有频繁呕吐，明显腹胀，不排气及不排粪者，常提示肠梗阻。

⑤急性腹痛伴中毒性休克多见于胃肠穿孔、急性坏死性肠炎、急性胰腺炎、卵巢囊肿蒂扭转等。

⑥腹痛剧烈不敢翻动体位且拒按者，常有局限性或弥漫性腹膜刺激征，如阑尾炎、腹膜炎等。

（6）既往史

大便排虫和皮肤紫癜史，应了解发病前有无外伤，饮食卫生和进食何种食物等，均有助于腹痛原因的诊断。

2. 体检

除测体温、脉搏、呼吸、血压外，应注意观察小儿的面色、表情、体位和精神状态，需仔细进行全身体格检查，尤以腹部检查对诊断更有帮助。

（1）腹部检查

视诊：注意有无腹胀、肠型、肠蠕动波和腹式呼吸。若有明显肠型或蠕动波者，提示有肠道梗阻可能；若伴有明显腹胀者，应考虑肠炎、机械性或麻痹性肠梗阻等；弥漫性腹膜炎时，腹式呼吸常受限。

听诊：正常肠鸣音，每分钟 1 ～ 5 次。肠鸣音减少或消失，可能为肠麻痹；肠鸣音不规则亢进，提示有肠道感染的可能；肠鸣音高亢、气过水声、金属音则常表示肠梗阻的存在。

叩诊：腹胀明显者应检查肝浊音是否消失，有无移动性浊音，对腹腔脏器破裂、出血、穿孔的诊断甚为重要。鼓音明显者提示肠腔充气，有梗阻可能。肝浊音区消失是穿孔的表现。

触诊：若全腹柔软，疼痛部位不固定，基本可排除外科急腹症。阑尾炎，右下腹有明显压痛，同时有反跳痛、肌紧张；全腹肌紧张伴压痛及反跳痛者，提示有腹膜炎存在或腹内空腔脏器有穿孔。腹内触及肿块者对疼痛的诊断有重要意义。肠套叠可于右上腹或脐上方触及腊肠样肿物；蛔虫性肠梗阻，常在腹痛缓解时，于脐周触及不规则的条索状物；急性肠系膜淋巴结炎，有时可在右下腹触及肿大的淋巴结；先天性肥大性幽门狭窄，可于肋下缘与右腹直肌间触及橄榄样肿块。

（2）其他检查

注意皮肤出血点、瘀斑、黄疸有助于流行性脑脊髓膜炎、败血症、紫癜及肝胆疾病引起腹痛的诊断。心肺检查可协助诊断大叶性肺炎、胸膜炎、心脏疾患所致腹痛的诊断。检查腹股沟，以免漏诊嵌顿性疝。疑有急腹症时应做肛指检查，注意穹隆处有无触痛（腹膜炎）、肿块（卵巢囊肿蒂扭转）及血便（肠套叠）。

3. 辅助检查

根据病史、临床表现及体检结果，有针对性地选择下列检查。

（1）实验室检查

血液和大小便常规检查，有时可提供有诊断价值的资料，如血红蛋白及红细胞逐渐下降，需警惕内出血的存在。白细胞计数升高常提示炎症性病变。观察粪便性质有助于肠道感染和肠套叠的诊断。尿内有较多红细胞或脓细胞提示尿路感染。必要时需检测血和尿的胰淀粉酶等。

（2）X 线检查

胸部 X 线检查可显示肺、胸膜及心脏病变。腹部透视和摄片检查，如发现膈下游离气体，提示胃肠穿孔；肠内有梯形液体平面，肠腔内充气较多，提示肠梗阻。若疑及肠套叠可做空气灌肠以协助诊断和复位治疗，但疑有内脏穿孔者禁用。疑有尿路病变可摄腹部平片或做静脉肾盂造影。

（3）B 型超声及其他检查

疑有胆石症、肝脓肿、膈下脓肿时做腹部 B 型超声检查。疑有腹型癫痫可做脑电图。疑腹腔有积液或出血，可进行腹腔诊断性穿刺，吸取液体进行常规检查和细胞学检查，可以确定病变性质。

【鉴别诊断】

本节讨论的是再发性腹痛，其特点：①腹痛突然发作，持续时间不太长，能自行缓解。②腹痛以脐周为主，疼痛可轻可重，但腹部无明显体征。③无伴随的病灶器官症状，如发热、呕吐、腹泻、咳嗽、气喘、尿频、尿急、尿痛等。④有反复发作的特点，每次发作时症状相似。应与其他疾病引起的腹痛加以鉴别。

1. 全身性疾病及腹部以外器官疾病产生的腹痛

①呼吸系统疾病引起的腹痛常有咳嗽，或扁桃体红肿，肺部有啰音等。②心血管系统疾病引起的腹痛常伴有心悸，心脏杂音，心电图异常。③神经系统疾病引起的腹痛常反复发作，脑电图异常，腹型癫痫服抗癫痫药有效。④血液系统疾病引起的腹痛常伴有贫血、血象及骨髓象异常。⑤代谢性疾病引起的腹痛，如糖尿病有血糖、尿糖增高，铅中毒有指甲、牙齿染黑色，卟啉病有尿呈红色，曝光后色更深等可助诊断。

2. 腹部脏器的器质性病变

①胃肠道感染如急性阑尾炎、结肠炎、腹泻、急性坏死性肠炎、肠寄生虫病，除有腹痛外，还有饮食不调史及感染病史，大便及血象化验有助于诊断。②胃肠道梗阻、肠套叠、嵌顿性腹股沟斜疝，有腹痛及腹胀和梗阻现象，全腹压痛，腹肌紧张，肠鸣音消失，X 线检查可助诊断。③肝胆疾病如胆道蛔虫症、肝炎、胆囊炎、胆结石症，常有右上腹阵痛和压痛，肝功能异常及 B 超检查等可助诊断。④泌尿系统疾病如感染、结石、尿路畸形、急性肾炎等，常有腰痛、下腹痛、尿道刺激症状，尿检异常、X 线检查可助诊断。⑤下腹痛对少女要注意是否卵巢囊肿蒂扭转、痛经。⑥内脏肝脾破裂，有外伤史，常伴有休克等。配合实验室及医学影像诊断技术检查，可以做出诊断。

【治疗】

1. 辨治要点

（1）辨气、血、虫、食

气滞：有情志失调病史，胀痛时聚时散、痛无定处，气聚则痛而见形，气散则痛而无迹。气滞可以导致血瘀。

血瘀：有跌仆损伤手术史，腹部刺痛，痛有定处，按之痛剧，局部满硬。血瘀可使气机不畅。

虫积：有大便排虫史，或镜检有虫卵，脐周疼痛，时作时止。虫积可兼食滞。

食积：有乳食不节史，见嗳腐吞酸，呕吐不食，脘腹胀满。食滞有利于肠虫的寄生。

（2）辨寒、热、虚、实

寒证：暴痛而无间歇，得热痛减，兼有口不渴，下利清谷，小便清利，舌淡苔白滑润，脉迟或紧，指纹淡。

热证：如热邪内结，疼痛阵作，得寒痛减，兼有口渴引饮，大便秘结，小便黄赤，舌红苔黄少津，脉洪大而数，指纹紫。热痛日久不愈，可以转为虚寒，成为寒热错杂证。

实证：一般急性腹痛多属实证，发病急、变化快。因寒、热、食、积等损伤所致者，其痛有定处，拒按，痛剧而有形，饱而痛甚，兼有胀满，脉大有力。实证未得到及时治疗，可以转为虚证。

虚证：慢性腹痛多虚，起病缓，变化慢，常因脏腑虚弱所致。其痛无定处，喜按，痛缓而无形，饥则痛作，兼有闷胀，舌淡少苔，脉弱无力。虚证复感寒邪或伤于乳食，又可成虚实夹杂之证。

（3）治疗原则

基本治疗原则：调理气机，疏通经脉。

具体治法：温散寒邪、消食导滞、通腑泄热、温中补虚、活血化瘀。

2. 证治分类

（1）腹部中寒证

证候：腹部疼痛，阵阵发作，痛处喜暖，得温则舒，遇寒痛甚，肠鸣辘辘，面色苍白，痛甚者，额冷汗出，唇色紫暗，肢冷，或兼吐泻，小便清长。舌淡红，苔白滑，脉沉弦紧，指纹红。

治法：温中散寒，理气止痛。

主方：养脏汤加减。

常用中成药：藿香正气水、纯阳正气丸。

（2）乳食积滞证

证候：脘腹胀满，疼痛拒按，不思乳食，嗳腐吞酸，或腹痛欲泻，泻后痛减，或时有呕吐，吐物酸馊，矢气频作，粪便秽臭，夜卧不安，时时啼哭。舌淡红，苔厚腻，脉象沉滑，指纹紫滞。

治法：消食导滞，行气止痛。

主方：香砂平胃散加减。

常用中成药：大山楂丸、木香槟榔丸。

（3）胃肠结热证

证候：腹部胀满，疼痛拒按，大便秘结，烦躁不安，潮热口渴，手足心热，唇舌鲜红，舌苔黄燥。脉滑数或沉实，指纹紫滞。

治法：通腑泄热，行气止痛。

主方：大承气汤加减。

（4）脾胃虚寒证

证候：腹痛绵绵，时作时止，痛处喜温喜按，面白少华，精神倦怠，手足清冷，乳食减少，或食后腹胀，大便稀溏，唇舌淡白。脉沉缓，指纹淡红。

治法：温中理脾，缓急止痛。

主方：小建中汤合理中丸加减。

常用中成药：附子理中丸。

（5）气滞血瘀证

证候：腹痛经久不愈，痛有定处，痛如锥刺，或腹部癥块拒按，肚腹硬胀，青筋显露。舌紫暗或有瘀点，脉涩，指纹紫滞。

治法：活血化瘀，行气止痛。

主方：少腹逐瘀汤加减。

常用中成药：元胡止痛片、越鞠丸。

3. 其他疗法

（1）脐疗

①公丁香 3g，白豆蔻 3g，肉桂 2g，白胡椒 4g，共研细末，过 100 目筛，贮瓶备用。用时取药末 1 ～ 1.5g，填敷脐中，再外贴万应膏。用于腹部中寒证、脾胃虚寒证。②生葱头 250g，捣烂炒熟敷肚脐。用于脾胃虚寒证。

（2）推拿疗法

①揉一窝风，揉外劳宫。用于腹部中寒证。②清脾胃，顺运八卦，推四横纹，清板门，清大肠。用于乳食积滞证。③顺运八卦，清胃，退六腑，推四横纹。用于胃肠积热证。④揉外劳宫，清补脾，顺运八卦。用于脾胃虚寒证。

（3）针刺法

取足三里、合谷、中脘。寒证腹痛加灸神阙，食积加里内庭，呕吐加内关。一般取患侧，亦可取双侧。用 3 ～ 5cm 长 30 号毫针，快速进针，行平补平泻手法，捻转或提插。年龄较大儿童可留针 15 分钟，留至腹痛消失。

【转诊原则】

1. 腹痛原因诊断不明，需进一步到上级医院行相关化验等检查者。

2. 有外科情况者。

3. 常规治疗无效或病情加重者。

【预防保健】

1. 注意饮食卫生，饮食易消化、清淡，如米粥、新鲜蔬菜、水果等，忌食辛辣、冷饮、油腻食物。

2. 剧烈或持续腹痛者应卧床休息，随时查腹部体征，并做必要的其他辅助检查，以便做好鉴别诊断和及时处理。

3. 根据病因，给予相应饮食调护。消除患儿恐惧心理。

4. 寒性腹痛者应温服或热服药液，热性腹痛者应冷服药液，伴呕吐者，药液要少量多次分服。

5. 注意观察病情变化。

【健康教育】

1. 介绍腹痛相关知识，指导家长科学喂养。让家长了解腹部保暖的重要性。

2. 养成良好的生活习惯，每天定时排便。餐后稍事休息，勿做剧烈运动。

第十三节 贫血

【概述】

（贫血的分类）

贫血是指外周血中单位体积内的红细胞数或血红蛋白量低于正常标准者。小儿贫血以营养性缺铁性贫血最为常见，是由于体内贮存铁缺乏，致使血红蛋白合成减少而引起的一种小细胞低色素性贫血，以6个月～2岁的婴幼儿发病率最高，是我国重点防治的小儿疾病之一。中医学认为其病因先天责之于禀赋不足，脾胃虚弱，后天责之于饮食失调，护理不当，脏腑虚损。其病位主要在脾、肾、心、肝。

本节主要介绍营养性缺铁性贫血。

【诊断】

1. 有明确的缺铁病史：铁供给不足、吸收障碍、需要增多或慢性失血等。

2. 临床表现：发病缓慢，皮肤黏膜逐渐苍白或苍黄，以口唇、口腔黏膜及甲床最为明显，神疲乏力，食欲减退。年长儿有头晕等症状。部分患儿可有肝脾肿大。

3. 贫血为小细胞低色素性，平均血红蛋白浓度（MCHC）＜31%，红细胞平均体积（MCV）< 80fL/dL，平均血红蛋白（MCH）< 27pg。

4. 3 个月～ 6 岁血红蛋白< 110g/L，6 岁以上血红蛋白< 120g/L。

5. 血清铁、总铁结合力、运铁蛋白饱和度、红细胞原卟啉、血清铁蛋白等异常。

6. 铁剂治疗有效。用铁剂治疗 6 周后，血红蛋白上升 20g/L 以上。

7. 病情分度：

（1）轻度

血红蛋白：6 个月～ 6 岁 90 ～ 110g/L，6 岁以上 90 ～ 120g/L；红细胞：（3 ～ 4）$\times10^{12}$/L。

（2）中度

血红蛋白：60 ～ 90g/L；红细胞：（2 ～ 3）$\times10^{12}$/L。

（3）重度

血红蛋白：30 ～ 60g/L；红细胞：（1 ～ 2）$\times10^{12}$/L。

（4）极重度

血红蛋白：< 30g/L；红细胞：< 1×10^{12}/L。

【鉴别诊断】

1. 再生障碍性贫血（再障）

又称全血细胞减少症，临床以贫血、出血、感染等为特征。外周血象检查呈全血减低现象。骨髓象多系统增生减弱。

2. 营养性巨幼红细胞性贫血

维生素 B_{12} 缺乏或（和）叶酸缺乏为主要病因，临床除贫血表现外，并有神经系统表现，重则出现震颤、肌无力等。血象呈大细胞性贫血。骨髓象增生明显活跃，以红细胞系统增生为主，各期幼红细胞均出现巨幼变。

【治疗】

1. 辨治要点

（1）本病的辨证应以脏腑辨证为主，兼用气血阴阳辨证。以虚证为多，本病总由心、肝、脾、肾四脏虚损所致，其中尤与脾胃关系最为密切。

（2）治疗原则：本病治疗当以健脾开胃，益气养血为原则。临证时，尚需结合他脏虚损情况，灵活施以养心安神、滋养肝肾、温补脾肾等法。

诊疗时应尽量查明病因，同时或首先做病因治疗。中药与铁剂配合治疗时，中药不仅仅着眼于治疗本病，应同时注意纠正铁剂治疗所常出现的消化道反应等副作用。

2. 证治分类

（1）脾胃虚弱证

证候：面色萎黄无华，食欲不振或偏食，体倦乏力，或腹泻便溏，口唇淡白。舌质淡，薄白，脉弱。

治法：健运脾胃，益气养血。

主方：六君子汤加味。

常用中成药：六君子丸。

（2）心脾两虚证

证候：面色萎黄或苍白，口唇爪甲淡白，神疲乏力，少气懒言，食欲不振。舌质淡，苔薄白，脉细弱，指纹淡红。

治法：补脾养心，益气生血。

主方：归脾汤加减。

常用中成药：归脾丸、新血宝。

3. 其他疗法

针灸疗法：取膈俞、足三里、隐白、三阴交为主穴，用补法，每日 1 次，针后加灸，10 天为 1 个疗程。

【转诊原则】

1. 诊断不明，需进一步到上级医院做骨髓象及相关检查者。

2. 有出血倾向、发热不退、感染、肝脾肿大或黄疸者。

3. 常规治疗无效或病情加重者。

【预防保健】

1. 注意休息，适当活动：本病发病缓慢，病程长。可耐受日常活动者，活动间歇充分休息，应避免剧烈运动，活动以不感到疲乏为宜。

2. 合理安排饮食：饮食易消化，且富于营养；提倡母乳喂养；多食用含铁丰富且铁吸收率高的食品，如肝、瘦肉、鱼等；食可促进铁吸收的食物，如维生素 C、氨基酸、果糖、肉类；避免与含铁食物同时进食，而抑制铁的吸收，如茶、咖啡、牛奶、麦麸、植物纤维等。鲜牛奶必须加热处理后才能喂养婴儿，以减少因过敏而致肠出血。

3. 指导正确使用铁剂，掌握服用铁剂正确的剂量和疗程，口服剂量一般以元素铁计算，1 ～ 2mg/kg，每日 2 ～ 3 次，至血红蛋白达到正常水平后 2 个月左右停药。服铁剂宜从小剂量开始，饭后服用，以减少对胃肠的刺激。注射铁剂时应分次深部肌内注射，每次更换注射部位，可采用“Z”字形注射，要注意防止药液漏入皮下组织致局部坏死。

4. 观察疗效：铁剂治疗有效者在用药 3 ～ 4 天后网织红细胞升高，2 周后血红蛋白逐渐上升；患儿乏力、易激惹症状减轻，食欲增加。服药 3 ～ 4 周仍无效，应查找原因。

5. 贫血患儿要预防外感，应随气候变化及时增减衣服。

【健康教育】

1. 提倡母乳喂养，及时添加辅食。

2. 养成良好饮食习惯，合理配置膳食结构。纠正偏食、挑食、零食等不良习惯。

3. 早产、双胎、低体重儿储存铁较少，宜从 2 个月左右给予铁剂预防。

4. 注意防治腹泻、呕吐等消化功能紊乱、感染性疾病和钩虫、息肉等肠出血性疾病。

第十四节　佝偻病

【概述】

佝偻病是一种由于维生素 D 缺乏引起全身钙、磷代谢失常和以骨骼改变为主的一系列变化的慢性营养性疾病。临床以多汗、夜啼、烦躁、枕秃、肌肉松弛、囟门迟闭，甚至鸡胸肋翻、下肢弯曲等为特征。它是目前国内儿童重点防治的四大疾病之一。本病常发于冬春两季，3 岁以内，尤以 6 ～ 12 个月婴儿发病率较高。北方地区发病率高于南方地区，工业城市高于农村，人工喂养的婴儿发病率高于母乳喂养者。本病轻者如治疗得当，预后良好；重者如失治、误治，易导致骨骼畸形，留有后遗症，影响儿童正常生长发育。

中医学认为其病因为小儿先天禀赋不足，后天护养失宜。病机主要是脾肾两虚，常累及心、肺、肝。若先天肾气不足，则骨髓不充，骨骼发育障碍，出现颅骨软化、前囟晚闭、齿迟，甚至骨骼畸形。若脾虚水谷精微输布无权，全身失于濡养，卫气不足，营卫失调，则多汗；若心气不足，心神不宁，脾虚失抑，肝木亢旺，则夜惊、烦躁；肺气不足易罹外感，脾虚则肝旺。

【诊断】

1. 有维生素 D 缺乏史。

2. 多见于婴幼儿，好发于冬春季。

3. 本病临床上分为以下 4 期。

（1）初期

多汗、夜惊、烦躁等神经精神症状，或有发稀、枕秃等症。血生化轻度改变或正常。

（2）极期

除上述表现外，以骨骼改变为主。骨骼改变以轻中度为多。X 线摄片见临时钙化带模糊，干骺端增宽，边缘呈毛刷状。血清钙、磷均降低，碱性磷酸酶增高。

（3）恢复期

经治疗后症状改善，体征减轻，X 线片临时钙化带重现，血生化恢复正常，但可遗留骨骼畸形。

（4）后遗症期

重症患儿残留不同程度的骨骼畸形，多见于＞ 2 岁的儿童。无其他临床症状，理化检查正常。

4. 血生化：初期血钙正常或稍低，血磷明显下降，钙磷乘积＜ 30，血清碱性磷酸酶增高。极期血钙降低，碱性磷酸酶明显增高。腕部 X 线片可见干骺端模糊，临时钙化带消失，呈毛刷状或杯口状改变。

【鉴别诊断】

1. 脑积水

中医称“解颅”。发病常在出生后数月，前囟及头颅进行性增大，且前囟饱满紧张，骨缝分离，两眼下视，如“落日状”。X 线片示颅骨穹隆膨大，颅骨变薄，囟门及骨缝宽大等。

2. 先天性甲状腺功能低下

又称克汀病、呆小病。出生 3 个月后呈现生长发育迟缓，明显矮小，出牙迟，前囟大而闭合晚。患儿智力明显低下，表情呆滞，皮肤粗糙干燥，血钙磷正常，X 线片示骨龄延迟，但钙化正常。血查甲状腺素 T_4 和促甲状腺激素 TSH 可资鉴别。

【治疗】

1. 辨治要点

（1）辨病位

病在脾：除佝偻病一般表现外，尚有面色欠华、纳呆、便溏、反复呼吸道感染。

病在肾：以骨骼改变为主。

（2）辨轻重

轻症：如单有神经精神症状，骨骼病变较轻或无病变。

重症：不分痞瘵，汗出较多，头发稀少，筋肉痿软，骨骼改变明显。

（3）治疗原则

治疗大法：调补脾肾，健脾益气，补肾填精。

具体治法：初期证属脾肺气虚者，治以健脾补肺；证属脾虚肝旺者，治以健脾平肝。恢复期、后遗症期多为肾精亏损，治以补肾填精为主，佐以健脾。

2. 证治分类

（1）肺脾气虚证

证候：初期多以非特异性神经精神症状为主，多汗夜惊，烦躁不安，发稀枕秃，囟门开大，伴有轻度骨骼改变，或形体虚胖，肌肉松软，大便不实，食欲不振，反复感冒。舌质淡，苔薄白，脉软无力。

治法：健脾益气，补肺固表。

主方：人参五味子汤加减。

常用中成药：玉屏风颗粒、龙牡壮骨颗粒。

（2）脾虚肝旺证

证候：头部多汗，发稀枕秃，囟门迟闭，出牙延迟，坐立行走无力，夜啼不宁，易惊多惕，甚则抽搐，纳呆食少。舌淡苔薄，脉细弦。

治法：健脾助运，平肝息风。

主方：益脾镇惊散加减。

（3）肾精亏损证

证候：有明显的骨骼改变症状，如头颅方大、肋软骨沟、肋串珠、手镯、足镯、鸡胸、漏斗胸等，O形或X形腿，出牙、坐立、行走迟缓，并有面白虚烦，多汗肢软。舌淡，苔少，脉细无力。

治法：补肾填精，佐以健脾。

主方：补肾地黄丸加减。

常用中成药：六味地黄丸。

3. 其他疗法

单方验方：①紫河车1具，煅牡蛎30g，黄芪30g，蜈蚣10条，青盐10g。焙干研为细粉，分100小包。每次1包，温开水冲服，每日2次，连服1个月。②黄芪、菟丝子、苍术、麦芽各10g，牡蛎30g，水煎服。用于肺脾气虚证。③龟板、鳖甲、鸡内金、鹿角、乌贼骨各等份，研为细末。每服 1g，每日 2 次。用于肾精亏损证。

【转诊原则】

出现抽搐或诊断未明需转诊上级医院检查治疗。

【预防保健】

1. 加强孕期保健，孕妇要有适当的户外活动。
2. 加强户外活动，多晒太阳，增强小儿体质。
3. 提倡母乳喂养，及时增添辅食。多食含维生素 D 及钙、磷较丰富的食物。
4. 患儿不要久坐、久站，防止发生骨骼变形。不系裤带，穿背带裤，防止肋骨外翻。
5. 帮助患儿做俯卧抬头动作，每天 2 ～ 3 次，防止鸡胸形成。

【健康教育】

1. 给孕妇及患儿父母讲述有关疾病的预防、护理知识，鼓励孕妇多进行户外活动和晒太阳，选择富含维生素 D、钙、磷和蛋白质的食物。
2. 宣传母乳喂养，尽早开始户外活动。
3. 对于处在生长发育高峰的婴幼儿更应加强户外活动，给予预防量维生素 D 和钙剂，并及时添加辅食。

第十五节　遗尿

【概述】

遗尿是指 5 周岁以上的小儿睡中小便频繁自遗，醒后方觉的一种病证。又称尿床。

婴幼儿时期，由于发育未全，脏腑娇嫩，“肾常虚”，排尿的自控能力尚未完善，学龄儿童也可因白天游戏玩耍过度，夜晚熟睡不醒，偶然发生尿床，均非病态。年龄超过 5 岁的儿童，睡中经常遗尿，每周超过一定次数，则为病态，称为遗尿症。本病的发生男孩多于女孩，部分有明显的家族史。病程较长，常反复发作。

遗尿的病因责之先天禀赋未充、后天久病失调；肺、脾、肾三脏功能失调；心肾不交，肝经湿热下注。其中以肾气不固、下元虚寒所致的遗尿最为多见。遗尿的病位主要在膀胱，与肾、脾、肺三脏都有关系，病机为三焦气化失司，膀胱约束不利。

此外，尚有自幼缺乏教育，没有养成良好的夜间排尿习惯，或3岁以后仍用“尿不湿”，而任其自遗形成者。近年来普遍认为，心理因素如婴幼儿时期遭受强烈的精神刺激，生活中发生某些重大变化，紧张、焦虑等也会导致遗尿的发生。

【诊断】

1. 寐中频繁小便自出，醒后方觉，5岁以上小儿每周至少有2次出现症状，持续3个月以上。或自幼遗尿，没有6个月以上的不尿床期。

2. 尿细菌培养无异常。

3. 原发性与继发性（器质性）遗尿：原发性遗尿指未查明病因者。继发性遗尿可见于包茎、泌尿系统畸形、隐性脊柱裂、脊髓损伤、大脑发育不全、糖尿病、尿崩症、蛲虫病局部刺激、便秘等疾病，做相应检查可协助诊断，如腰骶部X线摄片可显示隐性脊柱裂，做腹部膀胱B超、泌尿道造影可见泌尿系统畸形等。

【鉴别诊断】

热淋（尿路感染）：尿频急、疼痛，白天清醒时小便也急迫难耐而尿出。小便常规检查有白细胞，中段尿培养有细菌生长。

【治疗】

1. 辨治要点

（1）本病采用八纲辨证，重在辨其虚实寒热，虚寒者多，实热者少。虚寒者病程长，体质弱，尿频清长，舌质淡，苔薄滑，或舌体胖嫩、边有齿印，兼见面白神疲、纳少乏力、肢冷自汗、大便溏薄、反复感冒等症。实热者病程短，体质尚壮实，尿量少、黄臊，舌质红，苔黄，兼见面红唇赤、性情急躁、头额汗多，龂齿夜惊，睡眠不宁，大便干结等症。

（2）治疗原则：本病治疗以温补下元、固涩膀胱为主法。肺脾气虚者治以健脾益气，水火失济者治以清心滋肾，肝经湿热者治以清利湿热。

2. 证治分类

（1）下元虚寒

证候：夜间遗尿，多则一夜数次，尿量多，小便清长，面色少华，神疲倦怠，畏寒肢冷，腰膝酸软。舌质淡，苔白滑，脉沉无力。

治法：温补肾阳，培元固脬。

主方：菟丝子散加减。

常用中成药：小儿遗尿宁颗粒、小儿益麻颗粒、桂附地黄丸、缩泉丸。

（2）肺脾气虚

证候：夜间遗尿，日间尿频而量多，小便清长，大便溏薄，面色少华或萎黄，神疲乏力，食欲不振，自汗、动则多汗，经常感冒。舌质淡红，苔薄白，脉弱无力。

治法：补肺健脾，益气升清。

主方：补中益气汤合缩泉丸加减。

常用中成药：补中益气丸。

（3）心肾失交

证候：梦中遗尿，寐不安宁，烦躁叫扰，白天多动少静，难以自制，或五心烦热，形体较瘦。舌质红，舌苔少，脉沉细数。

治法：清心滋肾，安神固脬。

主方：交泰丸合导赤散加减。

常用中成药：滋肾宁神丸。

（4）肝经湿热

证候：梦中遗尿，小便量少色黄，大便干结，性情急躁，夜卧不安或寐中龂齿，目睛红赤。舌质红，苔黄腻，脉滑数。

治法：清利湿热，泻肝止遗。

主方：龙胆泻肝汤加减。

常用中成药：龙胆泻肝丸。

3. 其他疗法

（1）针灸疗法

①体针：主穴：神门、委中。温补下元配中极、肾俞、膀胱俞、太溪，行针用补法。补中益气配气海、太渊、足三里、三阴交，行针用补法。清利湿热配太冲、行间、阳陵泉，行针用泻法。

②灸法：取穴：关元、中极、三阴交、命门、肾俞、膀胱俞，艾条悬灸，每穴5分钟。

③耳针：取皮质下、神门、内分泌、肾、肺。

（2）捏脊疗法

从长强穴开始沿督脉两侧由下向上捏到大椎穴处为1遍，捏12遍，第7遍开始用“捏三提一”法，重点提捏膀胱俞、肾俞处。捏完后用拇指沿督脉的命门至大椎和两侧膀胱经从膀胱俞至肝俞各直推100次，然后在命门、膀胱俞、肾俞处各按约1分钟。1日1次。

（3）敷贴疗法

取丁香1份，肉桂2份，益智仁4份，覆盆子4份，共研细末，过200目筛后装瓶备用。每次取3g药粉，用黄酒调制成药饼，药饼直径为2cm，厚0.5cm，敷于脐部，每晚1次，次晨除去。

【转诊原则】

疗效不佳或诊断未明需转诊上级医院检查治疗。

【预防保健】

1. 每晚按时唤醒排尿，唤醒孩子排尿时要确保小儿完全清醒，逐渐养成自控的排尿习惯。

2. 每天晨起后排尿，告诉孩子不要憋尿，在学校内也要多次排尿，避免发生尿急及憋尿。

3. 夜间尿湿后要及时更换裤褥，保持干燥及外阴部清洁。

4. 白天可饮水；晚餐不进稀饭、汤水；晚餐后尽量不喝水、饮料、汤药，临睡前将小便排净。

【健康教育】

1. 培养良好的生活习惯，勿使患儿白天玩耍过度，睡前饮水太多。

2. 耐心教育，不体罚，不责骂，消除紧张心理，积极配合治疗。

第十六节　虫积

【概述】

虫积是指寄生于腹腔脏腑（以胃肠道为主）的寄生虫病。临床常见蛔虫病、蛲虫病和绦虫病，而以蛔虫病最为多见，故本节主要介绍蛔虫病。以饮食异常，脐腹疼痛，面黄肌瘦，面有虫斑为主要表现。

蛔虫病的发生，主要是吞入了感染性蛔虫卵所致。饮食不洁，误食感染性蛔虫卵进入小肠，胚蚴破壳而出后，经血管移行于肝、心、肺，再经咽喉吞下，在小肠内发育为成虫。成虫寄生肠道，可产生一系列病理变化。

【诊断】

1. 可有吐蛔、排蛔史。

2. 反复脐周疼痛，时作时止，腹部按之有条索状物或团块，轻揉可散，食欲异常，形体消瘦，可见挖鼻、咬指甲、睡眠磨牙、面部白斑。

3. 合并蛔厥、虫瘕，可见阵发性剧烈腹痛，伴恶心呕吐，甚或吐出蛔虫。蛔厥者，可伴有畏寒发热，甚至出现黄疸。虫瘕者，腹部可扪及虫团，按之柔软可动，多见大便不通。

4. 大便病原学检查：应用直接涂片法或厚涂片法或饱和盐水浮聚法检出粪便中蛔虫卵，即可确诊，但粪检未查出虫卵也不能排除本病。

【鉴别诊断】

1. 蛔虫病

反复脐周疼痛，时作时止，腹部按之有条索状物或团块，轻揉可散，食欲异常，嗜食异物，形体消瘦，可见挖鼻、咬指甲、睡眠磨牙、面部白斑。合并蛔厥、虫瘕，可见阵发性剧烈腹痛，伴恶心呕吐，甚或吐出蛔虫。蛔厥者，可伴有畏寒发热，甚至出现黄疸。虫瘕者，腹部可扪及虫团，按之柔软可动，多见大便不通。大便病原学检查：检出粪便中蛔虫卵即可确诊，但粪检未查出虫卵也不能排除本病。

2. 蛲虫病

主要表现为夜间肛门奇痒难忍，女性会阴亦痒，睡眠不安，尿频或遗尿，肛门湿疹。日久可见食欲减退，面黄肌瘦。治宜杀虫止痒，方用追虫丸等。外用百部、大蒜灌洗。

3. 绦虫病

主要表现为面色萎黄，脘腹胀痛或隐痛，大便不调，便中有扁节状虫体，肛门作痒，食欲不振或亢进，形体消瘦，四肢乏力。日久会出现烦躁不安，头晕惊厥。

4. 有腹痛表现的其他疾病

应与蛔虫病鉴别。

上腹正中痛：多为消化性溃疡、急慢性胃炎、急性胰腺炎、胸膜炎、大叶性肺炎、胆道蛔虫症等。右上腹痛：多为肝炎、胆囊炎、胆石症、肠蛔虫症、胆道蛔虫症。左上腹痛：多为脾脏创伤等。脐周围痛：多为肠蛔虫症、肠痉挛、急慢性肠炎、过敏性紫癜等。右下腹痛：多为急性阑尾炎、肠系膜淋巴结炎、肠结核等。左下腹痛：多为痢疾、粪便堵塞、乙状结肠扭转等。脐部痛：多为肾盂肾炎、输尿管结石等。

【治疗】

1. 辨治要点

（1）肠虫证

以发作性脐周腹痛为主要症状。

（2）蛔厥证

腹痛在剑突下、右上腹，呈阵发性剧烈绞痛，痛时肢冷汗出，多有呕吐，且常见呕吐胆汁和蛔虫。

（3）虫瘕

腹部剧痛不止，阵发性加重，腹部可扪及条索状或团状包块，伴有剧烈呕吐，大便多不通。

（4）治疗原则

治疗大法：驱蛔杀虫为主，辅以调理脾胃之法。

具体治法：体壮者，当先驱虫，后调脾胃；体弱者，驱虫扶正并举；体虚甚者，应先调理脾胃，继而驱虫。

重症治疗：腹痛剧烈，出现蛔厥、虫瘕等并发症者，根据蛔“得酸则安，得辛则伏，得苦则下”的特性，先予酸、辛、苦等药味，以安蛔止痛，可同时或其后择机驱虫。

治疗宜忌：如并发症严重，经内科治疗不能缓解者，应考虑手术治疗。

2. 证治分类

（1）肠虫证

证候：脐腹部疼痛，轻重不一，乍作乍止；或不思食，或嗜异食；大便不调，或泄泻，或便秘，或便下蛔虫；面色多黄滞，可见面部白斑，白睛蓝斑，唇内粟状白点，夜寐龂齿。甚者，腹部可扪及条索状物，时聚时散，形体消瘦，肚腹胀大，青筋显露。舌苔多见花剥或腻，舌尖红赤，脉弦滑。

治法：驱蛔杀虫，调理脾胃。

主方：使君子散加减。

常用中成药：化虫丸、使君子丸。

（2）蛔厥证

证候：有肠蛔虫症状。突然腹部绞痛，弯腰曲背，辗转不宁，肢冷汗出，恶心呕吐，常吐出胆汁或蛔虫。腹部绞痛呈阵发性，疼痛部位在右上腹或剑突下，疼痛可暂时缓解，但又反复发作。重者腹痛持续而阵发性加剧，可伴畏寒发热，甚至出现黄疸。舌苔多黄腻，脉弦数或滑数。

治法：安蛔定痛，继之驱虫。

主方：乌梅丸加减。

（3）虫瘕证

证候：有肠蛔虫症状。突然阵发性脐腹剧烈疼痛，部位不定，频繁呕吐，可呕出蛔虫，大便不下或量少，腹胀，腹部可扪及质软、无痛的可移动团块。病情持续不缓解者，见腹硬、压痛明显，肠鸣，无矢气。舌苔白或黄腻，脉滑数或弦数。

治法：通腑散结，驱蛔下虫。

主方：驱蛔承气汤加减。

3. 其他疗法

（1）单方验方

使君子仁，文火炒黄嚼服。每岁 1 ～ 2 粒，最大剂量不超过 20 粒，晨起空腹服之，连服 2 ～ 3 天。服时勿进热汤热食。平素大便难排者，可于服药后 2 小时以生大黄泡水服，导泻下虫。用于驱蛔。

（2）外敷法

新鲜苦楝皮 200g，全葱 100g，胡椒 20 粒。共捣烂如泥，加醋 150mL，炒热，以纱布包裹，置痛处，反复多次，以痛减为度。用于蛔虫腹痛。

（3）推拿疗法

①按压上腹部剑突下 3 ～ 4cm 处，手法先轻后重，一压一推一松，连续操作 7 ～ 8 次，待腹肌放松时，突然重力推压一次，若患儿腹痛消失或减轻，表明蛔虫已退出胆道，可停止推拿。如使用 1 ～ 2 遍无效，不宜再用此法。用于蛔厥证。②用掌心以旋摩法顺时针方向按摩患儿脐部，手法由轻到重。如虫团松动，但解开较慢，可配合捏法帮助松解。一般经过 30 ～ 40 分钟按摩后，虫团即可开解，腹痛明显减轻，梗阻缓解。若推拿前 1 小时口服植物油 50 ～ 100mL，则效果更好。用于虫瘕证。

（4）针灸疗法

①迎香透四白、胆囊穴、内关、足三里、中脘、人中。强刺激，泻法，用于蛔厥证。

②天枢、中脘、足三里、内关、合谷。强刺激，泻法。用于虫瘕证。

【转诊原则】

1. 突然脐周剧痛，并呕吐食物、胆汁、蛔虫等，出现严重并发症者，如胆道并发症（胆绞痛、急性胆囊炎、急性胆管炎、急性胰腺炎与肝脓肿）、肠道并发症（机械性肠梗阻、并发肠穿孔、肠扭转、阑尾炎）、蛔虫性腹膜炎等应立即转诊。

2. 常规治疗无效或病情加重者，如出现过敏性肺炎等严重的并发症者。

【预防保健】

1. 注意饮食卫生，不吃不洁的生冷食物，生食的蔬菜瓜果一定要洗净后才能食用。

2. 养成良好的卫生习惯，不可随地大便。蛔虫病的传播途径为蛔虫排出的虫卵随大便排出体外，继而污染周围环境，又可污染蔬菜瓜果等。一旦吞食，即可感染。要做到饭前便后洗手，勤剪指甲。儿童不要吮吸指头。

【健康教育】

1. 向患儿及家长讲解疾病的防治知识，指导家长搞好饮食卫生及环境卫生，培养小儿养成良好的个人卫生，不随地大小便，做到饭前便后洗手，不吮指头，不生食未洗净的瓜果和生菜，不饮生水。

2. 消杀苍蝇、蟑螂，做好粪便管理，减少感染机会。

第十七节　麻疹

【概述】

麻疹是感受麻疹病毒引起的一种急性出疹性传染病，以发热，咳嗽，咽痛，鼻塞流涕，泪水汪汪，畏光羞明，口腔两颊近臼齿处可见麻疹黏膜斑，全身皮肤按序泛发红色斑丘疹，疹退时有糠麸样脱屑和色素沉着斑等为临床特征。本病一年四季都有发生，但好发于冬春季节，且常可引起流行。6 个月至 5 岁小儿发病率高。近 30 年来，普遍接种麻疹减毒活疫苗，大大降低了麻疹的发病率，基本控制了麻疹的流行。流行病学研究发现麻疹发病有向大龄推移趋势，发病由过去的 6 个月到 5 岁小儿多见向 8 个月以内婴儿和 7 岁以上学龄儿童多见转变。麻疹若能及时治疗，合理调护，疹点按期有序布发，则预后良好；但麻疹重症可产生逆险证候，甚至危及生命。本病患病后一般可获得终身免疫。近年来，临床非典型麻疹病例增多，表现为症状较轻，病程较短，重症、逆证少见，且发病有向大年龄推移的现象。另外，在未做过麻疹疫苗预防接种，又未患过麻疹者，其典型病例亦时有所见，值得注意。

中医学认为麻疹发病的主要病因是感受时行邪毒即麻疹病毒，主要病变在肺脾，主要病机是时行邪毒侵袭肺卫，正邪相争，肺失宣肃，邪毒入里，郁阻于脾，正邪相争，驱邪外泄，邪毒出于肌表所致。

【诊断】

（麻疹诊断标准）

1. 近期有麻疹接触史。

2. 临床表现：典型麻疹临床分三期。

（1）初热期

持续 2 ～ 4 天，发热，眼结膜充血，畏光流泪，口腔两侧颊黏膜近臼齿处出现直径 0.5 ～ 1mm 的灰白色斑点，周围有红晕，此为麻疹黏膜斑。

（2）出疹期

持续 3 ～ 5 天。一般于发热 3 ～ 5 天后出疹，皮疹先见于耳后、颈部，24 小时内波及面部、躯干及上肢，于第 3 天累及下肢及足部。皮疹初起为玫瑰红色斑丘疹，疹间可见正常皮肤。

（3）恢复期

出疹 3 ～ 4 天后，皮疹按出疹的先后顺序消退，皮疹消退后出疹部位可见糠麸状脱屑，并留有棕褐色色素沉着，经 2 ～ 3 周后完全消失。

3. 血象检查：疹前期白细胞计数正常或减少，中性粒细胞及淋巴细胞几乎相等。非典型麻疹患者，嗜酸性粒细胞增多。

4. 麻疹初热期取患儿口腔黏膜或鼻咽拭子涂片，如找到多核巨细胞则有助于诊断。

5. 非典型麻疹可在发病后 1 个月做血清学检查，血清抗体超过发病前 4 倍或抗体＞ 1∶160 时可以确诊。

【鉴别诊断】

本病需与幼儿急疹、风疹及猩红热相鉴别。

1. 幼儿急疹

两病均以高热不退、出疹为特征，但幼儿急疹高热 3 ～ 4 天后，热退疹出，即出疹时已不发热，且全身伴见症状较轻，发病年龄以 6 ～ 18 个月小儿多见，没有麻疹黏膜斑。麻疹病儿发热 3 ～ 4 天出疹，出疹时热度更高，全身症状重，出疹前有麻疹黏膜斑，皮疹消退后有色素沉着。

2. 风疹

风疹是中度发热，发热半天到一天出疹，全身症状轻，伴有耳后、枕后、颈部淋巴结肿大，没有麻疹黏膜斑，疹消后没有色素沉着。

3. 猩红热

猩红热是发热数小时内即可出现皮疹，24 小时可遍及全身，临床以发热、咽峡炎、全身弥漫性猩红色皮疹和疹退后皮肤脱屑为特征。

【治疗】

1. 辨治要点

（1）首先要辨顺证与逆证

顺证辨表里，逆证辨脏腑，便可掌握疾病的轻重和预后。若病情按顺证三期初热期、出疹期和收没期，顺利演变则为顺证，若见疹发不畅，麻毒闭肺、麻毒攻喉、毒陷心肝等见证，则为逆证。

（2）治疗原则

以“麻不厌透”“麻喜清凉”为治病法则。

2. 证治分类

（1）邪犯肺卫证（初热期）

证候：发热咳嗽，微恶风寒，喷嚏流涕，咽喉肿痛，两目红赤，泪水汪汪，畏光羞明，神烦哭闹，纳减口干，小便短少，大便不调。发热第 2 ～ 3 天，口腔两颊黏膜红赤，贴近臼齿处可见麻疹黏膜斑，周围红晕。舌质偏红，舌苔薄白或薄黄，脉象浮数。

治法：辛凉透表，清宣肺卫。

主方：宣毒发表汤加减。

常用中成药：银翘解毒颗粒、清开灵泡腾片。

（2）邪入肺胃证（出疹期）

证候：壮热持续，起伏如潮，肤有微汗，烦躁不安，目赤眵多，咳嗽阵作，皮疹布发，疹点由细小稀少而逐渐稠密，疹色先红后暗，皮疹凸起，触之碍手，压之退色，大便干结，小便短少。舌质红赤，舌苔黄腻，脉数有力。

治法：清凉解毒，透疹达邪。

主方：清解透表汤加减。

常用中成药：清热解毒口服液。

（3）阴津耗伤证（收没期）

证候：麻疹出齐，发热渐退，精神疲倦，夜睡安静，咳嗽减轻，胃纳增加，皮疹依次渐回，皮肤可见糠麸样脱屑，并有色素沉着。舌红少津，舌苔薄净，脉细无力或细数。

治法：养阴益气，清解余邪。

主方：沙参麦冬汤加减。

常用中成药：养阴清肺糖浆。

【转诊原则】

发现疑似病例立即隔离并转诊传染病医院。

【预防保健】

1. 易感儿进行麻疹减毒活疫苗预防接种，有明显麻疹接触史者，应及时注射丙种球蛋白，并检疫观察 3 周。

2. 麻疹流行期间，避免去公共场所及探亲访友。对麻疹患者应做到早诊断、早报告、早隔离、早治疗，患儿隔离至出疹后 5 ～ 6 天，并发肺炎者，延长隔离至出疹后 10 天。

3. 患儿应卧床休息，居室空气要流通，保持适当温度和湿度，有畏光症状时室内光线要柔和。

4. 注意补充水分，给予易消化、富含营养的食物。

5. 保持患儿皮肤、眼睛、鼻腔及口腔的清洁，勤换内衣，注意消毒。

【健康教育】

1. 控制传染源，发现麻疹患儿应立即隔离至出疹后 5 天，合并肺炎者延长隔离至出疹后 10 天。一般对接触者宜隔离观察 14 天，已做过免疫接种者观察 4 周。

2. 切断传播途径。

3. 保护易感儿，按计划接种麻疹减毒活疫苗。在流行期间有麻疹接触史者，可及时注射丙种球蛋白以预防麻疹的发病。

第十八节　幼儿急疹

【概述】

幼儿急疹是因感受时行邪毒（人疱疹病毒 6、7 型）引起的一种婴幼儿期常见的发疹性疾病。临床以急起发热，持续高热 3 ～ 5 天，热退疹出为特点，由于皮疹形似麻疹，且病发于婴幼儿，故中医称为“奶麻”。本病一年四季均可发生，好发于冬春季节。多见于 6 ～ 18 个月婴幼儿。患儿多能顺利出疹，极少有合并症，预后良好。

发病主要机理为时行邪毒由口鼻而入，侵袭肺卫，郁于肌表，与气血相搏，邪毒外泄，疹透于肌肤所致。

【诊断】

1. 多发生于 2 岁以下的婴幼儿。

2. 骤起高热，发热持续 3 ～ 4 天，体温多达 39 ～ 40℃或更高，但全身症状轻微。

3. 身热始退，或热退稍后，即出现玫瑰红色皮疹。皮疹以躯干、腰部、臀部为主，面部及肘、膝关节等处较少。皮疹出现 1 ～ 2 天后即消退，疹退后无脱屑及色素沉着。

4. 血象检查：白细胞计数减少，淋巴细胞分类计数较高。

【鉴别诊断】

本病需与麻疹、风疹及猩红热相鉴别。

1. 麻疹

两病均以高热不退、出疹为特征，但麻疹患儿发热 3 ～ 4 天出疹，出疹时热度更高，全身症状重，出疹前有麻疹黏膜斑，皮疹消退后有色素沉着。幼儿急疹高热 3 ～ 4 天后，热退疹出，全身伴见症状较轻，发病年龄以 6 ～ 18 个月小儿多见，没有麻疹黏膜斑。

2. 风疹

风疹是中度发热，发热半天到一天出疹，全身症状轻，伴有耳后、枕后、颈部淋巴结肿大，没有麻疹黏膜斑，疹消后没有色素沉着。

3. 猩红热

猩红热是发热数小时内即可出现皮疹，24 小时可遍及全身，临床以发热、咽峡炎、全身弥漫性猩红色皮疹和疹退后皮肤脱屑为特征。

【治疗】

1. 辨治要点

（1）辨证要点

病在卫分为主，可涉及气分，一般不至深入营血。病初为邪郁肌表，病在卫分或入气分，卫气同病。

（2）治疗原则

治疗以解表清热为主。邪郁肌表者，治以疏风清热，宣透邪毒；热退疹出后，治以清热生津，以助康复。

2. 证治分类

（1）邪郁肌表证

证候：骤发高热，持续 3 ～ 4 天，神情正常或稍有烦躁，饮食减少，偶有囟填，或见抽风，咽红。舌质偏红，舌苔薄黄，指纹浮紫。

治法：解表清热。

主方：银翘散加减。

常用中成药：银翘解毒颗粒、小儿热速清口服液、小儿金丹片、银黄口服液。

（2）毒透肌肤证

证候：身热已退，肌肤出现玫瑰红色小丘疹，皮疹始见于躯干部，很快延及全身，经 1 ～ 2 天皮疹消退，肤无痒感，或有口干、纳差。舌质偏红，苔薄少津，指纹淡紫。

治法：清热生津。

主方：养阴清肺汤加减。

常用中成药：养阴清肺糖浆。

【转诊原则】

1. 高热不退，需要明确诊断做病原学检查者。

2. 病情加重，或并发脑病者需要转诊。

【预防保健】

1. 及时隔离患儿至出疹后 5 天，在婴幼儿集体场所，如幼儿园，发现可疑患儿应隔离观察 7 ～ 10 天。

2. 婴幼儿患病期间，宜安静休息，注意避风寒、防感冒。

3. 饮食宜清淡，容易消化，忌油腻，适当多饮水。

4. 持续高热患儿可做物理降温，防止发生高热惊厥。

【健康教育】

1. 保护易感儿，婴幼儿应尽量减少去公共场所。

2. 提倡母乳喂养。

第十九节　风疹

【概述】

风疹是感受风疹时邪（风疹病毒），以轻度发热，咳嗽，全身皮肤出现细沙样玫瑰色斑丘疹，耳后及枕部臖核（淋巴结）肿大为特征的一种急性出疹性传染病。

本病属于中医“风疹”“瘾疹”“风痧”之类，其发病是由时邪从口鼻而入，与气血相搏，正邪相争，发于肌肤所致。本病多见于 1 ～ 5 岁小儿，一年四季均可发生，但冬春季节好发，且可造成流行。

【诊断】

1. 病史

有与确诊的风疹患者接触史。

2. 临床表现

疹前期，时间较短，1/2 ～ 1 天，发热，耳后、枕后、颈部淋巴结肿大或结膜炎。出疹期，全身皮肤在起病 1 ～ 2 天内出现红色斑丘疹，出疹 2 ～ 3 天皮疹消退，无脱屑，无色素沉着。

3. 实验室诊断

血常规可见白细胞计数正常或稍低，淋巴细胞相对增多。分离风疹病毒；1 个月内未接种过风疹疫苗而在血清中查到风疹 IgM 抗体；恢复期患者血清风疹 IgG 抗体滴度较急性期有 4 倍或 4 倍以上升高，或急性期抗体阴性而恢复期抗体阳性。

【鉴别诊断】

本病应与麻疹、幼儿急疹鉴别（见“麻疹”）。

【治疗】

1. 辨治要点

（1）辨证要点

邪犯肺卫属轻症，病在肺卫，以轻度发热，精神安宁，疹色淡红，分布均匀为特点。邪犯气营属重症，以壮热烦渴，疹色鲜红或紫暗，分布密集为特点。

（2）治疗原则

基本法则为疏风清热。轻症邪犯肺卫，治以疏风解表清热；重症邪入气营，治以清气凉营解毒。

2. 证治分类

（1）邪犯肺卫证

证候：发热恶风，喷嚏流涕，轻微咳嗽，皮疹先起于头面、躯干，随即遍及四肢，分布均匀，疹点稀疏细小，疹色淡红，一般 2 ～ 3 日渐见消退，肌肤轻度瘙痒，耳后及枕部臖核肿大触痛。舌质偏红，舌苔薄白，或见薄黄，脉象浮数。

治法：疏风解表清热。

主方：银翘散加减。

常用中成药：银翘解毒颗粒、板蓝根颗粒、金莲清热泡腾片。

（2）邪入气营证

证候：壮热口渴，疹色鲜红或紫暗，疹点稠密，甚至可见皮疹融合成片或成片皮肤猩红，小便短黄，大便秘结。舌质红赤，舌苔黄糙，脉象洪数。

治法：清气凉营解毒。

主方：透疹凉解汤加减。

常用中成药：小儿金丹片、清开灵颗粒。

【转诊原则】

1. 诊断不明，高热不退，皮疹加重需要转诊。

2. 出现高热、头痛剧烈、呕吐需要转诊。

【预防保健】

1. 一般可不必采取隔离措施，但在易感儿群集的地方，则须适当隔离，可隔离至出疹后5天。

2. 患儿在出疹期间不宜外出，防止交叉感染。

3. 注意休息与保暖，多饮开水，对体温较高者可做物理降温。

4. 皮肤瘙痒者，不要用手挠抓，防止损伤皮肤导致感染。衣服宜柔软宽松。

5. 患儿应注意休息，饮食宜富含营养和容易消化，供给足够水分，保持室内适宜温、湿度。

6. 饮食需清淡而易于消化，不宜吃辛辣、煎炸爆炒等食物。

【健康教育】

1. 风疹流行期间，不要带易感儿去公共场所。

2. 小儿有与风疹患者密切接触史，可口服板蓝根颗粒预防发病。

3. 保护孕妇，尤其在妊娠早期（妊娠3个月内），应避免与风疹患者接触。

4. 接种风疹疫苗，对儿童及婚前女子进行接种，具有预防风疹的效果。

第二十节　猩红热

【概述】

猩红热是感受时行邪毒（A族乙型溶血性链球菌）引起的急性发疹性疾病。临床以发热，咽喉肿痛或伴腐烂，全身布发猩红色皮疹，疹后脱屑脱皮为特征。本病属于中医“温病”范围，因具有强烈的传染性，故称为“疫疹”“疫疹”，又因其见症咽喉肿痛腐烂，皮肤色赤猩红，皮疹细小如沙，故又称“烂喉痧”“烂喉丹痧”。发病是由外感时行邪毒，从口鼻侵入人体，蕴于肺胃二经。正邪相争，郁于肺卫；邪毒入里，蕴于肺胃。

猩红热一年四季都可发生，但以冬春两季为多。任何年龄都可发病，2 ～ 8 岁儿童发病率较高。少数病例可并发心悸、水肿、痹证等疾病。

【诊断】

1. 病史

有与猩红热患者接触史。

2. 临床表现

起病急骤，发热，咽峡炎，草莓舌。发病 1 ～ 2 天内出现猩红热样皮疹，皮肤呈弥漫性充血潮红，其间有针尖大小猩红色疹点，压之退色，亦可呈“鸡皮疹”或“粟粒疹”。皮肤皱褶处有密集的红点疹。呈皮折红线（即帕氏线）。有杨梅舌和口周苍白。2 ～ 5 天后皮疹消退，疹退后皮肤有脱屑或脱皮。

3. 实验室检查

血常规中白细胞计数可达（10 ～ 20）$\times 10^9$/L 或更高，中性粒细胞可达 75%～ 90%，有时可见到中毒颗粒；C 反应蛋白升高。咽拭子或脓液培养，分离出 A 族乙型溶血性链球菌。

【鉴别诊断】

1. 与麻疹、风疹、幼儿急疹鉴别

见“麻疹”。

2. 金黄色葡萄球菌感染

金黄色葡萄球菌感染后致咽炎和败血症，可发生与猩红热同样的皮疹，但皮疹持续时间短暂，无脱皮，且常有局部和迁延性病灶，细菌培养结果不同。

3. 川崎病

发热持续时间较长，可有草莓舌，猩红热样皮疹，同时伴有眼结膜充血、口唇干裂，一过性颌下淋巴结肿大及指（趾）末端膜状或套状脱皮，可引起冠状动脉病变，病原学检查阴性，抗感染治疗无效。

4. 药物疹或其他过敏性疾病　某些药物如苯巴比妥、安替比林、阿托品等药都有引起猩红热样弥漫性皮疹的可能。但这类疾病缺乏全身症状，而且多有最近服药和接触过敏原的病史。

【治疗】

1. 辨治要点

（1）辨证要点

猩红热的发病与病情演变符合温病的卫气营血的传变规律，应将病情分期与卫气营血辨证相结合。

初期卫分证（肺卫表证），以发热、恶寒、咽喉肿痛、痧疹隐现为主症。

出疹期气营同病，以壮热口渴，咽喉糜烂有白腐，皮疹猩红如丹或紫暗如斑，舌光红为主症。

恢复期疹后阴伤证，以口渴唇燥，皮肤脱屑，舌红少津为主症。

（2）治疗原则

治疗以清热解毒，清利咽喉为基本法则。病初邪在表，宜辛凉宣透，清热利咽；出疹期毒在气营，宜清气凉营，泻火解毒；恢复期疹后伤阴，宜养阴生津。若发生心悸、痹证、水肿等病证，则参照有关病证辨证治疗。

2. 证治分类

（1）邪侵肺卫证

证候：发热骤起，头痛畏寒，肌肤无汗，咽喉红肿，吞咽疼痛，皮肤潮红，痧疹隐隐。舌质红，苔薄白或薄黄，脉浮数有力。

治法：辛凉宣透，清热利咽。

主方：解肌透痧汤加减。

常用中成药：银翘解毒颗粒、小儿清咽冲剂、金莲清热泡腾片、蒲地蓝消炎口服液。

（2）毒炽气营证

证候：壮热不解，烦躁口渴，咽喉肿痛，伴有糜烂白腐，皮疹密布，色红如丹，甚则色紫如瘀点。疹由颈、胸开始，继而弥漫全身，压之退色。见疹后的1～2天舌苔黄糙，舌质起红刺，3～4天后舌苔剥脱，舌面光红起刺，状如草莓。脉数有力。

治法：清气凉营，泻火解毒。

主方：凉营清气汤加减。

常用中成药：小儿金丹丸、清开灵泡腾片、小儿牛黄颗粒。

（3）疹后阴伤证

证候：丹痧布齐后1～2天，身热渐退，咽部糜烂疼痛减轻，或见低热，唇干口燥，或伴有干咳，食欲不振。舌红少津，苔剥脱，脉细数。约2周后可见皮肤脱屑、脱皮。

治法：养阴生津，清热润喉。

主方：沙参麦冬汤加减。

常用中成药：生脉饮口服液。

3. 其他疗法

（1）针刺疗法

取穴风池、天柱、合谷、曲池、少商、膈俞、血海、三阴交。用泻法，每日 1 次。

（2）抗生素治疗

首选青霉素，如青霉素过敏，可用红霉素或头孢菌素。疗程 7 ～ 10 天。中毒症状严重者可加大剂量静脉给药。

【转诊原则】

1. 诊断不明、高热不退需要转诊。

2. 出现严重的毒血症、中毒性心肌炎和感染性休克需要转诊。

【预防保健】

1. 隔离传染源：猩红热患者及患急性咽炎、扁桃体炎的患者都是传染源，发现猩红热患者应及时隔离，至临床症状消失，咽拭子培养链球菌阴性时解除隔离。对密切接触的易感人员应隔离 7 ～ 12 天。密切接触的带菌者，也应隔离，并同时用青霉素治疗。

2. 切断传播途径：流行期间，禁止小儿去公共场所，接触患者要戴口罩，对患者的污染物、分泌物及时消毒处理。

3. 保证患儿充分休息，高热期间，需卧床休息，热退时也不宜过多活动，以防并发症的发生。多饮开水，饮食以流质或半流质为宜。

4. 注意皮肤与口腔清洁，用淡盐水含漱或一枝黄花煎汤含漱，每日 2 ～ 3 次；皮肤保持清洁。皮肤瘙痒者不可抓挠，脱皮时不可撕扯。

【健康教育】

1. 居室要经常保持空气流通，但要避免直接吹风，注意定时消毒。

2. 易感儿要减少去公共场所的机会。

第二十一节　水痘

【概述】

水痘是由水痘时邪（水痘－带状疱疹病毒）引起的一种传染性强的出疹性疾病，以发热，皮肤黏膜分批出现皮疹，丘疹、疱疹、结痂同时存在为主要特征。因其疱疹内含水液，形态椭圆，状如豆粒，故名水痘。

本病一年四季均可发生，以冬春二季发病率高。任何年龄小儿皆可发病，90%为10岁以下小儿，以6～9岁儿童最为多见。本病一般预后良好。

（水痘诊断指南）

发病主要是由水痘时邪从口鼻而入，蕴郁肺脾，夹湿透于肌表，发为水痘。

【诊断】

1. 病史

起病2～3周前有水痘接触史。

2. 临床表现

初起发热，流涕，咳嗽，1～2天周身可见疱疹，以躯干部为主。疱疹呈椭圆形，大小不一，内含水液，周围红晕常伴有瘙痒，结痂后不留瘢痕。皮疹分批出现，在同一时期，丘疹、疱疹、干痂并见，结痂脱落后不留瘢痕。

3. 血常规检查

白细胞计数大都正常或偏低。

4. 病原学检查

使用单抗－免疫荧光法检测病毒抗原，敏感性较高，有助于病毒学诊断。用抗膜抗原荧光试验、免疫黏附血凝试验，或酶联免疫吸附试验检测抗体，在出疹1～4天后即出现，2～3周后滴度增加4倍以上即可确诊。刮取新鲜水疱基底物，用瑞氏染色找到多核巨细胞和核内包涵体，可供快速诊断。

【鉴别诊断】

1. 脓疱疮

好发于炎热夏季，多见于头面部及肢体暴露部位，病初为疱疹，很快成为脓疱，疱液浑浊。疱液可培养出细菌。

2. 丘疹样荨麻疹

本病多见于婴幼儿，系皮肤过敏性疾病，皮疹多见于四肢，可分批出现，为红色丘疹，顶端有小水疱，壁较坚实，痒感显著，周围无红晕，不结痂。

3. 手足口病

本病皮疹多以疱疹为主，疱疹出现的部位以口腔、臀部、手掌、足底为主，疱疹分布以离心性为主。

【治疗】

1. 辨治要点

（1）辨证要点

本病要辨轻重及变证。

轻症：凡痘疹小而稀疏，色红润，疱浆清亮，或伴有微热、流涕、咳嗽等为轻症。

重症：痘疹大而密集，色赤紫，疱浆浑浊，伴有高热、烦躁等为重症。

变证：病重者易出现邪陷心肝、邪毒闭肺之变证。

（2）治疗原则

清热解毒化湿为基本原则。根据不同的证型分别治以疏风清热、利湿解毒，清气凉营、解毒渗湿。对邪陷心肝，邪毒闭肺之变证，则治以清热解毒，镇惊开窍，开肺化痰之法。

2. 证治分类

（1）邪伤肺卫证

证候：发热轻微，或无热，鼻塞流涕，喷嚏，咳嗽，起病后 1 ～ 2 天出皮疹，疹色红润，胞浆清亮，根盘红晕，皮疹瘙痒，分布稀疏，此起彼伏，以躯干为多。舌苔薄白，脉浮数。

治法：疏风清热，利湿解毒。

主方：银翘散加减。

常用中成药：板蓝根颗粒、银翘解毒颗粒。

（2）邪炽气营证

证候：壮热不退，烦躁不安，口渴欲饮，面红目赤，皮疹分布较密，疹色紫暗，疱浆浑浊，甚至可见出血性皮疹、紫癜，大便干结，小便短黄。舌红或绛，苔黄糙而干，脉数有力。

治法：清气凉营，解毒化湿。

主方：清胃解毒汤加减。

常用中成药：清瘟解毒丸、黄栀花口服液。

3. 其他疗法

（1）苦参15g，芒硝10g，浮萍10g。煎水外洗，每日2次。用于水痘皮疹较密，瘙痒明显者。

（2）青黛5g，煅石膏15g，滑石15g，黄柏15g，冰片5g，黄连5g。共研细末，和匀，拌油适量，调搽患处。每日1次。用于水痘疱浆浑浊或疱疹破溃者。

【转诊原则】

出现壮热不退，神志模糊，甚至昏迷、抽搐等需要转诊。

【预防保健】

1. 要经常保持室内空气流通、新鲜，注意避风寒，防止复感外邪。

2. 饮食易消化、清淡，多饮温开水。

3. 要保持皮肤清洁，勤换内衣，剪短手指甲，或戴连指手套，以防抓破疱疹，减少继发感染。

4. 水痘急性期应卧床休息，注意水分和营养的补充，不宜吃辛辣、肥腻的食物。

5. 对使用大剂量肾上腺皮质激素、免疫抑制剂患儿，以及免疫功能受损、恶性肿瘤患儿，在接触水痘72小时内可肌内注射水痘－带状疱疹免疫球蛋白，以预防感染本病。

【健康教育】

1. 控制传染源，一般水痘患者应在家隔离治疗至疱疹全部结痂。消毒患者呼吸道分泌物和被污染的用品。托幼机构宜用紫外线消毒。带状疱疹患者不必隔离，但应避免与易感儿及孕妇接触。

2. 保护易感儿，进行水痘减毒活疫苗的接种有较好预防效果。用水痘－带状疱疹免疫球蛋白肌内注射进行被动免疫，主要适用于有细胞免疫缺陷者、免疫抑制剂治疗者、患有严重疾病者（如白血病、淋巴瘤及其他恶性肿瘤等）或易感孕妇及体弱者，亦可用于控制、预防医院内水痘暴发流行。

第二十二节　流行性腮腺炎

【概述】

流行性腮腺炎是由时行邪毒（腮腺炎病毒）引起的一种急性传染病。临床以发热、耳下腮部肿胀疼痛为主要特征。中医称之为“痄腮”，发病主要病因为感受时行邪毒。主要病机为邪毒壅阻少阳经脉，与气血相搏，凝滞于耳下腮部。本病一年四季均可发生，以冬春两季易于流行。多发于 3 岁以上儿童，2 岁以下婴幼儿少见。

本病一般预后良好。少数患儿因素体虚弱或邪毒炽盛，可见邪陷心肝、毒窜睾腹之变证。感染本病后可获终身免疫。

【诊断】

（流行性腮腺炎诊断指南）

1. 病史

发病前 2 ～ 3 周有与流行性腮腺炎患者接触史。

2. 临床表现

初病时可有发热。腮腺肿大以耳垂为中心，向前、后、下扩大，边缘不清，触之有弹性感、疼痛感。常一侧先肿大，2 ～ 3 天后对侧亦出现肿大。腮腺管口红肿，或同时有颌下腺肿大。

3. 并发症

可并发脑膜脑炎、睾丸炎、卵巢炎、胰腺炎等。

4. 血常规检查

血白细胞计数正常或偏低，淋巴细胞相对增高，继发细菌感染者血白细胞计数及中性粒细胞均增高。

5. 血清和尿淀粉酶测定

血清及尿中淀粉酶活性增高，与腮腺肿胀相平行，2 周左右恢复至正常。

6. 病原学检查

从患儿唾液、脑脊液、尿或血中可分离出腮腺炎病毒。用补体结合试验或 ELISA 法检测抗 V（Virus）和抗 S（Soluble）两种抗体，抗 S 抗体在疾病早期的阳性率为 75%，可作为近期感染的证据，6 ～ 12 个月逐渐下降消失，病后 2 年达最低水平并持续存在。

【鉴别诊断】

1. 化脓性腮腺炎

多为一侧腮腺肿大，局部皮肤泛红，疼痛剧烈，拒按；按压腮部可见口腔内腮腺管口有脓液溢出；无传染性；血白细胞计数及中性粒细胞增高。

2. 其他病毒性腮腺炎

流感病毒、副流感病毒、巨细胞包涵体病毒、艾滋病病毒等都可引起腮腺肿大，可依据病毒分离加以鉴别。

3. 其他原因的腮腺肿大

慢性消耗性疾病、营养不良及结石阻塞唾液管均可引起腮腺导管阻塞致腮腺肿大，一般不伴急性感染症状，局部也无明显疼痛和压痛。

【治疗】

1. 辨治要点

（1）辨证要点

本病需辨本证与变证。本证：凡发热、耳下腮肿，但无神志障碍，无抽搐，无睾丸肿痛或少腹疼痛者，病在少阳经为主。变证：高热不退、神志不清、反复抽搐，或睾丸肿痛、少腹疼痛者，病在少阳、厥阴二经。

（2）治疗原则

以清热解毒，软坚散结为基本法则。本病宜采用内服药物与外治法结合治疗，有助于腮部肿胀的消退。

2. 证治分类

（1）邪犯少阳证

证候：轻微发热恶寒，一侧或双侧耳下腮部漫肿疼痛，咀嚼不便，或有头痛、咽红、纳少。舌质红，苔薄白或薄黄，脉浮数。

治法：疏风清热，散结消肿。

主方：银翘散加减。

常用中成药：腮腺炎片、小儿清咽颗粒、金莲清热泡腾片。

（2）热毒蕴结证

证候：高热，一侧或两侧耳下腮部肿胀疼痛，坚硬拒按，张口咀嚼困难，或有烦躁不安，口渴欲饮，头痛，咽红肿痛，颌下肿块胀痛，纳少，大便秘结，尿少而黄。舌质红，舌苔黄，脉滑数。

治法：清热解毒，软坚散结。

主方：普济消毒饮加减。

常用中成药：清热解毒口服液、蒲地蓝消炎口服液。

3. 其他疗法

（1）外治法

①如意金黄散：适量，以醋或茶水调，外敷患处，每日 1 ～ 2 次。用于腮部肿痛。已破溃者禁止外用。

②玉枢丹：每次 0.5 ～ 1.5g，以醋或水调匀，外敷患处，每日 2 次。用于腮部肿痛。已破溃者禁止外用。

③新鲜仙人掌：每次取一块，去刺，洗净后捣泥或切成薄片，贴敷患处，每日 2 次。用于腮部肿痛。

④新鲜败酱草：每次 50g，煎汤熏洗患处，每日 2 次。用于腮部肿痛及毒窜睾腹变证。

（2）针灸疗法

针刺取翳风、颊车、合谷、外关。高热配曲池、大椎，睾丸肿痛配太冲、血海、三阴交。用泻法，强刺激，每日 1 次。用于腮部肿痛及毒窜睾腹之变证。

【转诊原则】

并发脑病、睾丸炎、急性胰腺炎等变证时，需要转诊。

【预防保健】

1. 患儿应按呼吸道传染病隔离至腮肿完全消退 5 天左右为止，有接触史的易感儿应检疫观察 3 周。

2. 本病流行期间，少去公共场所，避免感染。

3. 预防的重点是应用疫苗进行主动免疫。目前采用麻疹、风疹、腮腺炎三联疫苗，接种后 96%以上可产生抗体。

4. 患儿发热期间应卧床休息，禁食肥腻之品，尤其避免酸辣等刺激性食物，并以流食、半流食为宜，注意口腔卫生，多饮开水。

5. 居室应空气流通，避免复感外邪。

6. 进入青春期的男性患儿，若已经并发睾丸炎可应用软纸及丁字带托住阴囊。

【健康教育】

1. 控制感染源，发现病儿应隔离，隔离至腮肿完全消退 5 天左右为止，有接触史的易感儿应检疫观察 3 周。

2. 切断传播途径。

3. 保护易感儿，接种疫苗进行主动免疫。

第二十三节 手足口病

【概述】

手足口病是由于感受时行邪毒（肠道病毒）引起的急性发疹性时行病。临床以手、足掌跖、臀及口腔疱疹，或伴有发热为特征。中医学认为本病主要病因为感受时行邪毒，其病变部位在肺脾二经。本病一年四季均可发生，但以夏秋季节为多见。任何年龄均可发病，常见于5岁以下小儿。本病传染性强，可经消化道、呼吸道传播，易引起流行。一般预后较好，少数重症患儿可合并心肌炎、脑炎、脑膜炎等，甚或危及生命。

【诊断】

1. 病史：病前1～2周有手足口病接触史。

2. 急性起病，发热，口腔硬腭、颊部、齿龈、唇内及舌部出现散在疱疹，疼痛，破溃后形成小的溃疡，皮肤斑丘疹，呈离心性分布，以手足部多见，疱疹呈圆形或椭圆形扁平凸起，如米粒至豌豆大，质地较硬，多不破溃，内有浑浊液体，周围绕以红晕，其数目少则几个，多则百余个。疱疹长轴与指、趾皮纹走向一致。少数患儿臂、腿、臀等部位也可出现，但躯干及颜面部极少。疱疹一般7～10天消退，疹退后无瘢痕及色素沉着。可伴头痛、咳嗽、流涕、口痛、纳差、恶心、呕吐、泄泻等症状。一般体温越高，病程越长，则病情越重。

3. 血常规检查：血白细胞计数正常，淋巴细胞和单核细胞比值相对增高。

4. 咽拭子或粪便可分离出肠道病毒。

【鉴别诊断】

1. 水痘

由感受水痘病毒所致。疱疹较手足口病稍大，呈向心性分布，躯干、头面多，四肢少，疱壁薄，易破溃结痂。疱疹多呈椭圆形，其长轴与躯体的纵轴垂直，特点是在同一时期、同一皮损区斑丘疹、疱疹、结痂并见。

2. 疱疹性咽峡炎

可由柯萨奇病毒感染引起，多见于5岁以下小儿，起病较急，常突发高热、流涕、口腔疼痛甚或拒食，体检可见软腭、悬雍垂、腭舌弓、扁桃体、咽后壁等口腔后部出现灰白色小疱疹，1～2天内疱疹破溃形成溃疡，颌下淋巴结可肿大，但很少累及颊黏膜、舌、龈以及口腔以外部位皮肤，可资鉴别。

3. 口蹄疫

由口蹄疫病毒引起，目前有7个血清型、65个亚型。主要侵犯猪、牛、马等家畜。对人虽然可致病，但不敏感。一般发生于畜牧区，成人牧民多见，四季均有。口腔黏膜疹易融合成较大溃疡，手背及指、趾间有疹子，有痒痛感。

【治疗】

1. 辨治要点

（1）本病要辨轻症与重症

轻症：病程短，疱疹仅现于手足掌心及口腔部，疹色红润，稀疏散在，根盘红晕不著，疱液清亮，全身症状轻微，或伴低热、流涕、咳嗽、口痛、流涎、恶心、呕吐、泄泻等肺、脾二经症状。重症：病程长，疱疹除手足掌心及口腔部外，四肢、臀部等其他部位也可累及，疹色紫暗，分布稠密，或成簇出现，根盘红晕显著，疱液浑浊，全身症状较重，常伴高热、烦躁、口痛、拒食等，甚或出现邪毒内陷、邪毒犯心等心、肝经证候。

（2）治疗原则

以清热祛湿解毒为原则。轻症治以宣肺解表，清热化湿；重症宜分清湿重、热重。偏湿盛者，治以利湿化湿为主，佐以清热解毒，若出现邪毒内陷或邪毒犯心者，又当配伍镇痉开窍、益气养阴、活血祛瘀等法。

2. 证治分类

（1）邪犯肺脾证

证候：发热或无发热，或流涕咳嗽，纳差恶心，呕吐泄泻，口腔疱疹，或溃后溃疡，疼痛流涎，不欲进食，手足掌心出现米粒至豌豆大斑丘疹，并迅速转为疱疹，分布稀疏，疹色红润，根盘红晕不著，疱液清亮。舌质红，苔薄黄腻，脉浮数。

治法：宣肺解表，清热化湿。

主方：甘露消毒丹加减。

常用中成药：清热解毒口服液。

（2）湿毒内盛证

证候：身热持续，烦躁口渴，小便黄赤，大便秘结，手足、口部及四肢、臀部疱疹，痛痒剧烈，甚或拒食，疱疹色泽紫暗，分布稠密，或成簇出现，根盘红晕显著，疱液浑浊。舌质红绛，苔黄厚腻或黄燥，脉滑数。

治法：清热凉营，解毒祛湿。

主方：清瘟败毒饮加减。

常用中成药：清瘟解毒丸、清胃黄连丸、安宫牛黄丸。

3. 其他疗法

（1）西瓜霜、冰硼散、珠黄散

任选1种，涂搽口腔患处，每日2次。

（2）金黄散、青黛散

任选1种，麻油调，敷于手足疱疹患处，每日2次。

【转诊原则】

1. 诊断不明、高热不退需要转诊。

2. 出现中毒性心肌炎、脑病、脑膜炎和休克等严重的并发症需要转诊。

【预防保健】

1. 本病流行期间，勿带孩子去公共场所，发现疑似患者，应及时进行隔离，对密切接触者应隔离观察7～10天，并给板蓝根颗粒冲服。

2. 对被污染的日常用品、食具等应及时消毒处理，患儿粪便及其他排泄物可用3%漂白粉澄清液浸泡，衣物置阳光下曝晒，室内保持通风换气。

3. 注意饮食起居，合理供给营养，保证充足睡眠，避免阳光曝晒，防止过度疲劳降低机体抵抗力。

4. 患病期间，宜给清淡无刺激的流质或软食，多饮开水，进食前后可用生理盐水或温开水漱口，以减轻食物对口腔的刺激。

5. 注意保持皮肤清洁，对皮肤疱疹切勿挠抓，以防溃破感染。对已有破溃感染者，可用金黄散或青黛散麻油调后撒布患处，以收敛燥湿，助其痊愈。

6. 密切观察病情变化，及早发现邪毒内陷及邪毒犯心等并发症。

【健康教育】

注意搞好个人卫生，养成饭前便后洗手的习惯。

（手足口病指南）

第八篇　骨伤科

【学习提要】

本篇共分六章，包括皮肤挫裂伤、软组织损伤、颈腰椎疾病、骨关节疾病、骨质疏松症、骨伤科疾病常用牵引方法及康复指导。全科医师应掌握社区常见骨伤科中医学的鉴别诊断、证治分类、转诊原则，熟悉其中医学概念、其他疗法、养生与康复、健康教育等，掌握腰椎、颈椎的牵引方法、皮肤挫裂伤的证治分类、开放伤口的观察和处理。了解肉芽组织的区分和处理、骨质疏松症的辅助检查。

第一章　皮肤挫裂伤

【概述】

皮肤挫裂伤是机械性致伤因素作用于机体，所造成的皮肤组织结构完整性破坏或功能障碍。皮肤保持完整无开放性伤口，称挫伤，属于闭合伤；有皮肤破损者称撕裂伤，属于开放伤。临床上皮肤挫裂伤常伴随其他如骨折、脱位、内脏破裂等出现，必须及时清创修复，清除感染源，改善局部情况，为进一步治疗做好准备。

1. 根据致伤因素可分为挤压伤、刃器伤、火器伤、冲击伤、爆震伤及多种因素所致的复合伤反应等；根据受伤部位可分为颅脑伤、颌面部伤、颈部伤、胸背部伤、腹腰部伤、四肢伤等。

2. 在致伤因素的作用下，机体迅速产生各种局部和全身性防御性反应。浅部软组织挫伤多因钝性外力碰撞或打击导致部分组织细胞受损，微血管破裂出血，局部表现为炎症反应，其轻重与致伤因素的种类、作用时间、组织损害程度和性质，以及污染轻重和是否有异物存留等有关。

【临床表现】

诊断创伤主要是明确损伤的部位、性质、全身性变化及并发症，特别是损伤部位相邻或远处内脏器官是否损伤及其程度。

1. 外伤史

根据致伤原因可明确创伤类型、性质和程度，明确伤后表现及其演变过程。

2. 体格检查

伤情较重的可先着手急救，在抢救中逐步检查。

（1）浅部软组织挫伤

表现为局部疼痛、肿胀、触痛，或有皮肤发红，继而转为皮下青紫瘀斑。如浅部挫伤系由强大暴力所致时，应检查深部组织器官有无损伤。

（2）开放性伤

仔细观察伤口或创面，注意伤口形状、大小、边缘、深度及污染情况、出血性状、外露组织、异物存留及伤道位置等。重视症状明显的部位，同时应仔细寻找比较隐蔽的损伤。

【辅助检查】

血尿常规、肝功、肾功等实验室检查，诊断性穿刺及影像学检查等可进一步明确诊断。

【鉴别诊断】

本病应与慢性骨髓炎鉴别。慢性骨髓炎所形成的窦道呈反复发作，有开放性创口并长期流脓，有时流出小死骨，局部肢体增粗、变形，皮肤色素沉着。

其他尚需与扭伤、皮肤感染等相鉴别。

【治疗】

1. 辨治要点

通过药物治疗，调和脏腑阴阳，使气血流畅，纠正因受伤或感染而引起的局部器官乃至全身组织的生理紊乱，积极治疗原发病、并发症与继发症，促进创伤的痊愈。

2. 证治分类

（1）热毒注骨证

伤口感染，热毒深蕴于内，伏结入骨成脓。

治法：清热解毒凉血。

主方：五味消毒饮合黄连解毒汤加减。

常用中成药：犀角地黄丸。

（2）气滞血瘀证

外伤致血瘀、气滞，血行不畅，营卫失调，闭而不通，骨失所养，伤口瘀肿疼痛。

治法：活血化瘀，行气止痛。

主方：复元活血汤或活血止痛汤加减。

常用中成药：血府逐瘀胶囊。

3. 外治法

（1）闭合性浅部软组织挫伤

常用物理疗法，如伤后初期局部可用冷敷，12 小时后改用热敷或红外线治疗，或包扎制动，还可选用云南白药气雾剂等。少数挫伤形成血肿时，可加压包扎。头部、颈部、胸部、腹部等的闭合性创伤，都可能造成深部软组织器官的损伤，必须仔细检查，明确诊断，采取相应的治疗措施。

（2）开放伤口的观察和处理

开放伤口往往是感染伤口，由于局部感染情况的转化可分为三个不同的时期。

①炎症进行期：此期伤口分泌物为脓性，量也较多，伤口边缘红肿不齐，有压痛。创底可有坏死组织，不平，此期务必保持引流通畅，加强药液湿敷，必要时每日换药 2 次。

②炎症停止期：分泌物常为淡脓性或浆性，无臭味，量少，边缘红肿及压痛消失，创底常有一层薄薄的分泌物，水肿消失，尚可见少量肉芽。此期可以湿敷与油纱引流交替使用。

③痊愈期：创面有薄层纤维素膜，色淡黄，量少，无臭，伤口边缘可见三圈。外圈白色或灰白色，为生长的上皮细胞；中圈为紫红色，是上皮细胞长入的边缘盖在新鲜肉芽上；内圈为一片鲜红的肉芽组织，皮肤瘙痒，系神经末梢长入所致。此期以促进生长为主，但要防止肉芽组织生长过速，可用油纱布间断固定。若创面过大，可考虑二期缝合或植皮覆盖创面。

开放伤口处理操作过程中具体注意事项：

①伤口的大小及深度：要求伤口的外口大于内口，似倒置的烧瓶状，以保持引流通畅，使肉芽由创底逐渐向上生长。若外口过小，应扩大。

②分泌物的观察和处理：

血液：须区分陈旧性积血及活动性出血。前者须区别有无继发感染，后者又可分为动脉性、静脉性及毛细血管性三种。陈旧性积血色泽极暗，当伴有臭味时，往往提示继发感染。动脉性出血呈鲜红色伴搏动性；而静脉性出血色暗红，均匀外流；毛细血管性出血如出汗般渗血。陈旧性积血应在无菌条件下穿刺抽吸，然后加压包扎，并避免继发感染，一旦感染应切开引流。活动性出血可先加压包扎，若无效，应手术止血。

脓液：应注意色泽、黏稠度、气味，以估计感染的菌种。如链球菌感染呈浅红色稀薄脓液；葡萄球菌感染呈黄色或白色稠厚脓液；大肠杆菌感染呈稠厚脓液，当合并厌氧菌感染时，呈粪臭味；绿脓杆菌感染呈中等稠度具特殊蓝绿色的脓液，有近似生姜的气味；结核性感染呈黄绿色或黄白色，内有干酪样物的稀薄脓液；气性坏疽呈血性脓液伴类似死鼠的气味，有时分泌物中夹有气泡。

（3）肉芽组织的区分和处理

①健康肉芽：肉芽鲜红、硬、无水肿、不易出血、生长平衡，创缘无堤状隆起，无坏死组织及白膜，周围有上皮向内生长。可用油纱布每隔1～2天换药1次。

②水肿性肉芽：肉芽色灰白或淡红水肿样，表面光亮而无颗粒状，往往高出皮面，触之有浮动感。处理：a. 仔细检查有无异物，常为线头或棉纤维，有无引流不畅等因素。b. 剪除高出皮面的肉芽，用3%～10%高渗盐水湿敷。c. 忌用油纱布或其他软膏制剂直接贴敷创面。

③急性肉芽炎：常因擦洗创面用力过大或肉芽面涂布强烈消毒剂或消毒不完善所致，主要表现为在新鲜肉芽表面有薄膜，并有炎性水肿，极度充血和疼痛。处理：去除病因，正规换药。

④溃疡性肉芽：肉芽污秽呈紫黑色，表面凹陷，创缘呈堤状隆起。处理：切除坏死组织，彻底清创，保持引流通畅。

（4）引流物的处理

引流物祛除的时间须视引流目的而异，不能机械地规定。通常止血用的纱条在术后36～40小时松动，3～4天后拔除。脓肿及感染性引流应根据脓液分泌量和脓腔大小来决定拔除时间。如脓液甚少，脓腔缩小到引流管大小，类似窦道一样时，拔去引流管（可用数毫升生理盐水注入脓腔，水随即流出为指征）。

4. 换药技术

（1）一般技术

揭去外敷料后，换药者用镊子取内敷料，用新洁尔灭酊棉球消毒创缘，自伤口边缘向四周扩展消毒。若为开放感染伤口，应由周围向伤口方向消毒。消毒范围应超过预计的敷料边缘以外2～3cm，根据伤口情况用生理盐水棉球拭去伤口内污物，注意切忌猛擦伤口肉芽。清洁伤口时，动作必须轻巧，既要使创面清洁，又不致损伤新生组织，若开放伤口用纱条或油纱布局部引流时，须注意将引流物放到创底，松紧适宜，不能猛塞，否则易致肉芽坏死或水肿。填塞时要使创口撑大，形成口大底小的漏斗状。

（2）伤口冲洗

深而污秽的伤口可用冲洗法。常用的冲洗液为生理盐水、双氧水溶液。较大较深的脓腔可直接经引流管或插入导尿管内冲洗抽吸。

（3）清除异物及坏死组织

所有坏死组织必须清除，但不宜牺牲健康组织。开放伤口内的异物如线头、棉纤维等应完全清除，即将愈合的伤口渗出液干后常结成凝痂，属生理性保护物，使痂皮下的愈合加速，不可将它强行撕去，但必须与脓痂区别，以防痂下积脓，引流不畅。正常痂皮为暗红色，以后逐渐变黑，按之较结实。脓痂为淡黄色或黄白色，按之较软，有“浮冰”感。

（4）敷裹

当放置外敷料后即用胶布固定，贴胶布时要注意身体各部皮肤的张力，一般与体轴垂直方向粘贴，如四肢胸腹部宜横贴，肛门处则直贴。也可按感染伤口处理。

（5）异物处理

伤后的异物在原则上应取出。感染病灶内的异物尤应及早取出，使感染顺利治愈。伤口已愈合的异物，手术以前必须确定其部位和选择适当的手术途径，避免不必要的损伤。为了预防术后感染，可酌情用抗生素和破伤风抗毒血清。某些深部的异物或数量多而分散者，如果不至损及重要组织器官，可以保留和观察。

5. 其他疗法

（1）红花油外涂

涂搽局部可活血止痛，及时包扎固定、制动以减少疼痛及出血。

（2）理筋手法

点按疼痛点和局部阿是穴。

（3）针灸

取局部周围压痛点、血瘀处点刺，以微出血为佳，辅以电针或温针，留针 20 分钟，每日 1 次。

【转诊原则】

1. 皮肤闭合伤后整体状态欠佳者。

2. 皮肤撕裂伤，有开放性创口合并骨折者。

【养生与康复】

1. 伤后肢体抬高，制动并冰敷，若有开放伤时，应及时进行清创。

2. 防寒保暖，制动，防止过度劳累和再损伤。早期创伤抬高肢体。

3. 多饮水，饮食清淡，不宜食辛辣或寒凉之品。

【健康教育】

1. 加强劳动保护教育，减少损伤发生。

2. 一旦发生损伤，及时就诊并采取正确措施，避免按摩、挤压等加重损伤的做法。

3. 开放伤后 72 小时内肌内注射破伤风血清疫苗。

【常用西药参考】

1. 根据患者具体情况，可输液防治休克。

2. 静脉点滴抗菌消炎药，应首选青霉素类或头孢类，亦可应用加替沙星、氧氟沙星类。

3. 消炎止痛药如芬必得、尼美舒利。

第二章　软组织损伤

第一节　肩关节周围炎

【概述】

肩关节周围炎是一种以单侧或双侧肩关节酸重疼痛、肩关节活动障碍为主要特征的筋伤，简称“肩周炎”。其病名较多，因睡眠时肩部受凉引起的称“漏肩风”或“肩凝症”；因肩部活动明显受限，形同冻结而称“冻结肩”；因该病多发于50岁左右，故又称“五十肩”，本病属中医“痹证”范畴。内因多为五旬之人，肝肾渐衰、肾气不足、气血虚亏、筋肉失于濡养；外因为外伤劳损、风寒湿邪侵袭肩部而致气血阻滞。

【临床表现】

多数患者呈慢性发病，少数有外伤史。初时肩周微有疼痛，常不引起注意。1～2周后，肩部酸痛逐渐加重，日轻夜重，肩关节活动受限。外伤诱发者，因外伤后肩关节外展功能迟迟不能恢复，且肩周疼痛持续不愈，甚至加重。

检查肩部肿胀不明显，肩前、后、外侧均可有压痛，病程长者可见肩臂肌肉萎缩，尤以三角肌为明显。肩外展试验阳性，肩关节粘连。

此病病程较长，持续1～2年。根据不同病理过程和病情状况，可将本病分为急性疼痛期、粘连僵硬期和缓解恢复期。

【辅助检查】

X线检查多属阴性。有时可见骨质疏松、冈上肌腱钙化或大结节处有密度增高的阴影。

【鉴别诊断】

本病可与神经根型颈椎病鉴别。颈椎病之颈痛伴有肩臂放射痛，但在肩臂部往往无明显压痛点，有颈部疼痛和活动障碍，但肩部活动尚可。必要时可加摄颈椎 X 线片鉴别。尚需与肩关节脱位、肩部肱骨大结节骨折相鉴别。

【治疗】

1. 辨治要点

五旬之人，年老体弱，气血虚亏，肝肾渐衰，风寒湿邪侵袭等因素诱发本病，治以补气血、益肝肾、温经络、祛风湿为主。

2. 证治分类

（1）风寒湿阻证

证候：肩部畏风恶寒，得温痛减，肩关节活动不利。舌质淡，苔薄白或腻，脉弦紧或弦滑。

治法：祛风散寒，通络宣痹。

主方：独活寄生汤或三痹汤加减。

常用中成药：尪痹片或独活寄生丸。

（2）气血亏虚证

证候：肩部酸痛日久，肌肉萎缩，肩关节活动受限，伴气短无力，头晕目眩。舌质淡，苔白，脉细弱。

治法：补气养血，舒筋活络。

主方：当归鸡血藤汤或黄芪桂枝五物汤加减。

常用中成药：八珍丸。

3. 外治法

急性期疼痛、触痛敏感，肩关节活动障碍者，可选用海桐皮汤热敷熏洗或外贴伤湿止痛膏等。

4. 其他疗法

（1）针灸疗法

“以痛为腧”取穴。

（2）理筋手法

舒筋解粘，活络止痛。

（3）物理疗法

可采用超短波、磁疗、蜡疗、光疗、热疗等，以减轻疼痛，促进恢复。

（4）练功活动

早期加强患肢的外展、上举、内旋、外旋等功能活动；粘连僵硬期，患者可在早晚反复做外展、上举、内旋、外旋、前屈、后伸、环转等功能活动。

（5）封闭疗法

痛点封闭治疗。

（6）针刀疗法

小针刀治疗，疏通经络，松解粘连。

【转诊原则】

肩关节广泛粘连，经久不愈者，或伴有骨折，或神经卡压症状者。

【养生与康复】

1. 必须配合肩部的运动锻炼，方可解除功能障碍。
2. 勿用暴力扳肩关节，以免造成新的创伤和骨折。
3. 对老年患者，不可长期电疗，以防软组织弹性更加减低，有碍恢复。
4. 饮食增加含钙食品，如豆制品、鱼类及蕈菇类等。

【健康教育】

1. 平时注意保暖，肩部勿受风寒，不可睡卧当风。
2. 加强肩关节的活动，参加小区各种拉手器械和功能锻炼。
3. 防止过分劳累，锻炼必须酌情而行，循序渐进，持之以恒。

【常见西药参考】

口服抗炎镇痛药物以缓解疼痛。如芬必得、尼美舒利。

第二节　肱骨外上髁炎

【概述】

肱骨外上髁炎亦称肱桡关节滑囊炎、肱骨外髁骨膜炎，是一种因受寒、外伤挤压或前臂长期旋转活动过度，造成前臂伸肌总腱附着点撕脱伤，局部充血水肿、增生而引起前臂活动功能障碍的病变，因网球运动员较常见，故又称“网球肘”。多见于特殊工种，如砖瓦工、木工、网球运动员等。本病属中医“劳损”“痹证”范畴。内因多为肾气不足，气血虚亏，筋肉失于濡养；外因为肘、腕关节的频繁活动使慢性劳损而致肱骨外上髁处形成急、慢性炎症所致。

【临床表现】

起病缓慢，初起时在劳累后偶感肘外侧持续性酸痛，逐渐加重，疼痛甚至可向上臂及前臂放散，影响肢体活动。发作时疼痛加剧，前臂无力，甚至持物落地。

肱骨外上髁及肱桡关节间隙处有明显的压痛点，腕伸肌紧张试验阳性，前臂伸肌腱牵拉试验阳性。将患侧肘伸直，腕部屈曲，做前臂旋前时，外上髁处出现疼痛。

【辅助检查】

X 线摄片检查多属阴性，偶见肱骨外上髁处骨质密度增高的钙化阴影或骨膜肥厚影像。

【鉴别诊断】

1. 肱骨内上髁炎

若病变发生在肱骨内上髁，肿痛和压痛在肘内侧，抗阻力屈腕时疼痛明显。

2. 尺骨鹰嘴滑囊炎

病变发生在尺骨鹰嘴，肿痛和压痛在肘后侧，肘关节伸屈轻度受限。

【治疗】

1. 辨治要点

气血亏虚，筋肉失养，肘部劳损或外伤形成急慢性炎症，治以养血荣经。

2. 证治分类

气滞血瘀证

证候：劳损或外伤致肘部气滞血瘀，不通则痛。舌质暗红，苔薄，脉弦涩。

治法：养血荣经，舒筋活络。

主方：活血舒筋汤加减。

常用中成药：瘀血痹片。

3. 外治法

外敷定痛膏或用海桐皮汤。

4. 其他疗法

（1）理筋手法

舒筋解粘，活络止痛。

（2）物理疗法

采用超短波、磁疗、蜡疗、光疗、热疗等，以减轻疼痛、促进恢复。

（3）针灸疗法

以痛点及周围取穴或用梅花针叩打患处，再加拔火罐。

（4）封闭疗法

痛点封闭治疗。

（5）针刀疗法

小针刀治疗，疏通经络，松解粘连。

【转诊原则】

肘外侧疼痛甚至可向上臂及前臂放射，影响肢体活动；重时前臂无力，甚至持物落地等经治效差者。

【养生与康复】

1. 不可过多使用强制刺激手法或治疗过度，以免造成治疗性损伤。

2. 多种疗法交替使用。

3. 疼痛发作期应减少活动，必要时可做适当固定，选择三角巾悬吊或前臂石膏固定 3 周左右。

4. 解除固定后逐渐开始肘关节功能活动。

【健康教育】

1. 避免肘、腕关节剧烈活动，避免拧毛巾、扫地、端壶倒水等动作。

2. 局部保暖，勿受寒或洗冷水，避免劳动过度。

【常用西药参考】

见“肩关节周围炎”。

第三节　桡骨茎突狭窄性腱鞘炎

【概述】

桡骨茎突腱鞘为拇长展肌腱和拇短伸肌腱的共同腱鞘。在日常劳动中，拇指的对掌和伸屈动作较多，使拇指的外展肌和伸肌不断收缩，以致该部位发生无菌性炎症，造成狭窄性腱鞘炎，本病多见于中年妇女。内因先天发育不良，体弱血虚不荣筋，外因慢性积累性损伤而发生本病。

【临床表现】

发病缓慢，腕部桡侧疼痛，提物乏力，尤其不能做提壶倒水等动作。桡骨茎突处有隆起，或可有结节，在桡骨茎突及第一掌骨基底部之间有压痛。部分患者局部有微红、微肿、微热，疼痛可放射至手部。握拳试验阳性（芬克斯坦征），即将患者拇指尽量屈曲握于掌心，同时将腕关节尺偏，可引起桡骨茎突患处剧痛。

【辅助检查】

X线摄片检查无明显骨质异常。

【鉴别诊断】

本病多与桡侧腕伸肌腱周围炎鉴别。桡侧腕伸肌腱周围炎多发于青壮年，起病较快，有明显的劳损病史。以右侧前臂多见，发病与手腕部过度频繁活动和劳动有关。前臂桡背侧下1/3处桡侧腕伸肌腱呈条索状肿胀、疼痛，有明显压痛，局部灼热，腕部活动受限。嘱患者握拳并做腕关节强力伸屈时，腕部疼痛加重，并可闻及摩擦音或捻发音。

【治疗】

1. 辨治要点

气血虚亏，肝肾渐衰，慢性积累性损伤等因素诱发本病，治以益肝肾、补气血。

2. 证治分类

（1）肝肾亏虚证

证候：桡骨茎突处有隆起或可有结节，疼痛可放射至手部。舌质红，苔少，脉弦细。

治法：补肝肾，强筋骨。

主方：补肾壮筋汤加减。

常用中成药：壮腰健肾丸。

（2）气血两虚证

证候：腕部桡侧疼痛，提物乏力。舌质淡，苔薄白，脉细无力。

治法：调养气血，舒筋活络。

主方：桂枝汤加减。

常用中成药：舒筋活血胶囊。

3. 外治法

外用海桐皮汤熏洗。

4. 其他疗法

（1）理筋手法

舒筋解粘，疏通狭窄。

（2）针灸疗法

取阳溪为主穴，配合谷、曲池、手三里、列缺、外关等。

（3）针刀疗法

小针刀疏剥松解，注意勿伤桡动脉和神经支。

（4）腱鞘松解术

以上方法治疗未见效果者，可在局麻下纵行切开腕背韧带和腱鞘（不缝合），解除对肌腱的卡压，缝合皮肤切口。有时拇长展肌腱与拇短伸肌腱各有一个腱鞘，此种解剖变异，术中应探查清楚。

【转诊原则】

反复发作需手术切除者。

【养生与康复】

1. 患者平时手部动作要缓慢，尽量脱离手腕部过度活动的工作。

2. 疼痛严重时，可用夹板或硬纸板将腕关节固定于桡偏、拇指伸展位3～4周，以限制活动，缓解症状。

【健康教育】

1. 患部的活动应适当，避免劳损。

2. 少用凉水，以减少刺激。

【常用西药参考】

见“肩关节周围炎”。

第四节　腱鞘囊肿

【概述】

腱鞘囊肿是发生在关节或腱鞘内的囊性肿物，内含有无色透明或微呈白色、淡黄色的浓稠冻状黏液。古称“腕筋结”“腕筋瘤”“筋聚”“筋结”等。任何年龄均可发病，以青壮年和中年多见，女性多于男性。本病属中医“痹证”范畴。形成囊肿的内因与关节囊、韧带、腱鞘中的结缔组织营养不良，发生退行性变有关。外因劳累过度，津停液阻，积聚一处，日积月累，逐渐增大。

【临床表现】

腱鞘囊肿常见于腕背部，腕舟骨及月骨关节的背侧，拇长伸肌腱及指伸肌腱之间。起势较快，增长缓慢，多无自觉疼痛，少数有局部胀痛。局部可见一个半球形隆起，肿物突出皮肤，表面光滑，皮色不变，触之有囊性感，与皮肤不相连，周围境界清楚，基底固定或推之可动，压痛轻微或无压痛。部分患者囊肿经长期的慢性炎症刺激，囊壁肥厚变硬，甚至达到与软骨相似的程度。

腱鞘囊肿还可见于踝关节背部和腘窝部。发生于腘窝部者，伸膝时可见如鸡蛋大的肿物，屈膝时则在深处，不易触摸清楚。

【辅助检查】

X线摄片检查无明显骨质异常，可见软组织阴影。

【鉴别诊断】

1. 类风湿关节炎：类风湿关节炎常为多关节发病，而且累及手足小关节，逐渐出现关节僵硬、肿胀、畸形。血清类风湿因子阳性。

2. 尚需与皮下脂肪瘤、纤维瘤、痛风结节等相鉴别。

【治疗】

1. 辨治要点

肝肾亏虚，慢性积累性损伤等因素诱发本病。治以补益肝肾、强筋壮骨。

2. 证治分类

肝肾亏虚证

证候：关节或腱鞘内的囊性肿物，多无自觉疼痛，少数有局部胀痛。舌质红，苔少，脉弦细。

治法：补肝肾，强筋骨。

主方：补肾壮筋汤加减。

常用中成药：金天格胶囊。

3. 外治法

外用海桐皮汤熏洗。

4. 其他疗法

（1）理筋手法

对于发病时间短，囊壁较薄，囊性感明显者，可用按压法压破囊肿。

（2）针刺疗法

对囊壁厚，囊内容物张力不大，压不破者，可加针刺治疗。

（3）手术疗法

对于反复发作者，可手术切除。

【转诊原则】

反复发作需手术切除者。

【养生与康复】

挤压动作要迅速用力，手法要求协调，囊壁挤破后，在患部放置半弧形压片（如纽扣等），适当加压保持1～2周，以使囊壁间紧密接触，形成粘连，避免复发。

【健康教育】

1. 患部的活动应适当，避免劳损。
2. 避免使用不适当的按摩手法，以免增加滑液渗出，使囊肿增大。

【常用西药参考】

见“肩关节周围炎”。

第五节　指屈肌腱腱鞘炎

【概述】

指屈肌腱腱鞘炎又称“弹响指”“扳机指”。好发于拇指，亦有单发于示指和中指者，少数患者为多个手指同时发病。内因先天发育不良，素体虚弱；外因手指频繁伸屈活动；长期用力握持硬物，劳作过度，积劳伤筋；或受寒凉，气血凝滞，气血不能濡养经筋而发病。

【临床表现】

初起为患指不能伸屈，用力伸屈时疼痛，并出现弹跳动作，以晨起、劳动和用凉水后症状较重，活动或热敷后症状减轻。在掌骨头的掌侧面明显压痛，并可触到米粒大的结节。压住此结节，再嘱患者做充分的屈伸活动时，有明显疼痛，并感到弹响由此发出。由于伸屈受限，对工作和生活带来不便，严重者患指屈曲后不能自行伸直，需健手帮助伸直。

【辅助检查】

X线摄片检查无明显骨质异常。

【鉴别诊断】

见“腱鞘囊肿”。

【治疗】

1. 辨治要点

肝肾亏虚，慢性积累性损伤等因素诱发本病。治以补益肝肾、强筋壮骨。

2. 证治分类

肝肾亏虚证

证候：患指不能伸屈，用力伸屈时疼痛，并出现弹跳动作。舌质红，苔少，脉弦细。

治法：补肝肾，强筋骨。

主方：补肾壮筋汤加减。

常用中成药：金天格胶囊。

3. 外治法

外用海桐皮汤熏洗。

4. 其他疗法

（1）理筋手法

术者左手托住患侧手腕，右拇指在结节部做按揉弹拨、横向推动、纵向拨筋等动作，最后握住患指末节向远端迅速拉开，如有弹响声则效果较好。每日或隔日1次。

（2）针刺疗法

取结节部及周围痛点针刺。

（3）针刀疗法

小针刀松解肌腱，弹响消失，勿损伤肌腱、神经和血管。

【转诊原则】

对晚期硬结明显不能采用小针刀治疗者，应转上级医院手术治疗。

【养生与康复】

1. 对发病时间短、疼痛严重的患者需要充分休息，有助于损伤肌腱的恢复。

2. 施用理筋手法要适当，对晚期硬结明显者尽量不用，以免适得其反。

【健康教育】

1. 不要单一使用内外旋姿势的重复动作。

2. 避免劳累，少用凉水，以减少局部刺激。

【常用西药参考】

见“肩关节周围炎”。

第六节　髌骨软骨软化症

【概述】

髌骨的后侧面大部分由软骨覆盖，表面光滑，呈“V”字形，与股骨髁间切迹关节面相对应，形成髌股关节。髌骨软骨软化症又称“髌骨软骨病”“髌骨劳损”，是由于损伤髌股关节软骨面发生局限性软化、纤维化，甚至软骨下骨质裸露，引起膝关节慢性疼痛的退行性疾病。本病的内因为先天发育不良，高位、低位髌骨及膝内、外翻畸形；外因为反复扭伤、积累劳损，或长期感受风寒湿邪等。

【临床表现】

有膝部劳损或扭伤史，起病缓慢，最初感膝部隐痛或酸痛、乏力，继则疼痛加重，尤其膝过伸，以髌后疼痛为著，劳累后加剧，上下楼梯困难，休息后减轻或消失。

检查膝部无明显肿胀，髌骨下极压痛，髌周挤压痛，活动髌骨时有粗糙的摩擦音，关节内有时可有积液，股四头肌有轻度的萎缩。髌骨研磨试验阳性（患膝伸直，检查者用手掌将髌骨推向股骨髁并做研磨动作，有粗糙摩擦感且疼痛加剧）；挺髌试验阳性（患膝伸直，检查者用拇、示二指将髌骨向远端下方推压，嘱患者用力收缩股四头肌，引起髌骨部剧烈疼痛）；下蹲试验阳性（健足提起，患膝逐渐下蹲，患膝产生剧烈疼痛）。

【辅助检查】

X线摄片检查，早期无明显的改变，中、后期的侧位及切线位片可见到髌骨边缘骨质增生，髌骨关节面粗糙不平、软骨下骨硬化、囊样变，髌股关节间隙变窄等改变。

【鉴别诊断】

本病应与髌骨骨折鉴别。髌骨骨折有明显的外伤史，膝部肿胀、疼痛，膝关节不能自主伸直，常有皮下瘀斑及膝部皮肤擦伤；有分离移位时，可以摸到凹下呈沟状的骨折断端，可有骨摩擦音或异常活动。

可拍膝关节侧、轴位X线片，以明确骨折的类型和移位情况。

【治疗】

1. 辨治要点

肝肾亏虚，痰湿痹阻，积累性损伤或扭伤等因素诱发本病。治以补益肝肾、祛湿化痰。

2. 证治分类

（1）肝肾亏虚证

证候：膝软无力，上下楼梯时明显，局部压痛，大腿肌肉萎缩。舌质红，苔少，脉细无力。

治法：补肝肾，强筋骨。

主方：补肾壮筋汤加减。

常用中成药：健步虎潜丸。

（2）痰湿痹阻证

证候：膝关节酸软不适或疼痛，局部肿胀。舌质淡胖，苔白腻，脉弦滑。

治法：祛湿化痰，通络止痛。

主方：羌活胜湿汤加减。

常用中成药：痹祺胶囊。

3. 外治法

外用海桐皮汤熏洗膝部。

4. 其他疗法

（1）理筋手法

以松解髌骨周围组织，减轻髌骨之间的压力和刺激。

（2）固定方法

疼痛较重时可将膝关节固定于伸直位制动，卧床休息，以减轻症状。

（3）练功活动

加强股四头肌舒缩锻炼和髌周的自我按揉活动。

【转诊原则】

膝部肿胀明显、髌骨压痛、髌周挤压痛严重、活动髌骨时有粗糙的摩擦音、关节内有积液、股四头肌有轻度的萎缩等应转诊治疗。

【养生与康复】

1. 疼痛症状明显时要减轻劳动强度或减少运动量。

2. 膝关节屈伸动作宜缓慢，尤其要避免半蹲位或负重。

【健康教育】

1. 平时要减少膝关节剧烈的反复屈伸活动。

2. 注意膝部的保暖，勿受风寒，勿劳累。

【常用西药参考】

口服抗炎镇痛药物以缓解疼痛，如芬必得、尼美舒利、维骨力。

第七节　踝关节扭挫伤

【概述】

踝关节扭挫伤甚为常见，可发生于任何年龄，但以青壮年较多。多因踝关节突然受到过度的内翻或外翻暴力引起，如行走或跑步时踏在不平的地面上，上下楼梯、走坡路时不慎失足踩空，或骑车、踢球等运动中不慎跌倒，使踝关节突然过度内翻或外翻而产生踝部扭伤。

【临床表现】

有明显的外伤史。受伤后踝关节骤然出现肿胀、疼痛，不能走路或尚可勉强行走，但疼痛加剧，局部压痛，韧带牵提试验阳性。伤后 2 ～ 3 天局部可出现瘀斑。

内翻扭伤时，外踝前下方肿胀、压痛明显，若将足部做内翻动作时，则外踝前下方发生剧痛。

外翻扭伤时，内踝前下方肿胀、压痛明显，若将足部做外翻动作时，则内踝前下方发生剧痛。

严重扭伤疑有韧带断裂或合并骨折脱位者，应做与受伤姿势相同的内翻或外翻位 X 线摄片检查。一侧韧带撕裂往往显示患侧关节间隙增宽，下胫腓韧带断裂可显示内外踝间距增宽。

【鉴别诊断】

本病应与踝部骨折鉴别。踝部骨折局部瘀肿、疼痛和压痛，功能障碍，可闻及骨摩擦音。外翻骨折多呈外翻畸形，内翻骨折多呈内翻畸形，距骨脱位时则畸形更加明显。X线摄片可显示骨折或脱位程度和损伤类型。

【治疗】

1. 辨治要点

血瘀气滞踝关节，局部血脉瘀阻，筋脉失养，肢体麻木，肌肉萎缩，关节不利，治以活血祛瘀，消肿止痛，养血壮筋。

2. 证治分类

（1）血瘀气滞证

证候：踝关节明显局部压痛，活动受限。舌质暗红，苔薄，脉弦涩。

治法：活血祛瘀，消肿止痛。

主方：七厘散或桃红四物汤加减。

常用中成药：跌打七厘散或舒筋活血胶囊。

（2）筋脉失养证

证候：踝关节疼痛，肢体麻木，肌肉萎缩，关节不利。舌质淡，苔薄，脉细弱。

治法：养血壮筋。

主方：壮筋养血汤加减。

常用中成药：养血荣筋丸。

3. 外治法

初期外敷五黄散或三色膏敷药；后期用四肢损伤洗方。

4. 其他疗法

（1）理筋手法

使气血疏通，减轻疼痛。

（2）固定方法

损伤严重者，根据其损伤程度可选用绷带、胶布或石膏外固定，保持踝关节于受伤韧带松弛的位置，内翻扭伤采用外翻固定，外翻扭伤采用内翻固定，并抬高患肢，以利消肿，暂时限制行走。一般固定3周左右。若韧带完全断裂者，固定4～6周。

（3）练功活动

固定期间做足趾伸屈活动；解除固定后开始锻炼踝关节的伸屈功能，并逐步练习行走。

【转诊原则】

严重扭伤疑有韧带断裂或合并骨折脱位者。

【养生与康复】

1. 踝部扭挫伤早期，瘀肿严重者可局部冷敷，忌手法按摩。

2. 踝关节固定解除后应适度锻炼踝关节的伸屈功能，动静结合练功。

【健康教育】

1. 平时注意保暖，踝部勿受风寒。

2. 防止过分劳累，锻炼必须酌情而行，循序渐进，持之以恒。

3. 忌穿高跟鞋。

【常用西药参考】

口服抗炎镇痛药物以缓解疼痛，如芬必得，消肿消炎药物，如迈之灵。

第八节　跟痛症

【概述】

跟痛症主要是指跟骨底面由于慢性损伤所引起的以疼痛、行走困难为主的病证，常伴有跟骨结节部的前缘骨质增生。跟痛症多发生于 40 ～ 60 岁的中、老年肥胖人。内因多为老年肝肾不足或久病体虚，气血衰少，筋脉懈惰。外因跖腱膜的跟骨结节附着处发生慢性劳损，或骨质增生，致使局部无菌性炎症刺激引起疼痛。

【临床表现】

起病缓慢，多为一侧发病，可有数月或数年的病史。足跟部疼痛，行走加重。典型者晨起后站立或久坐起身站立时足跟部疼痛剧烈，行走片刻后疼痛减轻，但行走或站立过久疼痛又加重。跟骨的跖面和侧面有压痛，局部无明显肿胀。若跟骨骨质增生较大时，可触及骨性隆起。

【辅助检查】

X 线摄片常见有骨质增生，但临床表现常与 X 线征象不符，不成正比，有骨质增生者可无症状，有症状者可无骨质增生。

【鉴别诊断】

1. 跟骨结核

多发于青少年，局部微热，肿痛范围大，X线摄片常见骨结核样改变。

2. 足跟部软组织化脓感染

虽有跟痛症状，但局部有红、肿、热、痛，严重者有全身症状，X线摄片无骨质变化。

【治疗】

1. 辨治要点

肝肾不足或久病体虚，气血衰少，筋脉懈惰，血瘀气滞足跟部，局部血脉瘀阻，筋脉失养。治以活血祛瘀，消肿止痛，养血壮筋。

2. 证治分类

筋脉失养证

证候：足跟部疼痛，跟骨的跖面和侧面有压痛，行走加重。舌质淡，苔薄，脉细弱。

治法：养血舒筋，温经止痛。

主方：当归鸡血藤汤加减。

常用中成药：六味地黄丸或金匮肾气丸。

3. 外治法

外贴活血止痛类膏药或外用八仙逍遥汤熏洗患足。

4. 其他疗法

（1）理筋手法

温运气血，使气血疏通，减轻疼痛。

（2）封闭疗法

局限性压痛严重影响行走者，可局部封闭。

【转诊原则】

有数月或数年的病史，足跟部疼痛严重影响行走，跟骨骨质增生较大，可触及骨性隆起。X线摄片见有骨质增生明显者。

【养生与康复】

1. 急性期宜休息，并抬高患肢。

2. 症状好转后仍宜减少步行。

【健康教育】

1. 鞋以宽松为宜。

2. 在患足鞋内放置海绵垫，以减少足跟部压力。

【常用西药参考】

口服抗炎镇痛药物以缓解疼痛，如芬必得。

第三章　颈腰椎疾病

第一节　落枕

【概述】

落枕又称“失枕”，多因睡眠姿势不良，头颈过度偏转，或睡眠时睡枕过高、过低或过硬，睡起后颈部疼痛，活动受限，似身虽起而颈尚留落于枕，故名落枕。颈背部遭受风寒侵袭也是常见因素，也因长期低头伏案工作或劳累，使局部肌肉处于长时间紧张状态，持续牵拉而发生静力性损伤。往往起病较快，轻者 4 ～ 5 日自愈，冬春两季多发，落枕为单纯的肌肉痉挛，成年人若经常发作者，常系颈椎病的前兆。

【临床表现】

晨起突感颈部疼痛不适，出现疼痛，头歪向患侧，常常固定在某一特定的姿势，或在某一位置时疼痛加重，甚则牵引至背部不舒，活动欠利，不能自由旋转后顾，转动失灵。重者疼痛可向头部及上肢放射，延至数周不愈。颈项部肌肉痉挛压痛，触及条索状硬结，斜方肌及大小菱形肌部位亦常有压痛。

【鉴别诊断】

1. 颈部扭挫伤

常见的颈部筋伤，颈部突然扭转或前屈、后伸而受伤。颈部一侧疼痛，头多偏向患侧，颈项部活动受限，X 线摄片无异常。

2. 颈椎病

颈椎骨质增生、颈项韧带钙化、颈椎间盘萎缩退化等改变，刺激或压迫颈部神经、脊髓、血管而产生的上肢单侧或双侧部分或全部感觉、运动、腱反射、肌营养障碍，或头部供血不足，或内脏神经功能障碍的一系列症状和体征的综合征。

【治疗】

1. 辨治要点

颈背部遭受风寒侵袭，局部血脉瘀阻，筋脉失养，肌肉痉挛，关节不利。治以祛风散寒，活血祛瘀，消肿止痛，养血壮筋。

2. 证治分类

（1）筋脉拘急证

症状：颈项部拘挛不伸，恶风喜暖。

治法：舒筋活血，温经通络。

主方：伸筋草汤加减。

常用中成药：小活络丸。

（2）感受风寒证

症状：颈背部遭受风寒侵袭，重着疼痛。

治法：疏风祛寒，宣痹通络。

主方：葛根汤加减。

常用中成药：独活寄生丸。

（3）有头痛形寒等表证

症状：风寒外束，颈项强痛者，可有淅淅恶风、身有微热、头痛等。

治法：祛风化湿，温经通络。

主方：羌活胜湿汤加减。

常用中成药：虎力散。

3. 外治法

可选用麝香解痛膏、代温灸膏等外用，也可选用云南白药气雾剂、红花油、舒筋活络油、冰栀伤痛气雾剂等以活血通络，祛风寒湿而止痛。

4. 其他疗法

（1）针灸

取穴天柱、肩外俞、风池、大椎、合谷、落枕、阿是穴。可配合艾条温针灸。

（2）物理疗法

可选用电疗、磁疗、超声波等，以局部透热，缓解肌肉痉挛。

（3）穴位注射

取穴天柱、落枕、压痛点。

（4）电针疗法

取穴风池、风府、大椎、曲池、合谷、手三里。

（5）拔罐

取局部阿是穴及损伤局部周围肌肉丰富处。

（6）推拿

用轻柔的擦法、一指禅推法在患侧颈项及肩部治疗，配合轻缓的头部前屈、后伸及左右旋转活动。再用拿法提拿颈项及肩部或弹拨紧张的肌肉，使之逐渐放松。颈项做轻缓的旋转，最后在患部加用擦法和热敷，以活血止痛。

（7）练功活动

可做头颈的前屈后伸、左右旋转动作，以舒筋活络。

【转诊原则】

1. 急性颈部肌肉痉挛、强直、酸胀、疼痛以至转动失灵者。
2. 病程时间长，反复发作，症状严重者。

【养生与康复】

1. 避免不良的睡眠姿势，睡枕不宜过高、过低或过硬，不过度扭转颈部。
2. 睡眠时不要受凉，以免受风寒侵袭。
3. 落枕后尽量保持头部于正常位置，以松弛颈部的肌肉。

【健康教育】

1. 局部保暖，避风寒，防止过分劳累，以免诱发本病。
2. 饮食温热，不食生冷和贪凉。
3. 适当体育锻炼，如米字操、练功十八法、八段锦等。

【常用西药参考】

口服抗炎镇痛药物以缓解疼痛，如芬必得，肌肉松弛药物，如妙纳。

第二节　颈椎病

【概述】

颈椎病是指颈椎骨质增生、颈项韧带钙化、颈椎间盘萎缩退化等改变，刺激或压迫颈部神经、脊髓、血管而产生的上肢单侧或双侧部分或全部感觉、运动、腱反射、肌营养障碍，或头部供血不足，或内脏神经功能障碍的一系列症状和体征的综合征。颈椎病是一种常见病，多见于40岁以上中老年患者，属于中医“痹证”“痿证”范畴。内因是肝肾不足，筋骨懈惰，引起颈椎间盘萎缩变性，外因多是慢性劳损或急性外伤引起。

【临床表现】

1. 神经根型颈椎病

亦称痹痛型颈椎病，是各型中发病率最高、临床最为多见的一种。

（1）临床表观

第5～6颈椎及第6～7颈椎之间关节活动度较大，因而发病率高。多无明显外伤史。大多患者逐渐感到颈部单侧局限性痛，颈根部呈电击样向肩、上臂、前臂乃至手指放射，或以疼痛为主，或以麻木为主。疼痛呈酸痛、灼痛。

（2）检查

颈部僵硬，颈部后伸、咳嗽，甚至增加腹压时疼痛可加重。颈椎横突尖前侧有放射性压痛，患侧肩胛骨内上部也常有压痛点，部分患者可摸到条索状硬结，受压神经根皮肤节段分布区感觉减退，腱反射异常，肌力减弱。颈5～6椎间病变时，刺激颈6神经根引起患侧拇指或拇、示指感觉减退；颈6～7椎间病变时，则刺激颈7神经根而引起示、中指感觉减退。臂丛神经牵拉试验阳性，颈椎间孔挤压试验阳性。

（3）影像学检查

X线摄片颈椎正侧位、左右斜位，或侧位过伸、过屈位，可显示椎体增生，钩椎关节增生，椎间隙变窄，颈椎生理曲度减小、消失或反张。

2. 脊髓型颈椎病

（1）临床表现

缓慢进行性双下肢麻木、发冷、疼痛，走路欠灵、无力，打软腿、易绊倒，不能跨越障碍物。休息时症状缓解，紧张、劳累时加重，时缓时剧逐步加重。晚期下肢或四肢瘫痪，二便失禁或尿潴留。

（2）检查

颈部活动受限不明显，受压脊髓节段以下感觉障碍，肌张力增强，反射亢进，浅感觉减退，霍夫曼征、巴彬斯基征阳性。

（3）影像学检查

X线片显示颈椎生理曲度改变，病变椎间隙狭窄，椎体后缘唇样骨赘，椎间孔变小。CT检查可见颈椎间盘变性，颈椎增生，椎管前后径缩小，脊髓受压等改变。MRI检查可显示受压节段脊髓有信号改变，脊髓受压呈波浪样压迹。

3. 椎动脉型颈椎病

（1）临床表现

单侧颈枕部或枕顶部发作性头痛、视力减弱、耳鸣、听力下降、眩晕，可见猝倒发作。常因头部活动到某一位置时诱发或加重，头颈旋转时引起眩晕发作是本病的最大特点。

（2）检查

头后仰旋颈试验阳性。

（3）影像学检查

X 线显示椎节不稳及钩椎关节侧方增生。

椎动脉血流检测及椎动脉造影可协助诊断，辨别椎动脉是否正常，有无压迫、迂曲、变细或阻滞。

4. 交感神经型颈椎病

（1）临床表现

头痛或偏头痛，有时伴有恶心、呕吐，颈肩部酸困疼痛，上肢发凉发绀，眼部视物模糊，眼窝胀痛，眼睑无力，瞳孔扩大或缩小，常有耳鸣、听力减退或消失。心前区持续性压迫痛或钻痛，心律不齐，心跳过速。

（2）检查

头后仰压颈试验阳性，头颈部转动时症状可明显加重，压迫不稳定椎体的棘突可诱发或加重交感神经症状。

（3）影像学检查

X 线显示椎体前后缘骨质增生及颈椎滑脱（颈 5 多见）。

单纯交感神经型颈椎病诊断较为困难。

【鉴别诊断】

神经根型颈椎病应与尺神经管卡压综合征做鉴别。尺神经管卡压综合征多见于老年或伴有肘关节外翻畸形者，肘后尺神经沟处压痛，伴有串麻或过电感，感觉障碍只限于手尺侧一个手指。

脊髓型颈椎病应与脊髓肿瘤、脊髓空洞症等疾病鉴别。

椎动脉型颈椎病应除外耳源性眩晕。耳源性眩晕呈发作性眩晕，波动性、进行性感音性听力减退，耳鸣，两耳前庭功能检查明确诊断。

交感神经型颈椎病应注意与冠状动脉供血不足、神经官能症、梅尼埃病等疾病做鉴别。

【治疗】

1. 辨治要点

本病属于中医“痹证”范畴，由于风寒湿邪侵入经络，闭阻气血，或年老肝肾亏虚，气血不足，筋骨脉络失养，或久劳经脉受损等，引发颈椎病。

2. 证治分类

（1）外感风寒证

证候：颈项强痛或痛连肩臂，肢冷手麻，或觉沉重，遇风寒加重，伴周身酸痛。舌苔薄白，脉浮紧。

治法：辛温解表，散风止痛。

主方：麻黄汤加减。

常用中成药：颈复康颗粒。

（2）气血瘀滞证

证候：颈项肩臂酸胀或刺痛或肿胀或向手臂放射，伴头昏头痛，精神抑郁紧张时加重，胸闷胸痛。舌暗，苔薄白，脉弦或沉细。

治法：活血化瘀止痛。

主方：身痛逐瘀汤加减。

常用中成药：瘀血痹片。

（3）肝肾不足证

证候：起病缓慢，颈项肩臂麻木隐痛，日久不愈，劳累后加重，伴眩晕，视力模糊，耳鸣耳聋，腰膝酸软，下肢无力。舌嫩苔薄，脉沉细无力。

治法：补肝肾强筋骨。

主方：补肾壮筋汤加减。

常用中成药：颈痛灵、根痛平冲剂等。

3. 外治法

可选用代温灸贴、风湿膏、活血膏、麝香解痛膏等外用，也可选用活血伤筋油、红花油、白花油、舒筋活络油等局部使用以活血通络，舒筋止痛。

4. 其他疗法

（1）理筋手法

这是治疗颈椎病的主要方法，能使部分患者较快缓解症状。

（2）牵引

主要采用电脑控制间歇牵引法或枕颌带牵引法，适用于初次发作或反复发作的急、慢性期患者。

（3）针灸

风池、风府、大椎、曲池、外关、列缺、合谷、大杼穴、落枕穴、内关、脾俞、胃俞。针后，可配合艾条温针灸。

（4）电针

取局部穴位及压痛点。

（5）物理治疗

远红外线、微波、周林频谱或中药离子透入治疗。

（6）练功活动

做颈项前屈后伸、左右侧屈、左右旋转及前伸后缩等活动锻炼。此外，还可以做体操、太极拳、健美操等运动锻炼。

【转诊原则】

1. 如颈椎退变严重、有心脑血管病者。

2. 脊髓型颈椎病，下肢或四肢瘫痪，二便失禁或尿潴留，必须手术治疗者。

3. 椎动脉型颈椎病，头晕、恶心、呕吐、位置性眩晕、猝倒、持物落地、耳鸣耳聋、视物不清者。

【养生与康复】

1. 急性发作期应注意休息，以静为主，以动为辅，也可用颈围或颈托固定1～2周。

2. 慢性期以活动锻炼为主。颈椎病病程较长，非手术治疗症状易反复，患者往往有悲观和急躁情绪。

3. 避免颈部过度屈曲或劳累或受风寒。

4. 避免咳嗽、打喷嚏等增加腹压的动作。

5. 术后卧床3～4周，卧床时间长则术后疗效好。

【健康教育】

1. 合理用枕，选择合适的高度与硬度，保持良好睡眠体位。

2. 长期伏案工作者，应注意经常做颈项部的功能活动，以避免颈项部长时间处于某一低头姿势而发生慢性劳损。

3. 饮食清淡，忌膏粱厚味。

4. 加强体育锻炼，提倡工间操，尤其是脊柱头颈的活动，以改善颈椎血行，从而延缓变性的速度。

5. 颈部活动幅度不宜过大，速度不宜过快过猛。

【常用西药参考】

减轻神经根无菌性炎性水肿，阻断炎性介质对组织的损害，达到减轻或消除颈部疼痛，口服芬必得、迈之灵。

第三节　腰部扭挫伤

【概述】

腰部扭挫伤指腰部筋膜、肌肉、韧带、椎间小关节、腰骶关节的急性损伤，多因突然遭受间接暴力所致，俗称闪腰、岔气。若处理不当，或治疗不及时，也可使症状长期延续，变成慢性。腰部扭挫伤是常见的筋伤疾病，多发于青壮年和体力劳动者。

腰部扭挫伤可分为扭伤与挫伤两大类，扭伤者较多见，多因突然遭受间接暴力致腰肌筋膜、腰部韧带损伤和小关节错缝；挫伤多为直接暴力所致，如车辆撞击、高处坠跌、重物压砸等，致使肌肉挫伤，血脉破损，筋膜损伤，引起瘀血肿胀、疼痛、活动受限等，严重者还可合并肾脏损伤。

【临床表现】

有明显的外伤史。伤后腰部即出现剧烈疼痛，其疼痛为持续性，深呼吸、咳嗽、喷嚏等用力时均可使疼痛加剧，常以双手撑住腰部，防止因活动而发生更剧烈的疼痛，休息后疼痛减轻但不消除，遇寒冷加重。脊柱多呈强直位，腰部僵硬，腰肌紧张，生理前凸改变，不能挺直，仰俯转侧均感困难，严重者不能坐立、行走或卧床难起，有时伴下肢牵涉痛。

腰肌及筋膜损伤时，腰部各方向活动均受限制。在棘突旁骶棘肌处、腰椎横突或髂嵴后部有压痛；棘上、棘间韧带损伤时，在脊柱屈曲受牵拉时疼痛加剧，压痛多在棘突或棘突间；髂腰韧带损伤时，其压痛点在髂嵴部与第 5 腰椎间三角区，屈曲旋转脊柱时疼痛加剧；椎间小关节损伤时，腰部被动旋转活动受限并使疼痛加剧，脊柱可有侧弯，有的棘突可偏歪，棘突两侧较深处有压痛；若挫伤合并肾脏损伤时，可出现血尿等症状。腰部扭挫伤一般无下肢痛。

【辅助检查】

X 线摄片检查，主要显示腰椎生理前凸消失和肌性侧弯，不伴有其他改变。

【鉴别诊断】

本病应与腰椎间盘突出症鉴别。腰椎间盘突出症是腰痛伴有下肢坐骨神经放射痛等症状为特征的腰腿痛疾患。表现为腰骶脊神经压迫性病变，伴有腰部肌肉、韧带、肌腱等组织紧张，其压痛点在腰 4、5 或腰 5、骶 1 椎旁，直腿抬高试验阳性，加强试验阳性。

【治疗】

1. 辨治要点

腰部扭挫伤是常见的筋伤疾病，多发于青壮年和体力劳动者。多由于间接暴力致腰肌筋膜、腰部韧带损伤和小关节错缝的剧烈疼痛，或直接暴力引起瘀血肿胀、疼痛、活动受限等。

2. 证治分类

（1）气血瘀滞证

症状：腰部扭挫伤初期，挫伤者瘀血肿胀、疼痛、活动受限，故应侧重于活血化瘀；扭伤者疼痛剧烈，多侧重于行气止痛。

治法：活血化瘀，行气止痛。

主方：桃红四物汤合舒筋汤加减。

常用中成药：腰痹通胶囊。

（2）肝肾不足证

症状：腰部扭挫伤后期，形体虚弱，腰酸腿软，乏力。

治法：舒筋活络，补益肝肾。

主方：补肾壮筋汤加减。

常用中成药：左归丸。

3. 外治法

初期外贴活血止痛类膏药；后期外贴跌打风湿类膏药，亦可配合中药热熨或熏洗。

4. 其他疗法

（1）理筋手法

选用适当的手法治疗腰部扭伤，其疗效显著。

（2）物理治疗

可采用超短波、磁疗、中药离子导入等，以减轻疼痛、促进恢复。每日 1 次，每次 20 ～ 30 分钟，15 次为 1 个疗程。

（3）固定方法

损伤初期宜卧硬板床休息，或佩戴腰围固定，以减轻疼痛，缓解肌肉痉挛，防止进一步损伤。

（4）练功活动

损伤后期宜做腰部前屈后伸、左右侧屈、左右回旋等各种功能锻炼，以促进气血循行，防止粘连，增强肌力。

【转诊原则】

1. 腰椎间小关节损伤时，腰部被动旋转活动受限并使疼痛加剧，脊柱可有侧弯，有的棘突可偏歪，棘突两侧较深处有压痛者。

2. 腰部挫伤合并肾脏损伤，出现血尿等症状者。

【养生与康复】

1. 腰部扭挫伤强调以预防为主，劳动或运动前做好充分准备活动，应量力而行。

2. 起床活动时可用腰围保护，以减轻疼痛，缓解肌肉痉挛并配合各种治疗。

【健康教育】

1. 平时要经常锻炼腰背肌的功能。

2. 弯腰搬物姿势要正确。

【常用西药参考】

口服抗炎镇痛药物以缓解疼痛，如芬必得，消肿消炎药物，如迈之灵。

第四节　第三腰椎横突综合征

【概述】

本病是由于第三腰椎横突周围组织的损伤，造成慢性腰痛，出现以第三腰椎横突处明显压痛为主要特征的疾病。亦称第三腰椎横突滑囊炎，或第三腰椎横突周围炎。本病多见于青壮年，尤以体力劳动者常见。第三腰椎居五个腰椎的活动中心，其两侧的横突最长，是腰肌和腰方肌的起点，并有腹横肌、背阔肌的深部筋膜附着其上。其活动度较大，腰腹部肌肉收缩时，此处受力最大，急性损伤易使肌肉附着处发生撕裂性损伤；急性腰部损伤未及时处理或长期慢性劳损，使局部发生炎性肿胀、充血、渗出等病理变化，而引起第三腰椎横突周围瘢痕粘连，筋膜增厚，肌腱挛缩，以及骨膜、纤维组织、纤维软骨增生等病理改变。风寒湿邪侵袭可加剧局部炎症反应。

【临床表现】

有腰部扭伤史或慢性劳损史。多表现为腰部疼痛及同侧肌紧张或痉挛，腰部及臀部弥散性疼痛，有时可向大腿后侧乃至腘窝处扩散，骶脊肌外缘腰 3 横突尖端处（有的可在腰 2 或腰 4 横突尖端处）有明显压痛，压迫该处可引起同侧下肢反射痛，但反射痛的范围多不过膝。腰部活动时或活动后疼痛加重，有时患者翻身及行走均感困难，晨起或弯腰时疼痛加重，腰部功能多无明显受限。病程长者可出现肌肉萎缩，继发对侧肌紧张，导致对侧腰 3 横突受累、牵拉而发生损伤。

【辅助检查】

X 线摄片检查可见一侧或双侧第三腰椎横突过长。

【鉴别诊断】

1. 腰椎间盘突出症

这是以腰痛及下肢坐骨神经放射痛等症状为特征的腰腿痛疾患。表现为腰骶脊神经压迫性病变，伴有腰部肌肉、韧带、肌腱等组织紧张，其压痛点在腰 4、5 或腰 5、骶 1 椎旁。

2. 急性腰骶关节扭伤

有明显的外伤史。伤后腰部即出现剧烈疼痛，严重者不能坐立、行走或卧床难起，有时伴下肢牵涉痛。其压痛点在髂嵴部与第 5 腰椎间三角区，屈曲旋转脊柱时疼痛加剧。

【治疗】

1. 辨治要点

有腰部扭伤史或慢性劳损史，多表现为腰部疼痛及同侧肌紧张或痉挛，腰部及臀部弥散性疼痛，病程长者可出现肌肉萎缩，继发对侧肌紧张，导致对侧腰 3 横突受累、牵拉而发生损伤。

2. 证治分类

（1）肾阳虚证

证候：腰膝酸软而痛，舌淡胖苔白，脉沉弱而迟。

治法：温补肾阳。

主方：补肾活血汤加减。

常用中成药：右归丸。

（2）肾阴虚证

证候：腰膝酸痛，头晕耳鸣，心烦失眠，舌红少苔，脉细数。

治法：滋补肾阴。

主方：知柏地黄丸或大补阴丸加减。

常用中成药：左归丸。

（3）瘀滞证

证候：腰部疼痛，痛有定处，舌紫暗，脉涩。

治法：活血化瘀，行气止痛。

主方：地龙散加减。

常用中成药：瘀血痹片。

（4）寒湿证

证候：腰酸背痛，重着，手脚冰冷，舌淡苔白，脉紧。

治法：宣痹温经通络。

主方：独活寄生汤加减。

常用中成药：尪痹片。

3. 外治法

外贴活血止痛类膏药、跌打风湿类膏药，亦可配合中药热熨或熏洗。

4. 其他疗法

（1）理筋手法

解除痉挛，减轻疼痛。

（2）物理疗法

远红外线、微波、周林频谱或中药离子透入治疗，每日 1 次，每次 20 ～ 30 分钟，15 次为 1 个疗程。

（3）练功活动

患者身体直立，两足分开，与肩同宽，两手叉腰，两手拇指向后挺压第三腰椎横突，进行揉按。然后旋转、后伸和前屈腰部，以利于舒通筋脉、放松腰肌、解除粘连、消除炎症。

【转诊原则】

1. 腰部疼痛剧烈，患者翻身及行走困难，腰部功能明显受限，伴有腿部放射痛者。

2. 腰部疼痛反复发作，病程长，出现肌肉萎缩，继发对侧肌紧张，导致对侧腰3横突受累、牵拉者。

【养生与康复】

1. 腰部疼痛明显时应卧硬板床休息。

2. 起床活动时可用腰围保护，以减轻疼痛，缓解肌肉痉挛。

【健康教育】

1. 平时要经常锻炼腰背肌的功能。

2. 要注意腰部的保暖，勿受风寒。

【常用西药参考】

口服抗炎镇痛药物以缓解疼痛，如芬必得，肌肉松弛药物，如妙纳。

第五节　腰椎间盘突出症

【概述】

腰椎间盘突出症系因腰椎间盘发生退行性变，并在外力的作用下，使纤维环破裂、髓核突出，刺激或压迫神经根而引起腰痛，以及下肢坐骨神经放射痛为特征的腰腿痛疾患。属中医“痹证”“劳伤”等范畴，是临床常见的腰腿痛原因之一。内因是随着年龄的增长，以及在日常生活工作中，椎间盘不断遭受脊柱纵轴的挤压力、牵拉力和扭转力，使椎间盘不断发生退行性变，髓核含水量逐渐减少，而失去弹性，继之使椎间隙变窄，周围韧带松弛，或产生裂隙，形成腰椎间盘突出；外因是当腰椎间盘突然或连续受到不平衡外力作用时，如弯腰提取重物，或长时间弯腰后猛然伸腰，使椎间盘后部压力增加，甚至由于腰部的轻微扭动，如弯腰洗脸、打喷嚏或咳嗽后，发生纤维环破裂、髓核向后侧或后外侧突出。

【临床表现】

本病好发于20～40岁青壮年，男性多于女性。多数患者因腰扭伤或劳累而发病，少数可无明显外伤史。

1. 主要症状

腰痛和下肢坐骨神经放射痛。腰腿疼痛可因咳嗽、打喷嚏、用力排便等腹腔内压升高时加剧，步行、弯腰、伸膝起坐等牵拉神经根的动作也使疼痛加剧，腰前屈活动受限，屈髋屈膝、卧床休息可使疼痛减轻。重者卧床不起，翻身极感困难。病程较长者，其下肢放射痛部位感觉麻木、冷感、无力。中央型突出造成马尾神经压迫的症状，为会阴部麻木、刺痛、二便功能障碍、阳痿或双下肢不全瘫痪。

2. 主要体征

（1）腰部畸形

腰肌紧张、痉挛，腰椎生理前凸减少或消失，甚至出现后凸畸形。有不同程度的脊柱侧弯；突出物压迫神经根内下方时（腋下型），脊柱凸向健侧；突出物压迫神经根外上方（肩上型），则脊柱凸向患侧。

（2）腰部压痛和叩痛

突出的椎间隙棘突旁有压痛和叩击痛，并沿患侧的大腿后侧向下放射至小腿外侧、足跟部或足背外侧。沿坐骨神经走行有压痛。

（3）腰部活动受限

急性发作期腰部活动可完全受限，绝大多数患者腰部伸屈和左右侧弯功能活动呈不对称性受限。

（4）皮肤感觉障碍

受累神经根所支配区域的皮肤感觉异常，早期多为皮肤过敏，渐而出现麻木、刺痛及感觉减退。腰 3、4 椎间盘突出，压迫腰 4 神经根，引起小腿前内侧皮肤感觉异常；腰 4、5 椎间盘突出，压迫腰 5 神经根，引起小腿前外侧、足背前内侧和足底皮肤感觉异常；腰 5 骶 1 椎间盘突出，压迫骶 1 神经根，引起小腿后外侧、足背外侧皮肤感觉异常；中央型突出则表现为马鞍区麻木，膀胱、肛门括约肌功能障碍。

（5）肌力减退或肌萎缩

受压神经根所支配的肌肉可出现肌力减退，肌萎缩。腰 4 神经根受压，引起股四头肌（股神经支配）肌力减退、肌肉萎缩；腰 5 神经根受压，引起伸拇肌肌力减退；骶 1 神经根受压，引起踝跖屈和立位单腿翘足跟力减弱。

（6）腱反射减弱或消失

腰 4 神经根受压，引起膝反射减弱或消失；骶 1 神经根受压，引起跟腱反射减弱或消失。

（7）其他

直腿抬高试验阳性，加强试验阳性；仰卧挺腹试验与颈静脉压迫试验阳性，即压迫患者的颈内静脉，使其脑脊液回流暂时受阻，硬脊膜膨胀，神经根与突出的椎间盘产生挤压，而引起腰腿痛；股神经牵拉试验阳性，为腰 3、4 椎间盘突出的体征。

【辅助检查】

1. X 线摄片检查

正位片可显示腰椎侧凸，椎间隙变窄或左右不等，患侧间隙较宽。侧位片显示腰椎前凸消失，甚至反张后凸，椎间隙前后等宽或前窄后宽，椎体可见休默结节等改变，或有椎体缘唇样增生等退行性改变。X 线平片的显示必须与临床的体征定位相符合才有意义，主要排除骨病引起的腰骶神经痛，如结核、肿瘤等。

2. 脊髓造影检查

椎间盘造影能显示椎间盘突出的具体情况；蛛网膜下腔造影可观察蛛网膜下腔充盈情况，能较准确地反映硬脊膜受压程度和受压部位，以及椎间盘突出部位和程度；硬膜外造影可描绘硬脊膜外腔轮廓和神经根的走向，反映神经根受压的状况。

【鉴别诊断】

1. 腰椎椎管狭窄症

腰腿痛并有典型间歇性跛行，卧床休息后症状可明显减轻或消失，脊柱后伸时疼痛加重。X 线检查见椎体及小关节突增生肥大、椎间隙狭窄、椎板增厚、椎间孔前后径变小。

2. 腰部扭挫伤

腰部活动障碍，疼痛可放射到臀部和下肢，骶棘肌痉挛，脊柱活动受限，局限性压痛。

3. 强直性脊柱炎

疼痛不因休息而减轻，脊柱僵硬不灵活，脊柱各方向活动均受限，直至强直，可出现驼背畸形。X 线检查见早期骶髂关节和小关节突模糊，后期脊柱可呈竹节状。

【治疗】

1. 辨治要点

多数患者因腰扭伤或劳累而发病，腰痛和下肢坐骨神经放射痛。腰腿疼痛可因咳嗽、打喷嚏、用力排便等腹腔内压升高时加剧，腰肌紧张、痉挛，腰椎生理前凸减少或消失，甚至出现后凸畸形。

2. 证治分类

（1）气滞血瘀证

证候：急性期或初期，腰痛和下肢坐骨神经放射痛。腰部活动可完全受限，绝大多数患者腰部伸屈和左右侧弯功能活动呈不对称性受限，屈髋屈膝、卧床休息可使疼痛减轻。

治法：活血舒筋。

主方：舒筋活血汤加减。

常用中成药：可选用三七片、痹琪胶囊、活血止痛胶囊。

（2）肝肾不足证

证候：慢性期或病久体虚，其下肢放射痛部位感觉麻木、冷感、无力，受压神经根所支配的肌肉可出现肌力减退，肌萎缩。

治法：补养肝肾，宣痹活络。

主方：补肾壮筋汤加减。

常用中成药：兼有风寒湿者，宜温经通络，方用大活络丹等。

3. 外治法

关节止痛膏、代温灸贴、活血膏等外用。

4. 其他疗法

（1）理筋手法

按摩法、推压法、㨰法、俯卧推髋扳肩法、俯卧推腰扳腿法、侧卧推髋扳肩法、侧卧推腰扳腿法（中央型椎间盘突出症不适宜用推扳法）。最后用牵抖法、㨰摇法。以上手法可隔日 1 次，1 个月为 1 个疗程。

（2）牵引

主要采用电脑控制间歇牵引法，适用于初次发作或反复发作的急、慢性期患者。每天牵引 1 次，每次约 30 分钟，15 次为 1 个疗程。

牵引机理：腰部牵引可使椎间隙增宽，增加了间隙的容积，使椎间盘内的压力更加降低；由于牵引而使后纵韧带紧张，纤维环外层纤维的张力减低，故为突出的髓核组织创造了还纳的条件。另外，电动间歇牵引，使神经根与突出髓核的解剖关系不断地发生不同程度的改变，甚至产生位移，改变了髓核对神经根的固定性压迫，对神经根周围的粘连起到分离松解作用。牵引能使椎间隙增宽，也使椎间孔增大，神经根通道增宽，消除或减轻神经根的刺激或压迫。

（3）针灸

取穴环跳、命门、肾俞、腰阳关、关元、足三里、委中、腰眼、阿是穴。每次取 5 ～ 7 穴，针用泻法，中、强度刺激，留针 5 ～ 10 分钟。针后，可配合艾条温针灸。每日或隔日 1 次，10 次为 1 个疗程。

（4）电针

取局部穴位及压痛点。疏密波，通电 30 分钟，电流量大小以患者能耐受为度，每日 1 次，10 次为 1 个疗程。

（5）拔罐

取腰部穴位及腰肌肉丰厚处，拔 2 ～ 4 个火罐，每次 10 ～ 15 分钟，也可结合皮肤针刺络运用，隔日 1 次，10 次为 1 个疗程。

（6）物理治疗

远红外线、微波、周林频谱或中药离子透入治疗。每日 1 次，每次 20 ～ 30 分钟，15 次为 1 个疗程。

（7）练功活动

腰腿痛症状减轻后，应积极进行腰背肌的功能锻炼，可采用飞燕点水、五点支撑练功，经常后伸、旋转腰部，直腿抬高或压腿等动作，以增强腰腿部肌力，有利于腰椎的平衡稳定。

【转诊原则】

1. 腰腿疼痛、麻木屡次复发，复发症状日益加重，并持续较久，发作的间隔期逐渐缩短者。

2. 病程时间长，反复发作，症状严重者及中央型突出压迫马尾神经影响二便者。

【养生与康复】

1. 急性期应严格卧硬板床 3 周，手法治疗后应卧床休息，使损伤组织修复。

2. 疼痛减轻后，应注意加强锻炼腰背肌，以巩固疗效。

3. 久坐、久站时可佩戴腰围保护腰部，避免腰部过度屈曲或劳累或受风寒。弯腰搬物姿势要正确，避免腰部扭伤。

4. 避免咳嗽、打喷嚏等增加腹压的动作。

5. 术后卧床 3 ～ 4 周，卧床时间稍长术后疗效好，腰腿痛的残存症状及并发症少。如果术中同时植骨融合者，术后卧床时间还会更长，约 3 个月，待植骨块完全融合后才能下床活动。

【健康教育】

1. 结合腰部保健体操、气功及功能锻炼。

2. 戒烟、戒酒。饮食清淡，忌膏粱厚味。

3. 适当体育锻炼，特别适宜中国传统项目，如太极拳等。

【常用西药参考】

减轻神经根无菌性炎性水肿，阻断炎性介质对组织的损害，达到减轻或消除腰腿疼痛、麻木。口服抗炎镇痛药物以缓解疼痛，如芬必得，消肿消炎药物，如迈之灵。

第六节　腰椎椎管狭窄症

【概述】

腰椎椎管狭窄症是指腰椎椎管、神经根管及椎间孔变形或狭窄，并引起马尾及神经根受压而产生相应的临床症状者，又称腰椎椎管狭窄综合征。多发于 40 岁以上的中年人。好发部位为腰 4、5，其次为腰 5 骶 1，男性较女性多见，体力劳动者多见。腰椎椎管狭窄症属中医“腰腿痛”范畴。内因为先天肾气不足，后天肾气虚衰，以及劳役伤肾等；外因为反复外伤、慢性劳损和风寒湿邪的侵袭。

【临床表现】

1. 主要症状

为缓发性、持续性的下腰痛和腿痛，间歇性跛行，腰部过伸行动受限。腰痛在下腰骶部，腿痛多为双侧，可左、右交替出现，或一侧轻一侧重。疼痛性质为酸痛、刺痛或灼痛。间歇性跛行是其特征性症状，即当站立和行走时，出现腰腿痛或麻木无力，跛行逐渐加重，甚至不能继续行走，下蹲休息后缓解，若继续行走则症状又出现，骑自行车无妨碍。病情严重者，可出现尿频尿急或排尿困难，两下肢不完全瘫痪，马鞍区麻木，肛门括约肌松弛、无力或阳痿。

2. 主要体征

腰部后伸受限，背伸试验阳性，可引起小腿疼痛，这是本病的一个重要体征。部分患者可出现下肢肌肉萎缩，以胫前肌及拇伸肌最明显，足趾背伸无力。小腿外侧痛觉减退或消失，跟腱反射减弱或消失。直腿抬高试验可出现阳性。但部分患者可没有任何阳性体征，其症状和体征的不一致是本病的特点之一。

【辅助检查】

1. X 线摄片检查

显示椎体骨质增生，小关节突增生、肥大，椎间隙狭窄，椎板增厚、密度增高，椎间孔前后径变小，或见椎体滑脱、腰骶角增大等改变。

2. 脊髓造影检查

碘柱可显示出典型的“蜂腰状”缺损、根袖受压及节段性狭窄等影像，甚至部分或全部受阻。完全梗阻时，断面呈梳齿状。

3. CT、MRI检查

有助于明确诊断及量化标准。可显示椎体后缘骨质增生呈骨唇或骨嵴，椎管矢径变小；关节突增生肥大向椎管内突出，椎管呈三叶形，中央椎管、侧隐窝部狭窄，黄韧带肥厚等征象。

【鉴别诊断】

1. 血栓闭塞性脉管炎

属于缓慢性、进行性动脉、静脉同时受累的全身性疾病，表现为下肢麻木、酸胀、疼痛和间歇性跛行，足背动脉和胫后动脉搏动减弱或消失，后期可产生肢体的远端溃疡或坏死。

2. 腰椎间盘突出症

多见于青壮年，起病较急，有反复发作病史，腰痛和放射性腿痛。体征上多有脊柱侧弯、平腰畸形，在下腰部棘突旁压痛，并向一侧下肢放射，直腿抬高试验和加强试验阳性。

【治疗】

1. 辨治要点

腰椎椎管狭窄症属中医"腰腿痛"范畴。内因为先天肾气不足，后天肾气虚衰，以及劳役伤肾等；外因为反复外伤、慢性劳损和风寒湿邪的侵袭。肾虚不固，邪阻经络，气滞血瘀，营卫不和，以致腰腿筋脉痹阻而产生疼痛。

2. 证治分类

（1）肾气亏虚证

①肾阳虚证

证候：腰腿酸软而痛，舌淡胖苔白，脉沉弱而迟。

治法：温补肾阳。

主方：补肾壮筋汤加减。

常用中成药：右归丸。

②肾阴虚证

证候：腰腿酸痛，头晕耳鸣，心烦失眠，舌红少苔，脉细数。

治法：滋补肾阴。

主方：大补汤加减。

常用中成药：左归丸。

（2）外邪侵袭证

证候：腰腿沉着疼痛，喜暖恶寒，舌淡苔白，脉沉紧。

①风湿盛者，治以独活寄生汤加减。

②寒邪重者，治以麻桂温经汤加减。

③湿邪偏重者，治以加味术附汤加减。

④湿热腰痛者，治以加味二妙汤加减。

常用中成药：大活络丹。

3. 外治法

初期外贴活血止痛类膏药；后期外贴跌打风湿类膏药，亦可配合中药热熨或熏洗。

4. 其他疗法

（1）理筋手法

舒筋活络、疏散瘀血、松解粘连，使症状得以缓解或消失。

（2）练功活动

腰痛症状减轻后，应积极进行腰背肌的功能锻炼，可采用飞燕点水、五点支撑练功，以增强腰部肌力；练习行走、下坐、蹬空、侧卧外摆等动作，以增强腿部肌力。

（3）手术

经保守治疗无明显效果，或典型的严重病例，如疼痛剧烈、下肢肌无力和肌萎缩、行走或站立时间不断缩短，影响日常生活者应手术治疗。

【转诊原则】

1. 典型的严重病例，如疼痛剧烈、下肢肌无力和肌萎缩、行走或站立时间不断缩短，影响日常生活者。

2. 病情严重，出现尿频尿急或排尿困难，两下肢不完全瘫痪，马鞍区麻木，肛门括约肌松弛、无力或阳痿者。

【养生与康复】

1. 急性期应卧床休息 2 ～ 3 周。症状严重者可佩戴腰围，以固定腰部，减少后伸活动。

2. 手术治疗者，术后卧床休息 1 ～ 2 个月。若行植骨融合术者，应待植骨愈合，再行腰部功能锻炼，以巩固疗效。

【健康教育】

1. 腰部勿受风寒、勿劳累。

2. 行腰背肌、腰肌及腰屈曲功能锻炼，以增强腰椎稳定性，改善症状。

【常用西药参考】

口服抗炎镇痛药物以缓解疼痛，如芬必得。

第四章　骨关节疾病

第一节　骨性关节炎

【概述】

骨性关节炎是一种慢性关节疾病，又称增生性关节炎、肥大性关节炎、老年性关节炎、骨关节病、软骨软化性关节病等。它的主要病变是关节软骨的退行性变和继发性骨质增生。它可继发于创伤性关节炎、畸形性关节炎。本病多在中年以后发生。好发于负重大，活动多的关节，如脊柱、膝、髋等处。

【临床表现】

主要症状为关节疼痛，早期为钝性，以后逐渐加重，可出现典型的“休息痛”与“晨僵”。患者会感到静止时疼痛，即关节处于一定的位置过久，或在清晨起床时，感到关节疼痛与僵硬；稍活动后疼痛减轻，如活动过多，因关节摩擦又产生疼痛。体检时可见患病关节肿胀，肌肉萎缩，关节主动或被动活动时可有软骨摩擦音，有不同程度的关节活动受限和其周围的肌肉痉挛。早期可出现气血虚弱之证，精神萎靡，神情倦怠，面色苍白，少气懒言。后期可出现肝肾不足之证。

【辅助检查】

X 线检查可见关节边缘有骨赘形成，关节间隙变窄，软骨下骨有硬化和囊腔形成。到晚期关节面凹凸不平，骨端变形，边缘有骨质增生，关节内可有游离体。脊椎发生骨性关节炎时，椎间隙变窄，椎体边缘变尖，可见唇形骨质增生。

【鉴别诊断】

1. 骨关节结核

早期出现低热、盗汗等阴虚内热症状，患部肿胀，X 线显示骨关节破坏。

2. 风湿性关节炎

典型表现为游走性的多关节炎，常呈对称性，关节局部可出现红肿热痛，但不化脓，炎症消退，关节功能恢复，不遗留关节强直畸形，皮肤可有环形红斑和皮下结节。风湿性心脏炎是最严重的并发症。

3. 类风湿关节炎

常为多关节发病，而且累及手足小关节，逐渐出现关节僵硬，肿胀，畸形。血清类风湿因子阳性。

【治疗】

1. 辨治要点

骨性关节炎早期可出现气血虚弱之证，精神萎靡，神情倦怠，面色苍白，少气懒言。后期可出现肝肾不足之证。

2. 证治分类

（1）肝肾亏损证

病机分析：肝藏血，血养筋，故肝之合筋也。肾主储藏精气，骨髓生于精气，故肾之合骨也。诸筋者，皆属于节，筋能约束骨节。由于中年以后肝肾亏损，肝虚则血不养筋，筋不能维持骨节之张弛，关节失滑利，肾虚而髓减，致使筋骨均失所养。

治法：滋补肝肾。

主方：补肾壮筋汤加减。

常用中成药：左归丸。

（2）慢性劳损证

病机分析：过度劳累，日积月累，筋骨受损，营卫失调，气血受阻，经脉凝滞，筋骨失养，致生本病。

①早期气血虚弱，治以补气补血，方选十全大补汤。

②晚期出现肝肾不足，偏肾阳虚者，方用肾气丸以温补肾阳；偏肾阴虚者，方用六味地黄丸以滋补肾阴。

3. 外治法

初期外贴活血止痛类膏药；后期外贴跌打风湿类膏药，亦可配合中药热熨或熏洗。

4. 其他疗法

有局限性压痛者，可局部封闭，每周 1 次，3 次为 1 个疗程。

【转诊原则】

患者有持续性疼痛，进行性畸形，可考虑手术疗法。

【养生与康复】

1. 适当体育锻炼，增强体能，改善关节的稳定性。

2. 对患病的关节应妥善保护，防止再度损伤。严重时应注意休息，或遵医嘱，用石膏固定，防止畸形。热敷和手法按摩可促进气血运行，缓解症状。

【健康教育】

防止过度劳累，避免超强度劳动和运动造成损伤。

【常用西药参考】

口服抗炎镇痛药物以缓解疼痛，如芬必得，营养关节软骨，如维骨力。

第二节　膝关节创伤性滑膜炎

【概述】

膝关节的关节囊滑膜层是构成关节内的主要结构之一，滑膜富有血管，血运丰富。一旦滑膜急性创伤病变，不及时、有效地处理，则发生膝关节功能障碍，影响关节活动而成为慢性滑膜炎，临床上分急性创伤性和慢性劳损性两种。膝关节创伤性滑膜炎是指膝关节损伤后引起的滑膜无菌性炎症反应。

1. 急性创伤性滑膜炎

以出血为主。由于外力打击、扭伤、关节附近骨折或手术创伤等，使滑膜受伤充血。关节滑膜逐渐增厚、纤维化，并引起关节粘连，影响关节功能。

2. 慢性创伤性滑膜炎

以渗出为主。一般由急性创伤性滑膜炎失治转化而成，或其他慢性劳损引起。多属中医“痹证”范畴。多由风寒湿三气杂合而成，一般夹湿者为多。或肥胖之人，湿气下注于关节而发病。

【临床表现】

1. 急性滑膜炎

有膝关节受到打击、碰撞、扭伤等明显的外伤史。膝关节伤后肿胀、疼痛，一般呈膨胀性胀痛或隐痛，尤以伸直及完全屈曲时胀痛难忍。膝关节活动不利，跛行。压痛点不定，可在原发损伤处有压痛。皮肤温度可增高，按之有波动感，浮髌试验阳性，关节穿刺可抽出血性液体。急性滑膜炎常是膝关节其他损伤的合并症，应仔细检查，需与骨折、脱位、韧带及半月板损伤相鉴别。

2. 慢性滑膜炎

有劳损或关节疼痛的病史。膝关节肿胀不适、下蹲困难，或上下楼梯疼痛，劳累后加重，休息后减轻，肤温正常。病程久则股四头肌萎缩，滑膜囊壁增厚，摸之可有韧厚感，关节不稳，活动受限。关节穿刺可抽出淡黄色清亮的渗出液，表面无脂肪滴。

【辅助检查】

X线片示膝关节结构无明显异常，可见关节周围软组织肿胀影，有的可见骨质增生。

【鉴别诊断】

1. 膝关节滑膜结核

滑膜炎症水肿充血，结核性肉芽组织，早期滑膜结核可见关节肿胀，局部皮温不高，疼痛，浮髌试验阴性。X线检查：早期关节囊肿胀，关节间隙增宽，关节附近骨质疏松，随着病变发展可出现小死骨和骨空洞，晚期关节面破坏，关节间隙狭窄。

2. 类风湿性膝关节炎

膝关节出现晨僵；至少有一个关节活动时疼痛或压痛；关节往往呈对称性肿胀。在骨隆起部位或关节伸侧常有皮下结节。实验室检查：血沉加快，多数患者类风湿因子阳性。X线检查：膝关节间隙早期变宽，以后变狭窄。

3. 化脓性膝关节炎

早期全身症状明显，出现高热、畏寒、全身不适，患病膝关节有红、肿、热、痛表现，穿刺抽液黏稠、浑浊或成脓性。实验室检查：白细胞及中性粒细胞计数增多，关节液镜下可见大量白细胞、脓细胞及革兰阳性球菌。

【治疗】

1. 辨治要点

膝关节创伤性滑膜炎是指膝关节损伤后引起的滑膜无菌性炎症反应。

2. 证治分类

（1）急性期滑膜损伤

治法：散瘀生新为主。

主方：桃红四物汤加减。

常用中成药：瘀血痹片。

（2）慢性期水湿稽留

治法：祛风燥湿，强壮肌筋。

主方：羌活胜湿汤加减。

常用中成药：虎力散。

3. 外治法

（1）急性期外敷消瘀止痛膏等。

（2）慢性期可外贴万应宝珍膏或用熨风散热敷。

（3）四肢损伤洗方或海桐皮汤熏洗患处。

4. 其他疗法

（1）理筋手法

急性损伤时，应将膝关节伸屈一次。先伸直膝关节，然后充分屈曲，再自然伸直，可使局限的血肿消散，减轻疼痛，预防粘连。

（2）固定方法

急性期应将膝关节固定于伸直位 2 周制动，卧床休息，抬高患肢，并禁止负重，以减轻症状。但不能长期固定，以免肌肉萎缩。

（3）练功活动

膝关节制动期间进行股四头肌舒缩锻炼，防止肌肉萎缩。后期加强膝关节的伸屈锻炼。

（4）抽吸积液

对膝关节积血、积液较多者，可穿刺抽液。抽尽关节内的积血、积液后，用弹性绷带加压包扎，以促进消肿和炎症的吸收，防止纤维化和关节粘连。

【转诊原则】

1. 膝关节急性滑膜炎患者疼痛剧烈，活动功能障碍者。

2. 膝关节积血、积液较多者。

3. 膝关节慢性滑膜炎久治不愈者。

【养生与康复】

1. 急性期应卧床休息，及时、正确地治疗，以免转变为慢性滑膜炎。

2. 慢性期，关节内积液较多者，亦应卧床休息，减少关节活动，以利于炎症的吸收、肿胀的消退。

【健康教育】

1. 爱好运动的青年人要尽量避免各种创伤，保护膝关节。

2. 避免风寒湿邪，做好劳动保护。

3. 减轻体重，忌身体肥胖或膝关节过度负重。

4. 患病后及时治疗。

【常用西药参考】

减轻膝关节无菌性炎性水肿，阻断炎性介质对组织的损害，达到减轻或消除疼痛的目的。常用药物有芬必得、迈之灵、扶他林膏。

第三节 膝关节半月板损伤

【概述】

半月板是位于股骨髁与胫骨平台之间的纤维软骨，分为内侧半月板和外侧半月板，分别位于膝关节的内、外侧间隙内。内侧半月板较大，呈“C”形。其后半部分与内侧副韧带相连，故后半部固定，扭转外力易造成交界处损伤。外侧半月板稍小，近似“O”形。外侧半月板不与外侧副韧带相连，因而外侧半月板活动度比内侧大。正常膝关节有轻度外翻，胫骨外侧髁负重较大，故外侧半月板承受压力也较大，易受损伤。

引起半月板破裂的外力因素有撕裂性外力和研磨性外力两种。撕裂性外力发生在膝关节半屈曲外展位，股骨髁骤然内旋牵拉，可致内侧半月板破裂。若膝关节为半屈曲内收位，股骨髁骤然外旋伸直，可致外侧半月板破裂；研磨性外力多发生在外侧半月板，因外侧半月板负重较大（或先天性盘状半月板），长期蹲、跪工作的人，由于半月板长期受关节面的研磨挤压，发生外侧半月板慢性撕裂性损伤。

【临床表现】

多有膝关节扭伤史。伤后膝关节立即发生剧烈的疼痛、关节肿胀、伸屈功能障碍。急性期由于剧痛，难以做详细的检查，故早期确诊比较困难。慢性期或无明显外伤史的患者，病程漫长，持续不愈，主要症状是膝关节活动痛，以行走和上下坡时明显，部分患者可出现跛行。伸屈膝关节时，膝部有弹响，或出现“交锁征”，将患膝稍晃动，或按摩 2 ～ 3 分钟，即可缓解并恢复行走。检查时见患膝不肿或稍肿，股四头肌较健侧萎缩，尤以内侧头明显。膝关节不能过伸和屈曲，关节间隙处压痛。回旋挤压试验（麦氏征）、挤压研磨试验阳性。

【辅助检查】

必要时做关节镜检查或 CT、MRI 检查。

【鉴别诊断】

1. 膝关节骨性关节炎

关节疼痛，早期为钝痛，以后逐渐加重，可出现典型的“休息痛”与“晨僵”，患者会感到静止时疼痛，即关节处于一定的位置过久，或在清晨起床时，感到关节疼痛与僵硬，稍活动后疼痛减轻。如活动过多，因关节摩擦又产生疼痛。

2. 膝关节创伤性滑膜炎

明显的外伤史。膝关节伤后肿胀、疼痛，一般呈膨胀性胀痛或隐痛，尤以伸直及完全屈曲时胀痛难忍。膝关节活动不利，跛行。压痛点不定，可在原发损伤处有压痛。肤温可增高，按之有波动感，浮髌试验阳性，关节穿刺可抽出血性液体。

【治疗】

1. 辨治要点

多有膝关节扭伤史。伤后膝关节立即疼痛、关节肿胀、伸屈功能障碍，慢性期或无明显外伤史的患者，病程漫长，持续不愈，主要症状是膝关节活动痛，以行走和上下坡时明显，部分患者可出现跛行。伸屈膝关节时，膝部有弹响，或出现“交锁征”。

2. 证治分类

（1）急性期剧痛，关节肿胀、伸屈功能障碍。

治法：活血化瘀，消肿止痛。

主方：桃红四物汤加减。

常用中成药：舒筋活血丸。

（2）慢性期或无明显外伤史的患者，病程漫长，持续不愈，主要症状是膝关节活动痛，以行走和上下坡时明显，部分患者可出现跛行。伸屈膝关节时，膝部有弹响，或出现“交锁征”。

治法：温经通络止痛。

主方：补肾壮筋汤加减。

常用中成药：健步虎潜丸。

3. 外治法

初期外敷消瘀止痛膏。后期可用四肢损伤洗方。

4. 其他疗法

（1）理筋手法

减轻疼痛。

（2）固定方法

急性损伤期膝关节功能位固定 3 周，以限制膝部活动，并禁止下床负重。

（3）练功活动

肿痛稍减后，应进行股四头肌舒缩锻炼，以防止肌肉萎缩。解除固定后，除加强股四头肌锻炼外，还可练习膝关节的伸屈活动和步行锻炼。

（4）物理治疗

远红外线、微波、周林频谱或中药离子透入治疗，每日1次，每次20～30分钟，15次为1个疗程。

【转诊原则】

1. 半月板损伤，迁延不见好转者，可考虑手术治疗，以防止继发创伤性关节炎。

2. 伸屈膝关节时，膝部有弹响，或出现"交锁征"，发作频繁者。

3. 膝关节发生剧烈的疼痛、关节肿胀、伸屈功能障碍者。

【养生与康复】

1. 膝关节半月板损伤，应减少患肢运动，避免膝关节骤然的扭转、伸屈动作。

2. 手术治疗，术后一周开始股四头肌舒缩锻炼。

3. 术后2～3周如无关节积液，可下地步行锻炼。若出现积液则应立即停止下地运动，配合理疗及中药治疗等。

【健康教育】

1. 避免膝关节半屈曲状态下的旋转动作。

2. 运动时佩戴护膝。

【常用西药参考】

口服抗炎镇痛药物以缓解疼痛，如芬必得，消肿消炎药物，如迈之灵。

第四节　髋关节暂时性滑膜炎

【概述】

本病多见于10岁以下的儿童，是一种非特异性炎症所引起的短暂的以急性髋关节疼痛、肿胀、跛行为主的病证。临床病名称谓很多，如一过性滑膜炎、单纯性滑膜炎、急性短暂性滑膜炎、小儿髋关节扭伤、小儿髋关节半脱位、髋掉环等。内因正气受损，卫外不固，风寒湿毒乘虚而入，致使关节脉络不通，气血运行受阻而致。外因为多数患儿发病前有髋部的过度外展、外旋，劳累或感受风寒湿邪所致。

【临床表现】

起病急骤，起病前患儿多有蹦、跳、滑、跌等外伤史。髋关节疼痛、肿胀、跛行，可伴有同侧大腿内侧及膝关节疼痛。髋关节囊前方及后方均可有压痛，髋关节处于屈曲、内收、内旋位，被动内旋、外展及伸直活动受限，且疼痛加剧，并有不同程度的股内收肌群痉挛。身体摆正后可见骨盆倾斜，两下肢长短不齐，患肢比健肢长 0.5 ～ 2cm。

【辅助检查】

1. X 线摄片检查

主要表现为髋关节囊阴影膨隆，关节腔积液严重时可见股骨头向外侧移位，关节间隙增宽，无骨质破坏。

2. 髋关节穿刺检查

穿刺液透明，细菌培养阴性。关节囊滑膜组织检查为非特异性炎症变化。白细胞计数可增高，血沉略快。

3. 实验室检查

多数白细胞计数和血沉均正常，结核菌素试验阴性，抗链球菌溶血素“O”在正常范围以内。

【鉴别诊断】

1. 髋关节滑膜结核

有明显的结核中毒症状，初起症状为髋痛，患髋活动受限，跛行，髋关节屈曲挛缩试验阳性。X 线片可见关节囊肿胀，关节间隙稍宽或窄，晚期可发展为骨关节结核，骨质破坏明显。

2. 化脓性髋关节炎

起病急、高热、寒战，白细胞计数及中性粒细胞升高，血沉加快，有败血症表现。髋痛、活动受限，患肢短缩屈曲畸形，关节穿刺可抽出脓性液体，细菌培养可得化脓菌。

3. 风湿热合并髋关节炎

多表现为多发性、游走性髋关节痛，伴有高热，关节症状较重。血沉加快，抗链球菌溶血素“O”升高。

【治疗】

1. 内治法

一般不必服药。

2. 外治法

腹股沟部外用活血消肿止痛中药热敷。

3. 其他疗法

理筋手法：患儿仰卧位，术者立于患侧，先用拇指轻柔弹拨患髋股内收肌群，以缓解肌肉痉挛，而后一手虎口压在腹股沟处，另一手握住小腿下端，将下肢拔直环绕摇晃髋关节。将患侧踝部夹在腋下，在拔伸牵引下，将伤侧髋关节尽量屈曲，使膝靠近胸部，足跟接近臀部，做屈髋、内收、内旋患肢，同时缓缓将伤肢伸直，若患肢变短者，则做屈髋、外展、外旋手法。检查双下肢等长，骨盆不倾斜，症状可立即消失。

【转诊原则】

1. 患髋关节疼痛剧烈，并有不同程度的股内收肌群痉挛者。

2. 双下肢不等长，久治不愈者。

3. 髋关节暂时性滑膜炎反复发作者。

【养生与康复】

1. 小儿应避免下肢过度的外展、外旋或内收、内旋活动。

2. 治疗期间应卧床休息 2 ～ 3 日，避免负重和限制活动，局部可适当热敷，以利滑膜炎症的消退。

【健康教育】

1. 若患儿较小，回家时可抱，不可背。

2. 避免风寒湿邪，避免蹦跳等剧烈活动。患病后及时治疗。

【常用西药参考】

以减轻髋关节无菌性炎性水肿，减轻或消除疼痛为目的。常用药物如芬必得、迈之灵。

第五节　股骨头无菌性坏死

【概述】

股骨头无菌性坏死又称股骨头缺血性坏死。以儿童和青壮年多见，男多于女。本病类似古代医学文献所称髋骨部位的“骨痹”“骨蚀”。

【临床表现】

1. 主要症状

患侧髋部疼痛，呈隐性钝痛，急性发作可出现剧痛，疼痛部位在腹股沟区，站立或行走久时疼痛明显，出现轻度跛行。晚期可因劳累而疼痛加重，跛行，髋关节屈曲、外旋功能明显障碍。

2. 主要体征

检查时，患髋“4”字试验阳性，髋关节屈曲挛缩试验阳性。晚期髋关节屈曲、外展、外旋明显受限。患肢短缩畸形，有时出现半脱位。髋关节承重肌试验阳性。

【辅助检查】

为了便于诊断，选择治疗方法和评价治疗效果，临床上可将X线表现分为4期。

Ⅰ期：股骨头轮廓无改变，多在负重区出现囊性变或“新月征”。

Ⅱ期：股骨头轮廓无明显改变，负重区可见密度增高，周围可出现硬化带。

Ⅲ期：股骨头出现阶梯状塌陷或双峰征，负重区变扁，有细微骨折线，周围有骨质疏松征象。

Ⅳ期：髋关节间隙狭窄，股骨头扁平、肥大、增生，可出现向外上方半脱位或脱位。髋臼边缘增生硬化。

【鉴别诊断】

1. 髋关节结核

早期出现低热、盗汗等阴虚内热症状，髋部可见脓肿，X线可显示骨与关节面破坏。

2. 类风湿性髋关节炎

髋关节出现晨僵；全身至少有一个关节活动时疼痛或压痛；从一个关节肿胀到另一个关节肿胀应不超过 3 个月。关节往往呈对称性肿胀。在骨隆起部位或关节伸侧常有皮下结节。实验室检查红细胞沉降率加快，多数患者类风湿因子阳性。X 线片显示，关节间隙病变早期因滑膜充血、水肿而变宽，以后变狭窄。骨质疏松，关节周围韧带可出现钙化。

3. 风湿性关节炎

关节出现红、肿、热、痛，疼痛呈游走性。实验室检查血清抗链球菌溶血素“O”可为阳性。X 线片显示骨结构改变不明显。

【治疗】

1. 辨治要点

股骨头无菌性坏死多属正虚邪侵，酒湿痰饮，气滞血瘀，肝肾亏损，治以补肝肾，扶正祛邪。

2. 证治分类

（1）肝肾亏损证

病机分析：肝虚不能藏血，肾虚不能主骨，髓失所养，营卫失调，气血不能温煦、濡养筋骨，致生本病。

治法：滋补肝肾。

主方：补肝壮筋汤加减。

常用中成药：左归丸。

（2）正虚邪侵证

病机分析：素体虚弱，正虚邪侵，外伤或感受风、寒、湿邪，脉络闭塞致生本病。

治法：双补气血。

主方：八珍汤加减。

常用中成药：十全大补丸。

（3）酒湿痰饮证

病机分析：或嗜欲不节，饮酒过度，脉络张弛失调，血行受阻，用药不当等骨骼受累致生本病。

治法：祛湿化痰。

主方：苓桂术甘汤合宣痹汤加减。

常用中成药：宣痹丸。

（4）气滞血瘀证

病机分析：气滞则血行不畅，血瘀也可致气行受阻，营卫失调，闭而不通，骨失所养致生本病。

治法：行气止痛，活血祛瘀。

主方：桃红四物汤加减。

常用中成药：虎力散。

3. 外治法

可选用代温灸贴、风湿膏、消肿止痛膏、活血膏、麝香解痛膏等外用。

4. 其他疗法

（1）牵引

缓解髋关节周围软组织痉挛，减低关节内压力，若放在下肢外展、内旋位牵引，还可以增加髋臼对股骨头的包容量。此外，还可运用推拿按摩手法，改善髋关节周围软组织血运，缓解肌肉痉挛，增加关节活动度。

（2）手术

可选择钻孔减压术、带肌蒂或血管蒂植骨术、血管移植术、人工关节置换术等。

（3）电针

取局部穴位及压痛点。

（4）物理治疗

远红外线、微波、周林频谱或中药离子透入治疗。

（5）练功活动

髋关节的前屈后伸、内收外展、直腿抬高及股四头肌肉的等张、等长收缩等床上活动。

【转诊原则】

1. 患者疼痛剧烈，不能站立或行走过久，出现跛行，关节功能障碍者。

2. 年龄在50岁以上，股骨头无菌性坏死Ⅲ、Ⅳ期的患者，适宜人工关节置换术者。

【养生与康复】

1. 髋关节因创伤骨折后，要及时正确治疗，避免发生创伤性股骨头无菌性坏死。

2. 因病使用激素治疗，要在医嘱下进行，不能滥用激素。

3. 接触放射线要注意防护。一旦发生本病，要早诊断，早治疗，不要延误病情。

4. 早期患者可于患髋应用活血化瘀中药热敷，并做推拿按摩手法，以促进局部血液循环，缓解关节周围肌肉痉挛，防止肌肉萎缩。

5. 手术治疗患者需做好手术后护理。

【健康教育】

1. 生活中要限制饮酒量。

2. 患病后持拐减轻负重，少站、少走，以减轻股骨头受压。

3. 饮食清淡，忌膏粱厚味。加强含钙量高的营养饮食。

【常用西药参考】

减轻髋关节无菌性炎性水肿，达到减轻或消除疼痛的目的。常用药物如芬必得、迈之灵。

第五章　骨质疏松症

【概述】

骨质疏松症是以骨量减少、骨的脆性增加，以及易于发生骨折为特征的全身性骨骼疾病。该病属中医“痿证”范畴，病变在骨，其本在肾。肾虚精亏，肾阳虚衰，不能充骨生髓，致使骨松不健；肾阴亏损，精失所藏，不能养髓；正虚邪侵，正虚而卫外不固，外邪乘虚而入，气血痹阻，骨失所养，髓虚骨疏。先天禀赋不足，致使肾脏素虚，骨失所养，不能充骨生髓。

【临床表现】

1. 主要症状

骨痛，腰背疼痛，腿膝酸软，易发生骨折。常见胸腰椎压缩性骨折、膝踝关节疼痛等。

2. 主要体征

驼背、鸡胸、身高变矮。

【辅助检查】

1. 骨密度测定

这是诊断的主要手段。

2. X 线平片

主要表现为骨密度减低，骨小梁减少、变细、分支消失，脊椎骨小梁以水平方向的吸收较快，进而纵行骨小梁也被吸收，残留的骨小梁稀疏排列呈栅栏状。

3. 实验室检查

骨质疏松症伴有骨折的患者，血清钙低于无骨折者，而血清磷高于无骨折者。如伴有软骨病，血磷、血钙偏低，碱性磷酸酶增高。尿磷、尿钙检查一般无异常发现；尿羟脯氨酸增高，其排出量与骨吸收率成正相关。

【鉴别诊断】

1. 骨质软化症

骨质钙化不良，骨样组织增加，骨质软化，因而脊椎、骨盆及下肢长骨可能产生各种压力畸形和不全骨折，骨骼的自发性疼痛、压痛出现较早并且广泛，以腰痛和下肢疼痛为甚。全身肌肉多无力，少数患者可发生手足抽搐。X线片可见骨质广泛疏松；实验室检查：血钙、磷降低而碱性磷酸酶则升高。

2. 成骨不全症

有家族遗传史，由于周身骨胶原组织缺乏，成骨细胞数量不足，软骨成骨过程正常，钙化正常，致使钙化软骨不能形成骨质，因此骨皮质较薄，骨质脆弱。由于该病患者的巩膜变薄，透明度增加，使脉络膜色素外露而出现蓝巩膜；因听骨硬化，不能传达音波，而出现耳聋。

【治疗】

1. 辨治要点

骨质疏松症病变在骨，其本在肾。治以补肝肾，扶正祛邪。

2. 证治分类

（1）肾虚精亏证

证候：肾阳虚者腰背疼痛，腿膝酸软，受轻微外力或未觉明显外力可出现胸、腰椎压缩性骨折。畏寒喜暖，小便频多且夜尿多。肾阴虚者除有腰背疼痛，腿膝酸软，易发生骨折等症外，常有手足心热，咽干舌燥。

治法：补肾填精。

主方：补肾益气汤加减。

常用中成药：珍牡肾骨胶囊、健骨生、仙灵骨葆。

（2）正虚邪侵证

证候：骨痛，腰背疼痛，腿膝酸软，易发生骨折，由其他疾病继发或药物因素诱发本病的，兼有原发疾病症状和诱发本病药物的并发症。

治法：扶正固本。

主方：鹿角胶汤加减。

常用中成药：鹿角胶丸。

（3）先天不足证

证候：青少年期以背部下端、髋部和足部的隐痛开始，逐渐出现行走困难。常见膝关节和踝关节痛和下肢骨折。胸腰段脊柱后凸、鸡胸。身高变矮，长骨畸形，跛行。成人期以腰背疼痛为主，脊椎椎体压缩性骨折，楔形椎、鱼椎样变形，日久则脊椎缩短。除脊椎椎体外，肋骨、耻骨、坐骨骨折也可发生。

治法：填精养血，助阳益气。

主方：大补元煎加减。

常用中成药：龟鹿二仙胶丸。

3. 外治法

外用活血消肿止痛中药热敷。

4. 其他疗法

远红外线、微波、周林频谱或中药离子透入治疗。

【转诊原则】

1. 周身疼痛剧烈，并有不同程度功能障碍。

2. 骨质疏松症并发严重骨折者。

3. 青少年胸腰段脊柱后凸、鸡胸、跛行，最终胸廓变形影响心脏和呼吸者。

【养生与康复】

1. 重视绝经后和随年龄增大而发生的骨量丢失。

2. 对已患骨质疏松症的老年人应加强陪护，预防发生骨折。

3. 体育锻炼对于骨量的积累及减少发病极其有益，并有利于提高机体素质。

4. 如为继发性或特发性骨质疏松症，在治疗时还需针对原发疾病进行治疗。

【健康教育】

1. 注意饮食营养，适量补充饮食中的蛋白质、钙盐，以及维生素 D、维生素 C。

2. 鼓励患者做适当的体力劳动，以刺激成骨细胞活动，有利于骨质形成，减少发生骨质疏松症的机会。

3. 老年人多晒太阳。

【常用西药参考】

以减轻或消除疼痛，抑制骨破坏，增加钙质为目的，常用西药如密钙息（鲑鱼降钙素）、阿法迪三、依磷片、迪巧。

第六章　骨伤科疾病常用牵引方法及康复指导

一、常用牵引方法及原理

1. 方法

（1）腰椎牵引

主要采用电脑控制间歇牵引法，即骨盆牵引带牵引。适用于初次发作或反复发作的急、慢性腰椎间盘突出症、神经根受压、腰椎小关节紊乱的患者，每日牵引1次，每次约30分钟，牵引重量为体重的1/7～1/5，15次为1个疗程。

（2）颈椎牵引

主要采用电脑控制间歇牵引法，即枕颌带牵引法。适用于无截瘫的颈椎骨折脱位、颈椎间盘突出症及颈椎病。每日牵引1次，每次约30分钟，牵引重量为5～7kg，15次为1个疗程。

2. 机理

牵引可使椎间隙增宽，增加了间隙的容积，使椎间盘内的压力更加降低；由于牵引而使后纵韧带紧张，纤维环外层纤维的张力减低，故为突出的髓核组织创造了还纳的条件。另外，电动间歇牵引，使神经根与突出髓核的解剖关系不断地发生不同程度的改变，甚至产生位移。这样就改变了髓核对神经根的固定性压迫，并对神经根周围的粘连起到分离、松解作用。由于牵引能使椎间隙增宽，同样也使椎间孔增大，使神经根通道增宽，可以消除或减轻神经根的刺激或压迫。

二、骨伤科疾病的术后康复指导

1. 腰椎间盘突出症、腰椎椎管狭窄症术后需卧床3～4周，卧床时间稍长则术后疗效好，腰腿痛的残存症状及并发症少。如果术中同时植骨融合者，术后卧床时间还会更长，约3个月，待植骨块完全融合后才能下床活动。

2. 膝关节半月板损伤术后如无关节积液，可早期下地步行锻炼。若出现积液则应立即停止下地运动，配合理疗及中药治疗等。

3. 其他损伤的康复治疗，详见各疾病。

第九篇　眼科与耳鼻咽喉科

【学习提要】

本篇共分六章。第一章为中医眼科概论，第二章为眼科常用诊疗技术，第三章为眼科常见疾病，第四章为中医耳鼻咽喉科概论，第五章为耳鼻咽喉常用诊疗技术，第六章为耳鼻咽喉科常见疾病。

全科医师应掌握眼与脏腑经络的关系及发病特点；掌握常见眼病的预防保健知识及宣教手段、简便的中医治疗及预防、康复的方法；了解老年性眼病的临床表现及处理原则等。掌握视力、色觉的检查方法和眼部冲洗方法，电光性眼炎、化学性眼外伤的判断及处理，熟悉角、结膜异物取出的方法，熟悉检眼镜的使用方法。

全科医师应掌握耳鼻咽喉与脏腑经络的关系；掌握耳鼻咽喉常见病的中医治疗及预防、康复方法。了解耳鼻咽喉的直观检查方法，掌握耵聍、耳疖、前鼻孔出血的处理方法，耳瘘、脓耳的换药及滴药方法。掌握耳鼻咽喉疾病的针灸、穴位注射、按摩推拿、鼻腔冲洗、超声雾化等治疗方法。

第一章　中医眼科概论

第一节　概述

中医眼科，是我国宝贵文化遗产的一部分，是我国人民几千年来在与疾病做斗争过程中，逐渐发展起来的一门临床学科，是中医学的重要组成部分。中医眼科是运用中医基本理论和方法研究眼的生理、病理和眼病的临床表现、诊断、辨证、治疗与预防的专门学科，任务是防治眼病，维护人体视觉器官的健康。

眼是人类感知外界环境各种信息的重要感觉器官，一旦患病，将会导致视功能障碍，临床对眼科疾病的诊治，分为内障和外障。外障眼病多因六淫之邪外袭或外伤所致，眼部外显证候明显，如红赤、肿胀、湿烂、生眵、流泪、翳膜等，多有眼痛、痒涩、羞明等自觉症状；内障眼病多因内伤七情，脏腑内损，气血两亏，气滞血瘀，以及外邪入里，眼外伤等因素引起，一般眼外观端好，多有视觉变化，如视力下降、视物变形、视物异色、眼前黑花飞舞等。

中医学认为，人体是有机的整体，全身各个脏腑器官在生理上是协调统一不可分割的，在病理上也是相互联系和相互影响。中医眼科也体现了中医学的整体观念。

第二节　眼与脏腑的生理关系

一、眼与五脏的生理关系

《灵枢·大惑论》谓："五脏六腑之精气皆上注于目而为之精。精之窠为眼，骨之精为瞳子，筋之精为黑眼，血之精为络，其窠气之精为白眼，肌肉之精为约束，裹撷筋骨血气之精而与脉并为系，上属于脑，后出于项中。"

目：称为"睛明"，是视觉器官，可视万物，察秋毫，辨形状，别颜色，《太平圣惠方·眼论》谓："明孔遍通五脏，脏气若乱，目患即生；诸脏既安，何辄有损。"明确指出了眼与五脏的密切关系，在五脏之中，眼与肝肾的关系最为密切。

肝：肝在窍为目，目为肝之外候，肝的经脉直接上连于目系，眼的视觉功能有赖于肝气之疏泄和肝血之营养，故说"肝开窍于目"。因肝开窍于目，泪从目出，故《素问·宣明五气》说"肝为泪"。泪有润泽眼睛、保护眼睛的功能。《灵枢·脉度》亦说："肝气通于目，肝和则目能辨五色矣。"肝气可直接通达于目，肝气的调和可直接影响眼的视觉功能。同时肝有贮藏血液和调节血液的生理功能，肝藏之血含有眼目所需的各种精微物质，因而《素问·五脏生成》有"肝受血而能视"之论。

肾:《灵枢·大惑论》说:“目者,五脏六腑之精气也。”寓含眼的形成有赖于精,眼之能视,凭借于精。肾主骨生髓,脑与髓均为肾精所化生,肾精充足,髓海丰满,则目视精明。《灵枢·五癃津液别》曰:“五脏六腑之津液,尽上渗于目。”肾为水脏,主津液,津液在肾的调节下,不断输送至目,为目外润泽之水及充养目内之液提供了物质保障。《审视瑶函》曰:“肾之精腾,结而为水轮。”以此说明,肾乃眼能明视之根本。

心:《审视瑶函·开导之后宜补论》说:“夫目之有血,为养目之源,充和则有发生长养之功,而目不病。少有亏滞,目病生焉。”可见血液濡养眼目运行有序,是目视睛明的重要条件。因心主神明,人的精神、意识、思维乃至人的整个生命活动均由心主宰,而接受外界事物或刺激并做出相应反应是由心来完成,包括眼接受光线刺激而产生的视觉。

脾:脾为后天之本,主运化水谷精微,目得精气营血之养则目光锐敏。目在头面部,为清阳之窍,唯清阳之气易达之。

肺:肺主气司呼吸,主宣发肃降。肺气旺盛,全身气机调畅,五脏六腑精阳之气顺达于目,目得其养则明视万物。

二、眼与六腑的生理关系

眼与六腑的关系,主要是五脏与六腑具有相互依赖、相互协调的内在关系。在生理上,脏行气于腑,腑输精于脏,故眼不仅与五脏有着密切关系,同样也与六腑有着不可分割的关系。

胆:肝与胆脏腑相合,肝气溢入于胆,聚而成精,为之胆汁,胆汁有助脾胃消化水谷,化生气血以营养于目之功。

胃:胃为水谷之海,主受纳、腐熟水谷。脾胃密切配合,完成气血的生化,合称为“后天之本”,其中对眼有温煦濡养作用的清阳之气来源于胃气。由此可知,脾胃功能的正常与否直接关系到眼的功能状态。

小肠:小肠主受盛和化物,分清泌浊,其清者由脾输送到全身,从而使目得到滋养。

大肠:大肠主司传导之责,与肺脏相合。若肺失肃降,大肠传导之令不行,热结于下,熏蒸于上而发为眼病。

膀胱:膀胱与肾脏相表里,当水液聚集膀胱之后,在肾脏的蒸化作用下,将其中清澈者气化升腾为津液,以濡润包括目窍在内的脏腑官窍。

第三节　眼与经络的关系

人体经络运行气血，沟通表里，贯穿上下，联络脏腑、器官，把人体有机地连接成一个统一的整体。《灵枢·口问》云："目者，宗脉之所聚也。"正如《灵枢·邪气脏腑病形》云："十二经脉，三百六十五络，其血气皆上于面而走空窍，其精阳气上走于目而为睛。"因此，眼与经络的关系极为密切。

一、起止、交接及循行于眼内眦的经脉

1. 足太阳膀胱经

膀胱足太阳之脉，起于目内眦，上额交颠。

2. 足阳明胃经

起于鼻旁迎香穴，经过目内眦睛明穴，与足太阳膀胱经交会。

3. 手太阳小肠经

一支脉从颊部别出，上走眼眶之下，抵于鼻旁，至目内眦睛明穴，与足太阳膀胱经相接。

4. 手阳明大肠经

其支脉上行头面，左右相交于人中之后，上夹鼻孔，循禾髎，终于眼下鼻旁支迎香穴。

二、起止、交接及循行于眼外眦的经脉

1. 足少阳胆经

起于目锐眦之瞳子髎，由听会过上关，上抵额角之颔厌，下行耳后，经风池至颈。其一支脉，从耳后入耳中，出耳前，再行至目锐眦之瞳子髎后。另一支脉又从瞳子髎下走大迎，会合手少阳经，到达眼眶下。

2. 手少阳三焦经

有一支脉从胸上项，沿耳后翳风上行，出耳上角，至角孙，过阳白、禾髎，再屈曲下行至面颊，直达眼眶之下。另一耳部支脉入耳中，走耳前，与前一条支脉交会于面颊部，到达目锐眦，与足少阳胆经相接。

3. 手太阳小肠经

有一支脉循颈上颊，抵颧髎，上至目锐眦，过瞳子髎，后转入耳中。

三、与目系有联系的经脉

1. 足厥阴肝经

其主脉沿喉咙之后，行大迎、地仓、四白、阳白之外直接与目系连接。

2. 手少阴心经

手少阴心经的支脉系目系。

3. 足太阳膀胱经

足太阳膀胱经有通过项部的玉枕穴入脑直属目本的支脉。

第四节　眼科常用辨证方法

辨证是眼科诊断的重要内容，是中医诊治眼病的重要环节。中医眼科的辨证方法内容较为丰富，但主要是辨外障与内障、五轮辨证，这两种辨证方法一直指导中医眼科的临床工作。

一、外障与内障

外障、内障是中医眼科对眼病的一种分类方法。在古代眼科书籍中，将眼病统称为障，并根据发病部位的不同，分为外障和内障两大类。

1. 辨外障

（1）病位

指发生在胞睑、两眦、白睛、黑睛的眼病。

（2）病因

多因六淫之邪或外伤所致，亦可由痰湿内蕴、肺火炽盛、肝火上炎、脾虚气弱、阴虚火炎等引起。

（3）特点

一般外显证候较为明显，如红赤、肿胀、湿烂、生眵、流泪、痂皮、结节、上胞下垂、胬肉、翳膜等。多有眼痛、痒涩、羞明、眼睑难睁等自觉症状。

2. 辨内障

（1）病位

指发生在瞳神、晶珠、神膏、视衣、目系等眼内组织的眼病。

（2）病因

多因内伤七情、脏腑内损、气血两亏、阴虚火炎、气滞血瘀以及外邪入里、眼外伤等因素引起。

（3）特点

一般眼外观端好，多有视觉变化，如视力下降、视物变形、视物易色、视灯光有如彩虹、眼前黑花飞舞、萤星满目及夜盲等症。也可见抱轮红赤或白睛混赤，瞳神散大或缩小、变形或变色，眼底出血、渗出、水肿等改变。

二、五轮辨证

1. 五轮学说

五轮学说起源于《黄帝内经》，《灵枢·大惑论》曰："五脏六腑之精气，皆上注于目而为之精，精之窠为眼，骨之精为瞳子，筋之精为黑眼，血之精为络，其窠气之精为白眼，肌肉之精为约束，裹撷筋骨血气之精而与脉并为系，上属于脑，后出于项中。"为五轮学说的形成奠定了基础。该学说在我国现存书籍中，以《太平圣惠方·眼论》记载为最早。

五轮中的轮是比喻眼珠形圆而转动灵活如车轮之意。正如《审视瑶函》所说："五轮者，皆五脏之精华所发，名之曰轮，其像车轮圆转，运动之意也。"

五轮学说是根据眼与脏腑密切相关的理论，将眼局部由外至内分为眼睑、两眦、白睛、黑睛和瞳神等五个部分，分属于五脏，分别命名为肉轮、血轮、气轮、风轮、水轮，借以说明眼的解剖、生理和病理及其与脏腑的关系，并用于指导临床。

2. 五轮的部位及脏腑分属（表 9–1–4–1）

表 9–1–4–1　五轮的部位及脏腑分属

五轮	解剖位置	脏腑分属	功能
肉轮	胞睑	脾、胃	司开阖
血轮	两眦	心、小肠	涵养瞳神
气轮	白睛	肺、大肠	保护风水二轮
风轮	黑睛	肝、胆	涵养瞳神
水轮	瞳神及瞳神内各组织	五脏、六腑	司视觉

3. 五轮学说的临床意义

（1）轮为脏腑之表，脏为五轮之本，脏为本，轮为标，表明五轮学说实质上是轮脏相关学说，是辨证施治的根本法则之一。

（2）五轮学说是中医眼科的独特理论，它概括了眼的解剖、生理、病理，轮之有病多由脏腑功能失调所致，是通过观察各轮外显症状，推断相应脏腑内蕴的病变。

（3）五轮学说将眼的局部与全身各器官之间形成一个整体，作为指导临床实践的基本法则。

4. 各轮的辨证法

（1）肉轮

①辨胞睑肿胀：胞睑肿胀、按之虚软，肤色光亮，不红不痛，为脾肾阳虚，水气上犯。胞睑红肿，触之灼热，压痛明显，为外感风热，热毒壅盛。胞睑局限性红赤肿胀，如涂丹砂，触之质硬，表皮光亮紧张，为火毒郁于肌肤。胞睑边缘局限性红肿，触之有硬结、压痛，为邪毒外袭所致。胞睑局限性肿胀，不红不痛，触之有硬核，为痰湿结聚而成。胞睑青紫肿胀，有外伤史，为络破血溢，瘀血内停。

②辨睑肤糜烂：出现水疱、脓疱，糜烂渗水，为脾胃湿热上蒸。边缘红赤糜烂，痛痒并作，为风、湿、热三邪互结所致。睑缘皮肤时时作痒，附有鳞屑样物，为血虚风燥。

③辨睑位异常：上睑下垂，无力提举，为虚证，常由脾胃气虚所致。胞睑内翻，睫毛倒入，多为椒疮后遗症。胞睑外翻，多为局部瘢痕牵拉。

④辨胞睑动：胞睑频频掣动，多为血虚有风。上下胞睑频频眨动，多为津液不足；若是小儿患者，多为脾虚肝旺。频频眨目或骤然紧闭不开，数小时后自然缓解，多为情志不舒，肝失条达引起。

⑤辨睑内颗粒：睑内颗粒累累，形小色红而坚，多为热重于湿兼有气滞血瘀；形大色黄，多为湿重于热。睑内红色颗粒，排列如铺卵石样，奇痒难忍，为风、湿、热三邪互结。睑内黄白色结石，为津液受灼，痰湿凝聚。

（2）血轮

①内眦红肿，触之有硬结，疼痛拒按，为心火上炎或热毒结聚所致；内眦不红不肿，指压泪窍出脓，为心经积热。

②眦角皮肤红赤糜烂，为心火兼夹湿邪；若干裂出血，则为心阴不足。

③两眦赤脉粗大刺痛，为心经实火；赤脉细小、淡红、稀疏、干涩不舒，为心经虚火上炎。

④眦部胬肉红赤壅肿，发展迅速，头尖体厚，为心肺风热；胬肉淡红菲薄，时

轻时重，涩痒间作，发展缓慢或静止不生长，为心经虚火上炎。

（3）气轮

①辨颜色红赤：白睛表层红赤，颜色鲜红，为外感风热或肺经实火。赤脉粗大迂曲而暗红，为热郁血滞。抱轮红赤，颜色紫暗，眼疼痛拒按，为肝火上炎兼有瘀滞；抱轮淡赤，按压眼珠疼痛轻微，为阴虚火旺。白睛表层赤脉纵横，时轻时重，为热郁脉络或阴虚火旺所致；白睛表层下呈现片状出血，色如胭脂，为肺热伤络或肝肾阴亏所致，亦有外伤引起。

②辨白睛肿胀：表层红赤浮肿，眵泪俱多，骤然发生，多为外感风热。紫暗浮肿，眵少泪多，舌淡苔薄白，为外感风寒所致。表层水肿，透明发亮，伴眼睑水肿，多为脾肾阳虚，水湿上泛。表层红赤肿胀，甚至脱于睑裂之外，眼珠突出，为热毒壅滞。

③辨白睛结节：白睛表层有泡性结节，周围赤脉环绕，涩痛畏光，多为肺经燥热所致。结节周围脉络淡红，且病久不愈，反复发作，则为肺阴不足，虚火上炎所致。白睛里层有紫红色结节，周围发红，触痛明显，为肺热炽盛所致。

④辨白睛变青：白睛局限性青蓝，呈隆起状，高低不平，多为肺肝热毒。白睛青蓝一片，不红不痛，表面光滑，为先天而成。

（4）风轮

①辨黑睛翳障：黑睛初生星翳，多为外感风邪。翳大浮嫩或有溃陷，为肝火炽盛。黑睛浑浊，翳漫黑睛，或兼有血丝伸入，为肝胆湿热，兼有瘀滞。黑睛翳久不敛，时隐时现，为肝阴不足，或气血不足。

②辨黑睛赤脉：黑睛浅层赤脉，排列密集如赤膜状，逐渐包满整个黑睛，甚至表面堆积如肉状，多为肺肝热盛，热郁脉络，瘀热互结所致。黑睛深层出现赤脉，排列如梳，深层呈现舌形浑浊，多为肝胆热毒蕴结，气血瘀滞所致。黑睛出现灰白色颗粒，赤脉成束追随，直达黑睛浅层，多为肝经积热或虚中有实。

（5）水轮

①辨瞳神大小：瞳神散大，色呈淡绿，眼胀欲脱，眼硬如石，头痛呕吐，为肝胆风火上扰所致。瞳神散大，眼胀眼痛，时有呕吐，病势缓和，多为阴虚阳亢或气滞血瘀引起。瞳神散大不收，或瞳神歪斜不正，有明显外伤史，为黄仁受伤所致。瞳神紧小，甚至小如针孔，神水浑浊，黑睛后壁沉着物多，或黄液上冲，抱轮红赤，为肝胆实热。瞳神紧小，干缺不圆，抱轮红赤，反复发作，经久不愈，为阴虚火旺所致。

②辨瞳神气色改变：瞳神内色呈淡黄，瞳神散大，不辨明暗，为绿风内障后期。瞳神展缩不开，内结黄白色翳障，如金花之状，为瞳神干缺后遗而成。瞳神展

缩自如，内结白色圆翳，不红不痛，视力渐降，为年老肝肾不足，晶珠失养所致。瞳神变红，视力骤减，红光满目（视网膜、玻璃体积血），为血热妄行，或肝阳上亢所致；反复出血者，多为阴虚火旺所致。瞳神内变黄，白睛混赤，眼珠变软，为火毒之邪困于睛中；若瞳神内变黄，状如猫眼，眼珠变硬，多系眼内有恶瘤。

第二章　眼科常用诊疗技术

第一节　视力检查法

一、检查步骤

1. 正常视力标准为 1.0，如果在 5m 处连最大的试标（0.1 行）也不能识别，则嘱患者逐步向视力表走近，直到识别试标为止。此时，再根据 V=d/D×0.1 的公式计算。如在 3m 处看清 5m 的试标，其实际视力应为 V ＝ 3/5×0.1 ＝ 0.06。

2. 如走到视力表 1m 处仍不能识别最大的试标时，则检查指数，检查距离从 1m 开始，逐渐移近，直到能正确辨认为止，并记录该距离，如“指数 /30cm”。如指数在 5cm 处仍不能识别，则检查手动。如果眼前手动不能识别，则检查光感，在暗室中用手电照射受试眼，另眼须用手掌捂紧不让透光，测试患者眼前是否感觉光亮，记录“光感”或“无光感”，并记录看到光亮的距离，一般到 5m 为止。对有光感者还要检查光源定位，嘱患者向前方注视不动，检查者在受试者 1m 处，上、下、左、右、左上、左下、右上、右下变换光源位置，用“+”“–”表示光源定位的“阳性”“阴性”。

3. 近视力检查：视力检查必须检查远视力、近视力，这样可以大致了解患者的屈光状态。

二、注意事项

1. 查视力两眼分别进行，先右后左，可用手掌或小板遮盖另眼，但不要压迫眼球。

2. 视力表需有充足的光线照明，远视力检查的距离为 5m，近视力检查的距离为 30cm。

3. 检查者用杆指着视力表的试标，嘱受试者说出或用手势表示该试标的缺口方向，逐行检查，找出受试者的最佳辨认行。

4. 视力表的 1.0 的试标的高度应与被检查者的眼睛相平。

第二节　检眼镜的使用方法

一、直接检眼镜

1. 彻照法

用于观察眼的屈光间质有无浑浊，将镜片转盘拨到 +8 ～ +10D，距患者 10 ～ 20cm。正常时，瞳孔区呈橘红色反光，若屈光间质有浑浊，红色反光中出现黑影，此时嘱患者转动眼珠，如黑影移动方向与眼动方向一致，表明其浑浊位于晶状体的前面，反之，则位于晶状体后方，如不动则在晶状体。

2. 检眼镜使用方法

如检查患者右眼，检查者立于患者的右侧，嘱患者向正前方注视，检查者右手持检眼镜，右手食指将转盘拨到“0”处，距患者 2cm 处，用检查者的右眼经检眼镜检查患者右眼，可看到视盘及血管，同时根据血管走向观察视网膜周边部，最后嘱患者注视检眼镜灯光，以检查黄斑区。因检查者及受检者屈光状态不同，检查者可根据需要拨动转盘直到看清眼底为止。左眼操作同右眼。

3. 眼底检查记录

应记录视盘大小形状（有无先天发育异常）、颜色（是否视神经萎缩）、边界（是否视盘水肿、炎症）和病理凹陷（青光眼）、视网膜血管的管径大小、是否均匀一致、颜色、动静脉比例（正常 2 ∶ 3）、形态、有无搏动及交叉压迫征；黄斑区及中心凹反射情况，视网膜是否有出血、渗出、色素增生或脱失，描述其大小形状、数量等。对明显的异常可在视网膜图上绘出。

二、间接检眼镜

放大倍数小，可见范围大，所见为倒像，具有立体感，一般需散瞳检查。用之比较全面地观察眼底情况，不易漏诊眼底病变，辅以巩膜压迫器，可看到锯齿缘，有利于查找视网膜裂孔。因其能在较远距离检查眼底，可直视下进行视网膜裂孔封闭及巩膜外垫压等操作。

第三节　色觉检查法

色觉检查属于主觉检查，色盲有红色盲、绿色盲、全色盲等不同种类，最常见者为红绿色者。有以下几种方法。

1. 假同色图

也称色盲本。在同一副色彩图中，既有相同亮度、不同颜色的斑点组成的图形或数字，也有不同亮度、相同颜色的斑点组成的图形或数字，正常人以颜色来辨认，色盲者只能以明暗来判断。能够正确认出，但表现困难或辨认时间延长者为色弱。检查需在充足的自然光线下进行，图表距眼 0.5cm，应在 5 秒钟内读出。

2. 色觉镜

利用红光与绿光适当混合形成黄光的原理，根据受试者调配红光与绿光的比例是否合适，判断其有否色觉障碍及其性质与程度。

第四节　眼部常用外治法

一、点眼药法

1. 点眼药水法

（1）适应证

外障眼病、瞳神紧小、绿风内障、圆翳内障、眼外伤。

（2）方法

滴药时患者取卧位或坐位，头略后仰，眼向上看，操作者用手指或棉签牵拉患者下睑，将其滴入结膜囊内，并将上睑稍提起使药水充盈于整个结膜囊内。嘱患者轻闭眼 2 ～ 3 分钟。

（3）注意事项

①勿将眼药直接滴在角膜上，因角膜感觉敏感，易引起反射性闭眼将眼药水

挤出。

②滴用某种特殊眼药水，如阿托品眼液时，务必用棉球压迫泪囊区 3 ～ 5 分钟，以免药物经泪道流入泪囊和鼻腔被吸收而引起中毒反应。

③同时用 2 种以上眼药水者，滴药后需间隔 15 分钟左右再滴另一种眼药水。

④滴药时其滴管勿接触患者眼部及睫毛等，同时药物要定期更换、消毒，以免眼药水污染。

2. 涂眼药膏法

（1）适应证

其药物组成、适应证与眼药水基本相同。

（2）方法

用玻璃小棒挑适量眼膏涂于眼内下穹隆结膜或眼睑患处，若是管装眼药膏，可直接将眼膏涂于眼部，轻提上睑然后闭合，使眼药膏在结膜囊内分布均匀。每日 3 次或临睡前用 1 次。

（3）注意事项

涂眼药膏时注意勿使眼膏污染，如用于散瞳验光，则验光当日勿用眼膏。

二、熏洗法

1. 适应证

胞睑红肿、羞明涩痛、眵泪较多的外障眼病。

2. 方法

（1）熏法

将中药煎制后趁热气蒸腾上熏眼部以治疗眼病。

（2）洗法

将中药煎液滤渣，取清液冲洗眼的一种方法。

3. 注意事项

（1）注意温度的高低，温度过低则不起作用，应重新加温。

（2）注意药液必须过滤，以免药渣进入眼部，引起不适，甚至刺伤。

（3）眼部有新鲜出血或患有恶疮者，忌用本法。

三、敷法

1. 药物敷

（1）适应证

外眼炎症，尤其是化脓性炎症。

（2）方法

用药物捣烂或中成药外敷患眼，还可以研细末后加入赋形剂等调成糊状，先涂眼药膏于眼内，然后将外敷药置于消毒纱布上敷眼。

（3）注意事项

①用干药粉调成糊状敷眼时，注意保持局部湿润为度。

②药物必须做到清洁无变质，无刺激性，无毒性。

③注意其药物切勿进入眼内，以免损伤眼珠。

2. 热敷法

（1）分类

湿热敷、干热敷。

（2）适应证

眼睑疖肿、黑睛生翳、火疳、瞳神紧小、眼外伤48小时后的胞睑及白睛瘀血等。

（3）方法

①湿热敷：用药液或热水浸湿纱布趁热敷眼，亦可用湿毛巾包热水袋外敷。

②干热敷：以毛巾裹热水袋外敷即可，亦可用生盐、葱白、生姜、艾叶、吴茱萸等温寒散邪之药炒热，布包趁热敷患眼。

（4）注意事项

热敷时温度不宜过高。

3. 冷敷法

（1）适应证

挫伤性眼部出血之早期出血（24小时内）。

（2）方法

将冰块等冷物置于患眼局部。

（3）注意事项

有凝滞气血之弊，只可暂用，不宜久施。

四、冲洗结膜囊法

1. 适应证

眵泪较多的胞睑、白睛疾患，结膜囊异物，手术前准备，以及作为眼化学伤的急救措施。

2. 方法

利用盛以0.9%生理盐水注射液或药液的洗眼壶等冲洗。冲洗时，如患者取坐位，则令头稍后仰，将受水器紧贴颊部，如患者取卧位，则令头偏向患眼，将受水器紧贴耳前皮肤，然后轻轻拉开眼睑，进行冲洗，并令患者睁眼及转动眼珠，以扩大冲洗范围。眼分泌物多或结膜囊异物多者，应翻转上下眼睑，暴露睑内面及穹隆部结膜，彻底冲洗。冲洗毕，用消毒纱布擦干眼外部，然后除去受水器。

3. 注意事项

（1）如为卧位冲洗时，受水器一定要贴紧耳前皮肤，以免水液流入耳内，或预先于耳内塞一个小棉球亦可。

（2）如一眼为传染性眼病，冲洗患眼时，注意防止污染和冲洗液溅入健眼。

五、眼部穴位注射法

1. 适应证

高风内障、青盲等病证。

2. 方法

常规消毒穴位皮肤，操作者持盛有药液的注射器，用 6 号注射针头从穴位皮肤斜刺而入，于皮下注入 0.5mL 左右的药液，使局部皮肤稍有隆起即可。一般可隔日注射 1 次。

六、异物取出法

1. 结膜异物伤

（1）病因

飞扬的砂石、动物的虫毛、谷物壳以及金属或玻璃碎屑等。

（2）临床表现

①位于睑板下沟者，瞬目动作时，可以擦伤角膜，而引起严重的刺激症状。

②位于穹隆部或半月皱襞及结膜下的异物，由于不接触角膜，可不出现明显的症状而被忽视，有的甚至可引起感染化脓。

③植物性异物位于结膜处，不仅可引起刺激性炎症反应，局部水肿，分泌物增多，而且可产生异物性肉芽肿，形成一个鸡冠状肿块。

（3）处置

①大多数异物可在局麻下用盐水冲洗或用湿棉签或镊子摘出，局部用抗生素药膏以预防感染。

②对位于结膜内的金属异物，因日久逐渐被氧化而引起组织刺激症状，应及时摘出，在滴用 1% 地卡因表面麻醉后，在异物存留处，用剪刀将球结膜剪一小口，再用镊子将异物夹出，如其周围有增生组织或结膜下组织粘连难以分离时，可一同

剪除之。

③对于火药爆炸所致的结膜多发细小异物，除将突出表面的异物摘出外，对无明显刺激症状的异物，无须全部摘出，以免多发异物的摘出对结膜造成广泛的瘢痕形成。

2. 角膜异物伤

（1）病因

最常见的为机床、飞转的砂轮或敲击溅出的金属细屑，爆炸伤时金属或火药微粒、煤屑、石屑、玻璃屑及沙尘、谷壳、细刺等，偶有动物的虫毛和羽翼。

（2）临床表现

①有明显的异物感，畏光、流泪、酸痛、眼睑痉挛等刺激症状。

②铁异物存留超过 24 小时，可在角膜内产生铁质沉着，形成一个棕色铁锈环，异物周围组织浸润。部分进入前房的铁异物可形成铁质沉着症，呈现瞳孔散大，晶状体前囊下棕褐色颗粒沉着，有时在瞳孔缘下呈环形白内障形成。

③铜异物若含铜量高者，局部可产生无菌性炎症改变，异物多自动排出，含铜量低者可产生铜质沉着，裂隙灯可见异物周围金黄色颗粒堆积，部分进入前房的铜异物可出现间接铜质沉着症，晶状体呈向日葵样白内障。

④化学性质稳定的异物如玻璃、煤屑、碎石、塑料等不产生化学反应。

⑤植物性角膜异物不仅可引起刺激性炎性反应，还往往形成角膜溃疡。

（3）处置

①位于角膜表层的异物无论性质如何都应尽快除去，可用冲洗法除去，这种方法角膜损伤最小。

②如异物未露出角膜表面，或虽露出但嵌顿牢固，应在表面麻醉下以细针头或异物针将其剔除。剔异物时，针尖应朝向头顶方向或针尖应指向角膜周边，以防患者为躲避或突然闭睑时眼球上转而将针头刺入太深。

③位于角膜深层的异物如为磁性，可以用电磁针或恒磁针将其吸出。若不能吸出者，将异物处的浅层角膜切开，直达异物，再吸除。若为非磁性异物，则应先对较小的角膜瓣进行层间分离，掀起此瓣，露出异物，小心除去。

④为数众多的细屑或粉尘状异物，可将露出表面的异物剔除，以后随异物的前移，再将露出者陆续剔除，如碎屑极多，刺激症状较重，严重影响视力，可做板层角膜移植术。

第五节　眼科常用针灸穴位及应用

一、眼周围穴位及经外奇穴

1. 睛明

【定位】在面部，目内眦稍上方凹陷处。

【主治】迎风流泪、针眼、上胞下垂、风牵偏视、风热眼病、火疳、黑睛翳障、圆翳内障及多种瞳神疾患。

2. 攒竹

【定位】在面部，当眉头陷中，眶上切迹处。

【主治】同睛明穴。

3. 丝竹空

【定位】在面部，当眉梢凹陷处。

【主治】针眼、胞轮振跳、上胞下垂、风牵偏视、风热眼病、聚星障、火疳、瞳神紧小等。

4. 瞳子髎

【定位】在面部，目外眦旁，当眶外侧缘处。

【主治】针眼、上胞下垂、风牵偏视、青风内障、绿风内障、瞳神紧小等。

5. 阳白

【定位】在前额部，当瞳孔直上，眉上 1 寸。

【主治】针眼、风牵偏视、黑睛翳障、圆翳内障、青风内障、绿风内障等。

6. 四白

【定位】在面部瞳孔直下，当眶下孔凹陷处。

【主治】针眼、胞轮振跳、风牵偏视、近视、远视、聚星障、青风内障、绿风内障等。

7. 承泣

【定位】在面部瞳孔直下，当眼球与眶下缘之间。

【主治】针眼、流泪症、胞轮振跳、风牵偏视、黑睛翳障、近视、远视。

8. 眉冲

【定位】在头部，当攒竹直上入发际 0.5 寸。

【主治】头目肿痛、黑睛翳障等。

9. 角孙

【定位】在头部，折耳郭向前，当耳尖直上入发际处。

【主治】目赤肿痛、黑睛翳障等。

10. 头临泣

【定位】在头部，当瞳孔直上入前发际 0.5 寸。

【主治】流泪、黑睛翳障、圆翳内障、视瞻昏渺等。

11. 太阳

【定位】在颞侧，当眉梢与目内眦之间，向后约 1 横指的凹陷处。

【主治】目涩、针眼、上胞下垂、黑睛翳障、圆翳内障、青风内障、绿风内障等。

12. 球后

【定位】在面部，当眶下缘外 1/4 与内 3/4 交界处。

【主治】圆翳内障、视瞻昏渺、视瞻有色、青盲、近视、远视。

13. 鱼腰

【定位】在额部，瞳孔直下，眉毛中。

【主治】针眼、上胞下垂、目眶痛、胞睑掣动等。

二、躯干四肢部穴位

1. 合谷

【定位】在手背，第 1、第 2 掌骨间，在第 2 掌骨中点。

【主治】睑弦赤烂、胬肉攀睛、白睛及黑睛干燥失润、瞳神紧小、绿风内障等。

2. 曲池

【定位】在肘横纹外侧端，屈肘时当尺泽与肱骨外上髁连线中点。

【主治】视物模糊、眼珠突出、风赤疮痍等。

3. 尺泽

【定位】在肘横纹中，肱二头肌腱桡侧凹陷处。

【主治】暴风客热、天行赤眼等。

4. 足三里

【定位】在小腿前外侧，当犊鼻下 3 寸，胫骨前缘旁开 1 横指。

【主治】上胞下垂、黑睛翳障、视瞻昏渺、疳积上目等。

5. 外关

【定位】在前臂外侧，当阳池与肘尖的连线上，腕背横纹上 2 寸，尺骨与桡骨之间。

【主治】胞睑肿痛化脓、胬肉攀睛、流泪等。

6. 头维

【定位】在头侧部，当额角发际上 0.5 寸，头正中线旁开 4.5 寸。

【主治】胞睑掣动、绿风内障、目痛如脱等。

7. 行间

【定位】在足背侧，当第 1、第 2 趾间，趾蹼缘的后方赤白肉际处。

【主治】目赤肿痛、流泪症、胬肉攀睛、黑睛翳障、青盲等。

8. 风池

【定位】在项部，当枕骨之下，与风府相平，胸锁乳突肌与斜方肌上端之间的凹陷处。

【主治】上胞下垂、黑睛翳障、睑弦赤烂、流泪症、暴风客热、天行赤眼等。

第六节　眼部外伤的判断及处理

一、电光性眼炎的判断及处理

1. 定义

指紫外线照射后引起的白睛、黑睛浅层损害，又称紫外线眼炎。

2. 临床表现

（1）经过一定的潜伏期（最短半小时，最长不超过 24 小时，大多在 6 ～ 8 小时后），眼出现症状。症状的轻重与紫外线的强度及照射时间的长短有关。

（2）症状轻者自觉眼内沙涩不适，灼热疼痛；重者眼内剧痛，睑肿难开，泪热如汤，视物模糊。检查眼睑红肿，或起水疱，或有小出血点，白睛红赤或混赤，黑睛表层微混，用 2%荧光素钠液滴眼，可见黑睛呈点状或片状着色，尤以常暴露之黑睛部分最明显，还有少数可见瞳神紧缩变小。一般于 1 ～ 2 日后痊愈，若长期或反复照射，可使睑弦赤烂、白睛涩痛、黑睛浑浊等。

3. 处置

（1）主要靠自生组织的恢复，一般 1 ～ 2 日内即可痊愈，不留瘢痕，视力一般不受影响。

（2）疼痛剧烈者，局部滴用 0.25%～ 0.5%地卡因眼液，但不宜多滴，以免影响组织的修复。

（3）针刺合谷、睛明、太阳、风池、四白穴，有针感后留针 15 分钟。

（4）滴用抗生素眼药水及眼膏以防感染，眼睑有水疱者，用眼膏外涂。

4. 预防

（1）教育工人遵守操作规程，直接操作的工人和 10m 范围以内的工人应戴防护面罩。

（2）车间可用吸收紫外线的涂料（如含氧化锌、氧化铁的油性涂料）粉刷墙壁。

（3）在冰川、雪地、沙漠、海面作业人员应戴好防护面罩。

（4）高紫外线地区人民应经常佩戴紫外线防护镜。

二、化学性眼损伤的判断及处理

1. 定义

指化学性物质进入或接触眼部并引起眼部组织损伤的眼病。

2. 临床表现

（1）症状

轻者仅感眼部灼热刺痛，畏光流泪；重者伤眼剧烈疼痛，畏光难睁，热泪如泉，视力急剧下降。

（2）体征

轻者白睛微红，黑睛浑浊，表层点状脱落；重者胞睑红肿或起疱糜烂，白睛混赤壅肿或显苍白，黑睛广泛浑浊，甚至完全变白坏死，并伤及深部组织，出现黄液上冲，瞳神变小、干枯，晶珠浑浊，甚或眼珠萎缩等症。病至晚期，可形成黑睛厚翳，或有赤脉深入，或成血翳包睛之势，严重影响视力。

3. 处置

（1）急救冲洗

伤后立即就地用生理盐水或清水彻底冲洗。

（2）中和冲洗

在急救之后，应进行中和冲洗。若为酸性伤，用 2%～ 3%碳酸氢钠液冲洗；碱性伤用 3%硼酸液冲洗；石灰致伤用 0.37%依他酸二钠液冲洗。

（3）结膜下注射

病情加重者，在中和冲洗后还可做结膜下注射。若为酸性伤，用5%磺胺嘧啶钠2mL，碱性伤用10%维生素C0.5～1mL，均可做结膜下注射。

（4）滴眼药水

伤后应频滴抗生素眼药水，石灰致伤者，还应用0.37%依他酸二钠液滴眼；如出现瞳神紧小或干缺，需用1%阿托品眼药水或眼膏散瞳；碱性伤后黑睛发生溃烂时，滴用半胱氨酸眼药水等。

（5）手术治疗

如病情严重者，应根据病情选择球结膜切开冲洗术、前房穿刺术、结膜囊成形术及角膜移植术。

4. 预防

（1）建立健全规章制度，加强防护措施，避免发生化学性眼损伤。

（2）对于易混淆的药物如滴鼻净、脚气水等应该仔细核对后使用。

第三章　眼科常见疾病

第一节　暴风客热

【概述】

暴风客热是因外感风热之邪而突然发生，以白睛红赤、胞睑红肿、痒痛交作、眵多黏稠为主要特征的眼病。本病类似于西医的急性卡他性结膜炎，属急性细菌性结膜炎，俗称“红眼病”。

【鉴别诊断】

1. 天行赤眼

天行赤眼为外感疫疠之气，白睛暴发红赤，点片溢血，泪多眵稀，本病迅速传染，并可引起广泛流行；而暴风客热为外感风热之邪，泪多黏稠。

2. 天行赤眼暴翳

天行赤眼暴翳为外感疫疠之气，急发白睛红赤，继之黑睛生翳的眼病；而暴风客热多无黑睛生翳。

【辨证论治】

1. 辨证要点

因外感风热之邪，猝然发病，以实证为主。

2. 治疗原则

积极去除病因，内治以祛风清热为基本原则，外治应滴用清热解毒眼药水或抗生素眼药水，以控制炎症。

3. 证治分类

（1）风重于热

证候：痒涩刺痛，羞明流泪，眵多黏稠，白睛红赤，胞睑微肿；可见头痛，鼻塞，恶风。舌质红，苔薄白或微黄，脉浮数。

治法：疏风清热。

主方：银翘散加减。

常用中成药：银翘解毒片。

（2）热重于风

证候：目痛较甚，怕热畏光，眵多黄稠，热泪如汤，胞睑红肿，白睛红赤浮肿，可兼见口渴，尿黄，便秘。舌红，苔黄，脉数。

治法：清热疏风。

主方：泻肺饮加减。

常用中成药：黄连上清丸。

（3）风热并重

证候：患眼焮热疼痛，刺痒交作，怕热畏光，泪热眵结，白睛赤肿；兼见头痛鼻塞，恶寒发热，口渴思饮，便秘溲赤。舌红，苔黄，脉数。

治法：疏风清热，表里双解。

主方：防风通圣散加减。

常用中成药：防风通圣丸。

【其他治疗】

1. 滴眼药水：0.5%熊胆眼药水，每日 6 次，亦可选用抗生素眼药水。

2. 涂眼膏：可选用抗生素类眼膏涂眼。

3. 洗眼：桑叶 15g，野菊花 10g，玄明粉 30g；或蒲公英 15g，金银花 20g，薄荷 10g。加水 1000mL，煎 10 分钟后纱布过滤洗患眼，日 2 次。

4. 冷敷。

5. 验方：黄连、黄柏、菊花、连翘、赤芍、蔓荆子、甘草各 9g，金银花、蒲公英、玄参、决明子各 12g。水煎，日服 3 次。

6. 针刺：

（1）以针为主

取合谷、曲池、攒竹、丝竹空、睛明、瞳子髎、风池、太阳、外关、少商，每次选 3 ～ 4 穴，每日针 1 次。

（2）放血疗法

点刺眉弓、眉尖、太阳穴、耳尖，放血 2 ～ 3 滴以泄热消肿，每日 1 次。

【转诊原则】

1. 常规治疗无效或加重者。

2. 若并发黑睛生翳、花翳白陷，需到上级医院诊治。

【养生与康复】

1. 保证睡眠充足、早睡早起勿恋床，每天早起到户外舒展身体，做半个小时的有氧运动，既能提高机体抗病能力，也可使自己一天内精力充沛。

2. 应多吃营养丰富、气味清淡之品，忌食油腻、煎炸及热性的食物。可适当摄入一些瘦肉、蛋、奶、鱼以及豆制品，关键是在烹调时多用清蒸、凉拌等方法，不要做得过于油腻。平时多吃新鲜的蔬菜和水果，苦味宜多食，少食辛辣带刺激性的食品。

3. 应补充充足的水分。一般来讲，少量多次饮水比较好，在清晨起床后、上午 10 点左右、下午 3 ～ 4 点、晚上就寝之前这四个“最佳饮水时间”饮用 1 ～ 2 杯水。

4. 在红眼病流行期间，可用板蓝根、大青叶，泡水代茶饮，服药预防。

【健康教育】

1. 注意个人卫生，勿用脏手揉擦眼部，应做到一人一巾，脸盆一人专用。

2. 若已患病，特别是患者的手帕、脸盆、毛巾以及患者用过的眼药水，应避免接触，对其用具应进行煮沸消毒。

3. 如一眼患病，另一眼需要保护，以防患眼分泌物及药水流入健眼。

4. 医生为患者诊查前后，应注意洗手及检查用具的消毒，避免交叉感染。

5. 对急性期患者应隔离，对其生活用品及集体环境注意消毒，防止传染。

附：急性卡他性结膜炎

【概述】

急性卡他性结膜炎，俗称红眼病。本病发病急，潜伏期 1 ～ 3 天，两眼同时或相隔 1 ～ 2 天发病，发病 3 ～ 4 天时病情达到高峰，以后逐渐减轻。

【诊断要点】

1. 起病急，双眼同时或先后发病，或有与本病患者的接触史。

2. 眼睑肿胀、结膜充血和结膜表面分泌物。

【鉴别诊断】

流行性出血性结膜炎：两者眼部均可有眼红、异物感、灼热感症状，眼睑肿胀、结膜充血。但流行性出血性结膜炎传染性极强，可大面积迅速流行，潜伏期短，约在 24 小时内发病，可见球结膜点状或片状出血，耳前淋巴结肿大。

【治疗要点】

1. 氯霉素眼药水，急性期可每 1 小时 1 次。

2. 红霉素眼膏，每日 1 次，睡前涂眼。

3. 当患眼分泌物较多时，宜用适当的冲洗剂如冷生理盐水、3%硼酸水冲洗结膜囊，冲洗时要小心操作，避免损伤角膜上皮，另需将头偏向患眼，以免感染健眼。

第二节　瞳神紧小

【概述】

瞳神紧小是黄仁受邪，以瞳神持续缩小，展缩不灵，伴有目赤疼痛，畏光流泪，黑睛内壁沉着物，神水浑浊，视力下降为主要特征的眼病。本病类似于西医的急性前葡萄膜炎。

【鉴别诊断】

1. 天行赤眼

为外感疫疠之气，白睛暴发红赤，点片溢血，泪多眵稀，通常不影响视力，本病迅速传染，并可引起广泛流行；瞳神紧小发病时白睛抱轮红赤或白睛混赤，黑晶后壁有灰白色沉着物是其显著特点，常伴神水浑浊或黄液上冲，瞳神缩小或干缺。

2. 绿风内障

患眼红赤、畏光流泪、视物模糊，瞳神散大，眼胀欲脱为主，伴恶心呕吐等症，眼压明显升高，黑睛呈毛玻璃状。瞳神紧小眼压正常或偏低，瞳神缩小或干缺。

【辨证论治】

1. 辨证要点

本病以目赤疼痛，视物不清，神水浑浊，瞳神紧小等为主要临床证候。首次发病，病程短者，多属肝经风热，肝胆火炽或风湿夹热之实证；病久或反复者，多为肝肾阴亏，虚火上炎之虚实夹杂证。

2. 治疗原则

以泻火清肝，祛风除湿为主。在内治的同时，应即刻局部应用扩瞳药物，以防止瞳神干缺。

3. 证治分类

（1）肝经风热证

证候：眼珠坠痛，视物模糊，羞明流泪；抱轮红赤，黑睛内壁有灰白色点状沉着物，神水浑浊，黄仁肿胀，纹理不清，瞳神紧小不能展缩；全身可见头痛发热，口干。舌红，苔薄白或薄黄，脉浮数。

治法：疏风清热平肝。

主方：新制柴连汤加减。

常用中成药：黄连上清丸。

（2）肝胆火炽证

证候：发病较急，珠痛拒按，痛连眉棱、颞颥，视力锐减，畏光泪热；白睛混赤，黑睛后壁大量沉着物，神水浑浊重，黄仁肿胀，瞳神甚小；可兼见黄液上冲，或兼见血灌瞳神；全身可见口苦咽干，烦躁易怒。舌质红，苔黄厚，脉弦数等。

治法：清泻肝胆。

主方：龙胆泻肝汤加减。

常用中成药：龙胆泻肝丸。

（3）风湿夹热证

证候：发病或急或缓，眼珠坠痛，连及眉骨、颞颥闷痛，视物昏蒙，或自觉眼前黑花飞舞，羞明流泪；抱轮红赤，神水浑浊，黄仁肿胀纹理不清，瞳神紧小或偏缺不圆；常伴有头重胸闷，肢节酸痛。舌红，苔黄腻，脉弦数或濡数。

治法：祛风除湿清热。

主方：抑阳酒连散加减。

常用中成药：新癀片。

（4）肝肾阴虚证

证候：病势较缓或久病不愈，时好时犯，眼内干涩，视物昏花；白睛抱轮微红，黑睛后壁沉着物久不消退，神水微浑，瞳神干缺；全身兼见虚烦不眠，五心烦热，口干咽燥。舌红少苔，脉细数。

治法：滋阴降火。

主方：知柏地黄汤加减。

常用中成药：知柏地黄丸。

（5）眼部外伤，风邪乘袭证

证候：眼部受伤后疼痛流泪，怕光羞明，视物不清；白睛抱轮红赤或混赤，神水浑浊，甚者血灌瞳神，瞳神缩小或边缘不圆整。舌质红，苔薄白，脉弦。

治法：除风清热解毒。

主方：除风益损汤加减。

常用中成药：清开灵注射液。

【其他治疗】

1. 滴眼药水

（1）散瞳剂

每日 1 次，症重者每日 3 次。

（2）糖皮质激素滴眼液

每日 3 ～ 8 次，每次 1 ～ 2 滴。

2. 针刺

常用穴有睛明、太阳、合谷、太冲、涌泉、攒竹、足三里、行间、照海、中都、瞳子髎、列缺、太阳。每次选用 2 ～ 4 穴，每日 1 次，留针 20 分钟，手法用中刺激。

3. 耳针治疗

选穴：肝、胆、心、肾上腺、目。用电针刺激，每次 10 ～ 20 分钟，7 次为 1 个疗程。适用于实热型。

4. 刺血疗法

选穴：太冲、窍阴、承光、百会。用三棱针点刺，刺出血 2 ～ 3 滴，7 次为 1 个疗程。适用于实热型。

5. 验方

柴胡、山栀、黄芩、龙胆草各 20g，白芷、蔓荆子、川芎各 15g，生地黄、当归、刺蒺藜各 10g。

【转诊原则】

1. 常规治疗无效或加重者。

2. 出现眼部严重并发症，如继发青光眼，或发生因睫状体脱离或萎缩导致的低眼压甚至眼球萎缩，应立即转入上级医院治疗。

【养生与康复】

1. 该病与痹证、消渴等全身病关系密切，故宜全面查体，治疗宿疾。

2. 注意休息，避免情志刺激，勿食辛辣、油腻之品，以免火热内生，造成重症、变证及复发。

3. 注意锻炼身体，增强机体抗病能力，防止病情复发。

【健康教育】

1. 患病期间应少用目力，在户外宜戴有色眼镜，避免强光刺激。

2. 为减轻眼痛，可做湿热敷或服镇静止痛剂，在使用外敷药物时，注意勿将药液溅入眼内。

3. 病情一旦复发应及时治疗，尤应注意扩瞳，以免变生他症。

第三节 圆翳内障

【概述】

圆翳内障是指因年老体弱，肝肾不足，精血亏损，或因脾虚气弱，运化失健，精微输布乏力，不能濡养晶珠而使晶珠逐渐浑浊，视力缓慢下降，终至失明的眼病。本病类似于西医的年龄相关性白内障。

【鉴别诊断】

1. 视瞻昏渺

两者均有视力减退，最终失明。但视瞻昏渺通常眼外观无异常，视物昏蒙，随年龄增长而视力减退日渐加重，终至失明的一种眼病，属于视衣疾病；而圆翳内障则是随着年龄的增长晶珠逐渐浑浊，视力缓降的一种眼病。

2. 青盲

两者均有视力减退的临床表现，但青盲则视盘色淡，视野窄小，属于目系疾病，而圆翳内障为晶珠浑浊。

【辨证论治】

1. 辨证要点

本病多因年老体弱、气血不足、肝肾亏虚、晶珠失养所致，故以虚证为主。

2. 治疗原则

初患圆翳内障者，可用药物治疗，尚能控制和减缓晶珠浑浊的发展。晶珠浑浊程度较甚或完全浑浊时，应行手术治疗。

3. 证治分类

（1）肝肾不足证

证候：视物昏花，视力缓降，晶珠浑浊，头昏耳鸣，少寐健忘，腰酸腿软，口干。舌红少苔，脉细。

治法：补益肝肾，清热明目。

主方：杞菊地黄丸加减。

常用中成药：石斛夜光丸。

（2）脾气虚弱证

证候：视物模糊，视力缓降，晶珠浑浊，或见晶珠浑浊，视近尚明而视远模糊等；伴面色萎黄，少气懒言，肢体倦怠。舌淡苔白，脉缓弱。

治法：益气健脾，利水渗湿。

主方：四君子汤加减。

常用中成药：补中益气丸。

（3）肝热上扰证

证候：视物不清，视力缓降，晶珠浑浊，或有眵泪，目涩胀；时有头昏痛，口苦咽干，便结；舌红苔薄黄，脉弦或弦数。

治法：清热平肝，明目退障。

主方：石决明散加减。

【其他治疗】

1. 滴眼药水

初期时可用白内停、卡林 –U、法可林。

2. 手术治疗

白内障囊外摘除术、人工晶体植入术。

3. 其他治法

（1）针灸治疗

①肝热上扰：多用泻法，太冲、蠡沟、风池、阳白、攒竹、太阳。

②肝肾不足：多用补法，睛明、肝俞、肾俞、太溪、太冲等。

③脾气虚弱：补法，三阴交、血海、承泣、脾俞、胃俞。

（2）穴位按摩

采取坐式或仰卧式均可，将两眼自然闭合。按摩风池、承泣、太阳、睛明，取穴准确、手法轻缓，每穴按摩 3 ～ 5 分钟，每日 1 ～ 2 次。

【转诊原则】

1. 若晶珠浑浊程度较甚或完全浑浊者，需行手术治疗，应及时转到上级医院诊治。

2. 若晶珠浑浊，晶体膨胀，患者自觉眼痛，头痛，伴恶心、呕吐时，应考虑继发绿风内障，应及时转诊行手术治疗。

【养生与康复】

1. 可服用含有β-胡萝卜素、维生素C多的食物等。有研究表明白内障和其他老年人出现的身体障碍一样，其实是一种维生素缺乏症，更确切地说，这是一种抗氧化物质的缺乏症。所以适当补充维生素，是预防白内障的有效方法。

2. 击穴法：用食指对眉毛（丝竹空）、中指对眉中央（鱼腰穴）、无名指对眉头（攒竹穴），轻轻叩击几次，早晚各一次。

3. 锻炼睫状肌：紧闭双眼，几秒钟后尽量睁开双眼，尽力望远，看远处目标（树或山峰）几秒后，再看自己的脚尖，重复5～7次。

【健康教育】

1. 发现本病应积极治疗，以控制或缓解晶珠浑浊的发展。

2. 若患有糖尿病、高血压等全身疾病，应积极治疗原发病，对控制或缓解晶珠浑浊有一定的意义，同时也有利于日后手术治疗。

3. 注意饮食调养，慎用辛燥煎炸食品。若为阴亏精血虚少者，可采用沙参、黄精、熟地黄等食疗。

附：年龄相关性白内障

【概述】

年龄相关性白内障又称老年性白内障，是在中老年开始发生的晶状体浑浊，随着年龄增加，其患病率也明显增高，它分为皮质性、核性和后囊膜下三类。

【诊断要点】

1. 年龄在50岁以上渐进性视力减退。

2. 双眼晶状体皮质或核性及后囊膜下浑浊。

【鉴别诊断】

1. 代谢性白内障

多因代谢性障碍引起的晶状体浑浊。如糖尿病性白内障，多是年龄相关性白内障伴有糖尿病病史，临床上比单纯年龄相关性白内障较多见，且两者较相似，但糖尿病性白内障发生较早，进展较快。

2. 先天性白内障

儿童的常见眼病，多为单眼或双眼发病，晶状体浑浊的形态多种多样，且具有静止性。

【治疗要点】

目前尚无有效药物预防和延缓年龄相关性白内障的发生和发展，如白内障影响工作和生活时，可考虑手术治疗，可行白内障囊外摘除术联合人工晶状体植入术。

第四节　绿风内障

【概述】

绿风内障是以头眼胀痛，眼珠变硬，瞳神散大，视力锐减为主要临床特征的眼病。本病类似于西医的急性闭角型青光眼。

【鉴别诊断】

1. 瞳神紧小

两者均有抱轮红赤，最终至失明。但瞳神紧小的眼压正常或偏低，且前房深浅正常，神水浑浊或伴有黄液上冲，瞳神常缩小或干缺；而绿风内障则是眼压增高，前房浅，房水通常无浑浊，瞳神散大，同时患者伴有同侧偏头痛、恶心、呕吐等全身症状。

2. 天行赤眼

两者均可见白睛红赤。但天行赤眼为外障眼病，通常视力正常，黑睛多伴有星翳，前房深浅正常，瞳神大小及眼压均正常，但具有广泛的传染性；而绿风内障则为内障眼病，通常视力锐减，伴有虹视，但前房浅，瞳神呈散大，眼压升高。

【辨证论治】

1. 辨证要点

本病多与内伤七情、劳伤肝肾，致目中脉络不利，玄府郁闭，神水瘀滞。

2. 治疗原则

本病发病急，对视力危害极大，甚至失明，故以急则治其标，缓则治其本为原则，注意通血脉，开玄府，宣壅滞，缩瞳神，以挽救视力为先，临证时多宜中西医结合治疗。

3. 证治分类

（1）风火攻目证

证候：头痛如劈，目珠胀硬，视力锐减，眼压升高，胞睑红肿，白睛混赤，黑睛雾状水肿，前房极浅，黄仁晦暗，瞳孔中等度散大，房角有粘连，兼见恶心、呕吐等。舌红苔黄，脉弦数。

治法：清热泻火，平肝息风。

主方：绿风羚羊饮加减。

（2）气火上逆证

证候：头眼胀痛剧烈，视力骤降，眼压升高，白睛混赤，黑睛雾状水肿，前房极浅，黄仁晦暗，瞳孔中等度散大，房角有粘连，兼见胸闷嗳气，口苦，咽干。舌红苔黄，脉弦数。

治法：清热疏肝解郁。

主方：丹栀逍遥散加减。

常用中成药：逍遥丸。

（3）痰火郁结证

证候：头眼胀痛，视力锐减，眼压升高，抱轮红赤或白睛混赤，黑睛雾状水肿，瞳神稍散大，房角有粘连，动辄眩晕，呕吐痰涎。舌红苔黄，脉弦滑。

治法：降火逐痰。

主方：将军定痛丸加减。

【其他治疗】

1. 缩瞳剂

局部宜及早应用缩瞳剂：1%毛果芸香碱眼药水，每 10 分钟点眼一次，症状缓解后每日 3 ～ 5 次，因其毒性大，点眼时可压迫泪囊。

2. 高渗脱水剂

20%甘露醇、50%甘油。

作用机理与副作用：短期内提高血浆渗透压，使眼组织特别是玻璃体中的水分进入血液，从而减少眼内容量，迅速降低眼压。使用高渗剂后因颅内压降低，部分患者可出现头痛、恶心等症状。

3. 碳酸酐酶抑制剂

尼目克司（醋甲唑胺片）。

作用及副作用：通过抑制睫状体中的碳酸酐酶，使房水形成减少，从而降低眼内压。用药后，应密切关注皮肤不良反应，当患者出现 SJS/TEN 症状时（躯干、四肢、眼、嘴唇、口腔等部位出现红斑、破损、继而皮肤及黏膜病变迅速发展并扩散至全身，破损逐渐发展为大疱，自发性破裂，最后干燥结痂或糜烂），应立即停用本品，并尽快安排患者住院治疗，以减少并发症。

4. 针刺治疗

（1）风火攻目，玄府闭塞

以针为主，针用泻法，选睛明、天柱、风池、悬钟、外关、太冲等。

（2）气火上逆，玄府郁闭

以针为主，针用泻法，选行间、风池、攒竹、四白、太阳等。

（3）痰郁互结，阻塞玄府

以针为主，针用泻法，选太冲、风池、昆仑、丰隆等。

【转诊原则】

1. 若眼压控制不理想，或全身状态较差，应立即转诊到上级医院治疗。

2. 病情反复发作者，建议到上级医院就诊，采取手术治疗。

【养生与康复】

1. 青光眼是眼科常见致盲眼病。它与神经精神因素、生活起居、饮食、情绪波动有着密切的关系。青光眼重在预防。凡年龄在 35 岁以上，家族有青光眼病史，或者患有糖尿病、贫血等系统疾病，以及高度近视人群，属于易患青光眼的高危人群，更要提高警惕。需每年一次接受眼部检查，确定是否患有青光眼。

2. 指导患者养成良好的生活习惯，避免情志过激及情志抑郁，心胸开阔，减少诱发因素，按时起居，睡眠充足，避免剧烈活动。

3. 术后坚持复查治疗，出院后 1 周、2 周、1 个月复诊，以便观察视力、视野、眼压的变化，如有眼部不适可随时就诊。根据辨证论治，服用中药保护视功能。

4. 注意用眼卫生，不要在昏暗的环境久留、戴墨镜，应少看书报、电视。

5. 饮食教育：多食蔬菜，不宜食过于辛辣及咖啡、浓茶等刺激性强的食物，避免交感神经兴奋而加重视力损害，勿暴饮，一次性饮水量不超过 300mL，避免房水分泌增加而致眼压升高。

6. 按摩指导：抗青光眼滤过手术后的患者，需要在医生的指导下坚持按摩眼球 30 秒以上，以防瘢痕形成阻塞滤过口。按摩时手法应准确，力度适当，按摩次数严格遵从医嘱，如果按摩后有不适要及时与医生联系，以调整按摩次数和力度。

7. 中医惯用利水药治疗青光眼，因为青光眼眼压高是由于眼内积聚过多的水分，用利水药可以增加房水流量，减少房水潴留。因此青光眼患者在平时可服用一些有利水作用的食物，如赤豆、金针菜、薏苡仁、西瓜、丝瓜等。

8. 草决明、莱菔子各 20g，水煎服，每日 2 次。草决明有清肝明目降眼压之功，莱菔子消食导滞，防止绿风内障反复发作。

9. 西医多用维生素 E、维生素 B_1、维生素 B_{12} 等药物治疗青光眼。麦芽、蛋黄、植物油、黄豆、花生、莴笋、绿叶菜等食物富含维生素 E；粗粮、豆类、动物内脏、瘦猪肉等富含维生素 B_1；动物肝及绿叶菜等含有维生素 B_{12}，可以适当食用。

【健康教育】

1. 绿风内障若反复发作，失治误治，终成失明，所以要重视早期治疗。

2. 睡眠不佳时，勿服安定，以免轻微的散瞳作用而引起眼压升高。双眼青光眼单眼手术期间，扩瞳眼液勿错滴，且要压迫泪囊部 3 ～ 5 分钟，防止药液溢到对侧，诱发未手术患眼的眼压增高。

3. 用药指导：滴降眼压眼液，如滴毛果芸香碱时，应压迫泪囊部 2 ～ 3 分钟，避免过多药物经泪道流入鼻腔，通过鼻腔黏膜吸收引起全身中毒。应注意观察患者有无眩晕、气喘、恶心、呕吐、流涎、出汗、腹痛、心率下降等中毒症状，及时发现并处理。使用碳酸酐酶抑制剂时注意同时补充钾离子及小苏打，并注意观察有无四肢麻木及泌尿系统症状，如尿痛、血尿等，防止低血钾及尿结石的发生。

附：急性闭角型青光眼

【概述】

急性闭角型青光眼为原发性闭角型青光眼的一种临床表现类型，是由于前房角被周边虹膜组织机械性阻塞导致房水流出受阻，造成眼压升高的一类青光眼。

【诊断要点】

1. 年龄在 40 岁以上。

2. 视力明显减退，甚至仅存光感，眼部胀痛，虹视，伴头痛、恶心、呕吐。

3. 眼球混合性充血，角膜水肿呈雾状浑浊，前房浅，房角窄，瞳孔散大，对光反射消失，眼压增高，多在 50mmHg 以上。

【治疗要点】

1. 局部宜及早应用缩瞳剂：1% 毛果芸香碱眼药水，每 10 分钟点眼一次，症状缓解后每日 3 ～ 5 次，因其毒性大，点眼时可压迫泪囊。

2. 高渗脱水剂：20% 甘露醇，50% 甘油。

3. 碳酸酐酶抑制剂：乙酰唑胺。

4. 如药物控制不理想，应考虑行手术治疗。

第五节　络损暴盲

【概述】

络损暴盲是指因眼底脉络受损出血致视力突然下降的眼病。本病类似于西医的视网膜中央或分支静脉阻塞、视网膜血管炎、视网膜出血、玻璃体积血等。

【鉴别诊断】

消渴目病：两者均可出现视力下降。但消渴目病有明确的消渴病史，常双眼发病，视力缓降，且眼底可见微动脉瘤、硬性渗出及出血点，晚期可见新生血管及纤维增殖，消渴目病的出血是片状的，为深层出血；而络损暴盲多为单眼发病，视力突然下降，出血呈火焰状。

【辨证论治】

1. 辨证要点

本病多虚实夹杂，多因情志、饮食不节、劳倦，致气血运行不畅，瘀滞脉内而出血。

2. 治疗原则

络损暴盲可见眼底脉络受损出血，治疗时应注意止血勿留瘀，消瘀避免再出血。

3. 证治分类

（1）痰瘀互结证

证候：眼外观端好，视力骤降，眼底表现同眼部检查，病程较长，眼底水肿较明显，或黄斑囊样水肿；伴形体肥胖，头晕，胸脘胀闷。舌苔腻或舌有瘀斑，脉弦滑。

治法：清热除湿，化瘀通络。

主方：桃红四物汤合温胆汤加减。

常用中成药：和血明目片。

（2）肝肾阴亏证

证候：眼部情况同前，兼见头晕耳鸣，面热潮红，失眠多梦，腰膝酸软。舌红少津，脉弦细。

治法：滋补肝肾。

主方：六味地黄丸加减。

常用中成药：六味地黄丸。

（3）气虚血瘀证

证候：眼部情况同前，眼病日久，网膜血斑颜色暗滞，兼见面色无华，体倦乏力。舌淡有瘀点，脉细。

治法：补气活血，化瘀通脉。

主方：归脾丸合血府逐瘀汤加减。

常用中成药：和血明目片。

【其他治疗】

1. 中成药治疗

①复方血栓通胶囊，用于阴虚血瘀型络损暴盲。②静脉点滴血栓通注射液。

2. 针刺疗法

睛明、攒竹、球后、承泣、瞳子髎、太阳、风池、翳明、合谷、外关等常用穴中，每次局部远端各取 2 穴，中刺激，不留针。

3. 单方验方

扶正破瘀通脉汤：黄芪、党参各 15g，生地黄、女贞子、丹参各 12g，赤芍、牛膝、桃仁、红花、香附、白芍、当归、川芎各 10g。水煎服，每日 1 剂。

【转诊原则】

一旦确诊后，就应立即转诊，到上级医院做进一步检查和治疗，避免病情继续向前发展。

【养生与康复】

1. 视网膜静脉阻塞为常见致盲眼病之一，其老年人与青壮年有很大差异，前者绝大多数继发于视网膜动脉硬化，后者则多为静脉本身的炎症。视网膜动脉硬化常见于慢性进行性高血压病或动脉硬化，因此应积极治疗原发病，且坚持复查，每半年复查一次。

2. 多伴有全身性疾病，如高血压、糖尿病等，应积极治疗全身性疾病。

3. 饮食疗法：熟地黄 60g，三七 3g，生姜 9g，粳米 100g。先用干地黄煎取药汁备用（也可用新鲜生地黄榨汁 50mL），将粳米煮粥，煮沸后加入地黄汁、生姜，继续煮成粥服食，食前用米汤冲服三七粉。

【健康教育】

1. 在出血发作期应适当休息，有新鲜玻璃体积血者，应半坐卧位，使积血下沉。

2. 饮食宜清淡，少食辛辣及肥甘厚腻之品，应戒烟限酒，保持二便通畅。

3. 本病可能有反复性出血，应坚持长期治疗和观察，当病情反复时，勿急躁、悲观，忌忿怒，心情宜舒畅，积极配合治疗。

附：视网膜静脉阻塞

【概述】

视网膜静脉阻塞是一种常见的视网膜血管疾病，主要是静脉发生阻塞而引起一系列的眼底改变。临床上分为视网膜中央静脉阻塞、视网膜分支静脉阻塞两类。

【诊断要点】

1. 既往患有高血压病、动脉硬化及心脑血管疾病的患者。

2. 单眼突然视力障碍，眼底中央或分支静脉扩张迂曲，沿血管较多浅层出血。

【治疗要点】

1. 药物的效果现尚不肯定，应寻找病因，积极治疗原发病。

2. 早期可行荧光造影检查，对检测视网膜缺血、水肿及新生血管有帮助。

3. 可采用激光光凝治疗。

第六节　络阻暴盲

【概述】

络阻暴盲是指患眼外观正常，猝然一眼或双眼视力急剧下降，视衣可见典型的缺血性改变为特征的致盲眼病。本病类似于西医的视网膜动脉阻塞。

【鉴别诊断】

目系暴盲：两者均有视力骤然下降，但目系暴盲常伴转动眼珠时疼痛或感眼球深部疼痛，而络阻暴盲则除视力骤降外眼部无其他不适，主要是典型的视衣缺血性改变。

【辨证论治】

1. 辨证要点

本病因情志、饮食不节、劳倦致气血运行不畅，血脉闭塞，引起目中脉络瘀阻，故本病有虚实之分。

2. 治疗原则

络阻暴盲为眼科急重症，抢救应尽早、尽快，以通为要，兼顾脏腑之虚实，辅以益气、行气。

3. 证治分类

（1）气血瘀阻证

证候：眼外观端好，眼底表现同前眼部检查。全身可见急躁易怒，胸胁胀满，头痛眼胀。舌有瘀点，脉弦或涩。

治法：行气活血，通窍明目。

主方：通窍活血汤加减。

常用中成药：和血明目片。

（2）痰热上壅证

证候：眼部症状及检查同前。形体肥胖，头眩而重，胸闷烦躁，食少恶心，口苦痰稠。舌苔黄腻，脉弦滑。

治法：涤痰通络，活血开窍。

主方：涤痰汤加减。

（3）肝阳上亢证

证候：眼部症状及眼底检查同前。目干涩，头痛眼胀或眩晕时作，急躁易怒，面赤烘热，心悸健忘，失眠多梦，口苦咽干。舌苔黄，脉弦细或数。

治法：滋阴潜阳，活血通络。

主方：镇肝熄风汤加减。

（4）气虚血瘀证

证候：发病日久，视物昏蒙，动脉细而色淡红或呈白色线条状，视网膜水肿，视盘色淡白，或伴短气乏力，面色萎黄，倦怠懒言。舌淡有瘀斑，脉涩或结代。

治法：补气养血，化瘀通脉。

主方：补阳还五汤加减。

【其他治疗】

1. 抢救措施

（1）吸氧：吸入95%氧和5%二氧化碳混合气体，白天每小时1次，每次10

分钟，晚上每4小时1次，以增加脉络膜血管含氧量，缓解视网膜缺氧状态。

（2）亚硝酸异戊酯（每次0.2mL），每隔1～2小时1次，连续2～3次，舌下含服三硝酸甘油酯片（每次0.3～0.6mg），每日2～3次。

（3）球后注射阿托品1mg或妥拉唑啉12.5～25mg，以扩张视网膜动脉及解除痉挛。

（4）用乙酰胆碱0.1～0.2g皮下或肌内注射。

（5）急降眼压：按摩眼球至少15分钟可使眼压下降；也可口服乙酰唑胺等药物，必要时可进行前房穿刺，放出0.1～0.4mL前房房水。促使血管扩张，动脉灌注阻力减少。

（6）条件允许的话，应尽早进行高压氧舱治疗。

2. 中成药治疗

（1）复方丹参滴丸

适用于各型络阻暴盲。舌下含服，每日3～4次，每次10粒。

（2）葛根素注射液

适用于各型络阻暴盲。肌内注射，每日2次，每次100mg；或静脉滴注，每日1次，每次以300～400mg加入5%葡萄糖注射液或0.9%氯化钠注射液500mL中，20天为1个疗程。

（3）醒脑静注射液

适用于气血瘀阻证，静脉滴注，每日1次，每次10～20mL加入0.9%氯化钠注射液250mL中，10天为1个疗程。

3. 针刺治疗

（1）毫针刺法

一组主穴：睛明、风池、球后；配穴：外关、合谷、光明。

二组主穴：风池、大椎、攒竹；配穴：合谷、阳白、内关。

三组主穴：鱼腰、攒竹、球后；配穴：合谷、太冲、翳风。

操作方法：各组穴位轮流交替使用，每天1次，平补平泻，留针20～30分钟，远端配穴左右交替，可坚持1～3个月。

（2）梅花针刺血法

取穴：睛明、攒竹、丝竹空、瞳子髎、太阳、承泣。

操作方法：常规消毒后，用梅花针叩至眼周皮肤及穴位部略有潮红、充血，或者轻微出血为度。

4. 单方验方

麝香0.6g（冲服），川芎15g，赤芍25g，桃仁12g，红花9g，丹参25g，葱白

20g，牛膝15g，三七粉3g（冲服），枳壳9g，刘寄奴12g，水煎服，可酌加少许黄酒。

若有高血压，见头痛头晕，舌红脉弦者，加水牛角30g，钩藤12g，栀子9g。苔腻脉滑者，加僵蚕9g，法半夏12g，胆南星9g。栓塞严重者，加水蛭9g，全蝎9g，地龙干9g。体虚者，酌加黄芪15～30g。

【转诊原则】

确诊为本病后，立即采取抢救措施，积极治疗后转入上级医院进一步诊治。

【养生与康复】

1. 保持大便通畅，多卧床休息，避免头部震动，并减少低头弯腰、呛咳等使眼压增高的动作。

2. 饮食宜清淡，少食含高胆固醇的食物（如蛋黄等），忌烟、酒、浓茶、咖啡、辛辣食物等。

3. 食疗：

（1）双耳汤：取黑木耳、白木耳各10g，冰糖30g，木耳洗净泡发，放入碗中，加冰糖和水，隔水蒸1小时，熟后食用。

（2）谷精旱莲银耳汤：银耳10g，谷精草9g，旱莲草9g。水煎服，每日1剂，每剂煎2次，上、下午各服1次。

（3）菊花决明汤：菊花10g，槐花6g，决明子10g。水煎，1日3次分服。

（4）新鲜番茄1～2个，温水烫洗，去皮切薄片，白糖少许拌匀，每日早晨空腹吃，15天为1个疗程。适用于高血压所致的眼底出血。

【健康教育】

1. 视网膜中央动脉阻塞是眼科的危重急症，必须予以紧急诊治，特别重要的是开始治疗的时间，发病后1小时以内阻塞得到缓解者，可恢复视力，超过4小时则很难恢复。因此应及时发现、立即抢救。

2. 积极治疗全身病，如高血压、心内膜炎、动脉硬化等血管性疾病，坚持正规治疗。

3. 患本病后应尽早抢救视力，如果患有冠心病的老年人发生单眼或双眼骤盲，可以在赶赴医院的同时，使用抗心绞痛的药自救，只要诊治及时，视力仍有恢复的希望。

4. 若曾出现一过性黑矇，多为该病的早期临床表现，应引起高度注意。

5. 避免七情内伤，如情绪激动及精神过度紧张，保持心情舒畅，减少诱发因素。

6. 生活要有规律，避免过度疲劳，注意避免长时间用眼。

附：视网膜动脉阻塞

【概述】

视网膜动脉阻塞是从颈总动脉到视网膜内小动脉的任何部位阻塞，会引起相应的视网膜缺血，动脉阻塞的表现取决于受累血管。

【诊断要点】

1. 单眼突然发生无痛性视力骤降。

2. 患眼瞳孔直接光反射消失，间接光反射存在。

3. 眼底可见视网膜后极部灰白色水肿，黄斑区呈圆形或椭圆形红色，称为“樱桃红”。

【治疗要点】

1. 吸氧：吸入 95% 氧和 5% 二氧化碳混合气体，白天每小时 1 次，每次 10 分钟，晚上每 4 小时 1 次，以增加脉络膜血管含氧量，缓解视网膜缺氧状态。

2. 亚硝酸异戊酯（每次 0.2mL），每隔 1 ～ 2 小时 1 次，连续 2 ～ 3 次，舌下含服三硝酸甘油酯片，每次 0.3 ～ 0.6mg，每日 2 ～ 3 次。

3. 球后注射阿托品 1mg 或妥拉唑啉 12.5 ～ 25mg，以扩张视网膜动脉及解除痉挛。

4. 用乙酰胆碱 0.1 ～ 0.2g 皮下或肌内注射。

5. 急降眼压：可以按摩眼球，至少 15 分钟，可使眼压下降；也可口服乙酰唑胺等药物，必要时可进行前房穿刺，放出 0.1 ～ 0.4mL 前房房水。促使血管扩张，动脉灌注阻力减少。

6. 条件允许的话，应尽早进行高压氧舱治疗。

第七节　视瞻昏渺

【概述】

视瞻昏渺是指患眼外观正常，视物昏蒙，随年龄增长而视力减退日渐加重，终至失明的眼病。本病类似于西医的老年性黄斑变性。

【鉴别诊断】

1. 视瞻有色

两者均有视力减退的临床表现，但视瞻有色临床上青壮年多见，视力呈中度下降，用凸透镜部分可矫正，同时荧光造影可协助临床诊断；而视瞻昏渺则多发于 50 岁以上的中老年人，初期视力轻度下降，后期视力下降不能矫正，眼底可出现新生血管。

2. 圆翳内障

两者均有视力减退，终至失明。但圆翳内障是随着年龄的增长晶珠逐渐浑浊，导致视力缓降；而视瞻昏渺通常眼外观无异常，是眼底改变，属于视衣疾病。

【辨证论治】

1. 辨证要点

本病多因年老体弱、饮食不节，致肝肾亏虚、气血不足、目失所养而引起视力下降，故本病以虚证居多。

2. 治疗原则

本病以虚证居多，治疗时采取虚者补之的原则。气血不足者，补益气血；肝肾亏虚者，滋补肝肾。

3. 证治分类

（1）痰湿蕴结证

证候：视物昏蒙，视物变形，眼底表现同眼部检查之干性者；全身可伴胸膈胀满，眩晕心悸，肢体乏力。舌苔白腻或黄腻，脉沉滑或弦滑。

治法：燥湿化痰，软坚散结。

主方：二陈汤加减。

常用中成药：二陈丸。

（2）瘀血阻络证

证候：视力下降，视物变形，眼底同眼部检查之所见；可伴头痛失眠。舌质暗红，有瘀斑，苔薄，脉沉涩或弦涩。

治法：活血化瘀，行气消滞。

主方：血府逐瘀汤加减。

常用中成药：和血明目片。

（3）肝肾阴虚证

证候：视物模糊，视物变形，眼前有黑影遮挡，甚至视力骤降，视物不见，眼底可见黄斑部出血，呈片状或圆点状，或视网膜前大量出血，甚至进入玻璃体；常伴有心烦失眠，手足心热，面赤颧红。舌红少苔，脉弦数或细数。

治法：滋养肝肾。

主方：杞菊地黄丸加减。

常用中成药：杞菊地黄丸。

（4）气血亏虚证

证候：眼症同前，眼底表现同眼部检查；可伴神疲乏力，食少纳呆。舌淡苔白，脉细无力。

治法：益气补血。

主方：人参养荣汤加减。

常用中成药：人参养荣丸。

【其他治疗】

1. 中成药治疗

（1）知柏地黄丸

适用于肝肾阴虚、虚火上炎证，口服，每日 2 次，每次 2 丸。

（2）石斛夜光丸

适用于肝肾阴虚证，口服，每日 2 次，每次 2 丸。

（3）杞菊地黄丸

适用于肝肾阴虚证，口服，每日 2 次，每次 2 丸。

（4）生脉饮

适用于气血亏虚证，口服，每日 2 ～ 3 次，每次 10mL。

（5）血府逐瘀口服液

适用于瘀血阻络证，口服，每日 2 ～ 3 次，每次 10mL。

（6）复方丹参滴丸

适用于瘀血阻络证，每次 10 粒，每日 3 次，口服。

（7）丹参注射液

适用于瘀血阻络证，5%葡萄糖或 0.9%生理盐水 250mL，加丹参注射液 10mL，每日 1 次静脉滴注，10 次为 1 个疗程。

2. 针刺治疗

常用穴位有睛明、承泣、风池、球后、丝竹空、攒竹、四白、阳白、百会、合谷、足三里、光明、三阴交等。一般每次取眼周穴位 1 ～ 2 个，肢体穴位 1 ～ 2 个，分组交替运用，每日或隔日 1 次，10 次为 1 个疗程。

3. 支持疗法

适用于本病干性者，补充微量元素及维生素，可口服维生素 C、维生素 E 等，以保护视细胞。

4. 激光治疗

（1）适用于本病湿性者，视网膜下新生血管膜位于黄斑中心凹 200μm 以外，封闭新生血管膜，以免病变不断发展、扩大而影响中心视力。

（2）光动力疗法及经瞳孔温热疗法，适用于封闭黄斑脉络膜新生血管膜的治疗。

5. 抗 –VEGF 药物治疗

现有抗 –VEGF 药物贝伐单抗、雷珠单抗、阿柏西普、康柏西普、哌加他尼等，进行玻璃体腔注射，1 次 / 月，连续注射 3 针。

6. 单方验方

丹参 15g，赤芍 12g，山茱萸 15g，泽泻 9g，茯苓 9g，山药 12g，僵蚕 9g，何首乌 6g，白术 15g，黄芪 15g，红花 9g。每日 1 剂，日服 2 次。

【转诊原则】

若患者出现突然视力下降，应及时到上级医院就诊。

【养生与康复】

1. 中老年人多吃鱼有助于预防老年性眼底黄斑退化和视网膜病变。然而科学研究证明，吃鱼能护眼，但吃得太多对眼睛反而有害，食鱼量达到某一程度后，对眼底黄斑退化的预防作用不升反降。专家指出，从保护眼睛健康的角度看，最好是每周食鱼一次。

2. 要注意巧用目力，让眼睛得到调养休息。在阳光强烈的地方最好戴太阳镜，防止光辐射、光污染。

3. 中药中的枸杞子、菊花等，可每日泡水代茶饮，对眼睛也不无裨益。

【健康教育】

1. 老年性黄斑变性是一种随年龄增加而发病率上升并导致视力明显下降的疾病，是发生在眼底视网膜黄斑部的一种病变，常一眼先发病，最终双眼受累。一般来说，本病病因不明，一旦发现病变，应争取尽早治疗。

2. 近来有人认为本病与缺锌有关，建议口服硫酸锌每日 3 次，每次 25mg，有可能控制其发展。

3. 提醒老年朋友，要重视眼健康，定期检查视力及眼底，建立防病的观念。

4. 饮食合理，戒烟限酒。

5. 一眼已患病者，应严格监测其健眼，一旦发现病变，立即就诊。

附：年龄相关性黄斑变性

【概述】

年龄相关性黄斑变性是发达地区 50 岁以上常见的致盲眼病，随着社会的老龄化，发病率逐渐升高，分为干性和湿性两类。

【诊断要点】

1. 45 岁以上渐进性视力减退。

2. 眼底后极部视网膜散在玻璃膜疣，深、浅层出血伴有新生血管膜或黄斑区盘状瘢痕。

【治疗要点】

1. 目前，抗氧化剂等对年龄相关性黄斑变性的防治效果尚不肯定。

2. 对于湿性型，可行激光光凝治疗，封闭新生血管，防止继续发展。

第八节　消渴目病

【概述】

消渴目病是指由消渴病引起的内障眼病。该病类似于西医的糖尿病视网膜病变。

【鉴别诊断】

络损暴盲：两者均有视力下降的临床表现，但络损暴盲常单眼发病，视力多突然下降，出血量较大；而消渴目病有明确的消渴病史，常双眼发病，视力多缓慢下降，眼底常见血管瘤、硬性渗出及片状出血等。

【辨证论治】

1. 辨证要点

本病多为虚证，因久病、饮食不节、情志所伤，致肝肾亏虚、脾胃受损、血络不畅，引起血溢脉外。

2. 治疗原则

本病应采取综合治疗，如口服中药、激光光凝及玻璃体切割等。

3. 证治分类

（1）阴虚燥热证

证候：眼底查见微动脉瘤、出血、渗出等；兼见口渴多饮，消谷善饥，或口干舌燥，腰膝酸软，心烦失眠。舌红苔薄白，脉细数。

治法：滋阴润燥，凉血化瘀。

主方：玉泉丸合白虎加人参汤加减。

（2）气阴两虚证

证候：视力下降，或眼前有黑影飘动，眼底可见视网膜、黄斑水肿，视网膜渗出、出血；面色少华，神疲乏力，少气懒言，咽干，自汗，五心烦热。舌淡，脉虚无力。

治法：益气养阴，利水化瘀。

主方：六味地黄丸合生脉散加减。

常用中成药：六味地黄丸。

（3）瘀血内阻证

证候：视力下降，眼前有黑影飘动，眼底可见视网膜新生血管，反复发生大片状出血、视网膜增殖膜；兼见胸闷，头昏目眩，肢体麻木。舌质暗有瘀斑，脉弦或细涩。

治法：化瘀通络。

主方：血府逐瘀汤加减。

常用中成药：和血明目片。

【其他治疗】

1. 中成药治疗

（1）杞菊地黄丸

适用于肝肾不足证，口服，每日 3 次，每次 6 ～ 8g。

（2）复方血栓通胶囊

适用于肝肾不足证，口服，每日 3 次，每次 2 ～ 4 粒。

2. 针刺治疗

主穴可选瞳子髎、攒竹、球后、睛明，配穴可选用合谷、足三里、三阴交，每次选主穴 2 个，配穴 1 个，每日针刺 1 次。

3. 单方验方

天花粉 120g，山药、葛根各 20g，玉竹、楮实子、生地黄、白芍、丹参、山茱萸、荞麦叶各 15g，炒大黄 6g。

【转诊原则】

1. 若消渴目病早期出现视力突然下降，则应及时转诊，到上级医院诊治。

2. 若消渴目病中期，建议到上级医院进一步检查及治疗。

3. 若消渴目病后期，虹膜出现新生血管，易引起新生血管性青光眼，应及时转诊治疗。

【养生与康复】

1. 戒烟慎酒，限食辛辣、油腻食品。

2. 食疗：

（1）玉米须瘦肉汤

玉米须 30g，猪瘦肉 100g，煮汤，以食盐调味。

（2）八宝粥

芡实、山药、茯苓、莲子、薏苡仁、扁豆、玉竹、黄芪各 15g，粳米 60g，煮粥，加入适量食盐调味。

（3）蚌肉苦瓜汤

苦瓜 250g，蚌肉 60g，煮汤。

（4）杞子淮山粥

枸杞子 10g，山药、薏苡仁各 20g，粳米 60g，煮粥常服。

【健康教育】

1. 严格有效控制血糖、血压、血脂，是防治糖尿病眼病的根本措施。要积极配合内分泌科医师的指导，坚持正规治疗。

2. 糖尿病患者在确诊之时就应到眼科做眼部筛查。无视网膜病变者，以后每年复查 1 次；年龄 50 岁以上，每半年复查 1 次。有轻度视网膜病变者，应每年复查不低于 4 次；经过激光光凝治疗者，每月复查 1 次。只有这样眼部并发症才能及时发现，及时治疗，并能延缓病情发展，避免失明。

3. 注意节制肥甘厚味，避免七情内伤，节制房事，建立有规律的生活制度，并加强锻炼。

4. 应避免情绪激动及精神过度紧张，注意不熬夜及过度疲劳。

5. 眼底出现新鲜出血时要多卧床休息，减少活动。

附：糖尿病视网膜病变

【概述】

糖尿病视网膜病变是常见的视网膜血管病，为糖尿病眼部最严重的并发症之一，是眼科常见致盲眼病。

【诊断要点】

1. 既往有糖尿病病史。

2. 眼底可见微动脉瘤、硬性渗出及棉绒斑，后期可见新生血管及纤维增殖。

【治疗要点】

1. 严格控制血糖。

2. 必要时可行激光光凝治疗。

第九节　近视

【概述】

近视是眼在调节松弛状态下，平行光线经眼的屈光系统的折射后焦点落在视网膜之前。古代医籍对本病早有认识，称为目不能远视，又名能近怯远症，至《目经大成》始称近视。由于先天生成，近视程度较高者又称近觑。古代医籍对本病多有论述。近视的发生与遗传、发育、环境等诸多因素有关，但确切的发病机理仍在研究中。

【鉴别诊断】

近视、远视、散光均属屈光不正，验光可作为诊断的参考依据。患者需配戴眼镜矫正，但他们又各有不同。

1. 近视

近视力良好，远视力减退。高度近视者眼前常有黑影飘动，眼球突出多伴有并发症。需佩戴凹透镜矫正视力。

2. 远视

远视力尚好，近视力减退。远视程度高者，视远近目标皆模糊。持续近距离使用目力时，常感眼胀、头痛、视昏，休息片刻可以缓解。小儿患本病者，容易引起通睛（类似于西医的共同性内斜视）。需佩戴凸透镜矫正视力。

3. 散光

散光除有视力减退之外，还具有视疲劳，往往利用改变调节、眯眼、斜颈等方法进行自我矫正。需佩戴柱镜矫正视力。

4. 老视

视远如常，视近则模糊不清，将目标移远即感清楚，故常不自主将近物远移。并可伴有眼胀、干涩、头痛等症状。年龄多在 40 ～ 50 岁以上。老视是一种生理现象，是人生的必经阶段；老视不是病态，也不属于屈光不正，戴凸透镜后，近视力能提高。

【辨证论治】

1. 辨证要点

本病多因久视伤血，血伤气损，心阳衰弱，肝肾两虚，禀赋不足，以致目中神光不能发越于远处。故本病以虚证为多。

2. 治疗原则

本病以虚证居多，故治疗时遵循虚者补之的原则。气血不足者，补心益气、安神定志；肝肾两虚、禀赋不足者，滋补肝肾。

3. 证治分类

（1）心阳不足证

证候：视近清楚，视远模糊。全身明显不适，或面色白，心悸神疲。舌淡脉弱。

治法：补心益气，安神定志。

主方：定志丸加减。

常用中成药：安神补脑液。

（2）气血不足证

证候：视近清楚，视远模糊，眼底或可见视网膜呈豹纹状改变；或兼见面色白，体疲乏力。舌质淡，苔薄白，脉细弱。

治法：补血益气。

主方：当归补血汤加减。

常用中成药：当归补血口服液。

（3）肝肾两虚证

证候：能近怯远，可有眼前黑花飘动，眼底可见玻璃体液化浑浊，视网膜呈豹纹状改变；或有头晕耳鸣，腰膝酸软，寐差多梦。舌质淡，脉细弱或弦细。

治法：滋补肝肾。

主方：驻景丸加减。

常用中成药：杞菊地黄丸。

【其他治疗】

1. 体针

承泣、翳明，或四白、肩中俞，或球后、头维，或睛明、光明，每天针刺一组，轮换取穴，10 次为 1 个疗程。

2. 耳针

采用王不留行籽埋穴，取耳穴眼、目 1、目 2、肝、脾、肾、心、内分泌等。

3. 推拿

主穴取攒竹下 3 分，配穴取攒竹、鱼腰、丝竹空、四白、睛明。

【转诊原则】

1. 高度近视者，若出现视物变形、变色、闪光感或视物有遮挡感，需到上级医院进一步诊治。

2. 若近视度数增长较快，并伴有眼胀不适，需转诊进一步检查。

【养生与康复】

1. 按摩保健

采取坐式或仰卧式均可，将两眼自然闭合。然后依次按摩眼睛周围的穴位。要求取穴准确、手法轻缓，以局部有酸胀感为度。

（1）天应穴

用双手大拇指轻轻揉按天应穴（眉头下面、眼眶外上角处）。

（2）睛明穴

用一只手的大拇指轻轻揉按睛明穴（鼻根部紧挨两眼内眦处），先下按，然后向上挤。

（3）四白穴

用双手食指揉按四白穴（眼眶下缘正中直下 1 横指处）。

（4）太阳穴、轮刮眼眶

用双手拇指按压太阳穴（眉梢和外眼角的中间向后 1 横指处），然后用弯曲的食指第 2 节内侧面轻刮眼眶一圈，由内上→外上→外下→内下，使眼眶周围的攒竹、鱼腰、丝竹空、瞳子髎、球后、承泣等穴位受到按摩。对于假性近视，或预防近视眼度数的加深有好处。

2. 食疗

常吃鱼类、粮食、柑橘类水果以及红色果实，对防止视力衰退有很好的效果。近视患者还应尽量少吃甜食和全脂奶酪，这些食物如果吃得太多，会使近视度数加重。

（1）杞子粥

有补肝肾、明目的功效，对肝肾阴虚型近视者很适合。用料是杞子 30g，粳米 100g，加水煮成稀粥，随量服用。亦可在粥料中加菟丝子 30g 同用，可加强养肝明目之效。

（2）参杞饮

是护眼佳品，各类型的视力疲劳者都可饮用。用料是枸杞子 12g，红参 3g，冰糖 30g。将枸杞子洗净，晒干；红参放锅中蒸软，切成薄片；将枸杞子、红参片一并放茶杯内，加冰糖，冲入沸水，焗约 10 分钟即成。可连茶及茶料同服（如有阴虚内热者，可将红参改为生晒参或西洋参。）

（3）羊肝枸杞子汤

可用于肝肾精血不足之近视眼。可以鸡肝或猪肝代替。

（4）食疗方

猪肝 100g，猪心 150g，枸杞子 20g，谷精草 20g，菟丝子 10g，龙眼肉 15g，杭白菊 12g。把用料放入锅内，武火煮滚，后用文火煲 1 小时。

【健康教育】

1. 学习和工作环境照明度要适宜，光线不可太暗，阅读物字迹要清晰，对比度鲜明。

2. 阅读和书写时姿势要端正，距离 30cm，切勿卧床、走路、乘车时看书，并避免长时间近距离阅读。

3. 定期检查视力，发现假性近视即应治疗，如为真性近视，应配镜矫正，以防度数加深。

4. 加强锻炼，注意营养，增强体质，并坚持做眼保健操。

第四章　中医耳鼻咽喉科概论

第一节　概述

中医耳鼻咽喉科学是运用中医基本理论和方法研究人体耳、鼻、咽喉的生理、病理及其疾病防治的一门临床学科。

中医学认为，人体是一个有机的整体，耳、鼻、咽喉位居人体的头面部，为外在可见的独立器官，通过经络的循行络属与内在的五脏六腑构成密切的联系。再者，耳、鼻、咽喉多为狭长细小的腔洞，常规要借助于特殊的器械才得以观察到，因此，中医耳鼻咽喉科学又具有自身的专科特点：它以中医整体观念为指导思想，以脏腑经络学说为理论基础，吸取了现代科学一些先进的诊疗方法，注重辨证与辨病相结合，局部辨证与整体辨证相结合，内治与外治相结合。因此，学习中医耳鼻咽喉科学，强调同时掌握中医内科学和外科学的相关知识是十分重要的。

第二节　耳鼻咽喉与脏腑的关系

耳鼻咽喉位于头面部，通过经络循行与脏腑组成一个整体，因此，不同脏腑的生理功能和病理变化，可分别循经反映于耳、鼻、咽喉等器官，相反，耳、鼻、咽喉等器官发生病变，亦可循经波及所属脏腑，主要表现在生理和病理关系、诊断和治疗关系等方面。

一、耳与脏腑的关系

耳司听觉，主平衡。《灵枢·口问》说："耳者宗脉之所聚。"由于全身各大脉络聚会于耳，使耳与全身各部及脏腑发生密切联系。与耳有较为密切关系的脏腑有肾、心、肝胆、肺、脾。

1. 肾

肾主耳，耳为肾之窍。《素问·阴阳应象大论》说："肾主耳……在窍为耳。"《灵枢·五阅五使》说"耳者肾之官。"指出了耳与肾之间的所属关系。肾藏精，肾之精气上通于耳，肾精充沛，耳窍得以濡养，则听力聪敏，能闻五音。如《灵枢·脉度》说："肾气通于耳，肾和则耳能闻五音矣。"

2. 心

耳为心之客窍。如《证治准绳·杂病·第八册》说："……则肾为耳窍之主，心为耳窍之客。"心主神明，耳司听觉，受心之主宰。又心主血脉，耳为宗脉之所聚，心血上奉，耳得心血濡养而功能健旺。肾之精气上通于耳，心肾相交，水火互济，则精明之气上走空窍，耳受之而听觉聪敏。

3. 肝

足少阳胆经之脉循耳后，其支者从耳后入耳中，出走耳前。肝胆互为表里，胆经循耳，肝之络脉亦络于耳。耳的正常生理功能有赖于肝胆之气的通达。肝藏血，肾藏精，肝肾精血同源，耳的正常生理功能有赖于肝胆之气通达及肝血的奉养。

4. 肺

手太阴肺经别出的络脉亦循行于耳。肺主气，肺气贯于耳。肺与肾金水相生，《杂病源流犀烛·卷二十三》说："然肾窍于耳，所以聪听，实因水生于金，盖肺主气，一身之气贯于耳，故能为听。"

5. 脾

脾为后天之本，主输布水谷精微，运化水湿，升清降浊，为气血生化之源。耳为清窍，得清气濡养方能维持正常功能。

二、鼻与脏腑的关系

鼻居头面之中，鼻属肺系，居气道之上，下通于肺，主嗅觉，助发声，有协肺行呼吸之功能。鼻通过经络，与五脏六腑紧密地联系着，构成了鼻与脏腑在生理、病理变化等方面的相互联系。鼻与肺、脾、胆、肾、心等脏腑的关系比较密切。

1. 肺

肺主鼻，鼻为肺之窍，《灵枢·五阅五使》说："鼻者，肺之官也。"肺气通于鼻，鼻为呼吸之气出入之门户，肺气充沛，鼻窍通畅，呼吸之气出入畅达；肺主宣发肃降，肺气清利，则嗅觉灵敏。如《灵枢·脉度》说："肺气通于鼻，肺和则鼻能知香臭矣。"

2. 脾

鼻居面中，为一身血脉多聚之处，脾统摄血液，又是气血生化之源，脾的盛衰，关系到鼻部血脉的盈虚与血液的运化情况，鼻的正常生理功能有赖于脾气的健旺。

3. 胆

胆之经脉起于目锐眦，曲折布于脑后，通过经络与鼻发生联系；胆之经气上通于脑，脑下通于頞，頞之下为鼻，故胆通过髓海与鼻相互联系。

4. 肾

鼻为肺之窍，肺为气之主，肾为气之根，肺之气津濡养卫护鼻窍，有赖于肾之精气充养。而肺肾同源，金水相生，故肾与鼻有着间接的所属关系。

5. 心

心主神明，鼻主嗅觉的功能是在心的主宰之下，如《难经·四十难》说："心主嗅，故令鼻知香臭。"鼻为心肺之门户，心肺同位于上焦，心气充沛，鼻功能正常。

三、咽喉与脏腑的关系

咽连口腔，下经食道通胃腑，为胃系，是呼吸、消化的共同通道，有司饮食吞咽、助言语、御外邪的功能。喉上通口鼻，下连气管至肺，属肺系，有行呼吸、发声音、护气道的功能。咽喉是经脉循行交会之要冲，其中与肺、脾胃、肝、肾关系较为密切。

1. 肺

喉在上，下通于肺，为肺之系，肺气充沛，宣发舒畅，呼吸方能通顺，喉与肺相互协同，以完成"行呼吸、发声音"的生理功能。

2. 脾胃

咽为胃之通道，脾胃互为表里，共主腐熟水谷，输布精微，咽喉得脾气的输布而健旺。而咽喉的生理功能健旺，饮食呼吸调畅，脾胃才能完成其消化吸收输布之功。

3. 肾

肾足少阴之脉入肺中，循喉咙，在经络上有直接联系。肾为藏精之脏，肾精充沛，咽喉得精气濡养而生理功能健旺，声音洪亮，呼吸均匀，且不易为邪毒所犯。临床上有些咽喉疾病可从肾论治，常有滋养肾阴、温补肾阳、引火归原等方法。

4. 肝

肝足厥阴之脉，循喉咙，入颃颡。肝主疏泄，而肝之经气上于咽喉，故肝的疏泄功能正常，气机调畅，则咽喉通利。

第三节　耳鼻咽喉与经络的关系

经络是运行气血，沟通表里，联络五官七窍的主要通道，构成了统一的有机整体。

一、耳与经络的关系

耳是经脉聚会之处，通过经络的循行，构成了耳与五脏六腑，全身各部广泛联系，在《灵枢·邪气脏腑病形》说："十二经脉，三百六十五络，其气血皆上于面而走空窍……其别气走于耳而为听。"直接循行于耳的经脉，多属阳经，计有：

足少阳胆经，其分支，从耳后分出，进入耳中走耳前至目外眦后方。

手少阳三焦经，其分支从耳后分出，进入耳中走耳前至目外眦。

足阳明胃经，环绕口唇，下交承浆，分别沿下颌的后下方经大迎，循颊车，上耳前，沿发际到前额。

手太阳小肠经，其分支从缺盆沿颈上颊至锐眦入耳中。

足太阳膀胱经，其分支从颠分出，向两侧下行至耳上角。

此外还有别出的络脉，直接循行于耳，有手阳明大肠经别出的络脉；手厥阴心包络别行的正经；足少阳胆经筋；足阳明胃经筋；手太阳小肠经筋；手少阳三焦经筋；手足少阴、太阴，足阳明之络等。同时阴经和阳经相互络交，与耳联系着，耳就成为很多脉络之所聚。

二、鼻与经络的关系

鼻位居阳中之阳，是血脉多聚之处，又是清阳交会之处。循行鼻部和鼻旁（包括鼻窦）的脉络多属阳经，而阴阳经脉相互交接，故阴经脉络亦有相络于鼻窍的。《灵枢·邪气脏腑病形》说："十二经脉，三百六十五络，其血气皆上于面而走空窍……其宗气上出于鼻而为臭。"直接循行于鼻的经脉有：

手阳明大肠经，其支脉从缺盆上颈，通过颊部，入下齿龈中，循出绕上唇，左右交叉于人中，分布于鼻孔两侧。

足阳明胃经，起于鼻之两旁，向上行，左右相交于鼻根，旁纳足太阳的经脉，向下沿鼻外侧，入于齿龈内。

手太阳小肠经，其支脉从颊部至眼眶的下部到鼻，再至眼内眦。

足太阳膀胱经，起于鼻旁目内眦，向上过额交会于头顶。

手少阳三焦经，其支脉从膻中上行至缺盆，沿颈项系于耳后，直上耳上角，由此屈折下行到颊部。

足少阳胆经，其支脉从目外眦，下行至大迎，抵于颇，过颊，再下行于颈。

手少阴心经，其支脉夹咽，经面部，沿鼻旁上联目系。

督脉，由颠顶沿前额下行鼻柱，至鼻尖到上唇。

任脉，环绕口唇，上至龈交，分左右循鼻旁到二目下。

阳跻脉，从颈外侧，上夹口角，循鼻外侧到达目内眦。

此外还有别出的络脉，直接循行于鼻及鼻旁的经筋有：足阳明胃经别行的正经；手少阴心经别行的正经；足太阳之筋，其正者；足阳明胃经之筋，其直行者。

三、咽喉与经络的关系

咽喉是人体的要冲，是经脉循行交会之处，在十二经脉中，除手厥阴心包经和足太阳膀胱经间接通于咽喉外，其余经脉皆直接通达。

手太阴肺经，入肺脏，上循咽中，横出腋下。

手阳明大肠经，从缺盆上走颈部，夹口入下齿中。

足阳明胃经，其支者，从大迎前下人迎，循喉咙入缺盆。

足太阴脾经，从脾脏上络于胃，横过膈，上行夹于食道两旁，循经咽喉连于舌根。

手少阴心经，其支者从心系，夹食道上循咽喉，连于目系。

手太阳小肠经，其支者从缺盆循颈经咽喉上颊。

足少阴肾经，其直者，从肾上贯肝膈，入肺中，循喉咙夹舌本。

手少阳三焦经，从肩上走颈，过咽喉，经耳上角到颊部。

足少阳胆经，从耳后，循颈过咽，下肩至缺盆；其支者，从颊车，下走颈经咽喉至缺盆。

足厥阴肝经，属肝、络胆，上贯膈，分布于胁肋，循喉咙之后，上入颃颡。

任脉、冲脉，均循经进入缺盆，出结喉旁，上至目内眦。

阳跻脉，从肩部，循经颈过咽上夹口角。

阴维脉，从胁部上行至咽喉。

此外还有别出的络脉、经筋等，循经咽喉的有：手少阴心经别出络脉；足阳明胃经别出络脉；足少阳胆经别行正经；足阳明胃经别行正经；足太阴脾经别行正经；手少阴心经别行正经；手厥阴心包络别行正经；手阳明大肠经别行正经；手太阴肺经别行正经；足阳明胃经之筋其直行者；手太阳小肠经之筋其支者；手少阳三焦经之筋；手阳明大肠经之筋其直行者。

第五章　耳鼻咽喉常用诊疗技术

耳鼻咽喉的检查常借助于专科的器械与照明，戴额镜对光是耳鼻喉科的一项最基本技能。检查者头戴额镜，与被检查者的距离应在 30 ～ 50cm，光源选择 100W 聚光检查灯，光线投照额镜上，瞳孔、镜孔、检查部位成一直线，使最佳聚焦点反射于检查部位。没有额镜可以使用强光手电筒。有条件可以采用内窥镜或电子镜作为检查器具。

第一节　耳部常用检查

一、耳郭及耳周围的检查法

检查时要注意观察耳郭有无红肿、裂伤、渗出、畸形、瘘管等。牵动耳郭或压迫耳屏时，有无压痛或牵拉痛，乳突有无红肿及压痛，耳周有无肿大的淋巴结等。

二、外耳道及鼓膜的检查法

外耳道及鼓膜的检查常借助于照明灯、额镜及耳镜，或直接用电耳镜进行检查。

1. 外耳道检查

患者面向侧面而坐，医生以额镜将光线反射到外耳道口，外耳道呈“S”形弯曲，应选择大小合适的耳镜放置。检查耳道时将其耳郭向后上方牵拉，有利于观察耳道腔的大小、皮肤的色泽，有无肿胀，有无异物、耵聍及分泌物。

2. 鼓膜检查

正常的鼓膜为一圆形半透明薄膜，临床要注意观察鼓膜的锤骨柄、短突、鼓膜脐部、紧张部和松弛部。紧张部颜色为灰白色而有光泽，可见光锥。松弛部为淡粉红色。当鼓室发生病变，鼓膜的正常色泽及标志则会改变或消失。

在鼓膜出现穿孔时，应检查穿孔的位置、大小及穿孔的病理变化：如外伤性穿孔多呈裂缝状、常伴血痂；化脓性中耳炎的穿孔常有搏动现象。

三、听力功能检查法

听力试验检查测定听力是否正常、听力障碍的程度和性质，宜在安静无噪声的环境中进行。常用简易听力功能检查如下。

1. 语音测试

正常的言语交谈，听力在 20 ～ 30 分贝，大声交谈，听力在 40 ～ 50 分贝，需高声交谈才可听到，听力在 60 ～ 70 分贝。

2. 音叉试验

音叉试验是耳鼻喉科常见的基本听力检查法，简便可靠，可鉴别耳聋的性质，常用频率为 256Hz 或 512Hz 的音叉。

（1）林纳试验

又称气骨导比较试验。这是比较同侧受试耳气传导和骨传导的检查方法。

取 C256 音叉，将振动的音叉柄置耳后被检者乳突部或鼓窦区以测试骨导听力，待听不到声音时记录时间，并立即将音叉移置于距外耳道口约 1cm 处，以测试气导听力，待听不到声音时记录时间。

结果判断：气导比骨导时间长，见于正常听力或感音神经性聋。若骨导比气导时间长，或骨导、气导时间相等，可见于传导性耳聋或混合性耳聋。

（2）韦伯试验

又称骨导偏向试验。是比较双耳骨导听力强弱的方法。取频率为 256Hz 或 512Hz 的音叉，振动后置于被检者额骨中线或头顶正中，让受试者比较哪侧耳听到声音较响。

结果判断：正常者两耳听到声音响度相等；传导性耳聋，声音偏向患侧或耳聋较重侧；感音神经性聋，声音偏向健侧或耳聋较轻侧。

（3）施瓦巴赫试验

又称骨导比较试验。此试验是以比较受检者和正常人骨导时间的长短来分辨耳聋的类型。将振动音叉的柄部放在受检者的乳突或鼓窦区至听不到声音时，立即移动至检查者的鼓窦区（检查者的听力必须正常），若检查者认可听到，则表示受检者骨导比正常人缩短，反之则为延长。

结果判断：正常听力为受检者与检查者的骨导时间相等；传导性耳聋，骨导时间延长；感音神经性聋，骨导时间缩短。

第二节　鼻部常用检查

鼻部的检查借助于聚光灯、额镜及鼻镜。有条件可以采用内窥镜或电子镜作为检查器具。分为鼻前庭及鼻腔内部的检查。

一、外鼻及鼻前庭检查法

外鼻及鼻前庭检查：患者正坐，检查者对好光，嘱患者头稍后仰，医生首先观察外鼻有无畸形，注意检查鼻前庭皮肤有无红肿、疔疮、流水、结痂等。

二．鼻腔的检查

鼻腔的检查：左手持鼻镜，与鼻腔底平行伸入鼻前庭，不超过鼻阈范围，然后张开鼻镜，使受检者变动头位角度，检查鼻中隔、中下鼻甲及中下鼻道及鼻底。正常鼻腔黏膜呈淡红色，光滑，鼻甲黏膜有弹性，鼻甲大小适中，通气良好，无分泌物存留。

有条件可以采用内窥镜或电子镜作为检查器具。

第三节　咽喉部常用检查

咽喉检查分为口咽部检查、喉咽部检查及鼻咽部检查。

一、口咽部检查法

1. 用压舌板轻压患者舌前 2/3 处，检查咽部形态变化，黏膜色泽，湿润程度，有无充血、肿胀、隆起、溃疡等病变。

2. 观察软腭运动情况，双侧是否对称、松弛、肥厚。悬雍垂有无水肿、红肿、肥厚、过长、畸形。悬雍垂后有无分泌物附着。

3. 查看扁桃体形状、大小，有无充血，有无分泌物、溃疡、肿瘤。

二、喉咽部及喉腔检查法

医生对光后，左手用纱布，右手持喉镜，嘱患者平静呼吸，伸舌，将纱布包住舌前部，观察并拉出口腔外，右手将间接喉镜伸入口咽部，镜面贴于悬雍垂前面，将软腭推向后上，移动镜面角度和位置，检查喉咽及喉腔各部分，如舌根扁桃体、梨状窝、杓间区，特别是观察会厌有无水肿、充血，嘱患者发“衣”音，检查声带运动。注意声带色泽、边缘是否光滑，有无新生物等。

有条件可以采用内窥镜或电子镜作为检查器具。

第四节　耳鼻咽喉疾病的针灸推拿技术

一、针灸治疗

选用与耳鼻咽喉疾病有关经络的穴位，常采用辨证循经取穴或邻近与远端相结合的取穴方法。

（一）常用穴位

1. 耳病常用穴位

手少阳三焦经的中渚、外关、翳风、天牖、瘛脉、耳门；足少阳胆经的听会、正营、侠溪、上关、风池穴；手太阳小肠经的听宫穴；手太阴肺经的少商穴；手少阴心经的神门、曲池；手阳明大肠经的曲池、迎香、合谷；督脉的百会、神庭。

2. 鼻病常用的穴位

手太阴肺经的天府、少商；手阳明大肠经的二间、偏历、迎香；足阳明胃经的巨髎；足太阳膀胱经的眉冲、五枕、天柱；足少阳胆经的风池、目窗、承灵、风池；督脉的囟会、上星、素髎；奇穴的印堂、鼻通。

3. 咽喉病常用穴位

手太阴肺经的列缺、鱼际、少商；手阳明大肠经的商阳、合谷、曲池、扶突；足阳明胃经的人迎、气舍、内庭；手太阳小肠经的少泽、天窗、天容；足少阴肾经的涌泉、照海；手少阳三焦经的关冲、中渚、支沟、四渎；足少阳胆经的风池；督脉的哑门、风府；任脉的天突。

（二）方法

1. 毫针刺

选用穴位，用毫针进行针刺的方法。针刺后得气出针或留针 10 ～ 20 分钟。针刺手法有泻法与补法。泻法用于治疗实证、热证，此法是进针时捻转角度大，频率较快，用力较重，出针时摇大针孔。补法用于治疗虚证、寒证，此法是捻转角度较小，频率慢，用力轻，出针后揉按针孔。

毫针刺常用于治疗慢性耳病，如耳鸣、耳聋、耳眩晕、口眼㖞斜等；鼻病如鼻窒、鼻鼽、鼻渊、鼻衄等；咽喉病如咽喉红肿疼痛、喉喑、喉风等。

2. 穴位注射

在穴位中进行药物注射，通过针刺与药液对穴位的刺激及药理作用，从而调整机体的功能，改善病理状态的一种治疗方法。亦称水针。

耳病穴位注射多用于治疗耳鸣、耳聋，选用上述耳区邻近的穴位 1 ～ 2 穴，根据病情，注入调补气血、通经活络、行气祛瘀的药物，如黄芪、当归、川芎、红花、丹参等注射液，每穴注入 0.5 ～ 1mL，每天或隔天 1 次，一般 5 ～ 10 次为 1 个疗程。

鼻病穴位注射多用于治疗鼻窒、鼻渊、鼻鼽、嗅觉不灵等。从上述针刺穴位选择 1 ～ 2 穴，按疾病虚实不同选择药液。实证热证，可选用鱼腥草注射液、柴胡注射液、红花注射液、丹参注射液等，以清热解毒，凉血活血，消肿通窍；虚证可选用当归注射液、川芎注射液、黄芪注射液，或维生素 B_1、维生素 B_{12} 等，以补血养血，温经通窍。每次每穴注入 0.5mL，每日或隔日 1 次，一般以 5 ～ 10 次为 1 个疗程。

咽喉病穴位注射多用于治疗乳蛾、喉痹、喉痈、喉喑等病而致咽喉红肿疼痛、声嘶等。药物选用有虚实之不同：实证可选用丹参、红花、柴胡、鱼腥草、板蓝根等注射液，虚证可选用当归、川芎、黄芪及维生素 B_1、维生素 B_{12} 等注射液。

3. 针刺放血

用三棱针或 20mL 注射器的针头点刺，先在针刺部位上下推按，使瘀血积聚一处，右手持针（拇、食两指捏住针柄，中指指端紧靠针身下端，留出 1 ～ 2 分针尖），对准已消毒部位迅速刺入 1 ～ 2 分，立即出针，轻轻挤压针孔周围，使出血数滴，然后用消毒棉球按压针孔。针刺放血有活血通经、泄热开窍、消肿止痛的作用。咽喉红肿疼痛、高热，常取少商、商阳、耳背、耳尖、耳垂等。此外，咽喉局部红肿较甚，病情重，吞咽、呼吸不利者，可用针具在咽喉内患部之红肿高突处刺入，一般刺入 1 分许，刺 2 ～ 3 下，排出紫血，或于局部黏膜浅刺 5 ～ 6 下，出血泄热。

4. 耳针

由于人体的经脉直接或间接聚会于耳，人体各器官组织与耳有着广泛的联系，因此，人体各部器官组织在耳郭上均有其相应的分区与穴位，换言之，就是耳郭各部分分别隶属于人体各脏腑器官，称之为耳穴。耳针疗法是指针刺耳穴以防治疾病的一种方法，具有奏效迅速、操作简便等优点。

耳科疾病常用耳穴：内耳、肾、内分泌、枕、神门、肾上腺、口、颊等。常用于治疗耳鸣、耳聋、耳胀、耳闭、耳眩晕、脓耳、口眼㖞斜等病。

鼻科疾病常用耳穴：外鼻、内鼻、下屏尖、额、内分泌、肺、脾等。常用于治疗鼻塞、流涕、鼻鼽、鼻渊、鼻槁、鼻衄、头痛等。

咽喉科疾病常用的耳穴：咽喉、轮1～6、扁桃体、耳下根、内分泌、肾上腺、肺、脾、肝等。常用于治疗喉痹、乳蛾、喉喑等咽喉急慢性炎症疾病，咽喉红肿疼痛。

耳针治疗的操作方法：耳针治疗的操作方法主要有毫针针刺、埋针及耳穴敷贴疗法、放血、挑治、割治等。耳针治疗时应注意：①要注意严密消毒，以防感染。耳郭冻伤和有炎症的部位禁针。如见针眼发红，患者又觉耳郭胀痛，可能有轻度感染时，应及时清创消毒，抗感染处理。②有习惯性流产史的孕妇，不宜采用耳针治疗。对年老体弱的高血压、动脉硬化患者，针刺前后应适当休息，以防意外。③耳针治疗时也有可能发生晕针，需注意预防和及时处理。④耳针疗法和其他疗法一样，也有一定的使用范围。因此，在使用时应根据反应点（红肿、苍白、小血管充盈、暗紫、隆起、凹陷等）及中医辨证选穴，防止"万病一针"的倾向，为了提高疗效，必要时可配合其他疗法。

5. 火针

用于虚寒痹痛的治疗。选穴避开重要器官。可选用常规火针或毫火针。因耳鼻咽喉重要器官较多，操作需经有经验的老师培训。

6. 刮痧

将边缘光滑的刮痧板或压舌板，蘸按摩油，在病灶局部、太阳穴、脊柱两侧、肘窝、腘窝等处，沿同一方向四肢末端方向反复刮动，至出现紫红斑点或斑块为度，一般持续10～20分钟。具发汗解表，退热止痛，辟秽祛浊之功。危重患者及局部皮肤溃疡、损伤者不宜。

拔罐、走罐、血罐等操作方法参考相关章节。

二、推拿、按摩、导引法

1. 咽鼓管自行吹张法

用于治疗耳胀、耳闭之耳鸣、重听、耳膜内陷、咽鼓管不通者。其方法是调整好呼吸，闭唇合齿，用拇、食二指捏紧双前鼻孔，然后用力鼓气，使气体经咽鼓管咽口进入中耳内。此时可感觉到鼓膜突然向外膨出，并有哄然之声。感冒或鼻炎急性期需鼻冲洗后，确保咽鼓管咽口清洁后方可操作。

2. 鼓膜按摩术

用于治疗耳闭之耳鸣、耳聋、耳膜内陷者。其法是用中指尖插入外耳道口，轻轻按压，一按一放，或中指尖在外耳道轻轻摇动10余次，待外耳道的空气排出后即突然拔出，如此重复多次。也可用两手中指分别按压耳屏，使其掩盖住外耳道口，一按一放，有节奏地重复数十次。

3. 鸣天鼓

用于防治耳聋耳鸣。其方法是调整好呼吸，先用两手掌按摩耳郭，再用两手掌心紧贴两外耳道，两手食、中、无名、小指对称地横按在枕部，两中指相接触，再将两食指翘起放在中指上，然后把食指从中指上用力滑下，重重地叩击脑后枕部。此时可闻宏亮清晰之声，响如击鼓。先左手24次，再右手24次，最后双手同时叩击48次。

4. 鼻部按摩法

用于鼻塞、流涕之证。鼻背按摩方法是用两手鱼际部搓热，然后分别于鼻背由鼻根向迎香穴往返按摩，至热感为度，然后再分别由攒竹向太阳穴推拿，使局部有热感。每日3次。迎香穴按摩用食指于迎香穴上点、压、揉、按，每日3次，以觉鼻内舒适为度。

5. 咽喉部按摩法

声嘶失音的按摩法：取穴部位重点在人迎穴、水突穴、局部敏感压痛点，以及咽喉部3条侧线：第1侧线，喉结旁开1分处直下；第3侧线，喉结旁开1.5寸直下；第2侧线，在第1、第3侧线中间。操作时，患者取坐位或仰卧位，医者先于患者咽喉部3条侧线一指推法或拿法，往返数次，也可配合揉法。然后在人迎、水突穴及敏感压痛点处采用揉法。手法宜轻快柔和，不可粗暴用力。

咽喉疼痛的按摩：取穴风池、风府、天突、曲池、合谷、肩井、天宗。操作时患者取仰卧位，先喉结两旁及天突穴处用推拿或一指推揉手法，上下往返数次。再取坐位，按揉风池、风府、肩井、天宗等穴，配合拿风池、肩井、曲池、合谷等。

三、擒拿法

擒拿法常用于急性咽喉疾病，有咽喉肿胀、疼痛剧烈、吞咽困难、汤水难下、痰涎壅盛，口噤难开等症状者。能调和气血，疏通经络，减轻症状，以便进食汤药或稀粥。其方法有多种，常用的有单侧擒拿法与双侧擒拿法。

1. 单侧擒拿法

患者正坐，单手侧平举，拇指在上，小指在下。术者站于患者手之正侧面，用与患者同侧手的食、中、无名指，紧按患者鱼际背部（相当于合谷穴处），小指扣于腕部，拇指与患者拇指罗纹面相对，并用力向前压紧，另一手拇指按住患者术侧锁骨上缘肩关节处（相当于肩髃穴处），食、中、无名指紧握腋窝处，并用力向外拉开。如此反复多次，此时患者咽喉疼痛明显减轻，助手则可将汤药或稀粥喂给患者缓缓咽下。

2. 双侧擒拿法

患者坐在没有靠背的凳上，术者站在患者背后，用两手从患者腋下伸向胸前，并以食、中、无名指按住锁骨上缘，两肘臂压住患者胁肋。术者胸部贴紧患者背部。位置固定好后，两手用力向左右两侧拉开（沿锁骨到肩胛），两肘臂和胸部将患者胁肋及背部压紧，三方面同时用力，以使患者咽喉部松动，便于吞咽，助手则可将汤药或稀粥喂给患者缓缓咽下。

施术时注意患者全身情况，术者用力需恰当，不可过于粗暴。

四、吐纳呼吸法

有助排浊气，提清气。（略）。

第五节　耳鼻咽喉科常用其他治疗技术

一、超短波理疗

超短波理疗属于高频电疗法范畴，是指用波长为 1 ～ 10m，频率为 30 ～ 300MHz 的高频振荡电流在人体所产生的电场作用进行治疗的方法。此法有助于加速局部血液循环，促进炎症的恢复。耳鼻喉科用于治疗急性咽炎、急性扁桃体炎、急性喉炎、急性外耳道炎、中耳炎等疾病效果较好。

二、超声雾化治疗

超声雾化治疗是利用超声波的振荡作用使药物溶液被破碎为雾状微粒，沿软管喷出，供口鼻吸入，配合超声波药液雾化吸闻可使微细的药液颗粒达咽喉，深入支气管、肺部，以利毛细血管的吸收，达到治疗作用。可选用纯净水、生理盐水、消炎药、激素、中药等。

三、鼻腔冲洗

取立位或半坐位，头向前倾，其下放一面盆。将冲洗器带橄榄头一端放入一侧鼻孔，另一端放入盛有冲洗剂的容器内。用手轻压冲洗器，使冲洗液缓慢进入鼻腔，由另一侧鼻孔流出，两侧交替进行。冲洗过程中应注意：冲洗时压力不可过大或做吞咽动作，以免引起耳部并发症。

亦可取仰卧，肩在床边，头仰倒垂于床外，40°～ 70°，用 20mL 注射器（去针头）抽取冲洗液 10mL 左右，缓慢点鼻，停留 3 ～ 10 分钟，起身排出。可用于鼻窦炎、鼻咽炎、腺样体肥大的冲洗。可降低局部分泌物的黏稠度，有利于分泌物的排出及炎症水肿的恢复。老人或有颈椎病、高血压病的患者酌用。

第六章　耳鼻咽喉科常见疾病

第一节　耳疖

【概述】

耳疖是指发生于外耳道软骨部皮肤毛囊或皮脂腺的化脓性细菌感染性疾病，以耳痛、张口咀嚼疼痛加重，外耳道局限性红肿为症状表现，4～5天后，疖肿表面可见黄白色脓头，破溃后可有脓性分泌物。本病一般多由挖耳损伤皮肤，或耳道进水表皮软化，细菌感染所引起。

【诊断要点】

1. 耳痛剧烈，张口、咀嚼时加重，严重者牵引同侧头痛，全身可有发热、恶寒等症。

2. 多有挖耳史。

3. 检查：耳屏压痛，耳郭牵拉痛，外耳道壁局限性红肿突起，隆起如椒目状，肿甚者可堵塞外耳道。脓肿溃破后外耳道可见脓血。

【鉴别诊断】

外耳道炎：外耳道皮肤及皮下组织的弥漫性炎症，分急、慢性两种。急性外耳道炎耳胀、痒、疼痛，可伴听力减退，轻者外耳道皮肤弥漫性充血，重者耳道充血及肿胀，表皮溃烂，有少量黏脓性分泌物。临床应保持耳道清洁、干燥，避免机械性摩擦损伤耳道皮肤，可选用氯霉素甘油滴耳剂滴耳，肿胀明显者全身抗感染治疗。

【转诊原则】

1. 多发性疖肿或疖肿堵塞外耳道者。

2. 出现耳郭红肿，或耳前后淋巴结肿大者。

3. 常规治疗1周症状无改善者。

4. 合并慢性化脓性中耳炎，或糖尿病者。

【基本用药及治疗】

1. 疖肿早期局部4%硼酸乙醇或70%乙醇或2%酚甘油或抗生素软膏纱条敷于疖肿处，促其消肿或疖肿成熟溃破。

2. 消炎药或中药清热解毒。

第二节　耵耳

【概述】

耵耳是指耵聍堵塞外耳道引起的疾病。耵聍俗称耳垢、耳屎，乃耳道之正常分泌物，多可自行排出，不发生堵塞和引起症状。若耵聍分泌过多或排出受阻，耵聍凝结成团块，阻塞耳道，则成耵耳，即耵聍栓塞。

【诊断要点】

1. 耳道因各种原因刺激或中医的上火，可导致耵聍腺分泌过多，耵聍逐渐凝聚成团，阻塞外耳道，称耵聍栓塞。

2. 可出现耳堵、耳胀、耳鸣、耳痛、听力减退，偶见眩晕等症状。

3. 检查：可见棕黑色或黄褐色块状物堵塞外耳道，质地不等，有的松软如泥，有的坚硬如石。如做听力检查为传导性聋。

【鉴别诊断】

外耳道异物：指外来物质进入并停留在弯曲的外耳道内，临床有无症状或症状的轻重均视异物的大小、性质、部位、停留时间及有无继发感染等相关因素而定。异物可包括昆虫、挖耳或治疗失误留的火柴杆、棉花等，儿童自行将圆球状物、豆类及小玩具塞入耳道居多。临床以耳痛、耳鸣、听力下降症状为主，检查可见外耳道异物存留，治疗原则为尽早将异物取出，有感染者，抗感染治疗。

【转诊原则】

1. 若耵聍较大，压迫外耳道，或继发感染引起外耳道红肿疼痛、糜烂者。

2. 有慢性中耳炎病史者。

3. 耵聍黏附鼓膜表面者。

【基本用药及治疗】

1. 对可活动的、部位浅、未完全阻塞外耳道的耵聍可用膝状镊或耵聍钩取出。

2. 耵聍较大而坚硬，难以取出者，先滴入5%碳酸氢钠、氯霉素甘油或香油4～5天，待软化后用负压吸引器或外耳道冲洗法清除。

3. 已有外耳道炎者，应先控制炎症，再以上法取耵聍。可配合热敷、超短波及微波理疗。

4. 有条件的应在监视器下用耳内窥镜直视操作。

第三节　耳瘘

【概述】

耳瘘是指发生于耳前或耳后的瘘管。发生于耳前者称耳前瘘，多属先天性；发生于耳后者称耳后瘘，多由痈疮、耳后附骨痈治疗不彻底，或体虚邪毒未尽，脓液从窍内蚀骨成瘘。西医的先天性耳前瘘管可参考本节进行辨证施治。

【诊断要点】

1. 先天性耳前瘘管是一种常见的先天耳畸形。为胚胎时期形成耳郭的第1、2鳃弓的6个小丘样结节融合不良或第1鳃沟封闭不全所致。耳前瘘管瘘口多位于耳轮脚前，多为单侧性，也可为双侧。挤压时有少量白色黏稠性或干酪样分泌物从管口溢出。

2. 临床表现：未染毒的耳前瘘，一般无自觉症状，不必处理。若感染邪毒，则局部红肿疼痛，甚则破溃流脓，且常反复发作经久不愈。

3. 检查：耳前瘘开口多位于耳轮脚的前缘，少数亦可位于耳郭或耳垂等部位。未染毒者，瘘口周围皮肤如常，若感染邪毒，则可见瘘口周围红肿，时有脓液自瘘口溢出。

【鉴别诊断】

耳后皮脂腺囊肿：俗称“粉瘤”，是因皮脂腺导管阻塞后形成。处于生长发育旺盛期的青年人多发。皮脂腺囊肿好发于头皮和颜面部，耳后更为常见，一般为单发，偶见多发，可挤出白色豆腐渣样内容物。感染后，造成囊肿破裂分泌物排出而暂时消退，但会形成瘢痕，并且易于复发。手术是唯一的治疗方法。

【转诊原则】

1. 耳前瘘管脓肿期，常规抗感染、切开引流、换药，但切口延期愈合或复发者。

2. 化脓性中耳炎合并耳后瘘者。

【基本用药及治疗】

1. 外敷：耳前瘘红肿未成脓者，可外敷金黄油膏、鱼石脂膏或抗生素软膏。

2. 切开排脓：瘘口周围脓肿形成者，应切开排脓，放置引流条，定时清洁更换，待脓液渐减至干净，择期手术治疗。

3. 手术治疗：对耳前瘘，控制感染后，可行瘘管切除术。

4. 抗感染或中药清热解毒排脓治疗。

第四节　脓耳

【概述】

脓耳是指以鼓膜穿孔、耳内流脓、听力下降为主要特征的耳病。西医的急、慢性化脓性中耳炎及乳突炎可参考本节进行辨证施治。

【诊断要点】

1. 多有外感或耳内反复流脓史。

2. 急发者，以耳痛逐渐加重、听力下降、耳内流脓为主要症状。全身可有发热、恶风寒等症状。小儿患者，可见耳痛甚，彻夜啼哭，发热。鼓膜穿孔流脓后，耳痛及全身症状缓解。病久者，以耳内流脓、听力下降为主要症状。头痛者应除外合并颅内感染。

3. 检查：鼓膜呈红赤、肿胀，向外膨出，鼓膜标志难以辨识。鼓膜穿孔时可见脓液在穿孔处有搏动。

【鉴别诊断】

1. 外耳道炎

外耳道皮肤及皮下组织的弥漫性炎症。外耳道炎耳胀、痒、疼痛，可伴听力减退，轻者外耳道皮肤弥漫性充血，重者耳道充血及肿胀，表皮溃烂，有黏脓性分泌物。

2. 耳疖

耳疖是指发生于外耳道软骨部皮肤毛囊或皮脂腺的化脓性细菌感染性疾病，以耳痛、张口咀嚼疼痛加重，外耳道局限性红肿为症状表现，4～5天后，疖肿表面可见黄白色脓头，破溃后可有脓性分泌物。

【转诊原则】

常规治疗无效或加重者。伴发头痛、发热、乳突有压痛者。需完善检查者。

【基本用药及治疗】

1. 鼓膜穿孔前，可选2%酚甘油滴耳剂滴耳，消炎镇痛。若耳膜穿孔有脓应立即停药，因该药遇脓液后释放石炭酸，可腐蚀黏膜和鼓膜。

2. 鼓膜穿孔后，黏脓性分泌物存留于外耳道时，选用3%过氧化氢清洗耳道脓液并拭净，也可用负压吸引法清除脓液，再以抗生素水溶液如氧氟沙星滴耳液等滴耳，若鼓膜穿孔小，可采取加压滴药方法，至炎症基本消退。

3. 抗感染或中药清热解毒，扶正排脓治疗。

第五节　耳鸣、耳聋

【概述】

耳鸣指外界无声源而患者自觉耳中鸣响，可发生于单侧，也可发生于双侧；耳聋指不同程度的听力减退。

耳鸣、耳聋可以为多种耳科疾病及全身疾病的一种局部表现，也可是单独耳部病变。西医的特发性突聋、暴震性聋、病毒性聋、噪声性聋、药物中毒性聋、老年性聋、耳硬化症以及原因不明的感音神经性聋、混合性聋及耳鸣等疾病，均可参考本节辨证施治。

耳鸣耳聋应辨明虚实，实者可因外邪或脏腑实火上扰耳窍，或瘀血、痰饮蔽阻清窍；虚者多为脏腑虚损、耳窍失养所致。

【鉴别诊断】

1. 特发性突聋

患者在数小时至 3 日内突然发生听力急剧下降，多为单耳发病，听力检查呈中重度以上的感音神经性聋，可伴有耳鸣、眩晕、恶心呕吐等。

2. 药物中毒性聋

在某些抗生素、水杨酸盐、利尿剂、抗肿瘤类等药物应用过程中或应用以后发生的感音神经性聋，症状以耳鸣、耳聋与眩晕为主，可能出现在用药过程中，亦可能发生于停药后数日、数周甚至数月。

3. 老年聋

为伴随年龄老化而发生的耳聋，表现为双侧进展缓慢、无波动的高频的听力减退，常伴耳鸣，一般无眩晕。

4. 噪声性聋与爆震性聋

长期接触噪声刺激所引起的缓慢进行性的感音神经性聋为噪声性聋，暴露于一次瞬时高强度脉冲噪声所引起的急性声损伤为爆震性聋。

5. 梅尼埃病

梅尼埃病是以膜迷路积水为基本病理改变，以反复发作的旋转性眩晕、波动性感音性听力损失、耳鸣和耳内胀满感为临床特征的特发性内耳疾病。其确切病因尚不明确，首次发病年龄以 30 ～ 50 岁居多，单耳患病者约占 85%。

6. 全身疾病相关性聋

某些全身性疾病如高血压与动脉硬化、糖尿病、颈椎病、肾病、风湿病、血液病、免疫系统疾病等均可造成内耳损伤，导致感音神经性聋。

【治疗】

1. 辨治要点

实证：发病急，病程短，耳鸣声大，高调或低调，听力下降迅速，可伴耳堵闷、眩晕及实证表现，脉实有力。宜祛邪为主，根据病因分别采用祛风、清肝、化痰、活血等法。

虚证：发病缓慢，病程较长，听力减退逐渐加重，耳鸣声音尖细，多呈高调，伴虚证表现，脉弱。宜扶正为主，采用补肾填精、益气养血等法。

2. 证治分类

（1）风热侵袭证

证候：突起耳鸣，昼夜不停，听力下降，或伴耳胀闷感。全身可伴有鼻塞、流涕、咳嗽、头痛、寒热等。舌红，苔薄黄，脉浮数。

治法：疏风清热。

主方：银翘散加减。

常用中成药：银翘解毒片。

（2）肝火上扰证

证候：突发耳鸣高调且持续，听力下降，多在情志抑郁或恼怒之后加重，伴口苦，面红急躁，夜寐不宁，头痛或眩晕。舌红苔黄，脉弦数有力。可目胀痛，怕热畏光，眵多黄稠，胞睑红肿，白睛红赤浮肿，可兼见口渴、尿黄、便秘。舌红，苔黄，脉弦数。

治法：清肝泄热，解郁通窍。

主方：龙胆泻肝丸加减。

常用中成药：龙胆泻肝丸、当归芦荟丸。

（3）痰火郁结证

证候：耳鸣耳聋，耳中胀闷，头重头昏，或头晕目眩，痰盛呕恶，口苦，二便不畅。舌红，苔黄腻，脉滑数。

治法：化痰清热通窍。

主方：清气化痰丸加减。

常用中成药：清气化痰丸。

（4）气滞血瘀证

证候：耳鸣耳聋，伴耳周麻木、堵塞感，或有爆震史。舌质暗或有瘀点，脉细涩。

治法：活血化瘀，行气通窍。

主方：血府逐瘀汤加减。

常用中成药：血府逐瘀胶囊。

（5）肾精亏损证

证候：气血亏损，虚鸣如蝉，听力逐渐下降，或见头昏，腰膝酸软，虚烦失眠，记忆减退。舌红少苔，脉细弱或细数。

治法：补肾填精，滋阴潜阳。

主方：耳聋左慈丸加减。

常用中成药：杞菊地黄丸、左归丸。

（6）气血亏虚证

证候：耳鸣耳聋，疲劳后加重。倦怠乏力，面色无华，食欲不振，脘胀便溏，心悸失眠。舌质淡红，苔薄白，脉细弱。

治法：健脾益气，养血通窍。

主方：归脾汤、八珍汤加减。

常用中成药：归脾丸、八珍丸。

【其他治疗】

1. 针灸

局部取穴与辨证全身取穴相结合，局部可取耳门、听宫、听会、翳风为主。风热侵袭者，可加外关、合谷、曲池、大椎；肝火上扰可加太冲、丘墟、中渚；痰火郁结可加丰隆、大椎；气滞血瘀可加膈俞、血海；肾精亏损加肾俞、关元；气血亏虚加足三里、气海、脾俞。实证用泻法，虚证用补法，或不论虚实，一律用平补平泻法，急症每日针刺 1 次。

2. 耳针法

内耳、肾、肝、神门、皮质下等；亦可用王不留行籽贴压这些穴位，反复按压刺激。耳尖或反应点放血对急性期的患者疗效显著。

3. 穴位注射法

选穴参照针刺穴位选用听宫、翳风、完骨、耳门等穴，药物可选用当归注射液、丹参注射液、维生素 B_{12} 注射液等，每次每穴注入 0.5 ～ 1mL。隔日 1 次，各穴交替应用。

4. 刮痧或放血拔罐

后颈部、后背及腿部膀胱经刮痧或放血拔罐有助于通络祛火，平衡阴阳。

【转诊原则】

常规治疗无效或加重者。发展期的患者。伴有眩晕或呕吐者。需完善检查者。

【养生与康复】

1. 食疗：肾精亏损者，平时可食用枸杞子、山药等滋补食品以益肾填精；气血亏虚者可用桂圆、红枣、乌鸡等调补气血。

2. 足疗：中医辨证处方，水煎后热水泡脚并实施按摩，如涌泉穴。

3. 穴位贴敷：听宫、翳风、完骨、耳门等穴用绿豆压在穴位上适力按压。

4. 心理疏导，解除影响因素，指导患者释放心理压力，转移注意力。失眠、焦虑严重者需相关科室会诊。

【健康教育】

1. 重视精神调摄，保持心情愉快，开朗乐观。

2. 保持良好的生活规律，适当锻炼，注意睡眠质量，忌烟酒，避风寒。

3. 正确认识疾病，调治全身其他疾病。

第六节　鼻窒

【概述】

鼻窒是指以经常性鼻塞为主要特征的慢性鼻病。西医的慢性鼻炎等疾病可参考本节进行辨证施治。

本病多因正气虚弱，伤风鼻塞反复发作，余邪未清而致。其病机与肺、脾二脏功能失调及久病气滞血瘀有关。

【鉴别诊断】

1. 鼻窦炎

为持续性鼻塞，多因鼻腔黏膜黏性肿胀和分泌物积蓄所致，可致嗅觉减退或消失。同时鼻腔大量脓性或黏性脓涕难以擤尽，多大的、多倒流至咽部引发咽痛、咽痒、咳嗽。部分患者可伴有明显的头胀痛，头痛的部位常局限于前额、鼻根部或颌面部、头顶或枕部等。鼻窦 X 线或 CT 检查常显示窦腔黏膜肥厚、密度影或可见液平面。

2. 鼻息肉

进行性鼻塞可发展为鼻息肉，检查可见鼻腔单个或多个灰白或淡红色半透明样肿物，常有嗅觉减退或消失；伴有鼻窦炎者常有头胀痛、流脓涕等症状；伴有过敏性鼻炎者常阵发性鼻痒、喷嚏、鼻流清涕等。

3. 药物性鼻炎

必有自购滴鼻药使用史，渐重，常规治疗无效，常伴头痛、心悸。需停药后评估。

【治疗】

1. 辨治要点

实证：鼻塞时轻时重，或呈交替性，或持续不减，鼻涕黏黄或黏白，鼻甲肿大或肥大质硬，伴实证表现。实证宜祛邪为主，根据病因分别采用清热通窍、化瘀通窍等法。

虚证：鼻塞或重或轻，或呈交替性，或持续不减，稍遇风冷则鼻塞加重，伴虚证表现，脉缓弱。虚证宜扶正为主，采用补益肺脾、散邪通窍等法。

2. 证治分类

（1）肺经蕴热，壅塞鼻窍证

证候：鼻塞，涕黄，鼻气灼热，检查见鼻黏膜充血，鼻甲红肿，鼻道见脓涕。舌尖红，苔薄黄，脉数。

治法：清热散邪，宣肺通窍。

主方：黄芩汤加减。

常用中成药：鼻渊通窍颗粒、香菊片。

（2）肺脾气虚，邪滞鼻窍证

证候：鼻塞，涕白，遇寒冷时症状加重。恶风自汗，易感冒，检查见鼻黏膜及鼻甲淡红肿胀。舌淡苔白，脉缓弱。

治法：补益肺脾，散邪通窍。

主方：温肺止流丹加减。

常用中成药：通窍鼻炎片、补中益气丸、玉屏风颗粒。

（3）邪毒久留，血瘀鼻窍证

证候：鼻塞较甚或持续不减，鼻涕黏黄或黏白，语声重浊或有头胀头痛，耳闭重听，嗅觉减退。检查见鼻黏膜暗红肥厚，鼻甲肥大质硬，表面凹凸不平，呈桑椹状。舌质暗红，脉弦涩。

治法：行气活血，化瘀通窍。

主方：通窍活血汤合苍耳子散加减。

常用中成药：血府逐瘀胶囊。

【其他疗法】

1. 针灸

（1）耳针

取鼻、内鼻、肺、脾、内分泌、皮质下等穴，用耳针针刺或用王不留行籽贴压耳穴。耳尖或反应点放血对急性期的患者疗效显著。

（2）体针

主穴：迎香、鼻通、印堂、下关。配穴：百会、风池、太阳、合谷、足三里。每次取主穴加配穴 2 ～ 3 个，针刺，辨证施用补泻手法。

（3）艾灸

对于肺脾气虚、气血瘀阻证，取迎香、人中、印堂、百会、肺俞、脾俞、足三里等穴，温灸。

2. 滴鼻法

用芳香通窍的药物滴剂滴入鼻内，以疏通鼻窍，利于引流。如滴通鼻炎水、1%麻黄素滴鼻液等。

3. 药液熏洗法

用芳香通窍，行气活血的药物，如苍耳子散、辛夷散、川芎茶调散等，放砂锅中，加水 2000mL，煎至 1000mL，倒入合适的容器中。先令患者用鼻吸入热气，从口中吐出，反复多次，待药液温度降至不烫手时，热敷印堂、阳白等穴位，每日早晚各 1 次，每天 1 次，7 天为 1 个疗程。亦可用于鼻冲洗。

4. 刮痧或放血拔罐

后颈部、后背及腿部膀胱经刮痧或放血拔罐有助于通络祛火，平衡阴阳。

【转诊原则】

常规治疗无效或加重者。涕中带血反复发作者。鼻塞伴有头痛甚者。需完善检查者。

【养生与康复】

1. 足疗

中医辨证处方，水煎后热水泡脚并实施按摩。

2. 穴位贴敷

印堂、迎香、大椎等穴用药贴敷或绿豆压在穴位上适力按压。

3. 按摩

按摩颈部及鼻周、眶周。

【健康教育】

1. 保持良好的生活规律，多休息，炼身体，强体质，避风凉，防伤风。

2. 戒烟酒，调饮食，重防护，避免粉尘刺激。

3. 避免局部长期使用血管收缩类西药滴鼻，鼻塞重时，不可强行擤鼻，以免邪毒入耳。

4. 鼻冲洗。

第七节　鼻衄

【概述】

鼻衄，即鼻出血，属急诊，是多种疾病的常见症状之一。鼻部及全身多种疾病均可引发。

【诊断要点】

1. 鼻衄，多为单侧出血，亦可双侧。可表现为间歇反复出血，亦可持续出血。出血量多少不一，轻者仅鼻涕中带血；较重者，渗渗而出或点滴而下；严重者，大量出血或反复出血者，可导致贫血甚至休克。

2. 应注意询问有无鼻部外伤、肿瘤、血液病、高血压病等全身性疾病等，有无抗凝药使用，有无其他诱发因素。

3. 检查：一般情况下，首先应找出血点，在前鼻镜或鼻内镜下做鼻腔检查，出血部位多在鼻中隔前下方的梨氏区，亦有位于鼻腔后段或鼻咽部的出血。待采取有效止血措施后，为找出血原因，需进行必要的全身检查和实验室检查。

【鉴别诊断】

1. 呕血

上腹部疼痛，呕出血多为鲜红或暗红色，咖啡样或棕褐色，无泡沫，但常混有食物残渣和胃液，呈酸性反应；呕血凶猛时可同时从口鼻中涌出，有血便，很少有痰中带血。常有胃病或肝病史如消化性溃疡、肝硬化、食管胃底静脉曲张、糜烂性出血性胃炎、胃黏膜脱垂、食管癌、胃癌等。

2. 咯血

胸闷，胸部不适，喉痒感，咳出凶猛时亦可同时从口鼻涌出，由暗红至鲜红色，混有气泡或痰液，常呈碱性，痰中带血可持续数日，一般无血便，除非血液咽下，常见于肺结核、肺脓肿、支气管扩张、肺癌、二尖瓣狭窄等。

【转诊原则】

外伤严重及不明原因的鼻出血。鼻出血伴有高血压病需内科诊治者。经前鼻孔填塞止血，止血效果不佳者。

【治疗】

鼻衄属于急症，临床治疗时要遵照“急则治其标”“缓则治其本”之原则，积极采取止血措施。

1. 滴鼻法：用麻黄素滴鼻液滴鼻，或用麻黄素、云南白药、止血粉或其他止血药如去甲肾上腺素药物浸湿的棉卷放置出血部位。

2. 冷敷法：取坐位，以冷水浸湿的毛巾或冰袋敷于患者的前额或颈部，以达凉血止血的目的。

3. 压迫法：用手指向鼻腔内后方压迫鼻翼 10 ～ 15 分钟，以期压迫闭塞局部血管达到止血目的。

4. 简易填塞法：适用于小量出血者，用胶原蛋白止血海绵或烫伤纱条塞入鼻腔，压迫止血。

5. 前鼻孔填塞止血法：适用于鼻中隔、鼻腔出血者，采用凡士林纱条自后向前从上至下填塞鼻腔，或直接放入膨胀止血海绵并注入生理盐水，以持续加压达到止血目的。

6. 使用中药云南白药或西药抗凝药。

7. 降压或停用抗凝药，需结合内科疾病的判断。

第八节　喉痹

【概述】

喉痹是指以咽部红肿疼痛、灼热、干咳作痒，或异物感不适为主要特征的咽部疾病。西医的急、慢性咽炎及某些全身性疾病在咽部的表现可参考本节进行辨证施治。

多由外邪侵袭，上犯咽喉；肺胃热盛，上攻咽喉；肺肾阴虚，虚火上炎；脾胃虚弱，咽喉失养；脾肾阳虚，咽失温煦；痰凝血瘀，结聚咽喉引起。

【鉴别诊断】

1. 扁桃体炎

主要由乙型溶血性链球菌、葡萄球菌、肺炎链球菌和腺病毒引起的腭扁桃体的非特异性炎症。如炎症仅限于扁桃体表面黏膜、隐窝内，临床常有咽痛不适、低热等轻度的全身症状；若炎症进入扁桃体实质，则咽痛剧烈，高热、局部及全身症状较重，扁桃体肿大充血，可见白色脓点，易拭去，下颌淋巴结肿大，白细胞明显增高。慢性扁桃体炎患者常有咽干发痒、异物感、刺激性咳嗽及口臭等临床症状，扁桃体及咽后壁充血，扁桃体腺窝口有干酪样点状分泌物等。

2. 传染性单核细胞增多症

由EB病毒感染所致的急性或亚急性传染病。临床表现以头痛、发热、咽痛为多见，咽部、软腭及扁桃体弥漫性充血，扁桃体肿大，有时表面有白色假膜，易拭去，全身淋巴结多发性肿大，有时出现皮疹，肝脾肿大。血液检查，异常淋巴细胞、单核细胞增多可占50%以上，血液嗜异性凝集试验阳性。

【治疗】

1. 辨治要点

实证：起病急，多表现为咽部疼痛为主，吞咽时咽痛加重，局部红肿明显，伴实证表现。宜祛邪清热为主，根据病因分别采用清热宣肺、解毒、化痰散结利咽等法。

虚证：病程较长，出现咽干、咽痒、咽部微痛及灼热感、咽喉异物阻塞感及哽哽不利，劳累后加重等种种咽喉不适的症状，伴虚证或虚热证表现，脉细。虚证要兼顾气阴，根据病因分别采用滋阴、益气、温阳利咽等法。

2. 证治分类

（1）外邪侵袭，上犯咽喉证

证候：咽部疼痛，吞咽不利。偏于风热者，咽痛较剧，吞咽痛增，伴发热，头痛，咳嗽，痰黄稠。舌苔薄黄，脉浮数。检查可见咽部黏膜充血、肿胀，咽后壁淋巴滤泡、颌下淋巴结肿大压痛。偏于风寒者，咽痛较轻，伴恶寒发热，身疼，咳嗽痰稀。舌质淡红，脉浮紧。

治法：疏风散邪，宣肺利咽。

主方：银翘散或合六味汤加减。

常用中成药：银翘解毒片。

（2）肺胃热盛，上攻咽喉证

证候：咽部疼痛较剧，吞咽困难，发热，口渴便秘。舌质红，舌苔黄，脉洪数。检查见咽部黏膜充血肿胀明显，咽后壁淋巴滤泡红肿，颌下淋巴结肿大压痛。

治法：清热解毒，利咽消肿。

主方：清咽利膈汤加减。

常用中成药：牛黄上清丸。

（3）肺肾阴虚，虚火上炎证

证候：咽部干燥，灼热疼痛，午后较重，或咽部不利，干咳痰少而稠，或痰中带血，手足心热。舌红少津，脉细数。检查可见咽部黏膜潮红，咽后壁淋巴滤泡增生，或咽部黏膜干燥少津。

治法：滋养阴液，降火利咽。

主方：养阴清肺汤合知柏地黄汤加减。

常用中成药：养阴清肺丸、知柏地黄丸。

（4）脾胃虚弱，咽喉失养证

证候：咽喉哽哽不利或痰黏着感，咽燥微痛，口干而不欲饮或喜热饮，易恶心干呕，或时有呃逆反酸，若受凉、多言则症状加重。检查见咽黏膜淡红或微肿，淋巴滤泡增生，可呈扁平或融合，平素容易感冒，倦怠乏力，胃纳欠佳。舌质淡红边有齿印，苔薄白，脉细弱。

治法：益气健脾，升清利咽。

主方：补中益气汤加减。

常用中成药：补中益气丸。

（5）脾肾阳虚，咽失温煦证

证候：咽部异物感，哽哽不利，痰涎稀白，面色苍白，形寒肢冷，腰膝冷痛，腹胀纳呆，下利清谷。舌质淡嫩，舌体胖，苔白，脉沉细弱。检查见咽部黏膜淡红，咽后壁清稀痰涎。

治法：补益脾肾，温阳利咽。

主方：附子理中丸加减。

常用中成药：附子理中丸。

（6）痰凝血瘀，结聚咽喉证

证候：咽部异物感、痰黏着感、焮热感，或咽微痛，痰黏难咳，咽干不欲饮，易恶心呕吐，胸闷不适。舌质暗红，或有瘀斑、瘀点，苔白或微黄，脉弦滑。检查见咽黏膜暗淡或暗红，咽后壁滤泡增多或融合成片，咽侧索肥厚。

治法：化痰散结，祛瘀利咽。

主方：贝母瓜蒌散加减。

【其他疗法】

1. 针灸

（1）体针

可选用合谷、内庭、曲池、风池穴、足三里、肺俞、太溪、照海等为主穴，以尺泽、内关、复溜、列缺等为配穴。每次主穴、配穴可各选 2 ～ 3 穴，根据病情可用补法或泻法，每日 1 次，5 ～ 10 次为 1 个疗程。

（2）灸法

主要用于虚证，可选合谷、足三里、肺俞等穴，悬灸或隔姜灸，每次 2 ～ 3 穴，每穴 20 分钟，10 次为 1 个疗程。

（3）耳针

可选咽喉、肺、心、肾上腺、神门等埋针或可用胶布埋压王不留行籽，或六神丸，两耳交替使用埋压法，隔日 1 次，5 ～ 10 次为 1 个疗程。耳尖或反应点放血对急性期的患者疗效显著。

（4）穴位注射

可选人迎、扶突、水突等穴，以丹参注射液、川芎注射液或维生素 B_1 注射液等每次 1 穴（双侧），每穴 0.5 ～ 1mL，每隔 3 日 1 次，5 ～ 10 次为 1 个疗程。

2. 含漱

以清热利咽之中药煎水漱口，有清热解毒，防止邪毒侵袭和滞留咽喉的作用。

（1）金银花、连翘、薄荷、甘草煎汤，漱口。

（2）桔梗、甘草、菊花、胖大海煎汤，漱口。

3. 吹喉

将中药制成粉剂，直接吹喷于咽喉患部，以清热止痛利咽，如西瓜霜、喉风散等。

4. 涂敷

用棉签蘸复方碘甘油或硼酸甘油涂于咽部肌膜。

5. 含服

将中药制成丸或片剂进行含服，使药物直接作用于咽喉以清热生津利咽，如银黄含片、六神丸、草珊瑚含片等，每日 3 ～ 4 次，每次 1 ～ 2 片。

6. 蒸汽或雾化吸入

可用内服之中药煎水装入保温杯中，趁热吸入药物蒸气；亦可用中药液置入超声雾化器中进行雾化吸入。

7. 按摩

于喉结旁开 1 ～ 2 寸，用食指、中指、无名指沿纵向平行线上下反复轻轻揉按，每次 10 ～ 20 分钟，10 次为 1 个疗程。亦可沿颈部第 1 ～ 7 颈椎棘突旁开 1 ～ 3 寸按摩。

8. 刮痧或放血拔罐

后颈部、后背及腿部膀胱经刮痧或放血拔罐有助于通络祛火，平衡阴阳。

【转诊原则】

常规治疗无效或加重者。痰中带血反复发作者。需完善检查者。

【养生与康复】

1. 食疗

（1）绿豆 30g，海带 30g，白糖少许。制法：将绿豆与海带（切丝）放于锅中，加水煮烂，后入白糖调味，每日当茶喝。

（2）取橄榄两枚，绿茶 1g。将橄榄连核切成两半，与绿茶同放入杯中，冲入开水，加盖焖 5 分钟后饮用。适用于慢性咽炎，咽部异物感者。

2. 足疗

中医辨证处方，水煎后热水泡脚并实施按摩。

3. 穴位贴敷

取水突、廉泉、大椎等穴用药贴敷，24 小时更换一次。

【健康教育】

1. 保持良好的生活规律，多休息，炼身体，强体质，避风寒，重防治。
2. 戒烟酒，调饮食，重防护，避免粉尘刺激。
3. 防治鼻部及胃部疾病。
4. 防治心因性疾病。

第九节　喉喑

【概述】

喉喑是指以声音不扬，甚至嘶哑失音为主要特征的喉部疾病。发生于小儿症状多较严重，甚至可发展成急喉风。西医的急性喉炎、慢性喉炎、声带小结、声带息肉、声带白斑、喉肌弱症等疾病可参考本节进行辨证施治。

喉喑有虚实之分，实证者多由风寒、风热、痰热犯肺，肺气不宣，邪滞喉窍，声户开合不利而致，即所谓"金实不鸣""窍闭而喑"。虚证者多因脏腑虚损，喉窍失养，声户开合不利而致，即所谓"金破不鸣"。

多由风寒袭肺、风热犯肺、痰热壅肺、肺肾阴虚、肺脾气虚、血瘀痰凝所致。

【鉴别诊断】

喉癌：凡是原因不明的声哑或咽喉部异物感，经对症治疗后症状不减，尤其中年以上患者，应密切观察。临床伴有刺激性干咳，痰中带血，严重者会出现喉部疼痛，头痛耳痛，呼吸困难等。体检可发现颈部肿块，从下颌角开始，沿胸锁乳突肌前缘向下有淋巴结肿大，质硬无压痛，活动度减低。借助X线、CT、喉镜检查、喉病灶局部细胞涂片、细胞病理学，一般可明确诊断。

【治疗】

1. 辨治要点

本病初期多为实证，临床辨证多属风寒、风热或痰热犯肺，喉窍壅闭；病久则多为虚证或虚实夹杂证，临床辨证多属肺肾阴虚、肺脾气虚或血瘀痰凝，喉窍失养。

2. 治疗原则

实证初期宜祛邪疏风清肺为主，根据病因分别采用疏风散寒、清热宣肺、解毒、散结开音等法；虚证或久病要兼顾肺肾、肺脾，根据病因分别采用滋阴润喉、益气活血、化痰开音等法。

3. 证治分类

（1）风寒袭肺证

证候：猝然声音不扬，甚则嘶哑，喉微痛微痒，咳嗽声重，发热，恶寒，头身痛，无汗，鼻塞，流清涕，口不渴。舌苔薄白，脉浮紧。检查见喉黏膜微红肿，声门闭合不全。

治法：疏风散寒，利喉开音。

主方：三拗汤加减。

常用中成药：二陈丸。

（2）风热犯肺证

证候：声音不扬，甚则嘶哑，喉痛不适，干痒而咳，发热，微恶寒，头痛。舌边微红，苔薄黄，脉浮数。检查见喉窍黏膜及声带红肿，声门闭合不全。

治法：疏风清热，利喉开音。

主方：疏风清热汤加减。

常用中成药：铁笛丸。

（3）痰热壅肺证

证候：声音嘶哑，甚则失音，咽喉痛甚，咳嗽痰黄，壮热口渴，大便秘结。舌质红，苔黄厚，脉洪数。检查见喉窍黏膜及室带、声带充血，深红肿胀，声带上有黄白色分泌物附着，闭合不全。

治法：泄热涤痰，利喉开音。

主方：清咽利膈汤加减。

常用中成药：清肺抑火丸。

（4）肺肾阴虚证

证候：声音嘶哑日久，咽喉干涩微痛，喉痒干咳，痰少而黏，时时清嗓，症状以下午明显，伴手足心热等症。舌红少津，脉细数。检查见喉窍黏膜及室带、声带微红肿，声带边缘肥厚，或喉窍和声带黏膜干燥、变薄，声门闭合不全。

治法：滋阴降火，利喉开音。

主方：百合固金汤加减。

常用中成药：清音丸、百合固金口服液。

（5）肺脾气虚证

证候：声嘶日久，语音低沉，高音费力，不能持久，劳则加重。舌体胖有齿痕，苔白，脉细弱。检查见喉黏膜色淡不红，声带肿胀或不肿胀，松弛无力，声门闭合不全。

治法：补益肺脾，益气开音。

主方：补中益气汤加减。

常用中成药：补中益气丸。

（6）血瘀痰凝证

证候：声嘶日久，讲活费力，喉内异物感或有痰黏着感，常需清嗓，胸闷不舒。舌质暗滞或有瘀点，苔薄白或薄黄，脉细涩。检查见喉窍黏膜及室带、声带、杓间暗红肥厚，或声带边缘有小结及息肉状组织突起，常有黏液附其上。

治法：活血化痰，利喉开音。

主方：会厌逐瘀汤加减。

常用中成药：金嗓散结丸、黄氏响声丸。

【其他疗法】

1. 针灸

（1）体针

可采用局部与远端取穴相结合的方法。喉周取人迎、水突、廉泉、新廉泉（环甲膜正中点）。远端取穴：病初起者，可取合谷、风池、少商、商阳、尺泽，每次取 1 ～ 2 穴，用泻法；病久者，若肺脾气虚可取足三里，若肺肾阴虚可取三阴交，用平补平泻法或补法。每日 1 次，留针 20 分钟。

（2）刺血法

刺两手少商、商阳、三商（奇穴，别名大指甲根）等穴，每穴放血 1 ～ 2 滴，每日 1 次，有泄热开窍、利喉开音的作用，适用于喉喑热证。

（3）耳针

取咽喉、声带、肺、大肠、神门、内分泌、皮质下、平喘等穴，脾虚者加取脾、胃，肾虚者加取肾。每次 3 ～ 4 穴，针刺 20 分钟；病初起，每日 1 次，久病隔日 1 次。也可用王不留行籽或磁珠贴压，每次选 3 ～ 4 穴，每穴按压 1 分钟，每日按压 3 ～ 4 次，贴压 3 ～ 5 日。耳尖或反应点放血对急慢性期的患者疗效都显著。

（4）穴位注射

取喉周穴如人迎、水突、廉泉、新廉泉、开音 1 号、开音 2 号等，每次选 2 ～ 3 穴做穴位注射。药物可选用复方丹参注射液、当归注射液、鱼腥草注射液、双黄连注射液，每次注射 0.5 ～ 1mL 药液，隔日 1 次。

2. 穴位磁疗

取喉周穴位，如人迎、水突、廉泉、新廉泉、开音 1 号、开音 2 号等，每次选 2 ～ 3 穴，贴放磁片，或加用电流，每次 20 分钟，每日 1 次。

3. 氦 – 氖激光穴位照射

取喉周穴位，如人迎、水突、廉泉、新廉泉、开音 1 号、开音 2 号等，每次选 2 ～ 3 穴，局部直接照射，输出功率为 2.5 ～ 5W，每次每穴照射 5 分钟，每日 1 次。

4. 含服

选用具有清利咽喉作用的中药制剂含服，使咽喉清利，有助于消肿止痛开音。常用药有复方草珊瑚含片、西瓜霜润喉片、玄麦甘橘含片、余甘子喉片等。

5. 蒸汽或超声雾化吸入

根据不同证型选用不同的中药水煎，取过滤药液 20mL 做蒸汽吸入或超声雾化吸入，每次 15 分钟，每日 2 次。如风寒袭肺者，可用紫苏叶、香薷、蝉蜕等；风热犯肺或痰热壅肺者，可用柴胡、葛根、黄芩、生甘草、桔梗、薄荷等；肺肾阴虚者，可用乌梅、绿茶、甘草、薄荷等。

6. 离子导入疗法

用红花、橘络、乌梅、绿茶、甘草、薄荷水煎药液，做喉局部直流电离子导入治疗，每次 20 分钟，每日 1 次。有利喉消肿开音的作用，适于各证型喉喑。

7. 嗓音矫治

进行发声训练，缓解发声器官的紧张，有助于发声功能状态恢复正常。

【转诊原则】

常规治疗无效或加重者。呼吸困难者。痰中带血反复发作者。需完善检查者。

【养生与康复】

见“喉痹”。

【健康教育】

1. 加强体育锻炼，提高肺活量，增强体质，积极防治感冒，防治咳嗽。

2. 噤声。学习正确发声方法。

3. 戒烟酒，调饮食，重防护，避免粉尘刺激，忌食辛辣、油煎或生冷的食品。

4. 保持居室适宜的空气湿度和温度。

5. 喉喑急症，经过适当治疗，一般 7 ～ 10 天可痊愈。若患者机体抵抗力差，又未积极有效治疗，则病程迁延，缠绵难愈。

6. 治疗相关疾病，如鼻部、胃部、肺部疾病。

附录　常用方剂

A

安宫牛黄丸（《温病条辨》）牛黄　郁金　水牛角　黄芩　黄连　雄黄　栀子　朱砂　冰片　麝香　珍珠　金箔衣

安神定志丸（《医学心悟》）茯苓　茯神　姜远志　人参　石菖蒲　龙齿

B

八仙长寿丸（《寿世保元》）生地黄　山茱萸　怀山药　白茯苓　牡丹皮　泽泻　麦冬　五味子

八珍汤（《正体类要》）人参　茯苓　白术　甘草　川芎　地黄　当归　芍药

八正散（《太平惠民和剂局方》）木通　车前子　萹蓄　瞿麦　滑石　甘草　大黄　山栀仁　灯心草

百合固金汤（《医方集解》）熟地黄　生地黄　百合　当归　麦冬　白芍　玄参　桔梗　甘草　贝母

白虎加桂枝汤（《金匮要略》）石膏　知母　甘草　粳米　桂枝

白虎加人参汤（《伤寒论》）知母　生石膏　人参　粳米　甘草

白头翁汤（《伤寒论》）白头翁　黄连　黄柏　秦皮

白术散（《全生指迷方》）白术　茯苓　大腹皮　陈皮　生姜皮

柏子养心丸（《体仁汇编》）柏子仁　枸杞子　麦冬　甘草　当归　菖蒲　熟地黄　茯苓　玄参

半夏白术天麻汤（《医学心悟》）半夏　白术　天麻　茯苓　橘红　甘草　生姜　大枣

保和丸（《丹溪心法》）山楂　神曲　莱菔子　半夏　陈皮　茯苓　连翘

保阴煎（《景岳全书》）生地黄　熟地黄　黄芩　黄柏　白芍　山药　续断　甘草

保真汤（《十药神书》）当归　人参　生地黄　熟地黄　白术　黄芪　茯苓

天冬　麦冬　赤芍　白芍　知母　黄柏　五味子　柴胡　地骨皮　甘草　陈皮　厚朴　莲须

贝母瓜蒌散（《医学心悟》）贝母　瓜蒌　天花粉　茯苓　橘红　桔梗

萆薢化毒汤（《疡科心得集》）萆薢　当归尾　牡丹皮　牛膝　防己　木瓜　薏苡仁　秦艽

萆薢渗湿汤（《疡科心得集》）萆薢　薏苡仁　黄柏　赤苓　牡丹皮　泽泻　滑石　通草

冰硼散（《外科正宗》）冰片　硼砂　朱砂　玄明粉

补肺汤（《永类钤方》）人参　黄芪　熟地黄　五味子　紫菀　桑白皮

补肝汤（《医宗金鉴》）熟地黄　当归　白芍　川芎　酸枣仁　木瓜　炙甘草　柏子仁　防风　川乌头

补气消瘕丸（《现代中西医妇科学》）党参　太子参　南沙参　黄芪　三棱　莪术　山药　白术　枳壳　昆布　山慈菇　夏枯草

补气运脾汤（《统旨方》）人参　白术　橘红　茯苓　黄芪（蜜炙）砂仁　甘草

补肾地黄丸（《陈素庵妇科补解》）熟地黄　山茱萸　山药　茯苓　泽泻　牡丹皮　麦冬　知母　黄柏　酸枣仁　玄参　龟甲　竹叶

补肾活血汤（《伤科大成》）熟地黄　杜仲　枸杞子　补骨脂　菟丝子　当归尾　没药　山茱萸　红花　独活　淡苁蓉

补肾壮筋汤（《外伤补要》）熟地黄　当归　牛膝　山茱萸　云苓　续断　杜仲　白芍　青皮　五加皮

补天大造丸（《医学心悟》）紫河车　鹿茸　虎胫骨　龟甲　生地黄　山药　牡丹皮　泽泻　白茯苓　山茱萸　天冬　麦冬　五味子　枸杞子　当归　菟丝子　补骨脂　牛膝　杜仲　肉苁蓉

补阳还五汤（《医林改错》）赤芍　川芎　当归尾　地龙　黄芪　桃仁　红花

补中益气汤（《内外伤辨惑论》）黄芪　人参　白术　炙甘草　当归　橘皮　升麻　柴胡

C

苍耳子散（《济生方》）白芷　薄荷　辛夷　苍耳子

苍附导痰丸（《广嗣纪要》）法半夏　陈皮　苍术　香附　胆南星　枳壳　滑石　神曲　生姜

柴葛解肌汤（《伤寒六书》）柴胡　石膏　甘草　黄芩　桔梗　羌活　白芷

芍药　葛根　生姜　大枣

柴胡清肝汤(《外科正宗》)　川芎　当归　白芍　生地黄　柴胡　黄芩　山栀　天花粉　防风　牛蒡子　连翘　甘草

柴胡疏肝散(《景岳全书》)　柴胡　枳壳　香附　陈皮　白芍　川芎　炙甘草

菖蒲郁金汤(《温病全书》)　鲜石菖蒲　广郁金　炒山栀　青连翘　细木通　鲜竹叶　粉牡丹皮　淡竹沥　灯心草　紫金片(即玉枢丹)

沉香散(《金匮翼》)　沉香　石韦　滑石　当归　陈皮　白芍　冬葵子　甘草　王不留行

程氏萆薢分清饮(《医学心悟》)　萆薢　黄柏　石菖蒲　茯苓　白术　莲子芯　丹参　车前子

川芎茶调散(《太平惠民和剂局方》)　川芎　荆芥　白芷　羌活　甘草　细辛　防风　薄荷

春泽汤(《医方集解》)　泽泻　猪苓　茯苓　白术　桂枝　人参

D

大补阴丸(《丹溪心法》)　知母　黄柏　熟地黄　龟甲　猪脊髓

大补元煎(《景岳全书》)　人参　山药　山茱萸　枸杞子　当归　熟地黄　杜仲　甘草

大柴胡汤(《金匮要略》)　柴胡　黄芩　芍药　半夏　生姜　枳实　大黄　大枣

大承气汤(《伤寒论》)　大黄　芒硝　枳实　厚朴

大定风珠(《温病条辨》)　白芍　麦冬　阿胶珠　生地黄　生牡蛎　炙甘草　龟甲　鳖甲　鸡子黄　五味子　麻仁

大黄牡丹皮汤(《金匮要略》)　大黄　芒硝　牡丹皮　桃仁　冬瓜子

大活络丹(《兰台轨范》)　人参　牛黄　麝香　冰片　黄连　当归　全蝎　天麻　乌梢蛇　白花蛇　威灵仙　草乌　何首乌　龟甲　麻黄　木香　沉香　细辛　赤芍　没药　丁香　乳香　僵蚕　天南星　青皮　骨碎补　安息香　附子　黄芩　茯苓　香附　玄参　白术　防风

大山楂丸(《丹溪心法》)　山楂　六神曲　麦芽

代抵当汤(《证治准绳》)　生地黄　当归尾　穿山甲　降香　肉桂　桃仁　大黄　芒硝

玳瑁郁金汤(《通俗伤寒论》)　生玳瑁　生山栀　细木通　淡竹沥　广郁金　青连翘　粉牡丹皮　生姜汁　鲜石菖蒲　紫金片(即玉枢丹)

黛蛤散（《中药成方配本》） 青黛粉 蛤壳粉

丹参饮（《时方歌括》） 丹参 檀香 砂仁

丹栀逍遥散（《太平惠民和剂局方》） 牡丹皮 栀子 柴胡 当归 茯苓 白芍 白术 甘草 生姜 薄荷

当归补血汤（《内外伤辨惑论》） 黄芪 当归

当归鸡血藤汤（《中医伤科学》） 当归 熟地黄 桂圆肉 白芍 丹参 鸡血藤

当归四逆汤（《伤寒论》） 当归 桂枝 白芍 细辛 炙甘草 通草 大枣

当归饮子（《证治准绳》） 当归 生地黄 白芍 川芎 何首乌 荆芥 防风 白蒺藜 黄芪 生甘草

涤痰汤（《济生方》） 半夏 胆南星 橘红 枳实 茯苓 人参 菖蒲 竹茹 甘草 生姜 大枣

地黄饮子（《宣明论方》） 生地黄 山茱萸 巴戟天 石斛 肉苁蓉 五味子 肉桂 茯苓 麦冬 炮附子 石菖蒲 远志 生姜 大枣 薄荷

定喘汤（《摄生众妙方》） 白果 麻黄 杏仁 制半夏 款冬花 苏子 桑白皮 黄芩 生甘草

定志丸（《杂病源流犀烛》） 远志 石菖蒲 人参 白茯苓 朱砂

独活寄生汤（《备急千金要方》） 独活 桑寄生 秦艽 防风 细辛 芍药 川芎 地黄 杜仲 牛膝 茯苓 桂心 当归 人参 甘草

独参汤（《十药神书》） 人参

E

耳聋左慈丸（《重订广温热论》） 熟地黄 怀山药 牡丹皮 泽泻 茯苓 五味子 磁石 石菖蒲 山茱萸

二陈汤（《太平惠民和剂局方》） 陈皮 半夏 茯苓 甘草

二妙散（《丹溪心法》） 苍术 黄柏

二母宁嗽丸（《古今医鉴》） 川贝母 知母 石膏 栀子 黄芩 桑白皮 茯苓 瓜蒌子 陈皮 枳实 甘草 五味子

二仙汤（《中医临床方剂手册》） 仙茅 淫羊藿 当归 巴戟天 黄柏 知母

二至丸（《证治准绳》） 女贞子 旱莲草

F

防风通圣散（《宣明论方》） 防风 川芎 大黄 芍药 连翘 麻黄 芒硝 薄荷 当归 白术 荆芥 山栀 石膏 黄芩 桔梗 甘草

防己黄芪汤（《金匮要略》） 黄芪　白术　甘草　生姜　大枣　防己

肥儿丸（《医宗金鉴》） 六神曲　麦芽　胡黄连　使君子　人参　白术　茯苓　黄连　山楂　甘草　芦荟

佛手散（《妇人大全良方》） 当归　川芎　柴胡　前胡　黄芪

复元活血汤（《医学发明》） 天花粉　当归　大黄　穿山甲　柴胡　甘草　红花　桃仁

附子理中汤（《太平惠民和剂局方》） 炮附子　人参　白术　炮姜　炙甘草

附子泻心汤（《伤寒论》） 大黄　黄连　黄芩　附子

G

甘草干姜汤（《金匮要略》） 甘草　干姜

甘草泻心汤（《伤寒论》） 甘草　黄芩　人参　干姜　黄连　半夏　大枣

甘露消毒丹（《温热经纬》） 白豆蔻　藿香　茵陈　滑石　石菖蒲　木通　黄芩　连翘　川贝母　射干　薄荷

膈下逐瘀汤（《医林改错》） 当归　川芎　赤芍　桃仁　红花　枳壳　延胡索　五灵脂　牡丹皮　乌药　香附　甘草

葛根芩连汤（《伤寒论》） 黄芩　黄连　葛根　炙甘草

宫外孕Ⅱ号方（山西医学院第一附属医院） 丹参　赤芍　桃仁　三棱　莪术

枸橘汤（《外科全生集》） 枸橘　川楝子　秦艽　陈皮　防风　泽泻　赤芍　甘草

固本止崩汤（《傅青主女科》） 人参　黄芪　白术　熟地黄　当归　黑姜

固经丸（《医学入门》） 龟甲　白芍　黄芩　椿根皮　黄柏　香附

固阴煎（《景岳全书》） 人参　熟地黄　山药　茱萸　远志　炙甘草　五味子　菟丝子

栝楼薤白白酒汤（《金匮要略》） 栝楼　薤白　白酒

栝楼薤白半夏汤（《金匮要略》） 栝楼　薤白　半夏　黄酒

归脾汤（《校注妇人良方》） 人参　炒白术　黄芪　茯苓　龙眼肉　当归　远志　炒酸枣仁　木香　炙甘草　生姜　大枣

归肾丸（《景岳全书》） 菟丝子　杜仲　枸杞子　山茱萸　当归　熟地黄　山药

桂甘龙牡汤（《伤寒论》） 桂枝　甘草　龙骨　牡蛎

桂枝茯苓丸（《金匮要略》） 桂枝　茯苓　牡丹皮　赤芍　桃仁

桂枝去芍药加附子汤（《伤寒论》） 桂枝　炙甘草　大枣　生姜　炮附子

桂枝汤（《伤寒论》） 桂枝 芍药 甘草 生姜 大枣

H

海桐皮汤（《医宗金鉴》） 海桐皮 独活 赤芍 秦艽 五加皮 续断 当归尾 肉桂 牡丹皮 生地黄 川牛膝 防风 广陈皮 姜黄

海藻玉壶汤（《医宗金鉴》） 海藻 贝母 昆布 海带 制半夏 陈皮 青皮 连翘 独活 川芎 当归尾 甘草

蒿芩清胆汤（《重订通俗伤寒论》） 青蒿 黄芩 半夏 陈皮 茯苓 枳壳 竹茹 碧玉散

河车大造丸（《景岳全书》） 紫河车 熟地黄 杜仲 天冬 麦冬 龟甲 黄柏 牛膝 山药 砂仁 茯苓

华盖散（《太平惠民和剂局方》） 麻黄 杏仁 甘草 桑白皮 紫苏子 赤茯苓 陈皮

化斑解毒汤（《医宗金鉴》） 石膏 升麻 知母 鼠黏子 甘草 玄参 人中黄 黄连

化虫丸（《太平惠民和剂局方》） 胡粉 鹤虱 槟榔 苦楝根 白矾

黄连阿胶汤（《伤寒论》） 黄连 阿胶 黄芩 鸡子黄 芍药

黄连解毒汤（《外台秘要》） 黄连 黄芩 黄柏 栀子

黄连上清丸（《古今医方集成》） 黄连 黄芩 黄柏 山栀 大黄 连翘 薄荷 菊花 葛根 川芎 桔梗 石膏 荆芥 防风 白芷 旋覆花

黄连温胆汤（《六因条辨》） 黄连 竹茹 枳实 半夏 橘红 茯苓 甘草 生姜

黄芪桂枝五物汤（《金匮要略》） 黄芪 桂枝 芍药 生姜 大枣

黄芪建中汤（《金匮要略》） 黄芪 白芍 桂枝 炙甘草 生姜 大枣 饴糖

黄芪汤（《金匮翼》） 黄芪 陈皮 火麻仁 白蜜

黄芩定乱汤（《霍乱论》） 黄芩 焦栀子 香豉 蚕沙 制半夏 橘红 蒲公英 鲜竹茹 川黄连 陈吴茱萸

黄芩汤（《伤寒论》） 黄芩 芍药 甘草 大枣

回生膏（《集验良方》） 川贝母 猫眼草 夏枯草 芝麻油

会厌逐瘀汤（《医林改错》） 当归 赤芍 红花 桃仁 生地黄 枳壳 柴胡 桔梗 甘草 玄参

活血散瘀汤（《外科正宗》） 川芎 当归尾 赤芍 苏木 牡丹皮 枳壳 瓜蒌仁（去壳） 桃仁（去皮）

活血舒筋汤（《伤科补要》） 羌活　防风　荆芥　独活　当归　续断　青皮　牛膝　五加皮　杜仲　红花　枳壳

活血止痛汤（《伤科大成》） 当归　苏木末　落得打　川芎　红花　乳香　没药　三七　赤芍　陈皮　土鳖虫　紫荆藤

藿朴夏苓汤（《医原》） 藿香　半夏　赤茯苓　杏仁　薏苡仁　通草　白蔻仁　猪苓　淡豆豉　泽泻　厚朴

藿香正气散（《太平惠民和剂局方》） 藿香　紫苏　白芷　大腹皮　茯苓　白术　陈皮　厚朴　半夏　桔梗　甘草　生姜　大枣

J

急救回阳汤（《医林改错》） 党参　附子　干姜　白术　肉桂　五味子　陈皮　茯苓　甘草

己椒苈黄丸（《金匮要略》） 防己　椒目　葶苈子　大黄

济川煎（《景岳全书》） 当归　牛膝　肉苁蓉　泽泻　升麻　枳壳

济生肾气丸（《济生方》） 熟地黄　山药　山茱萸　牡丹皮　茯苓　泽泻　炮附子　肉桂　牛膝　车前子

健固汤（《傅青主女科》） 人参　白术　茯苓　薏苡仁　巴戟天

健脾丸（《证治准绳》） 人参　白术　麦芽　山楂　陈皮　木香　黄连　甘草　茯苓　神曲　砂仁　肉豆蔻

将军定痛丸（《审视瑶函》） 黄芩　陈皮　僵蚕　天麻　桔梗　礞石　白芷　薄荷　大黄　半夏

交泰丸（《韩氏医通》） 黄连　肉桂

解肌透痧汤（《丁氏医案》） 荆芥穗　蝉蜕　射干　生甘草　葛根　牛蒡子　马勃　桔梗　前胡　连翘　僵蚕　豆豉　鲜竹茹　浮萍

解语丹（《医学心悟》） 白附子　石菖蒲　远志　天麻　全蝎　羌活　南星　木香　甘草

金沸草散（《太平惠民和剂局方》） 旋覆花　麻黄　前胡　荆芥穗　炒甘草　姜半夏　赤芍

金匮肾气丸（又名肾气丸，《金匮要略》） 桂枝　附子　熟地黄　山茱萸　山药　茯苓　牡丹皮　泽泻

金铃子散（《太平圣惠方》） 川楝子　延胡索

金嗓散结丸（《喉科秘旨》） 板蓝根　蝉蜕　丹参　莪术　红花　鸡内金　金银花　马勃　麦冬　木蝴蝶　蒲公英　三棱　桃仁　玄参　泽泻　浙贝母

金锁固精丸（《医方集解》） 沙苑蒺藜　芡实　莲须　龙骨　牡蛎

荆防败毒散（《外科理例》） 荆芥　防风　羌活　独活　柴胡　前胡　川芎　枳壳　茯苓　桔梗　人参　生甘草

荆防四物汤（《医宗金鉴》） 荆芥　防风　生地黄　当归　川芎　白芍

橘核丸（《济生方》） 橘核　川楝子　海藻　海带　延胡索（醋制） 桃仁　肉桂　厚朴（姜制） 川木通　木香　昆布　枳实

橘叶散（《古今医彻》） 柴胡　陈皮　川芎　山栀　青皮　石膏　黄芩　连翘　甘草　橘叶

举元煎（《景岳全书》） 人参　炙黄芪　炒白术　炒升麻　炙甘草

K

开噤散（《医学心悟》） 人参　黄连　石菖蒲　丹参　石莲子　茯苓　陈皮　冬瓜子　陈仓米　荷叶蒂

开郁散（《洞天奥旨》） 白芍　当归　白芥子　柴胡　炙甘草　全蝎　白术　茯苓　郁金　香附　天葵草

L

雷氏宣透膜原法（《时病论》） 苍术（土炒） 防风　秦艽　藿香　陈皮　砂仁　生甘草　生姜

鲤鱼汤（《备急千金要方》） 鲤鱼　白术　茯苓　当归　白芍　生姜

理中丸（《伤寒论》） 人参　白术　干姜　炙甘草

连翘败毒散（《时病论》） 连翘　山栀　羌活　玄参　薄荷　防风　柴胡　桔梗　升麻　川芎　当归　黄芩　芍药　牛蒡

良附丸（《良方集腋》） 高良姜　香附

凉血地黄汤（《伤科大成》） 当归尾　生地黄　黄连　地榆　赤芍　枳壳　荆芥　槐角　升麻　天花粉　甘草

凉营清气汤（《喉痧证治概要》） 犀角尖（现水牛角代） 鲜石斛　生石膏　鲜生地黄　薄荷叶　生甘草　黄连　山栀　牡丹皮　赤芍　玄参　连翘　竹叶　茅根　芦根　金汁

两地汤（《傅青主女科》） 生地黄　地骨皮　玄参　白芍　阿胶　麦冬

苓桂术甘汤（《金匮要略》） 茯苓　白术　桂枝　甘草

羚羊钩藤汤（《通俗伤寒论》） 羚羊角粉　钩藤　桑叶　川贝母　竹茹　生地黄　菊花　白芍　茯神木　甘草

六君子汤（《医学正传》） 党参　白术　茯苓　炙甘草　陈皮　半夏

六磨汤（《世医得效方》） 沉香　木香　槟榔　乌药　枳实　大黄

六味地黄丸（《小儿药证直诀》） 熟地黄　山药　茯苓　牡丹皮　泽泻　山茱萸

六味汤（《喉科指掌》） 荆芥　防风　桔梗　僵蚕　薄荷　甘草

龙胆泻肝汤（《医方集解》） 龙胆草　山栀　黄芩　泽泻　木通　车前子　当归　地黄　柴胡　甘草

漏芦散（《太平惠民和剂局方》） 漏芦　蛇蜕　瓜蒌

绿风羚羊饮（《医宗金鉴》） 黑参　防风　茯苓　知母　黄芩　细辛　桔梗　羚羊角　车前子　大黄

M

麻黄连翘赤小豆汤（《伤寒论》） 麻黄　杏仁　生梓白皮　连翘　赤小豆　甘草　生姜　大枣

麻黄汤（《伤寒论》） 麻黄　桂枝　杏仁　炙甘草

麻杏石甘汤（《伤寒论》） 麻黄　杏仁　石膏　炙甘草

麻子仁丸（《伤寒论》） 麻子仁　芍药　枳实　大黄　厚朴　杏仁

麦门冬汤（《金匮要略》） 人参　麦冬　半夏　粳米　甘草　大枣

礞石滚痰丸（《养生主论》） 煅礞石　大黄　黄芩　沉香　朴硝

木香槟榔丸（《儒门事亲》） 木香　槟榔　青皮　陈皮　莪术　黄柏　黄连　香附　牵牛子　三棱　大黄　芒硝

木香顺气散（《沈氏尊生书》） 木香　青皮　陈皮　甘草　枳壳　川厚朴　乌药　香附　苍术　砂仁　桂心　川芎

N

内补丸（《妇科切要》） 鹿茸　菟丝子　潼蒺藜　黄芪　白蒺藜　肉桂　紫菀茸　桑螵蛸　肉苁蓉　制附子

牛黄解毒丸（《咽喉脉证通论》） 人工牛黄　雄黄　青黛　儿茶　官硼　薄荷　胆南星　冰片　甘草

牛蒡解肌汤（《疡科心得集》） 夏枯草　连翘　栀子　石斛　薄荷　牛蒡　荆芥　牡丹皮　玄参

牛黄清心丸（《痘疹世医心法》） 牛黄　朱砂　黄连　黄芩　山栀　郁金

P

平胃散（《太平惠民和剂局方》） 苍术　厚朴　陈皮　甘草

普济消毒饮（《东垣试效方》） 连翘 黄芩 桔梗 牛蒡子 黄连 玄参 甘草 板蓝根 马勃 僵蚕 升麻 柴胡 陈皮

Q

七宝美髯丹（《本草纲目》） 制首乌 牛膝 补骨脂 茯苓 菟丝子 当归身 枸杞子

七味白术散（《小儿药证直诀》） 党参 白术 茯苓 甘草 葛根 木香 藿香

七味都气丸（《医宗己任编》） 熟地黄 山茱萸 山药 茯苓 泽泻 牡丹皮 五味子

芎归汤（《宋氏女科》） 川芎 当归 白芍 续断 荆芥

芎芷石膏汤（《医宗金鉴》） 川芎 白芷 石膏 菊花 藁本 羌活

启膈散（《医学心悟》） 沙参 丹参 茯苓 川贝母 郁金 砂仁壳 荷叶蒂 杵头糠

杞菊地黄丸（《医级》） 枸杞子 菊花 熟地黄 山茱萸 山药 泽泻 茯苓 牡丹皮

羌活胜湿汤（《内外伤辨惑论》） 羌活 独活 防风 藁本 蔓荆子 川芎 甘草

青蒿鳖甲汤（《温病条辨》） 青蒿 鳖甲 生地黄 知母 牡丹皮

清咽抑火汤（《寿世保元》） 黄芩 栀子 知母 浙贝母 黄柏 桔梗 大黄 薄荷 防风 朴硝 黄连 玄参 牛子 甘草

清肺饮（《证治汇补》） 茯苓 黄芩 桑白皮 麦冬 车前子 山栀 木通 泽泻

清肝引经汤（《中医妇科学》1979年版） 当归 白芍 生地黄 牡丹皮 栀子 黄芩 川楝子 茜草 牛膝 白茅根 甘草

清骨散（《证治准绳》） 银柴胡 胡黄连 秦艽 鳖甲 地骨皮 青蒿 知母 甘草

清金化痰汤（《统旨方》） 黄芩 山栀子 知母 桑白皮 瓜蒌仁 贝母 麦冬 橘红 茯苓 桔梗 甘草

清经散（《傅青主女科》） 牡丹皮 地骨皮 白芍 熟地黄 青蒿 茯苓 黄柏

清气化痰丸（《医方考》） 黄芩 瓜蒌仁 半夏 陈皮 胆南星 生姜 杏仁 枳实 茯苓

清热固经汤（《简明中医妇科学》） 生黄芩 焦栀子 生地黄 地骨皮 地榆 阿胶 生藕节 陈棕炭 炙龟甲 牡蛎粉 生甘草

清热调血汤（《古今医鉴》） 当归 川芎 白芍 生地黄 黄连 香附 桃仁 红花 延胡索 牡丹皮 莪术

清暑益气汤（《温热经纬》） 西洋参 石斛 麦冬 黄连 竹叶 荷梗 知母 粳米 西瓜翠衣 甘草

清胃解毒汤（《痘疹传心录》） 当归 黄连 生地黄 天花粉 连翘 升麻 牡丹皮 赤芍

清瘟败毒饮（《疫毒一得》） 生石膏 生地黄 玄参 乌犀角（现水牛角代） 黄连 栀子 桔梗 知母 连翘 竹叶 牡丹皮 甘草

清音丸（《喉科秘旨》） 玄参 地黄 麦冬 黄芩 牡丹皮 赤芍 川贝母 泽泻 薏苡仁 石斛 僵蚕 薄荷 胖大海 蝉蜕 木蝴蝶 甘草

清营汤（《温病条辨》） 犀角（现水牛角代） 生地黄 玄参 竹叶心 麦冬 丹参 黄连 金银花 连翘

清中汤（《医宗金鉴》） 陈皮 半夏 茯苓 甘草 栀子 黄连 草豆蔻

驱蛔承气汤（《新急腹症学》） 大黄 玄明粉 槟榔 川楝子 乌梅 木香 苦参 川椒

R

人参汤（《圣济总录》） 人参 防风 地骨皮 羚羊角 赤茯苓 升麻 玄参 黄芩 决明子

人参乌梅汤（《温病条辨》） 人参 炙甘草 乌梅 木瓜 莲子 山药

人参五味子汤（《幼幼集成》） 人参 白术 云苓 北五味 麦冬 炙甘草

人参养营汤（《太平惠民和剂局方》） 人参 甘草 当归 白芍 熟地黄 肉桂 大枣 黄芪 白术 茯苓 五味子 远志 橘皮 生姜

润肠丸（《沈氏尊生书》） 生地黄 当归 麻仁 桃仁 枳壳

S

三痹汤（《校注妇人良方》） 独活 秦艽 防风 细辛 川芎 当归 生地黄 白芍 茯苓 肉桂 杜仲 牛膝 党参 甘草 续断 黄芪

三妙丸（《医学正传》） 苍术 黄柏 牛膝

三拗汤（《太平惠民和剂局方》） 麻黄 杏仁 甘草

三子养亲汤（《韩氏医通》） 苏子 白芥子 莱菔子

桑白皮汤（《景岳全书》） 桑白皮 半夏 苏子 杏仁 贝母 黄芩 黄连

山栀

桑菊饮（《温病条辨》） 桑叶 菊花 杏仁 连翘 薄荷 桔梗 芦根 甘草

桑杏汤（《温病条辨》） 桑叶 杏仁 南沙参 象贝母 山栀 豆豉 梨皮

沙参麦冬汤（《温病条辨》） 北沙参 玉竹 麦冬 天花粉 扁豆 桑叶 甘草

芍药甘草汤（《伤寒论》） 白芍 炙甘草

芍药汤（《素问病机气宜保命集》） 黄芩 芍药 炙甘草 黄连 大黄 槟榔 当归 木香 肉桂

少腹逐瘀汤（《医林改错》） 肉桂 干姜 小茴香 蒲黄 五灵脂 赤芍 当归 川芎 延胡索 没药

射干麻黄汤（《金匮要略》） 射干 麻黄 细辛 制半夏 紫菀 款冬花 五味子 大枣 生姜

射干消毒饮（《张氏医通》） 射干 黑参 连翘 荆芥 鼠黏子 甘草

身痛逐瘀汤（《医林改错》） 秦艽 川芎 桃仁 红花 甘草 羌活 没药 当归 五灵脂 香附 牛膝 地龙

参附龙牡汤（《方剂学》） 人参 附子 龙骨 牡蛎

参附汤（《正体类要》） 人参 炮附子 青黛

参蛤散（《济生方》） 人参 蛤蚧

参苓白术散（《太平惠民和剂局方》） 党参 白术 茯苓 甘草 桔梗 山药 莲子肉 扁豆 薏苡仁 砂仁

参苏饮（《太平惠民和剂局方》） 党参 苏叶 葛根 前胡 枳壳 桔梗 陈皮 甘草 茯苓 半夏 木香 生姜 大枣

神犀丹（《温热经纬》） 犀角（现水牛角代） 石菖蒲 黄芩 生地黄 金银花 金汁 连翘 板蓝根 香豉 玄参 天花粉 紫草

肾气丸（《金匮要略》） 附子 桂枝 熟地黄 山茱萸 山药 泽泻 茯苓 牡丹皮

生化汤（《傅青主女科》） 当归 川芎 桃仁 炮姜 炙甘草

生脉散（《备急千金要方》） 人参 麦冬 五味子

生铁落饮（《医学心悟》） 天冬 麦冬 贝母 橘红 远志 胆南星 连翘 茯苓 茯神 玄参 钩藤 丹参 辰砂 石菖蒲 生铁落

圣愈汤（《医宗金鉴》） 人参 黄芪 当归 川芎 熟地黄 白芍

失笑散（《太平惠民和剂局方》） 五灵脂 蒲黄

石斛夜光丸（《审视瑶函》） 天冬 麦冬 生地黄 熟地黄 茯苓 菟丝子 菊花 草决明 人参 石斛 杏仁 山药 牛膝 枸杞子 五味子 白蒺藜 肉苁

蓉　川芎　炙甘草　枳壳　青葙子　防风　川黄连　水牛角　羚羊角

石决明散（《普济方》）石决明　草决明　赤芍　青葙子　麦冬　羌活　栀子　木贼

石韦散（《证治汇补》）石韦　冬葵子　瞿麦　滑石　车前子

实脾饮（《济生方》）附子　干姜　白术　甘草　厚朴　木香　草果　大腹皮　木瓜　干姜　大枣　茯苓

十灰散（《十药神书》）白茅根　侧柏叶　大黄　大蓟　荷叶　牡丹皮　茜草　小蓟　栀子　棕榈炭

十全大补汤（《太平惠民和剂局方》）人参　白术　茯苓　甘草　熟地黄　白芍　川芎　当归　黄芪　肉桂

使君子散（《证治准绳》）使君子　吴茱萸　苦楝子　甘草

寿胎丸（《医学衷中参西录》）菟丝子　桑寄生　续断　阿胶

疏凿饮子（《济生方》）商陆　泽泻　赤小豆　椒目　通草　茯苓皮　大腹皮　槟榔　生姜皮　羌活　秦艽

水陆二仙丹（《洪氏集验方》）芡实　金樱子

顺经汤（《傅青主女科》）熟地黄　当归　沙参　茯苓　白芍　牡丹皮　黑荆芥

四君子汤（《太平惠民和剂局方》）人参　白术　茯苓　甘草

四妙丸（《成方便读》）黄柏　苍术　牛膝　薏苡仁

四磨汤口服液（《济生方》）沉香　乌药　槟榔　人参

四逆散（《伤寒论》）柴胡　炙甘草　枳实　芍药

四逆汤（《伤寒论》）附子　干姜　炙甘草

四七汤（《三因极一病证方论）苏叶　厚朴　半夏　茯苓　生姜　大枣

四神丸（《证治准绳》）补骨脂　肉豆蔻　吴茱萸　五味子　生姜　大枣

四物汤（《太平惠民和剂局方》）白芍　当归　熟地黄　川芎

苏合香丸（《太平惠民和剂局方》）苏合香油　安息香　沉香　麝香　丁香　白术　青木香　乌犀屑（现水牛角代）香附子　朱砂　诃黎勒　白檀香　荜茇　龙脑　熏陆香

苏叶黄连汤（《温热经纬》）苏叶　川黄连

酸枣仁汤（《金匮要略》）酸枣仁　知母　川芎　茯苓　甘草

T

胎元饮（《景岳全书》）党参　杜仲　白芍　熟地黄　白术　陈皮　炙甘草

当归

桃核承气汤（《伤寒论》） 桃仁 大黄 桂枝 芒硝 甘草

桃红四物汤（《医宗金鉴》） 桃仁 红花 川芎 当归 白芍 熟地黄

桃红饮（《类证治裁》） 桃仁 红花 川芎 当归尾 威灵仙

桃仁红花煎（《素庵医案》） 丹参 赤芍 桃仁 红花 制香附 延胡索 青皮 当归 川芎 生地黄

天麻钩藤饮（《杂病证治新义》） 天麻 钩藤 石决明 山栀 黄芩 杜仲 牛膝 益母草 桑寄生 夜交藤 茯神

天王补心丹（《校注妇人良方》） 人参 玄参 丹参 茯苓 五味子 远志 桔梗 当归 天冬 麦冬 柏子仁 酸枣仁 生地黄 朱砂

天仙藤散（《校注妇人良方》） 天仙藤 陈皮 香附 乌药 木瓜 苏叶 甘草 生姜

调肝汤（《傅青主女科》） 当归 白芍 山茱萸 巴戟天 阿胶 山药 甘草

调营饮（《证治准绳》） 赤芍 川芎 当归 莪术 延胡索 槟榔 瞿麦 葶苈子 桑白皮 丹参 大黄

铁笛丸（《寿世保元》） 麦冬 玄参 瓜蒌皮 诃子肉 青果 凤凰衣 桔梗 浙贝母 茯苓 甘草

葶苈大枣泻肺汤（《金匮要略》） 葶苈子 大枣

通窍活血汤（《医林改错》） 赤芍 川芎 桃仁 红花 老葱 生姜 红枣 麝香 黄酒

通乳丹（《傅青主女科》） 人参 黄芪 当归 麦冬 木通 桔梗 猪蹄

痛泻要方（《景岳全书》） 白术 白芍 防风 陈皮

通宣理肺丸（《太平惠民和剂局方》） 紫苏叶 前胡 桔梗 苦杏仁 麻黄 陈皮 制半夏 茯苓 枳壳（炒） 黄芩 甘草

通幽汤（《兰室秘藏》） 当归身 升麻 桃仁 红花 甘草 生地黄 熟地黄 槟榔

透脓散（《外科正宗》） 黄芪 皂角刺 白芷 川芎 牛蒡子 穿山甲 金银花 当归

透疹凉解汤（《中医儿科学》） 桑叶 薄荷 牛蒡子 蝉蜕 连翘 黄芩 紫花地丁 赤芍 紫草 牡丹皮

托里消毒散（《外科正宗》） 人参 川芎 当归 白芍 白术 金银花 茯苓 白芷 桔梗 生黄芪 甘草 皂角刺

W

完带汤（《傅青主女科》） 山药 白术 人参 苍术 柴胡 陈皮 车前子 黑芥穗 甘草 白芍

胃苓汤（《丹溪心法》） 苍术 厚朴 陈皮 甘草 生姜 大枣 官桂 白术 泽泻 茯苓 猪苓

葳蕤汤（《备急千金要方》） 生葳蕤 白薇 葱白 桔梗 豆豉 薄荷 炙甘草 大枣

温胞饮（《傅青主女科》） 附子 肉桂 巴戟天 菟丝子 补骨脂 杜仲 人参 白术 山药 芡实

温胆汤（《三因极一病证方论》） 陈皮 半夏 茯苓 甘草 枳实 竹茹

温肺止流丹（《辨证录》） 人参 荆芥 细辛 诃子 甘草 桔梗 鱼脑骨

温经汤（《金匮要略》） 吴茱萸 当归 芍药 川芎 人参 生姜 麦冬 半夏 牡丹皮 甘草 桂枝 阿胶

温经汤（《妇人大全良方》） 人参 当归 川芎 白芍 桂心 莪术 牡丹皮 甘草 牛膝

无比山药丸（《太平惠民和剂局方》） 山药 杜仲 菟丝子 五味子 肉苁蓉 茯神 巴戟肉 牛膝 山茱萸 地黄 泽泻 赤石脂

五虎汤（《医宗金鉴》） 麻黄 杏仁 石膏 甘草 细茶 生姜

五虎追风散（《晋男史传恩家传方》） 蝉蜕 天南星 天麻 全蝎 僵蚕

乌鸡白凤丸（《寿世保元》） 乌鸡 鹿角胶 鳖甲（制） 牡蛎（煅） 桑螵蛸 人参 黄芪 当归 白芍 香附（醋制） 天冬 甘草 生地黄 熟地黄 川芎 银柴胡 丹参 山药 炒芡实 鹿角霜

五苓散（《伤寒论》） 茯苓 猪苓 白术 泽泻 桂枝

乌梅丸（《伤寒论》） 乌梅 细辛 椒目 黄连 黄柏 干姜 附子 桂枝 当归 人参

五磨饮子（《医方集解》） 乌药 沉香 槟榔 枳实 木香

五皮饮（《中藏经》） 桑白皮 生姜皮 大腹皮 茯苓皮 陈皮

五神汤（《外科真诠》） 茯苓 车前草 金银花 紫花地丁 川牛膝

午时茶（《经验百病内外方》） 苍术 柴胡 羌活 防风 白芷 川芎 藿香 前胡 连翘 陈皮 山楂 枳实 炒麦芽 甘草 六神曲 桔梗 苏叶 厚朴 红茶

五味消毒饮（《医宗金鉴》） 蒲公英 金银花 野菊花 紫花地丁 天葵子

乌药汤（《兰室秘藏》）乌药　香附　木香　当归　甘草

五汁安中饮（验方）牛乳　韭汁　生姜汁　藕汁　梨汁

X

犀黄丸（《外科证治全生集》）犀角（现水牛角代）牛黄　乳香　没药　麝香　黄米饭

犀角地黄汤（《备急千金要方》）犀角（现水牛角代）生地黄　赤芍　牡丹皮

锡类散（《金匮翼》）西牛黄　冰片　真珠　人指甲　象牙屑　青黛　壁钱炭

下乳涌泉散（《清太医院配方》）当归　白芍　川芎　生地黄　柴胡　青皮　天花粉　漏芦　通草　桔梗　白芷　穿山甲　王不留行　甘草　木通

仙方活命饮（《校注妇人良方》）穿山甲　皂角刺　当归尾　甘草　金银花　赤芍　乳香　没药　天花粉　陈皮　防风　贝母　白芷

香贝养营汤（《医宗金鉴》）香附　贝母　人参　茯苓　陈皮　熟地黄　川芎　当归　白芍　白术　桔梗　甘草　生姜　大枣

香棱丸（《济生方》）木香　丁香　三棱　枳壳　莪术　青皮　川楝子　小茴香

香砂六君子汤（《古今名医方论》）木香　砂仁　党参　白术　茯苓　甘草　半夏　陈皮

香砂平胃散（《万病回春》）香附　苍术　陈皮　厚朴　砂仁　焦山楂　焦神曲　炒麦芽　枳壳　白芍　甘草

香砂养胃丸（《杂病源流犀烛》）藿香　木香　砂仁　白术　陈皮　茯苓　半夏　香附　枳实　肉豆蔻　厚朴　甘草　生姜　大枣

小半夏汤（《金匮要略》）半夏　生姜

消风散（《外科正宗》）当归　生地黄　防风　蝉蜕　知母　苦参　胡麻仁　荆芥　苍术　牛蒡子　石膏　甘草　木通

小活络丹（《太平惠民和剂局方》）川乌　草乌　地龙　没药　乳香　天南星

小蓟饮子（《济生方》）小蓟　通草　蒲黄　竹叶　生地黄　藕节　当归　山栀子　滑石　炙甘草

小建中汤（《伤寒论》）桂枝　白芍　甘草　生姜　大枣　饴糖

消渴方（《丹溪心法》）黄连　天花粉　生地黄　藕汁　人乳汁　生姜汁　蜂蜜

消疬丸（《疡医大全》）夏枯草　连翘　蓖麻仁

小青龙汤（《伤寒论》）麻黄　桂枝　芍药　甘草　干姜　细辛　半夏　五味子

消乳丸（《证治准绳》） 香附　神曲　麦芽　砂仁　甘草

小陷胸汤（《伤寒论》） 黄连　半夏　栝楼实

逍遥蒌贝散（《中医外科学》） 柴胡　当归　白芍　茯苓　白术　瓜蒌　贝母　半夏　南星　生牡蛎　山慈菇

逍遥散（《太平惠民和剂局方》） 柴胡　当归　茯苓　白芍　白术　炙甘草　煨姜　薄荷

泻白散（《小儿药证直诀》） 桑白皮　地骨皮　生甘草　粳米

泻肺饮（《眼科纂要》） 石膏　赤芍　黄芩　桑白皮　枳壳　木通　连翘　荆芥

泻心导赤散（《医宗金鉴》） 生地黄　木通　黄连　甘草梢

泻心汤（《伤寒论》） 大黄　黄连　黄芩

新加黄龙汤（《温病条辨》） 生大黄（后下） 芒硝　玄参　生地黄　麦冬　生甘草　当归　海参　姜汁　人参

新加香薷饮（《温病条辨》） 香薷　金银花　扁豆花　厚朴　连翘

宣痹汤（《温病条辨》） 防己　杏仁　滑石　连翘　山栀　薏苡仁　半夏　蚕沙　赤小豆　姜黄　海桐皮

宣毒发表汤（《痘疹仁端录》） 升麻　葛根　前胡　桔梗　枳壳（麸炒） 荆芥　防风　薄荷　甘草　木通　连翘　牛蒡子　杏仁　竹叶

血府逐瘀汤（《医林改错》） 当归　生地黄　桃仁　红花　枳壳　赤芍　柴胡　甘草　桔梗　川芎　牛膝

Y

羊肝丸（《医方集解》） 夜明砂　当归　蝉蜕　木贼　羊肝

阳和汤（《外科证治全生集》） 鹿角胶　肉桂　姜炭　生甘草　熟地黄　白芥子　麻黄

养荣壮肾汤（《叶氏女科证治》） 桑寄生　续断　杜仲　独活　当归　防风　肉桂　川芎　生姜

养阴清肺汤（《重楼玉钥》） 生地黄　麦冬　玄参　牡丹皮　白芍　贝母　甘草　薄荷

养脏汤（《奇效良方》） 当归　沉香　木香　肉桂　川芎　丁香

异功散（《小儿药证直诀》） 人参　白术　茯苓　甘草　陈皮

一贯煎（《柳洲医话》） 北沙参　麦冬　当归身　生地黄　枸杞子　川楝子

益脾镇惊散（《医宗金鉴》） 人参　白术　茯苓　灯心草　钩藤　甘草　朱砂

益胃汤(《温病条辨》) 生地黄 沙参 麦冬 冰糖 玉竹

薏苡仁汤(《类证治裁》) 薏苡仁 川芎 当归 麻黄 桂枝 羌活 独活 防风 川乌 苍术 甘草 生姜

一阴煎(《景岳全书》) 生地黄 熟地黄 白芍 麦冬 丹参 牛膝 炙甘草

茵陈蒿汤(《伤寒论》) 茵陈 栀子 大黄

茵陈五苓散(《金匮要略》) 茵陈 猪苓 茯苓 白术 桂枝 泽泻

茵陈术附汤(《医学心悟》) 茵陈 白术 附子 干姜 肉桂 炙甘草

银花甘草汤(《寿世新编》) 金银花 柴胡 玄参 甘草

银甲方(《王渭川妇科经验选》) 金银花 鳖甲 连翘 升麻 红藤 蒲公英 紫花地丁 生蒲黄 椿根皮 大青叶 茵陈 桔梗 琥珀末

银翘散(《温病条辨》) 金银花 连翘 豆豉 薄荷 桔梗 牛蒡子 荆芥 芦根 竹叶 甘草

右归丸(《景岳全书》) 熟地黄 山茱萸 枸杞子 山药 杜仲 菟丝子 肉桂 附子 当归 鹿角胶

右归饮(《景岳全书》) 熟地黄 山药 山茱萸 枸杞子 甘草 杜仲 肉桂 制附子

玉屏风散(《世医得效方》) 黄芪 白术 防风

玉泉丸(《万病回春》) 黄连 干葛 天花粉 知母 麦冬 人参 五味子 生地黄汁 莲肉 乌梅肉 当归 甘草 人乳汁 牛乳汁 甘蔗汁 梨汁 藕汁

玉枢丹(《百一选方》) 山慈菇 续随子 麝香 大戟 朱砂 五倍子 腰黄

玉真散(《外科正宗》) 天南星 防风 白芷 天麻 羌活 白附子

月华丸(《医学心悟》) 天冬 麦冬 熟地黄 生地黄 山药 百部 沙参 川贝母 阿胶 茯苓 獭肝 三七 白菊花 桑叶

越鞠丸(《丹溪心法》) 香附 川芎 栀子 苍术 神曲

越婢加术汤(《金匮要略》) 麻黄 石膏 甘草 生姜 大枣 白术

Z

皂荚丸(《医方集解》) 皂荚

增液承气汤(《温病条辨》) 玄参 生地黄 麦冬 大黄 芒硝

增液汤(《温病条辨》) 生地黄 麦冬 玄参

真方白丸子(《瑞竹堂方》) 半夏 白附子 天南星 天麻 川芎 全蝎 木香 枳壳

镇肝熄风汤(《医学衷中参西录》) 怀牛膝 生赭石 生龙骨 生牡蛎 生龟

甲　生杭芍　玄参　天冬　川楝子　生麦芽　茵陈　甘草

镇惊丸（《医宗金鉴》）钩藤　茯神　麦冬　朱砂　远志　石菖蒲　酸枣仁　牛黄　黄连　珍珠　胆南星　天竺黄　犀角（现水牛角代）甘草

真人养脏汤（《太平惠民和剂局方》）人参　当归　白术　肉豆蔻　肉桂　甘草　白芍　木香　诃子　罂粟壳

真武汤（《伤寒论》）茯苓　白芍　白术　生姜　炮附子

至宝丹（《太平惠民和剂局方》）朱砂　麝香　安息香　水牛角　牛黄　玳瑁　琥珀　雄黄　龙脑　金箔　银箔

知柏地黄丸（《景岳全书》）知母　黄柏　熟地黄　山茱萸　牡丹皮　山药　茯苓　泽泻

止带汤（《世补斋不谢方》）猪苓　茯苓　车前子　泽泻　茵陈　赤芍　牡丹皮　黄柏　栀子　牛膝

枳实导滞丸（《内外伤辨惑论》）大黄　枳实　神曲　茯苓　黄芩　黄连　白术　泽泻

止嗽散（《医学心悟》）荆芥　桔梗　紫菀　百部　白前　陈皮　甘草

止痛如神汤（《外科启玄》）当归　黄柏　桃仁　槟榔　皂角刺　苍术　防风　泽泻　秦艽　生大黄（后下）

驻车丸（《备急千金要方》）黄连　阿胶　当归　干姜

术附汤（《普济方》）附子　白术　人参　杜仲　炙甘草　官桂　川姜　当归　牛膝

珠黄散（《绛囊撮要》）牛黄　珍珠

驻景丸方（《中医眼科六经法要》）菟丝子　楮实子　茺蔚子　枸杞子　车前子　木瓜　寒水石　河车粉　生三七粉　五味子

朱砂安神丸（《医学发明》）朱砂　黄连　炙甘草　当归　生地黄

竹叶黄芪汤（《医宗金鉴》）人参　黄芪　煅石膏　制半夏　麦冬　白芍　川芎　当归　黄芩　生地黄　甘草　竹叶　生姜　灯心草

资生丸（《先醒斋医学广笔记》）党参　白术　山药　茯苓　薏苡仁　泽泻　藿香　砂仁　扁豆　麦芽　山楂　陈皮　桔梗　橘红　黄连　芡实　白豆蔻

紫雪丹（《温病条辨》）石膏　寒水石　磁石　滑石　犀角（现水牛角代）羚羊角　木香　沉香　玄参　升麻　甘草　丁香　朴硝　硝石　麝香　朱砂

滋血汤（《证治准绳》）人参　山药　黄芪　茯苓　川芎　当归　白芍　熟地黄

左归丸（《景岳全书》）熟地黄　山茱萸　山药　枸杞子　菟丝子　鹿角胶　川牛膝　龟甲胶

左归饮（《景岳全书》）熟地黄　山药　山茱萸　茯苓　枸杞子　甘草